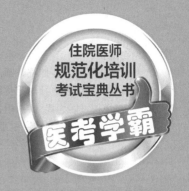

住院医师
规范化培训
考试宝典丛书

医考学霸

住院医师规范化培训

急诊科

模拟试题及精析

住院医师规范化培训考试宝典编委会 编

第2版

U0331214

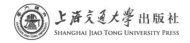

上海交通大学出版社
SHANGHAI JIAO TONG UNIVERSITY PRESS

内容提要

本书系急诊科住院医师规范化培训考试辅导教材,试题设计紧扣《住院医师规范化培训结业理论考核大纲》和《住院医师规范化培训结业实践技能考核指导标准》,总结全国住院医师规范化培训考试的经验,以模拟试题为媒介,对相关考点进行解析,并对相对较难的知识点进行扩展解读,以帮助考生了解考试形式和内容,顺利地通过出科考核。

本书可供参加急诊科住院医师规范化培训的住院医师及相关带教老师参考。

图书在版编目(CIP)数据

住院医师规范化培训急诊科模拟试题及精析/刘乾生,何梦娟,梁轶群主编. —2 版. —上海:上海交通大学出版社,2023.3

(住院医师规范化培训考试宝典丛书)

ISBN 978 - 7 - 313 - 26210 - 3

Ⅰ.①住… Ⅱ.①刘…②何…③梁… Ⅲ.①急诊—岗位培训—解题 Ⅳ.①R459.7 - 44

中国国家版本馆 CIP 数据核字(2023)第 037262 号

住院医师规范化培训急诊科模拟试题及精析(第 2 版)
ZHUYUAN YISHI GUIFANHUA PEIXUN JIZHENKE MONI SHITI JI JINGXI

主　　编:刘乾生　何梦娟　梁轶群

出版发行:上海交通大学出版社　　　　　　　　　　地　　址:上海市番禺路 951 号

邮政编码:200030　　　　　　　　　　　　　　　　电　　话:021 - 64071208

印　　制:苏州市越洋印刷有限公司　　　　　　　　经　　销:全国新华书店

开　　本:787mm×1092mm　1/16　　　　　　　　印　　张:32.75

字　　数:834 千字

版　　次:2019 年 1 月第 1 版　2023 年 3 月第 2 版　　印　　次:2023 年 3 月第 3 次印刷

书　　号:ISBN 978 - 7 - 313 - 26210 - 3

定　　价:79.00 元

住院医师规范化培训急诊科模拟试题及精析

编　委　会

前　言

医疗是关系国人身家性命的大事。完整的医学教育包括院校教育、毕业后教育和继续教育，而住院医师规范化培训是毕业后教育的重要组成部分，是医学生成长为合格医生的必由阶段，是合格医师成才的关键培养时期。培训水平的高低直接决定了医生今后的医疗水平，其重要性不言而喻。根据《关于建立住院医师规范化培训制度的指导意见》，要求到 2015 年，各省（区、市）全面启动住院医师规范化培训工作；到 2020 年，基本建立住院医师规范化培训制度，所有新进医疗岗位的本科及以上学历临床医师均接受住院医师规范化培训。参加住院医师规范化培训对全国各地的新进住院医师来说已是大势所趋。

对参加培训的年轻医师来说，培训考核（包括过程考核和结业考核）则是一道必经的门槛，未能通过结业考核的医师则可能面临延期出站甚至重新培训的后果。但是，目前国内关于住院医师规范化培训考核的辅导教材尚不多见，考生往往缺乏理想的复习资料。为此，上海交通大学出版社在上海市卫生和计划生育委员会的支持下，汇集多年住院医师规范化培训的经验，组织 300 多位专家，编写了一套《住院医师规范化培训示范案例》。图书一经推出，获得了巨大反响，深受住院医师欢迎，为解决住院医师实践不足的问题提供了抓手。但也有反馈，希望能够获得指导住院医师规范化培训考试的专门指导书。为此，在充分调研的基础上，上海交通大学出版社委托本丛书编委会，以国家出台的《住院医师规范化培训结业理论考核大纲》和《住院医师规范化培训结业实践技能考核指导标准》要求掌握的考点为标准，总结全国住院医师规范化培训考试的经验，以广西英腾教育股份有限公司《住院医师考试宝典》的庞大题库为平台，强调高效、精准的练习，编写了此套"住院医师规范化培训考试宝典"丛书，以适应住院医师规范化培训考核的需要，帮助住院医师了解考试形式和内容，更好地掌握相关知识点，顺利地通过出科考核。

本套图书有以下特点：

（1）学科体系完整。本套丛书暂定推出 10 册，包括内科、外科、妇产科、儿科、全科医学科、急诊科等 9 个住院医师规范化培训热门专业以及实践技能的训练。今后还将陆续出版精神科、耳鼻咽喉科、眼科、医学检验科、临床病理科等，全面涵盖住院医师规范化培训所要求的各个专业。

（2）题量丰富，题型全面。本套丛书所选题目经历了市场的多年检验，不乏各省乃至全国住院医师规范化培训考试中的仿真题，题量大，涵盖各个科目结业考核的各种题型。

（3）模拟真实考试，精准复习。本套丛书以《住院医师规范化培训结业理论考核大纲》所要求掌握的内容进行章节练习，同时附有模拟考卷，不仅包含专业理论知识考核，还有公共理论、心电图及 X 线结果判读等，题型接近真实考试，覆盖各类知识点，以达到高效、全面、精准的复习效果。

　　本套丛书的编者来自全国各地的高校及医院,具有丰富的教学及临床工作经验,为本系列丛书的编写提供了质量保证。本书在编写过程中得到了上海交通大学出版社和广西英腾教育股份有限公司的大力支持,在此表示感谢。本版次对第1版中存在的一些差错和疏漏之处进行了修正,请广大读者继续对本书的编写提出宝贵建议,以便我们不断修改完善。

"住院医师规范化培训考试宝典"编委会

目　录

题 型 说 明

A1 型题：单句型最佳选择题

每道试题由一个题干和 A、B、C、D、E 五个备选答案组成。备选答案中只有一个答案为正确答案，其余 4 个均为干扰答案。

例：在心肌梗死后二级预防中不适用的药物是

A. β受体阻滞剂

B. 调脂药

C. ACEI

D. ARB

E. 钙通道阻滞剂

正确答案：E

A2 型题：病历摘要型最佳选择题

每道试题由一个简要病历作为题干，一个引导性问题和 A、B、C、D、E 五个备选答案组成。备选答案中只有一个答案为正确答案，其余四个均为干扰答案。

例：男性，12 岁，阵发性剑突下钻顶样疼痛，辗转不安，缓解时无不适。查体：腹软，无压痛及反跳痛，Murphy 征（－），肝区叩击痛（－）。可能诊断为

A. 急性胰腺炎

B. 消化性溃疡穿孔

C. 急性肠梗阻

D. 胆道蛔虫症

E. 结核性腹膜炎

正确答案：D

A3 型题：病历组型最佳选择题

每道试题先叙述一个以患者为中心的临床场景，然后提出若干个相关问题，每个问题均与开始叙述的临床场景有关，但测试要点不同，且问题之间相互独立。每个问题下面都有 A、B、C、D、

E 五个备选答案。备选答案中只有一个答案为正确答案,其余四个均为干扰答案。

例:患者 25 岁,男性,农民,发热伴头痛、全身疼痛 5 天,尿少 1 天,于 11 月 18 日来诊。查体:体温 39.6℃,脉搏 125 次/分,呼吸 36 次/分,血压 75/45 mmHg,上胸部皮肤可见皮下出血点,肺部听诊可闻及少许啰音。血常规:WBC 15.3×10^9/L,N 0.83,L 0.17,PLT 61.1×10^9/L。尿蛋白(+++)。

1. 该病例的诊断最可能是
A. 伤寒
B. 败血症
C. 钩端螺旋体病
D. 流行性脑脊髓膜炎
E. 流行性出血热
正确答案:E

2. 有助于明确诊断的检查是
A. 做血清肥达反应
B. 血液培养细菌
C. 检测血清中钩端螺旋体的 IgM 抗体
D. 脑脊液培养细菌
E. 检测血清中流行性出血热病毒的 IgM 抗体
正确答案:E

3. 下列措施不宜用于治疗本病例的是
A. 用氨基糖苷类抗生素
B. 用冰敷作物理降温
C. 早期应用抗病毒治疗
D. 适当静脉补充液体
E. 呋塞米促进利尿
正确答案:A

A4 型题:病历串型最佳选择题
每道试题先叙述一个以患者为中心的临床场景,然后提出若干个相关问题。当病情逐渐展开时,可以逐步增加新的信息。每个问题均与开始叙述的临床场景有关,也与新增加的信息有关,但测试要点不同,且问题之间相互独立。每个问题下面都有 A、B、C、D、E 五个备选答案。备选答案中只有一个答案为正确答案,其余四个均为干扰答案。

例:男性,68 岁。因气急、心悸、右上腹痛伴下肢水肿 2 周入院,诊断为扩张型心肌病伴心力衰竭。

1. 住院后应用洋地黄治疗,出现洋地黄中毒,除停用洋地黄外,需立即处理的异常心电图为
A. 一度房室传导阻滞
B. 非阵发性室性心动过速
C. 窦性心动过缓,心室率 54 次/分
D. 完全性右束支传导阻滞
E. 阵发性室性心动过速
正确答案:E

2. 此时应首先采取的措施是
A. 电复律
B. 维拉帕米静脉注射
C. 利多卡因静脉滴注
D. 食管调搏
E. 静脉滴注氯化钾
正确答案:C

3. 停用洋地黄后,心衰仍明显,为增强心肌收缩力应首选的药物是
A. 多巴胺
B. 多巴酚丁胺
C. 异丙肾上腺素
D. 硝普钠
E. 血管紧张素转化酶抑制剂
正确答案:B

4. 如果治疗后患者气急好转,肺部湿啰音明显减少,但出现肝大,下肢水肿更明显,其原因是
A. 强心药使左心收缩力增强
B. 因肺动脉高压,右心排血受阻
C. 右心衰竭加重,回流到肺部血液减少,肺淤血减轻
D. 利尿剂使血容量减少
E. 扩血管药使左心排血阻力降低
正确答案:C

X 型题:多项选择题

每道试题由一个题干和 A、B、C、D、E 五个备选答案组成。备选答案中有两个或两个以上的正确答案。多选、少选、错选均不得分。

例:肝硬化患者容易出现鼻出血和齿龈出血,其主要原因是
A. 门静脉高压
B. 毛细血管脆性增加
C. 肝脏合成凝血因子减少

D. 脾功能亢进

E. 雌激素水平过高

正确答案：BCD

第一章

急诊医学基础知识

一、A1/A2 型题

1. 假设急性呼吸窘迫综合征的诊断成立,最需要的措施是
   A. 洋地黄类药物静脉注射
   B. 快速利尿剂静脉注射
   C. 呼气末正压通气
   D. 加强抗感染
   E. 输血

2. 关于胎盘早剥的并发症及处理错误的是
   A. 羊水可经过剥离面开放的子宫血管,导致羊水栓塞
   B. 胎盘早剥后发生产后出血,与子宫胎盘卒中及 DIC 有关
   C. 凝血功能障碍必须在迅速终止妊娠的基础上进行纠正
   D. 胎盘早剥发生肾衰竭与肾血流量减少有关,故及时补充血容量即可改善,无须透析治疗
   E. 胎儿娩出后立即给予子宫收缩药物,预防产后出血

3. 对于孕妇体内代谢改变,下列选项中恰当的是
   A. 血脂降低
   B. 基础代谢率于孕晚期增加 $15\% \sim 20\%$
   C. 蛋白质代谢呈负氮平衡状态
   D. 血中胰岛素值偏低
   E. 妊娠全过程体质量约增加 10 kg

4. 诊断早孕的辅助检查方法首选
   A. 黄体酮试验
   B. 阴道脱落细胞学检查
   C. 尿妊娠试验
   D. 基础体温测定
   E. 宫颈黏液涂片+干燥后镜检

5. 对于 Apgar 评分,下列选项恰当是
   A. 分娩时 Apgar 评分可反映胎儿宫内缺氧状态
   B. Apgar 评分是以皮肤颜色为基础
   C. Apgar 评分是以呼吸状态为基础
   D. 新生儿一旦娩出,应立即进行 Apgar 评分
   E. 1 min Apgar 评分可反映新生儿的预后

6. 以下均是阻塞性肺气肿的诊断依据,除了
   A. 两肺叩诊呈过清音,心浊音界缩小或不易叩出
   B. 在原有咳嗽、咳痰等症状的基础上出现了逐渐加重的呼吸困难
   C. 有阻塞性通气功能障碍
   D. 口唇发绀
   E. X 线胸片示两肺透亮度增加,横膈低平

7. 睡眠呼吸暂停低通气指
   A. 睡眠过程中血氧饱和度基础水平下降≥4%
   B. 睡眠过程中呼吸气流强度较基础水平降低≥20%,并伴有血氧饱和度基础水平下降≥10%
   C. 睡眠过程中呼吸气流强度较基础水平降低≥50%
   D. 睡眠过程中呼吸气流强度较基础水平降低≥50%,并伴有血氧饱和度基础水平下降≥4%
   E. 睡眠过程中呼吸气流强度较基础水平降低≥60%,并伴有血氧饱和度基础水平下降≥5%

8. 不同发展阶段的医学伦理学
   A. 都是以前一阶段的医学伦理学为基础发展而来的
   B. 与前一阶段的医学伦理学没有关系,是一种新体系
   C. 与前一阶段的医学伦理学没有关系,内容是全新的
   D. 与前一阶段的医学伦理学没有区别,只是名称不同
   E. 与前一阶段的医学伦理学没有区别,只是内容更详细

9. 道德评价的标准是
   A. 美与丑
   B. 虚与实
   C. 公与私
   D. 善与恶
   E. 人与物

10. 关于医患关系的性质正确的是
   A. 医患关系是一般的契约关系
   B. 医患关系是纯粹的信托关系
   C. 医患关系是在信托关系基础上的契约关系
   D. 医患关系是信托关系就不是契约关系
   E. 医患关系是契约关系就不是信托关系

11. 正确处理医务人员之间关系的思想基础是
   A. 共同维护患者利益和社会公益
   B. 彼此平等,互相尊重
   C. 彼此独立,互相支持和帮助
   D. 彼此信任,互相协作和监督
   E. 互相学习,共同提高和发挥优势

12. 大卫生观包括的主要内容是
   A. 卫生事业结构简单,是一种刚起步的社会性事业
   B. 生物、心理、社会医学模式的确立给人类健康事业带来全方位的影响
   C. 重点是社会环境的完美化
   D. 基础医学、临床医学、预防医学三大学科的基本内容
   E. 保障人类健康仅取决于医学发展

13. 关于临床科研试验道德要求的说法,不正确的是
   A. 临床科研设计要建立在坚实的业务知识和统计学知识的基础上
   B. 要坚持科学的方法为指导,使之具有严格性、合理性和可行性
   C. 要严格按照设计要求、实验步骤和操作规程进行实验,切实完成实验的数量和质量
   D. 客观分析综合实验所得的各种数据,既不能主观臆造,也不可任意去除实验中的任何阴性反应
   E. 实验失败或不符合要求时应该重做,不可将其作为分析依据

14. 医学科学研究的作用也有双向性,表现在
   A. 防病与治病
   B. 基础医学与临床医学
   C. 造福人类与危害人类
   D. 社会医学与医学社会学
   E. 医学科学与医学道德

15. 在实施基因治疗前,医务人员必须遵守有益于患者的原则,下列除外的是
    A. 其他治疗无效而基因治疗有效
    B. 在动物实验的基础上,预期疗效大于危险
    C. 保证新基因能正确插入靶细胞,并在足够长的时间内能充分发挥作用
    D. 在技术无问题的前提下,医务人员就可对患者实施基因治疗
    E. 应将基因治疗方案报请有关部门审批

16. 医务人员在医学道德方面所进行的自我教育、自我锻炼和自我陶冶过程,以及在此基础上达到的医德境界,就称为
    A. 医德修养
    B. 自我修养
    C. 个人修养
    D. 医德实践
    E. 医德活动

17. 单纯疱疹的诊断要点是
    A. 沿单侧周围神经分布的簇集性小水疱,一般不会复发
    B. 好发于皮肤黏膜交界处的簇集性水疱,易复发
    C. 红斑基础上发生的簇集性小脓疱
    D. 沿单侧周围神经分布的簇集性小水疱
    E. 周围绕以红晕的小水疱

18. 下列不属于带状疱疹临床特点的是
    A. 易复发
    B. 神经痛
    C. 沿单侧神经分布
    D. 红斑基础上簇集性的小水疱
    E. 一般不会复发

19. 腹部伤的分类以医学诊断为基础,往往采取
    A. 伤因、伤部、伤型、伤情相结合的方法
    B. 伤因、伤类、伤部、伤情相结合的方法
    C. 伤因、伤部、伤型、伤类相结合的方法
    D. 伤因、伤类、伤型、伤部相结合的方法
    E. 伤因、伤型、伤类、伤情相结合的方法

20. 腹部损伤剖腹探查的麻醉选择,最适宜的是
    A. 硬膜外麻醉
    B. 蛛网膜下腔麻醉
    C. 气管插管全身麻醉
    D. 基础加局部麻醉
    E. 氯胺酮麻醉

21. 有关急性阑尾炎时体征的含义,下列选项中不正确的是
    A. 肛门指诊检查发现直肠前方有触痛,提示盆腔位阑尾炎
    B. 闭孔内肌试验阳性,提示阑尾位置较低
    C. 右下腹有肌紧张和反跳痛,提示炎症侵及壁层腹膜
    D. 腰大肌试验阳性,提示盲肠后位阑尾炎
    E. 结肠充气试验阴性,可排除急性阑尾炎

22. 阑尾发生类癌的解剖学基础是
    A. 阑尾淋巴组织丰富
    B. 阑尾远端是盲管
    C. 阑尾动脉是终末动脉
    D. 阑尾黏膜深部有嗜银细胞
    E. 阑尾容易感染

23. 以下急性非结石性胆囊炎的临床特点不正确的是
    A. 病因明确,容易诊断
    B. 临床表现与结石性胆囊炎相似
    C. 病程发展迅速,一般在 24 h 内即发展成坏疽性胆囊炎
    D. B超或CT检查胆囊内无结石,胆囊膨胀,以胆囊壁增厚为可靠征象
    E. 一经确诊,应尽早手术治疗

24. 关于胃癌手术治疗的原则,不正确的是

A. 根据肿瘤部位、进展程度及临床分期选择合理的手术方式

B. 根治性手术清扫淋巴结的组别数要大于淋巴结阳性的组别数

C. 癌肿已侵及浆膜层或邻近组织器官,但能一并切除,尚无远处转移者行根Ⅲ式手术

D. 手术不能达到根治目的,放弃手术,以免引起肿瘤扩散

E. 肿瘤已侵及胰腺、横结肠或肝脏有孤立转移灶,但可切除者,可在根Ⅲ术式基础上行联合脏器切除

25. 关于胰腺的血液供应特点,错误的是

A. 胰腺的动脉为循环动脉,相互交通吻合呈网状

B. 胰十二指肠上动脉和胰十二指肠下动脉分别来自胃十二指肠动脉和肠系膜上动脉

C. 胰头部的血供来自胰十二指肠上动脉和胰十二指肠下动脉

D. 胰十二指肠上动脉和胰十二指肠下动脉在胰头部相互形成动脉弓

E. 胰体尾部的血供来自胰背动脉及其分支、胰大动脉和胰尾动脉

26. 有关主动性异位心律,下列不正确是

A. 阵发性心动过速

B. 房性期前收缩

C. 心室颤动

D. 心房扑动

E. 预激综合征

27. 导致心力衰竭发病和死亡的主要原因是

A. 心室重构

B. 心内膜炎

C. 心室内附壁血栓

D. 风湿活动

E. 心内膜下心肌梗死

28. 下列不符合老年人结核性脑膜炎特点的表现是

A. 头痛、呕吐较少

B. 颅内压增高的发生率低

C. 约半数患者脑脊液改变不典型

D. 在动脉粥样硬化基础上发生结核性动脉内膜炎而引起脑梗死者较多

E. 晚期多出现结核瘤

29. 关于脑桥中央髓鞘溶解症不正确的描述是

A. 以脑桥基底部对称性脱髓鞘为病理特征的可致死性疾病

B. 多在电解质紊乱、营养不良的疾病基础上发生

C. 常在原发病基础上突发四肢弛缓性瘫痪,言语障碍,眼震,咀嚼和吞咽障碍

D. 应与脑桥基底部梗死、肿瘤和多发性硬化等鉴别

E. 多数患者预后好

30. 急性DIC高凝期患者的治疗原则,除消除病因、治疗原发病外,应首先考虑

A. 补充水与电解质

B. 应用抗血小板药物

C. 积极抗纤溶治疗

D. 及早应用肝素

E. 输注全血或血浆

31. 中度甲亢的基础代谢率在

A. 5%～10%

B. 10%～20%

C. 20%～30%

D. 30%～60%

E. 60%以上

32. 甲亢行甲状腺大部切除术,术前药物准备要求达到的标准,下列选项中错误的是

A. 情绪稳定

B. 睡眠好转

C. 体重增加

D. 脉率<90 次/分

E. 基础代谢率>+30%

33. 对于糖尿病患者,最基础的治疗措施是

A. 饮食治疗

B. 适当体育锻炼

C. 双胍类降血糖药

D. 磺脲类降血糖药

E. 胰岛素

34. 抗甲状腺药物使甲亢症状消失,基础代谢率基本正常,一般需

A. 1~2 周

B. 2~4 周

C. 4~6 周

D. 6~8 周

E. 8~10 周

35. 关于急性肾小管坏死少尿期特点,不正确的是

A. 在原发病基础上突然或逐渐尿量减少

B. 少尿期发生于发病后几小时至几天

C. 本病完全无尿很多见

D. 患者可以没有少尿期,尿量正常甚至轻度增加

E. 少尿期持续数天到 3 周

36. 以下关于不良反应的论述,不正确的是

A. 是难以避免的

B. 变态反应与药物剂量无关

C. 有些不良反应可在治疗作用的基础上继发

D. 毒性作用只有在超剂量下才会发生

E. 有些毒性反应在停药后仍可残存

37. 流脑发生皮肤瘀点的病理基础是

A. 血小板减少,凝血因子消耗

B. 血管脆性增加

C. 广泛血管内凝血

D. 细菌及内毒素引起小血管栓塞性炎症

E. 细菌外毒素引起小血管栓塞性炎症

38. 流行性脑脊髓膜炎败血症期患者皮肤瘀点的主要病理基础是

A. 血管脆性增强

B. DIC

C. 血小板减少

D. 小血管炎致局部坏死及栓塞

E. 凝血功能障碍

39. 结核结节中最具有诊断意义的细胞成分是

A. 朗汉斯巨细胞和淋巴细胞

B. 朗汉斯巨细胞和上皮样细胞

C. 淋巴细胞和上皮样细胞

D. 上皮样细胞和异物巨细胞

E. 异物巨细胞和成纤维细胞

40. 医生的义务有

A. 接受医学继续教育

B. 人格尊严、人身安全不受侵犯

C. 关心、爱护、尊重患者

D. 获得与本人执业活动相当的医疗设备基本条件

E. 获取工资报酬和津贴

41. 法定报告人依照国家法定传染病报告系统上报,属于

A. 自愿监测

B. 被动监测

C. 主动监测

D. 症状监测

E. 哨点监测

42. 医学心理学的基本观点不包括

A. 个性特征

B. 情绪作用

C. 社会影响

D. 心身统一

E. 被动调节

43. 胃出血患者,入院手术治疗采取的模式是
   A. 服从型
   B. 主动型
   C. 指导-合作型
   D. 共同参与型
   E. 主动-被动型

44. 学习和记忆的电生理学基础是
   A. 胆碱能神经元动作电位
   B. 识记、保持、再认和回忆
   C. 内流钙离子
   D. 突触长时程增强电位
   E. 经典条件反射

45. 投射性测验的理论基础是
   A. 精神分析理论
   B. 认知理论
   C. 人本主义理论
   D. 行为主义理论
   E. 心理生理学理论

46. 人类能创造出"猪八戒"这一并不客观存在的文学形象,这恰好说明了
   A. 心理是对客观现实的反映
   B. 心理是脑的功能
   C. 心理是极其复杂的
   D. 心理是客观现实在人脑中的主观能动的反映
   E. 动物进化中产生了神经结构这一物质基础之后才有了心理功能

47. 医疗实践中,医务人员应具备的最起码医德情感是
   A. 有利
   B. 公正
   C. 同情
   D. 正直
   E. 气愤

48. 道德评判靠

   A. 社会信仰
   B. 社会舆论、传统习俗、内心信念
   C. 道德意识
   D. 道德活动
   E. 道德规范

49. 道德的决定因素是
   A. 经济基础
   B. 政治
   C. 法律
   D. 传统文化
   E. 教育

50. 关于同情感,下列说法中错误的是
   A. 医务人员发自内心的情感
   B. 医务人员最起码的道德情感
   C. 促使医务人员为患者服务的原始动力
   D. 建立在医学科学基础上的,具有理智性
   E. 医务人员对患者最高层次的情感

51. 现代生命伦理学建立的理论基础是
   A. 生命神圣论
   B. 生命价值论
   C. 生命质量论
   D. 生命质量和生命价值统一论

52. 医院管理的基础是
   A. 医院
   B. 医技
   C. 医德
   D. 预防疾病

53. 以下有关尊重患者知情同意权的做法中,错误的是
   A. 婴幼儿可以由监护人决定
   B. 对某些特殊急诊抢救视为例外
   C. 无家属承诺,即使患者本人知情同意也不能给予手术治疗
   D. 让患者在知情的基础上做出选择

54. 基础护理的基本医德要求是
   A. 主动掌握护理技能
   B. 自觉提供相应服务
   C. 遵章守纪,严以律己
   D. 准确及时执行医嘱

55. 医学心理学研究中的心理行为问题涉及
   A. 所有医学领域
   B. 基础医学
   C. 康复医学
   D. 临床医学

56. 意志行动的基础是
   A. 随意运动
   B. 动机斗争
   C. 克服困难
   D. 有目的的行动

57. 个性倾向性的基础是
   A. 需要
   B. 世界观
   C. 动机
   D. 理想

58. 关于应激的生理反应,下述最确切的描述是
   A. 以神经解剖学为基础,最终涉及全身各系统和器官
   B. 边缘系统的"情绪脑"及下丘脑起决定作用
   C. 丘脑和网状结构起决定作用
   D. 自主神经系统是最终的作用环节

59. 关于催眠,以下错误的是
   A. 暗示是催眠的基础
   B. 催眠是将被催眠者诱导到一种特殊意识状态
   C. 催眠后催眠者可对被催眠者进行各种疾病治疗
   D. 催眠后被催眠者意识域缩小,暗示性升高

60. 关于医学心理学的学科性质,以下最正确的描述是
   A. 是一门交叉学科
   B. 既是一门基础理论学科,又是一门应用学科
   C. 既是一门交叉学科,又是一门应用学科
   D. 是一门交叉学科,也是一门基础学科,又是一门应用学科

61. 流脑发生皮肤瘀点的病理基础是
   A. 血管脆性增加
   B. 血小板减少,凝血因子消耗
   C. 广泛血管内凝血
   D. 细菌及内毒素引起小血管栓塞性炎症
   E. 细菌外毒素引起小血管栓塞性炎症

62. 对妊娠菌痢患者,宜选用的抗菌药物是
   A. 氯霉素
   B. 四环素
   C. 头孢曲松
   D. 环丙沙星
   E. 复方磺胺甲噁唑

63. 新生儿败血症治疗时应注意的事项不包括
   A. 在综合治疗的基础上,需控制感染
   B. 控制感染时,以口服用药为宜
   C. 在病原菌未明的情况下,选用抗生素时,应兼顾球菌和杆菌
   D. 选药时,要注意考虑新生儿的生理特点与出生体重
   E. 应加强支持治疗

64. 感染性休克的扩容治疗要求达到
   A. 组织灌注良好
   B. 收缩压>90 mmHg,脉压>30 mmHg,脉率<100 次/分
   C. 血红蛋白恢复到基础水平
   D. 尿量>30 ml/h

E. 以上均是

65. 关于院内感染败血症,下列说法错误的是
   A. 由于患者基础健康差,感染严重,治疗效果差
   B. 常见致病菌为大肠埃希菌、肺炎克雷伯杆菌等
   C. 绝大多数有严重基础疾病如血液病、肿瘤等
   D. 近年来发病率明显增高,占败血症总数 30%～60%
   E. 均为医源性感染

66. 流行性脑脊髓膜炎的高发人群是
   A. 6 个月以前的婴儿
   B. 6 个月～14 岁儿童
   C. 成人高发
   D. 老年人高发
   E. 有基础疾病者

67. 不符合医院感染肺炎病原学诊断标准的是
   A. 经筛选的痰液,连续两次分离到相同病原体
   B. 痰细菌定量培养分离病原菌数≥ 105 cfu/ml
   C. 经纤维支气管镜或人工气道吸引采集的下呼吸道分泌物中病原菌数≥ 105 cfu/ml
   D. 临床诊断基础上,血培养或并发胸腔积液者的胸液分离到病原体
   E. 经支气管肺泡灌洗(BAL)分离到病原菌数≥104 cfu/ml

68. 关于二重感染,下列说法错误的是
   A. 抗菌药物治疗过程中可诱发二重感染
   B. 一般在用药后 2～3 天内发生
   C. 年老体弱者、婴幼儿、严重基础疾病及免疫力低下者多发
   D. 以消化道、呼吸道、泌尿道感染及败血症多见

E. 假膜性肠炎可用万古霉素治疗

69. 下列关于心悸的叙述正确的是
   A. 心悸的发生机制已经清楚
   B. 心悸时心率可快、可慢,也可有心律失常
   C. 心律失常最早出现的症状是心悸
   D. 心悸与每次心搏出量的大小无关
   E. 慢性心房颤动的心悸持续时间较长

70. 产生水肿的主要因素是
   A. 血清白蛋白减少
   B. 毛细血管滤过压降低
   C. 毛细血管通透性降低
   D. 血浆胶体渗透压增高
   E. 继发性醛固酮减少

71. 咳嗽伴有痰液称湿性咳嗽,常见于
   A. 急性咽喉炎
   B. 急性支气管炎初期
   C. 胸膜炎
   D. 肺脓肿
   E. 轻症肺结核

72. 休克失代偿期的微循环变化主要是
   A. 微循环收缩期
   B. 微循环扩张期
   C. 微循环衰竭期
   D. 直接通道开放
   E. 血压下降

73. 肺炎链球菌肺炎伴休克患者,首选补充血容量的液体为
   A. 生理盐水
   B. 5%葡萄糖
   C. 10%葡萄糖
   D. 低分子右旋糖酐
   E. 林格液(复方氯化钠溶液)

74. 慢性肺源性心脏病急性加重期应用利尿

剂,可能引起

A. 代谢性酸中毒

B. 呼吸性酸中毒合并代谢性酸中毒

C. 呼吸性碱中毒合并代谢性酸中毒

D. 呼吸性酸中毒合并代谢性碱中毒

E. 呼吸性碱中毒合并代谢性碱中毒

75. X 线胸片诊断慢性肺源性心脏病的主要依据,下列不符合的是

A. 可有明显肺气肿或慢性肺部感染疾患征象

B. 右心室增大

C. 肺动脉段突出,其高度≥5 mm

D. 右下肺动脉干横径≥15 mm

E. 右下肺动脉干横径与气管横径之比≥1.07

76. 与心源性哮喘发生关系不大的是

A. 肺淤血

B. 睡眠平卧

C. 回心血量减少

D. 并发肺部感染

E. 迷走神经兴奋性增高

77. 最常伴发急性左心功能衰竭的疾病是

A. 肺梗死

B. 室间隔缺损

C. 肺动脉瓣狭窄

D. 急进性高血压

E. 主动脉窦瘤破裂入右心室

78. 原发性肾小球疾病的常见发病机制是

A. 链球菌感染所致

B. 病毒感染所致

C. 药物所致

D. 免疫介导性炎症所致

E. 遗传变异基因所致

79. 关于破伤风,正确的描述是

A. 颈部肌肉强烈收缩最早出现

B. 光线不能诱发全身肌肉抽搐

C. 严重者可出现神志不清

D. 可出现尿潴留

E. 不会发生骨折

80. 重度子痫前期的诊断标准是

A. 血压较基础血压高 30/15 mmHg,伴微量尿蛋白

B. 血压不超过 185/112 mmHg,尿蛋白(一)

C. 血压≥160/110 mmHg,尿蛋白≥2 g/24 h,水肿(+)

D. 血压≥165/112 mmHg,尿蛋白>5 g/24 h,水肿(++)

E. 血压正常或略高,尿蛋白>5 g/24 h,水肿(++)

81. 疫源地消灭必须具备的条件有

A. 传染源被移走(住院、死亡、移至他处)或传染源不再携带病原体(痊愈)

B. 传染源散播在外界环境中的病原体已彻底消除

C. 周围所有的易感接触者经过了该病最长潜伏期没有发生新的传染过程

D. 易感人群全部迁出

E. A+B+C

82. 经接触疫水传播的传染病的流行特征不包括

A. 患者有接触疫水史

B. 发病有一定的地区性和季节性

C. 发病无年龄、性别和职业差异

D. 大量易感人群进入疫区,可以引起暴发或流行

E. 对疫水采取措施或加强个人防护后即可控制疾病的发生

83. 潜伏期的流行病学意义及其应用不包括

A. 确定接触者检疫的期限

B. 安排免疫接种的时间

C. 追查传染源和传播途径

D. 进行疾病监测

E. 评价预防措施的效果

84. 不属于疫源地消灭的条件是

A. 患者已经离开疫源地

B. 对患者家实施终末消毒

C. 对疫源地实施终末消毒

D. 对疫源地连续观察了一个最长潜伏期未发现新患者

E. 对疫源地连续观察了一个最长传染期未发现新患者

85. 关于卫生检疫,下列说法错误的是

A. 卫生检疫分国内、国境和疫区检疫3类

B. 国际卫生检疫分海港、航空和陆地边境检疫3类

C. 国境卫生检疫分出入境检疫、传染病检测和卫生监督

D. 疫区检疫的主要目的是防止传染病的传入

E. 流行病学调查研究是卫生检疫机关工作中采用的基本方法

86. 疫源地消毒是指

A. 用化学、物理、生物等方法消除或杀灭外界环境中的致病性微生物的一种措施

B. 在没有发现明确传染源时,对可能受到病原微生物污染的场所和物品施行消毒

C. 对现有或曾经有传染源存在的场所进行消毒,属于防疫措施,其目的是消灭传染源排出的病原体

D. 当传染源还存在于疫源地时,对传染源的排泄物、分泌物或被污染的物品、场所进行及时消毒

E. 当传染源痊愈、死亡或离开后对疫源地进行彻底消毒,目的是完全消除传染源播散在外环境中的病原体

87. 不属于艾滋病主要传播途径的是

A. 性接触传播

B. 医源性传播

C. 血液感染

D. 母婴垂直传播

E. 日常生活接触传播

88. 甲氧苄啶与磺胺甲噁唑组成复方磺胺甲噁唑的理论基础是

A. 促进吸收

B. 促进分布

C. 减慢排泄

D. 升高血药浓度

E. 两药的药代动力学相似,发挥协同抗菌作用

89. 关于雷尼替丁,下列说法错误的是

A. 是 H_2 受体阻断药

B. 抑制胃酸分泌作用比西咪替丁强

C. 也能中和胃酸,减轻对溃疡面的刺激

D. 肝功不良者 $t_{1/2}$ 明显延长

E. 对基础胃酸和夜间胃酸分泌都抑制

90. 公正不仅指形式上的类似,更强调公正的

A. 本质

B. 内容

C. 基础

D. 内涵

E. 意义

91. 关于医务人员的同情感,错误的是

A. 它是医务人员发自内心的情感

B. 它是促使医务人员为患者服务的原始动力

C. 它是医德情感内容中低层次的情感

D. 它是责任感的基础

E. 它比责任感具有较大的稳定性

92. 医务人员应共同遵守的道德原则以及建立良好医际关系的思想基础是

A. 患者利益至上

B. 医师利益至上

C. 医院利益至上

D. 社会利益至上

E. 以上都不是

93. 医务人员相互合作的基础和前提是

A. 医务人员彼此独立

B. 医务人员彼此信任

C. 医务人员彼此照顾

D. 医务人员服从院长

E. 护士高度尊重医生

二、X 型题

94. 兰索拉唑的作用是

A. 抑制基础胃酸分泌

B. 抗幽门螺杆菌

C. 对酒精性胃黏膜损伤优于法莫替丁

D. 抑制 H_2 受体

E. 减少胃液对食管黏膜的损伤

95. 甲亢术前准备应用硫脲类药物的目的是

A. 防止术后危象的发生

B. 使甲状腺血管网减少

C. 降低基础代谢率,减轻症状

D. 组织退化,腺体变硬

E. 以上均不是

96. 社会主义医德幸福观认为

A. 医德幸福是健康的物质需要和精神需要的适当满足

B. 医德幸福建立在辛勤的工作和劳动的基础之上

C. 首先要关注个人幸福

D. 防病治病,维护人民健康是最大幸福

E. 必须把个人幸福与集体幸福统一起来

97. 医院管理伦理的说法中,正确的是

A. 医技是医院管理的伦理基础

B. 医院有支持基层医疗组织、参加社会现场抢救等社会道德责任

C. 职业道德是医院管理伦理的重要组成部分

D. 伦理制度化和制度伦理化是医院管理伦理实现的重要途径

98. 医患关系是一种信托关系,主要特征是

A. 信任是前提和基础

B. 医患双方的知识、信息等是不对等的

C. 受托人容易滥用委托人和社会委托的权力

D. 委托人对于受托人有一定的期望

99. 对于医院管理与医德之间关系的认识和理解正确的是

A. 医院管理与医德之间是割裂的关系

B. 医院管理是实现医德的重要条件和方式

C. 良好的医德是医院管理的前提和基础

D. 良好的医德是执行医院管理制度的保障

100. 医德品质具有的特征有

A. 医德行为整体的稳定特征

B. 以医德行为做基础

C. 静态的医德概括

D. 动态的医德表现

E. 属于医务人员的个体医德

101. 对于医患关系的认识和理解正确的是

A. 医患关系具有不以人的意志为转移的客观性

B. 医患关系纯粹是一种消费者和经营者之间的关系

C. 医患关系具有民事法律中的平等关系,完全是一种民事关系

D. 医患关系是以诚信为基础的具有法律强制性的信托关系

102. 在进行心理测验时,对主试的要求为
　　A. 应是一名医师
　　B. 应对被试有所了解
　　C. 应与被试建立良好的协调关系
　　D. 应有较好的心理学基础知识和受过心理测验训练
　　E. 应告诉被试真实测验原理

103. 感染性休克扩容治疗要求达到的指标有
　　A. 组织灌注良好,神清、口唇红润、肢端温暖、发绀消失
　　B. 收缩压＞90 mmHg,脉压＞30 mmHg
　　C. 脉率＜100 次/分
　　D. 尿量＞30 ml/h
　　E. 血红蛋白恢复至基础水平,血液浓缩现象消失

104. 厌氧菌败血症的临床特点是
　　A. 常有原发的基础病,常为混合感染及医院内感染
　　B. 黄疸发生率为 10%～40%,最多见的致病菌为脆弱类杆菌
　　C. 并发血栓性静脉炎及迁徙性脓肿
　　D. 入侵途径以胃肠道及女性生殖道为主
　　E. 预后良好

105. 药物不良反应和药源性疾病的病因学基础包括
　　A. 患者反应先天性异常
　　B. 获得性异常
　　C. 药物因素
　　D. 药物相互作用
　　E. 间接反应

106. 血管活性药物中的缩血管药物宜在
　　A. 冷休克伴心力衰竭时使用
　　B. 休克的任何时期使用
　　C. 应用扩血管药物病情未见好转时使用
　　D. 充分扩容基础上使用
　　E. 暖休克时使用

107. 哮喘发作的昼夜节律性生理基础的特征为
　　A. 凌晨时血中肾上腺素水平低下
　　B. 凌晨时血中 cAMP 浓度低下
　　C. 凌晨时血中组胺浓度升高
　　D. 凌晨时血中肾上腺素水平增高
　　E. 凌晨时血中组胺浓度降低

108. 真菌败血症的特点为
　　A. 多有基础病,在严重疾病的后期,常为医院内感染
　　B. 低热,病情进展缓慢,多个脏器可见转移病灶
　　C. 临床毒血症状可被原发病及伴发的细菌感染所掩盖
　　D. 预后良好
　　E. 病死率低

109. 血管活性药物中的扩血管药物宜在
　　A. 冷休克时使用
　　B. 充分扩容基础上使用
　　C. 休克任何时期使用
　　D. 暖休克时使用
　　E. DIC 时使用

110. 对于骨质疏松症的治疗,下列不正确的是
　　A. 雌激素替代治疗是最有效的方法之一
　　B. 钙剂和活性维生素 D 是基础用药
　　C. 降钙素可促进破骨细胞活性,降低骨吸收
　　D. 补钙药物中的含钙量越高,吸收率越高
　　E. 维生素 D 经肝脏和肾脏代谢羧基化后转变为活性维生素 D 才能发挥作用

111. 麻醉前用药应依据
　　A. 基础代谢率
　　B. 拟采用的麻醉方法
　　C. 患者精神状态和全身状况
　　D. 患者特殊病情
　　E. 患者本人的意愿

第二章

常见急性症状的诊断与鉴别诊断

一、A1/A2 型题

1. 老年人过量服用甲状腺素出现的不良反应是
   A. 甲状腺萎缩
   B. 血管神经栓塞性水肿
   C. 甲状腺功能不全
   D. 心绞痛和心肌梗死
   E. 粒细胞缺乏症

2. 患者男性,18 岁。发热 8 天,每天午后开始发热,体温达 39.5℃,次日晨可降至 37.9℃。该患者的热型是
   A. 稽留热
   B. 弛张热
   C. 间歇热
   D. 回归热
   E. 马鞍热

3. 传染病的发热过程可分为
   A. 体温上升期、缓解期、体温下降期
   B. 体温上升期、体温下降期、恢复期
   C. 极期、缓解期、恢复期
   D. 体温上升期、极期、体温下降期
   E. 体温上升期、平台期、体温下降期

4. 发病第 1 天出皮疹的疾病是
   A. 水痘

   B. 伤寒
   C. 麻疹
   D. 猩红热
   E. 天花

5. 再燃不同于复发之处是
   A. 初发病的症状再出现
   B. 体温未稳定下降至正常,又再发热
   C. 再发热
   D. 稳定退热一段时间后再出现发热
   E. 患者未进入恢复期

6. 稽留热的特点是
   A. 骤起高热,持续数日,高热重复出现
   B. 24 h 的体温相差超过 1℃
   C. 24 h 内体温波动于高热与常温之下
   D. 24 h 的体温相差不超过 1℃
   E. 发热数日,退热 1 日,又再发热数日

7. 人被乙型肝炎病毒感染后多表现为
   A. 慢性重型肝炎
   B. 急性无黄疸型肝炎
   C. 急性黄疸型肝炎
   D. 隐性感染
   E. 慢性肝炎

8. 乙型脑炎主要的死亡原因是
   A. 过高热

B. 脑水肿、脑疝形成

C. 中枢性呼吸衰竭

D. 外周性呼吸衰竭

E. 循环衰竭

9. 关于乙型脑炎的临床表现,错误的是

A. 起病急,体温升高快,而且发热越高,热程越长,病情则越重

B. 常有颅内压升高现象

C. 有些患者出现抽搐、意识障碍

D. 重症病例可出现呼吸衰竭

E. 病程早期皮肤可见瘀点

10. 关于流行性出血热,错误的是

A. 流行性出血热病毒是一种 RNA 病毒

B. 流行性出血热流行具有季节性和周期性

C. 流行性出血热的主要传染源是鼠类

D. 流行性出血热的皮疹多为出血性

E. 流行性出血热都具有典型的 5 期经过

11. 胃肠型细菌性食物中毒的主要治疗措施是

A. 早期使用抗生素

B. 对患者进行消化道隔离

C. 依患者情况及时补充液体

D. 及时使用多价抗毒血清

E. 洗胃、灌肠

12. 不属于急性细菌性痢疾临床表现的是

A. 急性起病

B. 腹痛、腹泻

C. 里急后重

D. 右下腹压痛

E. 肠鸣音亢进

13. 典型急性菌痢的临床症状是

A. 起病急

B. 无发热

C. 无腹痛

D. 米泔样水便

E. 无里急后重

14. 典型霍乱弧菌在吐泻期的表现应不包括

A. 无痛性剧烈腹泻

B. 里急后重

C. 大便每日数次至十余次,甚至无数次

D. 米泔水样或洗肉水样便

E. 先腹泻后呕吐,成人一般无发热

15. 男,20 岁。在一次体检中发现 HBsAg 阳性,当时无自觉症状及体征,肝功能正常。次年 5 月,因突然乏力、恶心、厌食、尿黄而入院。化验:ALT 500 U,血清总胆红素 85 μmol/L,抗 HAV - IgM(+)。该患者的诊断可能为

A. 乙型肝炎,慢性迁延型,既往感染过甲型肝炎

B. 乙型肝炎,慢性活动型,既往感染过甲型肝炎

C. 急性甲型黄疸型肝炎,乙型肝炎病毒携带者

D. 急性乙型肝炎,合并甲型肝炎

E. 急性黄疸型肝炎,甲、乙型肝炎病毒混合感染

16. 女,19 岁,农民,12 月在水利工地上突起发热,伴头痛、眼眶痛、腰痛。病程第 4 日就诊时热已退,血压偏低,球结膜水肿、出血,胸背部见条索点状瘀点;前 1 日 24 h 尿量 340 ml。该病例最可能的诊断是

A. 败血症

B. 血小板减少性紫癜

C. 流行性出血热

D. 钩体病

E. 急性肾小球肾炎

17. 21 岁,男性。持续发热,腹泻 1 周,2～3 次/日,便中有黏液,右下腹隐痛,头痛、恶心、吐 1 次,伴食欲缺乏。体检:体温 39℃,神志清,表情淡漠,肝肋下 2 cm,脾肋下 1 cm。

末梢血 WBC 2.9×10^9/L，N 0. 80，L 0.20。粪便常规检查 WBC（＋），RBC 少许，未见虫卵，粪便培养无致病菌生长。此阶段该病例确诊最关键的检查为
A. 骨髓穿刺常规检查
B. 血培养致病菌
C. 肥达反应
D. 粪便检查阿米巴原虫
E. 粪便细菌培养

18. 男，32 岁。10 天来腹痛、腹泻，每日大便 4～6 次，呈暗红色果酱样。体检右下腹压痛。粪便镜检红细胞（＋＋＋），白细胞（＋）。白细胞计数 3.7×10^{12}/L。对本例诊断最有参考价值的实验室检查是
A. 粪便涂片检菌
B. 粪便培养致病菌
C. 粪便镜检寄生虫卵
D. 粪便镜检溶组织内阿米巴包囊
E. 粪便镜检溶组织内阿米巴滋养体

19. 对于丙型肝炎，下列不正确的是
A. 黄疸型患者仅占 25％
B. 急性丙型肝炎症状较轻
C. 易转为慢性肝炎
D. HCV 感染主要通过输血获得
E. 肝细胞癌与丙肝病毒感染无关

20. 霍乱与其他细菌引起的腹泻，最主要的鉴别点是
A. 有无腹痛及里急后重
B. 流行病学史
C. 有无米泔水样粪便
D. 有无严重的脱水表现
E. 细菌学检查结果

21. 霍乱的临床表现，下列错误的是
A. 寒战、高热、急性起病
B. 米泔水样吐泻物
C. 无痛性腹泻

D. 先泻后吐
E. 严重者有痛性肌肉痉挛

22. 脑水肿多产生在肾综合征出血热的哪一时期？
A. 低血压休克期
B. 发热期
C. 少尿期
D. 多尿期
E. 恢复期

23. 急性重型肝炎与急性妊娠脂肪肝鉴别的主要依据是
A. 有无抗生素应用史
B. 孕妇年龄较大
C. 肝脏有无明显缩小
D. 血糖不降低
E. 虽有严重黄疸而尿中胆红素阴性

24. 无黄疸型的钩端螺旋体患者常见死亡原因是
A. 急性肺水肿
B. 中毒性休克
C. 肺大出血
D. 急性肾衰竭
E. 急性心肌损伤

25. 急性肾功能不全是哪一类型钩端螺旋体病常见的死亡原因？
A. 肺出血型
B. 单纯型（流感伤寒型）
C. 黄疸出血型
D. 胸膜炎型
E. 以上都不是

26. 在我国，钩端螺旋体菌群毒力最强的是
A. 犬群
B. 黄疸出血群（赖群）
C. 波库那群
D. 流感伤寒群

E. 七日热群

27. 钩端螺旋体病黄疸出血型的储存宿主主要是
    A. 牛
    B. 猪
    C. 犬
    D. 鼠
    E. 羊

28. 患者被诊断为肾综合征出血热,持续少尿6天,近3天无尿,并伴呼吸困难、咯血、心慌、心悸。该患者应为肾综合征出血热临床分型中的
    A. 重型
    B. 轻型
    C. 普通型
    D. 危重型
    E. 非典型

29. 患者被诊断为肾综合征出血热少尿期,并发高血容量综合征,经输液利尿、导泻仍不见改善,并出现呼吸困难、肺水肿,尿素氮40 mmol/L。此时最好的治疗方法是
    A. 大量护肾药的应用
    B. 透析疗法
    C. 停止补液
    D. 放血
    E. 导尿

30. 男性,30岁。发热,腰痛,皮下出血,少尿伴烦躁不安,眼睑水肿,脉洪大,高血压,蛋白尿(+++),诊断为肾综合征出血热合并高血容量综合征。此病的病因中不包括
    A. 重吸收增加
    B. 少尿
    C. 肾素分泌亢进
    D. 肾小球滤过率下降
    E. 低蛋白血症

31. 肾综合征出血热少尿期,突然出现呼吸困难、心率快,并咯血,临床诊断为心衰、肺水肿。下列原因最主要的是
    A. 酸中毒
    B. 肺感染
    C. 凝血障碍
    D. 肾衰竭
    E. 高血容量

32. 患者18岁,发热,起病3天后体温下降,伴恶心、呕吐,尿色深如豆油样,病程第8天出现嗜睡,继之神志不清,巩膜皮肤深度黄疸,肝界缩小。诊断应考虑
    A. 感染中毒性脑病
    B. 急性黄疸型肝炎
    C. 急性重型肝炎
    D. 亚急性重型肝炎
    E. 淤胆型肝炎

33. 患者诊断为肝炎后肝硬化失代偿,3天前开始发热、腹痛、腹泻,全腹有压痛,腹水量增加,应尽快做的检查是
    A. 粪常规及粪培养
    B. 血培养
    C. 腹水常规及细菌培养
    D. 腹部B超检查
    E. 腹部CT检查

34. 男性,17岁。发热38℃,伴乏力、食欲缺乏、恶心、呕吐,3天后体温正常并发现尿色加深,如深茶样,巩膜皮肤中度黄染。诊断应考虑
    A. 急性黄疸型肝炎
    B. 慢性肝炎活动
    C. 胆石症
    D. 急性胆囊炎
    E. 淤胆型肝炎

35. 男性,20岁。发热起病,3天后自行缓解,高度乏力、腹胀,黄疸进行性加深,病程第9

天出现躁动、神志不清,重度黄疸,肝界缩小。应诊断为

A. 亚急性重型肝炎
B. 急性重型肝炎
C. 急性黄疸型肝炎
D. 慢性重型肝炎
E. 中毒性肝炎

36. 男性农民,42 岁。于 1 月初发病,头痛、发热、恶心呕吐,2 天后来就诊,此时可见颜面潮红、咽部充血、腹肌紧张、全腹压痛、皮下淤血,自昨晚起无尿。应诊断为

A. 急腹症
B. 病毒性肝炎
C. 肾综合征出血热
D. 过敏性疾病
E. 风湿症

37. 男性农民,30 岁。5 月中旬发病,起病急,发冷、发热、全身肌痛,5 天后在某地医院诊断为败血症休克,经静脉补液及氨苄西林静脉滴注,次日血压正常,但病情加重,因呃逆、呕吐、尿少入院。体检:体温37.3℃,血压 150/100 mmHg,皮肤黏膜有瘀点、球结膜充血、水肿,心肺未见异常,肝大,肋下 1.0 cm,腰部有叩击痛。化验:白细胞50× 10^9/L,中性粒细胞 0.85,淋巴细胞 0.15,血小板 30× 10^9/L,尿蛋白(＋＋＋＋)。最可能的诊断是

A. 败血症并感染性休克
B. 钩端螺旋体病
C. 伤寒并溶血性尿毒综合征
D. 急性粒细胞性白血病
E. 肾综合征出血热

38. 肾综合征出血热,少尿期,并高血容量,脉搏洪大,心率增快,明显呼吸困难,继而咯血。其原因是

A. 支气管扩张
B. 心衰肺水肿

C. 肺感染
D. DIC
E. 尿毒症酸中毒

39. 男性,39 岁。发热起病,轻度乏力,腹胀,巩膜皮肤黄染逐渐加深,持续不退已 2 个月,皮肤瘙痒,粪便颜色变浅,化验呈梗阻性黄疸表现,CT 检查未见肝外梗阻征象。诊断应考虑

A. 亚急性重症肝炎
B. 急性黄疸型肝炎
C. 胆汁性肝硬化
D. 淤胆型肝炎
E. 硬化性胆管炎

40. 男性,31 岁。不规则发热、咳嗽半年,间断腹泻,大便无脓血,病后身体质量由 71 kg 降到 70 kg,3 年前曾到非洲工作,1 年前回国。诊断该病的实验检查是

A. 检测抗 HIV
B. 取血分离 HIV
C. 胸部 X 线片
D. 大便培养
E. 查血疟原虫

41. 男性,35 岁。病程 2 个月,轻度乏力,腹胀,皮肤瘙痒,粪便颜色变浅,肝肋下触及 2 cm,梗阻性黄疸化验结果,肝胆 B 超检查未见肿瘤、结石,肝外胆管无扩张。应诊断为

A. 胆汁性肝硬化
B. 梗阻性黄疸
C. 慢性活动性肝炎
D. 淤胆性肝炎
E. 慢性肝囊炎

42. 男性,30 岁。2 天前曾与剧烈腹泻米泔水样物患者共同进餐。1 天前突然剧烈腹泻,呕吐,清水样,无腹痛,BP 90/60 mmHg,P 100 次/分,体温 36.8℃,脱水外观,腓肠

肌痉挛性痛,化验血液浓缩,粪常规示少量黏液和白细胞。最可能的诊断是

A. 菌痢

B. 霍乱

C. 食物中毒

D. 病毒性胃肠炎

E. 以上都不是

43. 女性,35 岁。因剧烈呕吐和腹泻水样物 1 天入院。BP 90/60 mmHg,P 100 次/分,腹部无压痛,心肺正常。首先需要处置的是

A. 应用血管收缩剂

B. 行血、粪常规检查,以明确诊断

C. 抗生素应用

D. 补充液体

E. 以上都不可以

44. 男性,28 岁。因江水泛滥,饮用江水,突然出现剧烈腹泻,随后呕吐,由水样物转为米泔水样物。最可能的诊断是

A. 急性细菌性痢疾

B. 金黄色葡萄球菌胃肠炎

C. 大肠埃希菌性肠炎

D. 病毒性肠炎

E. 霍乱

45. 男性,60 岁。慢性起病,病程 3 个月,腹痛腹泻数次,伴里急后重,为黏液脓血便,消瘦明显。患者被诊断为菌痢,尚需与哪种疾病鉴别?

A. 结肠癌

B. 病毒性肠炎

C. 霍乱

D. 伤寒

E. 血吸虫病

46. 男性,6 岁。突然寒战、高热,1 天后全身出现多处紫斑。查体:面色苍白,皮肤发花,多处皮肤瘀斑,血压 75/40 mmHg,心率 120 次/分,颈软,心肺无异常,克氏征(一)。

血白细胞 $28×10^9/L$,中性粒细胞 0.90,血小板 $60×10^9/L$。最可能的诊断是

A. 血小板减少性紫癜

B. 败血症休克

C. 暴发型流脑

D. 中毒型菌痢

E. 休克型肺炎

47. 男性,48 岁。9 周前开始腹泻腹痛,为脓血便,1 日 10 余次,经当地用小檗碱、呋喃唑酮治疗无效。病后 1 个月,因右踝关节肿痛,行走不便入院。查体:轻度贫血,黄疸阴性,肝脾未触及,左下腹轻压痛,双侧踝关节、膝关节肿胀,压痛阳性。大便常规:红细胞 50 个/HP,白细胞 30 个/HP,血沉 80 mm/h。最可能的诊断是

A. 急性阿米巴痢疾

B. 慢性溃疡性结肠炎伴类风湿关节炎

C. 慢性菌痢合并多发性渗出性关节炎

D. 急性菌痢合并多发性渗出性关节炎

E. 慢性肝炎伴肝外多系统损害

48. 男性,29 岁,农民,突起发热,伴头痛、眼眶痛、腰痛。病程第 4 日就诊时热已退,血压偏低、球结膜水肿、出血,胸背部见条索点状瘀点;前 1 日 24 h 尿量 300 ml。该病例最可能的诊断是

A. 败血症

B. 血小板减少性紫癜

C. 肾综合征出血热

D. 钩体病

E. 急性肾小球肾炎

49. 女性,31 岁,3 天来发热、恶心、呕吐、食欲缺乏、头痛、四肢酸痛、腰痛。体检:危重病容,球结膜充血,无水肿,咽充血,腋下可见点状抓痕样出血点,肝脾未及。血常规检查:WBC $14×10^9/L$,N 72%,L 28%,可见异型淋巴细胞。尿常规:尿蛋白(++ +),RBC 4~5 个/HP。该患者首先考虑

的诊断为

A. 钩端螺旋体病

B. 败血症

C. 肾综合征出血热

D. 流行性脑脊髓膜炎

E. 结核性脑膜炎

50. 女性,27 岁。突起寒战、高热、恶心、呕吐、腰痛已 6 天。体检:重病容,眼睑水肿,球结膜及胸部皮肤充血,腋下见少许点状出血点,血压 75/55 mmHg。怀疑肾综合征出血热。本例必须首先考虑的治疗措施是

A. 慎用升压药

B. 补充血容量

C. 纠正酸中毒

D. 小剂量肝素抗 DIC

E. 选用抗病毒治疗

51. 对登革热的皮疹描述错误的是

A. 疹退后无脱屑

B. 可同时有斑丘疹及猩红热样皮疹

C. 皮疹分布全身

D. 于病程 3～6 天出现

E. 疹退后有色素沉着

52. 下列不属于地方性斑疹伤寒皮疹主要特征的是

A. 多于第 4～5 病日开始出疹

B. 1～2 日内遍及全身

C. 皮疹开始为鲜红色充血性斑丘疹,以后转为暗红色,亦可为出血性皮疹

D. 皮疹尤以颜面部为多

E. 皮疹多于 1 周消退

53. 伤寒患者出现玫瑰疹,多见于

A. 潜伏期

B. 发热初期

C. 极期

D. 缓解期

E. 恢复期

54. 关于斑疹伤寒,下列说法正确的是

A. 夏秋季发病多

B. 病原体为莫氏立克次体

C. 通过鼠蚤传播

D. 皮疹少见

E. 患者是唯一的传染源

55. 猩红热的发热和皮疹是由哪种物质引起?

A. 红疹毒素

B. 溶血素 O

C. 透明质酸酶

D. 链激酶

E. 脂壁酸

56. 肺吸虫病与肺结核的临床鉴别要点是

A. 有无咳烂桃肉样痰

B. 咳嗽、咳痰、咯血

C. 胸膜炎、胸腔积液

D. 胸痛、胸闷

E. 午后低热及全身中毒症状

57. 一胆绞痛患者用阿托品解痉后出现口干、心悸等反应,这种反应称为

A. 后遗效应

B. 继发作用

C. 毒性反应

D. 不良反应

E. 过敏反应

58. 男性,25 岁。高热 40℃,伴全身充血性皮疹,乏力,全身酸痛,左腹股沟处见一椭圆形焦痂,4 mm 大,周围有红晕,同侧腹股沟淋巴结肿大。对该患者首先应做的检查是

A. 变形杆菌 OXk 凝集反应(外斐反应)

B. 肥达氏反应

C. 血培养

D. 焦痂渗出做细菌涂片

E. 血常规

59. 女性,24 岁。近 2 年每年自 6 月份以来每

天有低热,38℃左右(37.8～38.2℃),发热时间不定,伴心悸乏力,10月份开始体温正常。其长期低热最可能的原因是

A. 体内有慢性感染灶

B. 风湿性关节炎

C. 神经功能性低热

D. 感染后低热

E. 原因不明周期热

60. 阿托品不会引起的不良反应是

A. 恶心、呕吐

B. 视力模糊

C. 口干

D. 排尿困难

E. 心悸

61. 男性,25岁。高热40℃,伴全身充血性皮疹,乏力,全身酸痛,左腹股沟处见一椭圆形焦痂,4 mm大,周围有红晕,同侧腹股沟淋巴结肿大。首先考虑的诊断应是

A. 恙虫病

B. 地方性斑疹伤寒

C. 流行性斑疹伤寒

D. 钩体病

E. 炭疽

62. 男性,20岁。发热、腹泻1周。查体:体温39℃,脉搏90次/分,无皮疹,肝脾肋下约2 cm可及。血象示白细胞减少,肥达氏试验示O效价1:160,H效价1:320。考虑可能性最大的疾病是

A. 斑疹伤寒

B. 伤寒

C. 恙虫病

D. 细菌性痢疾

E. 登革热

63. 男性,25岁。高热40℃,伴全身充血性皮疹,乏力,全身酸痛,左腹股沟处见一椭圆形焦痂,4 mm大,周围有红晕,同侧腹股沟

淋巴结肿大。对本病有确诊依据的检查是

A. 外斐反应

B. 患者血作小白鼠腹腔接种分离病原体

C. 肿大淋巴结活检

D. 皮疹处皮肤活检

E. 焦痂渗出液作培养

64. 女性,29岁。全身皮疹、食欲缺乏、目黄染10天,既往有甲亢病史1年,近20天开始服用"优甲乐"。查体:全身布满红色粟粒样皮疹,皮肤黏膜重度黄染。TB 205 mmol/L,ALT 835 U/L。诊断可能性最大的是

A. 急性黄疸型肝炎

B. 甲亢相关性肝炎

C. 急性药物性肝损害

D. 自身免疫性肝炎

E. 急性淤胆型肝炎

65. 女性,28岁。确诊甲状腺功能亢进症半年,在服甲巯咪唑治疗过程中突然寒战、发热、咽痛住院。体检:扁桃体肿大,溃烂有黄绿色分泌物,躯干可见坏死性皮疹,肝肋下1 cm。化验:白细胞 1.0×10^9/L,中性粒细胞40%。疑诊为粒细胞缺乏症引起的败血症。其最可能的致病菌是

A. 草绿色链球菌

B. 厌氧菌

C. 肺炎链球菌

D. 金黄色葡萄球菌

E. 铜绿假单胞菌

66. 男性,75岁。因寒热、大汗就诊,诊断疟疾。既往反复胸痛、双下肢水肿十余年。针对该病例,应慎用的药物是

A. 氯喹

B. 奎宁

C. 伯氨喹

D. 磺胺类

E. 青霉素

67. 男性,4 岁。因发热、头痛、皮疹 12 h,频繁抽搐、昏迷 2 h 就诊。体检见广泛瘀斑,两下肢有融合成片的紫癜,血压测不出,瞳孔右侧扩大,对光反射消失,巴氏征右侧阳性。根据以上症状,你认为该病例属于流脑中的
A. 普通型
B. 暴发休克型
C. 暴发脑膜脑炎型
D. 暴发混合型
E. 慢性败血症型并发心内膜炎

68. 一名患者连续服用药名不详的药物 6 个月,表现为焦虑、烦躁、头痛、心悸、失眠、低血压、肌肉震颤、惊厥。这种用药史、病史和症状可能是
A. 阿片类成瘾
B. CNS 抑制药成瘾
C. 苯丙胺类药成瘾
D. 大麻类药成瘾
E. 可卡因成瘾

69. 女性,56 岁。既往冠心病史 10 年,于上楼途中突感胸前区压榨样疼痛,舌下含服硝酸甘油,胸痛不缓解,急呼"120"入院,途中意识转模糊。入院后查体:BP 65/55 mmHg,HR 110 次/分,意识模糊,脉搏细速,四肢湿冷,末梢循环差。对该患者的处理中,下列不正确的是
A. 快速大量的补液
B. 酌情应用血管活性物质,缩血管药物和扩血管药物同时应用
C. 纠正水电解质及酸碱平衡失调
D. 合理应用利尿剂
E. 治疗原发心脏病

70. 女性,63 岁。患糖尿病 8 年,无心悸、胸痛史。早餐后 1 h,突然烦躁、胸闷、面色苍白、出汗伴恐惧感。心率 110 次/分,血压 85/64 mmHg。首先应该考虑到的疾病是

A. 糖尿病酮症酸中毒
B. 低血糖反应
C. 急性冠脉综合征
D. 心绞痛
E. 肺动脉栓塞

71. 女性,68 岁。患慢性支气管炎,肺气肿 12 年。2 天前剧咳后,突然感到左侧胸痛伴呼吸困难,不能平卧。最可能的诊断是
A. 肺炎
B. 肺栓塞
C. 心肌梗死
D. 自发性气胸
E. 结核性胸膜炎

72. 女性,54 岁。风湿性心脏病全心衰,长期卧床,下肢凹陷性水肿伴青紫,今突然出现胸痛、咯血。最可能的原因为
A. 肺动脉栓塞
B. 支气管扩张咯血
C. 急性肺水肿
D. 自发性气胸
E. 急性支气管肺炎

73. 肺梗死引起的胸痛最常见于
A. 患侧的前胸部
B. 胸骨后或剑突下
C. 患侧的腋前线及腋中线附近
D. 向左肩和左臂内侧放射
E. 患侧的上腹部

74. 风心病主动脉瓣狭窄患者伴随的胸痛与下述哪一项有关?
A. 炎症刺激
B. 缺血、缺氧
C. 肌张力改变
D. 肿瘤浸润
E. 物理、化学因子

75. 胸痛患者伴有心前区杂音及血压下降,其

最可能的诊断是

A. 二尖瓣狭窄

B. 心包炎

C. 肺梗死

D. 主动脉瓣狭窄

E. 自发性气胸

76. 下列胸壁疾病不引起胸痛的是

A. 胸膜肿瘤

B. 肋间神经炎

C. 肋骨骨折

D. 带状疱疹

E. 非化脓性肋软骨炎

77. 下列关于 β 受体兴奋症的叙述正确的是

A. 与自主神经功能紊乱无关

B. 是一种器质性心血管疾病

C. 普萘洛尔试验后心电图可恢复正常

D. 当在精神紧张时心悸反而缓解

E. 因反复出现心悸伴晕厥而预后不佳

78. 病理性心脏搏动增强所导致的心悸正确的是

A. 左心室肥大

B. 右心房肥大

C. 房性期前收缩

D. 左心房肥大

E. 心房颤动

79. 室性期前收缩引起心悸的感觉正确的是

A. 恐惧感

B. 紧缩感

C. 停跳感

D. 饥饿感

E. 灼热感

80. 下列有关心悸的叙述正确的是

A. 提示患有器质性心脏病

B. 仅发生在心率增快时

C. 仅发生在心率减弱时

D. 有很重要的临床意义

E. 一种自觉心脏跳动的不适感

81. 男性,50 岁。右下肢骨折半个月,突然出现剧烈右胸部刺痛,伴有呼吸困难、咯血痰及发绀。最可能的疾病是

A. 急性心肌梗死

B. 急性心包炎

C. 食管癌

D. 肺梗死

E. 胸膜炎

82. 女性,47 岁。曾患风湿性心脏病 20 余年,近日发热、咳嗽,夜间睡眠中出现阵发性呼吸困难,面色青紫,出汗,双肺底部有湿性啰音。符合该例患者的咳痰性质是

A. 黏稠暗红色血痰

B. 粉红色泡沫样血痰

C. 砖红色胶冻样血痰

D. 白色泡沫样痰

E. 大量黄脓臭痰

83. 女性,35 岁。心悸、气短 2 年,颈静脉怒张,心尖部可闻及舒张期杂音,S_2 亢进。最早出现水肿的部位是

A. 眼睑、面部

B. 腹部

C. 双下肢

D. 单侧下肢

E. 全身同时出现

84. 女性,65 岁。因冠心病平素服用阿司匹林,近 1 周来持续柏油样便,头昏、心悸。查体:巩膜无黄染,心率 100 次/分,律齐,双肺呼吸音清,腹软,无压痛,肝脾未触及。最可能的诊断为

A. 胃癌

B. 消化性溃疡

C. 急性胃黏膜病变

D. 食管静脉曲张破裂

E. 慢性胃炎

85. 男性,24 岁。反复酱油色尿伴头昏、心悸 2 年。查体:贫血貌,巩膜黄染,肝脾不大,胆囊区无压痛。血清总胆红素 64 μmol/L,直接胆红素 6 μmol/L,尿胆红素(－),尿胆原(＋)。最可能的诊断是

A. 溶血性黄疸

B. 肝细胞性黄疸

C. 梗阻性黄疸

D. Rotor 综合征

E. Gilbert 综合征

86. 胸痛伴高热、咳嗽、呼吸困难、右下肺呼吸音消失,多见于

A. 肺结核

B. 肺癌

C. 支气管扩张症

D. 胸腔积液

E. 肺炎链球菌肺炎

87. 某男,60 岁。突发胸前后压榨性剧痛,呈持续性伴窒息感,大汗淋漓,面色苍白,恶心、呕吐。最可能的诊断是

A. 心肌梗死

B. 肺梗死

C. 肋间神经痛

D. 膈疝

E. 自发性气胸

88. 女性,25 岁。心悸、气促、下肢水肿 4 年。望诊心脏负性心尖搏动,已排除粘连性心包炎。可发现的体征有

A. 心音遥远

B. 心前区隆起

C. 叩诊心脏呈靴型增大

D. 胸骨左缘扪及收缩期震颤

E. 交替脉

89. 男性,35 岁。3 个月前因起立时眩晕来诊,当时查体见心脏轻度增大,可闻及第四心音。3 天前肺感染后出现心悸气短,查体示心尖区闻及舒张期奔马律。关于该患者奔马律的描述,不正确的是

A. 房性奔马律

B. 舒张早期奔马律

C. 由病理性 S_4 与 S_1、S_2 构成

D. 由心室压力负荷过重所致

E. 呼气末最响

90. 糖尿病患者,男性,68 岁。突发高热、寒战、右胸痛,次日咳痰,为黄脓性带血丝,量多,X 线检查显示右下肺叶实变,其中有多个液气囊腔。最可能的诊断是

A. 干酪样肺炎

B. 铜绿假单胞菌肺炎

C. 克雷伯杆菌肺炎

D. 葡萄球菌肺炎

E. 军团菌肺炎

91. 女性,65 岁。反复咳嗽、咳痰 20 年,心悸、气急 3 年。查体:双肺叩诊过清音,呼吸音减弱,肺底部有湿啰音,剑突下心尖搏动明显,该处可闻及 3/6 级收缩期杂音,肺动脉瓣区第二心音亢进。其最可能的诊断为

A. 慢性支气管炎

B. 慢支、肺气肿

C. 慢支、风湿性心瓣膜病

D. 慢支、肺气肿、肺心病

E. 慢支、冠心病

92. 某女性患者,停经 2 个月,突然剧烈下腹痛,阴道少量出血,昏厥 1 次。体检:血压 60/30 mmHg,脉搏 120 次/分,下腹压痛,移动性浊音(＋)。触诊:宫颈举痛明显,子宫稍大,右附件触及 3 cm×4 cm 囊性肿物,压痛。后穹隆穿刺抽出 2 ml 暗红色血液。应立即做何种处理?

A. 输血补液

B. 升压药物

C. 立即剖腹探查止血

D. 腹腔镜检查

E. 待休克纠正后再行手术

二、A3/A4 型题

(93～95 题共用题干)

男性,67 岁。患阻塞性肺气肿 12 年余,近日着凉后,咳嗽、咳黄痰、气喘加剧,伴发热,上腹胀痛,食欲缺乏,肝大伴压痛,下肢轻度水肿,心电图检查偶见房性期前收缩。

93. 治疗中最重要的是

A. 抗心律失常治疗

B. 抗生素治疗

C. 保肝治疗

D. 强心剂治疗

E. 平喘、镇咳、祛痰治疗

94. 治疗稳定期 COPD 的首选吸入药物为

A. 沙丁胺醇

B. 异丙托溴铵

C. 特布他林

D. 布地奈德

E. 二丙酸倍氯米松

95. 异丙托溴铵最常见的不良反应为

A. 心悸

B. 手抖

C. 排尿困难

D. 腹泻

E. 失眠

(96～98 题共用题干)

男性,50 岁。慢性咳嗽 15 年,糖尿病史 2 年。因咳喘加重 1 个月、发热 1 周来诊。检查结果:血气分析 pH 7.25,PaO_2 40 mmHg,$PaCO_2$ 85 mmHg,BE - 10 mmol/L。

96. 诊断是

A. 失代偿性呼酸

B. 失代偿性呼酸合并代酸

C. 失代偿性呼酸合并代碱

D. 失代偿性代酸

E. 三重酸碱失衡

97. 该患者吸氧时氧浓度应控制在

A. 20%～25%

B. 25%～30%

C. 30%～40%

D. 40%～50%

E. 50%以上

98. 该患者经抗炎、通畅气道、降血糖、纠酸等综合治疗后,咳喘明显减轻,肺部音明显减少,10 天后血气恢复至 pH 7.38,PaO_2 70 mmHg,$PaCO_2$ 48 mmHg,但患者仍发热。应首先进行的检查是

A. 血细菌培养＋药敏

B. 痰细菌培养＋药敏

C. 胸部 CT 检查

D. 胸部 X 线检查

E. 骨髓穿刺检查

(99～101 题共用题干)

男性,28 岁。因酒醉后渐起发热,体温最高达 39.5℃,伴寒战、咳嗽、少量脓血痰。病程已近 2 周,曾应用过青霉素、苯唑西林、氯唑西林、头孢唑啉、阿米卡星、甲硝唑等不见好转。1 天前起气急,左侧胸痛。X 线检查示左肺中下野大片密影,其中见多脓腔,部分伴液平面;左侧少量液气胸,肺压缩约 15%。

99. 本病例肺部感染的最可能病原菌应是

A. 厌氧菌

B. 金黄色葡萄球菌

C. 肺炎链球菌

D. 化脓性链球菌

E. 肺炎克雷伯杆菌

100. 为证实病原学诊断,首先应采集的标本是
    A. 经纤维支气管镜吸引标本
    B. 痰液
    C. 胸腔积液
    D. 咽拭子
    E. 血液

101. 该病例经验性抗菌治疗,宜选择
    A. 头孢唑啉
    B. 头孢他啶
    C. 头孢拉定
    D. 万古霉素
    E. 头孢曲松

(102~103 题共用题干)

　　患者男性,25 岁。在京务工,主因"发热、咳嗽、咳痰 4 天"到门诊诊疗,在家未用任何药物。查体:右下肺实变体征。胸部 X 线检查示右肺大片浸润影。血气分析示 pH 7.36,PaO_2 63 mmHg,$PaCO_2$ 32 mmHg。

102. 为取得致病菌,下列处理正确的是
    A. 清晨用清水漱口
    B. 留取第二口痰
    C. 痰液在 1 h 内送检
    D. 黏稠的痰液可用溶解剂溶解,再接种
    E. 以上全是

103. 该患者入院后应首选的抗生素是
    A. 青霉素
    B. 氨苄西林
    C. 头孢曲松
    D. 碳青霉烯类

(104~106 题共用题干)

　　男性,68 岁。因胆囊炎、胆石症接受手术治疗,手术后发热、咳嗽,吐脓痰,X 线检查示两下肺支气管肺炎。

104. 所谓经验性抗生素治疗的经验是根据

    A. 流行病学和临床推测最可能的病原体
    B. 患者年龄和免疫状态
    C. 病变的解剖部位
    D. 临床症状及体征
    E. 患病年龄和环境

105. 在选择抗生素时,首要考虑因素为
    A. 产品新旧
    B. 抗菌谱、抗菌活性和耐药率
    C. 药价
    D. 药源
    E. 剂型

106. 就肺部感染本身而论,选择抗菌药物时需要考虑的主要因素应为
    A. 药物在支气管肺的药代动力学
    B. 肺部病变范围
    C. 肺部病变部位
    D. 肺部病变的病理性质
    E. 支气管肺的局部防御机制

(107~109 题共用题干)

　　女性,54 岁。缓起发热,咳嗽,痰呈脓性,伴腥臭味,每日约 150 ml。病程已 10 天,使用多种抗生素治疗不见改善。X 线片示右下肺叶后基底段团块状影,伴空洞和液平。两周前曾有拔牙史。

107. 本例诊断,最为可能的疾病是
    A. 空洞性肺结核
    B. 阻塞性肺脓肿
    C. 支气管肺囊肿继发感染
    D. 吸入性肺脓肿
    E. 肺隔离症

108. 病原学诊断最可能的细菌当属
    A. 铜绿假单胞菌
    B. 金黄色葡萄球菌
    C. 混合性(需氧菌、厌氧菌等)感染
    D. 大肠埃希菌

E. 草绿色链球菌

109. 为了解有无气道阻塞,宜选择的检查是
A. MRI
B. 支气管分层摄片
C. CT
D. HRCT(高分辨率 CT)
E. 肺功能测定

(110～112题共用题干)

某患者 3 周前突然畏寒、发热,体温 39℃,按肺炎治疗未愈,1 周前开始咳大量脓臭痰,胸片示右上肺大片致密影及大空洞。

110. 该病例的诊断首先考虑为
A. 肺炎
B. 支气管扩张并感染
C. 肺脓肿
D. 肺结核
E. 阻塞性肺炎

111. 为明确诊断,首选检查是
A. 痰培养加药敏
B. 肺 CT
C. 血常规
D. 支气管镜检查
E. 胸部平片

112. 如痰培养为脆弱类杆菌,不可选用的抗生素是
A. 甲硝唑
B. 克林霉素
C. 青霉素
D. 林可霉素
E. 替硝唑

(113～115题共用题干)

患者女性,36 岁,教师。因间断咳嗽半年、憋气 10 天入院,无痰,无发热,肺 CT 扫描示右上肺块影,有分叶、毛刺,纵隔淋巴结肿大。

113. 诊断首先应考虑
A. 结核
B. 慢性炎症
C. 肺癌
D. 结核球
E. 右上肺转移瘤

114. 左锁骨上触及 1 枚花生大小结节,不活动,为确诊,进一步检查应首选
A. 支气管镜检查
B. 肺 CT 扫描
C. 肺癌标志物
D. 锁骨上淋巴结活检
E. 肺活检

115. 经检查确诊为腺癌,骨扫描示全身多发骨转移瘤,首先选择的治疗是
A. 手术
B. 免疫治疗
C. 化学治疗
D. 化学治疗基础上联合放射治疗
E. 中医中药治疗

(116～118题共用题干)

女性,38 岁。下腹部隐痛不适 2 年,右下腹疼痛伴恶心、呕吐、发热 12 h。查体:体温 37.9℃。右下腹局限性压痛、反跳痛、肌紧张明显。血常规:WBC $16×10^9$/L, N 88%。尿常规(一)。

116. 根据患者症状、体征,结合辅助检查,与急性盆腔炎进行鉴别,最具临床意义的是
A. 下腹部隐痛不适病史
B. 恶心、呕吐、发热
C. 右下腹局限性压痛、反跳痛、肌紧张
D. 白细胞及中性粒细胞增高
E. 尿检阴性

117. 手术后第 4 天,患者出现下腹坠胀和里急后重症状。首先要考虑的术后并发症是

A. 急性肠炎

B. 阑尾残端瘘

C. 盆腔积液

D. 肠间隙脓肿

E. 盆腔脓肿

118. 经直肠和阴道指诊发现波动性肿块向阴道突出,有触痛。此时宜采取

A. 抗感染,热水坐浴,会阴部理疗

B. 经直肠穿刺引流

C. 经直肠切开引流

D. 经腹腔切开引流

E. 经阴道后穹隆切开引流

(119～127 题共用题干)

男性,42 岁。1 年来反复发作胸骨后疼痛,发作与劳累关系不大,常在面迎冷风疾走时或凌晨 5:00 发作,发作时含硝酸甘油可缓解。平时心电图示 Ⅱ、Ⅲ、aVF 导联 ST 段水平压低 0.75 mm。发作时心电图正常。

119. 最可能的诊断是

A. 劳力型心绞痛

B. 急性心肌梗死极早期

C. 变异型心绞痛

D. 心绞痛合并心包炎

E. 卧位性心绞痛

120. 以下情况可发生心肌梗死,除了

A. 冠状动脉内膜下出血使管腔闭塞时

B. 冠状动脉持续痉挛使管腔闭塞时

C. 原有冠脉病变严重发生室性心动过速

D. 当患者进食大量脂肪食物以后

E. 已建立充分的侧支循环的冠状动脉分支发生闭塞

121. 本例心绞痛的冠状动脉病变最可能受累的是

A. 右冠状动脉

B. 左冠状动脉主干

C. 左冠状动脉回旋支

D. 左冠状动脉前降支

E. 右冠状动脉房室结支

122. 当胸痛发作剧烈且持续时间长时,最多见的心律失常是

A. 室性心律失常

B. 房性心律失常

C. 束支传导阻滞

D. 房室传导阻滞

E. 非阵发性室上性心动过速

123. 若发生心肌梗死,最可能的梗死部位是

A. 前间壁

B. 下壁

C. 正后壁

D. 右心室

E. 广泛前壁

124. 患者入院后第 2 天发生急性心肌梗死,为了判断梗死面积大小,下列检查最有价值的是

A. 疼痛程度和持续时间

B. 血白细胞增高的程度

C. Q 波的宽度和深度

D. 血沉增快的程度

E. 血清 CPK 酶增高的程度

125. 入院第 7 天出现胸痛,闻及心包摩擦音,无发热,此时考虑可能性最大的情况是

A. 感染性心包炎

B. 急性非特异性心包炎

C. 急性心肌梗死后心包炎

D. 心肌梗死后综合征(Dressler 综合征)

E. 心肌梗死后乳头肌功能不全

126. 如果患者以后被诊断为梗死后心绞痛,应是

A. 急性心肌梗死后,心绞痛持续发作

B. 急性心肌梗死后,心绞痛发作性质

改变

C. 急性心肌梗死后 30 天内发生心绞痛

D. 急性心肌梗死后半年发生心绞痛

E. 以上都不是

127. 估计该患者急性心肌梗死后心肌坏死组织逐渐纤维化形成瘢痕需要的时间是

A. 2～3 周

B. 4～5 周

C. 6～8 周

D. 9～10 周

E. 11 周

(128～129 题共用题干)

患者男性,38 岁。心悸、气短,伴双下肢水肿 6 个月。体检:双肺底可闻及细小湿啰音,心脏向左下扩大,心音低钝,心尖区可闻及 3/6 级收缩期吹风样杂音,肝大。否认发热和游走性关节肿痛史。

128. 首先应考虑的诊断是

A. 风湿性心脏病

B. 先天性心脏病

C. 扩张型心肌病

D. 急性病毒性心肌炎

E. 冠状动脉粥样硬化性心脏病

129. 为明确诊断,首先应选的辅助检查是

A. 心肌酶学检查

B. 超声心动图

C. 心导管检查和心血管造影

D. 胸部 X 线检查

E. 心电图

(130～133 题共用题干)

女性患者,16 岁,因反复晕厥入院。查体:胸骨左缘可闻及收缩期杂音,心电图检查示胸导联冠状 T 波,心肌酶谱不高,疑诊为梗阻性肥厚型心肌病。

130. 为明确诊断应首先进行的检查是

A. 动态心电图

B. 心脏超声

C. X 线胸片

D. 血沉

E. 颅脑 CT

131. 病史采集中,下列信息最重要的是

A. 家族史

B. 发热史

C. 高血压病史

D. 风湿性活动史

E. 先心病史

132. 硝酸甘油加重梗阻性肥厚型心肌病患者症状的机制是

A. 扩张动脉,降低血压

B. 扩张静脉,使回心血量减少

C. 增加心肌收缩力

D. 扩张冠状动脉,改善心肌供血

E. 降低心肌耗氧量

133. 治疗该患者应首选的药物是

A. 地高辛

B. 地尔硫䓬

C. 多巴酚丁胺

D. 硝酸异山梨酯

E. 阿司匹林

三、X 型题

134. 下列说法正确的有

A. 镁离子可抑制运动神经末梢对乙酰胆碱的释放,阻断神经肌肉接头的传导,从而使骨骼肌松弛,故能有效地预防和控制子痫发作

B. 镁离子可使血管内皮合成 PGI 增多,血管扩张,痉挛解除,血压下降

C. 镁依赖的 ATP 酶恢复功能,有利于钠泵的运转,达到消除脑水肿、降低中枢

神经细胞兴奋性、制止抽搐的目的

D. 临床应用硫酸镁治疗子痫,对宫缩和胎儿有不良影响

E. 硫酸镁过量可使心肌收缩功能和呼吸受抑制,危及生命。治疗有效血镁浓度为 1.7～3 mmol/L,血清镁浓度达 3.5～5.0 mmol/L 时膝反射消失出现中毒症状

135. 呋塞米的适应证包括
   A. 急性肺水肿和脑水肿
   B. 急慢性肾衰竭
   C. 高血钙症
   D. 轻症高血压
   E. 青光眼

136. 噻嗪类利尿剂可用于治疗的疾病是
   A. 充血性心力衰竭、肝硬化、肾脏疾病引起的水肿
   B. 高血压
   C. 尿崩症
   D. 高尿钙患者,防治高尿钙引起的钙盐成分组成的肾结石
   E. 肾衰竭

137. 维生素 D 可以防治的疾病有
   A. 佝偻病
   B. 骨软化病
   C. 坏血病
   D. 婴儿抽搐症
   E. 脚气病

138. 登革出血热的主要临床特征是
   A. 出血
   B. 休克
   C. 皮疹
   D. 淋巴结肿大
   E. 发热

139. 乙脑的主要症状是
   A. 休克
   B. 高热
   C. 抽搐
   D. 肾功能衰竭
   E. 呼吸衰竭

140. ARDS 常见于流行性出血热的
   A. 少尿期
   B. 恢复期
   C. 发热期
   D. 低血压休克期
   E. 多尿期

141. 猩红热特征性的临床表现有
   A. 肝脏大
   B. 第 2 日出现的典型皮疹
   C. 咽峡炎
   D. 脾脏大
   E. 发热

142. 可能与 HP 感染有关的胃外疾病有
   A. 糖尿病
   B. 胆道感染
   C. 原发性头痛
   D. 荨麻疹
   E. 干燥综合征

143. 百日咳的临床过程包括
   A. 反应期
   B. 卡他期
   C. 痉咳期
   D. 恢复期
   E. 发热期

144. 布氏杆菌病的临床特征为
   A. 多汗
   B. 肝脾肿大
   C. 神经痛
   D. 关节痛
   E. 长期发热

145. 流行性斑疹伤寒不同于地方性斑疹伤寒的是
- A. 接种雄性豚鼠腹腔引起发热
- B. 具有不耐热型特异性颗粒抗原
- C. 外斐氏反应阳性
- D. 接种雄性豚鼠腹腔不引起阴囊明显肿胀
- E. 具有可溶性耐热型特异性抗原

146. 虱传回归热最突出的临床表现是
- A. 关节疼痛
- B. 肌痛
- C. 高热
- D. 头痛
- E. 鼻出血

147. 回归热与支气管炎区别点是
- A. 发热较剧呈稽留热或弛张热
- B. 相同症状反复出现
- C. 无肺部炎症症状和体征
- D. 有咳嗽、咳痰、胸痛等表现
- E. 肌痛尤以腓肠肌疼痛明显

148. 对于感染性休克应用肾上腺皮质激素,下列说法正确的是
- A. 可维持血管壁、细胞膜的完整性和稳定性
- B. 可以降低外周阻力,扩张血管
- C. DIC诊断一旦成立,立即予以大剂量治疗
- D. 出现颅内压增高、神志改变和一过性抽搐等脑水肿表现时应及时给予大剂量治疗
- E. 可以减轻毛细血管通透性,抑制炎症反应

149. 患者男性,45岁,因"身目黄染2周,神志不清2h"就诊,既往HBsAg(+)。查体:烦躁不安,定向力、计算力下降,皮肤巩膜中度黄疸,球结膜水肿,肝浊音界缩小,移

动性浊音阳性,扑击样震颤阳性。下列说法正确的是
- A. 该患者并发肝性脑病(Ⅱ~Ⅲ)
- B. 需给予脱水治疗
- C. 可给予灌肠治疗
- D. 需给予大剂量放腹水治疗
- E. 该患者神经系统检查可见肌张力、腱反射下降

150. 关于菌痢的病理改变正确的是
- A. 黏膜充血、水肿、中性粒细胞和巨噬细胞浸润
- B. 黏膜下层、肌层、浆膜层有明显的炎症反应
- C. 假膜主要为纤维素、坏死的肠黏膜、细菌、中性粒细胞及红细胞等,部分有脱落
- D. 整个肠黏膜有假膜覆盖,黏膜上皮及腺体大片消失
- E. 大约1周,假膜开始脱落,形成大小不等,形状不一的"地图状"溃疡

151. 肾综合征出血热发生急性肾衰竭的原因有
- A. 血浆外渗致肾血流量减少,肾小球滤过率下降
- B. 肾间质水肿和出血
- C. 肾小球及肾小管基底膜的免疫损伤
- D. 肾小球微血栓形成
- E. 肾小管变性、坏死

152. 男性,24岁。腹泻2天,每日6~7次,为黄色稀水样便,无脓血;无发热,无腹痛,无里急后重感,无呕吐。就诊时血压、脉搏正常,无明显脱水表现,尿量略少。大便镜检仅见少量白细胞,末梢血象正常。当地有腹泻流行。为尽快判断是否患霍乱的可能,应首先立即做的检查是
- A. 大便培养
- B. 大便悬滴及制动试验、涂片染色

C. 霍乱血清抗体检测

D. 测定血清电解质

E. 大便Ⅱ号菌培养

153. 患者因"高热2天,头痛、呕吐2 h"就诊,考虑"流行性脑脊髓膜炎"。下列条件支持该诊断的为

A. 夏秋季发病率增高

B. 脑脊液检查:白细胞计数轻度升高,淋巴细胞增高为主

C. 脑脊液革兰氏染色见革兰氏阴性双球菌

D. 脑脊液革兰氏染色见革兰氏阳性双球菌

E. 脑脊液检查蛋白升高明显

154. SLE 疾病晚期中枢神经系统受累可表现为

A. 抽搐

B. 偏瘫

C. 颅内高压

D. 昏迷

E. 死亡

155. 抽搐发作前剧烈头痛可见于

A. 颅脑外伤

B. 颅内占位病变

C. 蛛网膜下腔出血

D. 尿毒症

E. 癔症

第三章

呼吸系统急症

1. 临床表现咯大量脓臭痰,痰静置后可分层的疾病是
   A. 大叶性肺炎
   B. 肺梗死
   C. 肺脓肿
   D. 肺不张
   E. 肺结核

2. 下列疾病中咳出的痰分层的是
   A. 肺脓肿
   B. 大叶性肺炎
   C. 支气管哮喘
   D. 支气管炎
   E. 肺不张

3. 大叶性肺炎典型患者咳出的痰是
   A. 黄痰
   B. 白色泡沫痰
   C. 铁锈色痰
   D. 胶冻状痰
   E. 黯红色黏稠血痰

4. 常表现为湿性咳嗽的疾病是
   A. 急性咽喉炎
   B. 胸膜炎
   C. 支气管扩张

D. 急性支气管炎初期
E. 轻症肺结核

5. 可出现干性咳嗽的疾病是
   A. 肺炎
   B. 胸膜炎
   C. 支气管扩张
   D. 空洞性肺结核
   E. 慢性支气管炎

6. 可引起发作性咳嗽的疾病是
   A. 肺结核
   B. 百日咳
   C. 支气管扩张
   D. 慢性肺脓肿
   E. 慢性支气管炎

7. 可引起长期慢性咳嗽的疾病是
   A. 百日咳
   B. 气管肿瘤
   C. 支气管异物
   D. 急性咽喉炎
   E. 慢性支气管炎

8. 引起金属音调咳嗽的疾病是
   A. 喉肿瘤
   B. 喉炎
   C. 声带炎

D. 喉结核

E. 纵隔肿瘤

9. 咳嗽时不伴大量脓痰的疾病是

A. 肺脓肿

B. 支气管扩张

C. 支气管胸膜瘘

D. 急性支气管炎初期

E. 空洞型肺结核并发感染

10. 大量咯血是指每日咯血量为

A. 200 ml 以上

B. 300 ml 以上

C. 400 ml 以上

D. 500 ml 以上

E. 600 ml 以上

11. 临床表现为咯血伴呛咳的疾病是

A. 大叶性肺炎

B. 支气管肺癌

C. 肺脓肿

D. 湿性支气管扩张

E. 化脓性肺炎

12. 咳浆液性粉红色泡沫样血痰的疾病是

A. 肺梗死

B. 急性肺水肿

C. 白血病

D. 肺结核

E. 肺炎

13. 属于中等量咯血的患者每天咯血量为

A. >100 ml

B. >500 ml

C. 100～500 ml

D. 500～1 000 ml

E. >1 000 ml

14. 下列为咯血最常见病因的疾病是

A. 支气管扩张

B. 支气管结核

C. 流行性出血热

D. 支气管子宫内膜异位

E. 肺出血型钩端螺旋体病

15. 在我国,咯血的主要原因首推

A. 肺梗死

B. 肺结核

C. 肺炎

D. 肺硅沉着症

E. 恶性肿瘤转移

16. 咳黏稠暗红色血痰的疾病是

A. 心绞痛

B. 心包炎

C. 肺梗死

D. 心肌梗死

E. 心包积液

17. 引起肺结核大咯血的原因是

A. 支气管肺癌

B. 结核侵蚀小血管

C. 结核破坏了肺组织

D. 肺结核空洞,空洞内动脉瘤破裂

E. 肺结核所致毛细血管渗透性增高

18. 老年男性患者,胸骨后疼痛伴有消瘦及痰中带血,应考虑的疾病是

A. 急性心肌梗死

B. 肺癌

C. 食管炎

D. 肺梗死

E. 纵隔肿瘤

19. 青年男性患者,发热,咳大量脓臭痰,临床考虑为肺脓肿,下列胸片改变中支持该诊断的是

A. 右肺野小淡片影

B. 右下肺球形阴影

C. 右肋膈角消失

D. 右中叶肺不张阴影

E. 右下叶背段空洞伴液平

20. 男性,60 岁。长期吸烟,持续 1 个月痰中带血。最佳选择的检查为

A. 痰查结核菌

B. 痰查瘤细胞

C. 痰细菌培养

D. 痰找肺吸虫

E. 痰查真菌

21. 最常发生咯血的疾病是

A. 流行性出血热

B. 肺出血型钩端螺旋体病

C. 支气管子宫内膜异位

D. 支气管扩张

E. 支气管内膜结核

22. 中年以上男性持续或间断咳血痰或少量咯血,最大可能是

A. 肺炎

B. 肺脓肿

C. 肺气肿

D. 肺癌

E. 肺梗死

23. 突发剧烈胸痛伴呼吸困难和发绀常见于

A. 心绞痛

B. 急性心肌梗死

C. 急性左心衰竭

D. 肺梗死

E. 大叶性肺炎

24. 下呼吸道部分梗阻时,最重要的体征是

A. 吸气时间延长,呈吸气性呼吸困难

B. 呼气时间延长,呈呼气性呼吸困难

C. 吸气、呼气均困难,出现三凹征

D. 呼吸节律改变,并可闻及干啰音

E. 叩诊过清音,听诊有干、湿啰音

25. 突发呼吸困难伴窒息感且一侧呼吸音消失最常见于

A. 大量胸腔积液

B. 肺水肿

C. 大叶性肺炎

D. 支气管哮喘

E. 自发性气胸

26. 肺心病患者通气时,血气分析为:pH 7.51,$PaCO_2$ 24 mmHg, BE 8.0 mmol/L。下一步应采用

A. 精氨酸

B. 减少呼吸机潮气量

C. 5%$NaHCO_3$

D. 加大呼吸机潮气量

E. 立即停用呼吸机

27. 不属于慢性呼吸衰竭病因的疾病是

A. 重度肺结核

B. 肺间质纤维化

C. 肺尘埃沉着症

D. 胸廓畸形

E. 严重感染

28. 男,62 岁。咳嗽气喘 40 年,5 年来间断加重。1 周来咳喘、痰多伴嗜睡。血气分析结果显示:呼吸性酸中毒伴代谢性酸中毒。下列治疗方法中不正确的是

A. 静脉滴注 5%碳酸氢钠,纠正酸中毒

B. 增加输液量,促进酸性代谢产物排出

C. 提高通气量,给予氧疗

D. 应用抗生素药物控制感染

E. 纠正电解质紊乱

29. 发生Ⅱ型呼吸衰竭,最常见的疾病是

A. 大叶性肺炎

B. 特发性肺间质纤维化

C. 慢性阻塞性肺疾病

D. ARDS

E. 浸润型肺结核

30. 慢性支气管炎偶有轻微咳嗽,少量痰液,应采取的最合适的措施是
    A. 应用抗生素治疗
    B. 少量镇咳剂
    C. 应用支气管扩张剂以利排痰
    D. 提高机体抗病能力,避免上呼吸道感染
    E. 应用少量激素,减少气道非特异性炎症

31. 阻塞性肺气肿的诊断,最有价值的是
    A. PaO_2 <正常
    B. 潮气量低于正常
    C. 肺活量降低
    D. 残气量/肺总量>40%
    E. $PaCO_2$ >正常

32. 有关肺炎支原体肺炎的临床表现,下列错误的是
    A. 潜伏期 1~3 周,起病缓慢
    B. 头痛显著
    C. 咳嗽不重,初为干咳,以后咳大量黏痰
    D. 发热退完后咳嗽可继续存在
    E. 胸膜累及时,可有胸膜摩擦音或胸腔积液体征

33. 肺心病呼吸衰竭患者行气管切开辅助呼吸后,检查血气为: PaO_2 75 mmHg,pH 7.42,$PaCO_2$ 28.5 mmHg,BE 5.2 mmol/L,HCO_3^- 18.3 mmol/L。考虑是
    A. 正常
    B. 代谢性碱中毒
    C. 呼吸性碱中毒
    D. 呼吸性酸中毒(代偿)
    E. 代谢性酸中毒伴呼吸性碱中毒(代偿)

34. 慢性肺源性心脏病急性加重时,使用利尿剂可能引起
    A. 低钾低氯性碱中毒
    B. 代谢性酸中毒
    C. 呼吸性酸中毒合并代谢性酸中毒
    D. 呼吸性碱中毒合并代谢性酸中毒
    E. 稀释性低钠血症

35. 浸润型肺结核主要是由于
    A. 原发病灶进展而来
    B. 血行播散扩散形成
    C. 隐性菌血症潜伏在肺内的结核菌重新繁殖
    D. 肺门淋巴结结核破溃形成
    E. 与患者接触引起的感染

36. 有关结核病变态反应,下列错误的是
    A. 为身体组织对结核菌及其代谢产物所发生的敏感反应
    B. 多发生于结核菌侵入人体后 4~8 周
    C. 局部可出现渗出性炎症,但不出现干酪样坏死
    D. 结核菌素试验呈阳性
    E. 可出现皮肤结节性红斑

37. 关于肺气肿发生的机制,下列不正确的是
    A. 弹性蛋白酶活性受抑制
    B. α_1-抗胰蛋白酶缺乏
    C. 血清 α_1-抗胰蛋白酶活力低下
    D. 中性粒细胞和巨噬细胞释放蛋白分解酶增多
    E. 肺泡壁毛细血管受压,肺组织营养障碍

38. 不符合阻塞性通气功能障碍的肺功能检查结果是
    A. VC 减低或正常
    B. RV 增加
    C. TCL 正常或增加
    D. FEV_1/FVC 减低
    E. MMFR 正常

39. 在结核性胸膜炎治疗过程中应用乙胺丁醇,最易出现的不良反应是
    A. 皮疹
    B. 药物热

C. 胃肠道刺激

D. 肾功能损害

E. 球后视神经炎

40. 肺心病测血 pH 7.25，PaCO₂ 60 mmHg，BE−10 mmol/L，PaO₂ 50 mmHg。诊断是

A. 失代偿呼吸性酸中毒

B. 代偿呼吸性酸中毒

C. 代谢性碱中毒

D. 呼吸性酸中毒合并代谢性酸中毒

E. 正常

41. 对于支气管扩张的咳痰症状，下列不正确的是

A. 可大量咳痰，每天达几百毫升

B. 可无咳痰

C. 痰量可在夜间卧床时增多

D. 可出现臭味痰

E. 收集痰液可分 3 层

42. 应视为新近感染的活动性结核病并需给予治疗的情况为

A. 3 岁以下，结核菌素反应阳性

B. 城市居民，成年，结核菌素反应阳性

C. 60 岁以上，结核菌素反应阳性

D. 青壮年发热两周，结核菌素反应阳性

E. 以上都不是

43. 对于阻塞性肺气肿，下列描述正确的是

A. 经积极治疗可以痊愈

B. 其病理改变是不可逆的

C. 仅限于肺泡弹性减退与膨胀

D. α₁-抗胰蛋白酶增加易发生肺气肿

E. 肺功能改变主要是肺活量减少

44. 不符合肺脓肿的 X 线表现是

A. 可见多房性脓腔

B. 急性期的脓腔内壁光整

C. 早期为大片浓密模糊浸润阴影

D. 可出现在数个肺段或分布在两侧肺野

E. 治疗后，先脓腔缩小，后周围炎症消失

45. 呼吸衰竭严重缺氧可导致机体内的变化，下列错误的是

A. 可抑制细胞能量代谢的氧化磷酸化作用

B. 可产生乳酸和无机磷，引起代谢性酸中毒

C. 氢离子进入细胞内引起细胞内酸中毒

D. 组织二氧化碳分压增高

E. 体内离子转运的钠泵损害，引起细胞内高钾

46. 常用控制支气管哮喘急性发作药物的作用，下列不正确的是

A. β₂受体激动剂可提高细胞内 cAMP 的浓度

B. 茶碱主要是通过抑制磷酸二酯酶减少 cAMP 的水解作用

C. 抗胆碱能类药可减少 cGMP 的浓度

D. 色甘酸钠可稳定肥大细胞膜

E. 酮替芬可抑制组胺和慢反应物质释放

47. 慢性支气管炎并发肺气肿时，最早出现的病理生理改变是

A. 时间肺活量降低

B. 生理无效腔气量增大

C. 通气血流比例失调

D. 残气占肺总量百分比增加

E. 低氧血症

48. 中度持续发作的支气管哮喘患者应用糖皮质激素的原则是

A. 长期口服 5～10 mg 泼尼松

B. 长期吸入二丙酸倍氯米松＜400 μg/d

C. 长期吸入二丙酸倍氯米松 200～1 000 μg/d

D. 间断吸入激素加长期应用支气管扩张剂

E. 一次性大剂量激素冲击治疗

49. 急诊哮喘患者,病因未明,为缓解症状,应立即选用
A. 毒毛旋花子苷 K
B. 肾上腺素
C. 异丙肾上腺素
D. 氨茶碱
E. 哌替啶

50. 女,54 岁。急性胰腺炎行胆囊造瘘、胰腺引流术后,仍禁食、输液、减压及抗感染治疗,并吸入高浓度氧。动脉血气分析:pH 7.46,PaO_2 55 mmHg,$PaCO_2$ 32 mmHg。胸部 X 线片示两肺有较广泛的点、片状阴影,心电图示窦性心动过速。此时提示患者可能存在
A. 急性心力衰竭
B. 阻塞性肺部病变
C. 术后肺不张
D. 肺部感染
E. ARDS

51. 男,44 岁。1 周前上感伴咳嗽,3 h 前突然咯鲜血,量达 300 ml,无胸痛。既往有痰中带鲜血史。查体:体温 37.3℃,血压正常,双肺叩清,右下肺可闻中小水泡音,心尖部可闻Ⅲ/Ⅵ级收缩期吹风样杂音。最可能的诊断为
A. 肺结核病伴空洞
B. 支气管扩张症
C. 肺梗死
D. 肺炎球菌性肺炎
E. 风湿性心脏瓣膜病

52. 男,30 岁。右上肺结核,初治用异烟肼、乙胺丁醇和链霉素治疗半年,停药 3 个月后复发。复治药物宜选用
A. 异烟肼＋乙胺丁醇＋链霉素
B. 异烟肼＋卡那霉素＋吡嗪酰胺
C. 利福平＋乙胺丁醇＋链霉素
D. 吡嗪酰胺＋链霉素＋卡那霉素
E. 异烟肼＋对氨基水杨酸

53. 男,40 岁。慢性咳嗽咳痰史 10 年,突发左侧胸痛 1 天,呈针刺样疼痛,向左肩部放射,伴有胸闷及气短,干咳,无发热。吸烟约 10 年,1 包/天。查体:消瘦,神志清楚,气管居中,无颈静脉怒张,左下肺叩诊鼓音,左下肺呼吸音明显降低,右肺散在少量干啰音,心界叩诊不清,心率 92 次/分,律齐,无病理性杂音,双下肢不肿。最可能的疾病是
A. 左侧气胸
B. 肺栓塞
C. 急性心肌梗死
D. COPD
E. 肺大疱

54. 男,45 岁。慢支 15 年,呼吸困难突然加重 1 天,伴右侧胸痛。查体:发绀、桶状胸、右肺呼吸音减低,左肺散在干啰音,心浊音界缩小,剑突下可触及收缩期搏动。考虑诊断为
A. 慢支、肺气肿、肺部感染
B. 慢支、肺气肿、早期肺心病、右侧气胸
C. 慢支、肺气肿、右侧气胸
D. 慢支、肺气肿、早期肺心病、右侧胸腔积液
E. 慢支、肺气肿、右侧胸腔积液

55. 男,24 岁。高热 3 天,咳嗽,咳铁锈色痰,血白细胞计数增高,胸部 X 线片呈右上叶片状阴影。正确选用抗生素为
A. 青霉素
B. 青霉素＋链霉素
C. 青霉素＋庆大霉素
D. 头孢唑啉
E. 头孢唑啉＋阿米卡星

56. 女,60 岁,咳嗽、咳痰已 8～9 年。查体:可平卧,桶状胸,两肺少量湿啰音,剑突下可

见收缩期搏动,三尖瓣区可听到收缩期杂音,肝脾不大,下肢无水肿。其诊断可能为

A. 慢性支气管炎

B. 慢性支气管炎＋肺气肿

C. 慢性支气管炎＋肺气肿＋肺心病代偿期

D. 慢性支气管炎＋肺心病右心衰竭

E. 以上都不是

57. 男,60岁。有慢性咳喘史35年,多次血气检查$PaCO_2$在55～60 mmHg。近来因着凉后症状加重,入院时发绀明显。血气分析:$PaCO_2$ 86 mmHg,PaO_2 50 mmHg。拟行机械通气,其治疗目标是

A. 使$PaCO_2$降低至完全正常

B. 使$PaCO_2$降低55～60 mmHg

C. 使$PaCO_2$降低至低于正常

D. 使$PaCO_2$维持现状

E. 使PaO_2恢复正常

58. 男,50岁。1天来寒战、高热(39.6℃),咳嗽伴左胸痛,咳痰呈砖红色胶冻状,量多。查体轻发绀,BP 80/50 mmHg,左肺叩浊,呼吸音低。胸部X线片左肺呈多发性蜂窝状阴影。最可能的诊断为

A. 肺炎球菌肺炎,休克型

B. 葡萄球菌肺炎

C. 厌氧菌肺炎

D. 军团菌肺炎

E. 克雷伯杆菌肺炎

59. 男性,63岁。吸烟史35年。家属发现患者呼之不应0.5 h急送医院。有COPD病史20年。查体:BP 150/70 mmHg,浅昏迷状,球结膜水肿,双肺可闻及干湿啰音,A_2 ＜P_2,下肢水肿。为明确诊断首选的检查是

A. 动脉血气分析

B. 胸部X线片

C. 心脏超声波

D. 动态心电图

E. 肺功能

60. 患者男性,69岁。吸烟。反复咳嗽、咳白色泡沫痰28年,气促10年,近2天因受凉后出现发热伴咳黄脓痰,气喘不能平卧。查体双肺语颤减弱,可闻及散在干、湿啰音,心界缩小,心率115次/分。下列治疗措施不妥的是

A. 沙丁胺醇雾化吸入

B. 低流量吸氧

C. 高流量吸氧

D. 口服头孢呋辛

E. 口服泼尼松龙

61. 男性,55岁。吸烟20余年,慢性咳嗽、咳痰15年。近2年来劳累时有气急。查体:两肺呼吸音减弱,肺下界下移,两肺底有细小湿啰音。最可能的诊断是

A. 大叶性肺炎

B. COPD

C. 胸腔积液

D. 支气管哮喘

E. 气胸

62. 患者男性,65岁。COPD急性发作伴发热。使用头孢他啶10天,体温曾降至正常,症状缓解3天后再次出现发热,检查发现口腔黏膜有白色念珠菌感染。此时抗生素拟改用

A. 红霉素

B. 氯霉素

C. 青霉素

D. 两性霉素B

E. 环丙沙星

63. 男性,65岁。确诊慢性支气管炎、肺气肿5年,此次再次发作,呼吸困难加重且伴有发绀入院,未吸氧。下列血气分析结果与之相符的是

A. PaO₂降低,PaCO₂升高

B. PaO₂正常,PaCO₂升高

C. PaO₂升高,PaCO₂正常

D. PaO₂升高,PaCO₂升高

E. PaO₂正常,PaCO₂降低

64. 女性,30岁。喘息、呼吸困难发作1天,过去有类似发作史。体检:气促、发绀,双肺满布哮鸣音,心率130次/分,律齐,无杂音。院外已用过氨茶碱、特布他林无效。对该患者除立即吸氧外,应首先给予的治疗措施为

A. 联合应用氨茶碱、特布他林静脉滴注

B. 联合应用抗生素静脉滴注

C. 琥珀酸氢化可的松静脉滴注

D. 二丙酸倍氯米松气雾吸入

E. 5%碳酸氢钠静脉滴注

65. 36岁,女性。拔牙术后10天,寒战、高热1周,咳嗽、咳脓性痰,300 ml/d,有臭味。考虑引起本病最可能的致病菌是

A. 金黄色葡萄球菌

B. 大肠埃希菌

C. 肺炎球菌

D. 厌氧菌

E. 化脓性链球菌

66. 男性,49岁。发热1个月余,体温37.2~38℃,轻咳,少许白痰,带血丝。胸部X线检查见右上肺锁骨上下区有云絮状阴影,密度不均。诊断最可能为

A. 浸润型肺结核

B. 金黄色葡萄球菌肺炎

C. 干酪性肺炎

D. 克雷伯杆菌肺炎

E. 肺脓肿

67. 男,45岁。因发热、咳嗽半月来诊,咯脓臭痰,来前1周于排便时,突感右胸刺痛,渐加重并感呼吸困难,痰量增多。WBC 15×

10⁹/L。X线检查除右肺中野阴影外,还有液气胸。为判明病情的变化,应首选的检查是

A. 肺CT

B. 纤支镜检查

C. 痰细菌培养及药敏试验

D. 胸穿抽液并注入亚甲蓝

E. 支气管造影

68. 女性,50岁,因乏力、盗汗、咳嗽2个月入院,痰涂片抗酸杆菌(+)。治疗过程中患者诉视物不清,视力减退,应立即停用的药物是

A. 吡嗪酰胺

B. 乙胺丁醇

C. 链霉素

D. 异烟肼

E. 利福平

69. 女性,35岁。反复咳嗽、咳脓痰15年,近5年反复出现咯血,每次50~100 ml,伴贫血、乏力,高分辨率CT扫描示左下支气管扩张,经内科治疗无效。应进一步采取的措施为

A. 手术切除左下肺叶

B. 纤维支气管镜吸痰

C. 支气管动脉栓塞治疗

D. 加用抗真菌药物

E. 加用抗厌氧菌药物

70. 女性,65岁。胸透发现左肺病灶,CT检查如下图。最可能的CT诊断为

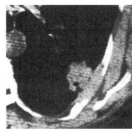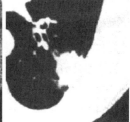

A. 慢性炎症

B. 淋巴瘤

C. 炎性假瘤

D. 中心型肺癌

E. 周围型肺癌

71. 男性,32 岁。反复咳嗽、咳痰多年,加重
3 个月,伴咯血 10 天,CT 扫描示左下肺串
珠状软组织结节影,可见一小液平。最可
能的诊断是

A. 肺支气管动静脉瘘

B. 癌性淋巴管炎

C. 支气管扩张症

D. 支气管肺癌

E. 肺内转移癌

72. 女性,96 岁。胸闷、气短 1 个月,伴全身乏
力、咳嗽、发热。胸片示:中上纵隔增宽,右
缘呈波浪状改变。白细胞:$8.5×10^9/L$。
最可能的诊断是

A. 胸内甲状腺

B. 胸腺瘤

C. 右侧中心型肺癌

D. 淋巴瘤

E. 畸胎瘤

73. 男性,43 岁。右胸背痛 13 天,ESR 15 mm/h,
CT 检查如下图。最可能的 CT 诊断为

A. 肺脓肿

B. 周围型肺癌

C. 炎性假瘤

D. 肺结核

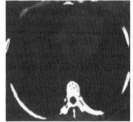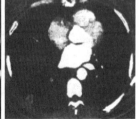

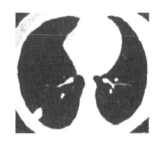

E. 错构瘤

74. 男性,28 岁。突发呼吸困难,结合以下图
像,最可能的诊断是

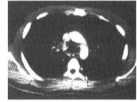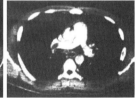

A. 右上肺大叶性肺炎

B. 右上肺奇叶

C. 右主肺动脉栓塞

D. 右肺中央型肺癌并右上肺不张,淋巴
转移

E. 右上肺小叶性肺炎

75. 男性,70 岁,以前是管道安装工,有石棉接
触史,也有很长的吸烟史,结合 CT 检查(见
下图),最可能的诊断是

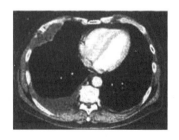

A. 胸膜肥厚

B. 胸膜间皮瘤

C. 石棉肺

D. 神经鞘瘤

E. 淋巴瘤

76. 男性,41 岁。体检 X 线提示纵隔增宽,CT 检查如下图,最可能的诊断是

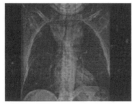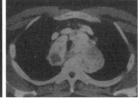

A. 淋巴瘤
B. 纵隔畸胎瘤
C. 胸腺瘤
D. 间皮囊肿
E. 胸内甲状腺肿

77. 男性,22 岁。到拉萨旅游,因头痛、咳红色泡沫痰 2 天,昏迷 3 h 就诊。胸片示两肺弥漫分布大小不等模糊影,以内带居多。最可能的诊断是
A. ARDS
B. 大叶性肺炎
C. 高原性肺水肿
D. 支气管肺炎
E. 心源性肺水肿

78. 女性,46 岁。两眼不能完全睁开,全身无力,前纵隔内发现肿块,最可能的是
A. 胸腺瘤
B. 畸胎瘤
C. 胸内甲状腺肿
D. 心包囊肿
E. 气管囊肿

79. 患儿,男,6 岁,发热、咳嗽、心悸、乏力。胸片检查示:双肺纹理增粗,下肺野见片状阴影,肺动脉搏动增强,心脏呈二尖瓣型,主动脉结正常,心后食管前间隙消失,肺动脉段突出。最可能的诊断是

A. 房间隔缺损
B. 室间隔缺损
C. 动脉导管未闭
D. 单纯肺动脉狭窄
E. 法洛四联症

80. 男性,38 岁,咳嗽、咳痰、咯血,结核菌素实验(一),结合以下 CT 图像,最可能的诊断是

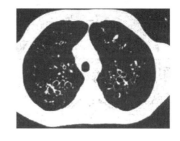

A. 支气管扩张
B. 肺囊虫病
C. 肺囊肿
D. 间质性肺炎
E. 特发性肺间质纤维化

81. 男性,31 岁,反复咳嗽、咯血 10 年余,结合影像学检查(见下图),最可能的诊断是

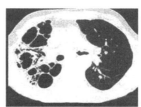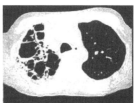

A. 肺囊肿
B. 间质性肺炎
C. 肺曲菌病
D. 支气管扩张
E. 肺结核

82. 男性,28 岁,外伤后 1 h,胸部 CT 扫描如下图,最可能的诊断为

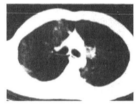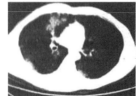

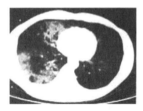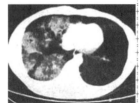

A. 肺炎

B. 肺脓肿

C. 肺囊肿

D. 肺癌

E. 双肺挫伤

83. 患者女性,6岁半。咳嗽、发热3天,体温39℃,胸片检查如下图。最可能的诊断是

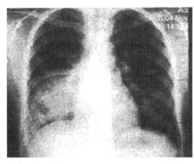

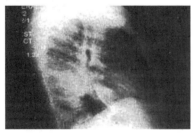

A. 右下肺炎

B. 右肺结核

C. 右侧胸腔积液

D. 右肺脓肿

E. 右下肺不张

84. 男性,34岁。反复咳脓痰,偶尔痰中带血丝,双下肺呼吸音增粗。下列诊断最可能是

A. 慢性支气管炎

B. 气胸

C. 支气管扩张

D. 肺水肿

E. 支气管哮喘

85. 男性,35岁。发热2周,疲乏,夜间盗汗,右侧胸痛与呼吸有关,右下胸壁浊音,胸片示右下肺野大片阴影,呼吸音减低。下列疾病中可能性最大的是

A. 结核性胸膜炎

B. 慢性支气管炎

C. 肺结核

D. 肺炎

E. 肺癌胸膜转移

86. 男性,46岁。发热、咳嗽5天,肺部可闻及湿啰音。CT检查示双下肺野内小片样阴影,沿支气管分布。最可能的诊断为

A. 大叶性肺炎

B. 真菌感染

C. 干酪性肺炎

D. 血性播散性肺结核

E. 支气管肺炎

87. 患者,41岁。咳嗽、咳少量白痰伴胸部不适1个月余,痰中带血1次。CT扫描示两肺多发大小不等、不规则软组织密度结节,部分病灶内可见不规则空洞,壁厚。首先考虑为

A. 支气管扩张合并感染

B. 血源性肺脓肿

C. 亚急性血行播散性肺结核

D. 细支气管肺泡癌

E. 韦格纳肉芽肿

88. 男性,18岁,被人殴打后胸痛,结合胸片(见下图),最可能的诊断是

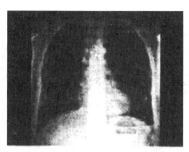

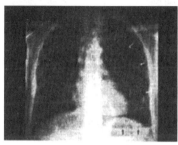

A. 血气胸
B. 气胸
C. 胸腔积液
D. 肺气肿
E. 肺挫伤

89. 患者男性,67 岁,胸痛、咯血、体重下降,结合
    CT 检查(见下图),最可能的诊断是

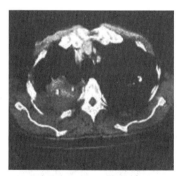

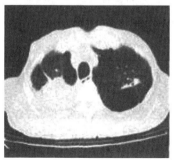

A. 肺结核
B. 肺上沟瘤
C. 错构瘤
D. 胸膜间皮瘤
E. 神经鞘瘤

90. 男性,58 岁,因近期出现声音嘶哑而就诊。
    检查发现左声带麻痹,未见肿物,患者无明
    显咳嗽、咯血症状。胸部透视发现左肺门
    影增大,左侧膈肌矛盾运动。行 CT 检查
    示:左肺门影增大,左上叶支气管狭窄、截
    断,主肺窗显示不清,左膈肌升高。下列诊
    断最恰当的是
    A. 左侧中心型肺癌侵及喉返神经及膈
       神经
    B. 左肺炎伴有纵隔淋巴结肿大
    C. 左肺门支气管结核伴膈神经粘连
    D. 纵隔淋巴瘤侵犯喉返神经
    E. 左侧周围型肺癌淋巴结转移累及喉返
       神经及膈神经

91. 男性,50 岁。右肺尖发现异常肿块样影,临
    床表现右眼球内陷,瞳孔缩小,右上肢疼
    痛,可能性较大的诊断是
    A. 肺上沟瘤
    B. 肺转移癌
    C. 胸壁结核
    D. 肺结核
    E. 肺结节病

92. 男性,36 岁,低热、咳嗽、咳痰,体重减轻,结
    合 CT 图像(见下图),最可能的诊断是

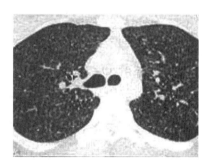

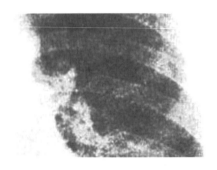

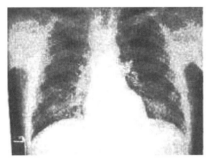

A. 病毒性肺炎

B. 粟粒型肺结核

C. 肺硅沉着症

D. 肺转移癌

E. 细支气管肺泡癌

93. 男性,37岁,咳嗽、咯血2个月余,偶尔咳出钙化物,结合以下影像学检查,最可能的诊断是

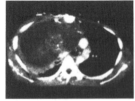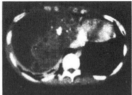

A. 畸胎瘤

B. 肺癌

C. 胸腺瘤

D. 淋巴管瘤

E. 淋巴瘤

94. 男性,68岁,胸痛、呼吸困难、咳嗽1个月余,结合以下影像学检查,最可能的诊断是

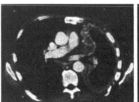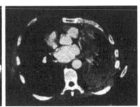

A. 间皮瘤

B. 肺癌

C. 肺转移瘤

D. 淋巴瘤

E. 肺结核

95. 女性,60岁。有喘息性支气管炎病史20余年,近2年有下肢水肿。5天前受凉,咳嗽加重,彻夜不眠,意识模糊伴躁动不安。尿常规检查正常。血气分析显示:pH 7.14,PaO_2 48 mmHg,$PaCO_2$ 85 mmHg,HCO_3^- 30 mmol/L。该病例诊断符合

A. 原发性代谢性酸中毒,失代偿

B. 原发性呼吸性酸中毒,代谢性酸中毒,失代偿

C. 原发性呼吸性酸中毒＋原发性代谢性酸中毒

D. 原发性呼吸性酸中毒＋原发性代谢性碱中毒

E. 原发性代谢性酸中毒,代偿

96. 男性,24岁。溺水后发生急性呼吸窘迫综合征。在呼吸室内空气时,血气分析显示:pH 7.50,PaO_2 48 mmHg,$PaCO_2$ 28 mmHg。面罩吸80%的氧气后复查动脉血气显示:pH 7.50,PaO_2 53 mmHg,$PaCO_2$ 29 mmHg。此患者发生低氧血症最主要的原因是

A. 气道阻力增加

B. 心搏出量下降

C. 肺内分流(右向左)

D. 低通气

E. 氧耗量增加

97. 女性,65 岁。反复咳嗽 20 余年,近 1 个月咳嗽加重伴双下肢水肿。查体:发绀,两肺干湿啰音及右心衰竭表现。经消炎、利尿等治疗后好转。2 天后神志不清,手足搐搦。血气分析:pH 7.52,PaO_2 73 mmHg,$PaCO_2$ 65 mmHg,HCC_3^- 44 mmol/L,K^+ 2.8 mmol/L,Na^+ 130 mmol/L,Cl^- 68 mmol/L。应诊断为
   A. 原发性代谢性酸中毒+原发性代谢性碱中毒
   B. 原发性呼吸性碱中毒
   C. 代谢性碱中毒
   D. 原发性呼吸性酸中毒+原发性代谢性碱中毒,失代偿
   E. 原发性呼吸性酸中毒+继发性代谢性碱中毒

98. 男性,64 岁。胆结石术后 5 天突发呼吸困难 1 h,有 COPD 史 20 余年。查体:BP 110/80 mmHg,端坐呼吸,烦躁不安,大汗,口唇发绀,双肺可闻及少量干湿啰音,心率 120 次/分。该患者呼吸困难最可能的原因是并发
   A. 急性呼吸窘迫综合征
   B. 急性左心衰竭
   C. 继发肺部感染
   D. 自发性气胸
   E. 右心衰竭

99. 治疗成人呼吸窘迫综合征最有效的措施为
   A. 低浓度持续吸氧
   B. 高浓度吸氧
   C. 正压机械通气
   D. 呼气末正压通气
   E. 应用糖皮质激素

100. 急性肺源性心脏病最常见病因是
   A. ARDS
   B. 肺间质纤维化
   C. 肺动脉栓塞
   D. 重症肺炎
   E. COPD

101. 下列疾病属于慢性阻塞性肺疾病范畴的是
   A. 支气管哮喘,舒张试验阳性
   B. 没有气流受限的慢性支气管炎、肺气肿
   C. 伴有气流受限的囊性纤维化
   D. 伴有气流受限的慢性支气管炎、肺气肿
   E. 伴有气流受限的弥漫性泛细支气管炎

102. 下列不是慢性阻塞性肺气肿的体征是
   A. 呼气相延长
   B. 心音遥远
   C. 管状呼吸音
   D. 桶状胸
   E. 呼吸音减低

103. 男性,57 岁。慢性咳嗽、咳痰 15 年,伴活动后气短 2 年。因病情加重伴呼吸困难、发绀收入院,在未吸氧时做动脉血气分析。下面结果与其病情相符的是
   A. PaO_2 正常,$PaCO_2$ 降低
   B. PaO_2 正常,$PaCO_2$ 升高
   C. PaO_2 降低,$PaCO_2$ 升高
   D. PaO_2 升高,$PaCO_2$ 降低
   E. PaO_2 升高,$PaCO_2$ 正常

104. 肺心病患者,60 岁。近来咳嗽、气促加重,神志模糊。动脉血气分析:pH 7.31,氧分压 50 mmHg,二氧化碳分压 80.6 mmHg。应立即给予
   A. 高压氧治疗
   B. 吸纯氧
   C. 间歇吸纯氧
   D. 开始吸低浓度氧,逐渐增加浓度
   E. 以上都不是

105. 男性,60岁。慢性咳嗽、咳痰15年,咳痰伴气喘2年,近半年来心慌,两下肢水肿。心电图Ⅰ、Ⅱ、aVF导联的P波高尖>0.25 mV,V_1和V_2导联QRS呈QS形,电轴右偏。可能的诊断是
A. 慢性支气管炎、陈旧性心肌梗死、心功能不全
B. 慢性支气管炎合并肺心病、心功能不全
C. 肺结核合并肺心病,心功能不全
D. 支气管扩张合并肺心病,心功能不全
E. 支气管扩张、陈旧性心肌梗死、心功能不全

106. 关于慢性肺心病心衰应用洋地黄治疗的叙述,错误的是
A. 应用前需纠正缺氧
B. 应先抗感染治疗
C. 心衰纠正即停用
D. 用小剂量快作用制剂
E. 心率70～80次/分为疗效指征

107. 慢性肺心病出现右心衰竭时,以下可能不是心衰表现的是
A. 双肺底湿啰音
B. 肝肿大和压痛
C. 双下肢水肿
D. 胸腔积液
E. 肝颈静脉回流征阳性

108. 治疗肺心病心力衰竭的首要措施是
A. 卧床休息、低盐饮食
B. 使用小剂量强心剂
C. 使用小剂量作用缓和的利尿剂
D. 应用血管扩张剂减轻心脏负荷
E. 积极控制感染和改善呼吸功能

109. 肺心病慢性呼吸衰竭患者,血气分析结果:pH 7.121,$PaCO_2$ 75 mmHg,PaO_2 50 mmHg,HCO_3^- 27.6 mmol/L,BE-

5 mmol/L。其酸碱失衡类型为
A. 代谢性酸中毒
B. 呼吸性酸中毒
C. 呼吸性酸中毒合并代谢性酸中毒
D. 代谢性碱中毒
E. 呼吸性酸中毒合并代谢性碱中毒

110. 慢性肺心病最常见的病因是
A. COPD
B. 支气管哮喘
C. 支气管扩张
D. 肺结核
E. 肺间质纤维化

111. 慢性肺心病最常见的心律失常是
A. 房性期前收缩和室上性心动过速
B. 心房纤颤
C. 心房扑动
D. 室性心动过速
E. 室性期前收缩

112. 在慢性肺心病的发生、发展过程中,导致肺血管阻力增加的最主要因素是
A. 缺氧
B. 高碳酸血症
C. 呼吸性酸中毒合并代谢性碱中毒
D. 电解质紊乱
E. 肺部感染

113. 男性,62岁。近5年来气急进行性加重。10个月前曾因呼吸衰竭抢救恢复。1周来咳嗽气急加重伴尿少,遂住院。体检神志淡漠,气急,轻度发绀,眼睑水肿,球结膜充血水肿。颈静脉充盈,于呼气相尤其明显。肝上界第6肋间水平,肋下2.5 cm,质尚软,肝颈回流试验(±),下肢轻度水肿。血气分析(不吸氧):pH 7.45,$PaCO_2$ 80 mmHg,HCO_3^- 50 mmol/L,PaO_2 50 mmHg。查房时医师们对心力衰竭的诊断出现意见分歧,更符合实际的意

见为
A. 右心衰竭
B. 不足以证明右心衰竭
C. 全心衰竭
D. 呼吸衰竭合并右心衰竭
E. 需要作心电图加以证明

114. 男性,66 岁。因慢性咳嗽 20 余年,近 5 年来呼吸困难渐进性加重来诊,现勉强能够自理生活。体检:消瘦,静息时亦气急,呈耸肩张口状。医师嘱其练习缩唇深呼气,理由是
A. 改善肺泡-毛细血管膜氧交换
B. 减少呼吸运动氧耗量
C. 改善肺内气体分布
D. 纠正通气/血流比率失调
E. 不使肺泡-口腔压力梯度下降过快,避免气道陷闭

115. 男性,48 岁。因寒战、高热、右侧胸痛,伴轻咳 1 周就诊。诊断右侧化脓性胸膜炎。上级医师查房时指出,除积极抗生素治疗外,下列应参考的检测指标而放置胸腔引流管引流的是
A. 胸腔积液 pH≤7.20
B. 胸腔积液细胞数≥10×10⁶/L
C. 胸腔积液蛋白含量≥40 g/L
D. 胸腔积液糖含量≥2.24 mmol/L
E. 胸腔积液细菌培养阳性

116. 男,58 岁。咳嗽咳痰 20 年,伴喘息 10 年。近 10 天来症状加重,伴下肢水肿。血气分析(不吸氧):pH 7.41, PaCO₂ 80 mmHg, HCO₃⁻ 48 mmol/L, PaO₂ 45 mmHg。其酸碱紊乱类型属于
A. 呼吸性酸中毒合并代谢性碱中毒
B. 呼吸性酸中毒+代谢性酸中毒+代谢性碱中毒
C. 失代偿性呼吸性酸中毒
D. 混合性酸中毒
E. 呼吸性碱中毒+代谢性酸中毒+代谢性碱中毒

117. 应用呼吸机对 ARDS 患者治疗的最佳通气模式是
A. 呼气末正压
B. 压力支持
C. 同步间歇指令通气
D. 控制通气
E. 双水平气道正压通气

118. 教科书中有关通气/血流比例,下列错误的是
A. 通气/血流比值大于 0.8,导致无效通气
B. 肺泡通气量约 4 L/min
C. 肺血流量约 5 L/min
D. 通气/血流比例失调可以引起 CO₂ 潴留
E. 通气/血流比值小于 0.8,形成动静脉分流

119. 肺组织弥散功能障碍时引起单纯缺氧是由于
A. 氧的弥散能力是二氧化碳的 1/20
B. 氧的弥散能力是二氧化碳的 20 倍
C. 氧的弥散能力是二氧化碳的 1/30
D. 氧的弥散能力是二氧化碳的 30 倍
E. 氧的弥散能力是二氧化碳的 1/10

120. 慢性呼吸衰竭患者血气分析结果:pH 7.88, PaCO₂ 75 mmHg, PaO₂ 50 mmHg, HCO₃⁻ 27.6 mmol/L, BE−5 mmol/L,据此结果应诊断为
A. 慢性呼吸性酸中毒合并代谢性酸中毒
B. 呼吸性酸中毒合并代谢性碱中毒
C. 代谢性碱中毒
D. 代谢性酸中毒
E. 呼吸性酸中毒

121. 呼吸衰竭时发生二氧化碳潴留的主要机

制是由于
- A. 通气/血流比例失调
- B. 弥散障碍
- C. 肺组织通气不足
- D. 动静脉分流
- E. 无效腔通气

122. 对于Ⅱ型呼吸衰竭的患者,最适宜的吸氧浓度为
- A. 10%~45%
- B. 35%~40%
- C. 51%~60%
- D. 25%~35%
- E. 10%~50%

123. 治疗 ARDS 最有效的措施为
- A. 持续高浓度吸氧
- B. 应用呼气末正压通气
- C. 持续低浓度吸氧
- D. 迅速应用糖皮质激素
- E. 应用正压机械通气

124. 应用呼气末正压通气治疗 ARDS 的原理,下列错误的是
- A. 增加肺脏功能残气量
- B. 扩张萎陷的肺泡
- C. 增加吸入氧浓度
- D. 促进肺泡水肿消退
- E. 减少肺内动静脉分流

125. 男性,42岁。因车祸致肝脾破裂和右股骨骨折,急诊手术抢救。手术后 12 h 逐渐出现呼吸困难,临床拟诊 ARDS。下列检查项目没有意义的是
- A. X 线胸部摄片
- B. 动脉血气分析
- C. 肺顺应性检测
- D. 肺动脉楔嵌压检测
- E. 峰流率检测

126. 男性,27 岁。患格林-巴利综合征,2 天来气急、胸闷,伴发绀。血气分析(呼吸空气)示 pH 7.30,$PaCO_2$ 70 mmHg,PaO_2 55 mmHg。针对此患者,下列判断中错误的是
- A. 高碳酸血症
- B. 低氧血症
- C. 呼吸性酸中毒
- D. 呼吸泵衰竭(通气衰竭)
- E. 换气功能衰竭

127. 男性,60 岁。既往有慢性支气管炎病史 10 年,1 周前因感冒后咳嗽加重。查体:神志模糊,两肺哮鸣音,心率 120 次/分。血气分析:pH 7.30,PaO_2 50 mmHg,$PaCO_2$ 80 mmHg。下列治疗措施正确的是
- A. 静脉滴注尼可刹米
- B. 静脉滴注毛花苷丙
- C. 静脉滴注 5%碳酸氢钠
- D. 静脉注射呋塞米
- E. 人工通气治疗

128. 男性,58 岁,因肺心病呼吸衰竭入院。入院查体神志清晰。血气分析:PaO_2 30 mmHg,$PaCO_2$ 60 mmHg。吸氧后神志不清,血气分析:PaO_2 70 mmHg,$PaCO_2$ 80 mmHg。该患者病情恶化的原因最可能的是
- A. 感染加重
- B. 气道阻力增加
- C. 氧疗不当
- D. 心力衰竭加重
- E. 周围循环衰竭

129. 女性,65 岁。反复咳嗽 20 余年,近 1 个月咳嗽加重伴双下肢水肿。查体:发绀,两肺干湿啰音及右心衰竭表现。经消炎、利尿等治疗后好转。2 天后神志不清,手足搐搦。血气分析:pH 7.52,PaO_2 73 mmHg,$PaCO_2$ 65 mmHg,HCO_3^- 44 mmol/L,K^+ 2.8 mmol/L,Na^+ 130 mmol/L,Cl^- 68 mmol/L。应诊断为
- A. 原发性代谢性酸中毒＋原发性代谢性

碱中毒

B. 原发性呼吸性碱中毒

C. 代谢性碱中毒

D. 原发性呼吸性酸中毒＋原发性代谢性碱中毒,失代偿

E. 原发性呼吸性酸中毒＋继发性代谢性碱中毒

130. 男性,20岁,重度哮喘发作,住院治疗后缓解。出院后推荐其长期使用的药物是

A. 抗生素

B. 泼尼松

C. 氯雷他定

D. 吸入激素

E. β_2受体激动剂

131. 女性,25岁。农民。反复发作性咳嗽伴哮鸣音2年,多出现在清理谷仓后。下列有助于区别肺嗜酸性粒细胞增多症和支气管哮喘的症状是

A. 有发热、咳嗽

B. 肺部闻及哮鸣音

C. 血嗜酸性粒细胞增多

D. 痰涂片见较多嗜酸性粒细胞

E. 胸片有多发性、游走性片状阴影

132. 女性,25岁。自10岁起发作性喘息,每逢春天易于发病,尤其是在花园或郊外等环境。此次发作已2天,自服氨茶碱无效前来急诊。下列处理不妥当的是

A. 沙丁胺醇

B. 吸入激素

C. 应用抗生素

D. 补液

E. 酮替芬

133. 对肺炎链球菌典型临床表现叙述错误的是

A. 患侧胸痛

B. 寒战、高热

C. 咳嗽、咳铁锈色痰

D. 起病急骤、急性病容

E. 起病早期即有明显的肺部体征

134. 克雷伯杆菌肺炎的X线表现示叶间隙下坠,其原因是

A. 肺泡内的渗出液由Cohn孔向周围肺泡蔓延所致

B. 细菌在肺泡内生长繁殖,引起组织坏死、液化形成

C. 病变中的炎性渗出液黏稠而重

D. 肺泡内的渗出含有较多的红白细胞

E. 肺泡内的纤维蛋白渗出较多

135. 肺炎球菌肺炎痰呈铁锈色与哪一病理分期有关?

A. 水肿期

B. 消散期

C. 灰色肝变期

D. 充血期

E. 红色肝变期

136. 金葡菌肺炎最具特征的X线表现是

A. 肺段实变伴脓肿形成

B. 肺实变伴多发性蜂窝样改变

C. 浸润阴影易变伴气囊腔形成

D. 多发性肺浸润

E. 肺段实变伴液气胸

137. 肺炎球菌肺炎抗菌治疗疗程一般为

A. 3～5天

B. 5～7天

C. 7～9天

D. 9～11天

E. 11～14天

138. 诊断支原体肺炎的主要依据是

A. 痰细菌培养阴性

B. 血清冷凝集试验阳性

C. 红霉素试验性治疗

D. 临床表现

E. X 线特异表现

139. 肺炎球菌致病力是由于

A. 细菌产生的溶血素

B. 细菌的大量繁殖

C. 荚膜对组织的侵袭作用

D. 细菌对组织的破坏作用

E. 细菌产生内毒素

140. 男性,64 岁。因食管癌行手术治疗,留置胃管。手术后 4 天患者咳嗽,痰略带黄色,发热 38.4℃,气急,右下肺闻及较多细湿啰音。X 线胸片示右肺下大片炎性病变。推测其最可能的病原体是

A. 金黄色葡萄球菌

B. 军团菌

C. 铜绿假单胞菌

D. 肠道革兰氏阴性杆菌

E. 流感嗜血杆菌

141. 男性,68 岁。患慢性支气管炎和肺气肿 10 余年,近 3 天来咳嗽、气急加重,痰稍黄就诊。痰涂片见球状革兰氏阴性小杆菌。其可能的病原体是

A. 肺炎链球菌

B. 铜绿假单胞菌

C. 流感嗜血杆菌

D. 肺炎克雷伯杆菌

E. 不动杆菌

142. 女性,70 岁。慢性咳嗽、咳痰 20 余年,近 1 周来咳嗽加重,痰量增加就诊。胸片检查示"支气管周围炎"。痰涂片见革兰氏阴性球菌。推测其最可能的病原体是

A. 流感嗜血杆菌

B. 卡他莫拉菌

C. 黏膜奈瑟菌

D. 脑膜炎双球菌

E. 淋球菌

143. 女性,30 岁。旅游归来感全身乏力,翌日起出现寒战、高热、头痛和肌肉酸痛、干咳、右侧胸痛来急诊。X 线片示右下片状浸润影。曾在基层医院应用头孢唑啉、阿米卡星等治疗无效。症状加重,高热达 40℃,谵妄,腹泻。体检:热性重病容,脉搏 72 次/分,巩膜轻度黄染,右下肺呼吸音降低。实验室检查:血清钠130 mmol/L。推测其最可能的病原体是

A. 金黄色葡萄球菌

B. 军团杆菌

C. 铜绿假单胞菌

D. 粪肠球菌

E. 厌氧菌

144. 男性,60 岁。因胃癌行胃大部切除,手术后第 3 天起高热、寒战、咳嗽,少量黄脓痰,左下胸痛。X 线片示左下肺炎伴脓肿形成。痰多次培养均为金黄色葡萄球菌,药物敏感测定对苯唑西林耐药。下列抗生素治疗选择不妥当的是

A. 头孢他啶

B. 万古霉素

C. 利福平

D. 环丙沙星

E. 亚胺培南

145. 男性,53 岁。慢性咳喘 30 余年。晨起排便屏气时突起呼吸困难加重,伴右侧胸痛,前来急诊。诊断右侧张力性气胸。下列处理意见中,不妥当的是

A. 胸腔插管持续负压引流排气

B. 胸腔插管正压排气

C. 氧疗

D. 血气监测

E. 保持大便通畅

146. 男性,60 岁。有下肢水肿病史 5 年,右下肢水肿较剧,无高血压和糖尿病史。昨晚在看电视时突感呼吸困难,活动后加重,不

伴咳嗽、咳痰。其可能的诊断为

A. 肺动脉血栓形成

B. 肺动脉血栓栓塞

C. 肺动脉脂肪栓塞

D. 肺血流量增加

E. 肺动脉狭窄

147. 女性,27岁。既往有先天性心脏病史,持续发热2周。入院查体:贫血貌,胸骨左缘3～4肋间4/6级粗糙收缩期杂音伴震颤,脾肋下2 cm,血培养2次阳性。入院后第3天突感呼吸困难、胸痛、咯血多次,可能性最大的诊断是

A. 室间隔缺损合并急性心衰

B. 室间隔缺损合并肺部感染

C. 室间隔缺损合并支气管扩张症

D. 感染性心内膜炎合并急性肺栓塞

E. 感染性心内膜合并肺部感染

148. 血源性肺脓肿最常见的病原菌是

A. 大肠埃希菌

B. 变形杆菌

C. 金黄色葡萄球菌

D. 克雷伯杆菌

E. 草绿色溶血性链球菌

149. 男性,32岁。受凉后出现高热、咳嗽、咳大量脓臭痰2周。查体:右下肺叩诊浊音,可闻及湿性啰音。血常规:白细胞 12×10^9 /L,中性粒细胞 92%。胸片检查示:右下叶背段大片阴影并有厚壁空洞。最重要的进一步检查应为

A. 肺功能检查

B. 支气管舒张试验

C. 纤维支气管镜检查

D. 痰菌培养及药敏试验

E. 痰找癌细胞

150. 原发性肺脓肿最常见的病原菌是

A. 肺炎球菌

B. 金黄色葡萄球菌

C. 真菌

D. 链球菌

E. 厌氧菌

151. 仰卧位者吸入性肺脓肿的好发部位是

A. 右下叶前基底段

B. 右上叶后段

C. 左上叶前段

D. 右中叶内侧段

E. 左下叶前基底段

152. 急性肺脓肿停用抗生素的指征是

A. 体温正常

B. 脓腔液平消失

C. 肺部体征消失

D. 咳嗽咳痰消失

E. 病灶消失,有纤维条索影

153. 男性,40岁,20年前曾患肺结核,平素健康,近3个月来有刺激性咳嗽,痰中偶有血丝,有时发热。X线片示:右肺上叶前段有2 cm×2.5 cm的块状阴影,边缘不整呈分叶状。痰查脱落细胞3次均阴性。诊断首先考虑

A. 肺结核

B. 肺脓肿

C. 肺囊肿

D. 肺癌

E. 肺良性肿瘤

154. 下列症状是由肺癌的非转移作用所致,除了

A. 肥大性骨关节病

B. 杵状指

C. 高钙血症

D. 周围神经病

E. 上腔静脉阻塞综合征

155. 下列有关副癌综合征的叙述,正确的是

A. 出现副癌综合征提示肺癌晚期

B. 可出现在呼吸道症状及 X 线表现之前

C. 切除肺癌后症状不能消失

D. 出现副癌综合征为手术禁忌证

E. 肺癌时出现肥大性肺性骨关节病具有无痛性特点

156. 易引起 Horner 征的肺癌为

A. 中心型肺癌

B. 周围型肺癌

C. 小细胞癌

D. 肺上沟癌

E. 细支气管肺泡癌

157. 肺癌空洞的 X 线表现是

A. 薄壁空洞,内壁光滑

B. 薄壁空洞,内壁凸凹不平

C. 厚壁空洞,内有液平

D. 厚壁空洞,内壁凸凹不平

E. 以上都不是

158. 中心型肺癌与肺门淋巴结结核鉴别,最好的手段是

A. 支气管造影

B. 有无浅表淋巴结肿大

C. 结核菌素试验

D. X 线胸片

E. 纤维支气管镜检查

159. 肺鳞癌的生物学特性是

A. 较早经淋巴转移

B. 较早经血行转移

C. 较早经淋巴血行转移

D. 对放疗化疗敏感

E. 生长较慢

160. 周围型肺癌最常见的组织学类型是

A. 鳞状上皮细胞癌

B. 肺泡细胞癌

C. 未分化癌

D. 腺癌

E. 转移癌

161. 容易形成空洞的肺癌是

A. 鳞状上皮细胞癌

B. 未分化癌

C. 腺癌

D. 肺泡细胞癌

E. 小细胞癌

162. 下列非小细胞肺癌的表现中,提示不适宜手术的是

A. 声嘶

B. 血性胸水

C. 上半身静脉扩张

D. 肺性骨关节病

E. 锁骨上淋巴结活检有肿瘤细胞

163. 肺癌已有锁骨上淋巴结转移,以下治疗不适宜的是

A. 化疗

B. 手术

C. 中药治疗

D. 免疫治疗

E. 化疗＋生物治疗

164. 男性,60 岁。因咳嗽 3 个月伴痰血,近 1 个月来进行性气急来院就诊。仰卧位时气急加重。体检:吸气性呼吸困难,见三凹征,两肺闻及喘鸣音。常规 X 线胸片未见明显异常。其诊断首先应考虑

A. 喉结核

B. 急性喉炎

C. 支气管哮喘

D. 气管肿瘤

E. 气管异物

165. 男性,62 岁。右下肺鳞癌已顺利经过手术,淋巴结无转移。患者及其家属极为关心其预后。下列判定预后的主要因素不

包括
A. 组织学类型
B. TNM 分期
C. 基础状态
D. 免疫功能
E. 肺功能

166. 肺结核患者,70 岁。咳血痰 2 天,次日晚突然大咯血,鲜血从口鼻涌出。用力屏气后出现烦躁不安,极度呼吸困难,面部青紫,表情恐怖,大汗淋漓,双眼上翻。此时最可能发生的并发症是
A. 休克
B. 气胸
C. 窒息
D. 肺栓塞
E. 心力衰竭

167. 男性,78 岁。慢性肺源性心脏病顽固性心力衰竭,经抗感染及强心利尿治疗效果不佳。进一步采取的措施是
A. 加大强心剂剂量
B. 加大利尿药剂量
C. 应用激素治疗
D. 应用血管扩张剂
E. 呼吸机辅助通气

168. 女性,46 岁。支气管哮喘急性发作,血气分析示 $PaCO_2$ 增高。提示
A. 病情好转
B. 病情恶化
C. 无临床意义
D. 出现心力衰竭
E. 出现呼吸性碱中毒

169. 女性,68 岁。低热、咳嗽,无咯血,左胸痛,气短逐渐加重,胸透左胸腔中等量积液,胸腔积液为血性渗出液。为进一步确诊,首先应做的检查是
A. 纤维支气管镜检查

B. 胸水癌胚抗原测定
C. 胸部 CT 检查
D. 胸腔积液查癌细胞
E. 胸膜活检

170. 男性,23 岁。2 个月前诊断为右上肺结核,给予抗结核治疗。1 周前右前胸壁出现 1 包块,有波动感,局部皮温不高。实验室检查:SER 18 mm/h。正确的处理是
A. 穿刺以明确诊断
B. 切开引流
C. 胸壁病灶清除术
D. 脓腔灌洗
E. 增加抗结核药量

171. 男性,34 岁。因发热、咳嗽、咯白痰 6 天入院。患者为男同性恋者。查体:体温 38.6℃,P 128 次/分,R 42 次/分,BP 120/85 mmHg,呼吸急促,有青紫,双肺底部可闻及湿啰音,心脏听诊可闻及心尖部Ⅲ级收缩期杂音。胸片检查提示双肺间质性病变。血常规:WBC $3.8×10^9/L$,NE 0.92,L 0.08,PLT $250×10^9/L$,Hb 105 g/L。抗 HIV 抗体阳性。其肺部并发症可能性最大的是
A. 病毒性肺炎
B. 细菌性肺炎
C. 肺孢子虫肺炎
D. 支原体肺炎
E. 肺结核

172. 女性,60 岁。有喘息性支气管炎病史 20 余年,近 2 年有下肢水肿。5 天前受凉,咳嗽加重,彻夜不眠,意识模糊伴躁动不安。尿常规检查正常。血气分析显示:pH 7.14,PaO_2 48 mmHg,$PaCO_2$ 85 mmHg,HCO_3^- 30 mmol/L。该患者符合酸碱平衡失常的一项是
A. 原发性代谢性酸中毒,失代偿
B. 原发性呼吸性酸中毒,代谢性酸中毒,

失代偿

C. 原发性呼吸性酸中毒＋原发性代谢性酸中毒

D. 原发性呼吸性酸中毒＋原发性代谢性碱中毒

E. 原发性代谢性酸中毒

173. 男性,60岁。慢性咳嗽、咳痰伴喘息10余年,症状加重1周入院。不吸氧时 PaO_2 65 mmHg, $PaCO_2$ 60 mmHg。其低氧血症是由于

A. 通气/血流比率失调

B. 有效肺泡通气量不足

C. 静动脉血分流

D. 弥散障碍

E. 上述因素综合作用

二、A3/A4 型题

(174～176题共用题干)

男性,70岁。慢性咳嗽、咳痰20余年,每年持续3～4个月,近2～3年出现活动后气短,有时双下肢水肿。今日晨起突感左上胸针刺样疼痛,与呼吸有关,继之出现呼吸困难、大汗,不能平卧,来院就诊。

174. 询问病史的重点应是

A. 胸痛的部位、性质及伴随症状

B. 冠心病、心绞痛病史

C. 吸烟史

D. 近期心电图检查情况

E. 近期胸部X线检查情况

175. 体检重点应是

A. 肺部啰音

B. 心脏听诊

C. 胸膜摩擦音

D. 肺下界位置

E. 胸部叩诊音及呼吸音双侧对比

176. 以下检查中最有价值的是

A. 外周血象检查

B. 心电图检查

C. 胸部X线检查

D. 血气分析

E. 超声波检查

(177～182题共用题干)

女性,26岁。高热1周,伴右侧胸痛就诊。于深呼吸时加剧,但近2天胸痛已有所缓解,X线和超声检查证实右侧胸腔积液。胸腔积液常规为渗出液,单核细胞占优势。

177. 该例临床诊断为结核性胸膜炎,还需具备的最重要佐证是

A. 血沉增高

B. 胸腔积液 ADA 增高

C. 胸腔积液 LDH 增高

D. 胸腔积液间皮细胞增高

E. 结核菌素皮试阳性

178. 该例抗结核化学治疗应采取

A. 标准短程化学治疗,毒性症状显著可早期联合激素治疗

B. 疗程较肺结核短一些

C. 联合化学治疗药物较肺结核少一些

D. 与肺结核化学治疗比较,联合药物减少而疗程适当延长

E. 加局部用药(胸腔内注射)

179. 除抗结核化学治疗外,还应采取的措施是

A. 胸腔内注射激素

B. 胸腔内注射抗结核药物

C. 抽胸腔积液(早期每周2次抽胸腔积液)

D. 应用利尿剂

E. 加强营养,注意休息

180. 如果患者已妊娠2个月,而且急盼婴儿,不愿终止妊娠,则下列药物不能使用的是

A. 异烟肼和对氨基水杨酸钠

B. 异烟肼和乙胺丁醇

C. 异烟肼和吡嗪酰胺

D. 利福平和链霉素

E. 异烟肼和丙硫异烟胺

181. 如果患者初次胸腔积液常规检查中细胞分类嗜酸性粒细胞明显增高,则着重考虑的诊断是

A. 病毒性感染引起的胸腔积液

B. 肺吸虫感染引起的胸腔积液

C. 嗜酸性粒细胞肺炎继发胸腔积液

D. 癌性胸腔积液

E. 肺真菌感染继发胸腔积液

182. 结核性胸膜炎患者经多次反复抽胸腔积液,后来胸腔积液中嗜酸性粒细胞增高,则应考虑

A. 合并寄生虫感染

B. 高度警惕肿瘤

C. 合并嗜酸性粒细胞白血病

D. 必须排除过敏性因素

E. 抽液所致,本身无特殊临床意义

(183～188题共用题干)

男性,28岁。2周前右脚受伤划破皮肤,未予注意。3天前出现高热、皮肤瘀点,遂就诊。血压 80/50 mmHg。X 线摄片示肺实质未见明显病变。诊断败血症、感染性休克。经积极治疗,血压仍不平稳,并出现气急,呼吸空气时 PaO_2 45 mmHg。

183. 该患者肺部并发症的临床诊断应首先考虑

A. 血源性肺脓肿

B. 并发肺部感染导致呼吸衰竭

C. 循环衰竭致肺部氧交换障碍

D. ARDS

E. 肺梗死

184. 该患者是否应用机械通气治疗有下列不同观点,你认为正确的是

A. 绝对禁忌,因会影响回心血量和心输出量,加重循环衰竭

B. 相对禁忌

C. 具有应用指征,宜在纠正休克的同时及早使用

D. 先纠正休克,然后再应用机械通气

E. 选择性应用,如出现 $PaCO_2$ 升高时

185. 若该患者应用机械通气,为减少其对循环系统的不利影响,下列不重要的是

A. 补充足够血容量,必要时应用血管活性药物

B. 吸气压力要避免过高

C. 允许可以接受的低通气量

D. 血流动力学监测

E. 应用强心剂如注射洋地黄类制剂

186. 经过上述积极处理,患者 PaO_2 仍未回升至安全水平,推荐的有效治疗是

A. 呼气末正压通气

B. 高频通气

C. 持续气道正压通气

D. 正负压通气

E. 体外负压通气

187. 如果应用 PEEP,为减少对循环系统的不利影响和其他可能并发症,下列不重要的是

A. 吸入氧气浓度(FiO_2)不宜超过 50%

B. PEEP 压力一般不宜超过 +1.47 kPa（+15 cmH_2O）

C. 保证足够有效循环血容量

D. 保持血压基本正常,皮肤温暖,尿量接近正常

E. 尽量降低 PEEP 压力和保证 PaO_2 达到安全水平,FiO_2% 可以不限

188. 在治疗过程中患者并发上消化道出血,为

止血和防止胃腔内细菌定植与繁殖,推荐的治疗措施是

A. 应用止血药物

B. H_2 受体阻滞剂

C. 硫糖铝

D. 胃内注入冰水

E. 胃内灌注缩血管药物

(189～194 题共用题干)

女性,30 岁。哮喘病史近 10 年,近 2 年来反复发作,午夜或清晨时易发,春季和梅雨季节尤其好发。体检:一般情况可,叙述病史连贯而无气急,两肺散在哮鸣音。

189. 下列可供该患者长期使用并预防夜间发作的药物是

A. 氨茶碱

B. 胆茶碱

C. 二羟丙茶碱

D. 复方氨茶碱

E. 茶碱控释片

190. 发作较重时推荐加用 β_2 受体激动剂,首选药物是

A. 肾上腺素

B. 去甲肾上腺素

C. 异丙肾上腺素

D. 沙丁胺醇或特布他林

E. 麻黄素

191. 为预防发作,下列药物最为有效的是

A. 激素

B. 酮替芬

C. 氯雷他定

D. 马来酸氯苯那敏

E. 阿司咪唑

192. 患者十分喜欢运动,希望参加慢跑以增强体质,医师应劝告患者

A. 运动能诱发运动性哮喘,不能参加运动

B. 鼓励参加运动,运动前可吸入 β_2 受体激动剂或色甘酸钠

C. 可以参加,但不鼓励

D. 可以参加,运动前服氨茶碱

E. 可以参加,运动前吸入异丙托溴铵

193. 如果患者因合并胆石症需要手术,则为防止哮喘发作应采取的措施是

A. 测定 FEV_1,若低于预计值 80%,而且近半年内曾口服过泼尼松,手术开始后静脉给予氢化可的松 100 mg,1 次/8 h,手术后 24 h 迅速减量

B. 手术中静脉滴注氨茶碱

C. 手术前预防性应用激素 3 天

D. 手术中或手术后视病情酌定应用支气管舒张剂

E. 采用气管插管全身麻醉,手术后保留气管插管,防止发作和便于抢救

194. 如果患者已妊娠 2～3 个月,则应采取的措施是

A. 劝其终止妊娠

B. 继续妊娠,可用氨茶碱、丙酸倍氯米松等预防发作或控制症状

C. 尽量不用药,以防药物影响胎儿

D. 激素绝对禁忌

E. 分娩方式须采取剖腹产

(195～197 题共用题干)

男性,52 岁。自幼起咳嗽、咳痰、喘息,多为受凉后发作,静脉滴注"青霉素"可缓解。10～20 岁无发作,20 岁后又有 1 次大发作,发作时大汗淋漓、全身发紫、端坐不能平卧,肺部可闻及哮鸣音,静脉推注茶碱、地塞米松后完全缓解。自后反复出现夜间轻微喘息,每周发作 3 次以上,不能入睡,PEF 变异率为 35%。体检:双肺听诊未闻及干湿啰音,心率 89 次/分。

195. 最可能的诊断是

A. 支气管哮喘急性发作期

B. 支气管哮喘非急性发作期

C. 先天性心脏病急性左心衰竭

D. 肺源性心脏病、心功能不全

E. 喘息型慢性支气管炎急性发作

196. 根据病情程度选择药物治疗的最佳方案是

A. 每日吸入氨茶碱＋静脉滴注 β_2 受体激动剂

B. 每日雾化吸入 β_2 受体激动剂＋静脉滴注氨茶碱

C. 每日雾化吸入抗胆碱药＋口服 β_2 受体激动剂

D. 每日吸入糖皮质激素＋吸入 β_2 受体激动剂

E. 每日定量吸入糖皮质激素＋静脉滴注 β_2 受体激动剂

197. 为了提高疗效,减少复发,教育患者需掌握

A. 正确使用气雾剂的方法

B. 哮喘患者不发作可不用药

C. 抗感染药治疗可根治哮喘

D. 哮喘患者不发作不能使用激素

E. 哮喘者需长期使用 β_2 受体激动剂

(198～200 题共用题干)

男性,44 岁。因高处坠落,发生多发性骨折并发 ARDS。目前骨折已经过处理,正接受人工气道和呼气末正压机械通气治疗。

198. 为预防肺部感染,针对外源性感染途径,下列措施最重要的是

A. 严格无菌操作、器械的消毒灭菌

B. 隔离

C. 空气消毒

D. 地板、墙壁消毒

E. 吸痰

199. 内源性医院内肺部感染致病菌的最主要来源为

A. 胃肠道和口咽部定植菌

B. 皮肤定植菌

C. 胆道定植菌

D. 会阴部定植菌

E. 体癣等皮肤真菌

200. 为预防内源性下呼吸道感染,应采取的主要措施为

A. 预防性应用广谱抗生素

B. 改气管插管为气管切开

C. 避免应用 H_2 受体阻滞剂以防止胃液 pH 升高,及试用选择性胃肠道脱污染

D. 防止呕吐

E. 提高患者免疫力,如注射免疫球蛋白

(201～206 题共用题干)

男性,69 岁。因刺激性咳嗽、痰血 2 周就诊。体检无阳性体征。送痰检找到鳞癌细胞。后前位常规胸片未见异常。

201. 从影像学角度看,该例基本检查尚应加做

A. 前弓位摄片

B. MRI 扫描

C. 支气管造影

D. 肺 CT 扫描

E. 肺动脉造影

202. 该例癌肿尚需排除来源于其他器官,主要是

A. 食管

B. 口腔黏膜

C. 鼻咽部

D. 唇部

E. 舌

203. 对于该病例,最有诊断价值的辅助检查应是

A. CT

B. 纤维支气管镜

C. MRI

D. 核素肺扫描

E. 支气管动脉造影

204. 经检查确诊左主支气管距隆突 1.5 cm 处鳞癌,中等分化。肺功能基本正常。其治疗应选择

A. 左肺叶切除

B. 放射治疗,避免肺功能损失过多

C. 放射治疗联合化学治疗

D. 左全肺切除

E. 支气管动脉灌注化学治疗

205. 如果患者手术结果与纤维支气管镜定位一致,肿瘤本身约 1.5 cm 大小,肺门淋巴结没有转移。按 TNM 分期应属于

A. $T_x N_0 M_0$(隐性肺癌)

B. $T_2 N_0 M_0$(Ⅰ 期)

C. $T_{is} N_0 M_0$(Ⅰ 期)

D. $T_2 N_0 M_0$(Ⅰ 期)

E. $T_3 N_0 M_0$(Ⅱ b 期)

206. 如果经现有检查仍不能发现肿瘤部位,其处理应采取

A. 剖胸探查

B. 全身化学治疗

C. 全身 PET 检查

D. 定期(每隔 1~2 个月)随访 CT

E. 定期(每隔 1~2 个月)随访 MRI

(207~210 题共用题干)

患者男,45 岁,咳嗽、低热、痰中带血 2 个月,有肺结核病史。X 线胸片检查:左肺上叶不张。

207. 目前,首先要做的检查是

A. 痰找抗酸杆菌,痰找瘤细胞

B. 胸部 CT 检查,经胸壁穿刺检查

C. 胸部 CT 检查,支气管镜检查

D. 支气管镜检查,纵隔镜检查

E. 痰找瘤细胞,放射性核素扫描

208. 经检查临床诊断为左肺鳞癌,CT 检查未见肺门纵隔淋巴结肿大。治疗方案应采取

A. 术前放疗 1 疗程后手术

B. 术前化疗 1 疗程后手术

C. 放射治疗

D. 化学治疗

E. 早期手术治疗

209. 根据患者情况,手术方式宜采取

A. 肺叶切除

B. 肺段切除

C. 肺楔形切除

D. 肺局部切除

E. 左全肺切除

210. 对预后影响最大的因素是

A. 肿瘤的大小

B. 年龄

C. 癌肿的组织学类型及分化程度

D. TNM 分期

E. 手术方式

(211~212 题共用题干)

患者男,32 岁,低热、盗汗、咳嗽、咳血痰两个月。胸片示右上肺小片状浸润影,密度不均。

211. 确诊应检查

A. PPD 试验

B. 痰 TB - DNA

C. 血清中结核抗体

D. 痰检抗酸杆菌

E. 血沉

212. 该患者突发大咯血,考虑原因是

A. 肺间质受累

B. 肺实质病变

C. 空洞壁的动脉瘤破裂
D. 肺结核合并细菌感染
E. 支气管黏膜受损

三、X 型题

213. 呼吸衰竭的发病机制主要有
A. 肺泡通气不足
B. 肺内动静脉解剖分流增加
C. 酸碱平衡失调
D. V/Q 比例失调
E. 弥散功能减退

214. 氧和二氧化碳对呼吸系统的影响为
A. $PaCO_2$ 升高,刺激素延髓化学感受器,增加通气
B. PaO_2 降低,刺激主动脉体和颈动脉窦化学感受,增加通气
C. PaO_2 降低,刺激延髓化学感受器
D. PaO_2 升高,刺激主动脉体和颈动脉窦化学感受器,增加通气
E. $PaCO_2$ 升高,刺激主动脉体和颈动脉窦化学感受器,增加通气

215. 缺氧和二氧化碳潴留可使
A. 冠状动脉扩张
B. 周围静脉和毛细血管扩张
C. 以上都不对
D. 脑动脉扩张
E. 肺细小动脉收缩

216. 目前认为肺性脑病的发病机制是
A. 低氧血症
B. 酸中毒
C. 交感神经兴奋
D. 二氧化碳潴留
E. 血管扩张

217. 呼吸兴奋剂在呼吸衰竭治疗中的适应证是

A. 呼吸道分泌物积滞
B. 中枢抑制为主、通气量不足
C. 呼吸道通畅
D. 肺水肿
E. 呼吸肌功能正常

218. 肺性脑病的常见体征是
A. 扑翼样震颤
B. 球结膜充血和眼底视乳头水肿
C. 木僵
D. 抽搐和无意识动作
E. 病理征阳性

219. 呼吸衰竭时,呼吸器使用不当可发生
A. 呼吸性碱中毒
B. 气胸
C. 上消化道出血
D. 呼吸机相关性肺炎
E. 加重二氧化碳潴留

220. 急性呼吸衰竭气管插管的适应证是
A. 呼吸不规则
B. 呼吸道分泌物多
C. 咳嗽反射消失
D. 因反射消失
E. 昏迷逐渐加深

221. 患者应用无创正压通气的基本条件有
A. 无影响使用鼻/面罩的面部创伤
B. 不需要气管插管保护
C. 能够耐受鼻/面罩
D. 血流动力学不稳定
E. 清醒能够合作

222. 呼吸衰竭的病因是
A. 肺血管疾病
B. 肺组织病变
C. 气道阻塞性病变
D. 神经肌肉疾病
E. 胸廓与胸膜病变

223. 引起肺性脑病的主要诱因是
A. 吸氧不当
B. 使用镇静剂
C. 急性上呼吸道感染
D. 痰液阻塞气管
E. 以上都不是

224. 肺心病感染、Ⅱ型呼吸衰竭患者,神志模糊,有些烦躁不安,下列治疗方案更合适的是
A. 持续吸氧 1~2 L/min
B. 给予苯巴比妥
C. 必要时气管插管进行人工呼吸
D. 给予舒张支气管药物
E. 尼可刹米维持静脉滴注

225. 慢性呼吸衰竭的临床表现可见
A. 呼吸困难,发绀
B. 烦躁不安,抽搐嗜睡
C. 酸碱平衡失调和电解质紊乱
D. 诱发弥散性血管内凝血
E. 代谢性酸中毒

226. 引起呼吸功能衰竭的病因有
A. 呼吸器官疾病
B. 中枢神经疾病
C. 神经肌肉疾病
D. 中毒
E. 以上均不是

227. 下列项目可作为诊断慢性肺源性心脏病条件的是
A. 慢性肺、胸疾病史
B. 左心室肥大或左心衰竭
C. 右心室肥大或右心衰竭
D. 肺动脉高压表现
E. 双下肢水肿

228. 下列是慢性肺源性心脏病病因的疾病是
A. 支气管哮喘

B. 脊柱侧弯
C. 慢性纤维空洞性肺结核
D. 肺间质疾病
E. 肺血管疾病

229. 急性气管-支气管炎的病因包括
A. 感染
B. 变态反应
C. 物理、化学刺激
D. 胃-食管反流
E. 气道纤毛细胞发育不良

230. 有关急性气管-支气管炎患者的描述,下列正确的是
A. X 线胸片检查多数有肺纹理增粗,少数病例可出现斑片状或大片浸润影
B. 体检时肺部可闻及湿性啰音
C. 若采用抗菌药物治疗,一般首选青霉素类、大环内酯类、氟喹诺酮类,必要时可选用一代头孢菌素
D. 多数预后良好,少数可发展为慢性支气管炎
E. 多数有血白细胞升高和分类改变

231. 呼吸衰竭单纯缺氧直接导致的病理生理改变有
A. 代谢性酸中毒
B. 呼吸性酸中毒
C. 心脏停搏
D. 脑水肿
E. ALT 升高

232. 下列关于气胸的叙述,正确的是
A. 自发性气胸一般认为是胸膜下肺大疱破裂所致
B. 气胸患者吸氧有利于胸膜腔内气体吸收
C. 继发性气胸最常见的病因是 COPD 和肺结核
D. 在我国,一般而言自发性气胸的年龄

　　　较继发性气胸者为轻

　　E. 左侧气胸合并纵隔气肿时,可有 Hamman 征

233. 渗出性胸腔积液的特点是

　　A. 比重>1.018

　　B. 白细胞>0.5×10⁹/L

　　C. 葡萄糖<1.11 mmol/L

　　D. Rivalta 试验阳性

　　E. 胸液/血清 LDH>0.6

234. 导致呼吸衰竭的主要机制有

　　A. 肺泡通气过度

　　B. 肺泡通气不足

　　C. 弥散障碍

　　D. 通气/血流比例失调

　　E. 肺内动-静脉解剖分流

第四章

循环系统急症

一、A1/A2 型题

1. 下述不属于急性冠状动脉综合征的是
A. 初发劳力性心绞痛
B. 变异性心绞痛
C. 急性 ST 段抬高型心肌梗死
D. 稳定型劳力性心绞痛
E. 急性非 ST 段抬高型心肌梗死

2. 下列情况应首先考虑急性心肌梗死可能的是
A. 患者虽无症状但Ⅲ导联出现 Q 波
B. 夜间发生心绞痛
C. 缺血性胸痛持续＞30 min
D. 不明原因晕厥
E. 下肢深静脉血栓形成,患者突发胸痛、呼吸困难

3. 主要药理作用是扩张冠状动脉、增加冠状动脉血流的药物是
A. 氯沙坦
B. 美托洛尔
C. 卡托普利
D. 阿司匹林
E. 硝酸异山梨酯

4. 在心肌梗死后二级预防中不适用的药物是
A. β受体阻滞剂

B. 调脂药
C. ACEI
D. ARB
E. 钙通道阻滞剂

5. 急性心肌梗死早期(24 h 内)死亡的主要原因是
A. 心律失常
B. 急性左心衰竭
C. 心源性休克
D. 心脏破裂
E. 缺血再灌注损伤

6. 急性心肌梗死溶栓治疗的直接依据是
A. 多伴有斑块破裂
B. 多伴有闭塞性血栓形成且成分以纤维蛋白为主
C. 多伴有闭塞性血栓形成且成分以血小板为主
D. 多伴有闭塞性血栓形成且凝血酶激活
E. 多为严重的冠状动脉病变

7. 对于急性非 ST 段抬高型心肌梗死,以下处理方式不正确的是
A. 低分子肝素抗凝
B. 氯吡格雷抗血小板
C. 尿激酶溶栓
D. 有心源性休克时给予升压药维持血压

E. 三度房室传导阻滞时安置临时心脏起搏器

8. 心肌梗死的二级预防不包括
A. 戒烟
B. 降脂
C. 阿司匹林
D. ACEI
E. 短效钙通道阻滞剂

9. 下列不是心肌梗死溶栓禁忌证的是
A. 出血性脑卒中
B. 主动脉夹层
C. 年龄>75 岁
D. 头皮血肿
E. 严重肾功能不全

10. 男性,60 岁,冠心病患者,行直接支架植入术过程中突然出现胸痛、胸闷、烦躁、呼吸困难,血压 70/50 mmHg,两肺呼吸音清,心界向两侧扩大,心率 125 次/分,心音减弱,各瓣膜听诊区未闻及杂音。患者最可能的诊断是
A. 心脏压塞
B. 心肌梗死
C. 肺栓塞
D. 主动脉窦瘤破裂
E. 血气胸

11. 男性,72 岁。因活动后心悸、气短 2 周入院。查体:BP 145/90 mmHg,心界扩大,心率 110 次/分,心音减弱,可闻及舒张期奔马律。1 年前曾行冠状动脉造影示 3 支血管严重病变,最可能的诊断是
A. 高血压性心脏病
B. 缺血性心肌病
C. 甲状腺功能亢进性心肌病
D. 原发性扩张型心肌病
E. 炎症性心肌病

12. 男性,68 岁,因患急性广泛前壁心肌梗死合并急性肺水肿入院。下列药物不宜应用的是
A. 美托洛尔
B. 吗啡
C. 硝酸甘油
D. 呋塞米
E. 硝普钠

13. 男性,68 岁,胸痛、呼吸困难,以急性广泛前壁心肌梗死合并急性肺水肿为诊断入院。下列药物应作为首选的是
A. 毛花苷 C
B. 吗啡
C. 硝酸甘油
D. 呋塞米
E. 硝普钠

14. 男性,48 岁,突发胸痛,怀疑急性心肌梗死。下列对心肌梗死的诊断最可靠的是
A. ST 段抬高
B. 冠状 T 波
C. aVR 导联呈 QS 型
D. CK - MB
E. 肌钙蛋白

15. 急性广泛前壁心肌梗死患者,75 岁,发病 3 h 入院,首选的治疗是
A. 尿激酶
B. 替罗非班
C. 低分子右旋糖酐
D. 利多卡因
E. 硝酸甘油

16. 男性,32 岁,因发作性胸闷就诊。既往患高血压、糖尿病,吸烟 12 年,其父母均患冠心病。该患者患冠心病的危险因素不包括
A. 青年男性
B. 高血压病
C. 吸烟

D. 冠心病家族史

E. 糖尿病

17. 心绞痛诊断最重要的依据为

A. 典型症状

B. 冠状动脉造影

C. 静息心电图

D. 运动平板

E. 心肌核素显像

18. 男性,56岁。发作性心前区压迫性疼痛1年余,均于活动中发生。近1个月内来每天发作3～4次,活动受限,休息时也有发作,持续20 min缓解。最可能的诊断是

A. 初发劳力性心绞痛

B. 变异型心绞痛

C. 稳定型劳力性心绞痛

D. 不稳定型心绞痛

E. 心脏神经官能症

19. 男性,70岁。因活动后心悸、气短、下肢水肿2周,近3日来夜间不能平卧,以心力衰竭收入院。既往无症状时,冠脉造影示3支血管病变。最可能的诊断是

A. 高血压性心脏病

B. 缺血性心肌病

C. 甲亢性心肌病

D. 克山病

E. 急性心肌炎

20. 急性广泛前壁心肌梗死患者,发病5 h入院,首选的治疗是

A. 静脉注射硝酸甘油

B. 静脉滴注低分子右旋糖酐

C. 静脉注射毛花苷丙

D. 再灌注治疗

E. 静脉注射复方丹参

21. 治疗变异性心绞痛,首选药物为

A. β受体阻滞剂

B. 钙通道阻滞剂

C. ACEI

D. 洋地黄

E. 硝酸酯类

22. 急性心肌梗死时出现高危性室性期前收缩,治疗首选

A. 利多卡因

B. 美西律

C. 胺碘酮

D. 丙吡胺

E. 普鲁卡因胺

23. 下面与冠心病危险性增加,关系不明确的是

A. 颈动脉内膜增厚或者出现颈动脉斑块

B. 任何年龄的肾动脉狭窄

C. BMI＞28

D. 老年人出现间歇性跛行

E. 高密度脂蛋白下降

24. 下面最不可能是心绞痛发作症状的描述是

A. 多无阳性体征,但发作时可以闻及收缩期杂音

B. 血压多数升高,也可下降

C. 疼痛呈游走性

D. 发作时间一般不超过15 min

E. 可以表现为与活动相关的咽痛

25. 男性,56岁。因胸痛10 h来院急诊,心电图证实为急性前壁心肌梗死。该患者最常见的心律失常为

A. 室性期前收缩

B. 房室传导阻滞

C. 心房颤动

D. 房性期前收缩

E. 室上性心动过速

26. 患者近2个月来因体力活动诱发胸骨后压榨性疼痛,并向左肩放射,停止活动后3～

5 min 疼痛缓解,用硝酸甘油效果好,且每次发生疼痛性质、部位无改变,可诊断为

A. 变异型心绞痛

B. 稳定型心绞痛

C. 不稳定型心绞痛

D. 中间综合征

E. 急性心肌梗死

27. 女性,56 岁。劳力时即有胸骨后疼痛,呈压榨样,静息后或含硝酸甘油片 2 min 后即缓解,疼痛发作时心电图示 ST 段压低,心电图运动负荷试验阳性,经冠状动脉造影后,诊断为 X 综合征。此时冠状动脉造影结果应为

A. 左冠状动脉主干病变

B. 右冠状动脉主干病变

C. 3 支血管病变

D. 麦角新碱试验显示冠状动脉痉挛

E. 冠状动脉造影正常

28. 男性,68 岁。因诊断急性前壁心肌梗死入院,在入院后第 3 天,突然出现气急加重,不能平卧,诊断为乳头肌断裂。此时心脏体征应是

A. 胸左缘第 3 肋间出现舒张期哈气样杂音

B. 主动脉瓣区出现收缩期吹风样杂音

C. 胸骨右缘出现舒张期哈气样杂音

D. 心尖部出现舒张期吹风样杂音

E. 心尖部出现收缩期吹风样杂音

29. 男性,59 岁。因心前区疼痛 5 h 诊断为急性前壁心肌梗死急诊入院。经治疗病情稳定,1 个月后出院。出院后 1 个月又出现心绞痛。这类患者容易发生

A. 心力衰竭

B. 心律失常

C. 室壁瘤

D. 栓塞

E. 再梗死

30. 男性,56 岁。因胸痛、发热 38℃,伴咳嗽 3 天入院。1 个月前有急性心肌梗死史。体检:左胸下闻及胸膜摩擦音,胸骨左缘 3～4 肋间闻及心包摩擦音,X 线胸片和超声心动图显示胸腔和心包少量积液,左肺下小片阴影。该患者最可能的诊断是

A. 急性渗出性心包炎

B. 心肌梗死后综合征

C. 肺炎合并反应性胸膜炎

D. 结核性胸膜炎合并结核性心包炎

E. 结缔组织病

31. 男,62 岁。急性心肌梗死,血压 150/90 mmHg,双肺未闻及干湿啰音,心率 120 次/分,律齐。长期应用可改善预后的药物是

A. 硝酸异山梨酯

B. 美托洛尔

C. 硝苯地平

D. 普罗帕酮

E. 维拉帕米

32. 男性,65 岁。患高血压病 20 年,因剧烈胸痛 3 h 来院急诊。体检:面色苍白,大汗淋漓。心界不大,心率 120 次/分,律齐,主动脉瓣区闻及舒张期哈气样杂音Ⅱ级,向心尖部传导。心电图示左室肥大,V_4～V_6 导联 ST 段呈水平样压低 2 mm。血压 210/130 mmHg。诊断应考虑高血压合并

A. 无 Q 波型急性心肌梗死

B. 不稳定型心绞痛

C. 高血压危象

D. 主动脉夹层

E. 老年钙化性退行性心脏瓣膜病

33. 男性,50 岁。平时有稳定劳力性心绞痛,因胸痛发作持续 6 h 来院急诊。下列不利于急性心肌梗死诊断的实验室检查是

A. CK - MB 增高

B. CK - MB/CK>15%

C. CK‐BB 增高

D. CK 增高

E. SMB(血清肌红蛋白)增高

34. 男性,60 岁。有冠心病心绞痛病史 6 年。因胸痛 10 h 来院急诊,诊为急性心肌梗死。不宜应用的药物是

A. β受体阻滞剂

B. 抗凝剂

C. ACEI

D. 洋地黄

E. 硝酸酯类

35. 男性,45 岁。快速行走后胸痛发作,休息缓解,运动平板阳性,冠状动脉造影示前降支中段心肌桥。下列不正确是

A. 主要应用硝酸酯类药物治疗

B. 可以有典型的劳力性胸痛

C. β受体阻滞剂可明显减轻症状,甚至预防猝死

D. 可以手术分离受压的冠状动脉

E. 严重病例可以考虑搭桥治疗

36. 男性,72 岁。持续胸痛伴呕吐、大汗 6 h,血压 80/50 mmHg,窦性心律,45 次/分,心电图检查示下壁和右室梗死。不合理的处置是

A. 补液维持肺毛细血管楔压在 15～18 mmHg

B. 首先静脉滴注硝酸甘油

C. 阿托品 0.5 mg 肌注

D. 尽快行直接 PTCA

E. 止吐、镇痛

37. 男,78 岁。夜间睡眠中憋醒,气喘不能平卧,神志淡漠,手脚冰凉,急诊心电图检查示广泛前壁心肌梗死。查体:血压 70/40 mmHg,心率 120 次/分,可闻及室性奔马律。低血压的最可能原因是

A. 低血容量性休克

B. 心源性休克

C. 急性左心衰竭

D. 心律失常

E. 急性脑血管意外

38. 男性,57 岁,因急性下壁心肌梗死入院。查体:BP 90/60 mmHg,心率 42 次/分,律齐。最可能的心律失常是

A. 心房纤颤

B. 房性期前收缩

C. 室性心动过速

D. 三度房室传导阻滞

E. 完全右束支传导阻滞

39. 男性,56 岁。劳累后心前区闷痛 6 年,近 1 周常因夜间胸痛而惊醒。发作时心电图特征为:Ⅱ、Ⅲ、aVF 导联 ST 段呈单向曲线型上抬 0.2 mV,缓解后上抬消失。因此,发作时最不宜用的药物是

A. β受体阻滞剂

B. 卡托普利

C. 硝酸甘油

D. 硝苯地平

E. 丹参制剂

40. 男性,35 岁。反复活动后心悸、气促、下肢水肿半年。查体:双肺底少许湿性啰音。心脏明显扩大,心率 110 次/分,律齐,可闻及舒张期奔马律。肝肋下 3 cm,下肢水肿(＋)。超声心动图检查示全心扩大,室壁运动呈弥漫性减弱,心包少量积液。尿蛋白(＋)。最可能的诊断是

A. 慢性肾炎

B. 缺血性心肌病

C. 肝硬化

D. 扩张型心肌病

E. 结核性心包炎

41. 关于右心室心肌病,下列说法错误的是

A. 多数患者表现为右心衰竭

B. 多数患者表现为全心衰竭

C. 常发生室性心律失常

D. 部分患者可无症状

E. 可以引起猝死

42. 急性病毒性心肌炎在下列情况下不宜用皮质激素的是

A. 高度房室传导阻滞

B. 存在自身免疫情况

C. 合并心源性休克

D. 症状较轻伴肺部感染

E. 频发急性左心衰竭

43. 男性,35 岁。心悸、气促半年。心脏扩大,心音减弱,舒张期奔马律,双肺少许湿啰音,肝大,下肢水肿。B 超检查提示全心扩大明显。该患者所患疾病最常见的死因为

A. 严重心律失常

B. 心力衰竭

C. 肺栓塞

D. 心脏骤停

E. 心源性休克

44. 男性,27 岁。3 周前发热伴咽痛流涕,1 周来感活动后心悸、气促。查体:双肺无异常,心界不大,心率 105 次/分,偶有期前收缩,心音减弱,各瓣区无杂音,心电图示偶发室性期前收缩,白细胞计数 6.3×10^9/L,CK-MB 升高。最可能的诊断是

A. 急性心肌炎

B. 不稳定型心绞痛

C. 扩张型心肌病

D. 炎症性心肌病

E. 急性心包炎

45. 男性,27 岁。劳动时常有胸闷、气短等症状,喜下蹲,多次在激动、突然站立时晕厥。查体:胸骨左缘第 3、4 肋间闻及 3 级喷射性收缩期杂音,超声心动图检查示室间隔肥厚和二尖瓣前叶在收缩前期前移。应给

予的处理不包括

A. 可予以硝酸盐或利尿剂减轻肺淤血

B. 可用 β 受体阻滞剂(即使合并肺水肿)

C. 还可以用钙拮抗剂改善心脏舒张功能

D. 安置 DDD 或 VVI 起搏器,可减轻流出道梗阻

E. 化学消融可能是最好的治疗手段

46. 男性,48 岁。心慌气短、双下肢水肿 1 年余。体格检查可见心脏向两侧扩大,心尖区可闻及奔马律,心肌核素检查可见舒张末期和收缩末期左心室容积增大,左心室射血分数降低,且核素心肌显像显示左心室壁呈灶性散在性放射性减低区。最可能的诊断是

A. 心包积液

B. 病毒性心肌炎

C. 扩张型心肌病

D. 风湿性心脏病

E. 冠状动脉粥样硬化性心脏病

47. 女性,30 岁。2 年来常有心悸、胸闷,心电图检查示频发室性期前收缩。超声心动图检查示左心室腔增大。为确诊心肌病为原发性或病毒性心肌炎持续感染状态,最具有诊断意义的检查是

A. 心电图

B. 超声心动图

C. 心肌活检

D. X 线胸片

E. 左心导管及心血管造影

48. 慢性缩窄性心包炎确诊后应

A. 强心治疗

B. 心包穿刺

C. 抗结核治疗

D. 激素治疗

E. 充分准备后尽早手术

49. 急性心包炎胸痛的特点是
   A. 前俯位时加重
   B. 前俯位时减轻
   C. 随积液的增多而加重
   D. 疼痛不放射到其他部位
   E. 深呼吸时减轻

50. 急性心包炎时典型的心包摩擦音特点是
   A. 心尖部最清楚
   B. 短促收缩期单相的粗糙杂音
   C. 瘦弱体型杂音减弱
   D. 仰卧位比俯卧位明显
   E. 以上都不是

51. 肺源性心脏病右心衰竭与心包积液的鉴别要点为
   A. 肝大
   B. 心脏增大
   C. 血压下降与奇脉
   D. 心动过速
   E. 颈静脉怒张

52. 女性,57岁。阵发性室上速患者,行射频消融术治疗,术中突然出现胸痛、胸闷、烦躁、呼吸困难,血压90/60 mmHg,两肺呼吸音清,心界向两侧扩大,心率120次/分,各瓣膜听诊区未闻及杂音,奇脉(＋)。患者最可能的诊断是
   A. 心脏压塞
   B. 肺栓塞
   C. 脑出血
   D. 心肌梗死
   E. 主动脉夹层

53. 患者突然心跳停止,在心肺复苏的同时,应首选的处理是
   A. 扩容
   B. 胸膜腔内针刺减压
   C. 心包穿刺引流
   D. 溶栓治疗

   E. 改善通气

54. 负性心尖搏动见于
   A. 粘连性心包炎
   B. 右房增大
   C. 左房增大
   D. 重度右室增大
   E. 左室显著增大

55. 男性,22岁。胸痛,同时伴发热、气急,心界明显扩大,心尖搏动位于心浊音界左缘内侧约2 cm,肝肋下5 cm。心电图检查示窦性心动过速,低电压。最可能的诊断是
   A. 急性心肌梗死
   B. 急性心包炎
   C. 感染性心内膜炎
   D. 扩张型心肌病
   E. 病毒性心肌炎

56. 患者女性。剧烈胸痛伴发热,ST段除aVR导联以外呈弓背向下型抬高。最可能的诊断为
   A. 急性心包炎
   B. 高压性气胸
   C. 急性心肌梗死
   D. 主动脉夹层动脉瘤破裂
   E. 气胸

57. 男性,72岁。阵发性心房颤动3年,平时为窦性心律,心率55次/分,注射阿托品后,心率无明显加快,口服地高辛0.25 mg/d,2周后因出现反复晕厥就诊,心率32次/分。此时最为合适的治疗方法是
   A. 停服地高辛,给氯化钾
   B. 停服地高辛,给苯妥英钠
   C. 停用地高辛,加用阿托品
   D. 停用地高辛,加用氨茶碱
   E. 安置心脏起搏器

58. 男性,48岁,心悸1 h。查体:BP 60/

20 mmHg,神志淡漠。心电图检查示室性
心动过速。此时应立即

A. 利多卡因静脉注射

B. 胺碘酮静脉注射

C. 维拉帕米静脉注射

D. 非同步直流电复律

E. 同步直流电复律

59. 男性,56 岁。反复胸闷 4 年,2 周来晕厥 3
次,普通心电图正常,就诊后首选的检查是

A. 超声心动图

B. 心内电生理检查

C. Holter 心电图

D. 阿托品试验

E. 冠状动脉造影

60. 男性,72 岁。心肌梗死后反复出现频发室
性期前收缩,3 天来反复发作胸骨后疼痛伴
晕厥。晕厥最可能的原因是

A. 阵发性心房扑动

B. 阵发性心房颤动

C. 阵发性室上性心动过速

D. 阵发性房性心动过速

E. 阵发性室性心动过速

61. 男性,18 岁。阵发性心悸 2 年。每次突然
发作,持续时间 1 h 左右,有时呕吐可以突
然终止。心电图:QRS 波正常,频率为 210
次/分,P 波不明显。诊断可能性最大的为

A. 阵发性室上性心动过速

B. 特发性室性心动过速

C. 窦性心动过速

D. 房性心动过速

E. 心房扑动

62. 男性,67 岁。3 周来晕厥发作 5 次,拟诊为
阿-斯综合征。最易发生阿-斯综合征的心
律失常是

A. 完全性左束支传导阻滞

B. 完全性右束支传导阻滞

C. 三度房室传导阻滞

D. 心房颤动

E. 阵发性室上性心动过速

63. 男性,65 岁。突发心悸 1 天,心率 150 次/
分,心电图示心房颤动。以下用药应作为
首选的是

A. 缓释维拉帕米

B. 利多卡因

C. 毛花苷 C

D. 硝酸甘油

E. 普萘洛尔

64. 预防房颤患者发生体循环栓塞,应首选的
药物是

A. 阿司匹林

B. 华法林

C. 噻氯匹定

D. 低分子肝素

E. 普通肝素

65. 急性心肌炎患者,反复出现阿-斯综合征,
心电图示三度房室传导阻滞,最恰当的处
理是

A. 静脉滴注异丙基肾上腺素

B. 静脉滴注硝酸甘油

C. 安置临时人工心脏起搏器

D. 静脉滴注氢化可的松

E. 静脉滴注阿托品

66. 不符合典型并行心律的心电图特征是

A. 异位心搏与前一次心搏的联律间期不
固定

B. 异位心搏之间的间距相等或成倍数
关系

C. 常可见室性融合波或房性融合波

D. 各异位心搏的联律间期相差≥0.08 s

E. 异位心搏与前一次心搏的联律间期
固定

67. 室性心动过速伴严重血流动力学障碍时，终止发作首选
　A. 利多卡因
　B. 普鲁卡因胺
　C. 美西律
　D. 复律
　E. 人工起搏超速抑制

68. 下列不是房速的心电图表现的是
　A. 房率通常在150～200次/分
　B. P波与窦性心律不同，在Ⅱ、Ⅲ、aVF导联通常直立
　C. P波之间的等电位线存在
　D. 刺激迷走神经能终止心动过速
　E. 发作时心率逐渐加速

69. 可作为确诊室性心动过速的最重要依据的心电图表现是
　A. P与QRS波无关
　B. PR间期相等
　C. RR间期相等
　D. 可见心室夺获波与室性融合波
　E. 心室率在100～250次/分

70. 有关心房颤动的治疗原则，下列不正确的是
　A. 治疗原发的心血管病
　B. 48 h内新发生者，应尽快复律，无须抗凝
　C. 经转复及维持治疗均无效，房颤持续时间1年以上者，治疗目的为控制心室率，预防心力衰竭
　D. 对房颤持续时间超过48 h者应在有效抗凝治疗后再复律
　E. 对合并心功能不全的心房颤动患者，应首选普罗帕酮控制心室率，防止心功能进一步恶化

71. 诊断阵发性室上性心动过速最有意义的是
　A. 心率>160次/分

　B. 颈动脉窦按摩能增加房室传导阻滞
　C. 颈动脉窦按摩使心率突然减慢
　D. 颈动脉窦按摩时心率逐渐减慢，停止后心率复原
　E. 心律绝对规则

72. 运动负荷心电图检查的适应证为
　A. 急性心肌梗死急性期
　B. 不稳定性心绞痛
　C. 心力衰竭
　D. 未控制的严重高血压
　E. 胸痛，疑似冠心病心绞痛

73. 患者30岁，阵发性心悸2年，每次突然发生，持续30 min～1 h。查体：心率200次/分，律齐。ECG：QRS波形正常，P波不能明确查见。该病例应诊断为
　A. 心房颤动
　B. 窦性心动过速
　C. 心房扑动
　D. 阵发性窦性心动过速
　E. 阵发性室上性心动过速

74. 患者女性，40岁。心悸、胸闷半年，1个月前晕厥2次，来院时心率50次/分，阿托品治疗后症状未见改善。心电图示三度房室阻滞，交界性逸搏节律。最好选用何种治疗？
　A. 异丙肾上腺素静脉滴注
　B. 阿托品静脉滴注
　C. 麻黄碱
　D. 安装临时起搏器
　E. 安装永久起搏器

75. 女性，51岁。风心病二尖瓣狭窄并关闭不全20年，房颤4年，无高血压及高脂血症病史。3 h前在家做饭时突然跌倒在地伴失语，最可能的原因是
　A. 脑出血
　B. 脑血栓

C. 脑动脉硬化

D. 脑血肿

E. 脑栓塞

76. 冠心病患者突感心悸、胸闷,血压为 90/60 mmHg,心尖部第一心音强弱不等。心电图示心房率慢于心室率,两者无固定关系,QRS 波增宽为 0.12 s,可见心室夺获和室性融合波。本例应诊断为

A. 心房扑动

B. 心房颤动

C. 多发性室性期前收缩

D. 阵发性室上性心动过速

E. 阵发性室性心动过速

77. 不属于心力衰竭基本用药的是

A. β受体阻滞剂

B. 洋地黄制剂

C. 利尿剂

D. ACEI 或 ARB 类

E. 钙通道阻滞剂

78. 不是心力衰竭代偿机制的是

A. Frank-Starling 机制

B. 心肌肥厚

C. 交感神经兴奋性增强

D. RAS 激活

E. 心肌耗氧增加

79. 右心衰竭和肝硬化主要鉴别点是

A. 低白蛋白血症

B. 水肿

C. 腹腔积液

D. 颈静脉怒张,肝颈静脉回流征(+)

E. 黄疸

80. 男性,38 岁。左胸痛伴呼吸困难 1 周。呼吸频率 30 次/分,血氧分压 62 mmHg,体检发现颈静脉充盈,左下肢水肿。超声心动图提示右心室、右心房扩大,心电图和 X 线

胸片检查无明显异常。下一步最佳检查是

A. 右心室造影

B. Holter

C. 运动试验

D. 64 排 CT 肺血管成像

E. 冠状动脉造影

81. 患者女性,56 岁。轻度血压升高,伴心动过速和轻度充血性心力衰竭症状,有气喘和痛风史。治疗药物首选为

A. β受体阻滞剂

B. α受体阻滞剂

C. 血管紧张素转换酶抑制剂

D. 利尿剂

E. 钙通道阻滞剂

82. 证明洋地黄疗效的大量临床观察结论中,不正确的是

A. 明显减少住院

B. 增加心输出量

C. 提高生存率

D. 明显改善症状

E. 提高运动耐量

83. 某患者服用地高辛 0.25 mg/d,共 2 周。出现下列何种情况应予停药

A. 血钾降低

B. 房颤心率由 120 次/分降为 80 次/分

C. 心尖区收缩期杂音增强

D. 心率 40 次/分,心尖区闻大炮音

E. 血肌酐升高

84. 男性患者,32 岁。风心病心衰用洋地黄和利尿剂治疗,出现恶心、食欲缺乏,心电图为室性期前收缩二联律。下列情况最可能的是

A. 心衰加重

B. 低钾

C. 风湿活跃

D. 洋地黄中毒

E. 洋地黄剂不足

85. 女,28岁。风湿性心脏病,二尖瓣狭窄并关闭不全。心悸、气短、下肢水肿。每天服地高辛0.25 mg,间断服氢氯噻嗪已2个月,心电图检查示室性期前收缩、二联律。应首选的治疗措施是
    A. 利多卡因
    B. 钾盐
    C. 停用地高辛,给钾盐和苯妥英钠
    D. 美西律
    E. 普萘洛尔

86. 风心病二尖瓣狭窄患者经常出现呼吸困难、咳嗽、咯血等症状,经2年内科治疗后,上述症状逐渐减轻,但有食欲缺乏、肝区疼痛、水肿。这提示
    A. 内科治疗恰当,疗效好
    B. 合并二尖瓣关闭不全
    C. 二尖瓣狭窄程度减轻
    D. 二尖瓣狭窄进入右心受累期
    E. 合并主动脉瓣病变

87. 以下疾病的胸片显示肺血减少的是
    A. 二尖瓣关闭不全
    B. 主动脉瓣关闭不全
    C. 二尖瓣狭窄
    D. 肺动脉瓣狭窄
    E. 主动脉瓣狭窄

88. 二尖瓣狭窄发生大咯血时以下处理不正确的是
    A. 采取坐位或患侧卧位
    B. 酚妥拉明
    C. 垂体后叶素
    D. 利尿
    E. 镇静

89. 二尖瓣球囊成形术的适应证有
    A. 心功能2~3级

B. 瓣口面积1.5~2.0 cm²
C. 年龄65岁
D. 轻度二尖瓣狭窄
E. 近期有风湿活动

90. 下列结果说明主动脉瓣关闭不全系风湿性的是
    A. 左心室乳头肌、腱索反射增强钙化
    B. 主动脉瓣增厚钙化
    C. 主动脉瓣根部扩张
    D. 主动脉瓣与二尖瓣叶增厚钙化、缩短,二尖瓣口面积<1.2 cm²
    E. 主动脉瓣呈二叶瓣

91. 二尖瓣关闭不全血流动力学障碍引起的改变有
    A. 左心房扩大
    B. 左心房和右心室扩大
    C. 左心室扩大
    D. 左心房和左心室扩大
    E. 全心扩大

92. 下列结果说明主动脉瓣关闭不全系风湿性的是
    A. 主动脉瓣短缩,增厚粘连伴狭窄
    B. 主动脉瓣环扩张
    C. 主动脉瓣呈二叶瓣
    D. 主动脉瓣增厚钙化
    E. 主动脉瓣根部扩张

93. 女性,35岁。活动后心慌气短2年,心功能评定为3级,心尖区可闻及舒张期隆隆样杂音及二尖瓣开瓣音。超声心动图示单纯二尖瓣狭窄,二尖瓣口面积<1.2 cm²,目前无风湿活动和感染的表现。该患者最佳的治疗方案是
    A. β受体阻滞剂
    B. 经皮二尖瓣球囊成形术
    C. 人工瓣膜置换术
    D. 地高辛治疗

E. 利尿剂治疗

94. 女性,35 岁。风湿性心脏病二尖瓣狭窄病史 10 年,脐周剧痛 2 h,心率 112 次/分,脐周压痛及反跳痛,肠鸣音减弱,心电图示心房颤动,尿镜检白细胞 3~5/HP。首先考虑的诊断是
    A. 急性肠炎
    B. 肠梗阻
    C. 肾动脉栓塞
    D. 肠系膜动脉栓塞
    E. 脾栓塞

95. 女性,38 岁,诊断为风湿性心脏病二尖瓣狭窄合并关闭不全。患者出现心悸、气短、下肢水肿,给予地高辛 0.25 mg/d,间断服氢氯噻嗪已 2 个月。心电图检查示室性期前收缩二联律。治疗上应采取的措施首选为
    A. 继续地高辛 0.25 mg/d,观察
    B. 加大地高辛用量
    C. 加大利尿剂用量
    D. 停用地高辛,给予钾盐和苯妥英钠
    E. 钾盐

96. 二尖瓣狭窄患者最常见的早期症状为
    A. 阵发性夜间呼吸困难
    B. 端坐呼吸
    C. 咯血
    D. 劳力性呼吸困难
    E. 声音嘶哑

97. 风心病二尖瓣狭窄患者,随右心衰竭的加重,下列临床表现将减轻的是
    A. 肝肿大、压痛
    B. 下肢水肿
    C. 颈静脉曲张
    D. 心尖区舒张期隆隆样杂音
    E. 呼吸困难

98. 下列超声心动图检查结果说明主动脉瓣关

闭不全系风湿性的是
    A. 主动脉瓣呈二叶瓣
    B. 主动脉瓣根部扩张
    C. 主动脉瓣增厚钙化
    D. 主动脉瓣与二尖瓣叶增厚钙化、缩短,二尖瓣口面积<1.2 cm²
    E. 左室乳头肌,腱索反射增强钙化

99. 大咯血易发生于
    A. 风湿性心脏病,二尖瓣狭窄伴关闭不全
    B. 风湿性心脏病,主动脉瓣狭窄伴关闭不全
    C. 风湿性心脏病,二尖瓣重度狭窄
    D. 风湿性心脏病,三尖瓣重度狭窄
    E. 风湿性心脏病,三尖瓣狭窄伴关闭不全

100. 风湿性心脏病主动脉瓣狭窄时,下列不正确的是
    A. 主动脉瓣区喷射性收缩期杂音
    B. 主动脉瓣区第二心音减弱
    C. 脉压小,脉搏细弱
    D. 左心室明显扩张
    E. 可出现第四心音

101. 风心病患者,3 周来低热,下列体征有助于活动风湿诊断的是
    A. 皮肤黏膜瘀点
    B. 皮肤环形红斑
    C. 脾大
    D. 肝大
    E. 贫血

102. 心尖区出现 Austin-Flint 杂音,提示有
    A. 主动脉瓣关闭不全
    B. 肺动脉瓣关闭不全
    C. 二尖瓣关闭不全
    D. 主动脉瓣狭窄
    E. 二尖瓣狭窄

103. 男,25 岁。活动后心悸,气促 4 年,偶感心

前区疼痛。查体:血压 140/40 mmHg,心
界向左下扩大,胸骨左缘第 3 肋间闻及舒
张期叹气样杂音。最可能的诊断为
A. 心肌炎
B. 动脉导管未闭
C. 肥厚梗阻型心肌病
D. 冠心病心绞痛
E. 风心病,主动脉瓣关闭不全

104. 男性,45 岁。风湿性心脏病二尖瓣狭窄患
者,该患者随右心衰竭加重,下列表现会
减轻的是
A. 肝脏肿大
B. 心率增快
C. 心尖区舒张期隆隆样杂音
D. 急性肺水肿发作
E. 胃肠道淤血症状

105. 对鉴别感染性心内膜炎和风湿活动最有
帮助的选项是
A. 进行性贫血
B. 多汗
C. 血沉增快
D. 皮肤黏膜瘀点
E. 发热

106. 感染性心内膜炎最常发生于
A. 二尖瓣狭窄
B. 二尖瓣狭窄伴心房颤动
C. 无瓣膜病变者
D. 二尖瓣关闭不全或主动脉瓣病变
E. 房间隔缺损

107. 女性,38 岁。既往有风湿性心脏病病史,近
2 周有持续性发热,全身乏力、食欲缺乏。
经检查初步诊断为亚急性细菌性心内膜
炎,则在体格检查中不可能有
A. 皮肤、口腔黏膜上的瘀点
B. 心脏杂音可无改变
C. 严重贫血

D. 环形红斑
E. 指(趾)甲下点片状出血

108. 女性,22 岁。发热 1 个月余。查体:贫血
貌,心率 100 次/分,胸骨左缘第 3、4 肋间
3 级收缩期杂音伴震颤,血红蛋白 70 g/L,
血沉 20 mm/h,血培养 1 次未找到细菌。
最可能的诊断是
A. 亚急性感染性心内膜炎
B. 急性心肌炎
C. 风湿性心脏病
D. 风湿活动
E. 再生障碍性贫血

109. 属于亚急性细菌性心内膜炎特点的是
A. 心室扩张,室壁变薄,可见纤维化瘢痕
及附壁血栓,常合并各种类型的心律
失常
B. 视网膜见卵圆形出血斑块伴中心呈
白色
C. 不均等的心室间隙肥厚
D. 心室腔变小,心肌活检见心肌细胞畸
形、肥大、排列紊乱
E. 常有发热和与发热程度不平行的心动
过速及各种心律失常

110. 男性,40 岁。8 个月前行二尖瓣机械瓣置
换术,1 个月来发热,体温 37.5~38.5℃。
实验室检查:Hb 82 g/L,尿 RBC 5~6 个/
HP,血培养结果未回报。治疗应首选的
药物是
A. 青霉素
B. 链霉素
C. 头孢菌素
D. 两性霉素
E. 氯霉素

111. 不符合原发性高血压的病理变化是
A. 全身细小动脉硬化
B. 左心室肥厚

C. 右心室肥厚

D. 视乳头水肿

E. 脑出血

112. 高血压合并心肌梗死宜选用

A. 美托洛尔

B. 硝苯地平

C. 哌唑嗪

D. 氢氯噻嗪

E. 呋塞米

113. 原发性高血压最常见的并发症是

A. 心肌梗死

B. 脑卒中

C. 慢性肾功能不全

D. 主动脉夹层动脉瘤

E. 心力衰竭

114. 男性,40 岁。血压 180/100 mmHg。经服硝苯地平及血管紧张素转化酶抑制剂治疗 2 周后,血压降至 120/80 mmHg。关于停药问题正确的是

A. 可以停服降压药

B. 停药后血压增高再服

C. 继续服药,在数月期间如血压保持稳定,再逐渐减少剂量至停服 1 种药,如血压不稳定,即表明需长期服用

D. 为避免血压下降过快,应停药,待症状出现时恢复用药

E. 立即减少药物剂量

115. 男性,65 岁。以往血压正常,最近体检发现非同日 3 次测定血压为 180/90 mmHg。此时应判断为

A. 血压正常

B. 动脉粥样硬化

C. 临界高血压

D. 老年收缩期高血压

E. 小动脉退行性变

116. 高血压患者,生气后,血压升至 250/120 mmHg,发生癫痫样抽搐、呕吐、意识模糊等中枢神经系统功能障碍的表现,脑 CT 扫描未见异常,最可能的诊断是

A. 脑出血

B. 高血压脑病

C. 蛛网膜下腔出血

D. 脑梗死

E. 高血压危象

117. 男性,56 岁。头晕 7 年,血压 180/100 mmHg,心率 75 次/分,心电图检查示一度房室传导阻滞。治疗宜用

A. 地尔硫草

B. 维拉帕米

C. 美托洛尔

D. 普萘洛尔

E. 卡托普利

118. 男性,60 岁。高血压性心脏病,休息状态即感憋喘,心电图示二度房室传导阻滞,双肺底可闻及湿啰音。此时不宜选用的药物是

A. ACEI

B. 利尿剂

C. 血管紧张素Ⅱ受体拮抗剂

D. β受体阻滞剂

E. α受体阻滞剂

119. 女性,35 岁。高血压 5 年,血压在(160~180)/(100~120)mmHg 之间,常感乏力、心悸,间断服用卡托普利治疗,效果不佳,此次化验血钾 3.0 mmol/L,未服用其他降压药。其诊断可能为

A. 肾动脉狭窄

B. 原发性醛固酮增多症

C. 高血压病

D. 皮质醇增多症

E. 嗜铬细胞瘤

120. 王某,男性,50 岁。体检时测得血压为 148/80 mmHg,主诉偶感头晕、头疼、眼花。该患者属于
A. 正常血压
B. 临界高血压
C. 高血压
D. 脉压增大
E. 脉压减小

121. 李某,男性。高血压史 20 年,血压 188/136 mmHg,经治疗后的血压稍有下降,但时有波动,患者紧张焦虑。当测得血压偏高时,下列做法不妥的是
A. 向患者讲解治疗原则,给予保健指导
B. 如实告诉测量结果,使患者掌握病情
C. 与基础血压做对照后向患者做合理解释
D. 测得血压值偏高时,应保持镇静
E. 安慰患者保持情绪乐观

122. 下列选项中,不是主动脉瓣狭窄并发症的是
A. 心律失常
B. 心脏性猝死
C. 感染性心内膜炎
D. 心力衰竭
E. 肺栓塞

123. 风湿性心脏病,二尖瓣狭窄最严重的并发症是
A. 心房纤颤
B. 体循环栓塞
C. 急性肺水肿
D. 右心室衰竭
E. 感染性心内膜炎

124. 冠心患者突感心悸、胸闷,BP 90/60 mmHg,HR 150 次/分,心尖部第一心音强弱不等,ECG 检查示心房率慢于心室率,两者无固定关系,QRS 波群增宽至

0.12 ms,可见室性融合波。诊断为
A. 频发室早
B. 室颤
C. 房扑
D. 阵发性室上性心动过速
E. 阵发性室性心动过速

125. 急性冠状动脉综合征的特点不包括
A. 斑块破裂
B. 稳定性心绞痛
C. 血栓形成
D. 远端小血管栓塞
E. 休息胸痛

126. 心绞痛引起的放射痛最可能是
A. 神经感觉纤维受刺激
B. 心脏交感神经的传入纤维受刺激
C. 支配左肩,左臂的体表神经受刺激
D. 膈神经的感觉纤维受刺激
E. 心脏迷走神经受刺激

127. 心绞痛的疼痛部位大多在
A. 剑突下
B. 心尖部
C. 心前区
D. 心底部
E. 胸骨体中上段后方

128. 下列情况由心脏搏出量增加引起心悸的为
A. 饮用浓茶后
B. 口服阿托品后
C. 低血糖时
D. 心房颤动发作时
E. 剧烈运动时

129. 可出现心悸伴晕厥或抽搐的疾病是
A. 风湿热
B. 心肌炎
C. 心包炎

D. 感染性心内膜炎

E. 病态窦房结综合征

130. 下列提示存在心源性水肿的体征,正确的是

A. 肝颈静脉回流征阳性

B. 腹腔积水

C. 肝脾大

D. 胸腔积液

E. 双踝部水肿

131. 心源性水肿的特点,正确的是

A. 从眼睑面部开始延及全身

B. 从足部开始向上延及全身

C. 水肿时最先出现腹水

D. 上肢、颈部水肿

E. 单侧、下肢、凹陷性水肿

132. 右心衰竭晚期水肿的特征是

A. 双下肢水肿

B. 合并胸腹腔积液

C. 右下肢水肿

D. 肝大

E. 腰骶部水肿

133. 引起心源性水肿的机制是

A. 毛细血管通透性增高

B. 淋巴液回流受阻

C. 毛细血管滤过压升高

D. 血浆胶体渗透压降低

E. 组织液蛋白含量高

134. 可出现中心性发绀的疾病是

A. 右心衰竭

B. 法洛四联症

C. 缩窄性心包炎

D. 严重休克

E. 血栓性静脉炎

135. 阵发性室上性心动过速的发生机制主

要是

A. 心肌缺血

B. 折返机制

C. 原发性高血压

D. 感染性心内膜炎

E. 洋地黄中毒

136. 对药物治疗无效的反复发作室性心动过速/心室颤动的心力衰竭患者,最适合的治疗为

A. 服用阿托品

B. 植入性心脏转复除颤器

C. 服用奎尼丁

D. 安置房室顺序起搏器

E. 静脉维拉帕米

137. ECG 无法辨认 QRS 波群、ST 段及 T 波,频率为 450 次/分,诊断为

A. 房颤

B. 窦性停搏

C. 室性自搏心律

D. 室扑

E. 室颤

138. 下列不符合阵发性室速的 ECG 特点是

A. 连续 3 次以上的室早

B. 心室率超过 110 次/分

C. P 波与 QRS 波群常有关

D. 可见室性融合波

E. QRS 波宽大畸形

139. 下列不是左冠状动脉前降支引起心肌梗死的是

A. 左室前壁

B. 心尖部

C. 前间隔

D. 左室膈面

E. 下侧壁

140. 有关急性右心室梗死的叙述,下列错误

的是

A. 静脉压增高而肺毛细血管楔压正常

B. 下壁及后壁心肌梗死同时出现

C. 右心室舒张末期容量可有利于维持右心室功能

D. 不宜用利尿剂治疗

E. 冠脉内溶栓治疗的危险性比左心室梗死大

141. 最早能反映急性心肌梗死发生的酶学检查是

A. 磷酸肌酸激酶(CK)

B. CK-MM亚型：MM3/MM1比值

C. CK-MB

D. α-羟丁酸脱氢酶

E. 血清肌红蛋白

142. 扩张型心肌病左、右心室同时衰竭时，与临床症状和体征最有关的因素是

A. 静脉回流增加

B. 肺淤血

C. 心输出量减少

D. 心律失常

E. 心肌缺血

143. 男,45岁。有高血压史,因阵发性心悸2天来诊。查体:血压120/70 mmHg,心率180次/分,律齐,心音正常,无杂音。1 min后,心率降至80次/分,律齐;30 s后又恢复到180次/分。该病例的诊断最可能为

A. 窦性心动过速

B. 阵发性心房颤动

C. 阵发性室上性心动过速

D. 阵发性心房扑动

E. 三度房室传导阻滞

144. 女,30岁。发热3天,晕厥1次,心电图示三度房室传导阻滞,心室率40次/分。下列各项治疗应首选

A. 临时心脏起搏器植入

B. 肾上腺素

C. 直流电复律

D. 毛花苷丙

E. 阿托品

145. 女,20岁。突发心悸1 h,过去有类似发作史,可自行停止。查体:甲状腺不大,心界不大,心率180次/分,律齐,未闻及杂音。为明确诊断应立即做

A. ECG检查

B. UCG检查

C. 心电向量图检查

D. 心脏X线检查

E. T_3、T_4检查

146. 所谓有效循环血量是

A. 每分钟心脏输出的血量

B. 回流至心脏的血量

C. 单位时间内通过毛细血管的血量

D. 单位时间内心血管系统内循环血量

E. 循环系统内血量加储存脾脏的血量

147. 男性,24岁。因劳力时气短就诊,查体胸骨左缘第3~4肋间有收缩期喷射性杂音,超声心动图检查示室间隔与左室后壁增厚,其比值>1.3。最可能的诊断是

A. 冠心病

B. 肥厚型心肌病

C. 扩张型心肌病

D. 室间隔缺损

E. 先天性心脏病,主动脉瓣狭窄

148. 男性,36岁。心悸、胸痛,劳力性呼吸困难3个月。胸骨左缘第3、4肋间收缩期喷射性杂音,心界不大,超声心动图检查舒张期室间隔的厚度与左室后壁之比为1.35。最可能的诊断是

A. 风心病二尖瓣狭窄

B. 风心病二尖瓣关闭不全

C. 风心病主动脉瓣关闭不全

D. 风心病主动脉瓣狭窄

E. 肥厚型心肌病

149. 男性,68 岁。突发心前区闷痛 3 h 为主诉入院,既往体健。查体:血压 120/60 mmHg,心率 58 次/分,心尖部可闻及 4/6 级收缩期吹风样杂音。心电图检查提示,Ⅱ、Ⅲ、aVF 导联 ST 段抬高,诊断为急性下壁心肌梗死。下列属于其并发症的是

A. 心脏破裂

B. 室壁瘤形成

C. 乳头肌断裂

D. 左心室附壁血栓

E. 心肌梗死后综合征

150. 男性,64 岁,在抗洪一线,突获悉其母病故后,当日发生急性下壁心肌梗死。既往有原发性高血压 5 年,糖尿病 10 年,吸烟 40 余年。该患者急性心肌梗死的主要病因是

A. 劳累及情绪激动

B. 原发性高血压

C. 糖尿病

D. 动脉硬化

E. 吸烟过量

151. 一患者急性广泛前壁心肌梗死患者,胸闷、憋气明显,心率 140 次/分,双肺可闻及弥漫性小水泡音,首选最佳处理应为

A. 给予洋地黄制剂,以增加心肌收缩力

B. 给予 β 受体阻滞剂,以降低心室率

C. 给予血管扩张剂,以降低心脏前后负荷

D. 给予钙拮抗剂,以缓解冠状动脉痉挛

E. 给予补液,以补充循环血容量

152. 男性,25 岁。风心病二尖瓣狭窄 4 年,2 天来咳血丝痰、气促,已排除其他可以引起出血的疾病。说明该患者已进入

A. 右心室失代偿

B. 左心室失代偿

C. 左心房失代偿

D. 左、右心室失代偿

E. 左心房、左心室失代偿

153. 男性,29 岁。风湿心二尖瓣狭窄、主动脉关闭不全病史多年,因低热 2 周并心衰加重入院,目前考虑风湿活动与感染性心内膜炎。关于病原学诊断以下正确的是

A. 无论病情缓急,入院抽血 3 次后立即抗感染性心内膜炎治疗

B. 采血量多少与血培养的阳性率无关

C. 超声心动图明确有赘生物者,不必抽血

D. 严格规定抽血应在高热时

E. 近期未用抗生素者,正确采血培养阳性率高达 95%

154. 男性,50 岁,心前区剧痛 2 h。查体:血压 120/80 mmHg,端坐呼吸,两肺底细湿啰音,心率 120 次/分,律齐,S_1 减弱。ECG 检查:$V_1 \sim V_5$ 导联病理性 Q 波及 ST 段上抬。紧急处理不应该使用的药物是

A. 吗啡

B. 硝酸异山梨酯

C. 多巴酚丁胺

D. 氢氯噻嗪

E. 毛花苷丙

155. 男性,32 岁,劳累后心悸、气促、下肢水肿 6 个月。查体:心界向两侧扩大,心尖区可闻及 2/6 级收缩期杂音,两肺底有小水泡音,超声心动图示左室腔增大,心电图检查提示完全性左束支阻滞,该患者诊断为

A. 心包炎

B. 扩张型心肌病

C. 急性病毒性心肌炎

D. 二尖瓣狭窄

E. 肺心病

156. 女性,19 岁。近 2 周来发热 38℃ 左右,伴恶心、呕吐、腹泻,遂出现心悸、胸痛、呼吸困难、晕厥发作。查体发现,面色苍白,精神萎靡,心率 40 次/分,律齐,心尖部第一心音低钝,且可闻及大炮音,临床诊断病毒性心肌炎,心电图表现最可能是
A. 窦性心动过缓
B. 一度房室传导阻滞
C. 二度房室传导阻滞
D. 三度房室传导阻滞
E. 室内传导阻滞

157. 男性,21 岁。近半年来反复心悸、胸痛、劳力性呼吸困难,时有头晕或短暂神志丧失。查体:心脏轻度增大,心尖部有 2 级收缩期杂音和第 4 心音,胸骨左缘第 3～4 肋间闻及较粗糙的喷射性收缩期杂音。应选用的药物是
A. 地高辛
B. 硝酸甘油
C. 普萘洛尔
D. 托普利
E. 氢氯噻嗪

158. 女性,19 岁。近 2 周来发热 38℃ 左右,伴恶心、呕吐、腹泻,遂出现心悸、胸痛、呼吸困难,晕厥发作。查体:面色苍白,精神萎靡,心率 40 次/分,律齐,心尖部第一心音低钝,且可闻及大炮音。临床诊断为病毒性心肌炎,最适宜的治疗措施是
A. 静脉注射阿托品
B. 静脉滴注硝酸甘油
C. 皮下注射肾上腺素
D. 临时安置心脏起搏器
E. 心脏复律

159. 病毒性心肌炎患者,血压明显升高。查体:BP 200/130 mmHg,眼底出血渗出,视乳头水肿。实验室报告可能是
A. 肾功能不全
B. 患者血压明显升高,伴有剧烈头痛、呕吐、抽搐
C. 患者平日有心悸、胸痛、劳力时气促、起立或运动时眩晕。查体:胸骨左缘第 3～4 肋间可闻及较粗糙的喷射性收缩期杂音,屏气时杂音增强
D. 患者 1 周前出现发热,全身无力,现自觉心悸、胸闷。查体:心率 120 次/分,偶可闻及室性期前收缩。实验室报告:CK、AST、LDH 增高
E. 患者气急,端坐呼吸。查体:心脏增大,听诊可闻及第四心音奔马律,双下肢水肿。超声心动图检查报告:左心室腔明显扩大

160. 男性,32 岁。间歇性劳力性心悸、气促、胸痛 1 年,今突然站立时发生眩晕。查体:胸骨左缘第 3 肋间听到较粗糙的喷射性收缩期杂音,心率 112 次/分,律齐。下列处理错误的是
A. 普萘洛尔 10 mg,tid
B. 地高辛 0.25 mg,qd
C. 地尔硫草 30 mg,tid
D. 辅酶 Q_{10}、维生素等改善心肌代谢的药物
E. 避免剧烈运动、持重或屏气

161. 男性,73 岁。风湿性心脏病,心力衰竭,服用地高辛及氢氯噻嗪等药物治疗。心电图检查示:室性期前收缩二联律,心率 120 次/分。血钾 2.78 mmol/L,地高辛浓度未测。下列处理最合适的是
A. 吸氧
B. 普萘洛尔
C. 雷米普利
D. 氯化钾
E. 利多卡因

三、A3/A4 型题

(162～165 题共用题干)

男性,60 岁。因心肌梗死后反复出现心律不齐服用阿替洛尔治疗,1 周来反复发作心前区疼痛伴晕厥。高血压病 15 年。

162. 晕厥最可能的原因是
 A. 心房颤动
 B. 心房扑动
 C. 阵发性室上性心动过速
 D. 阵发性室性心动过速
 E. 二度 I 型房室传导阻滞

163. 为明确诊断,最有价值的检查手段是
 A. 超声心动图
 B. 心电图
 C. 动态心电图
 D. 心肌核素显像
 E. 冠状动脉造影

164. 该患者出现上述心律失常的主要病因可能是
 A. 心肌缺血
 B. 电解质紊乱
 C. 阿替洛尔过量
 D. 心功能不全
 E. 高血压脑病

165. 该患者治疗药物应首选
 A. 利多卡因
 B. 维拉帕米
 C. 普罗帕酮
 D. 普鲁卡因胺
 E. 奎尼丁

(166～169 题共用题干)

男性,65 岁。冠心病 10 年。6 h 前胸骨后剧痛,为压榨性,并向左臂放射。先后含硝酸甘油 4 次,疼痛稍减轻,烦躁不安,出汗。查体:急性痛苦面容,体温 36.5℃,血压为 100/70 mmHg,脉率 110 次/分;心界不大,律齐,心音低,未闻奔马律及杂音;双肺少许湿啰音;肝脾未触及。

166. 最可能的诊断是
 A. 变异型心绞痛
 B. 急性左心衰
 C. 心包积液
 D. 肺动脉栓塞
 E. 急性心肌梗死

167. 于入院后第 3 天突发剧烈胸痛,端坐呼吸,心脏超声检查见明显二尖瓣反流。查体时最有诊断意义的体征为
 A. 胸骨左缘中下部收缩期杂音
 B. 心音遥远,心界增大
 C. 血压降低,脉压减小
 D. 心尖区响亮的全收缩期杂音
 E. 满肺湿啰音及颈静脉曲张

168. 该例患者诊断应为
 A. 急性心脏压塞
 B. 乳头肌断裂
 C. 急性左心衰竭
 D. 室间隔破裂
 E. 室壁瘤破裂

169. 该并发症最常见于
 A. 右室梗死
 B. 广泛前壁心肌梗死
 C. 下壁心肌梗死
 D. 前间壁心肌梗死
 E. 正后壁心肌梗死

(170～172 题共用题干)

男性,65 岁。以往有劳力型心绞痛,长期服用硝酸酯类药物,病情尚稳定。近 1 个月来胸痛又发作,部位于胸骨下段,且多发生在午睡时或晚间入睡后,服硝酸甘油无效,起床站立后

可缓解。以往有胆结石史,但从无发作。

170. 近 1 个月的胸痛发作原因,尚应排除
  A. 不稳定型心绞痛
  B. 恶化型劳力性心绞痛
  C. 自发性心绞痛
  D. 胆心综合征
  E. 食管裂孔疝

171. 为了进一步明确诊断应做的检查是
  A. 头低脚高位钡餐检查
  B. 心电图平板运动试验
  C. 口服胆囊造影
  D. 冠状动脉造影
  E. 核素心肌显像

172. 1 周来患者胸痛发作在清晨 5:00 时,且疼痛时间较长,并有心动过速和期前收缩。此时诊断应考虑是
  A. 卧位型心绞痛
  B. 恶化型劳力性心绞痛
  C. 食管裂孔疝
  D. 变异型心绞痛
  E. 胆结石

(173～174 题共用题干)

男性,52 岁。1 年前因心绞痛行冠状动脉造影及支架置入术,此后未再发作胸痛。20 多天前快速行走时发作胸痛,1 周以来饭后和大便后也发作,血压 90/60 mmHg。

173. 该患者的心绞痛是
  A. 初发劳力型心绞痛
  B. 梗死后心绞痛
  C. 变异型心绞痛
  D. 卧位心绞痛
  E. 稳定劳力型心绞痛

174. 患者用药不合适的是
  A. 阿司匹林

  B. 氯吡格雷
  C. 低分子肝素
  D. 硝酸异山梨酯
  E. 硝苯地平控释片

(175～176 题共用题干)

急性下壁心肌梗死患者住院 5 天,突然出现呼吸困难,出冷汗,不能平卧,查体心底部可闻及 3/6 级收缩期杂音。

175. 最可能的原因是
  A. 感染性心内膜炎
  B. 急性主动脉夹层
  C. 室间隔破裂
  D. 后内侧乳头肌断裂
  E. 可能不是杂音,而是心包摩擦音

176. 最有效的治疗应该是
  A. 洋地黄类药物
  B. ACEI
  C. 利尿剂
  D. 主动脉内气囊反搏术
  E. 循环支持下外科手术

(177～178 题共用题干)

男性,31 岁。主诉心前区刀割样疼痛、咳嗽,呼吸时加重。体检:体温 39.7℃,可闻及心包摩擦音。血 WBC $18×10^9$/L,心电图检查示多数导联 ST 段弓背向下型抬高。追问病史,2 周前有上呼吸道感染史。

177. 此时考虑最有可能的诊断为
  A. 结核性心包炎
  B. 急性非特异性心包炎
  C. 风湿性心包炎
  D. 急性化脓性心包炎
  E. 急性心肌梗死

178. 该患者心包积液的性质或特点应为
  A. 量较少

B. 积液为脓性

C. 不能找到化脓性细菌

D. 淋巴细胞为主

E. 以上都不对

(179～183 题共用题干)

男性,30 岁。10 年来阵发性心悸,每次心悸突然发作,持续 0.5～3 h 不等,此次发作持续 0.5 h 而来就诊。检查:血压 90/60 mmHg,心率 200 次/分,心律绝对规则,无杂音,肺(一)。

179. 估计此次心律失常最可能的是

A. 2∶1 心房扑动

B. 阵发性室性心动过速

C. 窦性心动过速

D. 阵发性室上性心动过速

E. 心房颤动

180. 最佳治疗措施是

A. 静脉注射苯妥英钠

B. 静脉注射利多卡因

C. 静脉滴注氯化钾

D. 静脉注射毛花苷丙

E. 静脉注射普萘洛尔

181. 假设心电图检查示 QRS 波群宽 0.14～0.16 s,起始部粗钝,RR 间期绝对不等,此时心律失常最大可能是

A. 预激综合征伴心房颤动

B. 阵发性室性心动过速

C. 心房颤动伴室内差异性传导

D. 心房颤动伴束支传导阻滞

E. 室上速伴差异传导

182. 此时最佳治疗方案为

A. 静脉注射毛花苷丙

B. 电复律

C. 静脉注射利多卡因

D. 静脉滴注氯化钾

E. 静脉注射维拉帕米

183. 对此种心律失常,下列各项中禁忌证为

A. 奎尼丁

B. 普罗帕酮

C. 胺碘酮

D. 电复律

E. 洋地黄类制剂

(184～187 题共用题干)

男性,28 岁。活动后心悸、气促 1 年,2 年前有心肌炎病史。查体:血压 140/90 mmHg,心脏叩诊浊音界扩大,心尖搏动及第一心音减弱,心尖部有 3/6 级收缩期杂音,心率 110 次/分,频发期前收缩,双肺底少量湿啰音,颈静脉怒张,肝肋下 3 cm,双下肢轻度水肿,心电图检查示频发室性期前收缩。

184. 该病例最可能的诊断是

A. 风湿性心脏病,二尖瓣关闭不全

B. 扩张型心肌病

C. 缺血性心肌病

D. 高血压性心脏病

E. 甲亢性心脏病

185. 该病例主要与下列相鉴别的疾病是

A. 心包积液

B. 缩窄性心包炎

C. 限制型心肌病

D. 缺血性心肌病

E. 肥厚性心肌病

186. 为进一步确诊应进行的检查是

A. 血沉

B. 动态心电图

C. 超声心动图

D. X 线胸片

E. 心肌酶谱

187. 不适合该患者的治疗措施是

A. 钙通道阻滞剂

B. 利尿剂

C. ARB 类

D. β受体阻滞剂

E. 血管紧张素转换酶抑制剂

(188～190 题共用题干)

女性,32 岁。活动后心悸气短 3 年余,夜间不能平卧,咳嗽,咳粉红色泡沫样痰 1 h 而来诊。1 周前发热,咽痛,咳嗽,呼吸 30 次/分,双肺布满干湿啰音,心界向两侧扩大,心尖部 2/6 级收缩期吹风样杂音。

188. 最可能的诊断是

A. 肺部感染

B. 支气管哮喘

C. 急性左心衰竭

D. ARDS

E. 肺结核

189. 发病的诱因是

A. 上呼吸道感染

B. 劳累

C. 情绪激动

D. 活动风湿

E. 感染性心内膜炎

190. 发病的病因是

A. 急性心肌炎

B. 高血压性心脏病

C. 扩张型心肌病

D. 心包炎

E. 甲亢

(191～193 题共用题干)

男性,50 岁。有高血压病史 5 年,因近期未按时服药,2 h 前出现明显头痛、烦躁、心悸多汗,面色苍白,视力模糊,测血压 230/130 mmHg。

191. 可能的诊断为

A. 嗜铬细胞瘤

B. 高血压心衰

C. 高血压危象

D. 高血压脑病

E. 高血压肾脏改变

192. 以上临床表现产生的主要原因是

A. 脑血管自身调节障碍

B. 交感神经兴奋及儿茶酚胺类物质分泌增多

C. 血循环中醛固醇增多

D. 血循环中皮质醇增高

E. 心房利钠因子减少

193. 该患者治疗应为

A. 立即静脉给药,控制血压,并随访数天

B. 立即静脉药物降压

C. 卧床休息,暂不需治疗

D. 先随访数天,再决定是否治疗

E. 立即给予口服药物治疗,血压下降后立即停药,无须随访

(194～195 题共用题干)

男性,46 岁。高血压病史 10 余年,不规律服用"硝苯地平、普萘洛尔"等药物,具体剂量不详,平素血压(130～180)/(90～110)mmHg 之间,最高达 190/120 mmHg。查体:P 100 次/分,BP 170/100 mmHg,心浊音界向左下扩大,心尖部可闻及 2/6 级吹风样杂音,$A_2 > P_2$,肝脾未触及,双肾区无叩痛。辅助检查:血 WBC $9.3 \times 10^9/L$,中性粒细胞 65%,HGB 126 g/L。心电图检查:窦性心律,110 次/分,电轴$-25°$,$R I + R III = 3.2$ mV,$RV_5 = 3.0$ mV,$V_3 \sim V_6$ 导联 ST 段水平下移 0.2mV,伴 T 波低平。

194. 该患者诊断为

A. 高血压病 3 级,极高危

B. 高血压病 3 级,高危

C. 高血压病 2 级,高危

D. 高血压病 2 级,极高危

E. 扩张型心肌病

195. 首选治疗药物不包括
 A. 硝苯地平
 B. 美托洛尔
 C. 卡托普利
 D. 氢氯噻嗪
 E. 硝酸甘油

（196～199 题共用题干）

 男性，49 岁。发作性胸骨后疼痛 2 天，含硝酸甘油可缓解，1 h 前再发胸痛伴大汗，含硝酸甘油不能缓解就诊，急查心电图示 V₁～V₃ 导联 ST 段抬高 0.5～0.8 mV，呈单向曲线，未见坏死型 Q 波。

196. 应首先考虑为
 A. 急性前间壁 ST 段抬高型心肌梗死
 B. 急性心包炎
 C. 变异型心绞痛
 D. 急性前壁心肌梗死
 E. 急性肺动脉栓塞

197. 该类型患者最佳的溶栓时间是
 A. 6～12 h
 B. ≤6 h
 C. ≤12 h
 D. ≤24 h
 E. ≤48 h

198. 提示药物溶栓后冠状动脉再通的心电图表现是
 A. T 波倒置>0.05 mV
 B. 溶栓 24 h 内 ST 段回落>20%
 C. 溶栓 2 h 内 ST 段回落≥50%，24 h 内 ST 段抬高的导联出现 T 波倒置>0.1 mV
 D. 出现房性心律失常
 E. ST 段持续抬高

199. 如果 ST 段抬高持续时间>2 个月，抬高幅度≥0.2 mV，同时伴有坏死型 Q 波，则

高度提示
 A. 再次心肌梗死
 B. 室壁瘤形成
 C. 心肌梗死后综合征
 D. 冠状动脉溶栓未通
 E. 心脏破裂

（200～201 题共用题干）

 男性，80 岁。高血压病史 20 年。查心电图并绘制梯形图，梯形图如下图所示，心率为 60 次/分。

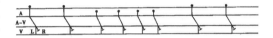

200. 梯形图显示的心律失常为
 A. 完全性左束支阻滞
 B. 完全性右束支阻滞
 C. 预激综合征
 D. 室内阻滞
 E. 房室结双径路现象

201. 梯形图中第 3 至第 6 个心搏用 A 行中的黑圆点表示，心率为 105 次/分，说明存在
 A. 窦性心动过速
 B. 交界性心动过速
 C. 房性心动过速
 D. 房内折返性心动过速
 E. 窦性心律不齐

（202～203 题共用题干）

 女性，58 岁，发作性心悸 10 天。查心电图并绘制梯形图如下图所示。

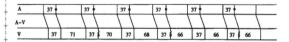

202. 该梯形图显示的心律失常为
 A. 窦性心律不齐

B. 窦性期前收缩二联律

C. 房性期前收缩二联律

D. 交界性期前收缩二联律

E. 二度Ⅱ型窦房传导阻滞

203. 梯形图 V 行中的螺旋样竖线代表

A. 完全性右束支阻滞

B. 室内阻滞

C. 室内传导延缓

D. 室内差异性传导

E. 存在交流电干扰

(204～206 题共用题干)

女性,65 岁,冠心病,下壁心肌梗死。10 年前因三度房室传导阻滞置入 VVI 起搏器,起搏频率设置在 72 次/分。

204. 近日因胸闷、头晕,查心电图并绘制梯形图,梯形图如下图所示,心房率为 92 次/分,心室率为 40 次/分。梯形图显示的诊断应为

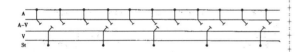

A. 心房颤动、三度房室传导阻滞、交界性逸搏心律

B. 房性心动过速、三度房室传导阻滞、交界性逸搏心律

C. 心房扑动、三度房室传导阻滞、交界性逸搏心律

D. 窦性心律、三度房室传导阻滞、心室起搏心律

E. 窦性心律、三度房室传导阻滞、室性逸搏心律

205. 患者起搏频率由初始 72 次/分下降至目前的 40 次/分,应考虑

A. 起搏器功能障碍

B. 起搏器电池耗竭

C. 起搏器感知障碍

D. 起搏器功能正常

E. 起搏器频率降低

206. 下一步的治疗措施是

A. 更换电池

B. 立即更换起搏器

C. 更换起搏电极

D. 给起搏器充电

E. 提高窦房结频率

(207～208 题共用题干)

女性,38 岁。心悸、胸闷 10 天。

207. 该患者心电图检查见下图,应考虑为

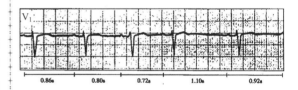

A. 窦性停搏

B. 二度Ⅱ型窦房传导阻滞

C. 二度Ⅰ型窦房传导阻滞

D. 二度Ⅱ型房室传导阻滞

E. 窦性心律不齐

208. 该心电图最易误诊为

A. 二度Ⅰ型房室传导阻滞

B. 窦性心律不齐

C. 二度Ⅱ型房室传导阻滞

D. 窦性停搏

E. 二度Ⅱ型窦房传导阻滞

(209～210 题共用题干)

男性,52 岁。晕厥原因待查。

209. 该患者心电图检查见下图,应诊断为

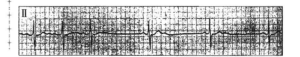

A. 窦性停搏

B. 窦性心动过缓,一度房室传导阻滞,二度Ⅱ型窦房传导阻滞

C. 窦性心动过缓伴不齐,一度房室传导阻滞

D. 心房颤动

E. 频发房性期前收缩未下传

210. 该心电图最易误诊为

A. 窦性停搏

B. 二度Ⅰ型房室传导阻滞

C. 二度Ⅰ型窦房传导阻滞

D. 二度Ⅱ型房室传导阻滞

E. 窦性心律不齐

(211～213题共用题干)

男性,75岁。风湿性心脏病患者,病史15年,近5年出现慢性心力衰竭的症状。2周前症状加重,心脏超声检查示射血分数(EF)35%,在其治疗中使用 ACEI 类药物。

211. ACEI 最常见的不良反应是

A. 直立性低血压

B. 血管性水肿

C. 咳嗽

D. 高血钾

E. 晕厥

212. 如该患者不能耐受 ACEI 类药物治疗,可以选用

A. ARB 类

B. β受体阻滞剂

C. 强心苷

D. 米力农

E. 钙通道阻滞剂

213. 关于 ACEI 类药物的用法,以下说法正确的是

A. 从小剂量开始,逐步加量,症状改善时维持剂量

B. 先给予负荷量,再给予维持剂量

C. 常与保钾利尿剂合用

D. 最好在早晨,仰卧位开始治疗

E. 从小剂量开始,逐步加量至目标剂量

(214～217题共用题干)

男性,60岁。因心肌梗死后反复出现心律不齐服用阿替洛尔治疗,1周来反复发作心前区疼痛伴晕厥。高血压病15年。

214. 晕厥最可能的原因是

A. 心房颤动

B. 心房扑动

C. 阵发性室上性心动过速

D. 阵发性室性心动过速

E. 二度Ⅰ型房室传导阻滞

215. 为明确诊断,最有价值的检查手段是

A. 超声心动图

B. 心电图

C. 动态心电图

D. 心肌核素显像

E. 冠状动脉造影

216. 该患者出现上述心律失常的主要病因可能是

A. 心肌缺血

B. 电解质紊乱

C. 阿替洛尔过量

D. 心功能不全

E. 高血压脑病

217. 患者治疗药物应首选

A. 利多卡因

B. 维拉帕米

C. 普罗帕酮

D. 普鲁卡因胺

E. 奎尼丁

(218～221题共用题干)

男性,65 岁。冠心病 10 年。6 h 前胸骨后剧痛,为压榨性,并向左臂放射。先后含硝酸甘油 4 次,疼痛稍减轻,烦躁不安,出汗。查体:急性痛苦面容,体温 36.5℃,血压为 100/70 mmHg,脉率 110 次/分;心界不大,律齐,心音低,未闻奔马律及杂音;双肺少许湿啰音;肝脾未触及。

218. 最可能的诊断是
　　A. 变异型心绞痛
　　B. 急性左心衰
　　C. 心包积液
　　D. 肺栓塞
　　E. 急性心肌梗死

219. 于入院后第 3 天突发剧烈胸痛,端坐呼吸,心脏超声见明显二尖瓣反流。查体时最有诊断意义的体征为
　　A. 胸骨左缘中下部收缩期杂音

　　B. 心音遥远,心界增大
　　C. 血压降低,脉压减小
　　D. 心尖区响亮的全收缩期杂音
　　E. 满肺湿性啰音及颈静脉曲张

220. 该例患者诊断应为
　　A. 急性心脏压塞
　　B. 乳头肌断裂
　　C. 急性左心衰竭
　　D. 室间隔破裂
　　E. 室壁瘤破裂

221. 该并发症最常见于何部位的梗死?
　　A. 右室梗死
　　B. 广泛前壁心肌梗死
　　C. 下壁心肌梗死
　　D. 前间壁心肌梗死
　　E. 正后壁心肌梗死

第五章

消化系统急症

1. 以下对胆道感染的概述,不正确的是
   A. 发病率为外科急腹症的第 2 位
   B. 包括急性胆囊炎、慢性胆囊炎、急性胆管炎、急性化脓胆管炎
   C. 最常见的细菌为金黄色葡萄球菌、溶血性链球菌、肺炎双球菌
   D. 易形成结石,胆结石阻塞胆总管有 80%~90% 合并感染
   E. 重症感染可并发胆囊穿孔、胆道出血、肝脓肿、中毒性休克

2. 典型的 Charcot 三联症,对以下哪一种疾病具有诊断意义?
   A. 急性化脓性门静脉炎
   B. 急性胰腺炎
   C. 原发性硬化性胆管炎
   D. 急性梗阻性化脓性胆管炎
   E. 急性化脓性胆囊炎

3. 临床诊断胆道蛔虫症的主要依据是
   A. 阵发性上腹剑突下剧烈钻顶样绞痛,而体征轻微
   B. 钡餐检查见到十二指肠内蛔虫阴影
   C. ERCP 胆道造影,发现胆管内有虫体条状影
   D. 十二指肠引流液镜检查到虫卵

E. B 型超声检查见胆道内蛔虫平行双边影像图

4. 有关胆囊腺瘤样息肉病变的特点,下列不正确的是
   A. 属于胆囊常见的良性肿瘤
   B. 无恶变倾向
   C. 可合并胆囊炎或胆囊结石
   D. 乳头状腺瘤可发生出血、坏死
   E. 通常直径为 0.5~2 cm,可单发或多发

5. 关于胆囊癌的临床特点,以下错误的是
   A. 女性多见,50 岁以上者占 82%
   B. 结石的慢性刺激是重要的致病因素,胆囊癌伴存胆囊结石者占 80% 以上
   C. 组织病理学主要为腺癌,鳞癌、混合癌者少见
   D. 转移方式主要为血行转移,其次为淋巴转移
   E. 早期无特异性表现,早期诊断困难,一经确诊多为晚期

6. 胆汁中的 3 种主要成分是
   A. 胆固醇、胆盐、胆色素
   B. 胆固醇、胆盐、钙盐
   C. 胆色素、胆盐、磷脂
   D. 胆固醇、胆盐、磷脂
   E. 胆盐、钙盐、磷脂

7. 关于肝内胆管结石经皮肝胆管造影(PTC)的 X 线特征,错误的是
   A. 肝总管或左右肝管处有环形狭窄
   B. 胆总管内有充盈缺损
   C. 左右肝管或肝内胆管某部分不显影
   D. 左右肝管不对称孤立性扩张
   E. 肝内胆管呈哑铃状扩张

8. 胆道感染的致病菌最常见的是
   A. 大肠埃希菌
   B. 克雷伯杆菌
   C. 铜绿假单胞菌
   D. 脆弱类杆菌
   E. 肠球菌

9. 胆道蛔虫症的诊断要点是
   A. 伴有恶心、呕吐蛔虫
   B. 腹痛反复发作
   C. 可出现黄疸
   D. 可并发胆源性胰腺炎
   E. 剧烈腹部绞痛与不相称的轻微腹部体征

10. 急性梗阻性化脓性胆管炎较适合的急诊手术是
    A. 胆囊切除术
    B. 胆囊造口术
    C. 胆总管切开减压,T 管引流术
    D. 肝叶切除术
    E. 胆肠吻合内引流术

11. 关于 Murphy 征,下列正确的是
    A. Murphy 征是检查者左手拇指放在患者右腹直肌外缘与肋弓交界处
    B. 检查时嘱咐患者吸气后再用力压下
    C. 检查时患者深呼吸突然屏气为阳性
    D. 检查时患者有皱眉反应为阳性
    E. 按压右肋弓下有反跳痛阳性

12. 关于胆囊息肉的手术指征,下列错误的是

A. 直径>1 cm
B. 有明显的症状
C. 年龄>60 岁
D. 息肉短时间内增大迅速
E. CT 检查疑有恶变

13. 肝内胆管结石的特点是
    A. 多为胆固醇性结石
    B. 肝右前叶多见
    C. 黄疸是主要的症状
    D. 肝左外叶和右后叶多见
    E. 主要采取非手术疗法

14. 关于胆囊癌,下列说法错误的是
    A. 常发生在 50 岁以上
    B. 男性比女性多见
    C. 多发生于体部和底部
    D. 多为腺癌
    E. 以淋巴道转移多见

15. 关于原发性硬化性胆管炎,下列描述错误的是
    A. 以肝内和肝外胆管进行性纤维化狭窄为特点
    B. 男性比女性多见
    C. 胆囊常受侵犯
    D. 主要表现为肝内胆汁淤滞
    E. 患者常伴有溃疡性结肠炎

16. 关于胆管癌,下列描述错误的是
    A. 指发生在左右肝管至胆总管下端的恶性肿瘤
    B. 上段胆管癌最为常见
    C. 多为腺癌
    D. 较易发生远处转移
    E. 主要表现为进行性加重的黄疸

17. 先天性胆道闭锁的手术治疗时机宜选择在出生后
    A. 2 个月内

B. 3 个月内

C. 4 个月内

D. 5 个月内

E. 6 个月内

18. 下列不属于胆汁功能的是

A. 乳化脂肪

B. 抑制肠道细菌生长繁殖

C. 中和胃酸

D. 刺激肠蠕动

E. 促进水溶性维生素的吸收

19. 下列检查结果不符合肝门部胆管癌的是

A. 体检触及肿大的胆囊

B. 血清总胆红素、直接胆红素显著升高

C. B 超见肝内胆管扩张

D. PTC 见单侧肝内胆管扩张,另一侧不显影

E. CT 扫描见肝内胆管扩张,肝门部有肿块

20. 胆囊切除手术中,不适合胆总管探查指征的是

A. 胆总管有扩张

B. 曾有梗阻性黄疸史

C. 胆囊水肿

D. 术中胆管造影示胆管结石

E. 胆总管触到结石

21. 引起急性胆囊炎的常见病因是

A. 胆道蛔虫进入胆囊

B. 胆囊息肉继发感染

C. 胆囊结石堵塞胆囊管

D. 胰腺炎致胰液反流

E. 胆总管下端梗阻

22. 治疗急性梗阻性化脓性胆管炎最常用的有效手术方式是

A. 胆囊造口术

B. 胆囊切除术

C. 胆总管切开、T 管引流术

D. 胆管空肠吻合术

E. 胆囊空肠吻合术

23. 急性重症胆管炎并发休克,最重要的治疗措施是

A. 大量使用有效抗生素

B. 应用升压药物

C. 扩容治疗

D. 解除胆道梗阻,通畅引流

E. 纠正水、电解质平衡紊乱

24. 肝外胆道的解剖特点,下列错误的是

A. 胆管常有变异

B. 胆囊动脉常有变异

C. 胆总管下端多数与主胰管汇合

D. Oddi 括约肌由胰胆管壶腹部括约肌构成

E. 胆囊分底、体、颈 3 部

25. 关于胃、十二指肠溃疡的手术适应证,错误的是

A. 多年溃疡病史,症状加重,影响正常生活者

B. 内科治疗无效或愈合后复发,穿透到十二指肠壁外或球后溃疡者

C. 出现严重并发症,如大出血、急性穿孔、瘢痕性幽门梗阻者

D. 因当地缺医少药,不可能正规内科治疗或患者要求手术治疗

E. 胃巨大溃疡有恶变倾向或已恶变者

26. 高选择性迷走神经切断术中被称为"罪恶支",易遗漏而造成术后溃疡复发的是指

A. 迷走神经后干

B. 迷走神经前干

C. 迷走神经终末"鸦爪支"

D. 迷走神经腹腔支

E. 迷走神经高位分布到胃底的分支

27. 十二指肠溃疡首选的手术方式是
 A. 胃大部切除术(毕Ⅰ式)
 B. 高选择性迷走神经切断术
 C. 选择性迷走神经切断术
 D. 胃大部切除术(毕Ⅱ式)
 E. 迷走神经干切断术附加胃窦切除术

28. 胃空肠吻合术后输出袢梗阻的特点,下列不正确的是
 A. 主要是机械因素造成
 B. 呕吐物含大量胆汁
 C. 治疗以非手术为主
 D. 持续时间一般在 5～7 天
 E. 手术治疗的目的是解除机械性梗阻

29. 关于胃大部切除术后残胃癌的临床特点,下列错误的是
 A. 术后 3 年内残胃发生的原发癌,称为残胃癌
 B. 发生率在 2% 左右
 C. 与术后低胃酸、胆汁反流和肠道细菌逆流有关
 D. 临床表现与一般胃癌大致相仿
 E. 一经确诊应采取手术治疗

30. 关于胃癌的淋巴结转移途径与特点,下列不正确的是
 A. 一般情况下按淋巴流向转移,少数情况下也有跳跃式转移
 B. 早期胃癌无淋巴结转移
 C. 淋巴结转移是胃癌的主要转移途径
 D. 胃癌转移至左锁骨上淋巴结是通过胸导管途径
 E. 胃癌可通过肝圆韧带淋巴管转移至脐周

31. 男性,50 岁。中上腹部疼痛伴腹胀、嗳气 10 年,消瘦 3 个月。胃镜检查发现胃窦部有 1 个 2.5 cm 大小的溃疡灶,活检病理报告轻度不典型增生。根据患者情况,治疗

宜采取
 A. 迷走神经切断术
 B. 胃大部切除术
 C. 西咪替丁治疗
 D. 甲溴阿托品治疗
 E. 以上都不是

32. 男性,54 岁。上腹部间歇性疼痛 5 年,腹胀、消化不良、消瘦 1 年。胃镜检查活检,病理诊断为慢性、萎缩性胃炎伴重度不典型增生。根据患者情况,目前的治疗宜采取
 A. 手术治疗
 B. 甲硝唑＋法莫替丁治疗
 C. 多潘立酮治疗
 D. 西咪替丁治疗
 E. 全反式维甲酸治疗

33. 男性,39 岁。临床诊断复合性溃疡,行毕Ⅱ式胃大部切除术(空肠近端对大弯、远端对小弯)后 3 个月,每进食 5～30 min 即出现上腹饱胀不适、恶心、呕吐、腹泻,偶有腹绞痛,同时伴心慌、出汗、眩晕、面色苍白、乏力等症状。引起上述症状最可能的原因是
 A. 吻合口梗阻
 B. 输出襻梗阻
 C. 输入襻梗阻
 D. 倾倒综合征
 E. 低血糖综合征

34. 男性,31 岁。2 年前因胃溃疡穿孔行修补术,1 年后溃疡复发并穿孔行毕Ⅰ式胃大部切除术。术后半年又因胃溃疡穿孔行残胃部分切除、毕Ⅱ式胃空肠重建术。术后上腹仍有烧灼样痛,服用 H_2 受体阻滞剂,疼痛得不到缓解。此时应考虑
 A. 应激性溃疡
 B. 幽门螺杆菌溃疡
 C. 多发性溃疡
 D. 复合性溃疡

E. Zollinger-Ellison 综合征

35. 女性,48 岁。临床诊断胃窦癌,手术探查发现肿瘤位于胃前壁,大小约 3 cm×2 cm,未侵及浆膜层,周围淋巴结无明显肿大,无远处转移。一般手术近远端切缘距肿瘤的距离应是
    A. 切除肿瘤远端 5 cm,近端切缘距肿瘤边缘至少 3 cm
    B. 切除肿瘤远端 4 cm,近端切缘距肿瘤边缘至少 3 cm
    C. 切除肿瘤远端 3 cm,近端切缘距肿瘤边缘至少 4 cm
    D. 切除幽门远端 3 cm,近端切缘距肿瘤边缘至少 4 cm
    E. 切除幽门远端 3 cm,近端切缘距肿瘤边缘至少 5 cm

36. 女性,45 岁。患十二指肠球部溃疡 5 年,近半个月来上腹胀痛,间断性呕吐。查体:上腹部膨隆,有振水音。临床诊断十二指肠球部溃疡并幽门梗阻。目前,治疗措施宜采取
    A. 胃肠减压,补液
    B. 胃肠减压,补液,洗胃
    C. 急诊胃大部切除
    D. 胃肠减压,补液,洗胃,择期行胃大部切除术
    E. 胃肠减压,补液,洗胃,择期行胃空肠吻合术

37. 十二指肠溃疡大出血需进行手术治疗的情况不包括
    A. 出血量大,短期出现休克
    B. 不久前曾出现过类似的大出血
    C. 正在进行十二指肠溃疡药物治疗
    D. 患者年龄在 40 岁以下
    E. 患者伴有动脉粥样硬化症

38. 关于碱性反流性三联征,不正确的是

A. 包括剑突下烧灼痛、胆汁性呕吐、体重减轻
B. 进食后疼痛加重
C. 抗酸剂可缓解疼痛
D. 呕吐后疼痛依旧
E. 常发生于胃大部切除术后 1~2 年

39. 关于早期胃癌的认识,下列错误的是
    A. 早期胃癌是指癌肿局限于黏膜或黏膜下层者
    B. 早期胃癌应无淋巴结转移
    C. 小胃癌和微小胃癌是对早期胃癌认识的深化
    D. 癌肿大小在 6~10 mm 者称为小胃癌
    E. ≤5 mm 的癌肿称为微小癌

40. 高度恶性的胃癌可超越常规所属区域淋巴结的转移,直接侵犯远处淋巴结,提示手术已无法根治。这种远处淋巴结一般指
    A. 腹腔淋巴结
    B. 左锁骨上淋巴结
    C. 腹主动脉旁淋巴结
    D. 肠系膜上淋巴结
    E. 下腔静脉旁淋巴结

41. 胃癌的主要转移途径为
    A. 肝转移
    B. 血行转移
    C. 淋巴转移
    D. 腹腔种植
    E. 直接蔓延

42. 幽门梗阻的主要特征是
    A. 有长期的溃疡病史
    B. 上腹部广泛压痛
    C. 频繁反酸、嗳气
    D. 呕吐宿食,不含胆汁
    E. 钡餐检查呈十二指肠畸形

43. 胃溃疡的手术指征不包括

A. 复合溃疡

B. 经 4～6 周正规内科治疗无效的溃疡

C. 不能除外恶变的溃疡

D. 有穿孔病史者

E. 年龄超过 45 岁的溃疡患者

44. 胃溃疡合并完全性幽门梗阻,手术前准备最重要的是

A. 口服液状石蜡

B. 口服肠道制菌剂

C. 静脉营养

D. 持续胃肠减压,温生理盐水洗胃

E. 清洁灌肠

45. 临床上为便于胃癌时淋巴清扫,将胃周淋巴结分为

A. 5 组

B. 10 组

C. 12 组

D. 16 组

E. 20 组

46. 下列关于胃的胃肠道间质瘤(GIST),描述正确的是

A. 胃的 GIST 就是胃平滑肌肉瘤

B. 胃的 GIST 多数 CD117 阳性

C. 首选化学治疗

D. 总体疗效比胃癌差

E. 组织学形态以腺上皮为主

47. 判断胃的胃肠道间质瘤是否为恶性的依据不包括

A. 肿瘤大小

B. 患者性别

C. 高倍镜下核分裂数

D. 肿瘤转移

E. 浸润周围组织

48. 男性,50 岁。胃窦部巨大溃疡直径达 2 cm,经药物治疗 6 周后,拟行手术。首选手术

方式是

A. 胃大部切除毕Ⅰ式吻合

B. 胃大部切除毕Ⅱ式吻合

C. 高选择性迷走神经切断术

D. 全胃切除术

E. 胃楔形切除术

49. 一男性大学生,劳累后突发上腹部剧痛,经检查诊断为十二指肠溃疡穿孔。在下列诊断依据中错误的是

A. 应有溃疡病史

B. 75% 可发现肝浊音界缩小或消失

C. 观察数小时后,出现白细胞计数增加

D. "板状腹"

E. 80% 可见膈下游离气体

50. 应激性溃疡最突出是临床表现是

A. 剑突下疼痛

B. 上腹部烧灼感

C. 突发性上消化道大出血或穿孔

D. 反酸、嗳气

E. 制酸剂治疗无效

51. 男性,58 岁。上腹部隐胀不适 3 个月,加重伴呕吐宿食半月余入院。体检于上腹部扪及约 4 cm×3 cm 包块,质地较硬,尚可推动。该患者最可能的诊断是

A. 胃溃疡

B. 十二指肠溃疡伴幽门梗阻

C. 胰腺癌

D. 胃窦癌

E. 萎缩性胃炎

52. 幽门梗阻的常见临床表现,不包括

A. 常定时发生在晚间呕吐

B. 呕吐量大,常为宿食

C. 上腹隆起,常有胃型及蠕动波

D. 往往有振水音

E. 呕吐往往引起脱水和酸中毒

53. 关于瘢痕性幽门梗阻,下列错误的是
    A. 十二指肠溃疡易引起
    B. 可同时有痉挛性和水肿因素存在
    C. 常发生低氯、低钾性碱中毒
    D. 呕吐物含有胆汁
    E. 钡餐检查4 h后仍可有钡剂存留

54. 胃大部切除术后出现贫血主要是由于减少了
    A. 主细胞
    B. 壁细胞
    C. 黏液细胞
    D. G 细胞
    E. 嗜银细胞

55. 男性,30岁。突发上腹剧痛1 h,怀疑消化道穿孔,无休克表现。为进一步明确诊断,首选检查方法是
    A. 腹腔诊断性穿刺
    B. 立位腹部 X 线平片
    C. CT 检查
    D. B 超检查
    E. X 线胃肠钡餐检查

56. 关于胃十二指肠溃疡急性穿孔,下列正确的是
    A. 既往均有溃疡病史
    B. X 线检查膈下一定有游离气体
    C. 确诊后应行胃大部切除术
    D. 多发生于十二指肠前壁、胃小弯
    E. 早期即可出现腹胀

57. 溃疡病急性穿孔的诊断中,下列错误的是
    A. 应有溃疡病史
    B. 部分可发生肝浊音界缩小或消失
    C. X 线检查80%可见膈下游离气体
    D. 有腹肌紧张或"板状腹"表现
    E. 数小时后,白细胞计数增高

58. 诊断早期胃癌最可靠的方法是

    A. X 线钡餐造影术
    B. 四环素荧光试验
    C. 纤维胃镜检查并活检
    D. 脱落细胞检查
    E. B 超检查

59. 关于上消化道大出血的临床特点,下列不正确的是
    A. 是呕血还是便血,取决于可能的诱因和凝血机制
    B. 出血量小,解柏油样黑便;出血量大,呕鲜红色血
    C. 食管胃底静脉曲张破裂出血,以呕血为主
    D. 胃十二指肠溃疡、胃癌引起的出血,以便血为主
    E. 胆道出血以便血为主,周期性复发

60. 下列检查,对上消化道大出血不具诊断意义的是
    A. 三腔双囊管检查
    B. CT 平扫检查
    C. 选择性血管造影
    D. X 线钡餐检查
    E. 纤维内镜检查

61. 上消化道大出血的临床表现为大量呕血和黑便,一般来说,呕血还是黑便取决于
    A. 出血部位
    B. 出血速度
    C. 年龄
    D. 出血的速度和量
    E. 出血时间

62. 胃十二指肠溃疡的出血部位多位于
    A. 十二指肠球部前壁或胃小弯
    B. 十二指肠球部后壁或胃底
    C. 十二指肠球部后壁或胃小弯
    D. 十二指肠球部前壁或胃窦部
    E. 十二指肠球部前壁或胃底

63. 上消化道出血诊断的首选方法是

A. 鼻胃管或三腔管检查

B. 早期内镜检查

C. 选择性腹腔动脉或肠系膜上动脉造影

D. X线钡餐检查

E. 核素检查

64. X线钡餐检查上消化道出血应在出血停止后几小时进行?

A. 6～12 h

B. 12～24 h

C. 24～36 h

D. 36～48 h

E. 48 h以上

65. 胃十二指肠溃疡出血患者,没有溃疡病史者占

A. 5%～10%

B. 10%～15%

C. 15%～20%

D. 20%～25%

E. 25%～30%

66. 对上消化道大出血的初期处理,下列错误的是

A. 怀疑上消化道出血的患者,都应置鼻胃管。如吸出红色或咖啡渣样胃内容,上消化道出血即可确诊

B. 有低血容量休克时,应建立两条静脉通道,用以输液及监测生命体征

C. 如在45～60 min内输注平衡盐液1 500 ml后,血压、脉率仍不稳定,说明失血量大或继续出血

D. 除输注电解质溶液外,还应加用以全血为主的胶体溶液

E. 在补充血容量过程中,要维持血细胞比容高于0.40

67. 下消化道出血最常见的病因是

A. 新生物

B. 血管发育异常或血管扩张

C. 憩室病

D. 肠道炎性疾病

E. 医源性出血

68. 由于肝内胆道引起的上消化道出血,胆囊的变化是

A. 出血

B. 穿孔

C. 肿大

D. 无变化

E. 浆膜充血

69. 胃和十二指肠内有积血进行胃内探查时,胃壁切口应

A. 5 cm

B. 6 cm

C. 8 cm

D. 9 cm

E. 10 cm或更长

70. 下列急性胰腺炎的临床分型和分期,错误的是

A. 轻型急性胰腺炎,相当于病理分类的水肿性胰腺炎

B. 重症急性胰腺炎,相当于病理分类的急性出血坏死性胰腺炎

C. 全身感染期

D. 愈合期

E. 急性反应期

71. 以下重症急性胰腺炎急性反应期和轻型急性胰腺炎的非手术治疗措施中,错误的是

A. 禁食、胃肠减压

B. 肌注吗啡镇痛

C. 应用抗生素、抗胆碱能药物、抑制胰腺分泌及胰酶抑制剂

D. 防治休克、防治体液代谢失调

E. 全身支持治疗

72. 关于胰腺假性囊肿的手术治疗,下列不正确的是
A. 持续腹痛不能忍受,影响生活或囊肿≥6 cm,出现压迫症状者
B. 囊肿合并感染或出血,时间短,壁薄不能做内引流者,经皮穿刺置管外引流
C. 手术时机在 1 个月内较好
D. 位于小网膜囊内的胃后胰腺假性囊肿,可直接与胃后壁吻合
E. 其他部位囊肿,常用囊肿空肠 Roux-en-Y 吻合术

73. 女性,45 岁,临床诊断急性胰腺炎。治疗 2 周后体温仍在 38～39℃,左上腹压痛,可触及一约 8 cm×8 cm 的囊性包块,局部触痛明显。实验室检查:尿淀粉酶 256 U/L,WBC 20×10⁹/L, N 84%。根据患者情况,可能性最大的是
A. 急性胰腺炎并发假性囊肿
B. 急性胰腺炎并发脓肿
C. 急性胰腺炎迁延不愈
D. 急性胰腺炎合并局限性腹膜炎
E. 急性胰腺炎合并急性胆囊炎

74. 男性,59 岁。反复左上腹持续性隐痛伴腹胀、消瘦、脂肪泻 4 年,每次发作腹痛时有加剧,并向腰背部放射,呈束腰带状。既往有长期饮酒史。查体:皮肤巩膜无黄染。实验室检查:尿淀粉酶 450 U/L,空腹血糖 11.5 mmol/L。诊断首先考虑
A. 胃溃疡
B. 慢性结肠炎
C. 慢性胰腺炎
D. 胰头癌
E. 十二指肠溃疡

75. 男性,54 岁,无痛性黄疸 2 个月余。临床初步诊断胰头癌,手术探查发现肝大,胆囊肿大,壁厚,胆总管粗如拇指,胰头部可触及一直径 3 cm 的质硬肿块,尚能推动。根据

患者情况,手术宜采取
A. 胰头切除术
B. 全胰腺切除术
C. 胰十二指肠切除术
D. 胆囊空肠吻合术
E. 全胰十二指肠切除术

76. 男性,37 岁,疲乏、心悸、记忆力差 2 年。在此期间曾出现过 3 次癫痫样发作。今日清晨起床后又晕倒在地,神志不清,经静脉注入葡萄糖后恢复。既往无外伤史。查体:血压 100/70 mmHg。心肺、腹部及神经系统无阳性体征发现。根据患者情况,应考虑的诊断是
A. 胃泌素瘤
B. 胰岛素瘤
C. 脑血管疾病
D. 癫痫发作
E. 心血管疾病

77. 关于急性胰腺炎的治疗,说法正确的是
A. 非手术治疗限于症状轻的水肿性胰腺炎
B. 重症(出血坏死性)患者一经确诊,应立即手术治疗
C. 伴有胆总管梗阻的重症患者,应早期手术或内镜括约肌切开取石
D. 无胰周感染的患者不用抗生素
E. 未手术的患者不需要禁食和胃肠减压

78. 有关慢性胰腺炎,下列描述不正确的是
A. 包括胰管引流术的手术治疗可以终止疾病的发展、根治此病
B. 胰腺的纤维化和导管的狭窄改变是不可逆的
C. 疾病特征是反复发作的上腹疼痛伴不同程度的胰腺内、外分泌功能障碍
D. 腹痛、体重下降、糖尿病和脂肪泻称为此病的四联征
E. 是各种原因导致的胰腺实质的慢性

炎症

79. 有关胃泌素瘤的陈述,下列不正确的是
   A. 超过半数患者的肿瘤是恶性
   B. 1/4 以上的患者同时合并其他内分泌肿瘤
   C. 部分患者的肿瘤发生于胰腺外的器官
   D. 主要表现为消化性溃疡的症状和腹泻
   E. 全胃切除可以治愈本病

80. 关于急性胰腺炎的症状和体征的描述,下列不正确的是
   A. 突发腹痛
   B. 恶心和呕吐
   C. 压痛局限于上腹部,轻型压痛较轻,而重型压痛较重
   D. 腹胀程度与病情轻重有关
   E. 合并胆道感染者常有寒战和高热

81. 男性,45 岁。急性胰腺炎,静脉应用广谱抗生素非手术治疗 1 周后,腹痛、腹胀加重,体温再度升高。此时应紧急选择最有诊断意义的检查是
   A. 血白细胞计数+分类
   B. 腹部平片了解有无肠麻痹
   C. CT 检查注意是否发生胰腺坏死
   D. 腹腔穿刺检测渗出液淀粉酶含量
   E. 检查血脂肪酶了解胰腺炎病情变化

82. 男性,45 岁。酗酒后 8 h 出现中上腹疼痛,放射至两侧腰部,伴恶心、呕吐。体检腹部有压痛、肌紧张及两侧腰腹部出现蓝棕色斑,血压 75/55 mmHg,脉搏 110 次/分。最可能的诊断是
   A. 急性胆囊炎
   B. 急性胃炎
   C. 急性肠梗阻
   D. 急性胰腺炎
   E. 急性胆管炎

83. 男性,45 岁。暴饮暴食后上腹痛 10 h,腹胀明显,恶心呕吐。全腹压痛、反跳痛. 以上腹部明显。腹穿抽出淡粉红色混浊液体,血、尿淀粉酶均显著升高。最可能的原因是
   A. 急性坏疽性胆囊炎
   B. 急性胃肠炎
   C. 急性阑尾炎穿孔
   D. 绞窄性肠梗阻
   E. 急性胰腺炎

84. 男性,46 岁。右季肋部不适,食欲缺乏两年,腹胀、下肢水肿 1 个月。近 4 天来腹痛、发热、腹胀加重。体检:脾肋下 2.0 cm,移动性浊音(+),Hb 72 g/L,ALB 26 g/L。腹水检查:淡黄色,比重 1.017,ALB 25 g/L,细胞总数 600×10^6/L,白细胞 560×10^6/L,中性粒细胞 80%。最可能的诊断是
   A. 肝硬化合并结核性腹膜炎
   B. 肝硬化合并自发性腹膜炎
   C. 肝硬化门静脉血栓形成
   D. 肝硬化合并原发性肝癌
   E. 肝肾综合征

85. 男性,35 岁。诊断为肝炎肝硬化失代偿期,1 周来出现轻微腹痛,腹水增多。查体:体温 38.5℃,腹水常规淡黄色,比重为 1.016,蛋白 25 g/L,白细胞 500×10^6/L,中性粒细胞 0.85。最可能的并发症是
   A. 原发性肝癌
   B. 脾栓塞
   C. 自发性腹膜炎
   D. 门静脉血栓形成
   E. 结核性腹膜炎

86. 男性,47 岁。因肝硬化(失代偿期)入院,2 h 前出现明显呼吸困难。查体:体温正常,双肺呼吸音清,血气分析示低氧血症。抗感染治疗无效。最可能发生的并发症是
   A. 肺炎

B. 肝肾综合征

C. 肝肺综合征

D. 支气管哮喘

E. 急性左心衰

87. 男性,49 岁。因肝硬化失代偿期入院,1 天前突然出现少尿,并且血肌酐明显升高。最可能发生的并发症是
A. 肾病综合征
B. 肝肾综合征
C. 肝肺综合征
D. 急性呼吸窘迫综合征
E. 急性左心衰

88. 男性,49 岁。因无力、食欲缺乏、腹胀 20 天诊断为肝炎后肝硬化(失代偿期)入院。肝功能试验显著异常,其中白蛋白降低,球蛋白增高,白蛋白/球蛋白比率倒置。为治疗低蛋白血症,首选的血液制品是
A. 全血
B. 新鲜冰冻血浆
C. 普通冰冻血浆
D. 冷沉淀
E. 白蛋白

89. 血氨升高导致肝性脑病发生的机制,是干扰了大脑的
A. 蛋白质代谢
B. 脂肪代谢
C. 微量元素代谢
D. 水盐代谢
E. 能量代谢

90. 男性,47 岁,肝硬化病史 5 年,近日出现表情淡漠,嗜睡,考虑为肝性脑病。对诊断帮助最大的体征是
A. 腹壁反射消失
B. 腱反射亢进
C. 肌腱阵挛
D. 扑翼样震颤

E. Babinski 征阳性

91. 男性,65 岁,因腹水服用利尿剂 2 周,3 天来出现少语寡言及随地便溺,5 年前诊断为肝硬化。目前行为异常的原因首先考虑为
A. 神经症
B. 脑血管意外
C. 肝性脑病
D. 电解质紊乱
E. 代谢性酸中毒

92. 男性,41 岁。2 h 前突然呕鲜血约 1 500 ml 来院,2 年前诊断为慢性乙型肝炎。查体:贫血貌,BP 90/60 mmHg,P 120 次/分,肝肋下未触及,脾肋下 4 cm。查血红蛋白 56 g/L。最有效的紧急止血措施是
A. 三腔双囊管压迫
B. 补充凝血因子
C. 口服止血药
D. 静脉注射维生素 K_1
E. 冷盐水洗胃

93. 男性,38 岁。餐后 2 h 突然腹痛、恶心、呕吐,伴发热,次日出现黄疸,查血淀粉酶及胆红素明显增高。其发生黄疸的最可能原因是
A. 肿大的胰腺压迫胆管
B. 肝细胞性黄疸
C. 胆结石并胰腺炎
D. 胆总管下端狭窄
E. 胆囊炎

94. 男性,40 岁。晚餐后 5 h 开始上腹疼痛,向左肩、腰、背部放射及恶心、呕吐、腹胀。现已 37 h。曾有胆结石史。体检:呼吸 24 次/分,体温 38.9℃,血压 90/75 mmHg。巩膜可疑黄染,全腹压痛,以上腹部显著,伴肌紧张和反跳痛,移动性浊音阳性,血白细胞 $16×10^9$/L,中性粒细胞 89%。为确定诊断,最有价值的检查是

A. 测定血淀粉酶

B. 测定尿淀粉酶

C. 腹腔穿刺液检查并测定淀粉酶

D. 腹部超声检查

E. 腹部 X 线检查

95. 女性,29 岁。上腹痛半天,呕吐,腹胀,血淀粉酶 750 U/L(Somogyi),血压 80/50 mmHg,脉搏 120 次/分。最可能的诊断为

A. 急性肾衰竭

B. 急性胰腺炎

C. 急性心肌梗死

D. 急性胃炎

E. 急性肝炎

96. 女性,40 岁。因饱食后突发持续性疼痛,扩散至全腹。查体:全腹压痛、反跳痛及肌紧张。X 线检查可见膈下新月形气体影。诊断为

A. 急性胰腺炎

B. 胃十二指肠溃疡穿孔

C. 急性阑尾炎穿孔

D. 绞窄性肠梗阻

E. 缺血性肠病

97. 男性,80 岁。反复上腹痛 40 年,多出现于餐后约 1 h,进食后加重,未系统诊治。近半年疼痛不规律,食欲欠佳,消瘦,偶有黑便。最应该检查

A. 粪常规＋潜血

B. HP 检测

C. 胃镜＋活检

D. 全腹部增强 CT

E. X 线钡餐

98. 对于黄疸的鉴别诊断,价值不大的检查方法是

A. B 超

B. 口服法胆囊造影

C. PTC

D. ERCP

E. MRCP

99. 胆道术后 T 管拔除的注意事项,不包括

A. 拔除 T 管前应常规行 T 管造影

B. 造影后即可关闭 T 管 24 h

C. 对长期使用激素、低蛋白血症的患者,拔管时间应延长

D. 拔管时切忌使用暴力

E. 如造影发现结石残留,应于保留 T 管 6 周后行胆道镜取石

100. 胃空肠吻合术后,发生吻合口溃疡最多见的部位是

A. 吻合口边缘上角

B. 吻合口边缘下角

C. 吻合口边缘胃侧

D. 吻合口对侧的空肠壁

E. 吻合口后壁侧

101. 胃大部切除术后发生残胃排空障碍,最常见的原因是

A. 吻合口水肿

B. 吻合口开口过小

C. 胃肠壁翻入过多

D. 空肠逆行套叠堵塞吻合口

E. 功能性梗阻

102. 在下列关于胃十二指肠溃疡的描述中,不正确的是

A. 几乎所有的胃十二指肠溃疡大出血都需要急诊手术止血

B. 瘢痕性幽门梗阻是绝对手术指征

C. 约80%的胃十二指肠溃疡穿孔患者可见膈下新月状游离气体影

D. 胃溃疡有 5%～10%的恶变率

E. 幽门螺杆菌感染与胃十二指肠溃疡密切相关

103. 下列叙述中,正确的是

A. 残胃癌是指胃癌手术 5 年后发生的胃癌

B. 胃癌根治术要求切缘距癌边缘 10 cm 以上

C. 胃癌的好发部位依次是贲门胃底、胃窦、胃大弯

D. 目前国内早期胃癌占胃癌住院患者的比例超过 30%

E. 早期胃癌患者往往无明显症状

104. 双侧迷走神经干切断术的早期并发症是

A. 胃滞留

B. 倾倒综合征

C. 腹泻

D. 胃小弯坏死穿孔

E. 复发性溃疡

105. 胃小弯溃疡合并出血的最佳处理是

A. 溃疡旷置术

B. 选择性迷走神经切断术

C. 胃大部切除术

D. 高选择性迷走神经切断术

E. 迷走神经干切断术＋胃幽门成形术

106. 下列胆道出血的紧急处理,错误的是

A. 结扎肝总动脉

B. 治疗的重点是抗感染和止血

C. 反复发生大出血者进行超选择性肝动脉造影,同时进行栓塞治疗

D. 确定肝内局限性病变的性质和部位后施行肝叶切除术

E. 非手术治疗为主

107. 关于依据粪便颜色帮助鉴别出血来自上消化道或下消化道,下列错误的是

A. 棕色粪便混有或沾有血迹,出血多来源于乙状结肠、直肠或肛门

B. 大量鲜红色血液,提示出血来自肛门

C. 栗色粪便意味着出血位于右结肠或小肠

D. 黑便表示出血来自上消化道

E. 无痛性大量出血,通常提示憩室或血管扩张出血

108. 危及生命的上消化道大出血最常见的病因是

A. 贲门黏膜撕裂综合征

B. 胃癌

C. 出血性胃炎

D. 胃十二指肠溃疡

E. 门静脉高压症

109. 以下对胰腺癌的论述,不正确的是

A. 包括胰头癌、胰体、尾部癌,40 岁以上男性好发,5 年生存率低

B. 早期诊断困难,手术切除率低,预后差

C. 组织类型以腺泡细胞癌多见

D. 最常见的临床表现为腹痛、黄疸和消瘦

E. 早期即可直接浸润周围组织器官和淋巴转移

110. 关于急性胰腺炎,下列说法不正确的是

A. 突发腹痛

B. 常伴有腹胀

C. 严重者可以出现休克、呼吸和肾功能障碍

D. 增强 CT 具有诊断价值,但难以判断有无胰腺坏死

E. 血清脂肪酶升高可以作为诊断的参考

111. 男性,37 岁。饮酒后突发上腹部剧痛 20 min,伴恶心、呕吐、腹胀。查体:强迫体位,上腹部带状压痛,轻度肌紧张,无反跳痛。诊断首先考虑

A. 消化性溃疡穿孔

B. 急性胰腺炎

C. 急性胆囊炎

D. 急性胃肠炎

E. 急性阑尾炎

112. 女性,58 岁,反复右上腹疼痛,发热伴尿黄 3 年,昨日又出现右上腹绞痛、发热、黄疸而来就诊。下列体征对诊断最有意义的是

A. Murphy 征阳性

B. 季肋点压痛阳性

C. Courvoisier 征阳性

D. 肝脏肿大

E. 腹部移动性浊音阳性

113. 男性,28 岁。反复上腹正中疼痛,进食后疼痛缓解,4 h 前突发全腹剧烈疼痛。查体:全腹肌紧张,压痛及反跳痛。下述诊断支持消化性溃疡合并穿孔的是

A. 腹痛前饮酒

B. 腹痛部位不固定

C. 腹痛伴肝浊音界缩小或消失

D. 腹痛伴黄疸

E. 腹部受外部暴力

114. 老年女性,突发右上腹疼痛,向肩部放射,伴发热、寒战。查体:体温 39℃,巩膜黄染,心肺未见异常,右上腹肌紧张、压痛、反跳痛。最可能的诊断是

A. 急性胰腺炎

B. 肝癌破裂

C. 胆总管结石

D. 胆道蛔虫症

E. 胃肠穿孔

115. 中年女性,喜生食蔬菜,2 个月来时常发作右上腹钻顶样疼痛,难以忍受,但可自然缓解,1 h 前再次发作。下列最有助于诊断的是

A. 尿淀粉酶

B. 急诊超声

C. 粪便查虫卵

D. 纤维内镜

E. 立位腹平片

116. 某女性,右上腹疼痛,向右肩放射,恶心,呕吐,伴畏寒、发热 1 周。查体:急性病容,腹平坦,Murphy 征阳性,右上腹局部肌紧张,反跳痛。该患者诊断最可能为

A. 胆总管结石

B. 化脓性胆管炎

C. 胰头癌

D. 胆道蛔虫

E. 急性胆囊炎

117. 女性,42 岁。突然上腹痛 1 天,渐重,恶心、呕吐,来诊后急查血尿淀粉酶,均明显高于正常。该患者最可能的病因为

A. 胆道结石

B. 急性胰腺炎

C. 病毒感染

D. 磺胺类药物

E. 遗传或代谢障碍

118. 某女性患者,进食油腻食物后,出现右上腹绞痛,阵发性加重,向右肩背部放射。在体检中,最有诊断意义的阳性体征为

A. 右上腹压痛

B. 腹式呼吸受限

C. Courvoisier 征(＋)

D. Murphy 征(＋)

E. 肝区叩击痛(＋)

119. 男性,35 岁。反复上腹疼痛 8 年,进食后可缓解,常有夜间痛醒,此次复发 5 天来就诊。查体:剑突下偏右压痛(＋),无肌紧张及反跳痛,该患者最可能的诊断是

A. 胃溃疡

B. 十二指肠溃疡

C. 胃泌素瘤

D. 慢性胆囊炎

E. 慢性胃炎

120. 女性,42 岁。近 2 个月来上腹正中钝痛,仰卧位时疼痛加重,前倾位或俯卧位时疼

痛减轻,最可能的诊断是

A. 慢性胃炎

B. 胃扭转

C. 胰体癌

D. 溃疡性结肠炎

E. 肝癌

121. 男性,12 岁。阵发性剑突下钻顶样疼痛,辗转不安,缓解时无不适。查体:腹软,无压痛及反跳痛,Murphy 征(—),肝区叩击痛(—)。可能诊断为

A. 急性胰腺炎

B. 消化性溃疡穿孔

C. 急性肠梗阻

D. 胆道蛔虫症

E. 结核性腹膜炎

122. 男性,42 岁。上腹胀痛,不放射,恶心,呕吐胃内容物。查体:无巩膜黄染,心肺听诊未见异常,腹软,上腹正中压痛,无反跳痛,肝脾未触及。下列诊断支持幽门梗阻的是

A. 伴腹泻

B. 呕吐隔宿食物

C. 喷射性呕吐

D. 伴眩晕,眼球震颤

E. 伴黄疸

123. 某患者,十二指肠球部溃疡病史 8 年,近 4 个月来食后饱胀,呕吐隔宿食,明显消瘦。查体:腹平坦,可见胃型蠕动波,振水音阳性,肠鸣音无亢进。诊断可能为

A. 胃癌

B. 胃黏膜脱垂

C. 幽门梗阻

D. 十二指肠压迫综合征

E. 胃泌素瘤

124. 男性,21 岁。昨夜会餐,5 h 后开始出现恶心,呕吐胃内容物,伴腹痛、腹泻。查体:

体温 37℃,心肺听诊正常,腹软、无压痛。最可能的诊断是

A. 梅尼埃病

B. 急性胃肠炎

C. 急性胰腺炎

D. 幽门梗阻

E. 肠梗阻

125. 一患者,20 年前患乙型肝炎,3 h 前突然呕吐鲜红色血液约 1 000 ml,心悸头晕,血压下降。查体可见蜘蛛痣,脾大肋下 2 cm。最可能的诊断是

A. 急性胃黏膜病变

B. 胃溃疡

C. 胆管癌

D. 食管静脉曲张破裂

E. Mallory-Weiss 综合征

126. 女性,45 岁。1 年来上腹胀痛,无规律性,并有厌食,体质量减轻约 10 kg,近 2 天呕暗红色胃内容物。最可能的诊断是

A. 消化性溃疡

B. 胃癌

C. 胆石症

D. 急性胃黏膜病变

E. 食管静脉曲张破裂

127. 中年男性,突发恶心、头晕,呕新鲜血 1 000 ml,出虚汗,无腹痛。查体:BP 75/60 mmHg,无巩膜黄染,心率 120 次/分,腹软,无压痛,肝脾未触及。最可能的诊断是

A. 十二指肠溃疡

B. 食管静脉曲张破裂

C. 胃癌

D. Mallory-Weiss 综合征

E. 急性胃黏膜病变

128. 某患者,突发呕血 2 000 ml,为新鲜血。查体:面色晦暗,颈面部及双上肢可见散在

蜘蛛痣,肝掌,腹膨隆,脾大肋下 2 cm,移
动性浊音阳性,则该患者出血原因考虑为

A. 食管静脉曲张破裂出血

B. 脾功能亢进

C. 消化性溃疡

D. 胃癌

E. 应激性溃疡

129. 男性,19 岁。夏天野浴后发热,呕吐咖啡
渣样物。查体:体温 38.5℃,巩膜黄染,
全身皮肤散在出血点,心率 100 次/分,律
齐,腹软无压痛,肝脾未触及。最可能的
诊断是

A. 急性胃炎

B. 钩端螺旋体病

C. 十二指肠溃疡

D. 白血病

E. 血小板减少性紫癜

130. 中年女性,左下腹痛,伴黏液脓血便,反复
发作 2 年,近 1 个月来再次复发,每日排
便 5～8 次,服用小檗碱(黄连素)等无效。
查体:贫血貌,P 108 次/分,心尖部 2/6 级
收缩期杂音,左下腹压痛阳性。可能诊
断为

A. 肠结核

B. 溃疡性结肠炎

C. 结肠癌

D. 阿米巴痢疾

E. 克罗恩病

131. 男性,患者,37 岁。近 1 个月来经常排鲜血
便,血量少,不与粪便混合,伴里急后重,不
发热,无腹痛,最可能的诊断是

A. 直肠癌

B. 急性坏死性肠炎

C. 胃癌

D. 肠结核

E. 克罗恩病

132. 女性,51 岁。间断上腹疼痛 2 年,疼痛发
作与情绪、饮食有关。查体:上腹部轻压
痛。胃镜:胃窦皱襞平坦,黏膜粗糙无光
泽,黏膜下血管透见。此病例考虑诊断为

A. 消化性溃疡

B. 急性胃炎

C. 慢性浅表性胃炎

D. 胃癌

E. 慢性萎缩性胃炎

133. 男,60 岁。进食哽噎,烧灼感 2 个月。食
管钡餐造影检查见:食管下段黏膜紊乱、
断裂,管壁僵硬。应该考虑

A. 食管炎

B. 食管癌

C. 贲门失弛缓症

D. 食管静脉曲张

E. 食管平滑肌瘤

134. 男性,38 岁。患肝硬化 3 年,1 周来畏寒发
热,体温 38℃左右,全腹痛,腹部明显膨
胀,尿量 500 ml/d。住院后经检查有以下
体征,其中对目前病情判断最有意义的是

A. 蜘蛛痣及肝掌

B. 腹壁静脉曲张呈海蛇头样

C. 脾肿大

D. 全腹压痛及反跳痛

E. 腹部移动性浊音阳性

135. 男性,35 岁。上腹痛 2 天,呕吐,腹胀,血
淀粉酶 750 U/L(Somogyi),血压 80/
50 mmHg,脉搏 120 次/分。最可能的诊
断为

A. 急性肾衰竭

B. 急性胰腺炎

C. 急性心肌梗死

D. 急性胃炎

E. 急性肝炎

136. 女性,10 岁。腹泻 1 年。体检发现一肛

瘘,结肠镜示回盲部铺路石样改变,最可能的诊断是

A. 结肠癌

B. 溃疡性结肠炎

C. 细菌性痢疾

D. 克罗恩病

E. 肠结核

137. 男性,40 岁。因剧烈腹痛 2 h,急诊入院。入院时,心电图显示心房纤颤。查体:腹部平坦,较软,直肠指诊无黏液血便。下列对于确诊最有意义的检查是

A. 腹部 X 线平片

B. 腹部超声检查

C. 腹部 CT 扫描

D. 腹部动脉造影

E. 钡剂灌肠造影

138. 男性,65 岁。上腹部无规律性隐痛 2 个月,因饮酒后呕咖啡样物 150 ml,柏油便 300 ml 来诊,无肝病史。查体:血压 90/60 mmHg,脉搏 100 次/分,血红蛋白 90 g/L,上腹部轻度压痛,肝脾肋下未触及。其止血措施最好选择

A. 维生素 K_1 静脉滴注

B. 奥美拉唑静注

C. 6 -氨基己酸静脉滴注

D. 三腔双囊管压迫

E. 垂体后叶素静脉滴注

139. 男性,25 岁。腹部被倒墙压伤,中腹部剧痛伴呕吐 3 h。血压 120/86 mmHg,体温 38℃;腹胀、肌紧张、压痛、反跳痛阳性,肠鸣音消失。最可能的诊断是

A. 腹壁挫伤

B. 腹膜后血肿

C. 肝破裂 I 度

D. 小肠破裂

E. 右肾挫伤

140. 男性,37 岁。确诊为急性胰腺炎,内科正规治疗 2 周后体温仍在 38～39℃,左上腹部压痛明显。尿淀粉酶 256 U(Winslow 法),血白细胞计数 $12×10^9$/L。诊断可能性最大的是

A. 病情迁延未愈

B. 并发胰腺脓肿

C. 并发胰腺假性囊肿

D. 败血症

E. 合并急性胆囊炎

141. 男性,57 岁。急性重症胰腺炎患者,于保守治疗中,尿量逐渐减少,无尿 2 天,出现气促、全身水肿,血压 180/92 mmHg,心率 120 次/分,听诊闻及两下肺布满细湿啰音。查血钾 7.1 mmol/L, BUN 25.2 mmol/L,肌酐 577 μmol/L。目前应采取的最有效治疗手段是

A. 襻利尿剂静脉注射

B. 静脉滴注甘露醇利尿

C. 口服甘露醇或硫酸镁导泻

D. 控制入液量,停止补钾

E. 及时紧急透析

142. 男性,65 岁。进行性黄疸 3 个月,伴中上腹持续性胀感,夜间平卧时加重,消瘦显著。查体:慢性消耗性面容,皮肤、巩膜黄染,腹平坦,脐右上方深压痛,未及包块,Courvoisier 征阳性。首先考虑的诊断是

A. 慢性胆囊炎

B. 胆石症

C. 原发性肝癌

D. 胃癌

E. 胰头癌

143. 女性,42 岁。经常于清晨或空腹后出现乏力、心慌、冷汗,重者神志不清,抽搐、昏迷。可于进食或口服、静点葡萄糖后缓解。发作时测血糖常低于 2.8 mmol/L。该患者最可能的诊断是

A. 胃泌素瘤

B. 胰岛素瘤

C. 心血管疾病

D. 脑血管疾病

E. 癫痫

144. 男性,59岁。上腹不适、消化不良3个月,大便隐血阳性。钡餐示:胃窦部见多个呈串珠样排列的5~10 mm大小的圆形充盈缺损,中心见点状钡斑,胃壁蠕动存在。该病例最可能的诊断是

A. 疣状胃炎

B. 多发胃息肉

C. 多发胃溃疡

D. 隆起型早期胃癌

E. 多发胃平滑肌瘤

145. 患者,中年女性。右上腹隐痛半年,伴黄疸1个月。CT检查示肝内胆管轻度扩张,胆囊区见软组织肿块,增强扫描肿块轻度强化。最可能的诊断是

A. 肝癌

B. 急性胆囊炎

C. 胆囊结石

D. 慢性胆囊炎

E. 胆囊癌

146. 男性,50岁。持续性上腹痛,柏油样便月余。钡餐示:胃体部见一3.7 cm×4.2 cm大小的盘状龛影,周围见完整环堤,与正常胃壁界限清楚。该病例最可能的诊断是

A. Borrmann Ⅰ型胃癌

B. Borrmann Ⅱ型胃癌

C. Borrmann Ⅲ型胃癌

D. Borrmann Ⅳ型胃癌

E. 慢性胃溃疡

147. 男性,40岁。上腹隐痛1年余,进食后缓解。2 h前突发上腹部剧痛,查体剑突下

压痛,反跳痛。应首先考虑

A. 消化道出血

B. 胃溃疡恶变

C. 消化道穿孔

D. 胃扭转

E. 胃平滑肌肉瘤

148. 男性,36岁。腹痛半年,CT扫描示胰腺略小并见较多细小钙化灶,胰管轻度扩张。最可能的诊断是

A. 胰腺癌

B. 胰腺结核

C. 急性胰腺炎

D. 慢性胰腺炎

E. 以上都不是

149. 男性,60岁。上腹隐痛半年余,黑便,胃肠钡剂造影见胃小弯龛影,胃壁僵硬,龛影口环堤征。最有可能的诊断是

A. 胃淋巴瘤

B. 胃癌

C. 胃溃疡

D. 慢性胃窦炎

E. 胃间质瘤

150. 女性,30岁。体检发现肝脏低密度病灶影,境界清晰,增强扫描后无强化。应首先考虑诊断为

A. 阿米巴样肝脓肿

B. 肝包虫病

C. 肝囊腺瘤

D. 肝囊肿

E. 胆管细胞性肝癌

151. 男性,58岁。偶有血便2个月。CT扫描见直肠内距离肛门6.0 cm处,有一2.5 cm大小的乳头状影,表面欠光滑,病变有增强。应首先考虑为

A. 直肠囊肿

B. 直肠息肉

C. 乳头状瘤

D. 直肠癌

E. 直肠脓肿

152. 男性,30 岁。B 超查体发现肝右叶 4 cm 大小强回声病灶,CT 增强扫描动脉期病灶边缘出现不规则高强化,延迟扫描等密度充填时间为 5 min。CT 诊断最可能是

A. 肝癌

B. 肝腺瘤

C. FNH

D. 胆管细胞癌

E. 肝海绵状血管瘤

153. 男性,36 岁。发热,肝区疼痛,CT 检查发现肝脏低密度占位性病变,诊断为细菌性肝脓肿。一般情况下不出现的影像学表现是

A. 脓肿周围出现不同密度环征

B. 平扫示低密度占位,中心区 CT 值略高于水

C. 多数病灶边缘不清楚

D. 多为圆或椭圆形,部分腔内有分隔

E. 增强扫描脓肿壁无强化

154. 男性,50 岁。中上腹部疼痛伴腹胀、嗳气 10 年,消瘦 3 个月。胃镜检查发现胃窦部有一 2.5 cm 大小的溃疡灶,活检病理报告轻度不典型增生。根据患者情况,治疗宜采取

A. 迷走神经切断术

B. 胃大部切除术

C. 西咪替丁治疗

D. 甲溴阿托品治疗

E. 以上都不是

155. 男性,54 岁。上腹部间歇性疼痛 5 年,腹胀、消化不良、消瘦 1 年。胃镜检查活检,病理诊断为慢性、萎缩性胃炎伴重度不典型增生。根据患者情况,目前的治疗宜

采取

A. 手术治疗

B. 甲硝唑＋法莫替丁治疗

C. 多潘立酮治疗

D. 西咪替丁治疗

E. 全反式维甲酸治疗

156. 男性,31 岁。两年前因胃溃疡穿孔行修补术,1 年后溃疡复发并穿孔行毕 I 式胃大部切除术。术后半年又因胃溃疡穿孔行残胃部分切除、毕Ⅱ式胃空肠重建术。术后上腹仍有烧灼样痛,服用 H$_2$受体阻滞剂,疼痛得不到缓解。此时应考虑

A. 应激性溃疡

B. 幽门螺杆菌溃疡

C. 多发性溃疡

D. 复合性溃疡

E. Zollinger-Ellison 综合征

157. 男性,50 岁。胃窦部巨大溃疡直径达 2 cm,经药物治疗 6 周后,拟行手术。首选手术方式是

A. 胃大部切除毕Ⅰ式吻合

B. 胃大部切除毕Ⅱ式吻合

C. 高选择性迷走神经切断术

D. 全胃切除术

E. 胃楔形切除术

二、A3/A4 型题

(158~160 题共用题干)

男性,55 岁。上腹部疼痛,低热,体重减轻 1 个月,尿色加深,巩膜、皮肤进行性黄染 2 周。查体:肝肋下 4 cm,边缘钝,右上腹可触及 1 个 6 cm×4 cm 大小的梨形包块。

158. 确认右上腹包块性质,首选的检查方法是

A. 腹部 X 线平片

B. ERCP

C. B 超

D. CT

E. 穿刺

159. 诊断梗阻性黄疸最有价值的指标是

A. ALT 正常

B. HBsAg 阴性

C. 尿胆原阴性

D. B 超检查示肝内外胆管扩张

E. AFP 230 U/L

160. 患者大便潜血试验阳性,最可能是

A. 胰腺癌

B. 壶腹周围癌

C. 胆管中段癌

D. 胆管上段癌

E. 胆囊癌

(161～163 题共用题干)

男,30 岁。2 h 前突然上腹部刀割样痛,迅速波及全腹,不敢直腰走路。检查:舟状腹,腹肌强直,有腹膜刺激征,肠鸣音消失,肝浊音界缩小。

161. 应考虑的诊断是

A. 阑尾穿孔

B. 溃疡穿孔

C. 胆囊穿孔

D. 绞窄性肠梗阻

E. 急性出血性胰腺炎

162. 进一步明确检查的简便方法是

A. 血淀粉酶测定

B. 白细胞计数及分类

C. X 线腹部平片

D. 尿淀粉酶测定

E. 腹腔穿刺抽液检查淀粉酶量

163. 在明确诊断之前对该患者的处理措施中不能轻易使用的是

A. 禁食、持续胃肠减压

B. 输液

C. 静脉滴注抗生素预防感染

D. 6～8 h 后症状不见缓解应考虑手术治疗

E. 止痛剂

(164～165 题共用题干)

男性,36 岁。反酸、烧心 5 年,加重 2 个月,伴黑便 1 个月,柏油便 2 天。

164. 为了确诊,首选检查为

A. 血常规

B. 胃镜

C. 大便潜血试验

D. B 超

E. X 线透视

165. 为有效止血,抑酸剂应达到胃内 pH 为

A. >3.0

B. >4.0

C. >5.0

D. >6.0

E. >1.0

(166～168 题共用题干)

男性,47 岁。饮酒后剧烈胸痛伴大汗 40 min,急查心电图示 II、III、aVF 导联 ST 段弓背向上抬高 0.2～0.3 mV, ST - T 呈单向曲线,aVL、V_5、V_6 导联 ST 段抬高 0.1～0.2 mV,相关导联未见坏死型 Q 波。

166. 根据病史及心电图改变,应首先考虑为

A. 急性前侧壁心肌梗死

B. 急性下壁非 Q 波型心肌梗死

C. 急性下壁 ST 段抬高心肌梗死

D. 急性心包炎

E. 急性下壁、侧壁 ST 段抬高型心肌梗死

167. 行 PCI 术治疗,该患者最可能涉及的相关冠状动脉是

A. 右冠状动脉

B. 左前降支

C. 左回旋支

D. 左主干

E. 肺动脉

168. 如果心电图仅显示Ⅱ、Ⅲ、aVF导联抬高,伴aVL导联ST段下移,Ⅲ导联ST段抬高大于Ⅱ导联ST段抬高,则梗死相关动脉最可能为

A. 右冠状动脉

B. 左主干

C. 左前降支

D. 左回旋支

E. 左前降支的第一对角支

(169～170题共用题干)

男性,40岁。溃疡病史5年,突发呕血2h入院,患者出现冷汗、脉搏细速、呼吸浅促,血压下降至80/40 mmHg。

169. 估计出血量很可能为

A. 400～500 ml

B. 500～600 ml

C. 600～700 ml

D. 700～800 ml

E. >800 ml

170. 需紧急进行的处理是

A. 抗休克治疗

B. 继续观察

C. 抗感染

D. 立位腹平片

E. B超

(171～173题共用题干)

女性,38岁。反复发作右上腹疼痛3年。1天前进食油腻食物后腹痛,继之高热39.2℃,疼痛向右肩背部放射,无黄疸,来院急诊。体格检查:右上腹压痛、反跳痛明显。

171. 为迅速做出诊断,最有价值的检查是

A. 肝功能检查

B. 急查血、尿淀粉酶

C. 血培养+药敏

D. B型超声检查

E. 腹腔穿刺

172. 最可能的诊断是

A. 急性胰腺炎

B. 肝脓肿

C. 急性结石性胆囊炎

D. 急性梗阻性化脓性胆管炎

E. 壶腹部肿瘤

173. 诊断明确后,宜采取的治疗措施是

A. 静脉输液

B. 应用抗生素

C. 做好术前准备

D. 腹腔镜胆囊切除术

E. 以上都是

(174～176题共用题干)

男性,30岁。餐后1h突发上腹部剧痛,很快扩散至右下腹,疼痛呈持续性,无放射,伴有恶心、呕吐。发病3h后来院就诊。体检:血压120/70 mmHg,腹平,全腹压痛,反跳痛,肌紧张,以上腹及中上腹为甚,肝浊音界不清,肠鸣音微弱。

174. 进行立位腹部X线平片检查,未见膈下游离气体。诊断首先应考虑

A. 胆囊穿孔

B. 急性胰腺炎

C. 异位急性阑尾炎穿孔

D. 急性肠扭转

E. 胃十二指肠溃疡穿孔

175. 患者腹膜炎的性质是

A. 细菌性腹膜炎

B. 化学性腹膜炎

C. 渗出性腹膜炎

D. 毒素性腹膜炎

E. 化脓性腹膜炎

176. 合理、有效的治疗措施是

A. 对症处理后行剖腹探查术

B. 全身支持治疗后行剖腹探查术

C. 胃肠减压,补液观察后行剖腹探查术

D. 体液维持平衡后行剖腹探查术

E. 立即行剖腹探查术

(177～183 题共用题干)

男性,33 岁。近 5 年来反复出现上腹部疼痛,尤以饱餐后明显。今日突然出现右上腹剧痛,5 h 后来院就诊。检查:T 37.3℃,P 100 次/分,R 16 次/分,BP 120/80 mmHg。腹平,腹式呼吸消失。全腹压痛、反跳痛,腹肌紧张明显。肝浊音界未叩出,肠鸣音弱。白细胞 15.2× 10^9 /L,N 90%。

177. 对诊断最有价值的首选检查是

A. 腹部 B 超

B. 上消化道造影

C. 肛门指诊

D. 腹部 X 线平片

E. 胃镜检查

F. 腹部 CT

178. 该患者最可能的诊断是

A. 胃穿孔

B. 十二指肠溃疡穿孔

C. 输尿管结石

D. 急性出血坏死性胰腺炎

E. 阑尾炎穿孔

F. 急性肠梗阻

179. 应立即采取的治疗措施是

A. 留置胃管,持续胃肠减压

B. 胃大部切除术

C. 穿孔修补,高选择性迷走神经切断术

D. 积极术前准备

E. 抗感染、补液

F. 全胃切除术

180. 若施行胃大部切除手术(毕Ⅱ式),较常见的早期并发症有

A. 吻合口出血

B. 低血糖综合征

C. 倾倒综合征

D. 贫血

E. 十二指肠残端瘘

F. 胃排空障碍

181. 可能的原因是

A. 术后胃滞留

B. 胃肠吻合口梗阻

C. 输出襻空肠口梗阻

D. 胃肠吻合口输入襻梗阻

E. 胃肠吻合口狭窄

F. 胃空肠吻合口水肿

182. 常见的处理办法是

A. 禁食、胃肠减压

B. 胃镜下球囊扩张术

C. 立即手术探查

D. 观察 1 周,如症状不缓解,手术探查

E. 观察 4～6 周,如症状不缓解,再手术探查

F. 加强全身营养支持

183. 下列检查有助于诊断的是

A. 血常规、肝功能

B. X 线胸片

C. 血培养

D. 腹腔 B 超检查

E. 痰培养

F. 胃镜检查

(184～185 题共用题干)

女性,72 岁。因急性胆囊炎急诊行胆囊切

除术,采用经右上腹腹直肌切口。术后出现不明原因的咳嗽和腹胀,第 2 天晚 8:00 剧烈咳嗽后突然出现切口处有崩裂感,随后有淡血性液体及肠管从切口处涌出。

184. 该患者出现的问题是
A. 切口内癌细胞种植
B. 切口感染
C. 切口裂开
D. 切口血肿
E. 切口脂肪液化

185. 对该患者的处理措施不正确的是
A. 立即用消毒敷料覆盖伤口及腹内容物;或用消毒碗、盆扣住伤口,急送手术室
B. 麻醉后,剪除切口缝线,防缝线割裂肠管
C. 冲洗伤口,检查肠管有否损伤
D. 切口全层缝合后,再逐一打结,必要时加减张缝合
E. 先不予处理,观察后再说

(186～187 题共用题干)

男性,54 岁。平素健康,近 2 周出现巩膜皮肤黄染,无腹痛,黄疸无波动,轻度消瘦。体格检查:黄疸明显,肝肋下触及,右上腹扪及肿大胆囊,无触痛,无发热。

186. 仅根据上述临床表现,排除梗阻性结石的依据是
A. 患者为男性
B. 无伴随腹痛
C. 扪及肿大胆囊,无触痛
D. 黄疸无波动
E. 无发热

187. 为明确黄疸性质,最有意义的检查是
A. CT
B. MRI
C. 肝功能测定
D. "两对半"测定

(188～189 题共用题干)

患儿女性。生后 1 周出现腹胀、瞌睡并轻度黄疸,伴呕吐胆汁样物,腹泻黏液血便。查体:腹胀明显,肠鸣音弱。诊断考虑:新生儿急性坏死性小肠炎。

188. 首先应做的检查是
A. X 线腹部平片
B. 血常规化验
C. 腹部 B 超
D. 腹腔穿刺
E. 腹部 CT

189. 下列腹部 X 线片表现,可提示预后不良的是
A. 肠腔积气
B. 气腹
C. 肠壁积气
D. 门静脉积气
E. 阶梯状液平

(190～191 题共用题干)

男性,21 岁。因饱餐后活动,突感中腹部剧烈疼痛,阵发加重,伴呕吐,未排气、排便。查体:腹部隆起,压痛明显,肠鸣音亢进。

190. 最可能的诊断是
A. 溃疡穿孔
B. 急性胰腺炎
C. 急性胆囊炎
D. 小肠扭转
E. 胆道蛔虫症

191. 下一步检查方法是
A. 血尿淀粉酶检查
B. 上消化道钡餐造影
C. 腹部立位平片

D. B 超检查

E. 血管造影

(192～194 题共用题干)

男性,42 岁。5 h 前发生剧烈的上腹部痛且向背部放射,并伴数次恶心、呕吐,吐后疼痛无缓解,并呈现休克症状。追问病史,7 h 前曾有聚会暴食,饮酒经过。

192. 最可能的诊断是

A. 急性阑尾炎

B. 急性坏死性胰腺炎

C. 胃癌伴穿孔

D. 急性肾绞痛

E. 急性胆囊炎

193. 此时最有价值的实验检查为

A. 血白细胞计数

B. 尿淀粉酶测定

C. 血淀粉酶测定

D. 血小板计数

E. 血电解质测定

194. 治疗急性胰腺炎时禁用

A. 抗胆碱药物

B. 吗啡止痛

C. 氟尿嘧啶

D. 钙剂

E. 抗生素

(195～196 题共用题干)

男性,45 岁。饱餐酗酒后 3 h,上腹部持续性剧痛并向左肩、腰背部放射,伴恶心、呕吐,10 h 后来院急诊。

195. 最有助于拟诊的检查项目是

A. 血常规

B. 尿常规

C. 血淀粉酶

D. 胸腹部 X 线检查

E. 腹部 B 超

196. 经检查,诊断急性胰腺炎,若要证实本病例属于重症胰腺炎,最有价值的实验室检查是

A. 尿淀粉酶

B. 血淀粉酶

C. 白细胞计数和分类

D. 腹穿液性状及淀粉酶测定

E. 血红蛋白和血细胞比容测定

三、X 型题

197. 胃、十二指肠溃疡大出血常见于

A. 胃小弯

B. 十二指肠前壁

C. 胃大弯

D. 十二指肠后壁

E. 胃底部

198. 急性胰腺炎时,淀粉酶改变叙述正确的是

A. 尿淀粉酶增高迟于血清淀粉酶

B. 血清脂肪酶升高较血清淀粉酶早

C. 尿淀粉酶测定值如>300 U(索氏法)有诊断意义

D. 急性坏死性胰腺炎,尿淀粉酶不一定增高

E. 尿淀粉酶的高低与病变轻重不一定成正比

199. 消化性溃疡的主要病因有

A. 饮酒

B. 疲劳

C. 自身免疫

D. 幽门螺杆菌

E. 非甾体抗炎药

200. 消化性溃疡的特殊类型包括

A. 复合溃疡

B. 幽门管溃疡

C. 球后溃疡

D. 巨大溃疡

E. 老年人溃疡

201. 下列与肝硬化患者内分泌紊乱有关的是

A. 男性乳房发育

B. 蜘蛛痣

C. 肝掌

D. 面部皮肤色素沉着

E. 脾大

202. 门静脉高压症的临床表现包括

A. 脾大

B. 腹水

C. 肝掌

D. 食管静脉曲张

E. 蜘蛛痣

203. 肝硬化的并发症有

A. 上消化道出血

B. 自发性腹膜炎

C. 原发性肝癌

D. 电解质紊乱

E. 脾功能亢进

204. 反映肝硬化预后的良好指标有

A. 肝性脑病

B. 腹水

C. 胆红素

D. 清蛋白

E. 凝血酶原时间

205. 除肝细胞肝癌外,可以引起甲胎蛋白升高的情况还有

A. 妊娠

B. 活动性肝病

C. 肝囊肿

D. 肝血管瘤

E. 生殖腺胚胎源性肿瘤

206. 在肝性脑病的哪一期可引出扑翼样震颤?

A. 亚临床期

B. Ⅰ期(前驱期)

C. Ⅱ期(昏迷前期)

D. Ⅲ期(昏睡期)

E. Ⅳ期(昏迷期)

207. 乳果糖治疗肝性脑病的机制是

A. 促进肝糖原的合成

B. 提供有益的乳酸杆菌

C. 促进果糖分解为葡萄糖

D. 酸化肠道而减少氨的吸收

E. 促进血液中的氨加入肠道排出

208. 下列哪些情况提示为重症急性胰腺炎?

A. 血淀粉酶超过 500 U/L

B. 有休克症状

C. 有腹肌紧张和腹膜刺激征

D. 血钙低于 2.0 mmol/L

E. 血糖大于 11.2 mmol/L(无糖尿病史)

209. 急性胰腺炎发病中起主要作用的消化酶是

A. 磷脂酶 A_2

B. 激肽释放酶

C. 弹性蛋白酶

D. 胃蛋白酶

E. 脂肪酶

210. 急性胰腺炎的局部并发症有

A. 胰腺脓肿

B. 胰腺纤维化

C. 胰腺萎缩

D. 胰腺钙化

E. 胰腺假性囊肿

211. 上消化道大出血后血象的变化规律正确的是

A. 血红蛋白在出血早期无明显变化

B. 血红蛋白在出血 3~4 h 后才开始下降

C. 出血 24 h 内网织红细胞即见升高

D. 出血 2~5 h 后白细胞计数升达(10~

$20) \times 10^9$ /L

E. 出血停止后 2～3 天白细胞计数才恢复正常

212. 上消化道大出血可出现的症状有

A. 呕血

B. 黑便

C. 下肢水肿

D. 黄疸

E. 发热

213. 下列哪些情况提示上消化道出血未止?

A. 发热持续不退

B. 血红蛋白持续下降

C. 网织红细胞持续升高

D. 持续少尿状态

E. 血尿素氮持续升高

214. 奥美拉唑治疗上消化道出血的机制是

A. pH>6 时血小板的凝血功能才能发挥作用

B. 刺激末梢血管收缩

C. 促进凝血因子分泌

D. 激活凝血蛋白活性

E. 形成的凝血块在 pH>5 时才不会被胃液消化

215. 食管静脉曲张出血的治疗药物有

A. 血管加压素

B. 生长抑素

C. 奥美拉唑

D. 法莫替丁

E. 氨甲环酸

216. 不明原因的下消化道出血其实多为

A. 小肠肿瘤

B. 血管病变

C. Meckel 憩室

D. 溃疡性结肠炎

E. 肠结核

217. 关于下消化道出血的治疗,下列正确的是

A. 奥美拉唑静脉滴注

B. 生长抑素静脉滴注

C. 凝血酶灌肠

D. 动脉栓塞

E. 三腔二囊管压迫

218. 急性重症胰腺炎时常可出现

A. 血白细胞计数升高

B. 代谢性碱中毒

C. 血糖升高

D. 血细胞比容升高

E. 血压升高

219. 肝硬化患者容易出现鼻出血和齿龈出血,其主要原因是

A. 门脉高压

B. 毛细血管脆性增加

C. 肝脏合成凝血因子减少

D. 脾功能亢进

E. 雌激素水平过高

220. 关于肝硬化自发性腹膜炎的治疗,下列叙述正确的是

A. 强调早期足量和联合应用抗菌药物

B. 不能等腹水细菌培养报告结果回报后才开始治疗

C. 等腹水细菌培养后,有针对性地选择抗生素治疗

D. 主要针对革兰氏阴性杆菌并兼顾革兰氏阳性球菌

E. 用药时间不得少于 2 周

221. 上消化道大出血的常见病因有

A. 消化性溃疡

B. 食管静脉曲张

C. 胃底静脉曲张

D. 食管癌

E. 胃癌

第六章

神经系统急症

一、A1/A2 型题

1. 囊尾蚴的主要寄生部位是
   A. 皮下组织、肌肉和中枢神经系统
   B. 小肠
   C. 血液系统
   D. 肝脏
   E. 脾

2. 被定义为"连续使用后易产生生理依赖性、能成瘾"的药品是
   A. 毒性药品
   B. 精神药品
   C. 麻醉药品
   D. 放射性药品
   E. 直接作用于中枢神经系统的药品

3. 直接作用于中枢神经系统,使之兴奋或抑制,连续使用能产生依赖性的药物是
   A. 精神药品
   B. 麻醉药品
   C. 毒性药品
   D. 放射性药品
   E. 戒毒药品

4. 可引起先昏迷后发热的疾病是
   A. 败血症
   B. 脑出血

C. 流行性出血热
D. 流行性乙型脑炎
E. 流行性脑脊髓膜炎

5. 引起头痛的全身性疾病有
   A. 贫血
   B. 偏头痛
   C. 三叉神经痛
   D. 脑供血不足
   E. 脑外伤后遗症

6. 下列哪种呕吐为反射性呕吐?
   A. 急性胆囊炎
   B. 抗癌药物
   C. 晕动病
   D. 癔症
   E. 脑出血

7. 可引起头痛伴喷射性呕吐的疾病是
   A. 急性胃炎
   B. 霍乱
   C. 胃潴留
   D. 颅内高压
   E. 幽门梗阻

8. 可引起呕吐伴眩晕、眼球震颤的疾病是
   A. 脑出血
   B. 脑震荡

C. 脑栓塞

D. 颅内血肿

E. 前庭器官疾病

9. 引起惊厥伴瞳孔散大与舌咬伤的常见疾病是
   A. 脑炎
   B. 脑出血
   C. 脑膜炎
   D. 脑血吸虫病
   E. 癫痫大发作

10. 惊厥伴高血压可见于
    A. 脑炎
    B. 肾炎
    C. 脑膜炎
    D. 脑出血
    E. 脑血吸虫病

11. 可引起意识障碍伴瞳孔缩小的疾病是
    A. 癫痫
    B. 酒精中毒
    C. 颠茄类中毒
    D. 氰化物中毒
    E. 有机磷农药中毒

12. 男性,57岁,突然头痛剧烈,持续不减,伴有不同程度的意识障碍,体温 36.2℃,颈强(＋)。提示
    A. 感染性疾病
    B. 偏头痛
    C. 蛛网膜下腔出血
    D. 肌紧张性头痛
    E. 神经官能症

13. 女性,62岁。夜间看电视时出现头痛,随后恶心、呕吐胃内容物,呕吐呈喷射样。最可能的诊断为
    A. 幽门梗阻
    B. 胃潴留

C. 霍乱

D. 脑出血

E. 急性心肌梗死

14. 易侵犯中枢神经系统的白血病
    A. 急性粒细胞性白血病
    B. 急性单核细胞性白血病
    C. 急性早幼粒细胞性白血病
    D. 急性淋巴细胞性白血病
    E. 慢性粒细胞性白血病

15. 症状性癫痫的定义是指
    A. 临床上不能分类的癫痫
    B. 从婴儿起始的癫痫
    C. 抗癫痫药物无法控制的癫痫
    D. 脑部无病损或代谢异常的癫痫
    E. 脑部有病损或代谢异常的癫痫

16. 惊厥性全身性癫痫持续状态必须从速控制发作,并保持不再复发的时间至少为
    A. 6 h
    B. 12 h
    C. 24 h
    D. 48 h
    E. 72 h

17. 癫痫持续状态判断的标准之一,是指1次发作的时间至少超过
    A. 10 min
    B. 15 min
    C. 20 min
    D. 25 min
    E. 30 min

18. 诊断癫痫通常主要依靠
    A. 脑电图检查
    B. 神经系统体检
    C. 脑CT扫描
    D. 临床表现
    E. 脑脊液检查

19. 男孩,9 岁。午餐时突发神志丧失,手中持碗失落,碗打碎后即醒。脑电图示 3 周/s 棘慢波规律性和对称性发放。最可能的诊断是

A. 复杂部分发作

B. 部分性发作

C. 杰克逊(Jackson)癫痫

D. 失神发作

E. 不能分类的癫痫发作

20. 女性,25 岁。2 年以来和丈夫吵架或遇到不高兴的事后,即出现四肢强直和抽搐样表现。发作时能听清楚家人的呼唤但不予回答。无唇舌咬伤和大小便失禁,瞳孔无散大,对光反射存在。该患者最可能的诊断是

A. 癫痫

B. 创伤后应激障碍

C. 癔症

D. 神经衰弱

E. 适应性障碍

21. 惊厥性全身性癫痫持续状态静脉注射苯妥英钠时,每 1～2 min 注射速度不应超过

A. 10 mg

B. 20 mg

C. 50 mg

D. 70 mg

E. 100 mg

22. 对各型癫痫都有一定疗效的药物是

A. 乙琥胺

B. 苯妥英钠

C. 卡马西平

D. 丙戊酸钠

E. 苯巴比妥

23. 全身强直-阵挛性发作和失神发作合并发生时,药物治疗首选

A. 地西泮

B. 乙琥胺

C. 苯妥英钠

D. 苯巴比妥

E. 丙戊酸钠

24. 男性,16 岁。发作性意识丧失伴四肢抽搐 5 年,每年 10 余次。脑电图检查示广泛痫性放电。该患者最恰当的治疗是

A. 联合使用抗癫痫药物

B. 随意使用单药治疗

C. 按发作类型选用单药治疗

D. 暂不治疗

E. 外科手术治疗

25. 脑梗死的病因中,最重要的是

A. 动脉粥样硬化

B. 高血压

C. 动脉壁炎症

D. 真性红细胞增多症

E. 血高凝状态

26. 男性,65 岁。有高血压、糖尿病多年。1 天前发现左侧上下肢活动受限,吐字不清,神志清楚。无明显头痛、呕吐,检查发现左侧上下肢肌力 3 级,左半身痛觉减退,头颅 CT 扫描未见异常。临床上考虑可能性最大的疾病是

A. 脑出血

B. 脑栓塞

C. 短暂性脑缺血发作

D. 蛛网膜下腔出血

E. 脑血栓形成

27. 脑出血最好发的部位是

A. 脑叶

B. 小脑

C. 脑室

D. 脑桥

E. 基底节区

28. 高血压病脑出血时,最常见的出血部位是
    A. 小脑齿状核
    B. 小脑皮质
    C. 脑桥
    D. 基底节区
    E. 延脑

29. 高血压病脑出血最常见的部位是
    A. 豆状核和丘脑
    B. 内囊和基底节
    C. 蛛网膜下腔
    D. 侧脑室
    E. 大脑髓质

30. 男性,21 岁。右侧肢体抽搐 2 年。突然昏迷 1 h。查体:神志浅昏迷,左侧肢体偏瘫。CT 扫描显示右额叶脑内血肿。临床诊断最可能是
    A. 原发性癫痫
    B. 脑动脉硬化
    C. 脑动脉瘤
    D. 脑血管畸形
    E. 高血压脑出血

31. 男性,65 岁。活动中突感头痛,右侧肢体不能活动 1 天。高血压病史 10 年。查体发现左侧中枢性面舌瘫,左侧肢体完全瘫痪,左侧身感觉减退,左侧偏盲。该患者最可能的诊断是
    A. 脑室出血
    B. 脑叶出血
    C. 脑桥出血
    D. 小脑出血
    E. 基底节出血

32. 急性感染性多发性神经炎的主要表现是
    A. 弛缓性瘫痪,手套-袜子型感觉障碍
    B. 弛缓性瘫痪,节段型感觉障碍
    C. 弛缓性瘫痪,偏身型感觉障碍
    D. 痉挛性瘫痪,手套-袜子型感觉障碍

E. 痉挛性瘫痪,节段型感觉障碍

33. 男性,70 岁。左侧下颌部阵发性抽搐剧痛 3 天,不能吃饭,查体:双额纹对等,闭目有力,面部感觉对称存在。应诊断为
    A. 右面神经麻痹
    B. 偏头痛
    C. 左三叉神经痛
    D. 右三叉神经痛
    E. 左面神经麻痹

34. 面颊部有短暂的反复发作的剧痛,检查时除"触发点"外无阳性体征,常见于
    A. 特发性面神经麻痹
    B. 三叉神经痛
    C. 症状性癫痫
    D. 面肌抽搐
    E. 典型偏头痛

35. 良性颅内压增高是指颅内压增高伴
    A. 脑积水
    B. 头痛、视盘水肿等症状
    C. 共济失调
    D. 脑脊液蛋白增高
    E. 视野缺损及偏瘫

36. 颅内高压危象是指
    A. 脑组织在颅内的移位
    B. 血管源性脑水肿
    C. 脑血管自动调节功能丧失
    D. 弥漫性颅内压增高
    E. 应激性消化道溃疡出血

37. 幼儿急疹惊厥时,下列说法正确的是
    A. 地西泮静脉注射
    B. 地西泮口服
    C. 常具有自限性,不需要特殊治疗
    D. 长期口服苯巴比妥
    E. 服用抗癫痫药物

38. 男性,6 岁。因发热、头痛、呕吐 4 天,烦躁
不安 1 天,于 2 月 6 日入院。体检:体温
39.7℃,脉搏 126 次/分,烦躁,颈抵抗,腹
部可见数个出血点,克氏征阳性,布氏征阴
性。外周血象:WBC 17.8 × 10⁹/L,
N 0.88。脑脊液:压力 3.10 mmH₂O,细胞
数 2.4×10⁹/L,N 0.92,蛋白质 1.7 g/L,
糖 1.5 mmol/L,氯化物 90 mmol/L。本例
最可能的诊断是
    A. 结核性脑膜炎
    B. 流行性乙型脑炎
    C. 病毒性脑膜炎
    D. 流行性脑脊髓膜炎
    E. 隐球菌脑膜炎

39. 男性,32 岁。因口服敌敌畏重度中毒 1 h
入院,经阿托品、氯解磷定等各项治疗 3 天
后神志清醒,中毒症状缓解,体征消失。再
用阿托品口服维持 6 天后,查全血胆碱酯
酶活力仍处于 80% 左右。究其原因,最可
能是
    A. 系高毒类毒物中毒
    B. 胃、肠、胆道内仍有残毒在吸收
    C. 用解毒药剂量不足
    D. 肝脏解毒功能差
    E. 红细胞再生尚不足

40. 男,50 岁。被发现昏倒在煤气热水器浴室
内。查体:浅昏迷,血压 160/90 mmHg,口
唇樱红色,四肢无瘫痪,尿糖(++),尿酮
体(一)。最可能的诊断是
    A. 脑出血
    B. 脑梗死
    C. 急性心肌梗死
    D. 急性一氧化碳中毒
    E. 糖尿病酮症酸中毒

41. 有机磷中毒时,属烟碱样症状的是
    A. 恶心、呕吐、腹痛
    B. 多汗、流涎、流泪、流涕

    C. 肌纤维颤动、肌肉强直性痉挛
    D. 心跳减慢和瞳孔缩小
    E. 咳嗽、气促、肺水肿

42. 一氧化碳中毒最具特征的表现是
    A. 头痛、头晕
    B. 四肢无力
    C. 口唇黏膜呈樱桃红色
    D. 恶心呕吐
    E. 意识障碍

43. 男性,50 岁。昏倒在浴室中,被人发现送来
急诊。体检:面色潮红,口唇呈樱桃红色。
该患者最可能是
    A. 脑出血
    B. 心肌梗死
    C. 一氧化碳中毒
    D. 低血糖昏迷
    E. 糖尿病酮症酸中毒

44. 脑梗死患者 CT 扫描图像为
    A. 起病后即可见异常低密度影
    B. 起病 24～48 h 后可见异常低密度影
    C. 起病后即可见异常高密度影
    D. 起病 24～48 h 后可见异常高密度影
    E. 起病 1 周后有变化

45. 女性,65 岁。因突然恶心、呕吐、头痛及不
能行走来急诊。患者神志清醒,血压 240/
150 mmHg。神经系统检查发现有向上及
向左外侧凝视麻痹。瞳孔 3 mm,等大,有
对光反应。左侧周围性面瘫与左侧上下肢
共济失调。四肢肌力正常,两侧足跖反射
阳性,感觉正常。最可能的诊断是
    A. 左侧椎动脉闭塞
    B. 左侧颈内动脉闭塞
    C. 脑桥出血
    D. 丘脑出血
    E. 小脑出血

46. 女性,75 岁。突发剧烈头痛、呕吐,头部 CT 平扫提示基底池弥漫性高密度影。其诊断为
- A. 自发性蛛网膜下腔出血
- B. 脑出血
- C. 脑梗死
- D. 脑膜炎
- E. 脑肿瘤

47. 腔隙性脑梗死最主要的病因是
- A. 血小板增多
- B. 高凝血症
- C. 血管痉挛
- D. 血流缓慢
- E. 高血压性小动脉硬化

48. 原发性与继发性三叉神经痛的主要鉴别是根据
- A. 是否存在"触发点"
- B. 是否伴有神经系统体征
- C. 是否伴有角膜炎
- D. 是否伴有牙齿疾患
- E. 是否疼痛范围较小

49. 急性横贯性脊髓炎是指
- A. 脊髓白质脱髓鞘或坏死所致的急性横贯性损害
- B. 椎管内占位性病变而引起的脊髓受压
- C. 脊髓血管的发育异常
- D. 脊髓先天发育异常,胚胎期神经管关闭不全
- E. 维生素 B 缺乏引起的神经系统变性疾病

50. 鉴别起病几小时的卒中患者是脑出血还是脑梗死的确切方法是
- A. 有无高血压
- B. 有无昏迷
- C. 脑脊液检查
- D. CT 检查

- E. 脑电图检查

51. 男,55 岁。突发头痛、呕吐咖啡色液体,伴左侧肢体无力,迅速出现昏迷。既往有高血压病史。最可能的诊断是
- A. 脑血栓形成
- B. 脑出血
- C. 短暂性脑缺血发作
- D. 脑栓塞
- E. 多发性脑梗死

52. 男,56 岁。突发言语不清,跌倒在地,小便失禁,无肢体抽搐,急送至医院急诊室。体检:昏迷,瞳孔左侧 6 mm,右侧 3 mm,血压 180/110 mmHg,心率 65 次/分,心律齐。最可能的诊断为
- A. 左侧脑出血
- B. 右侧脑出血
- C. 脑外伤(脑内血肿)
- D. 癌肿脑内转移
- E. 脑梗死

53. 最有利于晕厥与痫性发作鉴别诊断的病史描述是
- A. 发作性意识丧失
- B. 多在直立位或体位变更时发生
- C. 发作前期有短暂而显著的自主神经症状
- D. 伴有抽搐、青紫、尿失禁或舌咬伤,醒后头痛
- E. 常反复类似发作

54. 男,68 岁。突然口面部抽搐伴意识障碍 4 h 入院。2 天前腹泻多次,服小檗碱(黄连素)后缓解。既往有高血压病史 10 年,平时服用硝苯地平及氢氯噻嗪。无糖尿病病史。体检:血压 160/100 mmHg,嗜睡,皮肤干燥无汗,多血质面容,颜面部及口角阵发性抽动。压眶刺激诱发患者翻身躁动及对抗动作。瞳孔等大等圆,光反射正常,颈略有

抵抗,病理反射未引出。头颅 CT 扫描未见明确异常。快速血糖检测 33.4 mmol/L。诊断首先应考虑

A. 癫痫

B. 大面积脑梗死

C. 高血压脑病

D. 蛛网膜下腔出血

E. 非酮症性高渗性糖尿病昏迷

55. 男,55 岁。1 年前行胶质瘤手术。间断服用丙戊酸钠治疗,今再发四肢抽搐伴尿失禁,呼之不应,对疼痛刺激无反应近 1 h,急送医院。诊断最可能是

A. 癫痫持续状态

B. 部分性发作继发全身性发作

C. 强直阵挛性发作

D. 癫痫发作后昏睡

E. 颅高压危象

56. 女,54 岁。剧烈头痛伴呕吐 2 h。既往无反复发作性头痛史。神经系统检查无明显异常。诊断首先应排除

A. 蛛网膜下腔出血

B. 脑出血

C. 颞动脉炎

D. 偏头痛

E. 脑梗死

57. 高处坠落致脊髓损伤后,以下最能准确地反映脊髓损伤部位与程度的检查是

A. 检查有无病理反射

B. 检查感觉与运动

C. 检查肢体的温度

D. MRI 检查

E. X 线平片

58. 有关子痫,叙述正确的是

A. 产后子痫较为常见

B. 子痫发生之前都具有较明显的自觉症状

C. 妊娠一旦终止,子痫不会再发生

D. 光、声刺激可诱发抽搐

E. 体重增加过快与子痫无关

59. 产前子痫患者,抽搐频繁,呼吸浅,14 次/分。宜给予的解痉药是

A. 地西泮

B. 山莨菪碱或东莨菪碱

C. 硫酸镁

D. 哌替啶

E. 阿托品

60. 颅内高压引起的头痛特点,应除外

A. 呕吐前无恶心感

B. 发作性难以忍受的剧烈全头痛

C. 持续性头痛

D. 偏侧搏动性头痛使患者从睡眠中痛醒

E. 用高渗葡萄糖或 20% 甘露醇静脉滴注,头痛可明显缓解

61. 发现昏迷患者,首选的处理措施是

A. 注意通畅呼吸道

B. 应用呼吸兴奋剂

C. 静脉注射 50% 葡萄糖(GS)20～40 ml

D. 应用地西泮 10 mg 肌内注射以避免抽搐发生

E. 使用抗生素预防吸入性肺炎

62. 女性,15 岁。反复发作意识丧失、倒地抽搐 2 年;每次发作前有尖叫,抽搐时常伴有口吐白沫及尿失禁;抽搐停止后转入睡态,清醒后对发作过程完全无记忆。幼年时有过头外伤病史。最可能的诊断是

A. 癔症

B. 癫痫

C. 低钙血症

D. 阿-斯综合征

E. 脑瘤

63. 高血压脑病较严重的临床表现是

A. 血压突然增高

B. 视力模糊

C. 恶心呕吐

D. 心悸气短

E. 剧烈头痛伴抽搐

64. 男性,64 岁。突发失语,右侧肢体乏力,血压 166/80 mmHg,心律失常。下列处置最不适当的是

A. 应该在 25 min 内完成头颅 CT 扫描

B. 应该在 45 min 内完成头颅 CT 扫描的判读

C. 可以选用 10% 葡萄糖

D. 脑梗死型脑卒中于 6~12 h 后才在头颅 CT 中出现低密度影像

E. 可早期行头颅 MRI 检查

65. 关于中枢神经系统病毒感染性疾病治疗的原则,下列错误的是

A. 尽早开始抗病毒治疗

B. 可使用干扰素进行免疫治疗

C. 尽早使用皮质类固醇

D. 注意预防褥疮和呼吸道感染等并发症

E. 维持水电解质平衡

66. 破伤风的病因是由于破伤风梭菌

A. 产生的痉挛毒素侵入神经系统

B. 产生的溶血素侵入神经系统

C. 产生的内毒素侵入神经系统

D. 侵入神经系统

E. 引起菌血症

67. 男孩,2 岁。高热 1 天,抽搐 3 次于 7 月 24 日入院。查体:T 40.5℃,BP 60/30 mmHg,P 150 次/分,昏迷,面色苍白,四肢厥冷,口唇青紫,双瞳孔大小不等,呼吸节律不规则,心肺听诊未见异常,脑膜刺激征阴性。应首先考虑的诊断是

A. 流行性乙型脑炎

B. 流行性脑脊髓膜炎

C. 脑型疟疾

D. 中毒性菌痢

E. 结核性脑膜炎

68. 女孩,7 岁,患法洛四联症。5 天来发热伴腹泻,1 天来头痛、惊厥 2 次,右侧肢体不能活动。最可能的诊断是

A. 脑血栓

B. 脑出血

C. 结核性脑膜炎

D. 癫痫

E. 中毒性脑病

69. 女孩,2 岁。咳嗽 2 天,发热 3 h,T 40℃,就诊过程中突然双眼上翻,肢体强直,持续 1 min。查体:咽红,心、肺、腹及神经系统无异常,半年前也有相同病史。最可能的诊断是

A. 癫痫

B. 低钙惊厥

C. 中毒性脑病

D. 化脓性脑膜炎

E. 高热惊厥

70. 男性,6 岁。因发热、头痛、呕吐 4 天,烦躁不安 1 天,于 2 月 6 日入院。体检:体温 39.7℃,脉搏 126 次/分,烦躁,颈抵抗,腹部可见数个出血点,克氏征阳性,布氏征阴性。外周血象:WBC $17.8 \times 10^9/L$,N 0.88。脑脊液:压力 3.10 mmH$_2$O,细胞数 $2.4 \times 10^9/L$,N 0.92,蛋白质 1.7 g/L,糖 1.5 mmol/L,氯化物 90 mmol/L。本例最可能的诊断是

A. 结核性脑膜炎

B. 流行性乙型脑炎

C. 病毒性脑膜炎

D. 流行性脑脊髓膜炎

E. 隐球菌脑膜炎

71. 男性,70 岁。突然昏迷,CT 扫描示额顶、颞

部呈新月形高密度,CT 值为 75 Hu,中线结构左移,拟诊断为

A. 急性出血性脑梗死

B. 急性硬膜外血肿

C. 蛛网膜下腔出血

D. 急性硬膜下血肿

E. 脑内血肿

72. 男,2 岁。头痛,CT 轴位平扫示双侧额顶部半月形脑脊液密度,脑实质受压,中线结构居中。可诊断为

A. 急性硬膜下血肿

B. 双侧硬膜下血肿

C. 双额顶慢性硬膜下血肿

D. 双额顶硬膜下积液

E. 双额顶蛛网膜囊肿

73. 男性,60 岁。右肢体功能障碍 4 h,CT 平扫正常。24 h 后复查,左颞叶大片模糊低密度。可诊断为

A. 左颈内动脉支配区急性脑梗死

B. 前交通动脉支配区急性脑梗死

C. 左大脑中动脉支配区急性颞叶脑梗死

D. 左大脑前动脉支配区急性颞叶脑梗死

E. 左大脑后动脉支配区急性颞叶脑梗死

74. 男性,62 岁。早晨起床后发现左侧肢体活动不灵,轻度头痛。上午 9:00 头颅 CT 检查阴性。首先考虑的诊断是

A. 脑肿瘤

B. 脑梗死

C. 病毒性脑炎

D. 脑出血

E. 脑白质硬化

75. 女性,68 岁。突然剧烈头痛,CT 扫描示在侧裂池,颞角高密度。可能性大的诊断是

A. 前交通动脉瘤破裂出血

B. 大脑中动脉瘤破裂出血

C. 大脑前动脉瘤破裂出血

D. 大脑后动脉瘤破裂出血

E. 后交通动脉瘤破裂出血

76. 女性,28 岁。产后突发剧烈头痛,视物模糊,一侧肢体轻度偏瘫。CT 平扫示双侧白质大片低密度改变,皮质斑点状出血,脑室变小。最可能的诊断为

A. 静脉窦血栓形成

B. 脑梗死

C. 出血性脑梗死

D. 多发性硬化活动期

E. 脑炎

77. 男,15 岁。头痛,呕吐 2 周,CT 扫描示四脑室扩大,内有菜花样混杂密度,不均匀强化。首选诊断为

A. 脑膜瘤

B. 脉络丛乳头状瘤

C. 室管膜瘤

D. 髓母细胞瘤

E. 星形细胞瘤

78. 女性,72 岁。患高血压病 26 年,言语不清、肢体无力。CT 平扫示:双侧大脑皮质下多发片状密度减低区,基底节区也可见多个小囊状低密度灶,脑沟、脑裂增宽(见下图)。首选的诊断是

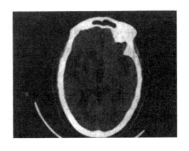

A. 多发脑梗死

B. 蛛网膜出血

C. 皮质下动脉硬化性脑病

D. 脑出血

E. 脑包虫病

79. 男性,43岁。头痛,头晕1年余。血压150/95 mmHg。CT扫描表现如图所示。最有可能的诊断是

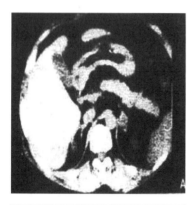

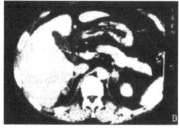

A. 肾上腺增生
B. 肾上腺腺瘤
C. 肾上腺腺癌
D. 肾上腺囊肿
E. 嗜铬细胞瘤

80. 女性,49岁,头痛。MRI表现如下图。最可能的诊断是

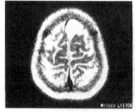 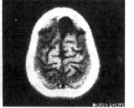

T2WI   T1WI

A. 脑积水
B. 硬膜下血肿
C. Dandy-Walker综合征
D. 硬膜下积液
E. 蛛网膜囊肿

81. 患者眩晕,CT扫描示左侧脑桥小脑角池内低密度病灶,与脑池形态一致,增强扫描无强化,脑干轻度受压。最可能的诊断为

A. 畸胎瘤
B. 胆脂瘤
C. 听神经瘤
D. 三叉神经纤维瘤
E. 室管膜瘤

82. 男性,35岁。剧烈头痛2天,临床拟诊为急性蛛网膜下腔出血。为明确诊断,最适宜的检查方法是

A. CT平扫
B. CT增强扫描
C. 动态CT扫描
D. 脑池造影CT扫描
E. 脑室造影CT扫描

83. 男性,58岁,工人。近1周内出现头痛、头晕。2h前突发右下肢乏力,摔倒在地。影像检查如下图。最可能的诊断是

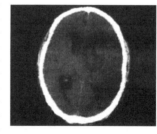 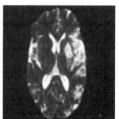

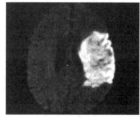 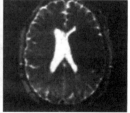

A. 左侧大脑中动脉粥样梗死
B. 胶质瘤
C. 脑出血
D. 脑膜瘤
E. 动静脉畸形

84. 成人,头痛、发热、血象高,CT 检查见脑实质内不规则的稍低密度灶;增强扫描显示低密度灶未见强化,周边轻度强化。最可能的诊断是
A. 脑梗死
B. 脑脓肿
C. 皮样囊肿
D. 胶质瘤
E. 脑膜瘤

85. 女,41 岁。阵发性头痛伴恶心,呕吐 20 余天,MRI 影像如下图。最可能的诊断是

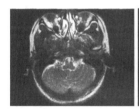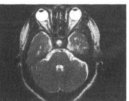
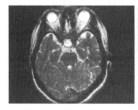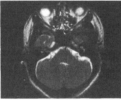

A. 双侧筛窦息肉
B. 双侧筛窦炎
C. 双侧筛窦未见明显异常
D. 双侧筛窦真菌感染
E. 双侧筛窦过敏性炎症

86. 判断脊柱骨折脱位是否并发脊髓损伤,下列检查最重要的是
A. X 线摄片
B. CT
C. MRI
D. 神经系统检查
E. 腰穿做奎肯试验及脑脊液生化检查

87. 男性,61 岁。平日血压(150～160)/(100～110)mmHg,因情绪激动突然头痛,神志不清,恶心呕吐。急查头颅 CT 扫描正常,血压 220/120 mmHg。诊断为
A. 高血压病 1 级
B. 高血压病 2 级
C. 高血压病 3 级
D. 高血压病 3 级,高危组
E. 高血压脑病

88. 男性,60 岁。高血压病多年,近日由于精神刺激,突然感到头痛、头晕、烦躁,呕吐 2 次,手足抽搐。检查血压 260/130 mmHg,心率 80 次/分,颈无抵抗,神志清,视乳头水肿。诊断为
A. 急进型高血压
B. 高血压危象
C. 高血压脑病
D. 脑血管意外
E. 高血压病三期

89. 男性,47 岁。连日来在炼钢炉旁工作,虽感疲劳,但仍坚持操作。今日上午工作不到 2 h 即感头痛、头昏,随即出现嗜睡、颜面潮红、皮肤干燥无汗、脉速气促,即去医院急诊室。诊断为
A. 急性中毒
B. 脑型疟疾
C. 脑血管意外
D. 重症中暑
E. 流行性乙型脑炎

90. 一疑为中枢神经系统感染者,脑脊液检查:压力 162 mmHg,WBC 200×10^6/L,糖 3.0 mmol/L,蛋白 1.0 g/L,氯化物 120 mmol/L。应考虑为
A. 病毒性脑炎
B. 结核性脑膜炎
C. 化脓性脑膜炎
D. 虚性脑膜炎

E. 不属于以上任何情况

91. 女性,51 岁。风心病二尖瓣狭窄并关闭不全 20 年,房颤 4 年。无高血压及高脂血症病史。3 h 前在家做饭时突然跌倒在地伴失语,最可能的原因是
A. 脑出血
B. 脑血栓
C. 脑动脉硬化
D. 脑血肿
E. 脑栓塞

92. 男性,35 岁。以剧烈头痛、恶心、呕吐 1 天为主诉入院。查体:神志恍惚、谵妄状态,眼底动脉变细,反光增强,有渗出,视盘水肿,BP 220/130 mmHg。心电图检查示心肌缺血、劳损。诊断是
A. 恶性高血压
B. 高血压危象
C. 高血压脑病
D. 3 级高血压
E. 肾性高血压

93. 男性,42 岁。患高血压已 7 年。近日反复出现剧烈头痛,烦躁,心悸,多汗,呕吐,面色苍白,视物模糊。血压为 230/120 mmHg。该例的诊断可能是
A. 恶性高血压
B. 高血压危象
C. 高血压脑病
D. 继发性高血压
E. 以上都不是

94. 脑出血的院前急救中,下列措施错误的是
A. 平稳搬运患者,以免加重出血
B. 快速充分补液,以加强脑灌注压,保证脑细胞氧供应
C. 头位抬高 15°～30°角
D. 注意保持呼吸道通畅,及时吸出呼吸道分泌物

E. 呕吐时将头偏向一侧,防止呕吐物吸入气道

95. 临床上急性脑血管病最常见的病因是
A. 脑出血
B. 脑栓塞
C. 脑血栓形成
D. 高血压脑病
E. 蛛网膜下腔出血

96. 不属于脑出血诱发因素的是
A. 情绪激动
B. 血黏度增加
C. 运动
D. 用力排便
E. 剧烈咳嗽

97. 男性,65 岁。患动脉硬化 8 年。晨起发现左侧肢体无力,意识清楚,心脏听诊无异常,脑脊液正常。首先考虑诊断为
A. 脑出血
B. 蛛网膜下腔出血
C. 脑血栓形成
D. 脑栓塞
E. 脑肿瘤

98. 女性,63 岁。因突然眩晕、恶心、呕吐、头痛不能行走,由家人送来就诊。检查发现:神志清楚,血压 230/140 mmHg;眼球向外侧凝视,双侧瞳孔 3 mm,等圆等大,对光反射存在;左侧额纹消失,眼裂增大,口角向右歪斜,眼球震颤,左侧肢体共济失调,无感觉异常。最可能的诊断是
A. 内耳眩晕症
B. 颈椎病
C. 桥脑出血
D. 小脑出血
E. 丘脑出血

99. 男性,57 岁。高血压史 5 年,因紧张、劳累,

出现头痛、眩晕、恶心、呕吐、烦躁、心悸、面色苍白、视力模糊。测血压为 260/130 mmHg,心率 120 次/分。经治疗血压降至 180/105 mmHg,两次测得血钾 2.5～2.6 mmol/L。此时最适宜进行的检查是
A. 静脉肾盂造影
B. 血清皮质醇
C. 肾动脉超声
D. 血清醛固酮
E. 肾脏 B 超

100. 男,34 岁。上厕所时向后摔倒,枕部着地,昏迷 40 min。醒后对伤情记忆不清,呕吐 3 次。急诊检查:神志清,嗜睡,枕部皮肤裂伤,出血已停止。余神经系统查体阴性。头部 CT 见双额极少许混杂密度影。X 线片示枕骨纵向线状骨折。目前诊断为
A. 轻型闭合性颅脑损伤、脑震荡、枕骨骨折
B. 中型开放性颅脑损伤、双额叶脑挫裂伤、枕骨骨折
C. 重型闭合性颅脑损伤、双额叶挫伤、枕骨骨折
D. 中型闭合性颅脑损伤、双额叶脑挫裂伤、枕骨骨折
E. 轻型闭合性颅脑损伤、脑挫裂伤、枕骨骨折

101. 颅内高压危象是指
A. 脑组织在颅内的移位
B. 血管源性脑水肿
C. 脑血管自动调节功能丧失
D. 弥漫性颅内压增高
E. 应激性消化道溃疡出血

102. 属于颅内压增高的病因是
A. 老年性痴呆
B. 神经系统变性病
C. 闭塞性脑血管病

D. 颅内占位性病变
E. 脑先天性疾病

103. 关于脑震荡,下列说法不正确的是
A. 伤后短暂意识障碍
B. 逆行性遗忘
C. CT 检查可见点状出血
D. 腰穿无红细胞
E. 神经系统检查无阳性体征

104. 临床诊断为脑震荡患者,可存在有
A. 有逆行性遗忘,昏迷时间常大于 30 min
B. 神经系统检查一定有病理反射
C. 脑脊液常规、生化有异常
D. CT 检查可有阳性表现
E. 脑干听觉诱发电位可有异常

105. 三叉神经痛的药物治疗,最有效的是
A. 去痛片
B. 氯硝西泮
C. 苯妥英钠
D. 卡马西平
E. GABA

106. 在高血压脑出血患者中,大多数患者在首次出血多长时间后停止出血?
A. 1 h
B. 3 h
C. 6 h
D. 12 h
E. 14 h

107. 在各种非创伤性脑出血中占首位的是
A. 动脉瘤
B. 脑动静脉畸形(AVM)
C. 高血压脑出血
D. 血友病
E. 肿瘤卒中

108. 下列关于脑室内出血叙述错误的是

A. 分原发性和继发性

B. 原发性脑室出血最常见的原因是高血压脑出血

C. 丘脑出血多破入第三脑室

D. 壳核出血多破入侧脑室

E. 小脑出血多破入第四脑室

109. 下述有关颈髓脊髓休克的论述错误的是

A. 脊髓突然失去高位中枢的调节,进入暂时的无反应状态

B. 脊髓休克期内损伤平面以下呈弛缓性瘫

C. 反射恢复后屈肌反射往往增强

D. 反射恢复的顺序是由近及远,由高至低

E. 脊髓休克期的长短与年龄有关,小儿较成人短

110. 下列符合神经系统变性疾病特点的是

A. 具有遗传因素和环境因素的双重机制

B. 其基本病理改变中包括大量炎性细胞的浸润

C. 起病隐匿,常广泛累及神经系统的多个部位

D. 实验室检查对于此类疾病具有特异性

E. 病灶多为非对称性,进展性病程

111. 神经系统变性疾病的基本病理改变不包括

A. 神经元萎缩或消失

B. 神经轴突髓鞘脱失

C. 星形胶质细胞增生肥大

D. 炎性细胞浸润

E. 格子细胞缺如

112. 女性,52 岁。因左侧面颊、下颌部发作性刀割样疼痛 2 月余就诊。每次疼痛持续 30 s～2 min 不等。体检:未发现神经系统阳性体征。颅脑 CT 扫描未见异常病理信号。该患者诊断定位于

A. 左侧三叉神经第 1 支

B. 左侧三叉神经第 2 支

C. 左侧三叉神经第 3 支

D. 左侧三叉神经第 2、3 支

E. 左侧三叉神经第 1、3 支

113. 关于小舞蹈病,下列表述不正确的是

A. 是风湿热在神经系统的表现

B. 病理可有黑质、纹状体等部位可逆性炎性改变

C. 儿童和青少年多见

D. 即使不治疗也可自行缓解

E. 治愈后不再复发

114. 男性,72 岁。1 天前清晨因双侧季肋部疼痛而醒来,发现双下肢不能活动。查体:双下肢肌力 1 级,T_6 以下痛觉消失和束带感,深感觉正常,尿潴留。诊断考虑为

A. 脊髓前动脉综合征

B. 急性炎症性脱髓鞘多发性神经病

C. 大脑前动脉区脑梗死

D. 急性脊髓炎

E. 腰椎间盘脱出

115. 脑梗死发生于脑动脉主干,其临床表现通常不是

A. 意识障碍

B. 昏迷

C. 偏瘫

D. 颅内高压

E. 惊厥

116. 单纯疱疹病毒性脑炎最常侵犯的部位是

A. 大脑皮质

B. 基底节区

C. 大脑颞叶、额叶及边缘系统

D. 大脑顶叶、枕叶

E. 小脑

117. 女性,6 岁。夏季发病,因高热 1 天,惊厥

1 次住院。查体：嗜睡，面色苍白，四肢发凉，BP 70/40 mmHg，心率 126 次/分，心音低钝，颈无抵抗，巴氏征（－）。最可能的诊断是

A. 热性惊厥

B. 流行性脑脊髓膜炎

C. 中毒性细菌性痢疾

D. 结核性脑膜炎

E. 急性风湿热

118. 10 岁男孩，水肿、少尿 3 天，近 1 天来诉头痛、头昏、呕吐并抽搐 1 次。查体：体温 37.3℃，血压 165/115 mmHg，血 BUN 7.8 mmol/L。尿常规示，蛋白（＋＋），红细胞＞100 个/HP，白细胞 30 个/HP。该患儿准确的诊断为

A. 急性肾炎，高血压脑病

B. 慢性肾炎急性发作

C. 肾炎性肾病，高血压脑病

D. 急进性肾炎

E. 急性肾炎，颅内出血

119. 高血压脑出血的手术禁忌证，不包括

A. 脑疝，双瞳孔散大，去脑强直，病理呼吸，脑干继发性损害

B. 丘脑、丘脑下部和脑桥出血，深昏迷

C. 小脑出血，出血量 10 ml 左右，病情进行加重，昏迷

D. 年龄在 70 岁以上，深昏迷，瞳孔散大

E. 严重的冠状动脉供血不足或肾衰竭者

120. 症状性癫痫的定义是指

A. 临床上不能分类的癫痫

B. 从婴儿起始的癫痫

C. 抗癫痫药物无法控制的癫痫

D. 脑部无病损或代谢异常的癫痫

E. 脑部有病损或代谢异常的癫痫

121. 颅内压增高的三主征是

A. 血压升高、脉搏细弱、呼吸微弱

B. 头痛、呕吐、视乳头水肿

C. 意识不清、呕吐、步态不稳

D. 头昏、头痛、呕吐

E. 血压下降、脉搏缓慢、呼吸微弱

122. 男性，65 岁。活动中突感头痛，右侧肢体不能活动 1 天。高血压病史 10 年。查体发现左侧中枢性面舌瘫，左侧肢体完全瘫痪，左侧身感觉减退，左侧偏盲。该患者最可能的诊断是

A. 脑室出血

B. 脑叶出血

C. 脑桥出血

D. 小脑出血

E. 基底节出血

123. 一青年患者，突然出现剧烈头痛、恶心和呕吐，意识清、四肢无瘫痪、颈项有阻力。为鉴别其为蛛网膜下腔出血还是化脓性脑膜炎，宜采用的主要方法是

A. 血白细胞总数和分类检查

B. 颅脑 CT 扫描

C. 反复测量体温

D. 抽血作细菌培养

E. 腰椎穿刺查脑脊液

124. 蛛网膜下腔出血和脑出血的主要鉴别点是

A. 脑脊液有无血液

B. 有无神志不清

C. 有无脑膜刺激征

D. 有无高血压病史

E. 有无神经系统定位体征

125. 女性，45 岁。车祸头部受伤，伤后即昏迷，1 h 后入院时，中度昏迷，右侧瞳孔散大，光反射消失，左上下肢病理征（＋）。首先采取措施是

A. 给予止血药物

B. 20％甘露醇 250 ml 静滴

C. 给予抗生素预防感染

D. 地塞米松 20 mg 静滴

E. 给予呼吸兴奋剂

126. 男性,63 岁。早晨起床时,发现言语不清,右侧肢体不能活动。既往无类似病史。发病后 5 h 体检发现:血压 120/80 mmHg,神志清楚,失语,右侧中枢性面瘫、舌瘫,右上、下肢肌力 2 级,右半身痛觉减退,颅脑 CT 未见异常。病变的性质是

A. 脑出血

B. 脑栓塞

C. 脑肿瘤

D. 脑血栓形成

E. 蛛网膜下腔出血

127. 女性,60 岁。突发剧烈头痛、呕吐 3 h。查体:神清,颈强直。头颅 CT 检查提示蛛网膜下腔出血。首选的检查是

A. MRA

B. MRI

C. 脑电图

D. 脑血管造影

E. 经颅多普勒

二、A3/A4 型题

(128~131 题共用题干)

男性,50 岁。突发头痛、呕吐伴发热、精神行为异常 5 天。查体:体温 38.5℃,神志清,四肢肌力、肌张力正常,双侧 Babinski 征(一),颈抵抗(十),Kernig 征及 Brudzinski 征均阴性。脑电图检查:广泛中度异常。头颅 CT 检查:未见异常。

128. 为明确诊断,还需选择的检查是

A. 胸片

B. 头颅 MRI

C. 腰穿

D. 血培养

E. PPD 试验

129. 若腰穿检查:脑脊液压力 200 mmH₂O,脑脊液无色清亮,糖 3 mmol/L,氯化物 125 mmol/L,蛋白 0.92 g/L,白细胞 200× 10⁶/L,淋巴细胞 82%,单核细胞 18%。则最可能诊断为

A. 脑脓肿

B. 化脓性脑膜炎

C. 隐球菌脑膜炎

D. 结核性脑膜炎

E. 病毒性脑炎

130. 最主要治疗是

A. 三代头孢类抗生素

B. 抗结核治疗

C. 抗病毒治疗

D. 抗真菌治疗

E. 糖皮质激素治疗

131. 若头颅 CT 检查示:两侧颞叶和额叶见低密度灶、其中有点状高密度灶。则最可能诊断为

A. 带状疱疹病毒性脑炎

B. 肠道病毒性脑炎

C. 单纯疱疹病毒性脑炎

D. 巨细胞病毒性脑炎

E. 急性播散性脑脊髓炎

(132~134 题共用题干)

女性,26 岁。既往体健,突发精神恍惚、癫痫发作。血压 100/60 mmHg,体温 39℃,颈强直,Kernig 征阳性,余神经系统检查均为阴性;腰穿压力正常,脑脊液无色透明,WBC 20×10⁶/L,均为淋巴细胞,糖及蛋白正常;头颅 MRI 扫描显示右颞叶肿胀伴有出血。

132. 最可能的诊断是

A. 结核性脑膜炎

B. 单纯疱疹病毒性脑膜炎

C. 新型隐球菌脑膜炎

D. 格林-巴利综合征

E. 神经 Lyme 病

133. 该病病原体进入中枢神经系统的途径是

A. 血源性感染

B. 直接感染

C. 局部扩散

D. 神经干逆行感染

E. 以上均不是

134. 下列对患者最有效的药物是

A. 干扰素

B. 转移因子

C. 利福平、异烟肼

D. 阿昔洛韦

E. 青霉素

(135～136 题共用题干)

男性,42 岁。间断头痛 1 年,以晨起时重,近 1 个月病情加重伴呕吐。查体:双眼底视乳头水肿,左眼外展不全,右侧肢体肌力 4 级,右侧 Babinski 征阳性。

135. 最可能的诊断是

A. 脑出血

B. 脑肿瘤

C. 脑脓肿

D. 脑梗死

E. 脑膜炎

136. 首先要进行的检查是

A. 头颅平片

B. 腰穿检查

C. 头颅 CT

D. 脑血管造影

E. 脑电图

(137～139 题共用题干)

女性,56 岁。近 2 年来自感记忆力减退,乏

力,表情淡漠,肌肉痉挛,体重增加,肌肉萎缩,双下肢非凹陷性水肿。因使用镇静药后出现嗜睡,体温下降常为 34.2℃,血压 60/50 mmHg,呼吸 12 次/分,心率 51 次/分,四肢肌肉松弛,反射减弱。

137. 出现上述情况最可能的原因是

A. 肾病综合征

B. 黏液性水肿昏迷

C. 休克

D. 神经系统疾病

E. 以上都不对

138. 为确定诊断以下最有价值的检查是

A. 血白细胞

B. 血红蛋白

C. 血容量

D. 血清 TSH、FT_4 测定

E. 血 T_3、T_4 测定

139. 应采取的治疗措施是

A. 静脉注射 $L-T_3$

B. 保温、供氧、保持呼吸道通畅

C. 根据需要补液

D. 应用氢化可的松

E. 以上都对

(140～141 题共用题干)

男性,65 岁。高热 3 天,昏迷 1 天。尿酮体(一),血糖 38 mmol/L,血钠 155 mmol/L,血浆渗透压 340 mmol/L,尿素氮 13.5 mmol/L。

140. 最可能的诊断为

A. 酮症酸中毒昏迷

B. 高渗性非酮症昏迷

C. 乳酸酸中毒

D. 脑梗死

E. 低血糖昏迷

141. 以下治疗原则对此患者正确的是

A. 积极补液,补充大量低渗液为主,纠正脱水

B. 及时使用胰岛素,血糖降至 13.9 mmol/L,改输 5%葡萄糖+胰岛素

C. 积极补碱,尽快纠正酸中毒

D. 严密观察血钠,防治高血钠

E. 查找感染灶,积极治疗感染

(142～144 题共用题干)

女性,35 岁。因嗜睡、意识模糊 3 h 并两次抽搐后昏迷来院急诊,5 天前因受凉后出现发热,咳嗽,咳黄色黏稠痰,食欲缺乏,口干,每天饮大量甜饮料,出现多饮、多尿等症状并日渐加剧。查体:T 38.8℃,P 108 次/分,R 20 次/分,BP 130/80 mmHg;肥胖体形,唇舌干燥,皮肤弹性差,无面瘫体征,颈无抵抗,双下肺可闻及湿啰音。

142. 急诊应先重点检查的项目是(多选)

A. 血清钾、钠、氯、钙

B. 血糖

C. 腰穿脑脊液检查

D. 尿糖

E. 血气分析

F. 肝、胆 B 超

G. 糖化血红蛋白

H. 头颅 CT

I. 血酮及尿酮

J. 血浆渗透压

143. 若患者检查结果示:血钾 3.6 mmol/L,钠 158 mmol/L,氯 110 mmol/L,钙 2.5 mmol/L,血糖 36.9 mmol/L,尿糖(++++),血酮(-),尿酮(±),血 pH 7.34,PCO_2 5.2 kPa,PO_2 10.8 kPa,AB 23 mmol/L,TCO_2 26 mmol/L,BE 2.8 mmol/L,SaO_2 0.92,血浆渗透压 360 mmol/L,照片示双肺感染。目前诊断主要考虑的疾病有(多选)

A. 糖尿病酮症酸中毒昏迷

B. 糖尿病乳酸性酸中毒昏迷

C. 糖尿病高渗性非酮症性昏迷

D. 肺部感染

E. 低血容量性休克

F. 脑血管意外

G. 肺性脑病

H. 癫痫

I. 2 型糖尿病

J. 1 型糖尿病

144. 目前急诊处理应做的是(多选)

A. 静脉输注 10%葡萄糖液

B. 静脉输注 5%$NaHCO_3$液

C. 静脉输注 0.9%氯化钠液

D. 静脉输注 1.87%乳酸钠液

E. 应用 20%甘露醇脱水

F. 皮下注射胰岛素

G. 应用抗生素

H. 插胃管注入温开水

I. 静脉小剂量胰岛素持续滴注

J. 应用口服降血糖药

(145～146 题共用题干)

男性,46 岁,农民。在田间喷洒农药 2 h,昏倒在地,家属将患者急送医院。查体:BP 90/60 mmHg,昏迷,角膜反射消失,瞳孔缩小如针尖大,两肺满布湿啰音。

145. 以下对该患者的处理不恰当的是

A. 反复用肥皂水清洗皮肤、头发和指甲缝隙

B. 立即脱去患者的外衣

C. 用清水反复洗胃

D. 根据医嘱给予阿托品和氯解磷定

E. 持续鼻导管给氧

146. 在用药过程中患者病情好转,意识转清醒,但突然出现烦躁不安、谵妄、瞳孔扩大。患者最可能是发生了

A. 短暂性脑缺血

B. 阿托品化
C. 阿托品用量不足
D. 阿托品中毒
E. 脑梗死

（147～150题共用题干）

女性，48岁。因意识障碍2h入院。2h前工作时，误吸带有臭鸡蛋味气体后出现意识障碍，间断抽搐。既往史无特殊。体格检查：T 38℃，P 120 次/分，R 24 次/分，BP 110/70 mmHg。意识不清，间断抽搐。两肺呼吸音清，未闻及干、湿啰音。心率120 次/分，律齐。腹部平坦，肝、脾肋下未触及。双下肢轻度水肿。两侧病理征均未引出。颅脑CT检查未见异常。

147. 该患者诊断正确的是
A. 急性脑血管病
B. 急性硫化氢中毒
C. 急性一氧化碳中毒
D. 急性氨气中毒
E. 急性氯气中毒
F. 急性氰化氢中毒

148. 应尽快做的处理包括（多选）
A. 高压氧治疗
B. 对高热昏迷者，可采用亚冬眠或冬眠疗法
C. 不宜应用糖皮质激素
D. 应用大剂量谷胱甘肽
E. 应用半胱氨酸
F. 应用细胞色素 C
G. 抗生素预防感染

149. 与该患者中毒有关的叙述，错误的是
A. 昏迷时间较久者，同时可发生细支气管肺炎和肺水肿、脑水肿
B. 吸入极高浓度时，可立即猝死
C. 严重中毒病例经抢救恢复后，部分患者可留有后遗症
D. 高压氧治疗可有效改善机体缺氧状态

E. 吸入高浓度时，表现为中枢神经系统症状和窒息
F. 应用糖皮质激素治疗无效

150. 该患者中毒的机制为（多选）
A. 在一定剂量范围内，小部分可以原形随呼出气体排出体外
B. 大部分被氧化生成无毒的物质排出体外
C. 该气体可在体内蓄积
D. 来不及代谢和排出体外的该气体是有害的
E. 可造成组织细胞内窒息缺氧
F. 吸入极高浓度时，可直接麻痹呼吸中枢造成闪电式中毒死亡

三、X型题

151. 有机磷酸酯类中毒的临床表现有
A. 中枢神经系统症状
B. 外周神经系统症状
C. M 样作用症状
D. N 样作用症状
E. β 样作用症状

152. 女性，21岁，民工。头痛、发热2天，呕吐、神志不清5 h。查体：T 37.3℃，P 90 次/分，R 22 次/分，BP 130/70 mmHg。浅昏迷，皮肤无出血点或瘀斑；双侧瞳孔等大等圆，直径0.3 cm，光反应灵敏，心肺无异常，腹软肝脾未扪及；肌张力稍高，双侧腱反射消失，Hoffmann 征（－），Babinski 征（－），脑膜刺激征（－）。血常规：白细胞 13.8×10^9/L，中性粒细胞 92%，嗜酸性粒细胞 0.09×10^9/L，红细胞 4.7×10^{12}/L，血小板 117×10^9/L。尿常规、肝肾功能正常。请问以下处理合理的是
A. 严格卧床休息
B. 禁食或少量流质
C. 严密观察生命特征及便血情况

D. 甘露醇脱水治疗

E. 大剂量青霉素

153. 解救有机磷酸酯类中毒时用阿托品

  A. 能迅速解除 M 样症状

  B. 能解除部分中枢神经系统中毒症状

  C. 中重度中毒时必须与胆碱酯酶复活药合用

  D. 必须及早、足量、反复

154. 有关头痛的说法正确的是

  A. 头痛的程度常与病情轻重无密切关系

  B. 浅在性头痛常见于眼、鼻、齿源性

  C. 神经官能症性头痛病程较长

  D. 偏头痛对症治疗后常能迅速缓解

  E. 头痛伴发热、意识障碍应及时转诊

155. 可引起昏迷的全身性病变有

  A. 脑出血

  B. 伤寒

  C. 乙脑

  D. 一氧化碳中毒

  E. 败血症

156. 下列对意识障碍的描述,正确的是

  A. 嗜睡是最轻的意识障碍

  B. 浅昏迷需用最强刺激才能唤醒

  C. 浅昏迷时可存在眼球支运动

  D. 深昏迷时深、浅反射均消失

  E. 昏睡者可出现幻觉、躁动不安

157. 下列引起头痛的颅脑病变是

  A. 偏头痛

  B. 脑炎

  C. 脑肿瘤

  D. 脑挫伤

  E. 脑出血

158. 头痛的诊断原则应包括

  A. 详细询问病史

B. 详细的体格检查

C. 发病的急缓、部位、性质等

D. 伴发症状

E. 以上均不正确

159. 引起中枢性呕吐的病因包括

  A. 脑膜炎

  B. 迷路炎

  C. 颅内血肿

  D. 抗癌药物

  E. 脑出血

160. 意识障碍的临床表现包括

  A. 嗜睡

  B. 意识模糊

  C. 昏睡

  D. 昏迷

  E. 眩晕

161. 白塞病的神经系统症状可包括

  A. 周围神经炎

  B. 脑膜脑炎

  C. 偏瘫

  D. 癫痫

  E. 意识障碍

162. 脑出血患者出现下列哪些情况提示有脑疝的可能?

  A. 意识障碍加重

  B. 呕吐频繁

  C. 血压升高

  D. 心率变慢

  E. 烦躁不安

163. 提示脑出血患者出血未止的表现有

  A. 瞳孔由缩小转为散大

  B. 面色潮红

  C. 意识障碍程度加重

  D. 压眶反射消失

  E. 呼吸稍急促

164. 对颅内压增高患者的一般处置，正确的是
- A. 凡有颅内压增高的患者均应留院观察，密切监测意识、瞳孔及生命体征
- B. 频繁呕吐的患者应禁食，防止吸入性肺炎的发生
- C. 用轻泻剂通便，不可让患者用力排便，必要时可行高位灌肠
- D. 意识清楚，颅内压增高程度较轻的病例可先选用口服药物降颅压治疗
- E. 烦躁患者应禁用镇静剂以免引起呼吸抑制，而导致患者死亡

165. 提示颅内压严重增高的表现有
- A. 一侧肢体瘫痪
- B. 共济失调
- C. 意识淡漠
- D. 躁动
- E. 颈项强直

166. 颅内压增高的后果是
- A. 脑疝
- B. 脑血流量减少
- C. 脑水肿
- D. 脑组织缺血缺氧
- E. 以上都对

167. 颅内压增高常见的病因是
- A. 脑萎缩
- B. 颅内肿瘤
- C. 脑寄生虫病
- D. 颅脑损伤
- E. 颅内动脉瘤

168. 有关小脑出血，正确的是
- A. 多由小脑齿状核动脉破裂所致
- B. 一般无肢体瘫痪
- C. 可仅表现为一侧肢体笨拙
- D. 不出现意识障碍
- E. 易造成枕骨大孔疝

169. 有关癫痫的下列描述，正确的是
- A. 终身不愈
- B. 抗癫痫药宜从最小有效剂量开始
- C. 用药后定期检查肝肾功能
- D. 单一药物无效或控制不好时才联合用药
- E. 原发性癫痫伴脑电图异常的遗传率高

170. 女性，26 岁。临床诊断为特发性癫痫，病史已 3 年。主要表现为全身性强直-阵挛发作，每月发作 2～3 次。其防治的正确措施是
- A. 应根据各种不同的病因，进行有针对性的治疗
- B. 避免疲劳、高热、饮酒、激烈运动等诱发因素
- C. 发作时应尽快肌内注射地西泮以制止发作
- D. 药物应用，需待癫痫完全控制 2～5 年后才可考虑终止
- E. 根据脑电图和颅脑 CT 的变化，决定抗癫痫药的应用时间

171. 诊断中枢神经系统感染要依据
- A. 体征
- B. 症状
- C. 脑脊液检查
- D. 尿常规
- E. 家族史

172. 脑出血急性期治疗应用
- A. 血管扩张药
- B. 降血压药
- C. 降颅压药
- D. 保持水、电解质平衡治疗
- E. 预防或控制感染治疗

173. 使颅内压增高患者的颅内压监测 a 波减少的因素包括
- A. 脑室引流

B. 静脉滴注甘露醇

C. 颅内注射液体

D. 吸入二氧化碳

E. 手术减压

174. 惊厥和寒战的鉴别点有

A. 意识障碍

B. 抽搐肌群局限,动作刻板

C. 无畏寒

D. 肌张力增高

E. 脑电图检查

175. 以下疾病中常有晕厥发作并可能猝死的有

A. 预激综合征

B. 肥厚型心肌病

C. 室间隔缺损

D. 主动脉瓣狭窄

E. 高血压性心脏病

176. 破伤风的临床表现有

A. 颈项强直

B. 张口困难

C. 四肢抽搐

D. 神志不清

E. 角弓反张

177. 癫痫持续状态的常见并发症有

A. 四肢瘫痪

B. 缺氧

C. 低钾

D. 高热

E. 脑水肿

178. 肺性脑病的常见体征是

A. 扑翼样震颤

B. 球结膜充血和眼底视乳头水肿

C. 木僵

D. 抽搐和无意识动作

E. 病理征阳性

179. 细菌性脑膜炎的颅内并发症包括

A. 慢性硬膜下积液

B. 硬膜下脓肿

C. 脑脓肿

D. 脑梗死

E. 脑积水

180. 神经系统结核病的高危人群包括

A. 艾滋病患者

B. 经常接触结核传染源者

C. 酒精中毒和营养不良者

D. 老年人

E. 长期用类固醇治疗者

181. 中枢神经系统白血病重者的临床表现为

A. 抽搐、昏迷

B. 呕吐

C. 骨骼剧痛

D. 头晕、头痛

E. 颈项强直

第七章

传 染 病 急 症

一、A1/A2 型题

1. 通过粪-口途径传播的传染病是
   A. 麻疹
   B. 白喉
   C. 百日咳
   D. 甲型病毒性肝炎
   E. 乙型病毒性肝炎

2. 构成传染过程的必须具备因素是
   A. 病原体、人体和他们所处的环境
   B. 患者、污染物和外界环境
   C. 寄生虫的中间宿主与终末宿主
   D. 微生物媒介与宿主
   E. 传染源、传播途径与易感人群

3. 用于被动免疫的是
   A. 伤寒疫苗
   B. 卡介苗
   C. 麻疹疫苗
   D. 白喉类毒素
   E. 破伤风抗毒素

4. 病原体侵入人体后首先遭到哪种非特异性免疫因素的作用?
   A. 抗毒素
   B. 中和抗体
   C. 吞噬细胞
   D. 致敏 T 细胞
   E. 调理素

5. 确诊流行性出血热的依据是
   A. 鼠类接触史
   B. 全身感染中毒症状
   C. "三痛征"和"酒醉貌"
   D. 特异性 IgM 抗体
   E. 异形淋巴细胞增多

6. 关于伤寒,下列说法错误的是
   A. 体温呈阶梯状上升
   B. 常无明显畏寒、寒战
   C. 成人患者大多数出现腹泻
   D. 相对缓脉
   E. 神经精神症状

7. 菌痢的主要传播途径是
   A. 母婴传播
   B. 血液传播
   C. 粪-口传播
   D. 性传播
   E. 虫媒传播

8. 霍乱在我国的流行特点为
   A. 地方性流行
   B. 外来性传染病
   C. 男多于女

D. 多于冬春季发病

E. 城市多见于农村

9. 出血热患者少尿 7 天,BUN 32 mmol/L,脉洪大,黑便,化验结果显示血小板明显减少。此时首先要考虑患者合并

A. 尿毒症

B. 电解质紊乱,酸中毒

C. DIC

D. 高血容量综合征

E. 消化道出血

10. 诊断为流行性出血热的患者,病程第 6 天尿量 80 ml/d,血压 186/110 mmHg,脉洪大,面水肿,体表静脉充盈,双肺底有散在湿啰音。此时在治疗上应采取

A. 严格控制输液量,高效利尿剂,早期导泻、降压

B. 采用利尿合剂,纠正酸中毒,扩血管

C. 采用高渗葡萄糖液,降压,利尿

D. 采用平衡盐液,降压,促进利尿,导泻

E. 纠正酸中毒,降压,激素,利尿

11. 35 岁女性,手术后 2 个月出现腹胀、乏力,ALT 200 U/L,手术时输血 800 ml,化验甲肝抗体(一),HBsAg(一),抗 HBc(+),抗 HBs(+),抗 HCV(+)。诊断应考虑

A. 甲型肝炎

B. 术后引起中毒性肝炎

C. 乙型肝炎

D. 输血后肝炎

E. 急性丙型肝炎,输血所致

12. 丙类传染病有

A. 百日咳

B. 血吸虫病

C. 包虫病

D. 流行性脑脊髓膜炎

E. 鼠疫

13. 突发公共卫生事件,医疗卫生机构和有关单位上报时间为

A. 5 h

B. 2 h

C. 11 h

D. 13 h

E. 4 h

14. 执行职务的医疗保健人员及卫生防疫人员发现甲类、乙类和监测区域内的丙类传染病患者、病原携带者或者疑似传染病患者,必须按照国务院卫生行政部门规定的时限

A. 向法院部门报告疫情

B. 向本单位负责人报告疫情

C. 向当地卫生防疫机构报告疫情

D. 向当地卫生行政部门报告疫情

E. 向当地人民政府报告疫情

15. 一职工从沿海某城市归来,腹泻 1 天,10 余次,水样便,到市医院求治,疑为肠炎。诊断后 11 h 医师上报疫情。国家要求上报此类传染病最迟不超过

A. 48 h

B. 12 h

C. 16 h

D. 28 h

E. 96 h

16. 2007 年冬,某县卫生防疫站于某被派下乡了解疾病发生情况。调查中得知某乡有一患者患流行性出血热去外地住院,但于某既未向防疫站反映,也未采取任何措施,却在乡干部家玩了 3 天。此时,该村已有9 人患该病住院。依据传染病防治法,于某可能承担的法律责任是

A. 行政处分

B. 民事赔偿

C. 行政赔偿

D. 行政处罚

E. 批评教育

17. 下列疾病应按甲类传染病管理的有

    A. 流脑

    B. 肺炭疽

    C. 菌痢

    D. 伤寒

    E. AIDS

18. 根据传染病防治法,下列疾病不应按甲类传染病管理的有

    A. 艾滋病

    B. 传染性非典型性肺炎

    C. 肺炭疽

    D. 鼠疫

    E. 霍乱

19. 依据《传染病防治法》规定,采取甲类传染病的预防、控制措施的乙类传染病是

    A. 病毒性肝炎

    B. 人感染高致病性禽流感

    C. 艾滋病

    D. 登革热

    E. 淋病、梅毒

20. 医疗机构发现发生或者可能发生传染病暴发流行时,应当

    A. 在 2 h 内向所在地县级人民政府卫生行政主管部门报告

    B. 在 6 h 内向所在地县级人民政府卫生行政主管部门报告

    C. 在 12 h 内向所在地县级人民政府卫生行政主管部门报告

    D. 在 24 h 内向所在地县级人民政府卫生行政主管部门报告

    E. 在 48 h 内向所在地县级人民政府卫生行政主管部门报告

21. 患儿李某,因发热 3 日到县医院就诊,门诊接诊医生张某检查后发现李某的颊黏膜上有 Koplik 斑,初步诊断为麻疹。按照传染病防治法的规定,张某应当

    A. 嘱患儿家长带李某去市传染病医院就诊

    B. 请上级医师会诊,确诊后隔离治疗

    C. 向医院领导报告,确诊后由防疫部门进行转送隔离

    D. 向医院领导报告,确诊后对刘某就地进行隔离

    E. 在规定时间内,向当地防疫机构报告

22. A 县张某系艾滋病患者,在 B 市传染病医院隔离治疗期间,擅自逃出医院回到 A 县,脱离隔离治疗。为防止艾滋病传播,可以协助传染病医院追回张某,采取强制隔离治疗措施的是

    A. 卫生行政部门

    B. 疾病控制中心

    C. 民政部门

    D. 司法部门

    E. 公安部门

23. 传染病的基本特征是

    A. 病原体,传染性,季节性,地区性

    B. 病原体,传染性,流行病学特征,感染后免疫

    C. 病原体,传染性,流行性,地区性

    D. 病原体,传染性,流行性,病程阶段性

    E. 潜伏期,前驱期,症状明显期,恢复期

24. 某职工旅游归来,腹泻 1 天,10 余次,呈水样便,至某医院求医,疑为肠炎,大便培养出 EL‐Tor 型细菌,诊断后 11 h 医师上报疫情。国家要求上报此类传染病最迟不得超过的时间是

    A. 2 h

    B. 12 h

    C. 18 h

    D. 24 h

    E. 48 h

25. 下列疾病呈黏液脓性鲜血便同时伴里急后

重肛门重坠感的是

A. 白血病

B. 肠结核

C. 直肠息肉

D. 消化性溃疡

E. 急性细菌性痢疾

26. 风疹的病原体是

A. 风疹病毒

B. 人疱疹病毒 6 型

C. 带状疱疹病毒

D. 腺病毒

E. 合胞病毒

27. 可以不隔离传染源的传染病是

A. 麻疹

B. 细菌性痢疾

C. 病毒性肝炎

D. 流行性出血热

E. 副伤寒

28. 外潜伏期是指

A. 自病原体侵入机体至最早出现临床症状的这段时间

B. 病原体侵入吸血节肢动物体内使吸血节肢动物具有感染性的这段时间

C. 病原体不断更替宿主的过程

D. 病原体从传染源排出至侵入新的易感宿主之前的这段时间

E. 自病原体侵入机体至具有感染力的这段时间

29. 某传染病的最短潜伏期为 8 天,最长潜伏期为 22 天,平均潜伏期为 14 天,症状期为 21 天,恢复期为 30 天,试问该病的检疫期限为

A. 8 天

B. 22 天

C. 14 天

D. 21 天

E. 30 天

30. 某医院收入一名哮喘患者,在该患者入院后的第 2 天发现其同时患有腮腺炎,如果该患者在此次住院期间导致病房其他患者感染腮腺炎,则这种感染应属于

A. 带入感染

B. 交叉感染

C. 医源性感染

D. 自身感染

E. 内源性感染

31. A 县张某系霍乱患者,在 B 市传染病医院隔离治疗期间,擅自逃出医院回到 A 县,脱离隔离治疗。为防止霍乱传播,可以协助传染病医院追回张某采取强制隔离治疗措施的机构是

A. 卫生行政部门

B. 疾病控制中心

C. 民政部门

D. 司法机关

E. 公安机关

32. 张某,在某医疗机构进行身体检查时被查出患有血吸虫病,依据《传染病防治法》的规定。对于张某该医疗机构应当

A. 强制隔离治疗

B. 在指定的场所进行医学观察

C. 采取必要的治疗和控制措施

D. 采取必要的预防和控制措施

E. 在指定场所进行隔离治疗

33. 疾病监测的特征不包括

A. 长期、连续、系统地收集资料

B. 及时地整理、分析、解释原始资料

C. 疾病监测的对象只包括传染病

D. 及时将信息传递或反馈给有关部门

E. 疾病监测的目的是采取干预措施、预防控制疾病

34. 某学校 119 名学生在同一餐中因食入同一种食物而相继出现腹痛、腹泻、发热等症状,被诊断为一起食源性疾病,其判断是"食源性肠道传染病"还是"食物中毒"的依据是
  A. 是否均由相同食物引起
  B. 症状是否基本一致
  C. 是否有人传入现象(是否有流行病学余波)
  D. 实验室中是否检出原因微生物
  E. 是否有死亡

35. 关于水痘,下列叙述中不正确的是
  A. 冬春季节多见
  B. 传染性强
  C. 病后可由持久性免疫,不再发生水痘
  D. 主要见于儿童
  E. 与带状疱疹接触不会引起水痘

36. 从事传染病医疗保健、卫生防疫、监督管理的人员和政府有关主管人员玩忽职守,造成传染病传播或者流行的,对其处理是
  A. 责令限期改正
  B. 吊销执业证书
  C. 吊销开业执照
  D. 给予行政处分
  E. 给予行政处罚

37. 风疹的病原体是
  A. 风疹病毒
  B. 人疱疹病毒 6 型
  C. 带状疱疹病毒
  D. 腺病毒
  E. 合胞病毒

38. 当传染病暴发、流行时,经省、自治区、直辖市政府决定,可以对其实行封锁的地区是
  A. 甲类传染病疫区
  B. 乙类传染病疫区
  C. 甲类和乙类传染病疫区

  D. 甲、乙、丙三类传染病疫区
  E. 甲、乙、丙三类传染病疫区都不可以实行封锁

39. 下列不属于法定丙类传染病的是
  A. 流行性腮腺炎
  B. 流行性感冒
  C. 急性出血性结膜炎
  D. 病毒性肝炎
  E. 新生儿破伤风

40. 2004 年 8 月 28 日修订通过《中华人民共和国传染病防治法》,开始施行日期
  A. 2004 年 9 月 1 日
  B. 2004 年 10 月 1 日
  C. 2004 年 11 月 1 日
  D. 2004 年 12 月 1 日
  E. 1989 年 12 月 31 日

41. 被甲类传染病病原体、污染的污水、污物、粪便,有关单位必须按照以下规定,进行处理
  A. 在卫生防疫机构的指导监督下进行严密消毒后处理
  B. 在卫生防疫机构的指导监督下进行消毒后处理
  C. 在卫生防疫机构的指导下进行消毒后处理
  D. 由卫生防疫机构进行消毒后处理
  E. 由卫生防疫机构进行严密消毒后处理

42. 发生传染病流行时,县级以上地方政府有权在本行政区域内
  A. 调集各级各类医疗、防疫人员参加疫情控制工作
  B. 停工、停业、停课
  C. 封锁甲类或按甲类传染病管理的传染病疫区
  D. 封锁跨省、自治区、直辖市的疫区
  E. 宣布疫区

43. 患儿王某,因发热 3 日到县医院就诊,接诊医师林某检查后拟诊为流行性出血热。因县医院不具备隔离治疗条件,林某遂嘱患儿的家长带王某去市传染病医院就诊。按照《传染病防治法》的规定,林某应当
    A. 请上级医师会诊,确诊后再转诊
    B. 请上级医师会诊,确诊后隔离治疗
    C. 向医院领导报告,确诊后对于某就地进行隔离
    D. 向当地疾病控制机构报告,并复印病历资料转诊
    E. 向当地疾病控制机构报告,由疾病控制机构转诊

44. 男性,28 岁,农民。发热伴头痛、全身疼痛 3 天,尿量减少 1 天,于 12 月 24 日来诊。体检:体温 39.9℃,脉搏 125 次/分,呼吸 36 次/分,血压 80/55 mmHg,面部潮红,左下肢皮肤可见皮下出血点,肺部听诊闻少许啰音。血 WBC $15.3×10^9$/L, N 0.85, L 0.15, PLT $66.5×10^9$/L;尿蛋白(＋＋＋)。为明确诊断,下列最有意义的检查是
    A. 血液细菌培养
    B. 血清流行性出血热病毒的特异性 IgM 抗体
    C. 粪便细菌培养
    D. 血清甲肝病毒的特异性 IgM 抗体
    E. 肥达反应

45. 28 岁的流行性出血热患者,出现烦躁,水肿,脉洪大,体表静脉充盈,血压 180/100 mmHg,心率 129 次/分。应考虑为
    A. 肺实质弥漫性出血早期
    B. 高血容量综合征
    C. 高钠血症、高钾血症
    D. 高血压脑病
    E. 尿毒症

46. 女性,38 岁。发热、头痛 4 天,无尿 2 天,以流行性出血热入院。现患者躁动不安,体表静脉充盈,心率 120 次/分,血压 140/100 mmHg,曾解少量柏油样大便 1 次。目前下列治疗措施最有效的是
    A. 退热
    B. 扩充血容量
    C. 止血
    D. 抗感染
    E. 血液透析

47. 女性,30 岁,农民。突起畏寒、发热、周身酸痛 5 日,于春节期间来诊,伴恶心、呕吐,近 2 日解小便时泡沫很多。查体:体温 39.6℃,眼睑水肿,左腋下可见搔抓样出血痕,右腋下有少许点状出血。血象:WBC $34×10^9$/L, HB 160 g/L,异型淋巴细胞 0.16, N 0.66, L 0.20, PLT $90×10^9$/L。ALT 112 U/L。最可能的诊断是
    A. 急性病毒性肝炎
    B. 流行性出血热
    C. 急性肾小球肾炎
    D. 传染性单核细胞增多症
    E. 特发性血小板减少性紫癜

48. 流行性出血热患者病程第 6 天,无尿 2 天,血压 160/120 mmHg,脉洪大,颜面水肿,体表静脉充盈,两肺底散在湿啰音。目前最有效的治疗措施是
    A. 静脉滴注 50%葡萄糖液、降压及利尿
    B. 严格控制入液量,利尿及透析疗法
    C. 纠正酸中毒,降压及利尿
    D. 20%甘露醇降压及利尿
    E. 输注平衡盐液,降血压,利尿及导泻

49. 女孩,12 岁。近半月来食欲缺乏,恶心、呕吐、乏力、尿色黄来院就诊。病前 2 周注射丙种球蛋白 1 支。检查:巩膜黄染,肝肋下 4 cm,脾未触及。化验:ALT 600 U,胆红素 85.5 μmol/L,抗 HAV - IgM(＋),抗 HAV - IgG(＋), HBsAg(＋), HBeAg(＋),抗 HBc - IgM(＋),应诊断为

A. 急性甲型肝炎,乙肝病毒携带者

B. 急性乙型肝炎,既往感染过甲型肝炎

C. 急性甲型肝炎,乙型肝炎

D. 被动获得甲肝抗体,急性甲型肝炎,乙肝病毒携带者

E. 被动获得甲肝抗体,急性乙型肝炎

50. 女性,46 岁。发现 HBsAg 阳性 10 年,ALT 时有增高。近 3 周来食欲下降,尿黄,明显乏力,齿龈出血。查体:神清,扑翼样震颤(+)。化验:ALT 206 U/L, TBIL 462 μmol/L, PT 38 s(对照 13 s)。该患者应诊断为

A. 病毒性肝炎乙型慢性重型

B. 病毒性肝炎乙型亚急性重型

C. 病毒性肝炎乙型慢性重度

D. 乙肝后肝硬化

E. 病毒性肝炎乙型慢性中度

51. 男性,37 岁。既往健康。7 天前无明确诱因出现发热、恶心、食欲不振伴尿黄,明显乏力。实验室检查:ALT 780 U/L, TBIL 20 μmol/L。该患者诊断应考虑为

A. 淤胆型肝炎

B. 急性黄疸型肝炎

C. 急性重型肝炎

D. 亚急性重型肝炎

E. 急性无黄疸型肝炎

52. 某护士在给一位乙型肝炎病毒携带者注射时,不慎被患者用过的针头刺伤手指。为预防乙型肝炎病毒感染,应首先采取的措施是

A. 注射抗生素

B. 注射丙种球蛋白

C. 注射乙型肝炎疫苗

D. 注射 HBIG

E. 注射 α-干扰素

53. 属于乙类传染病的是

A. 霍乱

B. 鼠疫

C. 流行性感冒

D. 病毒性肝炎

E. 急性出血结膜炎

54. 对于人感染高致病性禽流感患者应当采取的预防、控制措施是

A. 为甲类传染病,按照甲类处理

B. 为乙类传染病,按照甲类处理

C. 为丙类传染病,按照丙类处理

D. 为丙类传染病,按照乙类处理

E. 因未发现流行的证据,按常规处理

55. 《传染病防治法》规定,传染病暴发、流行时,当地政府应当

A. 立即组织力量进行防治,切断传染病的传播途径

B. 限制或者停止集市、集会

C. 停业、停工、停课

D. 临时征用房屋、交通工具

E. 宣布疫区

56. 教育部所属综合大学的附属医院发现脊髓灰质炎疫情,应当报告的部门是

A. 国家教育行政部门

B. 国家卫生行政部门

C. 国家疾病预防控制机构

D. 所在地的政府卫生行政部门

E. 所在地的疾病预防控制机构

57. 某县暴发传染病,县政府主要领导以稳定、发展经济为由,要求并指示有关机构隐瞒传染疫情,造成传染病传播、流行,该主要领导应依法承担的行政责任是

A. 行政处分

B. 行政处罚

C. 行政赔偿

D. 行政拘留

E. 行政裁决

58. 男性,26 岁。近日出现低热、剧烈头痛、食欲缺乏、恶心、腹泻等症状,经检查确诊为登革热。经治医师王某拟将其病情如实上报,但护士小李认为上报其病情就等于泄漏了张某的隐私,违背了保密原则。对此,以下说法正确的是

    A. 医师王某上报患者张某的疫情,必须征得张某本人的知情同意

    B. 登革热属传染性疾病,可能对他人造成危害,无个人隐私可言

    C. 登革热作为传染性疾病,其疾病信息虽属患者隐私,但患者无权要求保密

    D. 护士小李的考虑是完全正确的,上报其病情就等于泄漏了张某的隐私

    E. 医师王某有义务如实上报张某的疫情,但不应将张某的病情向其他无关人员公开

59. 某中年男性患者,因心脏病发作被送到急诊室,症状及检查结果均明确提示心肌梗死。患者很清醒,但拒绝住院,坚持要回家。此时医师应该

    A. 尊重患者自主权,只要其签字就让其回家

    B. 告知其出院的最严重后果,诱使其住院

    C. 行使医师自主权,强行把患者留在医院

    D. 与患者家属共同努力,劝导患者留在医院

    E. 请求公安人员协助,对患者实施强制治疗

二、A3/A4 型题

(60~61 题共用题干)

男性,12 岁,学生。突然出现畏寒、高热,体温 40℃、头晕、头痛,全身酸痛乏力。伴有腹痛、腹泻。同班同学也有相似病症。实验室检查:白细胞 $9 \times 10^9 /L$,中性粒细胞 70%,淋巴细胞 60%。

60. 最可能的诊断是

    A. 肺脓肿

    B. 急性上呼吸道感染

    C. 流行性感冒

    D. 普通感冒

    E. 气管-支气管炎

61. 应及早应用的药物是

    A. 大环内酯类

    B. 青霉素类

    C. 抗感冒复合剂

    D. 抗病毒药物

    E. 抗菌药物

(62~64 题共用题干)

男性,20 岁。因"发热伴腹痛、腹泻 3 天"来诊。排便十余次/天,初为稀便,后为黏液脓血便,伴里急后重。粪常规:RBC 5~10/HP,WBC 20~25/HP。

62. 患者被诊断为急性细菌性痢疾,其发病机制为

    A. 痢疾杆菌毒素对结肠黏膜的直接损害

    B. 有侵袭力的菌株进入黏膜固有层,繁殖、释放毒素引起炎症溃疡

    C. 痢疾杆菌在肠腔内大量繁殖引起肠溃疡病变

    D. 结肠急性弥漫性、纤维蛋白渗出性炎症及溃疡

    E. 特异性体质对细菌毒素产生强烈变态反应

63. 经喹诺酮类抗生素治疗 2 天,症状无好转,更换为头孢曲松钠治疗后症状逐渐好转。该患者应用喹诺酮类抗生素治疗无效的原因可能是

    A. 疗程不够

    B. 可能存在编码细菌 DNA 旋转酶的 A 或 B 亚单位基因发生突变

    C. 由耐药性质粒(R 因子)所引起,使痢疾

杆菌产生或加强破坏抗生素的酶系

    D. 庆大霉素修饰酶与 AA(16)I 共同作用导致耐药

    E. 合并败血症

64. 粪培养：志贺菌生长,对喹诺酮类抗生素耐药,头孢曲松钠中度敏感。该患者病情迁延,病程超过 2 个月,其肠道病理改变的特点是

    A. 直肠和乙状结肠弥漫性纤维蛋白渗出性炎症

    B. 直肠和乙状结肠黏膜水肿和肠壁增厚,肠黏膜溃疡不断形成和修复,导致瘢痕和息肉形成

    C. 盲肠和升结肠有散在深溃疡,周围有红晕,肠黏膜大多正常

    D. 直肠和乙状结肠病变轻微,仅可见充血水肿

    E. 病变位于结肠黏膜层,有浅溃疡、隐窝脓肿、杯状细胞减少

(65～67 题共用题干)

    男性,30 岁,农民。因"高热伴全身肌肉酸痛、头痛、腰痛 4 天"来诊。查体:颜面潮红;球结膜充血,咽充血,软腭及腋下皮肤可见出血点;心、肺无异常发现;肝、脾未及,肾区叩痛明显。

65. 初步诊断应首先考虑

    A. 登革热

    B. 伤寒

    C. 斑疹伤寒

    D. 肾综合征出血热

    E. 败血症

66. 接诊后首选检查通常不包括

    A. 尿液分析

    B. 腹部 CT 检查

    C. 肝、肾功能

    D. 血常规

    E. 凝血功能

67. 入院后下列医嘱错误的是

    A. 虫媒隔离

    B. 一级护理

    C. 半流食

    D. 测体温、脉搏、血压,1 次/6 h

    E. 阿司匹林 0.5 g,口服,3 次/d

三、X 型题

68. 传染病的主要特征包括

    A. 有传染性

    B. 有感染后免疫

    C. 病程的阶段性

    D. 有流行病学特征

    E. 有病原体

69. 传染病流行的 3 个基本条件是

    A. 传染源

    B. 社会因素

    C. 易感人群

    D. 自然因素

    E. 传播途径

70. 下列传染病引起白细胞总数减少的是

    A. 败血病

    B. 猩红热

    C. 疟疾

    D. 流行性脑脊髓膜炎

    E. 伤寒

71. 不能通过人工培养基进行分离培养病原体的传染病是

    A. 伤寒

    B. 钩端螺旋体

    C. 脊髓灰质炎

    D. 霍乱

    E. 斑疹伤寒

72. 在下列传染病中罕见有病原携带者的是
　A. 流感
　B. 麻疹
　C. 伤寒
　D. 痢疾
　E. 白喉

73. 夏秋季发病较多的传染病有
　A. 伤寒
　B. 霍乱
　C. 细菌性痢疾
　D. 流行性脑脊髓膜炎
　E. 白喉

74. 下列可出现相对缓脉的传染病有
　A. 鼠疫
　B. 伤寒
　C. 布氏杆菌病
　D. 流行性脑脊髓膜炎
　E. 猩红热

75. 乙类传染病中,必要时采取强制性措施控制的是
　A. 伤寒
　B. 艾滋病
　C. 淋病
　D. 炭疽
　E. 梅毒

76. 传染病发生时,应采取的紧急控制措施是
　A. 限制集市
　B. 预防接种
　C. 临时征用房屋
　D. 停工、停课
　E. 卫生宣传

77. 主要是由呼吸道传播的传染病包括
　A. 麻疹
　B. 白喉
　C. 结核

　D. 流行性感冒
　E. 流脑

78. 传染病的急性携带状态是
　A. 携带痢疾志贺菌2月
　B. 携带丙肝病毒1月
　C. 携带乙肝病毒4月
　D. 携带乙肝病毒7月
　E. 携带伤寒杆菌4月

79. 下列传染病,外周血白细胞总数常常是降低的是
　A. 流行性出血热
　B. AIDS
　C. 登革热
　D. 流行性脑脊髓膜炎
　E. 传染性非典型肺炎(SARS)

80. 必须对患者进行呼吸道隔离的传染病包括
　A. 传染性非典型性肺炎
　B. 流脑
　C. 流行性出血热
　D. 钩体病
　E. 麻疹

81. 由于感染病原抗原变异而使疾病慢性化的传染病包括
　A. AIDS
　B. 丙肝
　C. 流行性感冒
　D. 登革热
　E. 恙虫病

82. 细菌性痢疾的临床表现有
　A. 腹痛腹泻
　B. 高热
　C. 米泔水样便
　D. 脓血便
　E. 里急后重

第八章

其他系统疾病

1. 在疟疾的典型表现中,下列错误的是
   A. 有完全缓解间歇
   B. 定时性、周期性寒热,大汗发作
   C. 脾肿大
   D. 白细胞计数增多,中性粒细胞升高
   E. 贫血

2. 能引起较严重贫血的疟疾是
   A. 三日疟
   B. 间日疟
   C. 卵形疟
   D. 恶性疟
   E. 输血后疟疾

3. 男性,30岁。自10月30日起出现发热、头痛,并有皮肤黏膜出血,3天后出现少尿,此时血常规示白细胞 35×10^9/L,尿常规示尿蛋白(＋＋＋)。此时最可能的诊断是
   A. 尿毒症
   B. 肾小球肾炎
   C. 白血病
   D. 肾综合征出血热
   E. 重感冒

4. 男性,20岁。发热、腰痛6天,少尿4天,近3天无尿,皮肤多处有出血点,面色潮红,烦躁不安,眼睑水肿,体表静脉充盈,血压180/120 mmHg,脉洪大,尿蛋白(＋＋＋),尿中有膜样物。应诊断为肾综合征出血热合并
   A. 尿毒症脑病
   B. 高血容量综合征
   C. 高血压脑病
   D. 心力衰竭
   E. 弥散性血管内凝血

5. 男性,25岁,务农。因畏寒、发热起病,伴全身酸痛5天,出现黄疸1天,入院后黄疸进行加重,继而出现少尿。查体:神志清,血压125/75 mmHg,巩膜及皮肤明显黄染,注射部位可见瘀斑,结膜充血轻度,肝肋下1.0 cm压痛(＋),脾肋下未触及,肾区叩击痛轻度,腓肠肌压痛轻。血常规示 Hb 120 g/L,WBC 4.7×10^9/L,N 0.78,尿蛋白(＋＋)。每个高倍镜视野下,WBC(－),RBC 20个,颗粒管型1～2个,BUN 32 mmol/L。最可能诊断为
   A. 流行性出血热
   B. 钩端螺旋体病,黄疸出血型
   C. 伤寒并发溶血性尿毒综合征
   D. 疟疾并发肾小球肾炎
   E. 疟疾型黑原病

6. 女性,25岁。慢性腹泻2年,粪便为黏液血

便,量中等,消瘦,贫血。下列指标能确定诊断的是

A. 血白细胞计数升高

B. 便中可见阿米巴滋养体

C. 便中可查到红、白细胞

D. 肠镜可见溃疡

E. 肠镜可见息肉

7. 下列适宜应用干扰素治疗的情况是

A. 甲亢

B. 代偿性肝硬化

C. 糖尿病

D. 血清胆红素超过正常值上限 2 倍

E. 自身免疫性疾病

8. 产生肝肺综合征的根本原因是

A. 贫血

B. 肺内毛细血管扩张

C. 肺通气功能下降

D. 内毒素进入肺循环

E. 呼吸道黏膜水肿

9. 下列符合疟疾患者的周围血液检查结果是

A. 白细胞总数明显升高

B. 血小板增多

C. 网织红细胞减少

D. 红细胞减少

E. 大单核细胞减少

10. 女性,31 岁。发冷、寒战、高热,大汗后缓解,反复发作半个月,隔日发作 1 次,已 10 天。体检:脾肋下 1.5 cm,余未见异常。末梢血化验:WBC $5.8 \times 10^9/L$, N 0.68, L 0.32, Hb 100 g/L,血培养(—)。患者同年 8 月曾去海南旅游半个月。该患者发热最可能的原因是

A. 伤寒

B. 疟疾

C. 败血症

D. 急性血吸虫病

E. 急性粒细胞型白血病

11. 晚期血吸虫病肝硬化的严重并发症是

A. 贫血

B. 顽固性腹水

C. 肝性脑病

D. 上消化道出血

E. 重度黄疸

12. 华支睾吸虫病严重感染者的表现是

A. 肝区隐痛伴肝左叶肿大

B. 呕吐、腹泻、上腹剧痛

C. 精神萎靡等神经衰弱症状

D. 胆绞痛及阻塞性黄疸

E. 消瘦、贫血、全身浮肿

13. 贫血是钩虫病的主要特征,是由于

A. 失铁过多,补充不良

B. 钩虫引起肠黏膜伤口渗血所致

C. 钩虫吸血引起

D. 脾功能亢进

E. 钩虫直接抑制骨髓造血机能

14. 钩虫病贫血属于

A. 巨幼红细胞性贫血

B. 再生障碍性贫血

C. 低色素、小细胞性贫血

D. 溶血性贫血

E. 地中海贫血

15. 钩虫病幼虫引起的临床表现,正确的是

A. 多种消化道症状

B. 儿童有嗜异食症

C. 可有柏油样或血性水样便

D. 主要是钩蚴性皮炎和呼吸系统症状

E. 严重的贫血

16. A 型性格的人易患

A. 支气管哮喘

B. 过敏性紫癜

C. 冠心病

D. 癌症

E. 糖尿病

17. 下述疾病中,不属于心身疾病的是

　　A. 癌症

　　B. 抑郁症

　　C. 十二指肠溃疡

　　D. 糖尿病

　　E. 支气管哮喘

18. 美国一女性患者,患有严重的脑综合征、慢性压疮、心脏病、糖尿病等,对环境没有感觉,只有原始的脑功能,有自主呼吸,没有认识、行为能力,且无改善的希望,住院不久即插入鼻饲管以维持生命。她的监护人要求取走鼻饲管,被主管医师拒绝,监护人向法院起诉要求强迫取走,法院同意并下令取走;但受理上诉的法院否定了这个决定,认为中止喂饲就是杀人。3 年后,女患者死亡,她的鼻饲管仍保留着。从医学伦理学角度说,此案例反映出的突出问题应除外

　　A. 医学上可能做的,不一定在伦理上是应该做的

　　B. 临床医学决策同时也是伦理判断

　　C. 市场经济对医学实践的正、负效应并存

　　D. 生命神圣论与生命质量论的冲突

　　E. 传统医德规范与现代医德观念的矛盾

19. 违背了不伤害原则的做法是

　　A. 妊娠危及胎儿母亲的生命时,行人流产

　　B. 有证据证明,生物学死亡即将来临而且患者痛苦时,允许患者死亡

　　C. 糖尿病患者足部有严重溃疡,有发生败血症的危险,予以截肢

　　D. 强迫患者进行某项检查

　　E. 以上都不是

20. 以下药源性疾病属于患者遗传因素的是

　　A. 新生儿应用氯霉素后出现"灰婴综合征"

　　B. 肝硬化者服用地西泮后易诱发肝性脑病

　　C. 有人服用四环素后产生范可尼样综合征

　　D. 静脉推注庆大霉素引起呼吸抑制

　　E. 红细胞葡萄糖－6－磷酸脱氢酶缺损者服用伯氨喹后可发生严重的溶血性贫血

21. 可引起再生障碍性贫血的药物有

　　A. 氟烷

　　B. 青霉胺

　　C. 保泰松

　　D. 利福平

　　E. 秋水仙碱

22. 有关红细胞生成素的叙述,错误的是

　　A. 促使网织红细胞从骨髓释出

　　B. 促进红系干细胞增生和成熟

　　C. 主要由肾皮质近曲小管管周细胞分泌

　　D. 贫血时,红细胞生成素合成减少

　　E. 与红系干细胞受体结合而发挥作用

23. 男性,12 岁。因发热、头痛、右侧面颊肿痛 2 天入院。入院检查:急性病容,右侧面颊以耳垂为中心肿大。边界不清,血象白细胞总数为 $10.8×10^9/L$, N 65%, L 35%。该病例不容易出现的并发症是

　　A. 白血病

　　B. 脑膜炎

　　C. 胰腺炎

　　D. 心肌炎

　　E. 肾炎

24. 巨幼红细胞性贫血患者合并神经症状时需应用

　　A. 亚叶酸钙

　　B. 维生素 B_{12}

　　C. 红细胞生成素

D. 硫酸亚铁

E. 叶酸

25. 肝外梗阻性黄疸的特点是

A. 发热、腰痛、贫血、网织红细胞增多

B. 皮肤瘙痒、白陶土样大便、肝内外胆管扩张

C. 消化道症状、黄疸、直接及间接胆红素均升高

D. 少年多见，长期轻至中度黄疸

E. 发热、出血、蛋白尿

26. 疟疾患者表现进行性蛋白尿，贫血与浮肿，经久不愈。虽经抗疟药加肾上腺皮质激素治疗，仍无效。该患者符合

A. 间日疟引起的肾病综合征

B. 恶性疟引起的肾小球肾炎

C. 卵形疟引起的肾病综合征

D. 三日疟引起的肾小球肾炎

E. 三日疟引起的肾病综合征

27. 沙利度胺的致畸作用表现在

A. 再生障碍性贫血

B. 听力丧失

C. 腭裂

D. 海豹肢畸形

E. 唇裂

28. 现症疟疾患者，在抗疟治疗中，症状加重并伴少尿与黄疸，最可能并发

A. 肾病综合征

B. 黑尿热

C. 急性肾小球肾炎

D. 继发细菌感染

E. 疟疾并发急性病毒性肝炎

29. 慢性肾小球肾炎所致的水肿伴高血压时，宜选用利尿药

A. 氢氯噻嗪

B. 甘露醇

C. 乙酰唑胺

D. 山梨醇

E. 尿素

30. 患者男性，45 岁农民，4 天前突起寒战、高热、头痛，全身肌肉痛，尤以腓肠肌明显。后皮肤出现瘀斑、瘀点，巩膜黄染，来院就诊。查体：T 39℃，BP 105/75 mmHg，巩膜黄染，腹股沟淋巴结肿大，肝大于肋下 3 cm，腓肠肌压痛明显。实验室检查：白细胞 2.4×10^9/L，中性粒细胞 0.85，血小板 2.3×10^9/L，尿蛋白阳性，尿红细胞 $20 \sim 30$/HP，血清总胆红素 5 μmol/L。此病应考虑的诊断是

A. 流行性出血热

B. 钩端螺旋体病

C. 急性黄疸型肝炎

D. 急性肾小球肾炎

E. 疟疾

31. 关于他汀类药物的叙述，错误的是

A. 是目前最强的降血浆胆固醇的药物

B. 糖尿病性、肾型高脂血症的首选药物

C. 原发性高胆固醇血症

D. 杂合子家族性高胆固醇血症的首选药物

E. 降低杂合子家族性高胆固醇血症的 LDL-C

32. 呋塞米与以下哪种药物合用容易引起痛风?

A. 丙磺舒

B. 依他尼酸

C. 碳酸氢钠

D. 氯磺丙脲

E. 苯巴比妥

33. 最适合伴有心脑血管并发症的老年糖尿病患者控制血糖的是

A. 苯磺丁脲

B. 格列齐特

C. 氯磺丙脲

D. 格列吡嗪

E. 格列醛酮

34. 妊娠妇女禁用硫酸镁导泻的原因是

A. 收缩子宫平滑肌

B. 抑制胎儿呼吸

C. 反射性盆腔充血和失水

D. 升高孕妇血压

E. 致畸形作用

35. 男性,33 岁。发现肝功能异常 1 年,无自觉不适,查体无特殊异常,20 年前曾因急性肾小球肾炎行透析治疗。患者最可能的诊断是

A. 脂肪肝

B. 慢性乙肝

C. 慢性丙肝

D. 乙肝肝硬化

E. 自身免疫性肝炎

36. 男性,67 岁。因腹泻 15 次、呕吐 6 次于 8 月入院。有糖尿病史。大便先为糊状便,后为水样便。无发热、腹痛,无里急后重,无咳嗽、咳痰,尿量比平日明显减少。查体:皮肤弹性轻度减低,眼窝稍下陷,指纹稍皱。粪常规:未见红白细胞。血常规:Hb 158 g/L,WBC 11.4×10⁹/L,N 0.78,L 0.20。在治疗 1 天后,出现咳血痰,气促,不能平卧,肺部大量水泡音。此时可能是

A. 急性肺出血

B. 并发细菌性肺炎

C. 急性左心衰竭

D. 急性肺栓塞

E. 急性呼吸窘迫综合征

37. 部分乙型肝炎患者会出现肾小球肾炎、关节炎等肝外症状,其机制是

A. 病毒使机体免疫应答能力下降所致

B. 病毒变异所致

C. 细胞介导的免疫病理损害

D. 免疫复合物引起的病理损害

E. 自身免疫反应所引起的免疫病理损害

38. 男,23 岁。有国外旅游史,1 天前出现腹部隐痛不适,排大便 35 次,每次量均较多,先为水样便,再转为洗肉水样大便,呕吐水样物 10 次,不伴恶心,无发热,无里急后重。体查:声音轻度嘶哑,眼窝明显下陷,皮皱恢复较慢。次日出现小腿疼痛,查腓肠肌呈强直痉挛状态,可能是伴有

A. 低钾血症

B. 低钠血症

C. 高血钠症

D. 高钾血症

E. 代谢性酸中毒

39. 男性,28 岁,农民。发热 1 周,血便 1 天。查体:T 39℃,P 90 次/分,神清,无皮疹,无贫血貌,肝脏右肋缘下 2 cm 可及,脾脏左肋缘下 4 cm 可及。血 WBC 3.8×10⁹/L,嗜酸性粒细胞计数 0。粪常规:红细胞计数满视野。最可能的诊断是

A. 结核

B. 阿米巴肠病

C. 疟疾

D. 细菌性痢疾

E. 伤寒

40. 患者于 8 月 15 日突起寒战、高热、大汗伴剧烈头痛 1 日,热退后,生活自如。8 月 17 日再次上述发作,经服氯喹和伯氨喹,2 日后出现褐色尿,量少。查体:皮肤及巩膜轻度黄染,肝未触及,脾肋下 2.0 cm。RBC 2.1×10¹²/L,BUN 8.5 mmol/L,尿血红蛋白(+)。最可能的诊断为

A. 感染后溶血性贫血

B. 伤寒合并溶血-尿毒综合征

C. 钩端螺旋体病

D. 间日疟合并黑尿热

E. 间日疟合并肾炎

41. 男性,25 岁。突起高热、抽搐、昏迷、颈硬、贫血、脾肿大,血压正常,白细胞计数正常。最可能的诊断是

    A. 脑型疟疾

    B. 流行性乙型脑炎

    C. 中毒性菌痢

    D. 中暑

    E. 流行性脑脊髓膜炎

42. 使用单向波除颤仪,电击能量选择为

    A. 200 J

    B. 300 J

    C. 150 J

    D. 360 J

    E. 500 J

43. 医务人员对于溺水患者,打开气道的方式应选择

    A. 仰头举颏法

    B. 推举下颌法

    C. 仰头抬颈法

    D. 侧头抬颈法

    E. 头部平举法

44. 第一次电击除颤后首先做

    A. 评估心率

    B. 继续胸外按压

    C. 推注药物

    D. 人工通气

    E. 测量血压

45. 淹溺的救治原则,下列选项错误的是

    A. 迅速将淹溺者救离出水

    B. 立即恢复有效通气

    C. 心肺复苏术

    D. 根据病情做出救治处理

    E. 首先考虑电击除颤

46. 抢救溺水后肺水肿的患者,可用乙醇置于湿化瓶内给氧,乙醇浓度为

    A. 10%～20%

    B. 20%～30%

    C. 30%～40%

    D. 40%～50%

    E. 50%～60%

47. 与电击伤的严重程度相关性最小的因素是

    A. 电流强弱

    B. 人体电阻

    C. 电流性质

    D. 电压高低

    E. 人体免疫力

48. 对于电击伤的现场处理,不正确的是

    A. 迅速脱离电源

    B. 抢救者注重自身的安全

    C. 轻型触电者可自行回家,不必处理

    D. 重型触电者就地抢救

    E. 转运途中不能中断抢救

49. 促使中暑的常见原因除外

    A. 环境温度过高

    B. 体质虚弱

    C. 产热增加

    D. 散热障碍

    E. 汗腺功能障碍

50. 重症中暑热衰竭的突出表现为

    A. 高热

    B. 肌肉疼痛

    C. 脑水肿

    D. 周围循环衰竭

    E. 急性肝衰竭

51. 夏季预防中暑的措施,不正确的是

    A. 喝低盐清凉饮料

    B. 穿深色衣服

    C. 采取降温措施

D. 保持通风

E. 擦防晒霜

52. 关于中暑患者的处理,不正确的是

A. 昏迷者,口服清凉含盐饮料

B. 抽搐者,静脉或肌内注射地西泮

C. 肌肉痉挛时采取局部按摩

D. 室内温度应控制在 20~25℃

E. 高热患者可在大血管处放置冰袋

53. 中暑高热患者,室温应控制在

A. 8~10℃

B. 10~15℃

C. 15~20℃

D. 20~25℃

E. 25~30℃

54. 男性患者,52 岁,有糖尿病史 5 年,冠心病史 3 年。因与邻居发生争吵,突然倒地、呼之不应,出现呕吐胃内物数次。急救医师现场发现患者处于深昏迷状态,BP 200/130 mmHg,P 52 次/分,R 12 次/分,双侧瞳孔不等大,对光反射消失。目前危及生命的情况是

A. 心动过缓

B. 高血压脑病

C. 脑出血

D. 低血糖昏迷

E. 脑疝

55. 男性,56 岁。有糖尿病史 7 年,心绞痛病史 3 年。因突然发作胸闷、胸部紧缩感、出汗 4 h 而急诊入院。血压 110/70 mmHg,做心电图检查示胸前导联的 ST 段压低 0.2 mV,T 波倒置,无病理性 Q 波。查肌钙蛋白升高。应诊断为

A. 心绞痛发作

B. 低血糖反应

C. 长主动脉瘤

D. 糖尿病酮症酸中毒

E. 急性非 ST 段抬高型心肌梗死

56. 男性,32 岁。血压短期内明显升高,头痛、呼吸困难、端坐位、视物模糊,血压 220/150 mmHg,心率 100 次/分,眼底有出血,双肺闻及干湿啰音,尿蛋白(++),血肌酐 209 μmol/L。病情属

A. 高血压心脏病

B. 高血压脑病

C. 急性肾小球肾炎

D. 急进型高血压

E. 慢性阻塞性肺疾病急性发作

57. 女性,44 岁。阵发性血压增高伴头痛、心悸、出汗、面色苍白、恶心呕吐、四肢无力,BP 232/120 mmHg,心率 110 次/分,腹部未闻及血管杂音。镇静、静脉应用降压药物,1~2 h 症状可渐缓解。24 h 尿 3-甲氧基-4-羟基苦杏仁酸(VMA)升高。诊断应考虑是

A. 原发性高血压

B. 肾动脉狭窄

C. 原发性醛固酮增多症

D. 慢性肾炎

E. 嗜铬细胞瘤

58. 糖尿病酮症酸中毒的临床表现有

A. 原有症状加重或首次出现"三多"伴乏力

B. 食欲缺乏,恶心,呕吐,极度口渴,尿量增多

C. 有代谢性酸中毒症状

D. 严重脱水伴循环衰竭体征

E. 以上都是

59. 糖尿病酮症酸中毒的主要治疗是

A. 中枢兴奋剂,纠正酸中毒

B. 纠正酸中毒,补充体液和电解质

C. 纠正酸中毒,应用胰岛素

D. 补充体液和电解质,应用胰岛素

E. 应用中枢兴奋剂及胰岛素

60. 碳酸氢钠处理糖尿病酮症酸中毒的指征为
A. 治疗酸中毒的起初 2 h
B. 出现血钾过高
C. 出现心律失常
D. 血 pH<7.1
E. 血 pH<7.3

61. 成人糖尿病酮症酸中毒胰岛素治疗采用
A. 每 4 小时静脉注射 50 U 胰岛素
B. 每 4 小时静脉滴注 5~10 U 胰岛素
C. 每 2 小时静脉滴注 5~10 U 鱼精蛋白锌胰岛素
D. 每小时静脉滴注 4~6 U 胰岛素
E. 每小时静脉滴注 5~10 U 鱼精蛋白锌胰岛素

62. 男性,65 岁,患糖尿病 15 年,长期应用苯乙双胍,因意识障碍急诊入院。检查结果:浅昏迷,呼吸深大,中度脱水,膝反射极弱,血压 80/65 mmHg,血糖 15 mmol/L,血钠 140 mmol/L,血钾 5.6 mmol/L,尿糖(＋＋＋),尿酮体(＋),尿蛋白(＋＋)。最可能的诊断是
A. 糖尿病酮症酸中毒昏迷
B. 高渗性高血糖状态
C. 乳酸性酸中毒昏迷
D. 糖尿病肾病尿毒症昏迷
E. 血管意外所致昏迷

63. 男性,20 岁,1 型糖尿病,两天来出现恶心,面潮红,呼吸深快,渐神志模糊以致昏迷。最可能的诊断是
A. 乳酸性酸中毒
B. 尿毒症酸中毒
C. 呼吸性酸中毒
D. 糖尿病酮症酸中毒
E. 高渗性高血糖状态

64. 女性,22 岁,患糖尿病 7 年,一直用胰岛素

治疗。1 h 前昏迷,检查皮肤湿冷,血压 120/80 mmHg,BUN 4.3 mmol/L,CO_2CP 22.0 mmol/L。最可能的诊断是
A. 糖尿病酮症酸中毒昏迷
B. 高渗性高血糖状态
C. 乳酸性酸中毒昏迷
D. 低血糖昏迷
E. 脑血管疾病

65. 肾源性水肿的特点是
A. 多从下肢开始继而遍及全身
B. 多从眼睑开始继而遍及全身
C. 多伴有双上肢静脉压升高
D. 多为非压陷性水肿
E. 多伴有淋巴回流受阻

66. 可引起呕吐伴右上腹痛、发热、黄疸的疾病是
A. 急性胃炎
B. 急性胰腺炎
C. 急性腹膜炎
D. 急性胆囊炎
E. 急性肾盂肾炎

67. 伴重度失水性腹泻的疾病是
A. 霍乱
B. 肠结核
C. 血吸虫病
D. 吸收不良综合征
E. 慢性非特异性溃疡性结肠炎

68. 女性患者,21 岁。无明确诱因,出现新鲜血便。查体:皮肤与黏膜可见成簇的细小的呈鲜红色的毛细血管扩张,肝脾未触及。最可能的诊断是
A. 过敏性紫癜
B. 白血病
C. 流行性出血热
D. 血小板减少性紫癜
E. 遗传性毛细血管扩张症

69. 女性,22 岁。近 5 天来发热寒战,头痛,尿呈酱油色,巩膜黄染,心肺未见异常,腹软,无压痛,肝脾未触及。下列检查支持诊断为溶血性贫血的是
   A. 血清非结合胆红素正常
   B. 血清结合胆红素增加
   C. 尿胆红素阳性
   D. 尿胆原增加
   E. 血清碱性磷酸酶增加

70. 男性,48 岁。无明显诱因,出现皮肤黏膜黄染且逐渐加重,皮肤瘙痒,大便呈浅灰色。查体:巩膜黄绿色,心肺听诊正常,腹软、无压痛,肝肋下 2 cm,Ⅱ 度硬,脾未触及。实验室检查:血中结合胆红素明显增加,血清碱性磷酸酶活性增高。最可能的诊断是
   A. 重症肝炎
   B. 原发性胆汁性肝硬化
   C. 钩端螺旋体病
   D. 溶血性贫血
   E. 肝癌

71. 女性,45 岁。近 10 天来恶心、乏力、厌食。查体:体温 36.7℃,巩膜黄染,心肺未见异常,腹软无压痛,肝脾未触及。实验室检查:血中直接、间接胆红素均增加,血清转氨酶增高。最可能的诊断是
   A. 慢性胆囊炎
   B. 病毒性肝炎
   C. 胆管癌
   D. 遗传性球形红细胞增多症
   E. 自身免疫性溶血性贫血

72. 男性,27 岁。近 1 周来自觉发热,腰痛、尿呈浓茶色。查体:巩膜黄染、睑结膜略苍白,心肺听诊正常,腹软无压痛,肝脾未触及。实验室检查:血清非结合胆红素明显增加,尿胆红素阴性。最可能的诊断为
   A. 自身免疫性溶血性贫血
   B. 急性肝炎

C. 胆总管结石
   D. Gilbert 综合征
   E. 肝内胆汁淤积

73. 下列发热的病因中,属变态反应性的是
   A. 血清病
   B. 中暑
   C. 重度安眠药中毒
   D. 大面积烧伤
   E. 急性心肌梗死

74. 稽留热常见于
   A. 败血症
   B. 肾盂肾炎
   C. 肺结核
   D. 伤寒
   E. 胸膜炎

75. 昏迷患者,深大呼吸,呼气中有烂苹果味,提示为
   A. 肝性脑病
   B. 尿毒症昏迷
   C. 糖尿病酮症酸中毒
   D. 有机磷农药中毒
   E. 脑出血

76. 昏迷患者,呼气有烂苹果味,尿糖体征。可能的病因是
   A. 脑出血
   B. 脑膜炎
   C. 有机磷农药中毒
   D. 酒精中毒
   E. 糖尿病酮症酸中毒

77. 体温调节中枢功能失常所致的发热见于
   A. 中暑
   B. 脑膜炎
   C. 结核病
   D. 脱水
   E. 脑血栓

78. 血尿伴排尿时痛,尿流中断或排尿困难见于
   A. 肾结石
   B. 膀胱结石
   C. 膀胱炎
   D. 肾炎
   E. 肾盂肾炎

79. 尿量减少不包括
   A. 急性肾炎
   B. 急性肾小管坏死
   C. 肾病综合征
   D. 慢性肾炎
   E. 休克

80. 可引起腹痛的全身性疾病不包括
   A. 克罗恩病
   B. 铅中毒
   C. 风湿热
   D. 过敏性紫癜
   E. 血卟啉病

81. 男性,30 岁。急性阑尾炎住院,现腹痛转至右下腹。查体:右下腹压痛,伴抬手痛及肌紧张。其腹痛发生的机制是
   A. 反射性腹痛
   B. 牵涉痛
   C. 躯体性腹痛
   D. 中枢性腹痛
   E. 内脏性腹痛

82. 男性,50 岁。查体可见颈动脉搏动明显、水冲脉及毛细血管搏动。该患者可考虑的诊断是
   A. 甲亢
   B. 严重贫血
   C. 主动脉窦瘤破裂
   D. A+B
   E. A+B+C

83. 女性,36 岁。患糖尿病 1 个月,胰岛素治疗过程中出现全身性轻至中度水肿。该患者发生水肿是由于
   A. 维生素 B_1 缺乏
   B. 胰岛素过敏
   C. 蛋白质缺乏
   D. 水、钠潴留
   E. 特发性水肿

84. 可发生双下肢对称性紫癜的疾病是
   A. 过敏性紫癜
   B. 再生障碍性贫血
   C. 激素性紫癜
   D. 血小板减少
   E. 特发性血小板增多症

85. 男性,60 岁。突然剧烈右上腹痛伴恶心、呕吐,继而出现高热,皮肤黏膜黄染。查血、尿淀粉酶正常。此患者最可能的诊断为
   A. 急性胃炎
   B. 急性梗阻性化脓性胆管炎
   C. 急性阑尾炎
   D. 脑出血
   E. 食物中毒

86. 女孩,15 岁。反复双下肢对称性皮肤瘀点、瘀斑,伴有四肢关节肿痛,有血尿和水肿。血小板计数正常。最可能的诊断为
   A. 维生素 K 缺乏症
   B. 血友病
   C. 过敏性紫癜
   D. 原发性血小板减少性紫癜
   E. 重症肝炎

87. 女性,47 岁。门脉高压症引起食管、胃底静脉曲张破裂出血致休克。经三腔管压迫后并发吸入性肺炎,已输血,应用抗生素。后患者出现鼻出血、瘀斑,查血小板 $50×10^9$/L,纤维蛋白原 1 g/L,凝血酶原时间较正常延长 4 s,副凝固试验阳性。应考虑患者的情

况是

A. 肝功能严重障碍

B. 弥散性血管内凝血

C. 严重感染、毒血症

D. 血小板减少性紫癜

E. 大量输血后体内凝血因子被稀释

88. 不属于渗出性胸膜炎病因的是

A. 阻塞性肺炎累及胸膜

B. 纵隔肿瘤侵袭胸膜

C. 系统性红斑狼疮

D. 气胸

E. 药物过敏

89. 下述疾病中不会引起漏出性胸腔积液的是

A. 心力衰竭

B. 低蛋白血症

C. 肝硬化

D. 肾病综合征

E. 系统性红斑狼疮

90. 支气管哮喘持续状态很重要的祛痰方法是

A. 应用抗生素

B. 应用祛痰药物

C. 补液纠正失水

D. 应用支气管扩张药物

E. 应用肾上腺皮质激素

91. 慢性心衰伴有轻度低钠血症时应注意

A. 嘱多饮糖水

B. 尽量多吃蔬菜

C. 严格限制饮水量

D. 无盐饮食

E. 加大血管扩张剂用量

92. 男性,56 岁。慢性肺心病心力衰竭患者,因水肿加重,尿少,使用较多利尿剂,因而产生一系列并发症,但应不包括

A. 易导致低钾、低氯性碱中毒

B. 出现神经精神症状

C. 使血液稀释,增加循环阻力

D. 易发生弥散性血管内凝血

E. 使痰液黏稠不易咳出,加重呼吸衰竭

93. 下列不属于原发性肾小球疾病的光学显微镜下病理特点的是

A. 膜性肾病为不伴细胞增生的弥漫性肾小球毛细血管基底膜增厚

B. 微小病变病无明显异常,电镜下可见上皮细胞肿胀、足突广泛融合

C. 急进性肾炎是 50% 以上肾小球的肾小囊中有大新月体形成

D. 急性链球菌感染后肾小球肾炎是弥漫增生性肾小球炎症(内皮与系膜细胞增生)

E. 系膜增生性肾炎是系膜细胞及肾小球基底膜不同程度的弥漫增生

94. 急性肾小球肾炎的严重病例常发生在起病的

A. 1～2 周内

B. 3～4 周内

C. 5～6 周内

D. 7～8 周内

E. 9～10 周内

95. 关于急性肾炎的治疗,不正确的是

A. 一般有自愈倾向,可不治疗

B. 需应用抗生素控制感染

C. 应常规应用糖皮质激素治疗

D. 有时需急诊透析治疗

E. 应低盐饮食

96. 下列抗体最常出现于急进性肾小球肾炎Ⅰ型患者的是

A. 抗肾小球基底膜抗体

B. 抗核抗体

C. 抗双链 DNA 抗体

D. 抗中性粒细胞胞浆抗体

E. 抗平滑肌抗体

97. 女性,22 岁。感冒后 7 天出现颜面及双下肢水肿,尿少。查体:血压 160/100 mmHg,尿蛋白(++)。尿沉渣:红细胞(++),Scr 130 μmol/L。2 周后少尿,BUN 28 mmol/L,Scr 620 μmol/L。提示可能性大的疾病是
  A. 急性肾小球肾炎
  B. 急进性肾小球肾炎
  C. 慢性肾炎
  D. 肾病综合征
  E. 高血压肾病

98. 下列对诊断急进性肾小球肾炎最有价值的指标是
  A. BUN、Scr 迅速升高
  B. 50%以上肾小球囊内有大新月体形成
  C. 尿量减少但蛋白排泄量增加
  D. 血清抗中性粒细胞胞质抗体阳性
  E. 影像学检查显示双肾增大

99. 男性,42 岁。慢性肾炎病史多年,近 1 年经常出现双下肢水肿,一直服双嘧达莫和氢氯噻嗪。近 1 周觉觉腰痛、乏力,双下肢无力。首先必须考虑的是
  A. 肾功能严重减退
  B. 低钾血症
  C. 肾盂肾炎
  D. 双嘧达莫中毒
  E. 氢氯噻嗪中毒

100. 男性,37 岁,诊断为肾病综合征,近 1 周右下肢疼、凉,右足背动脉搏动触不清,趾指皮肤发绀。应首先考虑的并发症是
  A. 下尿路感染
  B. 右下肢静脉血栓
  C. 心源性休克
  D. 急性肾衰
  E. 右下肢动脉栓塞

101. 女性,68 岁。双下肢及颜面水肿 1 周,尿蛋白 8.8 g/24 h,肾活检病理诊断为膜性

肾病。对其主要治疗应是
  A. 泼尼松足量足疗程治疗
  B. 泼尼松联合环磷酰胺
  C. 硫唑嘌呤治疗
  D. 静脉注射白蛋白
  E. 口服血管紧张素转化酶抑制剂

102. 男性,15 岁。肉眼血尿,血压 140/90 mmHg,双睑及双下肢水肿,10 天前曾有咽喉痛、发热。尿检:蛋白 2 g/L,红细胞(+++)。诊断首先考虑
  A. 急性肾小球肾炎
  B. 慢性肾小球肾炎
  C. 急进性肾炎
  D. 肾病综合征
  E. 以上都不是

103. 男性,22 岁。2 个月前受凉后发热,咽痛。使用青霉素治疗 5 天后体温降至正常。约 15 天后出现眼睑及双下肢水肿,尿色深红。血压 150/90 mmHg,查尿蛋白(++),红细胞满视野,肾功能正常。住某医院按急性肾炎服中药治疗,水肿减轻,但高血压、血尿持续不缓解,化验血 BUN 16 mmol/L, Scr 396 μmol/L。下一步处理是
  A. 用西药降压利尿剂治疗
  B. 加用泼尼松治疗
  C. 用雷公藤治疗
  D. 肾活检
  E. 复查肾功能,查尿渗透压

104. 女性,32 岁。3 年前患急性肾小球肾炎,近 2 个月来疲乏无力、恶心、食欲缺乏而来诊。化验检查:血 Hb 60 g/L,尿蛋白(++),颗粒管型 2~3/HP,B 超检查:双肾缩小。该患者贫血的原因最可能是
  A. 进食少,营养不良
  B. 失血过多
  C. 促红细胞生成素减少
  D. 缺铁性贫血

E. 可能患恶性肿瘤

105. 在急性肾衰竭患者少尿期或无尿期,需紧急处理的电解质失调是
A. 低氯血症
B. 低钠血症
C. 低钙血症
D. 高镁血症
E. 高钾血症

106. 我国现在引起慢性肾衰竭的病因最常见的是
A. 慢性肾盂肾炎
B. 肾结核
C. 肾结石
D. 肾小动脉硬化
E. 慢性肾小球肾炎

107. 血小板黏附率降低见于
A. 巨大血小板综合征
B. 心肌梗死
C. 糖尿病
D. 缺血性中风
E. 深静脉栓塞形成

108. 女性,30 岁。2 周来牙龈出血及月经过多,伴有低热及间歇性头痛。实验室检查结果是 Hb 80 g/L,网织红细胞 10%,血小板计数 20×10^9/L,白细胞 11×10^9/L,出凝血时间正常,凝血酶原 13 s(对照 12 s),APTT 45 s(对照 30 s),尿液和肾功能异常。该病例可能是
A. 原发性血小板减少性紫癜
B. 弥散性血管内凝血
C. 血栓性血小板减少性紫癜
D. 过敏性紫癜
E. 血友病

109. 女性,29 岁。1 月来乏力、发热伴牙龈肿胀出血。化验 Hb 65 g/L,WBC 3.0×

10^9/L,分类见原幼细胞 30%,PLT 35×10^9/L,骨髓检查原始细胞 80%。POX 染色部分呈弱阳性,非特异性酯酶染色阳性,NaF 可抑制。该例急性白血病最可能的 FAB 分型是
A. M_1型
B. M_2型
C. M_3型
D. M_4型
E. M_5型

110. 女性,29 岁。半月来发热伴皮肤出血点。化验血呈全血细胞减少,骨髓检查增生极度活跃,原始细胞占骨髓非红系有核细胞的 40%,各阶段粒细胞占 50%,各阶段单核细胞占 30%。诊断急性白血病,其 FAB 分类的类型是
A. M_1
B. M_2
C. M_3
D. M_4
E. M_5

111. 男性,31 岁。发热伴牙龈出血 1 周。查体:贫血貌,脾肋下 3 cm,胸骨压痛(＋),血红蛋白 65 g/L,白细胞 16×10^9/L,血小板 35×10^9/L,骨髓增生明显活跃,原始细胞占 0.62。为进一步诊断,应首选的检查是
A. 染色体核型分析
B. 细胞化学染色
C. 血清铁测定
D. 血细菌培养
E. 抗血小板抗体检测

112. 女,26 岁。因左上腹肿块进行性肿大就诊。体检:肝肋下 2 cm。脾肋下 4 cm。血红蛋白 140 g/L,白细胞 120×10^9/L,血小板 200×10^9/L。本例最可能诊断为
A. 肝硬化脾功能亢进

B. 急性粒细胞白血病

C. 慢性粒细胞白血病

D. 类白血病反应

E. 骨髓纤维化

113. 女性,33 岁。全身乏力、低热,伴左上腹肿块 3 个月。肝肋下 2 cm,脾肋下 8 cm。化验:血红蛋白 80 g/L,白细胞 140×10⁹/L,血小板 100×10⁹/L,骨髓象原始粒细胞 0.02,Ph 染色体阳性。正确的治疗为

A. 大剂量抗生素抗感染

B. 脾切除

C. HOAP 方案化疗

D. 羟基脲口服

E. VAP 方案化疗

114. 某患者最近一次检测空腹血糖为 11.6 mmol/L,糖化血红蛋白为 6.5%。则该患者很可能为

A. 新发现的糖尿病患者

B. 未控制的糖尿病患者

C. 糖尿病已经控制的患者

D. 无糖尿病

E. 糖耐量受损的患者

115. 关于糖化血红蛋白(GHb),下述不正确的是

A. 糖尿病病情控制后 GHb 浓度缓慢下降,此时血糖虽然正常,但 GHb 仍较高

B. GHb 形成多少取决于血糖浓度和作用时间

C. GHb 可作为糖尿病长期控制的指标

D. 用于早期糖尿病的诊断

E. GHb 是 HbA 与己糖缓慢并连续的非酶促反应产物

116. 健康人在葡萄糖的刺激下,胰岛素呈两时相脉冲式分泌,而在 2 型糖尿病患者中的分泌方式是

A. 只有第一时相的分泌

B. 只有第二时相的分泌

C. 仍保持两个时相的分泌,只是分泌量减少

D. 合并为一个时相的分泌,静注葡萄糖后 10 min 开始

E. 两个时相的分泌都消失

117. 糖尿病时出现白内障,其发病原因是

A. 山梨醇脱氢酶增加

B. 半乳糖激酶增加

C. 醛糖还原酶减少

D. 山梨醇脱氢酶减少

E. 生长激素分泌减少

118. 糖尿病酮症酸中毒抢救的主要措施

A. 抗感染

B. 纠正电解质紊乱

C. 补生理盐水+胰岛素

D. 补液

E. 补碱性液

119. 引起反应性低血糖最常见的原因是

A. 2 型糖尿病早期

B. 果糖不耐受症

C. 特发性功能性低血糖症

D. 胰岛素瘤

E. 倾倒综合征

120. 糖尿病酮症酸中毒的电解质改变是

A. 体内常无缺钾

B. 血钠正常或升高

C. 血乳酸下降

D. 胰岛素治疗后血钾下降

E. 以上都不是

121. 下列关于糖尿病合并妊娠的描述,错误的是

A. 常见妊娠高血压综合征合并酮症酸中毒

B. 分娩后，原剂量胰岛素应维持一段时间

C. 胰岛素需要量增高

D. 常见胎儿畸形，死胎，巨大儿

E. 常见新生儿低血糖

122. 有关胰岛素的使用，下列不正确的是

    A. 所有接受大、中型手术的 1 型糖尿病患者均须用短效胰岛素

    B. 所有出现并发症的糖尿病患者都必须使用胰岛素

    C. 所有 1 型糖尿病患者饮食控制不佳时均须用胰岛素

    D. 所有妊娠糖尿病患者都必须使用胰岛素

    E. 合并肾功能不全者胰岛素应适当减量

123. 男性，50 岁，身高 180 cm，体质量为 68 kg，患 2 型糖尿病 1 年，经饮食控制、体育锻炼，血糖未达到理想水平。治疗方案应首选

    A. 格列齐特治疗

    B. 二甲双胍治疗

    C. 胰岛素治疗

    D. 胰岛素＋二甲双胍治疗

    E. 格列本脲＋二甲双胍治疗

124. 男性，52 岁，身高 170 cm，体质量 80 kg，有糖尿病家族史。查：空腹血糖大于 8 mmol/L（非同日 2 次），多次尿糖（＋）。治疗方案首选

    A. 单纯控制饮食

    B. 控制饮食＋格列齐特

    C. 控制饮食＋格列本脲

    D. 控制饮食＋体育锻炼

    E. 减肥

125. 男性，80 岁。患 2 型糖尿病合并肺心病，长期服用磺脲类加二甲双胍治疗至今。2 天前因慢性支气管炎急性感染，出现明

显发绀，甚至昏迷。首先应考虑

    A. 酮症酸中毒

    B. 高渗性非酮症糖尿病昏迷

    C. 乳酸性酸中毒

    D. 水中毒

    E. 低血糖

126. 某糖尿病酮症酸中毒昏迷患者，经治疗后血糖及意识很快恢复正常，2 h 内又突然昏迷，首先要考虑

    A. 酸中毒加剧

    B. 脑出血

    C. 胰岛素过量致严重低血糖

    D. 低血糖后反跳性高血糖

    E. 脑水肿

127. 糖尿病患者，65 岁。昏迷 1 天入院，血压 80/50 mmHg，血糖 16 mmol/L，血钠 155 mmol/L，尿糖（＋＋＋＋），酮体（＋＋＋）。治疗方案是

    A. 小剂量胰岛素及低渗盐水静脉滴注

    B. 小剂量胰岛素及等渗盐水静脉滴注

    C. 大剂量胰岛素及等渗盐水静脉滴注

    D. 氢氯噻嗪排钠

    E. 快速补碱

128. 男性，75 岁。因心前区疼痛 3 h 入院，否认高血压、糖尿病史。体检：神志不清，血压 70/30 mmHg，心率 120 次/分，血糖 16 mmol/L。ECG 检查示下壁心肌梗死。下列处理正确的是

    A. 皮下注射短效胰岛素，每日 3 次

    B. 可能是应激性高血糖，可不用处理

    C. 确诊糖尿病，从此必须药物治疗

    D. 静脉滴注小剂量胰岛素，密切检测血糖，随时调整剂量

    E. 口服半衰期短的磺脲类降糖药

129. 女性，66 岁。糖尿病病史 10 余年，长期口服降糖药治疗，血糖控制差。查体：身高

158 cm,体重 76 kg,给予人胰岛素(总量 60 U/d)治疗 2 周后,血糖仍为 11.3～18.6 mmol/L。目前首先考虑患者存在

A. 胰岛素抵抗

B. 胰岛素抗药性

C. 胰岛素过敏

D. 胰岛素过量

E. 黎明现象

130. 男性,80 岁。糖尿病病史 10 余年,口服降糖药 7 年,胰岛素治疗 3 年,血糖控制可。出现下肢疼痛,发冷 1 个月,以行走时明显,休息后可缓解。查体:双侧足背动脉搏动消失,皮肤完好。需要首先进一步检查

A. 下肢神经诱发电位检测

B. 下肢动脉超声检测

C. 下肢骨密度检测

D. 下肢关节 X 线片

E. 下肢肌电检测

131. 男性,42 岁。糖尿病病史 5 年,口服二甲双胍治疗,血糖控制欠佳。查尿微量白蛋白 89 mg/24 h。初步诊断为

A. 2 型糖尿病

B. 2 型糖尿病,糖尿病肾病Ⅱ期

C. 2 型糖尿病,糖尿病肾病Ⅲ期

D. 2 型糖尿病,糖尿病肾病Ⅳ期

E. 2 型糖尿病,糖尿病肾病Ⅴ期

132. 女性,60 岁。有糖尿病病史半年,口服降糖药治疗,血糖控制欠佳 1 个月,改用胰岛素治疗 1 天,血糖控制可,出现视力模糊。考虑及处理应是

A. 糖尿病视网膜病变,加用改善微血管病变的治疗

B. 糖尿病视网膜病变,强化胰岛素治疗使血糖达标

C. 胰岛素的副作用,继续原治疗方案可自然恢复

D. 胰岛素过敏,立即停用胰岛素

E. 胰岛素过量,出现低血糖反应,胰岛素减量

133. 男性,50 岁。体重 80 kg,身高 165 cm,平素体健,近被疑似糖尿病。此患者首选

A. 复查血糖及尿糖

B. OGTT 检查

C. 尿酮

D. 饮食控制后复查血糖及尿糖

E. 饮食控制后行 OGTT 检查

134. 男性,51 岁。间歇性上腹痛 10 年,持续性并逐渐加重 1 年,伴食欲不振、腹胀、腹泻,为糊状便,1～3 次/日。1 年来体重下降。入院查血压、心肺未见异常,腹软,上腹偏左轻压痛,余未见明显异常。辅助检查:尿糖(一),尿淀粉酶正常,血糖 11.1 mmol/L,血淀粉酶正常,粪便苏丹Ⅲ染色(＋)。B 超检查:胆囊多发结石,胰腺回声不均,胰实质内可见 0.5 cm×0.3 cm 强回声光团,伴声影,肝脾未见异常。可能性最大的诊断是

A. 糖尿病

B. 慢性胰腺炎

C. 功能性消化不良

D. 胰腺癌

E. 库欣综合征

135. 未经治疗时测得抗核抗体阳性率最高的疾病是

A. 干燥综合征

B. 慢性活动性肝炎

C. 系统性红斑狼疮

D. 硬皮病

E. 类风湿关节炎

136. 受损器官的特征性改变是"洋葱皮样"病变的是

A. 人自身免疫性肝病

B. 青年型糖尿病

C. 系统性红斑狼疮

D. 自身免疫性溶血性贫血

E. 强直性脊柱炎

137. 系统性红斑狼疮的病理特征是

A. 滑膜炎

B. 附着点炎

C. 关节软骨变性

D. 中、小血管炎

E. 关节腔炎症

138. 女性,48 岁。2 年来关节炎,日光过敏,脱发。尿蛋白(＋)。近半个月双下肢凹陷性水肿,尿少,血压 178/100 mmHg。尿蛋白(＋＋＋),尿红细胞 10～15 个/HP,HGB 100 g/L、Scr 230 μmol/L，ANA 1：640（膜型）,抗 Sm 抗体阳性,血C3 0.5 g/L。最可能的临床诊断是

A. 急进性肾炎

B. 急性肾衰

C. 系统性红斑狼疮

D. 慢性肾炎

E. 急性肾炎

139. 在系统性红斑狼疮的下列临床表现中主要的是

A. 育龄女性多发

B. 皮肤黏膜与关节表现

C. 肾炎

D. 浆膜炎

E. 贫血

140. 系统性红斑狼疮,狼疮肾炎(病理为Ⅳ型)首选的免疫抑制剂为

A. 环磷酰胺

B. 甲氨蝶呤

C. 长春新碱

D. 硫唑嘌呤

E. 雷公藤

141. 重症肌无力常与哪一种疾病同时存在?

A. 甲状腺肿瘤

B. 甲亢

C. 胸腺肿瘤或胸腺增生

D. 系统性红斑狼疮

E. 多发性神经炎

142. 女性,83 岁。糖尿病患者,因股骨颈头下型骨折,选择人工股骨头置换术治疗。主要原因为

A. 如果采用内固定治疗,常常导致失败

B. 一般情况下,人工股骨头置换手术时间比全髋置换短,对患者打击轻,更安全

C. 对老年股骨颈头下型骨折患者,不能做全髋置换

D. 人工股骨头比全髋价格低

E. 错误选择,应做全髋置换

143. 关于羊水过多,下列描述不正确的是

A. 慢性羊水过多常发生在妊娠 28～32 周

B. 1/3 羊水过多病因不明

C. 多数羊水重度过多与胎儿畸形有关

D. 妊娠合并糖尿病可合并羊水过多

E. 羊水量＞3 000 ml 为过多

144. 孕妇,22 岁,G_1P_0,孕 30 周。产前检查:血压 150/100 mmHg,下肢水肿(＋),尿蛋白(＋),空腹血糖 5.6 mmol/L,血红蛋白105 g/L。应首先考虑其患有

A. 糖尿病

B. 慢性肾炎

C. 妊娠高血压病

D. 原发性高血压

E. 贫血

145. 女性,30 岁。已婚,放环 2 年,停经 48 天,少量阴道出血 3 天,突然右下腹剧烈撕裂样疼痛,血压 80/40 mmHg,右下腹压痛、

反跳痛明显,但肌紧张不明显。妇科检查:后穹隆饱满,宫颈举痛(+),宫口闭,子宫正常大小,呈漂浮感,双附件触诊不满意。本病例最可能的诊断是

A. 输卵管妊娠

B. 黄体破裂

C. 卵巢囊肿蒂扭转

D. 急性阑尾炎

E. 先兆流产

146. 对于妊娠期高血压的发病因素,下列错误的是

A. 营养不良,低蛋白血症者

B. 有慢性高血压、肾炎、糖尿病者

C. 子宫张力过高,如羊水过多、双胎、糖尿病巨大儿者

D. 精神过分紧张或受刺激中枢神经系统功能紊乱者

E. 风心病、先心病患者

147. 下面不属于巨大胎儿相关因素的是

A. 孕妇饮食摄入过多而活动过少

B. 双亲身材高大

C. 过期妊娠

D. 妊娠期肝内胆汁淤积

E. 糖尿病

148. 霉菌阴道炎的叙述,正确的是

A. 致病的白假丝酵母菌主要源于手足癣,因交叉感染而致病

B. 白带为脓性泡沫状

C. 用 1∶5 000 高锰酸钾冲洗阴道

D. 顽固病例要注意并发糖尿病

E. 患真菌性阴道炎的孕妇可暂不治疗

149. 假丝酵母菌阴道炎的诱发因素不包括

A. 糖尿病

B. 长期使用抗生素

C. 长期口服避孕药

D. 妊娠

E. 月经

150. 以下不属于自身免疫性疾病的是

A. 系统性红斑狼疮

B. 幼年性特发性关节炎

C. 地中海贫血

D. 过敏性紫癜

E. 川崎病

151. 最易发生鱼精蛋白反应的是

A. 输精管已结扎者

B. 对鲑鱼类有过敏史者

C. 应用鱼精蛋白锌胰岛素的糖尿病患者

D. 哮喘患者

E. 成年女性

152. 女性,60 岁。臀部、双下肢皮肤起脓疱 2 周,自觉疼痛,损害渐扩大,向深部发展,呈溃疡而就诊。有糖尿病史 5 年。体检:一般情况良好,臀部、双下肢可见散在性脓疱,部分破溃结黑色厚痂,如蛎壳状,痂脱后形成边缘陡峭的溃疡。应考虑为

A. 深脓疱疮

B. 毛囊炎

C. 痱子

D. 疖

E. 二期梅毒

153. 女性,27 岁。主诉:近 1 个月全口牙龈增大,影响进食,有牙龈自动出血史。其最可能的诊断是

A. 妊娠期龈炎

B. 艾滋病

C. 牙龈纤维瘤病

D. 维生素 C 缺乏症

E. 白血病

154. 糖尿病性视网膜病变Ⅰ期的表现是

A. 微动脉瘤或并有小出血点

B. 白色软性渗出或并有出血斑

C. 黄白色硬性渗出或并有出血斑

D. 眼底有新生血管和纤维增生

E. 眼底有新生血管或并有玻璃体积血

155. 糖尿病患者,原来没有屈光不正。诉近来视远模糊,视近尚清。考虑其为

A. 轴性近视

B. 弯曲性近视

C. 指数性近视

D. 单纯性近视

E. 变性性近视

156. 女性,48 岁。因视力模糊、头痛和右眼相关的疼痛前来就诊。患者告知能看见光源周围的光圈,伴恶心、腹痛和呕吐。体检发现右眼充血,瞳孔放大。最可能的诊断是

A. 闭角型青光眼

B. 甲亢

C. 地高辛中毒

D. 眼前房出血

E. 阿托品中毒

157. 女性,38 岁。四肢无力,双下肢水肿及皮下出血点 2 个月,查尿蛋白(＋＋),红细胞(＋＋),ANA(＋),有光过敏。最可能的诊断是

A. 多发性肌炎

B. 系统性红斑狼疮

C. 急性肾小球肾炎

D. 慢性肾小球肾炎

E. 过敏性紫癜

158. 女性,22 岁。因多关节疼痛 2 个月就诊,近 1 周出现双手指间关节及掌指关节肿胀,晨僵 30 min。血白细胞 3.2×10^9/L,血小板 83×10^9/L;24 h 尿蛋白定量 1.9 g;血沉 48 mm/h;血抗核抗体阳性;补体 C3 轻度下降。最可能的诊断是

A. 类风湿关节炎

B. 骨关节炎

C. 系统性红斑狼疮

D. 原发性干燥综合征

E. 系统性血管炎

159. 男性,32 岁。因头昏、头痛、多汗、呕吐、腹痛、腹泻半小时来诊,午餐曾吃青菜和肉类。查体:呼吸 18 次/分,脉搏 100 次/分,血压 120/70 mmHg,多汗,瞳孔缩小,肺部偶有湿啰音,心脏无杂音,心律规则。最可能的诊断是

A. 细菌性食物中毒

B. 可溶性钡盐中毒

C. 有机磷杀虫剂中毒

D. 中暑

E. 菌痢

160. 心脏性猝死是

A. 疾病晚期自然死亡

B. 在受伤后的死亡

C. 中毒后的死亡

D. 溺水的死亡

E. 因心脏原因意外地突然死亡

161. 一名溺水游客被救出水后,神志不清,呼吸停止,口唇发绀。需口对口人工呼吸的先决条件是

A. 清除口咽分泌物,保持呼吸道通畅

B. 患者置于仰卧位

C. 每次吹入 800 ml 气体

D. 确定呼吸停止

E. 每分钟吹气几次

162. 对溺水所致呼吸心搏骤停者,其最主要的紧急处理措施是

A. 立即倒水

B. 呼吸兴奋剂的应用

C. 心内注射肾上腺素

D. 人工呼吸和胸外心脏按压

E. 碳酸氢钠静脉滴注

163. 对电击伤者现场抢救首选应该
- A. 行人工呼吸
- B. 行胸外心脏按压
- C. 吸氧
- D. 使触电者脱离电源
- E. 静脉注射肾上腺素

164. 中暑先兆的处理原则是
- A. 脱离高温环境至通风阴凉处休息
- B. 早期输液
- C. 吸氧
- D. 必须口服补液
- E. 物理降温

165. 女性,38 岁。被发现昏迷,室内有炉火,且在室内发现有敌敌畏空瓶。查体 BP 160/85 mmHg,面色苍白,四肢厥冷,腱反射明显减弱,心率 80 次/分。化验尿糖(＋)、尿酮体(－),血胆碱酯酶活性 100%,血 COHb 55%。诊断最有可能的是
- A. 急性有机磷中毒
- B. 急性地西泮中毒
- C. 急性一氧化碳中毒
- D. 急性食物中毒
- E. 糖尿病酮症酸中毒

166. 男性,16 岁。诊断为 1 型糖尿病 10 年,近 2 天出现恶心,面色潮红,呼吸加快,神志由模糊逐渐至昏迷。最可能的诊断是
- A. 乳酸性酸中毒
- B. 糖尿病酮症酸中毒
- C. 糖尿病高渗昏迷
- D. 低血糖昏迷
- E. 尿毒症性昏迷

167. 呼吸性酸中毒可引起
- A. 高碳酸血症
- B. 低碳酸血症
- C. pH 明显升高
- D. 低钾血症

- E. 低钠血症

168. 第三代头孢菌素的特点是
- A. 主要用于轻、中度呼吸道和尿路感染
- B. 对革兰氏阴性菌有较强的作用
- C. 对 β 内酰胺酶的稳定性较第一、二代头孢菌素低
- D. 对肾脏毒性较第一、二代头孢菌素大
- E. 对组织穿透力弱

169. 女性,43 岁。患甲亢 3 年,需行甲状腺部分切除术。正确的术前准备是
- A. 术前两周给予丙硫氧嘧啶＋普萘洛尔
- B. 术前两周给予丙硫氧嘧啶＋小剂量碘剂
- C. 术前两周给予丙硫氧嘧啶＋大剂量碘剂
- D. 术前两周给予丙硫氧嘧啶
- E. 术前两周给予卡比马唑

170. 男性,54 岁。有糖尿病史,近几年因工作紧张患高血压,血压最高达 165/100 mmHg。最好选用的降压药是
- A. 氢氯噻嗪
- B. 可乐定
- C. 氯沙坦
- D. 普萘洛尔
- E. 利血平

171. 女性,54 岁。有甲亢病史,近日因过劳和精神刺激而出现失眠、心悸、胸闷。体检见心率 160 次/分,心电图有明显的心肌缺血改变,窦性心律不齐。此时最好选用
- A. 胺碘酮
- B. 奎尼丁
- C. 普鲁卡因胺
- D. 普萘洛尔
- E. 利多卡因

172. 男性,60 岁,糖尿病合并皮肤感染,长期服

用四环素。近来咽部出现白色薄膜,消化
不良,腹泻,疑白色念珠菌病,宜用
A. 灰黄霉素
B. 制霉菌素
C. 两性霉素 B
D. 阿昔洛韦
E. 利巴韦林

173. 男性,53 岁。2 型糖尿病,控制饮食无效,
体重超重,过度肥胖。该病例选择降糖药
最佳的是
A. 格列齐特
B. 格列苯脲
C. 甲苯磺丁脲
D. 格列吡嗪
E. 二甲双胍

174. H$_1$ 受体阻断药对哪种疾病最有效?
A. 支气管哮喘
B. 皮肤黏膜过敏症状
C. 血清病高热
D. 过敏性休克
E. 过敏性紫癜

175. 一足部患有严重溃疡的糖尿病患者,经治
疗病情未减轻,且有发生败血症的危险,
此时为保证患者的生命而需要对患者截
肢。这里包含的冲突是
A. 有利原则与公正原则的冲突
B. 有利原则与尊重原则的冲突
C. 不伤害原则与有利原则的冲突
D. 不伤害原则与公正原则的冲突
E. 不伤害原则与尊重原则的冲突

二、A3/A4 型题

(176～178 题共用题干)

男性,56 岁。反复发作性咳嗽、咳痰 20 余
年,近 3 年进行性气急加重,时有尿少、下肢水
肿。1 周前因感冒症状加剧而入院。体检:神
清,气急,发绀明显,球结膜轻度充血水肿。颈静
脉充盈。两肺呼吸音低,肺底闻及细湿啰音。心
界不大,心率 106 次/分,律齐,P$_2$ 亢进,各瓣膜区
未闻杂音。肝脏肋下 2.5 cm,质软,压痛,肝颈反
流试验阳性,下肢水肿(＋＋)。痰涂片找见多形
性细小革兰氏阴性杆菌。动脉血气(不吸氧)示
pH 7.30, PaCO$_2$ 50 mmHg,PaO$_2$ 45 mmHg。

176. 本病例右心衰竭的治疗首先应选择
A. 氧疗和适度利尿
B. 静脉注射毛花苷 C 或毒毛花苷 K
C. 静脉滴注多巴酚丁胺
D. 静脉滴注 1,6-二磷酸果糖
E. 静脉滴注酚妥拉明

177. 关于抗生素的应用,第一步应选择
A. 大剂量青霉素
B. 第二代头孢菌素
C. 氨基糖苷类抗生素
D. 林可霉素或克林霉素
E. 第三代头孢菌素

178. 关于高碳酸血症的处理,本例应首先选择
A. 补充碱性药物
B. 治疗基础疾病,改善通气
C. 机械通气治疗
D. 应用碳酸酐酶抑制剂
E. 静脉滴注尼可刹米

(179～181 题共用题干)

男性,25 岁。3 天前因受凉后突起高热、寒
战,呈稽留热型,伴口角疱疹来诊。体检:右上
肺叩诊呈实质性,闻及病理性支气管呼吸音。
实验室检查:白细胞计数 20.1×10^9/L,中性粒
细胞 0.90,核型左移,并见中毒颗粒。

179. 关于本病例的诊断,尚需要的基本检查应
选择
A. X 线胸部摄片
B. CT

C. MRI

D. 支气管分层摄片

E. 高千伏胸部摄片

180. 关于本病例的病原学诊断最可能是

A. 金黄色葡萄球菌

B. 肺炎链球菌

C. 铜绿假单胞菌

D. 肺炎克雷伯杆菌

E. 军团菌

181. 鉴于细菌耐药问题趋于突出,本例的经验性抗菌治疗宜选择

A. 青霉素

B. 第一或第二代头孢菌素

C. 阿米卡星

D. 环丙沙星

E. 头孢他啶

(182～186题共用题干)

男性,24岁。高热、流涕、咳嗽4天,于2001年4月7日入院。入院1天后出现呼吸困难,胸部X线片示双肺透亮度降低。经抗感染治疗,患者症状不见缓解,呼吸困难进一步加重,胸部X线片示双肺呈白肺。血气分析(FiO$_2$ 29%)示pH 7.35,PaO$_2$ 56 mmHg,PaCO$_2$ 36 mmHg。

182. 该患者可能的病原体为

A. 支原体

B. 军团菌

C. 病毒

D. 葡萄球菌

E. 厌氧菌

183. 病原治疗主要选用

A. 红霉素

B. 碳青霉烯类

C. 更昔罗韦

D. 克林霉素

E. 甲硝唑

184. 根据目前患者的病理生理状态,需紧急采用的是

A. 高浓度吸氧

B. 安慰患者

C. 接面罩行无创通气

D. 气管插管行有创通气

E. 紧急输血

185. 行有创通气后,重要的通气模式为

A. 压力控制

B. 压力支持

C. 呼气末正压通气

D. 同步间隙指令通气

E. 反比呼吸

186. ALI/ARDS的诊断标准是

A. 急性起病、呼吸频数和呼吸窘迫

B. 顽固的低氧血症(是否使用PEEP)

C. 胸部X线检查示双肺浸润影

D. 临床上无左心衰依据,或PCWP≤18 mmHg

E. 以上全是

(187～192题共用题干)

男性,58岁。胆囊炎胆石症手术后3天,高热持续不退,咳嗽黄脓痰,伴右侧胸痛。胸部X线摄片示右下肺大片实变伴不规则透亮区。

187. 该病例为医院内获得性肺炎,其最可能的病原体是

A. 厌氧菌

B. 革兰氏阴性杆菌

C. 肺炎链球菌

D. 化脓性链球菌

E. 表皮葡萄球菌

188. 为获得可靠病原学诊断,最理想的标本来源是

A. 咳痰标本

B. 咽拭子

C. 经纤维支气管镜吸引标本

D. 经气管吸引标本

E. 经纤维支气管镜应用防污染标本毛刷或防污染支气管肺泡灌洗标本

189. 在获得病原学诊断前其经验性抗菌治疗应选择

A. 大剂量青霉素

B. 林可霉素加阿米卡星加甲硝唑

C. 第三代头孢菌素联合氨基糖苷类抗生素

D. 单一喹诺酮类

E. 第二代头孢菌素

190. 若经验性抗菌治疗无效,则下列措施中应首选

A. 确定病原体,根据药物敏感试验调整抗菌药物并改善引流

B. 改用新型高级抗生素

C. 加用抗真菌治疗

D. 呼吸道局部应用抗生素

E. 加用万古霉素

191. 如果患者痰多壅塞、咳嗽无力、低氧血症进行性加重,并出现 CO_2 潴留,其治疗措施应采取

A. 气管插管,改善引流和机械辅助通气

B. 经纤维支气管镜吸痰

C. 体位引流

D. 雾化吸入改善呼吸道湿化,以利排痰

E. 高频通气

192. 从预防观点来看,为防止手术后医院内获得性肺炎,推荐的措施是

A. 空气净化

B. 进入层流室严格隔离

C. 预防性应用广谱抗生素

D. 选择性消化道脱污染和保持胃液酸度

E. 预防性应用抗真菌药物

（193～197 题共用题干）

男性患者,37 岁。急刹车致使方向盘挤压上腹部 16 h,上腹部、腰部及右肩疼痛,持续伴恶心、呕吐。查体:体温 38.4℃,上腹部肌紧张明显,有压痛,反跳痛不明显,无移动性浊音,肠鸣音存在,怀疑胰腺损伤。

193. 对明确诊断帮助不大的是

A. B 超检查

B. CT 检查

C. 血细胞比容

D. 尿淀粉酶

E. 血淀粉酶

194. 如果行剖腹探查术,术中最有可能发现合并损伤的脏器是

A. 十二指肠

B. 胆总管

C. 横结肠

D. 右肾

E. 脾

195. 胰腺损伤在各种腹部损伤中所占比例为

A. 1%～2%

B. 5%～10%

C. 16%～20%

D. 25%～35%

E. 40%～50%

196. 如果处理不当,最可能的远期并发症是

A. 胆总管狭窄

B. 胰腺真性囊肿

C. 脂肪泻

D. 胰腺假性囊肿

E. 横结肠梗阻

197. 对创伤治疗过程中应注意了解的事项,最不重要的是

A. 致伤因素作用的性质强度

B. 致伤因素作用的时间和速度

C. 受伤部位的组织和功能状态

D. 受伤者的年龄和全身状态

E. 受伤者的性别

(198～201 题共用题干)

男性,50 岁。十二指肠溃疡病史 10 年,近 1 个月加重,今晨突然腹痛难忍,呈刀割样,自上腹开始,很快扩散至全腹,来院就诊。见患者面色苍白,冷汗,肢体发凉。BP 105/80 mmHg,脉搏 90 次/分,查体时患者表情痛苦,不敢深呼吸,全腹压痛、反跳痛、肌紧张明显。

198. 考虑该患者是

A. 急性胰腺炎

B. 急性阑尾炎

C. 胃十二指肠溃疡急性穿孔

D. 急性化脓性梗阻性胆管炎

E. 急性胆囊炎

199. 该患者为确诊,宜做的检查是

A. 立位腹平片

B. 超检查

C. 血清淀粉酶测定

D. 血常规检查

E. 肛门指诊

200. 该患者如拍立位腹平片,出现下述哪种征象有助于前述诊断?

A. 无明显异常所见

B. 左膈升高,胃受压右移. 胃结肠间距增宽

C. 腰大肌阴影消失

D. 见多数液平面和气胀肠襻

E. 膈下见新月形的游离气体影

201. 宜进行的处理是

A. 半卧位休息

B. 胃肠减压和针刺

C. 输液

D. 全身给抗生素

E. 以上各项均对

(202～204 题共用题干)

女性,50 岁。上腹部持续性疼痛,向腰背部放射,伴呕吐 12 h。既往有胆总管结石病史。查体:T 38℃。腹略膨隆,上腹正中压痛、反跳痛明显,轻度肌紧张,移动性浊音(＋),肠鸣音减弱。实验室检查:WBC 20×10^9/L, N 87%,尿胆红素(－),血清钾 4 mmol/L,血清钠 135 mmol/L,血清氯 106 mmol/L。

202. 最可能的诊断是

A. 急性胃穿孔

B. 急性胰腺炎

C. 急性胆囊炎

D. 急性肠梗阻

E. 急性胆管炎

203. 最有临床意义的检查是

A. 血尿常规、血生化

B. 血淀粉酶

C. 尿淀粉酶

D. B 超检查

E. 腹腔穿刺液淀粉酶检查

204. 提示病变严重的检查结果是

A. 血淀粉酶 1 256 温氏单位

B. 尿淀粉酶＞1 024 温氏单位

C. 血白细胞 12×10^9/L

D. 血清脂肪酶 1.5 康氏单位

E. 血钙 0.8 mmol/L

(205～207 题共用题干)

男性,42 岁。反复出现心慌、手发抖、面色苍白、出虚汗 5 年。每次发作时口服糖水症状可缓解。多次在外院检查提示为低血糖反应。入院查体:肥胖体型,反应迟钝。实验室检查:空腹血糖＜2.8 mmol/L。

205. 根据患者情况,最可能的诊断是

A. 慢性胰腺炎

B. 糖尿病

C. 胰岛素瘤

D. 促胃泌素瘤

E. 冠心病

206. 为明确诊断,以下不必要的检查是

A. 反复测定空腹血糖

B. 葡萄糖耐量试验

C. 禁食测血清胰岛素水平

D. 上腹部 CT 增强扫描

E. 测空腹血清促胃泌素水平

207. 一经确诊,治疗宜采取

A. 手术切除

B. 口服二氮嗪

C. 放射治疗

D. 化疗

E. 介入栓塞治疗

(208~210 题共用题干)

男性,48 岁。入急诊室诊断为急性弥漫性化脓性腹膜炎 48 h,病因不明。查体:BP 100/80 mmHg,P 100 次/分,神志清,面色苍白,四肢湿冷,心肺听诊未闻及异常,腹平坦,全腹均有压痛,反跳痛(十),肌紧张(十),肠鸣音弱。

208. 患者出现休克,应属于

A. 出血性休克

B. 感染性休克

C. 损伤性休克

D. 神经性休克

E. 心源性休克

209. 患者出现休克,原因为

A. 大量毒素的吸收

B. 大量液体丧失于腹腔

C. 中毒性心肌炎

D. 毒素吸收和血容量减少

E. 急性呼吸衰竭

210. 为确定诊断,最有价值的辅助检查是

A. 白细胞分类计数

B. 血尿淀粉酶

C. 直肠指诊

D. 腹部 X 线平片

E. 腹腔穿刺

(211~212 题共用题干)

老年男性。诊断冠心病 5 年,咳嗽 1 周,诉上腹痛、呕吐 2 h,伴气短,难以平卧,出冷汗。血压 100/70 mmHg。

211. 最不应该遗漏的检查是

A. 胸部 X 线

B. 心电图

C. 肌钙蛋白

D. 血尿淀粉酶

E. 电解质检查

212. 患者诊断应考虑的疾病有

A. 糖尿病酮症酸中毒

B. 急性糜烂性胃炎

C. 食物中毒

D. 急性心肌梗死

E. 急性肺炎

(213~216 题共用题干)

男性,68 岁。冠心病心绞痛病史 12 年,情绪激动后出现胸骨后剧烈疼痛 8 h 入院,无高血压病史,入院时血压 150/90 mmHg。诊断为急性下壁心肌梗死。

213. 心电图定位诊断是

A. Ⅱ、Ⅲ、aVF 导联出现病理性 Q 波,ST 段抬高

B. $V_1 \sim V_3$ 导联出现病理性 Q 波,ST 段抬高

C. Ⅰ、aVL、$V_1 \sim V_6$ 导联出现病理性 Q

波,ST 段抬高

D. $V_3 \sim V_5$ 导联出现病理性 Q 波,ST 段抬高

E. $V_5 \sim V_7$、I、aVL 导联出现病理性 Q 波,ST 段抬高

214. 该患者出现窦性心动过缓,心率 40 次/分,最恰当的治疗药物是
A. 多巴胺
B. 美托洛尔
C. 利多卡因
D. 异丙肾上腺素
E. 阿托品

215. 第 2 日患者出现胸闷、大汗、面色苍白,体检心率 126 次/分,律齐,血压 80/60 mmHg,此时不宜使用的药物是
A. 静脉滴注硝酸甘油
B. 静脉滴注多巴胺
C. 静脉滴注多巴酚丁胺
D. 静脉滴注低分子右旋糖酐
E. 静脉滴注肝素

216. 若该患者出现室性期前收缩,药物难以控制,可能与哪种电解质紊乱有关?
A. 低钾低钠血症
B. 低钾低氯血症
C. 低钠低镁血症
D. 低钠低氯血症
E. 低钾低镁血症

(217～219 题共用题干)

男性,48 岁。因"头痛、低热、呕吐 15 天"来诊。查体:脑膜刺激征阳性。颅脑 MRI:脑实质内未见异常,脑膜强化。

217. 下一步最需要进行的检查是
A. 血肿瘤标志物检测
B. 腰椎穿刺检查脑脊液
C. 腹部超声

D. 超声心动图
E. 胸部 CT

218. 脑脊液:压力 300 mmH$_2$O,透明,WBC 50×10^6/L,蛋白 2 g/L,糖和氯化物正常,涂片墨汁染色(+)。最可能的诊断是
A. 肺炎双球菌脑膜炎
B. 结核性脑膜炎
C. 单纯疱疹性脑膜炎
D. 隐球菌脑膜炎
E. 脑膜癌

219. 初始治疗应选择的药物是
A. 两性霉素 B
B. 两性霉素 B+氟胞嘧啶
C. 两性霉素 B+氟康唑
D. 伊曲康唑
E. 伏立康唑

(220～222 题共用题干)

女性患者,24 岁,因"发热、头痛 1 个月,加重伴呕吐 3 天"入院。病程中患者乏力、食欲缺乏、盗汗,1 个月内体质量下降 5 kg。其弟患肺结核,正行抗结核治疗。查体:体温 38.4℃,神清,双眼外展、内收均不到位,颈项强直,Kernig 征阳性,Brudzinski 征阳性。胸片未见异常。

220. 该患者首选检查为
A. 头颅 CT
B. 头颅 MRI
C. 脑电图
D. 腰穿
E. 血细菌培养

221. 若腰穿检查结果示脑脊液压力 330 mmH$_2$O,脑脊液微黄,糖 1.9 mmol/L,氯化物 110 mmol/L,蛋白 1.4 g/L,白细胞 385×10^6/L,中性粒细胞 39%,淋巴细胞 48%,单核细胞 13%。考虑可能性最大的疾病是

A. 化脓性脑膜炎

B. 结核性脑膜炎

C. 新型隐球菌脑膜炎

D. 病毒性脑膜炎

E. 单纯疱疹病毒性脑炎

222. 应选用何种治疗?

A. 抗病毒

B. 使用广谱抗生素

C. 抗结核治疗

D. 营养神经

E. 抗真菌治疗

(223～226题共用题干)

女性,56岁。因"间歇性头痛伴发热2个月,加重10天"入院。在某私人诊所先后静点青霉素、头孢哌酮钠治疗1个月,发热、头痛未减轻,且逐渐加重,体温多在37.8～38.5℃。2年前确诊"肾病综合征、膜性肾病",2年来一直口服泼尼松30～60 mg治疗。查体:颈抵抗(＋),Kernig征及Brudzinski征均阴性。头颅CT未见异常。

223. 下列进一步检查有助于诊断的是

A. 头颅MRI

B. 脑电图

C. 血细菌培养

D. 血沉、PPD试验

E. 腰穿

224. 若脑脊液检查示:颅内压190 mmH$_2$O,脑脊液无色透明,糖1.5 mmol/L,氯化物117 mmol/L,蛋白1.2 g/L,白细胞180×10^6/L,中性粒细胞24%、淋巴细胞70%、单核细胞6%,墨汁染色(＋)。该患者应诊断为

A. 结核性脑膜炎

B. 化脓性脑膜炎

C. 新型隐球菌脑膜炎

D. 病毒性脑膜炎

E. 病毒性脑膜脑炎

225. 该病与下列哪种疾病最相似?

A. 新型隐球菌脑膜炎

B. 病毒性脑膜炎

C. 结核性脑膜炎

D. 单纯疱疹病毒性脑炎

E. 化脓性脑膜炎

226. 应采取的治疗方法是

A. 抗结核治疗

B. 抗病毒治疗

C. 广谱抗生素治疗

D. 抗真菌治疗

E. 皮质类固醇治疗

(227～229题共用题干)

男性,23岁。1个月前感觉发热,咳嗽、头痛,有时少许呕吐,4天前出现强直-阵挛发作。查体:体温38℃,脉搏72次/分,右上、下肢肌力4级,右侧腱反射活跃,双侧Babinski征(＋),颈强直(＋),Kernig征(＋)。CSF淡黄色、微混,淋巴细胞300×10^6/L(300/mm³),蛋白定性(＋＋),糖1.9 mmol/L,氯化物96 mmol/L。脑CT扫描示轻度脑积水。

227. 该患者最可能的诊断是

A. 单纯疱疹病毒性脑膜炎

B. 急性播散性脑脊髓炎

C. 结核性脑膜炎

D. 亚急性硬化性全脑炎

E. 神经Lyme病

228. 该患者的次选诊断是

A. 单纯疱疹病毒性脑膜炎

B. 急性播散性脑脊髓炎

C. 结核性脑膜炎

D. 亚急性硬化性全脑

E. 新型隐球菌脑膜炎

229. 有助于鉴别诊断的辅助检查是
    A. CT
    B. MRI
    C. DSA
    D. 脑电图
    E. 脑脊液细胞学检查

三、X 型题

230. 禁用或慎用抗胆碱酯酶药的情况是
    A. 机械性肠和泌尿道梗阻患者
    B. 心律失常、心率减慢、血压下降
    C. 迷走神经张力过高
    D. 癫痫
    E. 甲亢患者

231. 胰岛素主要适用于
    A. 重型糖尿病
    B. 糖尿病合并重感染
    C. 轻、中型糖尿病
    D. 糖尿病酮症酸中毒
    E. 以上均非

232. 左旋咪唑临床可用于
    A. 免疫功能低下者
    B. 肺癌手术后
    C. 类风湿关节炎
    D. 系统性红斑狼疮
    E. 器官移植

233. 下列属于Ⅱ型变态反应性疾病的有
    A. 急性肾小球肾炎
    B. 膜性肾病
    C. 输血性溶血
    D. 药物性溶血
    E. 血小板减少性紫癜

234. 下列属于Ⅲ型变态反应的疾病有
    A. 粒细胞减少
    B. 系统性红斑狼疮

    C. 甲状腺功能亢进
    D. 肝炎
    E. 链球菌感染后的肾小球肾炎

235. 血吸虫病的并发症有
    A. 上消化道出血
    B. 阑尾炎
    C. 肝性脑病
    D. 不完全性肠梗阻
    E. 肾衰竭

236. 姜片虫病引起发病的原因有
    A. 主要为机械性损伤
    B. 虫体代谢产物引起的毒性反应
    C. 大量感染可发生肠梗阻
    D. 体内代谢产物引起的变态反应
    E. 大量虫卵沉积引起占位性病变

237. 钩虫病的概念包括
    A. 轻者无症状时称为钩虫感染
    B. 严重时可导致儿童发育障碍
    C. 成虫常潜伏在粪便中
    D. 主要表现贫血
    E. 寄生于人体小肠

238. 钩虫引起的长期慢性缺血可导致
    A. 缺铁性贫血
    B. 心脏脂肪变性、心脏扩大
    C. 低蛋白血症
    D. 胃肠黏膜萎缩
    E. 儿童嗜异食症

239. 钩虫成虫引起的主要临床表现有
    A. 俗称"粪毒"的局部皮肤改变
    B. 急性过敏反应
    C. 慢性失血所致的贫血症状
    D. 肠黏膜创口引起的消化道症状
    E. 引起的肺间质炎症性改变

240. 关于异位蛔虫症及并发症的治疗措施,下列正确的是

A. 胆道蛔虫主要采用内科治疗

B. 做到饭前便后洗手

C. 抗感染

D. 阑尾蛔虫病应以内科治疗为主

E. 蛔虫性肠梗阻先使蛔虫团松解,再驱虫治疗

241. 慢性疟疾的临床表现有

A. 神经炎

B. 单纯疱疹

C. 肝大

D. 贫血

E. 脾大

242. 隐孢子虫病常需鉴别的疾病有

A. 系统性红斑狼疮

B. 胃溃疡

C. 霍乱

D. 肠阿米巴病

E. 痢疾

243. 不能作为确诊疟疾依据的是

A. 间歇性发作的发冷,发热与大汗

B. 脾肿大

C. 近年有疟疾发作史

D. 血涂片找到疟原虫

E. 贫血

244. 老年人使用胰岛素后容易引起低血糖的因素有

A. 老年人对胰岛素的耐受力低

B. 老年人对胰岛素的耐受力高

C. 老年人对胰岛素的生物利用度高

D. 老年人体内细胞与胰岛素的亲和力高

E. 老年人大脑对低血糖的耐受力低

245. 氯喹的临床适应证包括

A. 间日疟

B. 恶性疟

C. 阿米巴肝脓肿

D. 阿米巴肝炎

E. 系统性红斑狼疮

246. 糖皮质激素禁用于

A. 活动性消化性溃疡、新近胃肠吻合术

B. 抗菌药物不能控制的感染,如水痘,真菌感染

C. 创伤修复期、骨折、角膜溃疡

D. 严重高血压,糖尿病

E. 严重精神病

247. 糖皮质激素与水盐代谢相关的不良反应有

A. 高血压

B. 骨质疏松症

C. 向心性肥胖

D. 低血钾

E. 糖尿病

248. 肾上腺素的禁忌证是

A. 高血压

B. 脑动脉硬化

C. 器质性心脏病

D. 糖尿病

E. 甲状腺功能亢进症

249. 叶酸缺乏的表现有

A. 舌炎

B. 腹泻

C. 全血细胞减少

D. 大细胞高色素性贫血

E. 巨幼细胞性贫血

250. 磺胺类药物的不良反应包括

A. 结晶尿、血尿

B. 药热、皮疹、剥脱性皮炎

C. 白细胞减少症

D. 再生障碍性贫血

E. 头晕、头痛、萎靡和失眠

251. 慢性腹痛常见的疾病有
- A. 肠结核
- B. 胃溃疡
- C. 溃疡性结肠炎
- D. 胆石症
- E. 肠梗阻

252. 长期低热可见于
- A. 甲亢
- B. 结核病
- C. 伤寒
- D. 乙型脑炎
- E. 肝癌

253. 引起溶血性黄疸的疾病包括
- A. 自身免疫性溶血性贫血
- B. 恶性疟疾
- C. 海洋性贫血
- D. 新生儿溶血
- E. 病毒性肝炎

254. 慢性关节痛可见于
- A. 风湿性关节炎
- B. 类风湿关节炎
- C. 结核性关节炎
- D. 肩周炎
- E. 系统性红斑狼疮

255. 肾盂肾炎的易感因素包括
- A. 尿道狭窄
- B. 输尿管畸形
- C. 糖尿病
- D. 阴道炎
- E. 尿路结石

256. 肠结核的常见并发症有
- A. 肠梗阻
- B. 急性肠穿孔
- C. 结核性腹膜炎
- D. 肠出血

- E. 肠粘连

257. 下列属于增生性肠结核表现的是
- A. 以腹痛、腹泻为主
- B. 可有腹绞痛
- C. 右下腹包块常见
- D. 常并发肠梗阻
- E. 常无结核中毒症状

258. 肾病综合征常见的并发症包括
- A. 静脉血栓
- B. 贫血
- C. 感染
- D. 急性肾衰竭
- E. 高血钾

259. 系统性红斑狼疮血清补体的特点是
- A. 总补体下降
- B. 血清补体 C5 下降
- C. 血清补体已下降
- D. 补体 C1q 降低
- E. 血清补体 C3 下降

260. 代谢综合征包括
- A. 高尿酸血症
- B. 高脂血症
- C. 高凝血症
- D. 高胰岛素血症
- E. 高血压

261. 诊断 SLE,下列表现最吻合的是
- A. 颧颊部红斑
- B. 非侵蚀性关节炎
- C. 蛋白尿或尿细胞管型
- D. 血沉快
- E. 溶血性贫血或白细胞减少

262. 系统性红斑狼疮血清补体特点是
- A. 总补体下降
- B. 血清 C5 下降

C. 血清 C3 下降

D. 补体 C1q 降低

E. 血清 C4 下降

263. SLE 血液系统受累可表现为

A. 贫血

B. 血小板减少

C. 血小板增多

D. 白细胞减少

E. 白细胞增多

264. 重症系统性红斑狼疮治疗包括

A. 甲泼尼龙冲击

B. 大剂量糖皮质激素

C. 血浆置换

D. 广谱抗生素

E. 环磷酰胺

265. 导致流产的可能原因中不包括

A. 双子宫畸形

B. 轻度贫血

C. 先天性心脏房间隔缺损

D. 染色体异常

E. 甲状腺功能减退

266. 妊娠期高血压疾病扩容的指征为

A. 心力衰竭

B. 严重低蛋白血症

C. 脑水肿

D. 严重贫血

E. 全身水肿

267. 小儿腹泻重度脱水纠正后,可能出现的电解质紊乱有

A. 低钾血症

B. 低钠血症

C. 低钙血症

D. 低镁血症

E. 低氯血症

268. 外耳道炎的诱发因素为

A. 挖耳

B. 游泳

C. 耳道进水

D. 冲洗液脓液滞留

E. 糖尿病

269. 中暑分型包括

A. 热射病

B. 热痉挛

C. 热衰竭

D. 高热型

E. 体温正常型

270. 轻症中暑的处理原则包括

A. 脱离高温环境至阴凉通风处休息

B. 口服清凉饮料

C. 有循环衰竭早期症状者,静脉补液

D. 物理降温

E. 吸氧

271. 糖尿病酮症酸中毒患者治疗后意识由清醒转入昏迷或昏迷加深的原因是

A. 血糖下降太快

B. 补碱过早、过速、过多

C. 脑缺氧

D. 感染未控制

E. 山梨醇旁路代谢亢进

第九章

妇产科急症

一、**A1/A2 型题**

1. 关于疟疾的临床表现,下列错误的是
   - A. 婴幼儿疟疾易发展为凶险型,胃肠症状多
   - B. 孕妇疟疾可引起子痫、流产、早产
   - C. 输血性疟疾潜伏期短,易复发
   - D. 脑型疟疾脑脊液多数为正常
   - E. 恶性疟原虫可阻塞肠道微血管,出现腹痛

2. 有关淋病的临床表现,以下正确的是
   - A. 妇女感染淋病后多无症状
   - B. 上生殖道感染半数通过血行播散
   - C. 急性淋病潜伏期 14 天
   - D. 急性淋病开始多表现为阴道炎
   - E. 急性淋球菌性盆腔炎多发生在月经期

3. 关于淋病的临床表现,正确的是
   - A. 急性淋病在淋菌侵入 14 天后发病
   - B. 急性淋病包括上生殖道和下生殖道感染
   - C. 上生殖道感染半数通过血行传播
   - D. 妇女感染淋病后多无症状
   - E. 急性淋菌性盆腔炎多在月经期

4. 可用于治疗早产、过期流产,及排除宫腔内异物的是

   - A. 缩宫素
   - B. 垂体后叶素
   - C. 地诺前列酮
   - D. 麦角胺
   - E. 利托君

5. 新生儿补充维生素,正确的是
   - A. 生后立即肌注维生素 K_1 1 mg,早产儿连用 3 天
   - B. 生后 4 天加维生素 C 50～100 mg/d
   - C. 生后 10 天加维生素 A 500～1 000 U/d,维生素 D 400～1 000 U/d
   - D. 生后 4 周添加铁剂 2 mg/(kg·d),并同时加用维生素 E 25 U 和叶酸2.5 mg,1 周2 次
   - E. 以上都对

6. 对缩宫素的叙述,下列不正确的是
   - A. 小剂量可加强子宫的节律性收缩
   - B. 其收缩性质与正常分娩相似
   - C. 大剂量引起子宫强直性收缩
   - D. 大剂量适用于催产
   - E. 小剂量适用于催产和引产

7. 肺栓塞不包括
   - A. PTE(肺血栓栓塞症)
   - B. 脂肪栓塞综合征
   - C. 羊水栓塞

D. 空气栓塞

E. DVT(急性下肢深静脉血栓形成)

8. 女性患者,28 岁,搬动重物后突发下腹部疼痛,伴少量阴道流血。有停经史 45 天。查体:血压 80/50 mmHg,下腹部压痛及反跳痛。腹腔穿刺抽出不凝血。此时应该高度怀疑

A. 宫外孕破裂出血

B. 急性盆腔炎

C. 卵巢囊肿蒂扭转

D. 卵巢囊肿破裂

E. 肠梗阻

9. 常表现为慢性腹痛的疾病为

A. 胆囊结石

B. 急性胆囊炎

C. 急性胰腺炎

D. 结核性腹膜炎

E. 异位妊娠破裂

10. 慢性腹痛的常见病因是

A. 异位妊娠破裂

B. 急性胆囊炎

C. 胆结石

D. 结核性腹膜炎

E. 急性胰腺炎

11. 下列导致早产的可能原因不包括

A. 下生殖道感染

B. 胎膜早破

C. 羊水过少

D. 双角子宫

E. 多胎妊娠

12. 早期先兆流产最早出现的症状是

A. 子宫停止增大

B. 尿妊娠试验阴性

C. 持续性腹痛

D. 少量阴道出血

E. 宫口扩张

13. 异位妊娠最常见的发病部位是

A. 输卵管峡部

B. 输卵管壶腹部

C. 输卵管间质部

D. 卵巢

E. 子宫残角

14. 下列不属于早产原因的是

A. 胎膜早破

B. 绒毛膜炎

C. 下生殖道感染

D. 宫颈内口松弛

E. 羊水过少

15. 妊娠满 28 周不满 37 周,下列不属于早产诊断依据的是

A. 出现规律宫缩

B. 伴有宫颈管缩短≥75%

C. 宫颈进行性扩张>2 cm

D. 阴道检查宫颈管完全消失

E. 羊水过多

16. 下列药物不能治疗早产的是

A. 利托君

B. 沙丁胺醇

C. 硫酸镁

D. 硝苯地平

E. 地塞米松

17. 关于子痫,正确的是

A. 是妊娠高血压综合征最严重的阶段

B. 是不可能预防的

C. 于分娩期发生者居多

D. 全身肌肉先出现强烈抽搐,随后出现全身肌肉强直

E. 抽搐时瞳孔缩小

18. 子痫前期重度的并发症不包括

A. 肾功能衰竭

B. 胎盘早期剥离

C. 羊水栓塞

D. 凝血功能障碍

E. 产后虚脱

19. 前置胎盘最主要的症状是

　　A. 多在妊娠早期出现阴道间断性出血

　　B. 妊娠晚期无痛性反复阴道出血

　　C. 完全性前置胎盘通常出血量不多

　　D. 出血量与前置胎盘类型无关

　　E. 常易造成胎膜早破

20. 关于前置胎盘时阴道出血,正确的是

　　A. 发生于妊娠晚期,无痛性反复出血

　　B. 其贫血程度与出血量不成比例

　　C. 胎心消失,腹部呈板状硬

　　D. 初次出血量常较多

　　E. 多伴有外伤史

21. 足月妊娠,阴道出血,为明确诊断入院后应立即行

　　A. 肛门检查

　　B. 放射性同位素扫描法检查

　　C. 胎儿电子监测

　　D. B 超检查

　　E. 阴道检查

22. 27 岁女性,闭经 2 个月,腹痛,阴道出血多于月经量 1 天,子宫如 2 个月妊娠大小,宫口有组织物堵塞,宫颈无举痛。最恰当的处理是

　　A. 予以保胎治疗

　　B. 立即行刮宫治疗

　　C. 继续观察

　　D. 进一步查尿 HCG 明确诊断

　　E. 给予输液及止血剂

23. 25 岁女性,停经 10 周,前来就诊,诊断为"不可避免流产"。下列病史及体检与诊断

不符的是

　　A. 宫口闭,阴道出血少于月经量

　　B. 阴道多量出血伴腹痛

　　C. 宫颈口可见羊膜囊

　　D. 多由先兆流产发展而来

　　E. 宫口扩张,宫体如孕 9 周大小

24. 30 岁女性,停经 17 周,1 个月来间断少量阴道出血,腹部无明显压痛、反跳痛,子宫颈口未开,子宫增大如孕 8 周。最可能的诊断为

　　A. 先兆流产

　　B. 难免流产

　　C. 不全流产

　　D. 完全流产

　　E. 稽留流产

25. 28 岁女性,停经 8 周,下腹痛及阴道出血 3 天,血量少于月经量,未见明显组织物排出。妇科检查:宫口闭,宫体如孕 50 天大小,右侧卵巢直径 2～3 cm,触痛。此例诊断为

　　A. 先兆流产

　　B. 难免流产

　　C. 不全流产

　　D. 异位妊娠

　　E. 稽留流产

26. 21 岁女性,停经 2 个月,2 天前在外自行堕胎,体温 38.8℃,脉搏 130 次/分,血压正常。白细胞 $10×10^9$/L,中性粒细胞 90%。子宫如孕 2 个月大小,软,有压痛。经抗感染治疗,感染未能控制,突然大量阴道出血。下列处理恰当是

　　A. 缩宫素肌内注射

　　B. 卵圆钳轻取胚胎,术后应用抗生素

　　C. 即刻刮宫去除病灶,术后应用抗生素

　　D. 抗生素及缩宫素

　　E. 抗生素及止血治疗

27. 女性,25 岁。已婚,停经 50 天,阴道出血 3 天,少于月经量,伴阵发性下腹痛。查子宫孕 50 天大小,软,宫口未开。本例最可能的诊断是
   A. 无排卵型功能失调性子宫出血
   B. 先兆流产
   C. 难免流产
   D. 输卵管妊娠未破裂
   E. 不全流产

28. 女性,28 岁。已婚,停经 8 周,阵发性下腹痛伴阴道出血 1 天,多于月经量,鲜红色。妇科检查:宫颈口松,容 1 指,子宫如孕 50 天大小,质软,偶有收缩感。最可能的诊断是
   A. 先兆流产
   B. 难免流产
   C. 不全流产
   D. 稽留流产
   E. 完全流产

29. 女性,32 岁。结婚 8 年不孕,平素月经 6～7 天,每 30 天 1 次。停经 60 天,阴道不规则出血伴左下腹痛 15 天,昨晨阴道排出肉样组织物,约 2 cm×3 cm×3 cm 大小。妇科检查宫口闭,子宫稍大,稍软,左侧附件可触及 6 cm×5 cm×4 cm 不规则包块,有压痛,略可推动。本病例最可能的诊断是
   A. 功能失调性子宫出血
   B. 左附件肿物蒂扭转
   C. 不全流产
   D. 输卵管妊娠
   E. 结核性盆腔炎

30. 女性,30 岁。已婚,放环 2 年,停经 48 天,少量阴道出血 3 天,突然右下腹剧烈撕裂样疼痛。检查:血压 80/50 mmHg,右下腹压痛、反跳痛明显,但肌紧张不明显。妇科检查:后穹隆饱满,宫颈举痛(＋),宫口闭,子宫正常大小,呈漂浮感,双附件触诊不满

意。本病例最可能的诊断是
   A. 急性阑尾炎
   B. 黄体破裂
   C. 卵巢囊肿蒂扭转
   D. 输卵管妊娠
   E. 先兆流产

31. 女性,25 岁。已婚,停经 50 天,阴道少许出血 3 天,今晨突发右下腹剧痛伴明显肛坠,血压 80/50 mmHg,脉搏 120 次/分,下腹部有压痛、反跳痛,移动性浊音(＋)。妇科检查:宫颈举痛,子宫略大,稍软,右附件增厚,有压痛。此患者最可能的诊断是
   A. 急性阑尾炎
   B. 卵巢黄体破裂
   C. 输卵管妊娠破裂
   D. 先兆流产
   E. 急性盆腔炎

32. 女性,25 岁。子痫前期孕妇,水肿(＋＋＋),硫酸镁解痉及利尿药治疗 1 周后,足月自娩一女婴,体质量 3 000 g,生产时出血 200 ml,产后 10 min 突然脸色苍白,血压 70/50 mmHg,脉搏 120 次/分。下列最可能的诊断是
   A. 失血性休克
   B. 产后虚脱
   C. 仰卧位低血压综合征
   D. 羊水栓塞
   E. 心力衰竭

33. 孕妇,24 岁。G_1P_0,孕 37 周,伴子痫前期临产,宫口开大 8 cm 入院。血压 150/112 mmHg,尿蛋白(＋＋),2 h 后行产钳助产,胎盘娩出顺利,阴道出血不多。产后 30 min 患者突然心慌,出冷汗,血压下降,初步诊断为产后虚脱。其发生的原因可能是
   A. 未严格限制钠盐摄入
   B. 产后腹压骤降,内脏血管扩张,有效循环血量减少

C. 血液稀释,血容量增加,对失血的耐受
性差

D. 分娩操作时刺激

E. 产后使用镇静剂

34. 孕 39 周。35 岁,G_1P_0。无痛性阴道出血 5 h。1 h 前出现规律宫缩,阴道出血量明显增多,腹部检查 ROA,胎头高浮,胎心 160 次/分,阴道检查宫口开大 1 cm。本例最适当的处理是

A. 给大剂量止血剂

B. 等待自然分娩

C. 人工破膜行头皮钳牵引胎头

D. 静脉滴注缩宫素

E. 剖宫产

35. 孕妇,27 岁。G_1P_0,孕 33 周,LOA,无痛性少量阴道出血 3 天,胎心 140 次/分,无明显宫缩,初诊为前置胎盘。最恰当的处理是

A. 住院期待疗法

B. 剖宫产术

C. 立即触诊同时行人工破膜

D. 立即静脉滴注缩宫素引产

E. 高危门诊继续随诊观察

36. G_3P_0,孕 37 周,阴道出血 3 天,无腹痛及宫缩,出血量似月经量。为明确出血原因,入院后应立即行

A. 肛门检查

B. 阴道内扪诊检查

C. B超检查

D. 胎儿电子监测

E. 放射性同位素扫描

37. 孕妇,23 岁。G_1P_0,孕 30 周,突感剧烈腹痛伴阴道中等量流血,入院。检查:血压 160/110 mmHg,下肢水肿(++),尿蛋白(++),子宫孕如足月大,硬,压痛,胎心 110 次/分。应首先考虑的疾病是

A. 完全性前置胎盘

B. 胎盘早期剥离

C. 先兆早产

D. 子宫先兆破裂

E. 急性羊水过多

38. G_1P_0,孕 36 周,血压 180/120 mmHg,现腹痛剧烈,面色苍白,脉弱,血压下降至 100/70 mmHg,阴道少量出血,子宫较妊娠月份大,硬如板状,胎心听不清。应考虑为

A. 前置胎盘

B. 先兆子宫破裂

C. 重型胎盘早剥

D. 先兆早产

E. 羊水栓塞

39. 慢性宫颈炎与子宫颈癌早期肉眼难以鉴别。确诊方法应是

A. 宫颈刮片细胞学检查

B. 宫颈碘试验

C. 阴道镜检查

D. 宫颈及宫颈管活检

E. 氮激光肿瘤固有荧光诊断法

40. 不是治疗先兆早产的药物是

A. β肾上腺素受体激动药

B. 前列腺素合成酶抑制药

C. 硫酸镁静脉缓慢滴注

D. 硝苯地平舌下含服

E. 肌内注射苯甲酸雌二醇

41. 超声检查时,可确诊异位妊娠的表现是

A. 附件区显示形状不规则包块

B. 宫腔空虚

C. 腹腔内肠管漂浮

D. 直肠子宫陷凹有积液

E. 宫旁包块内可见妊娠囊

42. 下列属于异位妊娠超声表现的有

A. 附件区显示形状不规则包块

B. 宫腔空虚

C. 直肠子宫陷凹有积液

D. 宫旁包块内可见妊娠囊

E. 以上都是

43. 异位妊娠发病率约为

A. 1‰

B. 5‰

C. 1%

D. 2%

E. 5%

44. 前置胎盘的积极保守治疗最主要的目的是

A. 减少阴道出血

B. 延长孕周

C. 减少感染

D. 减少胎儿窘迫

E. 降低剖宫产率

45. 关于前置胎盘对母儿的影响,正确的是

A. 出血浸入子宫肌层,收缩力减弱,造成产后出血

B. 前置胎盘以外出血为主:不易发生胎儿窘迫

C. 子宫下段肌层菲薄,收缩力差,易致产后出血

D. 前置胎盘易致羊水栓塞

E. 前置胎盘患者反复阴道流血可致凝血功能障碍

46. 女性,31 岁,继发不孕 4 年。月经后 3 天突然寒战、高热、下腹疼痛,体温 39.9℃。妇科检查:宫颈充血、有脓性分泌物,子宫稍增大、压痛,双侧附件增厚、压痛。下列诊断的可能性最大的是

A. 子宫内膜异位症

B. 急性阑尾炎

C. 急性盆腔炎

D. 急性宫颈炎

E. 输卵管积脓

47. 女性,25 岁。剖宫产术后 4 个月,性交后出现下腹疼痛伴发热 2 天。妇科检查:子宫后位,正常大小,轻压痛,双附件区明显增厚及压痛。血 WBC $12 \times 10^9/L$,N 0.89。可能的诊断是

A. 子宫内膜异位症

B. 异位妊娠

C. 卵巢囊肿蒂扭转

D. 输卵管积水

E. 急性盆腔炎

48. 妇女,32 岁。婚后 5 年不孕,2 年来月经量少,近 3 个月闭经,经常低热。妇科检查:子宫缩小,活动不良,两侧宫旁组织增厚,左侧可触及 3 cm×3 cm×2 cm 肿物轻压痛,血沉 30 mm/h。刮宫活检发现宫腔不规则,刮出组织少,子宫输卵管碘油造影显示输卵管不通,有串珠样改变。诊断是

A. 慢性盆腔炎

B. 子宫内膜异位症

C. 化脓性输卵管炎

D. 宫腔粘连

E. 生殖器结核

49. 经产妇,30 岁。阴道分泌物增多,腰酸。妇科检查见宫颈重度糜烂,宫颈活检病理切片报告为"鳞状上皮化生"。应诊断为

A. 宫颈非典型增生

B. 原位癌

C. 宫颈癌

D. 宫颈息肉

E. 慢性宫颈炎

50. 女,29 岁。婚后 4 年未孕,半年低热、食欲缺乏、乏力,检查:子宫略小,活动受限,双侧附件结节样增厚。最可能的诊断为

A. 子宫内膜异位症

B. 慢性盆腔炎

C. 生殖器结核

D. 子宫发育不良

E. 多囊卵巢综合征

51. 经产妇,34 岁。腰痛白带多,经多次治疗效果不佳。妇科检查:宫颈重度糜烂,宫颈活检病理切片报告为"鳞状上皮化生"。应诊断为
    A. 子宫颈息肉
    B. 宫颈腺体囊肿
    C. 子宫颈非典型性增生
    D. 子宫颈原位癌
    E. 慢性宫颈炎

52. 宫颈炎的形成错误的是
    A. 宫颈黏膜增生形成息肉
    B. 鳞状上皮脱落后为柱状上皮覆盖形成宫颈糜烂
    C. 储备细胞位于鳞状上皮下方
    D. 鳞状、柱状交界区可随雌激素水平高低而升降,以致出现糜烂
    E. 鳞状上皮直接长入柱状上皮与其基膜之间至柱状上皮脱落而糜烂愈合

53. 急性盆腔炎的叙述,不正确的是
    A. 下腹剧痛
    B. 伴高热
    C. 常有宫腔、盆腔手术操作史
    D. 治疗要彻底,以免形成慢性盆腔炎
    E. 急性期定期行盆腔检查以了解病情

54. 不属于急性盆腔炎后遗症的是
    A. 输卵管卵巢囊肿
    B. 输卵管积水
    C. 慢性盆腔结缔组织炎
    D. 输卵管卵巢炎
    E. 卵巢黄素囊肿

55. 下列内科疾病较易并发非特异性外阴炎的是
    A. 心脏病
    B. 糖尿病

C. 支气管炎
D. 肺炎
E. 高血压

56. 女性,35 岁。白带增多伴外阴瘙痒 7 天。妇科检查:阴道黏膜充血,分泌物黄色、稀薄泡沫状,宫颈光滑,子宫正常大小,双附件区无异常。最可能的诊断为
    A. 滴虫性阴道炎
    B. 念珠菌性阴道炎
    C. 慢性盆腔炎
    D. 慢性宫颈炎
    E. 细菌性阴道病

57. 慢性宫颈炎出现腰骶部疼痛是由于
    A. 宫颈腺体囊肿
    B. 宫颈息肉
    C. 宫颈肥大
    D. 炎症扩散到盆腔
    E. 宫颈外翻

58. 慢性宫颈炎最常用的治疗方法是
    A. 药物治疗
    B. 手术治疗
    C. 物理治疗
    D. 口服抗生素
    E. 肌内注射抗生素

59. 诊断急性宫颈炎的关键是
    A. 明确病原体
    B. 宫颈充血、水肿
    C. 宫颈糜烂
    D. 宫颈触痛
    E. 宫颈管有黏液脓性分泌物

60. 女性,32 岁。因重度宫颈糜烂治疗后 5 天,出现阴道大量排液伴发热,体温 38℃。妇科检查:宫颈肥大,表面灰白;子宫前位,大小正常,活动可,有压痛;两侧附件区明显增厚、压痛。最可能的诊断是

A. 宫颈电熨后组织反应

B. 宫颈电熨后引起急性盆腔炎

C. 宫颈电熨后宫颈炎急性发作

D. 宫颈电熨后合并上呼吸道感染

E. 宫颈电熨后发热待查

61. 最常见的盆腔炎症是

A. 子宫内膜炎

B. 子宫肌炎

C. 输卵管炎及输卵管卵巢炎

D. 盆腔结缔组织炎

E. 盆腔腹膜炎

62. 对于慢性盆腔炎患者,需考虑手术治疗的情况是

A. 双侧输卵管增粗

B. 不孕

C. 炎性肿块,久治无效

D. 痛经

E. 月经量过多

63. 女性,30 岁。5 年前自然流产后阴道流血 1 个月伴发热,下腹痛,脓性白带,流产后未避孕也不怀孕。妇科检查:宫颈光滑;宫体后位,活动度差,大小正常,轻压痛;左侧附件增厚、压痛;右侧触及约 7 cm×5 cm×3 cm 囊性肿物,呈曲颈瓶状,远端粗大不活动,有压痛。最可能的诊断是

A. 卵巢肿瘤

B. 盆腔结核

C. 输卵管积水

D. 浆膜下子宫肌瘤

E. 子宫内膜异位症

64. 女性,28 岁,于月经后 3 天突然下腹痛,发热 38℃。阴道分泌物增多,稀薄脓性;宫颈充血,举痛明显;子宫稍大,有压痛;宫旁增厚,压痛明显;WBC 12×10⁹/L。诊断首先考虑

A. 结核性盆腔炎

B. 急性盆腔炎

C. 输卵管妊娠流产

D. 急性阑尾炎

E. 卵巢囊肿蒂扭转

65. 近年国内外一致认为脑瘫的主要病因是

A. 早产和低出生体重

B. 脑缺氧缺血

C. 胚胎早期阶段的发育异常

D. 胆红素脑病

E. 产伤

66. 女性,30 岁。阴道分泌物增加,白带呈豆腐渣样,伴有外阴瘙痒。应考虑为

A. 阴道念珠菌病

B. 衣原体性宫颈炎

C. 阴道毛滴虫病

D. 细菌性阴道病

E. 淋菌性宫颈炎

67. 经产妇,30 岁。阴道分泌物增多,腰酸。妇科检查见宫颈重度糜烂,宫颈活检病理切片报告为"鳞状上皮化生"。应诊断为

A. 宫颈非典型增生

B. 原位癌

C. 宫颈癌

D. 宫颈息肉

E. 慢性宫颈炎

68. 女性,42 岁。末次妊娠人流后 8 年,现停经 3 个月,阴道流血 3 天。子宫增大,但小于停经月份,血 hCG>100 kU/L。最可能的诊断是

A. 先兆流产

B. 异位妊娠

C. 葡萄胎

D. 侵蚀性葡萄胎

E. 绒癌

69. 24 岁女性,停经 35 天,阴道流血 1 天。血

hCG>100 kIU/L。最可能的诊断是

A. 早期妊娠

B. 多胎妊娠

C. 先兆流产

D. 异位妊娠

E. 葡萄胎

70. 女性,26 岁。人工流产后体温 39.0℃,小腹疼痛拒按,呈脓性,白细胞 $18×10^9$/L,中性粒细胞 0.92。下列治疗方案最佳的是

A. 为尽快去除感染病灶,防止今后复发,宜行刮宫治疗

B. 为防止反复发作,对盆腔炎患者的丈夫应同时治疗

C. 做细菌培养＋药敏试验以选用适宜药物

D. 宜选用广谱抗生素配以抗厌氧菌药物,等药敏结果出来后再适当调整

E. 宜选用广谱抗生素配以抗厌氧菌药物,同时做阴道冲洗,局部抗感染治疗

71. 女性,25 岁。人工流产后 1 个月发热、腹痛,阴道分泌物多,虽经抗感染治疗,上述症状却日益加重,伴大便感。妇科检查:后穹隆触及囊性肿块张力高,触痛明显,子宫难触清,拟诊急性盆腔炎,盆腔脓肿形成。下列治疗方案最佳的是

A. 抗生素静脉、肌内同时给药

B. 给予抗生素,取半卧位

C. 立即剖腹探查切除子宫及脓肿,保留附件

D. 给予抗生素,后穹隆切开引流

E. 立即经腹手术切除脓肿并给予抗生素

72. 女性,30 岁,已婚。停经 58 天,阴道出血 7 天,尿 HCG(＋)。诊断为异位妊娠,拟做 B 超。在异位妊娠的诊断中,最具特异性的 B 超显像图是

A. 盆腔积血

B. 子宫旁见液性暗区

C. 子宫腔外见胚囊样结构及胎心搏动

D. 宫腔内见胚囊样结构

E. 卵巢内侧见液性暗区

73. 对于异位妊娠患者,最有助于诊断的检查应是

A. 尿妊娠试验(＋)

B. 腹部叩诊移动性浊音(＋)

C. 尿妊娠试验(＋),后穹隆穿刺抽出不凝血

D. 宫颈剧痛

E. 腹部触诊压痛、反跳痛

74. 胎盘早剥并发 DIC 的诊断依据不包括

A. 阴道出血不凝

B. 血小板$<100×10^9$/L

C. 凝血酶原的时间延长

D. 纤维蛋白原 2 g/L

E. 胎儿窘迫

75. 诊断急性宫颈炎的关键是

A. 明确病原体

B. 宫颈充血、水肿

C. 宫颈糜烂

D. 宫颈触痛

E. 宫颈管有黏液脓性分泌物

76. 女性,35 岁。初产妇,因第二产程延长行会阴后-斜切开及产钳术助产。产后检查:宫底脐下 2 指,血压 115/80 mmHg。产后 1 h 产妇感心悸、恶心、口渴、出冷汗,检查阴道流血不多,色暗红,有血凝块;宫底脐上一横指,软;血压 80/50 mmHg。首先应考虑

A. 产后虚脱

B. 低血糖休克

C. 羊水栓塞

D. 宫腔内有积血

E. 仰卧位低血压综合征

77. 女性,31 岁。38 周妊娠,重度妊高征,先兆

子痫。剖宫产术后 1 h,阴道流血持续不断。无凝血块,失血约 800 ml,应用宫缩剂无效。最可能的出血原因是

A. 子宫收缩乏力

B. 软产道裂伤

C. 胎盘、胎膜残留

D. 凝血功能障碍

E. 羊水栓塞

78. 女性,24 岁。26 周妊娠,第 1 胎,行依沙吖啶羊膜腔注射引产过程中,产妇突然气急,呼吸困难,神志不清,血压 40/0 mmHg。最可能发生的是

A. 过敏性休克

B. 胎盘早剥

C. 脑血管意外

D. 羊水栓塞

E. 心力衰竭

79. 女性,27 岁。妊娠 39 周,孕期检查正常,自然临产,宫缩强,胎膜刚破,突然出现烦躁、呛咳、呼吸困难、发绀、休克,数分钟后即死亡。最可能的诊断是

A. 子痫

B. 羊水栓塞

C. 子宫破裂

D. 胎盘早剥

E. 前置胎盘

80. 女性,24 岁。因羊水栓塞致急性呼吸窘迫综合征后行机械通气治疗,血压不稳定,尿少。吸氧浓度(FiO₂)80% 时 PaO₂ 为 80 mmHg。为进一步改善肺部氧交换,拟加呼气末正压呼吸,但又担心加重循环负担、影响心输出量,因此需要进行血流动力学监测。应选择最有价值的方法是

A. 中心静脉压测定

B. 核素技术

C. 心脏超声技术

D. 重复呼吸法心输出量测定

E. 漂浮导管(Swan-Ganz 导管)检测心输出量

81. 患新生儿溶血病的早产儿,体重为 1 500 g,需采用换血疗法的血清胆红素临界值是

A. >342 μmol/L(20 mg/dl)

B. >290 μmol/L(17 mg/dl)

C. >256 μmol/L(15 mg/dl)

D. >222 μmol/L(13 mg/dl)

E. >205 μmol/L(12 mg/dl)

82. 下列疾病常表现为转移性右下腹疼痛的是

A. 消化性溃疡

B. 急性心肌梗死

C. 急性胆囊炎

D. 急性阑尾炎

E. 异位妊娠

83. 初孕妇,23 岁。妊娠 36 周,突感剧烈腹痛伴阴道中量流血,查体:血压 160/110 mmHg,下肢浮肿(++),尿蛋白(++),子宫足月孕大、硬、压痛,胎心率 110 次/分。应首先考虑

A. 完全性前置胎盘

B. 胎盘早期剥离

C. 先兆早产

D. 子宫先兆破裂

E. 帆状胎盘血管前置破裂

二、X 型题

84. 疟疾对胎儿的不利影响有

A. 畸形

B. 先天性感染

C. 流产

D. 早产

E. 死胎

85. 过长脐带易造成

A. 绕颈

B. 脱垂

C. 受压

D. 胎膜早破

E. 早产

86. 一已婚女性,曾妊娠 52 天自然流产 1 次。现停经 50 天,阴道流血 2 天,诊断"先兆流产"。下述处理中正确的是
    A. HCG 3 000 U,肌内注射,隔天 1 次
    B. 维生素 E 口服
    C. 绝对卧床休息
    D. B 超检查
    E. 心理治疗

87. 与异位妊娠有关的是
    A. 腹膜刺激征
    B. 盆腔包块
    C. AS 反应
    D. 尿路感染
    E. HCG 阳性

88. 以下属于早产治疗手段的有
    A. 卧床休息,行左侧卧位
    B. 钙通道阻滞剂抑制宫缩
    C. 镇静药抑制宫缩
    D. 分娩前用地塞米松肌内注射
    E. 分娩时可行会阴侧切术,以防胎儿颅内出血

89. 前置胎盘对母亲的影响有
    A. 胎盘植入
    B. 产后出血
    C. 产褥感染
    D. 羊水栓塞
    E. 急性肾衰竭

90. 多胎妊娠妊娠期可发生
    A. 妊娠期高血压疾病
    B. 前置胎盘
    C. 流产

D. 早产

E. 胎位异常

91. 防止羊水过多的并发症,正确的是
    A. 防止早产及胎膜早破
    B. 一旦破膜立即平卧,抬高臀部,防止脐带脱垂
    C. 采取低位破膜后,边放羊水边用腹带包腹或腹部沙袋加压,避免胎盘早剥
    D. 放羊水速度应≤500 ml/h
    E. 防止产后休克

92. 肺表面活性物质减少的主要因素有
    A. 妊娠不满 30 周的早产儿
    B. 脂溶性吸入麻醉药
    C. 非脂溶性吸入麻醉药
    D. 肺血流减少

93. 闭经的辅助检查措施为
    A. 卵巢功能检查,有基础体温测定及阴道细胞涂片
    B. 垂体功能检查,测 24 h 尿 FSH 水平
    C. 垂体兴奋试验,注射 LHRH 后测血清中 LH 值
    D. 治疗性试验,用雌激素、孕激素观察有无子宫撤退性出血

94. 诊断闭经的病因,需要做到
    A. 闭经伴有更年期综合征的,要注意卵巢功能早衰
    B. 闭经有多毛时,要注意肾上腺皮质功能亢进、多囊卵巢综合征及能分泌雄激素的卵巢肿瘤
    C. 闭经有头痛、视力障碍或泌乳,要注意丘脑及垂体肿瘤
    D. 闭经继发于产后大出血,要注意席汉综合征

95. 雌激素试验阴性提示
    A. 子宫内膜无反应

B. 子宫内膜结核

C. 宫腔粘连

D. 子宫性闭经

96. 继发性闭经的检查步骤是

A. 详细的病史

B. 阴道涂片,基础体温,颈管黏液

C. 孕激素试验

D. 雌激素试验

97. 继发性闭经常见于

A. 下丘脑功能紊乱如神经精神因素

B. 妊娠

C. 生殖器结核

D. 卵巢囊肿

98. 闭经患者黄体酮试验(+),说明

A. 卵巢能分泌一定量的雌激素

B. 有排卵

C. 子宫内膜已受雌激素影响

D. 丘脑下部-垂体-卵巢轴功能极差

99. 48 岁,月经紊乱 1 年,闭经 50 天后突然阴道大量出血,血红蛋白 70 g/L,子宫稍大、稍软。请问止血方法较好的是

A. 分段诊刮

B. 孕激素止血

C. 雄激素止血

D. 雌-孕激素序贯疗法

第十章

儿 科 急 症

一、A1/A2 型题

1. 10 岁男孩,近 8 天来食欲缺乏,恶心、呕吐、乏力、尿色黄来院就诊。病前两周曾注射丙种球蛋白 1 支。检查:巩膜黄染,肝肋下 3 cm,脾未触及。化验:ALT 500 U,胆红素 85.5 μmol/L,抗 HAV - IgM(+),抗 HAV - IgG(+),HBsAg(+),HBeAg(+),抗 HBc - IgM(+)。应诊断为
   A. 急性甲型肝炎,乙肝病毒携带者
   B. 急性乙型肝炎,既往感染过甲型肝炎
   C. 急性甲型肝炎,乙型肝炎
   D. 被动获得甲肝抗体,急性甲型肝炎,乙肝病毒携带者
   E. 被动获得甲肝抗体,急性乙型肝炎

2. 7 月初,6 岁小儿突发高热、抽搐、昏迷,脑膜刺激征(±),初步诊断为乙脑。首先要和哪种疾病鉴别?
   A. 中毒性菌痢
   B. 感染中毒性脑病
   C. 散发性脑炎
   D. 流行性脑脊髓膜炎
   E. 结核性脑膜炎

3. 男性,7 岁。突然发热 1 天,同时伴有头痛、腹痛、腹泻、脓血便,里急后重,每日腹泻 10 余次,查粪常规 WBC 10～15/HP。病原治疗不宜用
   A. 呋喃唑酮
   B. 环丙沙星
   C. 氨苄西林
   D. 小檗碱(黄连素)
   E. 庆大霉素

4. 3 岁小儿,发热 3 天,有头痛、呕吐。皮肤有瘀点、瘀斑及脑膜刺激症状(+),腰穿示脑压升高,脑脊液外观混浊,细胞数 2 000×10^6/L,糖和氯化物明显降低,蛋白含量明显升高。直接涂片检菌阳性。临床诊断为
   A. 结核性脑膜炎
   B. 普通型流脑
   C. 肺炎双球菌性脑膜炎
   D. 脑膜脑炎型流脑
   E. 病毒性脑膜炎

5. 6 岁患儿,突然高热,发病 5 h 后反复抽搐,四肢凉,血压下降,项强(±),血白细胞 21×10^9/L。最可能的诊断为
   A. 恶性疟疾
   B. 流行性脑脊髓膜炎
   C. 流行性乙型脑炎
   D. 病毒性脑膜炎
   E. 中毒性菌痢

6. 乙型脑炎的三大严重症状是
   A. 高热、抽搐和昏迷
   B. 高热、昏迷和呼吸衰竭
   C. 高热、脑膜刺激征和呼吸衰竭
   D. 高热、抽搐和呼吸衰竭
   E. 高热、失语和呼吸衰竭

7. 男性,5 岁。发热,咽痛,颈部及腹股沟淋巴结肿大,肝肋下 1 cm,脾肋下及边,ALT 125 U/L,胆红素 28 μmol/L,EBV 抗体阳性。其肝损害考虑为
   A. 肝脓肿
   B. 中毒性肝炎
   C. 肝吸虫病
   D. 病毒性肝炎
   E. 自身免疫性肝炎

8. 患儿,4 岁。高热 6 h,伴头痛,频繁呕吐,腹泻 3 次为稀水样便。查体:T 39℃,BP 60/30 mmHg,精神萎靡,全身散在大小不等瘀斑,心肺未见异常。患儿诊断为
   A. 败血症,感染性休克
   B. 流行性脑脊髓膜炎
   C. 流行性乙型脑炎
   D. 中毒型细菌性痢疾
   E. 化脓性脑膜炎

9. 患儿,12 岁。8 月 15 日发病,高热呕吐 1 次,次日稀便 2 次,精神不振,晚间开始抽搐,神志不清。体检:体温 39.5℃,急性病容,脉充实有力,颈有抗力,克尼格氏征阳性,肌张力增强。血 WBC 15.0×10⁹/L;粪检 WBC 0~2/HP,RBC 2~3/HP;脑脊液细胞数 80×10⁶/L,多核 60%,糖 50 mg/dL 氯化物 720 mg/dL,蛋白质 80 mg/dL。该患儿诊断可能性最大的是
   A. 中毒性细菌性痢疾
   B. 流行性脑脊髓膜炎
   C. 钩体病脑膜脑炎型
   D. 结核性脑膜炎

E. 乙型脑炎

10. 男,8 岁。8 月 20 日起发热头痛,23 日嗜睡,呕吐,24 日,因昏迷频繁抽搐半天入院。T 40.5℃,颈轻抵抗,巴氏征(＋),血白细胞 15.5×10⁹/L,中性 86%,CSF 细胞数 186×10⁶/L,蛋白,糖正常。为早期诊断,最有实用价值的实验室检查是
    A. CSF 检测 AST
    B. 血液或 CSF 病原学检查
    C. 特异性补体结合试验
    D. 特异性 IgM 抗体检测
    E. 显微镜凝集溶解试验

11. 患儿,4 岁,于夏季因高热 8 h、抽搐 2 h、呕吐 1 次来院,体温 40℃,血压 46/18 mmHg,昏睡状,面色苍白,腮腺不大,颈有抵抗感,四肢肌肉张力增加,肢冷、膝反射亢进,皮肤花纹状,心、肺、腹未见异常,外周血白细胞 18×10⁹/L,中性粒细胞 0.86,淋巴细胞 0.14,粪镜检 WBC 2~8 个/HP。应首先考虑
    A. 流行性乙型脑炎
    B. 中毒性菌痢
    C. 脑型疟疾
    D. 流行性腮腺炎伴脑膜脑炎
    E. 流行性脑脊髓膜炎

12. 乙脑惊厥或抽搐最常见的原因是
    A. 高热
    B. 缺氧
    C. 脑实质炎症及脑水肿
    D. 低钙
    E. 碱中毒

13. 男童,6 岁。发热咳嗽 2 天,就诊时发现第一臼齿对面的颊黏膜上出现针尖大小、细盐粒样灰白色斑点。确诊需做的检查是
    A. 胸片
    B. 血培养
    C. 心电图

D. 用酶联免疫吸附试验或免疫荧光技术检测患者血清抗麻疹 IgM

E. 咽拭真菌培养

14. 治疗新生儿惊厥首选的药物是

A. 苯妥英钠

B. 苯巴比妥

C. 地西泮

D. 水合氯醛

E. 吗啡

15. 患儿,4 岁。于夏季因高热 2 天,抽搐 2 h,呕吐 1 次来院。体温 40℃,血压 46/18 mmHg,昏睡状,面色苍白,腮腺不大,颈有抵抗感,四肢肌肉张力增强,肢冷,膝反射亢进,皮肤花纹状,心、肺、腹部未见异常。外周血白细胞 18×10^9/L,中性粒细胞 0.86,淋巴细胞 0.14。粪常规:白细胞(＋)。应首先考虑

A. 流行性乙型脑炎

B. 中毒性菌痢

C. 流行性腮腺炎并脑膜脑炎

D. 脑型疟疾

E. 流行性脑脊髓膜炎

16. 患儿,10 岁。高热 5 天,嗜睡、呕吐 3 天,抽搐昏迷 1 天,于 8 月 5 日入院。T 40.2℃,P 80 次/分,BP 135/100 mmHg,神志不清,项强,肢体强直,双瞳孔不等大,尿潴留,有不洁饮食史,脑脊液压力 300 mmH$_2$O,Pandy 氏反应(±),WBC 50×10^6/L。为尽早确诊,最好检查

A. 粪常规培养

B. 乙脑特异性 IgM

C. 乙脑补体结合试验

D. 乙脑中和抗体试验

E. 乙脑病毒分离

17. 男孩,10 岁。因发热、头痛 6 日,呕吐 1 日,于某年 8 月 15 日入院。体温 39.5℃,神志清楚,烦躁不安,呼吸表浅,皮肤上无瘀点,右侧瞳孔比左侧大,颈强直,膝,跟腱反射亢进,克氏征阳性,巴氏征阳性。白细胞 17×10^9/L,中性粒细胞 81%,淋巴细胞 17%,单核 2%。入院后首先应该采取的措施是

A. 大剂量青霉素静脉滴注

B. 腰椎穿刺取脑脊液检查,以便及早确诊

C. 静脉滴注大量 10%葡萄糖液

D. 用 20%甘露醇快速静脉滴注

E. 静脉滴注东莨菪碱或山莨菪碱

18. 新生儿服用氯霉素后产生"灰婴综合征(呕吐,腹胀,呼吸窘迫,肌肉松弛,皮肤灰白,急性循环衰竭)",是因为

A. 新生儿的葡萄糖醛酸结合力低,氯霉素在血中累积所产生的不良反应

B. 新生儿服用过期的灰色的氯霉素所致

C. 新生儿乙酰化能力低,氯霉素在血中堆积所致

D. 新生儿的肝脏相对大(占体重的 4%,成人为 2%),氯霉素代谢物过多

E. 新生儿对氯霉素过敏

19. 哺乳期应用,可致哺乳婴儿呕吐,腹泻和惊厥,乳母禁用的是

A. 甲巯咪唑

B. 麦角胺

C. 红霉素

D. 碘及碘化合物

E. 卡那霉素

20. 对于稽留高热的患儿,若早期诊断为麻疹,最有价值的体征是

A. 明显的上呼吸道炎症状

B. 结膜充血、怕光、流泪、眼睑红肿

C. 咳嗽和声音嘶哑

D. 口腔颊部黏膜可见针尖样大小的白色点状黏膜斑

E. 颈部淋巴结肿大

21. 4 岁患儿,8 月发病,高热 3 天,稀便 2 次,急

诊前 0.5 h 出现抽搐,神志不清。体检:体温 39.5℃,血压 90/60 mmHg,颈项强直,病理征阳性,血白细胞 $16 \times 10^9/L$, N 90%,脑脊液细胞数 $200 \times 10^6/L$,粒细胞 60%,淋巴细胞 40%,生化正常。以下诊断可能性最大的是

A. 中毒性细菌性痢疾

B. 乙型脑炎

C. 结核性脑膜炎

D. 高热惊厥

E. 脑型疟疾

22. 3 月初,2 岁患儿,因高热头痛,2 天后出现意识障碍,频繁惊厥,收入华东某医院。白细胞总数 $28 \times 10^9/L$,中性粒细胞 0.9,粪便检查结果待报告。下列诊断可能性最大的是

A. 流行性乙型脑炎

B. 流行性脑脊髓膜炎

C. 中毒型细菌性痢疾

D. 结核性脑膜炎

E. 恶性疟疾

23. 男性,12 岁。2 月 3 日发病,突起高热、头痛、呕吐 2 天。入院体检见全身皮肤有瘀点、瘀斑,昏睡,颈有抵抗。血白细胞 $19.2 \times 10^9/L$, N 93%,L 7%。最有价值的检查为

A. 钩端螺旋体凝集试验

B. 粪常规检查

C. 腰穿作脑脊液常规及一般细菌培养

D. 尿常规

E. 血培养

24. 男性,4 岁。高热、昏迷、抽搐 3 天于 7 月 12 日入院。查体:体温 40℃,深昏迷,呼吸浅促,节律不齐,巴氏征(+),瞳孔大小不等,对光反应迟钝。外周血白细胞 $16.5 \times 10^9/L$,中性粒细胞 0.85,淋巴细胞 0.15。下列处理措施中错误的是

A. 快速静脉滴注甘露醇

B. 立即腰椎穿刺进脑脊液检查

C. 降温

D. 静脉滴注格贝林

E. 静脉滴注氢化可的松

25. 儿童,5 岁。因高热 6 h,2 h 前发生惊厥急诊来院,体温 40.3℃,呼吸 42 次/分,面色苍白,四肢发凉,皮肤有"花纹"。血 WBC $18.0 \times 10^9/L$, N 0.86, L 0.14。最有助于早期诊断的检查是

A. 脑脊液检查

B. 血培养

C. 小便常规

D. 生理盐水灌肠液镜检

E. 粪便培养

26. 某年 7 月,某医院接诊一名 7 岁儿童,神志不清,急性起病,但病史不详,腰穿脑脊液压力增高,白细胞计数正常,蛋白轻度增高,糖和氯化物正常。下列疾患中可先排除的是

A. 中毒性菌痢

B. 乙型脑炎

C. 脑型疟疾

D. 钩端螺旋体病

E. 虚性脑膜炎

27. 儿童,3 岁。高热、昏迷、抽搐 2 天急诊入院,疑为乙脑和中毒性痢疾。为及时诊断,应立即进行的检查是

A. 大便培养

B. 肛拭子或盐水灌肠镜检

C. 脑脊液常规

D. 头颅 CT 检查

E. 乙脑特异性 IgM 测定

28. 男性,5 岁。夏季,因"高热 2 天,心慌、气促、神志不清 4 h"就诊。查体:R 35 次/分,P 140 次/分,BP 70/45 mmHg,嗜睡,皮肤湿冷,无瘀斑,按压左下腹出现烦躁不

安。该患儿最可能的诊断是

A. 流行性脑脊髓膜炎

B. 感染性休克

C. Reye 氏综合征

D. 中毒性菌痢

E. 乙型脑炎

29. 患儿,5 岁。于夏季高热 8 h,抽搐 2 h,呕吐 1 次,体温 40℃,血压 46/18 mmHg,昏睡状,面色苍白,腮腺不大,四肢紧张,肢冷,腱反射亢进,皮肤花纹状,心肺腹未见异常。周围血象 WBC 18×10^9/L,N 0.86,L 0.14。粪便镜检:WBC 2~8/HP。应首先考虑

A. 流行性乙型脑炎

B. 中毒性菌痢

C. 肠伤寒

D. 脑型疟疾

E. 流行性脑脊髓膜炎

30. 以下对新生儿用药特点的叙述,不正确的是

A. 新生儿总体液量相对成人的高,所以水溶性药物在细胞外液稀释后浓度降低,排出也较慢

B. 新生儿的酶系统尚不成熟和完备,用药应考虑肝酶的成熟情况

C. 新生儿体表面积相对成人大,皮肤角质层薄,局部用药应防止吸收中毒

D. 胃肠道吸收可因个体差异或药物性质不同而有很大差别

E. 因新生儿吞咽困难,一般采用皮下或肌内注射的方法给药

31. 男孩,9 岁。近 1 周前出现食欲缺乏、恶心、呕吐,活动减少,伴发热,体温 37~38℃。近 2 天出现尿黄。出生时注射过乙肝疫苗。检查:巩膜黄染,肝肋下 1.5 cm,ALT 980 U/L,TBil 116.5 μmol/L,抗 HBs 阳性。最可能的诊断为

A. 食物中毒

B. 急性胃肠炎

C. 急性乙型肝炎

D. 急性甲型肝炎

E. 药物性肝炎

32. 患儿,5 岁。高热、头痛、昏迷、抽搐 3 天,于 8 月 20 日入院。查体:体温 40.5℃,脉搏 100 次/分,深昏迷,呼吸浅表,34 次/分,节律不齐,瞳孔大小不等,对光反应迟钝,颈硬,巴氏征(+)。下列处理不妥当的是

A. 快速滴注 20% 甘露醇

B. 静脉滴注氢化可的松

C. 静脉滴注洛贝林

D. 立即腰穿以明确诊断

E. 可考虑气管切开

33. 2002 年 1 月 16 日,14 岁患者寒战、高热、头痛、喷射性呕吐持续 5 h,精神萎靡,面色苍白,血压 45/30 mmHg,心率 120 次/分。上述病例临床诊断为

A. 中毒性菌痢

B. 爆发性流脑(休克型)

C. 流行性乙型脑炎

D. 脑型疟疾

E. 钩体病脑膜脑炎型

34. 男性,14 岁。发热,腹痛腹泻,胃纳减退,尿少色黄,排黏液脓血样大便、里急后重,精神疲倦 3 天。体检发现脐周压痛,肠鸣音亢进。粪便镜检发现每个高倍视野内有白细胞 15~18 个。本病例的诊断应首先考虑

A. 急性阿米巴痢疾

B. 急性菌痢

C. 病毒性腹泻

D. 细菌性食物中毒

E. 霍乱

35. 新生儿缺氧缺血性脑病控制惊厥首选的药

物是

A. 地西泮

B. 水合氯醛

C. 苯巴比妥钠

D. 苯妥英钠

E. 卡马西平

36. 儿童,10 岁。高热、抽搐 2 天,昏迷 1 天,诊断为乙脑,体温 40.5℃,给予脱水剂后仍反复抽搐。应选择的治疗是

A. 冰敷

B. 30%～40%酒精拭浴

C. 冷盐水灌肠

D. 注射安乃近

E. 氯丙嗪和异丙嗪亚冬眠治疗

37. 儿童,5 岁。因发热、头痛、嗜睡 3 天于某年 8 月 9 日住院。入院时体温 40.1℃,昏睡,颈强直,腹壁反射减弱,膝反射亢进,巴氏征阳性,白细胞总数 14×10⁹/L,中性粒细胞 75%,淋巴细胞 23%,嗜酸性粒细胞 2%。既往情况不详。该患儿最可能的诊断是

A. 中毒型细菌性痢疾

B. 流行性脑脊髓膜炎

C. 流行性乙型脑炎

D. 脑型疟疾

E. 结核性脑膜炎

38. 患儿,2 岁。春季发病,突起寒战,高热 6 h,精神萎靡不振,面色苍白,四肢厥冷,皮肤花纹,脉细数,血压低,皮肤大片瘀斑,瘀斑涂片找到革兰氏阴性双球菌。比较全面的治疗措施是

A. 青霉素＋激素

B. 20%磺胺嘧啶注射

C. 青霉素扩充血容量纠正酸中毒激素血管活性药物强心

D. 磺胺嘧啶扩充血容量纠正酸中毒激素血管活性药物强心

E. 扩充血容量纠正酸中毒激素血管活性药物强心

39. 男孩,8 岁。于 8 月 1 日随母亲初次去海南探亲,9 月 1 日突然畏寒、高热、剧烈头痛、呕吐,继而谵妄,昏迷,伴抽搐。查体:神志不清,颈项强直,克氏征阳性,巴氏征阴性,血压正常,全身无出血点或皮疹,胸片正常。血象:WBC 9.2×10⁹/L,N 0.76,L 0.24。CSF:压力稍高。细胞数:30×10⁹/L。生化检查正常,粪常规正常。初步诊断为

A. 中毒性菌痢

B. 脑型疟疾

C. 流行性乙型脑炎

D. 暴发性流脑

E. 流行性腮腺炎脑膜脑炎

40. 乙脑主要的死亡原因是

A. 过高热

B. 脑水肿、脑血形成

C. 中枢性呼吸衰竭

D. 外周性呼吸衰竭

E. 循环衰竭

41. 患儿,4 岁。因发热 2 天,反复抽搐 2 h,于 8 月 10 日晚急诊。体检:T 41.5℃,深度昏迷,呼吸呈叹息样,拟诊乙脑。根据其临床表现,下列叙述不正确的是

A. 高热可加重病情,应积极降温

B. 告诉家长,患儿预后较差

C. 告诉家长,经抢救,可顺利恢复,不留后遗症

D. 估计近期内将出现脑疝而危及生命

E. 告诉家长,假若患儿存活,可能留有后遗症

42. 新生儿惊厥最常见的原因是

A. 新生儿高胆红素血症

B. 新生儿破伤风

C. 新生儿缺氧缺血性脑病

　　D. 新生儿肺炎
　　E. 先天性心脏病

43. 小儿腹泻重型与轻型的主要区别点是
　　A. 发热、呕吐
　　B. 每天大便超过 10 次
　　C. 有水、电解质紊乱
　　D. 大便有黏液、腥臭
　　E. 镜检有大量脂肪滴

44. 男性,8 个月。高热 1 天,严重呕吐,水样便 2 天,每天 10~20 次,尿量明显减少,尿色深。查体:烦躁不安,烦渴状,皮肤弹性极差。血清钠 160 mol/L。该患儿的诊断为
　　A. 小儿腹泻病合并高渗性重度脱水
　　B. 小儿腹泻病合并高渗性中度脱水
　　C. 小儿腹泻病合并等渗性中度脱水
　　D. 小儿腹泻病合并等渗性轻度脱水
　　E. 小儿腹泻病合并高渗性轻度脱水

45. 女孩,8 个月。因频繁呕吐、腹泻 3 天入院。大便稀水样,无腥臭味,10 余次/日,量中等。查体:呼吸 46 次/分,脉搏 140 次/分,精神萎靡,皮肤弹性差,四肢温,前囟眼窝凹陷,心音低钝,腹胀,肠鸣音减弱,四肢无力,腱反射弱。化验:大便镜检 WBC 0~1/HP,血钠 135 mmol/L。该患儿最可能的诊断为
　　A. 致病性大肠埃希菌
　　B. 耶尔森菌小肠结肠炎
　　C. 轮状病毒性肠炎
　　D. 侵袭性大肠埃希菌肠炎
　　E. 空肠弯曲菌肠炎

46. 患儿,6 个月。腹泻、呕吐 5 天,尿极少,精神极度萎靡,前囟、眼窝深凹陷,皮肤弹性极差,呼吸深快,四肢冰凉,脉细弱,血钠 128 mmol/L,二氧化碳结合力 11 mmol/L。应立即给予
　　A. 2:3:1 溶液

　　B. 4:3:2 溶液
　　C. 2:1 等张含钠液
　　D. 推注 11.2% 乳酸钠液
　　E. 5% 糖盐水

47. 女孩,8 个月。因阵发性哭闹、频繁呕吐胃内容物 6 h 入院。排果酱样大便 1 次。查体:哭闹,神志清,面色稍苍白,心肺未见异常,腹软,无压痛及反跳痛,未及包块。此时考虑诊断为
　　A. 急性上呼吸道感染
　　B. 急性肠炎
　　C. 肠套叠
　　D. 阿米巴痢疾
　　E. 中枢神经系统感染

48. 女孩,10 个月。因频繁吐奶、排血样便 2 次就诊,诊断为肠套叠,经空气灌肠复位症状消失,半天后又排血样便,无呕吐。此时应如何处理
　　A. 手术切除坏死肠段
　　B. 口服止血药物
　　C. 抗感染
　　D. 第二次空气灌肠复位
　　E. 向家人解释为正常情况,无需处理

49. 男性,2 岁,高热,呼吸困难,双肺散在小水泡音,诊断为支气管肺炎,青霉素过敏试验(+),宜用
　　A. 氯霉素
　　B. 四环素
　　C. 头孢唑啉
　　D. 磺胺嘧啶
　　E. 红霉素

50. 女性,6 岁。高热,惊厥,神志不清,颈项强直,病理反射(+),脑脊液压力高,脓性。不宜用
　　A. 青霉素
　　B. 麦迪霉素

C. 磺胺嘧啶

D. 氯霉素

E. 氨苄西林

51. 小儿惊厥一般处理的原则中不包括

A. 吸氧

B. 治疗感染

C. 各种方法止痉

D. 去除有关病因

E. 保护气道,防止误吸

52. 男孩,2 岁。因高热半天、呕吐 4 次、抽搐 2 次来诊。体检:体温 40℃,神志清,精神萎靡,咽红,颈软,心、肺无异常,腹软,克氏征、布氏征阴性。肛拭粪常规检查:红细胞 0～1/HP,白细胞 30～40/HP,吞噬细胞 1～2/HP,诊断为中毒型细菌性痢疾。我国中毒型细菌性痢疾常见的病原菌为

A. 志贺痢疾杆菌

B. 鲍氏痢疾杆菌

C. 舒密茨痢疾杆菌

D. 福氏痢疾杆菌

E. 宋内痢疾杆菌

53. 男孩,1 岁。持续高热 5 天,伴咳嗽、喘憋,精神差,嗜睡,发病 4 天后肺部出现中小水泡音。血象:白细胞 7×10^9/L,中性粒细胞 0.40,淋巴细胞 0.60。肺部 X 线片检查示:右肺下野见大片状密度增高影。可能的诊断为

A. 衣原体肺炎

B. 金黄色葡萄球菌肺炎

C. 腺病毒肺炎

D. 呼吸道合胞病毒肺炎

E. 肺炎支原体肺炎

54. 女孩,2 岁。今晨起流涕、咳嗽,午后发热,突然惊厥,全身抽动,持续 1 min,抽搐后神志清楚。查体:体温 39.5℃,咽红,心、肺、腹无异常,颈无抵抗,凯尔尼格征阴性,既往曾

有 2 次发热惊厥史。可能的诊断是

A. 癫痫

B. 简单型高热惊厥

C. 复杂型高热惊厥

D. 中毒型菌痢

E. 化脓性脑膜炎

55. 患儿,1 岁。5 天来频咳、喘憋、持续高热。体检:体温 39.5℃,嗜睡与烦躁交替,口周发青,两肺呼吸音粗,可闻少量干啰音。X 线可见左下大片状阴影。诊断为

A. 腺病毒肺炎

B. 肺炎支原体肺炎

C. 呼吸道合胞病毒肺炎

D. 金黄色葡萄球菌肺炎

E. 急性支气管炎

56. 患儿,6 个月。3 天来高热,咳嗽,精神萎靡,吃奶差,有时呕吐,大便稀,3～4 次/日,末梢血 WBC 20×10^9/L。查体:烦躁不安,气促,面色苍白,皮肤可见猩红热样皮疹,两肺闻中细湿啰音。诊断为

A. 腺病毒肺炎

B. 肺炎链球菌肺炎

C. 金黄色葡萄球菌肺炎

D. 肺炎支原体肺炎

E. 呼吸道合胞病毒肺炎

57. 惊厥持续状态是指惊厥持续时间

A. >10 min

B. >20 min

C. >30 min

D. >40 min

E. >50 min

58. 新生儿惊厥首选

A. 苯妥英钠

B. 副醛

C. 地西泮

D. 水合氯醛

E. 苯巴比妥

59. 不符合简单型高热惊厥的是
A. 6 个月～3 岁小儿
B. 惊厥呈部分性发作
C. 体温>39℃
D. 只有一次惊厥
E. 无异常神经征

60. 小儿腹泻饮食疗法,下列叙述不正确的是
A. 脱水患儿需禁食 2 天
B. 严重呕吐者可暂禁食
C. 母乳喂养继续
D. 人工喂养者可暂停辅食
E. 病毒性肠炎可改豆制代乳品

61. 男婴,4 个月。混合喂养,腹泻 2 个月,大便5～6 次/天,稀或糊便,无脓血,食欲好。面部湿疹,体质量为 5.8 kg。最可能的诊断是
A. 迁延性腹泻
B. 慢性腹泻
C. 感染性腹泻
D. 饮食性腹泻
E. 生理性腹泻

62. 小儿,1 岁。腹泻,重度脱水伴重度酸中毒,此患儿需累计损失的液量及首次补充 5%的碳酸氢钠的量分别约是
A. 600 ml, 35 ml
B. 800 ml, 35 ml
C. 1 000 ml, 45 ml
D. 1 200 ml, 55 ml
E. 1 400 ml, 65 ml

63. 小儿,6 个月。诊断为化脓性脑膜炎,治疗1 周后全身症状明显好转,体温正常,脑脊液正常,但前囟门膨隆,头围增大,双眼下视。可考虑为
A. 继发病毒性脑炎

B. 并发中毒性脑病
C. 并发脑积水
D. 并发硬膜下积液
E. 并发脑室管膜炎

64. 小儿惊厥分类除根据病因、年龄、季节外,尚可有以下分类
A. 根据惊厥症状轻重分类
B. 根据无热与有热分类
C. 根据惊厥发作持续时间长短分类
D. 根据惊厥典型与非典型分类
E. 根据惊厥时脑电图改变分类

65. 惊厥持续状态时,控制惊厥首选
A. 苯巴比妥
B. 副醛
C. 水合氯醛
D. 地西泮
E. 苯妥英钠

66. 儿童肠病毒感染重症时,一般不出现的症状是
A. 发热
B. 肌肉震颤或抽搐
C. 严重腹泻
D. 持续呕吐
E. 心动过速

67. 男童,1 岁 2 个月。查体发现昏迷,无发热,呼吸深,其母述患儿最近常想喝水,昨日起食欲差,呕吐。血气分析提示酸中毒,血糖仪提示患儿血糖高至测不出。下列处置有误的是
A. 0.9%生理盐水 20 ml/kg
B. 先做脑部 CT
C. 血糖>33.3 mmol/L 可给胰岛素
D. 要测尿酮
E. 予胰岛素剂量一般为 0.1 U/(kg•h)

68. 儿童百白破三联制剂的接种方法是

A. 出生后数日皮内注射 0.1 ml

B. 出生 3 个月后肌内注射第 1 针,然后按规定时间再接种

C. 出生 2 个月后口服糖丸,然后按规定时间再服用

D. 出生后 8 个月,左上臂皮下注射 0.2 ml,然后按规定时间再接种

E. 上臂三角肌肌内注射,实行"0、1、6"三针免疫接种

69. 急性呼吸道感染的治疗原则不包括

A. 注意一般治疗和护理

B. 缓解高热

C. 对咳嗽给予对症治疗

D. 控制感染

E. 居室要通风换气

70. 流行性乙型脑炎早期频繁抽搐的原因是

A. 脑水肿,高颅内压

B. 脑实质细胞软化坏死

C. 高热

D. 痰阻后缺氧

E. 低血钠性脑病

71. 确诊流脑的依据是

A. 流行季节

B. 突然发病、高热、头痛、呕吐

C. 脑膜刺激征阳性

D. 皮肤瘀点菌检阳性

E. 脑脊液为典型化脓性脑膜炎改变

72. 化脓性脑膜炎的临床特征,错误的是

A. 发热

B. 头痛、呕吐

C. 脑脊液正常

D. 脑膜刺激征

E. 惊厥

73. 幼儿急疹的皮疹特点是

A. 玫瑰红色融合性斑丘疹,先分布于鼻翼两侧,1~2 天蔓延至全身

B. 红色斑丘疹,融合成片,中间有正常皮肤,出疹时热更高

C. 玫瑰色斑丘疹,高热退后出疹

D. 斑疹、丘疹、疱疹和结痂同时存在

E. 稀疏红色斑疹和斑丘疹融合成片,消退快,一般 3 天消退

74. 幼儿急疹惊厥时,下列说法正确的是

A. 地西泮静脉注射

B. 地西泮口服

C. 常具有自限性,不需要特殊治疗

D. 长期口服苯巴比妥

E. 服用抗癫痫药物

75. 幼儿急疹发热和皮疹的关系是

A. 高热 39~40℃,持续 3~5 天骤降,热退疹出

B. 一般为低热,发热 1~2 天出疹

C. 出疹期间发热加重

D. 发热 3~5 天后出疹

E. 发热和皮疹没有明显相关

76. 对流行性腮腺炎,治疗不正确的是

A. 主要采取对症治疗

B. 局部理疗

C. 可用板蓝根治疗

D. 可用磺胺类药物治疗

E. 高热时可用物理降温或解热剂,保证液体入量

77. 小儿惊厥一般处理的原则中不包括

A. 吸氧

B. 治疗感染

C. 各种方法止痉

D. 去除有关病因

E. 保护气道,防止误吸

78. 不符合金黄色葡萄球菌肺炎的表现是

A. 学龄儿童多见

B. 高热、咳嗽

C. 可有猩红热样皮疹

D. 外周血白细胞增高

E. 易合并脓胸、肺大疱

79. 患儿,5岁,8月中旬因高热、抽搐2h来诊,应先查

A. 血常规

B. 粪便常规

C. 尿常规

D. 脑脊液

E. 颅脑CT

80. 普通型流脑的临床特征性体征是皮肤

A. 瘀点或瘀斑

B. 水疱

C. 黑痂

D. 斑丘疹

E. 脓肿

81. 典型流脑的临床表现主要为

A. 发热头痛、恶心呕吐、健忘失眠、呼吸困难

B. 突发高热、剧烈头痛呕吐、皮肤划痕阳性、肌肉痉挛

C. 突发高热、恶心呕吐、肌肉酸痛、烦躁不安

D. 突发高热、剧烈头痛呕吐、皮肤黏膜瘀点、脑膜刺激征

E. 发热头痛、昏迷、全身肌肉抽搐

82. 有关脓疱疮的描述,不正确的是

A. 易发于学龄期儿童

B. 接触传染造成流行

C. 皮损表现为脓疱,疱破后露红色糜烂面

D. 患者有高热,淋巴结肿大

E. 常发生于冬春季节

83. 下列有关新生儿脓疱疮的描述中,错误的是

A. 是发生于新生儿的大疱性脓疱疮

B. 起病急,传染性强

C. 尼氏征阴性

D. 可伴有全身中毒症状

E. 易并发败血症、肺炎、脑膜炎而危及生命

84. 小儿急性阑尾炎是小儿腹部外科常见的急腹症,其临床特点中,不正确的是

A. 发病前常有上呼吸道感染、扁桃体炎或肠炎等诱发因素

B. 明显的转移性右下腹痛

C. 盲肠位置较高,活动度大,腹痛和触痛范围较广

D. 腹壁薄,腹肌弱,故腹肌紧张不明显

E. 阑尾壁薄,易发生穿孔,大网膜短,炎症不易局限,故确诊后应考虑手术

85. 男性,13岁。脐周疼痛伴恶心,呕吐6h,腹痛转移至右下腹1h。查体:体温38.2℃。右下腹麦氏点局限性压痛、反跳痛。白细胞计数18.0×10^9/L,N 83%。此时应采取的治疗措施是

A. 禁食,静脉输液

B. 应用抗生素抗感染治疗

C. 对症治疗

D. 急诊手术

E. 病情无好转,考虑手术治疗

86. 急性阑尾炎并发寒战、高热、黄疸时,应警惕

A. 肝脓肿

B. 化脓性胆管炎

C. 盆腔脓肿

D. 毛细胆管性肝炎

E. 门静脉炎

87. 下列不符合小儿急性阑尾炎的特点是

A. 穿孔后不易局限化

B. 病情轻

C. 以手术治疗为主

D. 临床表现典型

E. 穿孔率较高

88. 新生儿2周后出现频繁呕吐,呕吐物为不含胆汁的胃内容物,上腹部可见胃蠕动波,剑突下可扪及橄榄状肿块。应诊断为

A. 肠套叠

B. 脑积水

C. 先天性肥厚性幽门狭窄

D. 先天性肛门闭锁

E. 急性胃肠炎

89. 男性,6岁。发热10 h,神志不清1 h入院。发病前有不洁饮食史。体检:T 39.5℃,BP 50/40 mmHg,浅昏迷,皮肤黏膜未见出血点及黄染,四肢发凉,心肺(一),腹软,无明显压痛及反跳痛,颈无抵抗,病理征(一)。血白细胞10.2×10^9/L,淋巴细胞10%,中性粒细胞90%。最可能的诊断是

A. 病毒性脑炎

B. 流行性脑脊髓膜炎

C. 流行性出血热

D. 中毒型细菌性痢疾

E. 流感

90. 男孩,12岁。因发热,伴恶心、呕吐、腹痛、腹泻2天,于8月2日入院,每日排脓血便10余次。3天前患者从外地到京旅游。体检:T 40℃,BP 125/68 mmHg,中度脱水貌。心肺(一),腹软,肝脾未及。左下腹压痛(+),反跳痛(一)。化验:血WBC 12.9×10^9/L,淋巴细胞10%。中性粒细胞90%。大便镜检WBC 100/HP,RBC 7/HP。最可能的诊断是

A. 霍乱

B. 慢性细菌性痢疾

C. 急性细菌性痢疾普通型

D. 中毒型痢疾

E. 急性肠炎

91. 乙脑极期的临床表现特点应除外

A. 高热、惊厥

B. 意识障碍如嗜睡、昏睡、昏迷

C. 休克的表现

D. 瘫痪多不对称,肢体松弛,肌张力减退,腱反射消失

E. 脑膜刺激征及病理征阳性

92. 流脑败血症期最重要的体征是

A. 畏寒、高热

B. 皮肤瘀点、瘀斑

C. 休克

D. 肝脾大

E. 唇部疱疹

93. 男孩,7岁。病前2周左手拇指不慎被刀割伤,病前2天随母到外婆家过春节,昨与家人到后山采野果吃,今下午3时突然高热、头痛、呕吐,四肢厥冷,血压测不出,脉细速,全身有较多出血点,无腹泻。血白细胞数21×10^9/L,中性粒细胞0.88。此患儿诊断首先考虑

A. 中毒型细菌性痢疾

B. 葡萄球菌败血症

C. 暴发型流行性脑脊髓膜炎,休克型

D. 流行性出血热

E. 野果中毒

94. 小儿,2岁,发热伴惊厥,最常见的疾病为

A. 高热惊厥

B. 中枢神经系统感染

C. 中毒型菌痢

D. 重症肺炎

E. 破伤风

95. 高热惊厥易复发的因素,不包括

A. 属于简单型高热惊厥

B. 属于复杂型高热惊厥

C. 首次高热惊厥在半岁以内

D. 有癫痫家族史

E. 原有神经系统异常

96. 小儿,2 岁。发热 12 h,体温 39℃,惊厥 1 次,表现为双目凝视,四肢抖动,呼之不应,持续 3~4 min。体检:体温 39℃,面色红润,精神好,咽充血,心率 120 次/分,律齐,心音有力,双肺呼吸音清,腹平软,肝脾未触及。脑膜刺激征阴性。最可能的诊断是
A. 高热惊厥
B. 中毒性脑病
C. 中枢神经系统感染
D. 癫痫
E. 脑性瘫痪

97. 患儿,7 个月。发热咳嗽 5 天,近 2 天出现呕吐,3 次/日,并惊厥 3 次,已接种卡介苗。查体:嗜睡,呼吸促,两肺可闻及细湿啰音,前囟饱满。脑脊液:外观混浊,白细胞 1 800×10⁶/L,中性 80%,蛋白 2 g/L,糖 1.2 mmol/L,氯化物 100 mmol/L,涂片找菌(一),PPD 直径 5 mm。此患儿最可能的诊断为
A. 肺炎合并中毒性脑病
B. 病毒性脑炎,气管炎
C. 结核性脑膜炎,肺结核
D. 化脓性脑膜炎,肺炎
E. 脑脓肿,支气管炎

98. 小儿腹泻,常见的酸碱平衡紊乱是
A. 代谢性酸中毒
B. 呼吸性酸中毒
C. 代谢性碱中毒
D. 呼吸性碱中毒
E. 混合性酸中毒

99. 下列不符合轻型婴儿腹泻的特点是
A. 以胃肠道症状为主
B. 可由肠道内病毒引起
C. 无明显的全身中毒症状

D. 有脱水、电解质紊乱
E. 可由饮食因素引起

100. 小儿腹泻,重度等渗性脱水,酸中毒,循环障碍明显,按计划完成第 1 天补液后,第 2 天腹泻仍然明显。下列补液方案恰当的是
A. 2∶1 等张含钠液扩容
B. 2∶2∶1 液补充累积损失量
C. 5%碳酸氢钠纠酸
D. 10%葡萄糖维持
E. 补充继续丢失量与生理需要量

101. 女孩,7 岁。患法洛四联症。5 天来发热伴腹泻,1 天来头痛、惊厥 2 次,右侧肢体不能活动。最可能的诊断是
A. 脑血栓
B. 脑出血
C. 结核性脑膜炎
D. 癫痫
E. 中毒性脑病

102. 女孩,1 岁。高热 3 h,体温 39℃,惊厥 1 次,为全身性发作。为控制惊厥首选的药物及用药方法是
A. 肌肉注射苯巴比妥
B. 肌肉注射地西泮
C. 静脉注射苯妥英钠
D. 静脉注射副醛
E. 静脉注射地西泮

103. 女孩,5 个月。高热、频繁呕吐 2 天,查体:面色青灰、两眼凝视,前囟隆起,心肺无异常,无脑膜刺激征。血象:WBC 16×10⁹/L,N 0.90,L 0.10。患儿最可能的诊断是
A. 上呼吸道感染
B. 急性胃炎
C. 化脓性脑膜炎
D. 结核性脑膜炎
E. 病毒性脑膜炎

104. 女孩,10 个月。发热 2 天,呕吐 4 次,烦躁,今日惊厥 1 次。查体:精神差,双眼凝视,前囟膨隆,双膝腱反射亢进。化验:外周血 WBC $18×10^9/L$, N 0.82。首选的药物是
    A. 青霉素
    B. 利福平
    C. 阿昔洛韦
    D. 头孢曲松钠
    E. 两性霉素 B

105. 男孩,6 岁。颜面水肿 5 天,尿少,尿呈暗棕色或茶色,呕吐 3 次,头痛烦躁。血压 114/90 mmHg,外周血 Hb112 g/L,尿常规示:蛋白质+,红细胞 40~60/HP,白细胞 0~3/HP,颗粒管型 0~2/HP,尿素氮 3.6 mmol/L。应首先考虑的诊断是
    A. 急性肾炎,氮质血症
    B. 急性肾炎,高血压脑病
    C. 急进性肾炎
    D. 慢性肾炎急性发作
    E. 原发性肾病综合征

106. 肾病综合征患儿,9 岁。激素治疗 8 周,2 天前因进食水果后腹泻,5~6 次/天,为水样便。1 天前水肿加剧,嗜睡,四肢凉,血压 86/54 mmHg。此患儿目前可能是
    A. 肾静脉血栓
    B. 中毒性脑病
    C. 低钙血症
    D. 肾上腺危象
    E. 低钾血症

107. 7 个月婴儿,吐泻 2 天,每日 3~4 次蛋花样便,在外院输液治疗,液体液量不详,输液后出现惊厥。其抽搐原因应考虑
    A. 脱水酸中毒
    B. 稀释性低钠血症
    C. 低钙低镁血症
    D. 低钾血症

    E. 中毒性脑病

108. 急性肾炎患儿在病程早期突发生惊厥,以下诊断可能性最大的是
    A. 高热惊厥
    B. 高钙血症
    C. 高钠血症
    D. 高血压脑病
    E. 低镁血症

109. 1 岁婴儿,阵发性哭闹,呕吐 12 h,黏液血便 1 次。查体:体温 37.8℃,精神差,明显腹胀,右下腹可触及肿物,压痛(+)。最可能的诊断是
    A. 小儿急性阑尾炎
    B. 先天性巨结肠
    C. 胃肠炎
    D. 急性肠套叠
    E. 肠系膜淋巴结炎

110. 小儿急性肠套叠,发病 48 h,伴有发热、腹胀、腹痛、精神萎靡,应采取的治疗方法为
    A. 手术治疗
    B. 对症处理
    C. B 超监视下水压灌肠复位
    D. X 线监视下气压灌肠复位
    E. X 线监视下钡灌肠复位

111. 下列关于婴儿肠套叠的叙述,错误的是
    A. 2 岁以内者肠套叠称婴儿肠套叠
    B. 呕吐是婴儿肠套叠的早期症状之一
    C. 便血是肠套叠的常见症状
    D. 起病急骤
    E. 肛门指诊检查无必要

二、A3/A4 型题

(112~116 题共用题干)

女性,9 岁,小学生。1 周前出现乏力、咽痛、头痛、咳嗽,咳少量黏痰,体温 38.6℃。白细

胞 $8×10^9$/L,中性粒细胞80%。X线检查示:双肺下野不规则浸润阴影。

112. 最可能的诊断是
　　A. 细菌性肺炎
　　B. 病毒性肺炎
　　C. 肺炎支原体肺炎
　　D. 真菌性肺炎
　　E. 化学性肺炎

113. 首选药物是
　　A. 替拉考宁
　　B. 氨苄西林
　　C. 万古霉素
　　D. 大环内酯类抗生素
　　E. 阿莫西林

114. 本病临床早期快速诊断的方法是
　　A. 血凝抑制实验
　　B. 细菌培养
　　C. 荚膜染色镜检
　　D. 革兰氏染色
　　E. 直接检测标本中肺炎支原体抗原

115. 本病应与哪些疾病相鉴别?
　　A. 吸入性肺炎、社区获得性肺炎
　　B. 病毒性肺炎、军团菌肺炎
　　C. 细菌性肺炎
　　D. 真菌性肺炎
　　E. 肺结核

116. 临床上与本病表现颇为相似的疾病是
　　A. SARS
　　B. 真菌性肺炎
　　C. 肺炎衣原体肺炎
　　D. 化学性肺炎
　　E. 病毒性肺炎

(117～120题共用题干)
　　患者男,15岁,某市中学生。因"咽痛、咳嗽

4天,寒战、高热、头痛、喷射性呕吐伴烦躁不安、意识障碍2天"于3月5日来诊。居住环境有少量蚊子。查体:T 40℃,P 130次/分,R 29次/分,BP 80/45 mmHg;面色苍白,肢冷,四肢及躯干部有大片瘀点和瘀斑,颈强直,Kernig征(＋)。

117. 最可能的诊断为
　　A. 肾综合征出血热
　　B. 脑型疟疾
　　C. 钩端螺旋体病脑膜炎型
　　D. 地方性脑脊髓膜炎败血症休克型
　　E. 恙虫病并发脑膜脑炎

118. 有助于本例患者确诊的病原学检查有
　　A. 脑脊液涂片查找细菌＋培养
　　B. 脑脊液找疟原虫
　　C. 用患者血液进行小鼠腹腔注射,分离恙虫病立克次体
　　D. 肾综合征出血热抗体检测
　　E. 钩端螺旋体凝溶试验

119. 目前应采取的措施中,错误的是
　　A. 药敏结果出来前即采用抗生素治疗
　　B. 予以心电监护
　　C. 可先给予大剂量镇静药
　　D. 物理降温
　　E. 使用升压药物前应保证足够血容量

120. 本例患者临床经验病原治疗的药物为
　　A. 氯喹
　　B. 利巴韦林
　　C. 氯霉素
　　D. 磺胺嘧啶
　　E. 青霉素

(121～123题共用题干)
　　患儿女,4岁。服用隔夜的小白菜1 h后出现头晕、呕吐。查体:口唇及甲床明显青紫,呼吸30次/分,轻度三四征,双肺呼吸音清晰,心率110次/分,心前区未闻及明显杂音。

121. 此患儿最可能的临床诊断是
    A. 亚硝酸盐中毒
    B. 有机磷中毒
    C. 氰化物中毒
    D. ARDS
    E. 法洛四联症缺氧发作

122. 此患儿青紫的原因是
    A. 休克致组织缺氧
    B. 呼吸衰竭致组织缺氧
    C. 心脏右向左分流致组织缺氧
    D. 血红蛋白被氧化为高铁血红蛋白而致组织缺氧
    E. 形成碳氧血红蛋白而致组织缺氧

123. 治疗首选为
    A. 机械通气
    B. 扩容、纠酸,改善组织灌注
    C. 1%亚甲蓝 $1\sim2$ mg/kg 加葡萄糖液缓慢静注
    D. 1%亚甲蓝 10 mg/kg 加葡萄糖液缓慢静注
    E. 吗啡 $0.1\sim0.2$ mg/kg 皮下注射

(124~125 题共用题干)

    患者女,15 岁,因"低热、盗汗、乏力 15 天,头痛、畏光 5 天"来诊。查体:精神萎靡,颈强直,Kernig 征(+)。PPD 试验(+++)。脑脊液常规:WBC 320×10^6/L,N 0.40,L 0.60,蛋白(+)。胸部 X 线片正常。

124. 最可能的诊断是
    A. 中毒性脑病
    B. 病毒性脑膜炎
    C. 结核性脑膜炎
    D. 化脓性脑膜炎
    E. 新型隐球菌脑膜炎

125. 对该患者强化治疗应选择
    A. 异烟肼+利福平+泼尼松
    B. 异烟肼+利福平+乙胺丁醇+泼尼松
    C. 异烟肼+吡嗪酰胺+乙胺丁醇+泼尼松
    D. 异烟肼+链霉素+吡嗪酰胺+泼尼松
    E. 异烟肼+利福平+链霉素+吡嗪酰胺+泼尼松

(126~128 题共用题干)

    患者女,10 岁。饭后 1 h 突然出现头晕、恶心、呕吐、全身乏力。体格检查:血压 108/80 mmHg,口唇及全身皮肤发绀,呼吸困难,双肺呼吸音粗,心率 110 次/分,律齐,各瓣膜区未闻及病理性杂音,双下肢无水肿。

126. 最可能的诊断应考虑
    A. 急性胃肠炎
    B. 眩晕症
    C. 亚硝酸盐中毒
    D. 中暑
    E. 休克

127. 下列实验室检查项目中最有诊断意义的是
    A. 心电图
    B. 胸部 CT
    C. 胆碱酯酶测定
    D. COHb 测定
    E. 血高铁血红蛋白定量检查

128. 下列治疗不适宜的是
    A. 亚甲蓝
    B. 吸氧
    C. 多巴胺
    D. 大量维生素 C
    E. 细胞色素 C

三、X 型题

129. 新生儿发生惊厥,下列处理正确的是
    A. 首选每 $6\sim8$ h 肌注苯巴比妥 5~

7 mg/kg

B. 口服氯氮䓬

C. 苯巴比妥治疗已达足量(30 mg/kg)，换用苯妥英钠或水合氯醛

D. 血清镁达 0.9 mmol/L,可使用硫酸镁

E. 为控制惊厥的持续状态,可静脉滴注地西泮 0.1～0.3 mg/kg

130. 婴幼儿流脑临床表现常不典型,见于
A. 有咳嗽等呼吸道症状
B. 拒食,呕吐,腹泻等消化道症状
C. 烦躁不安,尖叫,惊厥
D. 囟门隆起,脑膜刺激征可不明显
E. 囟门隆起,脑膜刺激征明显

131. 10 个月女婴,因腹泻就诊,诊断为轮状病毒肠炎,此病的主要临床表现包括
A. 发热
B. 鼻塞和流涕
C. 大便脓血样
D. 大便蛋花汤样
E. 脱水和酸中毒

132. 7 个月男婴,因腹泻、呕吐 2 天入院。诊断为腹泻病,伴中度脱水及酸中毒,经补液治疗后出现低血钾的症状。出现低血钾的原因不包括
A. 腹泻时排出大量钾盐
B. 酸中毒时钾经肾排出增加
C. 补液后钾经尿大量排出
D. 补液后血液被稀释,血钾相对降低
E. 钾向细胞外转移

133. 3 个月以内的婴儿化脓性脑膜炎临床特点是
A. 高热
B. 昏迷
C. 前囟隆起
D. 呕吐、惊厥
E. 脑膜刺激征明显

134. 符合简单型热性惊厥的是
A. 年龄小于 6 个月
B. 反复多次惊厥
C. 体温 39℃
D. 强直阵挛性发作
E. 惊厥＜10 min

135. 新生儿脓疱疮是发生在新生儿的一种大疱性脓疱疮,其特点是
A. 多发生于出生后第 4～10 天
B. 皮疹初起为水疱,迅速变为脓疱,或融合成大疱
C. 水疱尼氏征阳性
D. 伴有高热、神萎、腹泻等全身症状
E. 传染性强

136. 关于热衰竭正确的是
A. 多见于老年人、婴儿及体弱者
B. 体温不高或稍高
C. 高热
D. 表现头晕、心慌、多汗、恶心等
E. 实验室检查见高血钠

137. 麻醉镇痛药中毒时,临床表现"三联征"包括
A. 昏迷
B. 高热
C. 呼吸抑制
D. 皮肤多个针孔
E. 针尖样瞳孔

138. 对流脑的预后,正确的叙述有
A. 暴发型预后较差
B. 小于 1 岁及高龄患者预后较差
C. 流行高峰时预后较好,末期则较差
D. 反复惊厥、持续昏迷者预后较差
E. 治疗较晚和治疗不彻底者预后不良

139. 流脑脑膜炎期的临床表现特点是
A. 败血症期症状结束,脑膜炎出现

B. 高热持续，全身中毒症状明显

C. 头痛剧烈，呕吐频繁

D. 脑膜刺激征阳性

E. 可有血压增高，脉搏减慢

140. 小儿腹泻补钾的原则不包括

A. 有尿后可补钾，治疗前 6 h 内有尿可按有尿处理

B. 每日给钾 3～4 mmol/kg

C. 静脉滴注浓度不能超过 0.5%

D. 全日补钾量不能少于 8 h 给入

E. 第 2 天能进食时即可停止补钾

141. 小儿化脓性脑膜炎抗生素的应用时间一般为

A. 脑脊液不正常，但临床症状消失已 1 周以上可考虑停药

B. 临床症状消失，脑脊液正常后停药

C. 脑脊液正常后再用药 1～2 周

D. 临床症状消失即可停药

E. 肺炎双球菌脑膜炎选青霉素治疗疗程不少于 2～3 周

142. 关于小儿急性肠套叠，以下描述不正确的是

A. 病因为先天性幽门肌间神经节数量增加

B. 80% 患儿大于 2 岁

C. 营养不良儿多见

D. 继发性占 95%

E. 排果酱样黏液血便

第十一章

中毒和理化损伤

一、A1/A2 型题

1. 解磷定对哪种有机磷酸酯中毒治疗无效？
    A. 对硫磷
    B. 马拉硫磷
    C. 敌敌畏
    D. 敌百虫
    E. 乐果

2. 下列关于细菌性食物中毒,描述正确的是
    A. 由进食化学毒物所致
    B. 与季节无关
    C. 由进食含毒的食物所致
    D. 发病急缓主要与毒物性质有关
    E. 属急性感染中毒性疾病

3. 与细菌性食物中毒发病机制有关的因素是
    A. 患者的胃肠功能
    B. 细菌及毒素
    C. 未及时使用抗生素
    D. 人体的抵抗力
    E. 进食量的多少

4. 关于肉毒杆菌,下列描述错误的是
    A. 产生外毒素
    B. 兼性需氧
    C. 严格厌氧
    D. 革兰氏染色阳性

    E. 产生芽孢

5. 某人在参加一次聚餐 3 天后,突然出现发热、腹痛和腹泻,腹泻开始为水样便,1 天后转变为黏液脓血便,并有里急后重感。根据以上症状应考虑的疾病和检查方法是
    A. 伤寒;取脓血便进行免疫荧光检测
    B. 葡萄球菌食物中毒;取剩余食物分离致病菌
    C. 沙门菌食物中毒;取剩余食物分离致病菌
    D. 霍乱;取脓血便直接镜检
    E. 细菌性痢疾;取脓血便分离肠道致病菌

6. 中毒型细菌痢疾的发病机制可能是
    A. 细菌毒力强
    B. 细菌侵入量多
    C. 细菌侵入数量多且毒力强
    D. 特异性体质对细菌毒素呈强烈过敏反应
    E. 特异性体质对细菌的强烈过敏反应

7. 某男生吃水果后出现腹痛、腹泻,伴里急后重,体温 38.5℃,化验血常规示白细胞 10×10^9/L,淋巴细胞 0.10,便常规示脓液(++),红细胞 6 个/HP,白细胞 10 个/HP。最可能诊断为
    A. 细菌性痢疾

B. 霍乱

C. 肠伤寒

D. 病毒性肠炎

E. 食物中毒

8. 女性,20 岁,腹泻 2 个月,每日 4～5 次,粪便呈暗红色,粪质带血或黏液,有腥臭味。诊断最可能是

A. 细菌性食物中毒

B. 溃疡性结肠炎

C. 霍乱

D. 细菌性痢疾

E. 肠阿米巴病

9. 关于中毒性痢疾的临床特征,下列描述错误的是

A. 急性高热,惊厥,昏迷

B. 迅速休克与呼吸衰竭

C. 腹痛、腹泻轻,肠道症状可不明显

D. 粪常规正常,脑脊液化验正常

E. 多发生在儿童

10. 男,43 岁。昨晚吃街边烧烤后,今晨 3 时突然畏寒、高热、呕吐、腹痛、腹泻,腹泻共 8 次,开始为稀水样便,继之便中带有黏液和脓血。在未做实验室检查的情况下,该患者可能的诊断是

A. 急性轻型细菌性痢疾

B. 急性普通型细菌性痢疾

C. 中毒型细菌性痢疾

D. 慢性细菌性痢疾急性发作

E. 慢性迁延型细菌性痢疾急性发作

11. 关于细菌性食物中毒,下列说法正确的是

A. 进食被细菌或细菌毒素污染的食物而中毒

B. 进食被细菌污染的食物而中毒

C. 以上均正确

D. 进食被粪便污染的食物而中毒

E. 进食被细菌毒素污染的食物而中毒

12. 在细菌性食物中毒中,病死率高的类型是

A. 化学性食物中毒

B. 沙门菌引起的食物中毒

C. 胃肠型食物中毒

D. 金黄色葡萄球菌性食物中毒

E. 神经型食物中毒

13. 霍乱的各种临床类型中最常见的是

A. 隐性感染(无症状型)

B. 轻型

C. 中型

D. 重型

E. 中毒型(干性霍乱)

14. 碘解磷定治疗有机磷酸酯类中毒的作用机制是

A. 能阻断 M 胆碱受体的作用

B. 能阻断 N 胆碱受体的作用

C. 能直接对抗体内积聚的 ACh 的作用

D. 能恢复 AChE 水解 ACh 的活性

E. 能与 AChE 结合而抑制酶的活性

15. 某吗啡依赖者停用一段时间后再次滥用吗啡,出现中毒死亡,可能的原因是

A. 身体依赖性

B. 交叉依赖性

C. 药物耐受性改变

D. 精神依赖性

E. 身体依赖性和精神依赖性

16. 用于抢救苯二氮䓬类药物过量中毒的药物是

A. 氯丙嗪

B. 水合氯醛

C. 纳洛酮

D. 氟马西尼

E. 阿托品

17. 男,28 岁,农民。发热、腹部不适、疲乏、恶心、食欲缺乏、尿黄 5 天。巩膜轻度黄染,

肝肋下 1 cm 可及,无触痛。WBC 8.5×10^9/L,Hb 145 g/L,ALT 460 U/L,TB 58 μmol/L。本例的诊断最可能是

A. 急性食物中毒

B. 钩体病

C. 急性血管内溶血

D. 病毒性肝炎

E. 败血症

18. 急性严重中毒性感染时,糖皮质激素治疗采用

A. 小剂量多次给药

B. 大剂量肌内注射

C. 大剂量突击静脉滴注

D. 一次负荷量,然后给予维持量

E. 较长时间大剂量给药

19. 口服中枢抑制药引起中毒宜选用的导泻药物是

A. 硫酸镁

B. 硫酸钠

C. 大黄

D. 液状石蜡

E. 甘油

20. 有机磷酸酯类急性中毒时,用阿托品治疗不能缓解的症状是

A. 瞳孔缩小

B. 出汗

C. 恶心,呕吐

D. 呼吸困难

E. 肌肉颤动

21. 属于是强心苷中毒表现的是

A. ST 段下移

B. QT 间期缩短

C. T 波倒置或低平

D. 地高辛血药浓度>3.0 ng/ml

E. 洋地黄毒苷血药浓度>20 ng/ml

22. 有机磷酸酯类中毒时产生 M 样症状的原因是

A. 胆碱能神经递质释放减少

B. 胆碱能神经递质释放增加

C. 胆碱能神经递质破坏减慢

D. 药物排泄减慢

E. M 受体的敏感性增加

23. 在对中毒者清除毒物进行洗胃时,下列操作不恰当的是

A. 惊厥患者不宜插管,易诱发惊厥

B. 昏迷患者不宜洗胃

C. 在服毒 6 h 内洗胃最有效

D. 如服毒超过 6 h,则不必洗胃

E. 食管静脉曲张患者不宜洗胃

24. 为了及时治疗急性中毒,可作为中毒诊断的主要依据是

A. 毒物接触史

B. 临床表现

C. 毒物分析

D. 毒物接触史和毒物分析

E. 毒物接触史和临床表现

25. 急性中毒中,关于血液灌流治疗的描述,不正确的是

A. 能吸附脂溶性或与蛋白质结合的化学物

B. 清除血液中巴比妥类

C. 清除百草枯有效

D. 用于血液中毒物浓度明显增高者

E. 对血液的正常成分无影响

26. 不宜洗胃的中毒类型是

A. 敌敌畏中毒

B. 氯化钡中毒

C. 地西泮中毒

D. 亚硝酸盐中毒

E. 氢氧化钠中毒

27. 最不易出现肺水肿的农药是
A. 有机磷类杀虫药
B. 氨基甲酸酯类杀虫药
C. 百草枯
D. 拟除虫菊酯类杀虫药
E. 有机氮类杀虫药

28. 百草枯中毒后最为突出的临床表现是
A. 肝损伤
B. 肾损伤
C. 肺损伤
D. 脑损伤
E. 胃糜烂出血

29. 男性,26 岁。与其父吵架后服敌敌畏 200 ml,15 min 后送医院,神志清楚。治疗过程中最重要的措施是
A. 静脉注射地西泮
B. 应用阿托品
C. 应用解磷定
D. 应用水合氯醛
E. 彻底洗胃

30. 女性,25 岁。服敌敌畏昏迷 2 h 而急送医院。查体:大汗,双瞳孔针尖样大小,双肺布满湿啰音,心率 62 次/分。最佳的治疗是
A. 洗胃+静脉注射解磷定+静脉注射阿托品
B. 洗胃+静脉滴注解磷定
C. 洗胃+静脉注射阿托品
D. 洗胃+给氧
E. 洗胃+对症治疗

31. 男性,60 岁。因煤气中毒 1 天后入院,深昏迷、休克、尿少,属于
A. 轻度中毒
B. 中度中毒
C. 重度中毒
D. 慢性中毒

E. 极度中毒

32. 扭转洋地黄中毒所致完全性房室传导阻滞应禁用
A. 阿托品
B. 异丙肾上腺素
C. 糖皮质激素
D. 氯化钾
E. 人工心脏起搏器

33. 碱烧伤的后期治疗不包括
A. 1%阿托品眼膏散瞳
B. 静脉滴注维生素 C
C. 点用自家血清
D. 应用庆大霉素结膜下注射
E. 经常用地塞米松结膜下注射

34. 关于化学性烧伤结膜囊冲洗,不正确的说法是
A. 碱性烧伤时用 3%硼酸水冲洗
B. 酸性烧伤时用 2%苏打水冲洗
C. 急救处理应就地取材,用大量清水或其他水源反复冲洗
D. 冲洗时应翻转眼睑,暴露穹隆部,彻底冲洗结膜囊内化学物质
E. 冲洗结膜囊时间应小于 30 min,以免进一步造成眼内损伤

35. 女,35 岁,体质量 50 kg,汽油火焰烧伤,II度烧伤面积 73%,第 1 个 24 h 补液总量为
A. 5 500 ml
B. 6 500 ml
C. 7 500 ml
D. 8 500 ml
E. 9 500 ml

36. 男性,18 岁。晨卧床不起,人事不省,多汗,流涎,呼吸困难。体检:神志不清,双瞳孔缩小如针尖,双肺布满湿啰音,心率 60 次/分,肌束震颤,抽搐。最可能的诊断是

A. 急性地西泮中毒

B. 急性有机磷中毒

C. 急性一氧化碳中毒

D. 急性氯丙嗪中毒

E. 急性巴比妥中毒

37. 女性,24 岁。误服敌敌畏 10 ml,0.5 h 后昏迷来院,诊断急性有机磷中毒。下列属于烟碱样症状的是

A. 多汗

B. 肌纤维束颤动

C. 瞳孔缩小

D. 流涎

E. 肺水肿

38. 女,36 岁。因急性一氧化碳中毒入院,治疗 1 周后症状消失出院。2 个月后突然出现意识障碍。既往无高血压及脑血管病史。最可能的诊断是

A. 脑出血

B. 脑梗死

C. 肝性脑病

D. 中毒迟发脑病

E. 中间综合征

39. 女,56 岁。冬天煤炉取暖过夜。清晨被家人发现昏迷不醒,急送医院。查体:口唇樱桃红色。对诊断最有帮助的检查是

A. 血胆碱酯酶活力

B. 血气分析

C. 血糖测定

D. 血 COHb 测定

E. 颅脑 CT 扫描

40. 对一氧化碳中毒有确诊价值的是

A. 血氧饱和度下降

B. 皮肤黏膜樱桃红色

C. 呼吸困难

D. 血氧合血红蛋白浓度降低

E. 血碳氧血红蛋白浓度升高

41. 一氧化碳中毒现场急救,首先采取

A. 吸氧

B. 建立静脉通道

C. 就地心肺复苏

D. 清洗皮肤

E. 撤离现场

42. 女,62 岁。冬季房屋内煤火取暖,次日晨被发现昏迷。查体:呼吸 30 次/分,心率 96 次/分,昏迷,口唇呈樱桃红色。最适宜的治疗是

A. 静脉用抗生素

B. 静脉用呼吸兴奋剂

C. 静脉用甘露醇

D. 高压氧治疗

E. 机械通气

43. 下列哪种食物中毒可呈阵发性腹部绞痛,大便呈洗肉水样?

A. 嗜盐菌食物中毒

B. 沙门菌食物中毒

C. 变形杆菌食物中毒

D. 葡萄球菌食物中毒

E. 肉毒杆菌中毒

44. 最常见的食物中毒类型是

A. 细菌性

B. 化学性

C. 生物性

D. 细菌毒素型

E. 混合性

45. 嗜盐菌食物中毒临床表现不常见的是

A. 腹痛重伴呕吐

B. 一般无发烧

C. 水样便

D. 可见脱水及电解质紊乱

E. 粪便带血及黏液

46. 葡萄球菌食物中毒的原因多见于食用

A. 海产品

B. 咸蛋、咸肉

C. 熟肉或内脏熟制品

D. 奶制品

E. 臭豆腐

47. 女性,29 岁。以急性敌敌畏中毒收住院。下列属于胆碱酯酶复能剂,可用以治疗的药物是

A. 阿托品

B. 山莨菪碱

C. 乙酰胆碱

D. 琥珀酰胆碱

E. 碘解磷定

48. 肉毒杆菌食物中毒的症状有

A. 瞳孔散大

B. 瞳孔缩小

C. 两者均有

D. 两者均无

49. 女性,24 岁,因有机磷中毒,经过阿托品及氯解磷定治疗后 6 h,出现躁动不安,发热,皮肤干燥、潮红。查体:体温 39.2℃,心率 110 次/分,精神错乱呈谵妄状态,双侧瞳孔直径约 4 mm。最可能是

A. 急性阿托品中毒

B. 急性氯解磷定中毒

C. 急性有机磷中毒反跳

D. 急性中间综合征

E. 急性有机磷中毒性脑病

50. 女性,35 岁。自服甲胺磷 100 ml 后昏迷 0.5 h,被急送医院。查体:双肺满布湿性啰音。为治疗患者肺水肿首选的药物是

A. 硝普钠

B. 机械通气

C. 阿托品

D. 地高辛

E. 呋塞米

51. 女性,31 岁。因有机磷中毒入院,经阿托品治疗后神志清醒,腹痛缓解,肺部湿啰音消失,但仍有肌肉震颤。此时再进一步治疗是

A. 加大阿托品用量

B. 使用镇静剂

C. 重复使用复能剂

D. 输血

E. 透析

52. 男性,35 岁。在装有煤气淋浴器卫生间洗澡昏迷 0.5 h 后,被家人送往医院急诊,当时卫生间有煤气味。查体:浅昏迷,口唇呈樱桃红色,肌张力高。抢救该患者最有效的措施是

A. 迅速将患者移到空气新鲜地方

B. 用甘露醇防治脑水肿

C. 使用冬眠疗法,减轻脑缺氧

D. 迅速将患者送到高压氧舱治疗

E. 迅速给予促进脑细胞功能恢复的药物

53. 女性,65 岁。因服地西泮 100 片后昏迷入院。查体:血压 101/60 mmHg,心率 56 次/分,既往无癫痫病史和高血压病史。你认为最有效的治疗是

A. 输液

B. 利尿

C. 多巴胺升血压

D. 醒脑静以促醒

E. 氟马西尼拮抗

54. 男性,35 岁。因情绪问题自服"泰诺感冒片"30 片。为保护肝脏功能,选用的解毒剂是

A. 乙酰胺

B. 维生素 B_{12}

C. 阿托品

D. 乙酰半胱氨酸

E. 二巯基丙磺酸钠

55. 患者突然昏迷、抽搐、瞳孔缩小、皮肤湿冷、多汗、呼吸困难,可能性最大的中毒类型是
    A. CO 中毒
    B. 巴比妥类药物中毒
    C. 中暑
    D. 阿托品中毒
    E. 有机磷农药中毒

56. 二巯基丙磺酸钠治疗汞中毒的可能机制是保护
    A. 蛋白质的巯基
    B. 蛋白质的羟基
    C. 蛋白质的氨基
    D. 蛋白质的羧基
    E. 蛋白质的磷酸基

57. 苦杏仁、桃仁、李子仁等引起中毒的主要原因是果仁中含有氰苷类物质,后者可分解为
    A. 氢氟酸
    B. 氰化钾
    C. 氰化钠
    D. 氢氰酸
    E. 皂苷

58. 某生产氯气的工厂,由于管道溢漏,致使当地主导风向下风侧居民出现头痛、头昏、恶心、呕吐等症状,此种现象应判断为
    A. 排放事故
    B. 大气污染事件
    C. 急性中毒
    D. 职业病
    E. 中毒危害

59. 男性,41 岁,蓄电池制造工。从事工作以来出现头痛、头晕、肌肉关节酸痛,继而发展到四肢末端呈手套和袜套样的感觉减退,其原因可能是
    A. 汞中毒
    B. 急性铅中毒

    C. 慢性铅中毒
    D. 镉中毒
    E. 铬中毒

60. 女性,38 岁。温度计厂工人,工龄 12 年。主诉失眠、多梦 4 年余,伴有头晕、头痛、面红、手足多汗、容易激动。近来症状加重,有流涎和手指震颤。该女工最可能的诊断是
    A. 慢性镉中毒
    B. 慢性铅中毒
    C. 慢性汞中毒
    D. 慢性锰中毒
    E. 慢性铬中毒

61. TNT 对机体的主要毒作用表现在
    A. 肝脏、血液、神经系统、消化系统
    B. 肝脏、血液、神经系统、眼睛
    C. 肝脏、血液、神经系统、呼吸系统
    D. 肝脏、神经系统、眼晶状体、肾脏
    E. 肝脏、血液、神经系统、眼晶状体

62. 长期食用甲基汞含量高的鱼贝类可致
    A. 乌脚病
    B. 水俣病
    C. 变性血红蛋白血症
    D. 高铁血红蛋白血症
    E. 痛痛病

63. 长期在高频电磁场的作用下,人体主要临床表现是
    A. 胃溃疡
    B. 肢端麻木
    C. 女性月经周期紊乱
    D. 神经衰弱综合征
    E. 心律不齐

64. 低温对机体的主要不良影响是
    A. 中枢神经系统抑制
    B. 中枢神经系统传导能力减弱

C. 心率加快

D. 心脏传导能力加强

E. 脉搏细速

65. 一氧化碳中毒的发病原理最主要是
   A. 高铁血红蛋白蓄积
   B. 交感神经过度兴奋
   C. 抵制胆碱酯酶
   D. 迷走神经过度兴奋
   E. 碳氧血红蛋白蓄积

66. 一建筑工地因野蛮施工使煤气管破裂,煤气外溢,致使多名工人及附近居民中毒。其中昏迷者被送到医院。此时最有效的抢救措施是
   A. 鼻导管吸氧
   B. 20%甘露醇快速静脉滴入
   C. 亚冬眠治疗
   D. 血液透析
   E. 高压氧舱治疗

67. 硫酸阿托品治疗有机磷农药中毒时,下列不属于阿托品治疗有效指标的是
   A. 瞳孔较前缩小
   B. 口干、皮肤干燥
   C. 颜面潮红
   D. 心率加快
   E. 肺部啰音减少或消失

68. 镇静催眠药物中毒的主要途径是
   A. 口服
   B. 肌内注射
   C. 静脉
   D. 皮肤吸收
   E. 呼吸道吸收

69. 急性酒精中毒症状最主要的是
   A. 胃肠道症状
   B. 神经精神症状
   C. 呼吸道症状

D. 心血管症状

E. 抽搐

70. 急性重度酒精中毒的死因为
   A. 心血管并发症
   B. 肺炎
   C. 肝损害
   D. 肾损害
   E. 呼吸麻痹

71. 急性酒精中毒兴奋期血中酒精浓度是
   A. 200 mg/L
   B. 300 mg/L
   C. 400 mg/L
   D. 500 mg/L
   E. 600 mg/L

72. 急性酒精中毒应用纳洛酮的作用是
   A. 促进酒精排出
   B. 分解酒精
   C. 保护肝脏
   D. 缩短昏迷时间
   E. 保护脑

73. 关于急性一氧化碳中毒,下列描述不正确的是
   A. 老人与孩子易发生
   B. 中毒严重时面部无樱桃红表现
   C. 神志清醒后可出现神经系统后遗症
   D. 老人应与急性脑血管病鉴别
   E. 发现后应立即原地抢救

74. 重度有机磷中毒患者发生急性肺水肿,最重要的抢救措施是
   A. 机械通气 PEEP 治疗
   B. 静脉注射呋塞米
   C. 静脉注射阿托品
   D. 静脉注射解磷定

75. 急性亚硝酸盐中毒的特效解毒药物是

A. 亚甲蓝

B. 纳洛酮

C. 乙酰胺

D. 二巯基丙磺酸

76. 敌敌畏中毒的解毒药物是

A. 亚甲蓝

B. 纳洛酮

C. 乙酰胺

D. 碳酸氢钠

E. 解磷定

77. 在未明确口服何类毒物中毒的情况下,洗胃应该采用

A. 清水

B. 碳酸氢钠

C. 醋酸溶液

D. 1∶5 000 高锰酸钾溶液

78. 急性中毒最佳洗胃时间是

A. 6 h 内

B. 8 h 内

C. 12 h 内

D. 24 h 内

E. 48 h

79. 关于清除进入人体尚未吸收的毒物,下列不正确的是

A. 患者处于昏迷、惊厥状态,吞服石油蒸馏物、腐蚀剂不应催吐

B. 食管静脉曲张患者不宜洗胃

C. 洗胃液每次注入不宜超过 300 ml,以免促使毒物进入肠内

D. 导泻时,常使用油类泻药,以利于各种毒物排出

E. 毒物溅入眼内,应立即用清水彻底冲洗

80. 抢救对硫磷、内吸磷等有机磷中毒者,洗胃液忌用

A. 清水

B. 高锰酸钾溶液

C. 温水

D. 碳酸氢钠溶液

E. 生理盐水

81. 治疗急性重度杀虫脒口服中毒,下列措施错误的是

A. 2％碳酸氢钠溶液洗胃

B. 酸化尿液

C. 亚甲蓝 1 mg/kg 加入 50％葡萄糖溶液中静脉缓注

D. 大剂量维生素 C 静脉滴注

E. 应用二巯基丙磺酸钠

82. 抢救治疗氨基甲酸酯类杀虫药中毒者,不正确的是

A. 使用胆碱酯酶复活剂

B. 立即脱离接触毒物现场

C. 应用阿托品

D. 用肥皂水清洗皮肤

E. 用 2％碳酸氢钠溶液洗胃

83. 华法林中毒时主要解毒剂是

A. 维生素 D

B. 维生素 B_6

C. 维生素 C

D. 维生素 E

E. 维生素 K_1

84. 氰化物中毒时,患者的呼吸气味可呈

A. 烂苹果味

B. 蒜臭味

C. 腥臭味

D. 酚味

E. 苦杏仁味

85. 毒鼠强中毒时的主要表现为

A. 肺水肿

B. 剧烈抽搐

C. 出汗、流涎

D. 昏迷

E. 肺水肿

86. 河豚毒素是一种

A. 麻醉剂

B. 腐蚀剂

C. 神经毒

D. 内毒素

E. 溶血毒素

87. 长期从事颜料工业的工人,其最可能的职业中毒是

A. 铅中毒

B. 汞中毒

C. 钡中毒

D. 苯中毒

E. 四氯化碳中毒

88. 女性,32 岁。因服甲胺磷约 50 ml 后出现呕吐、大汗、流涎、呼吸困难、神志不清 1 h急诊。经过积极治疗后,神志转清,皮肤干燥,呕吐腹痛缓解,但在病程第 2 天时突然出现呼吸困难,并迅速加重直至停止,其原因可能是

A. 有机磷中毒反跳

B. 中间型综合征

C. 急性呼吸窘迫综合征

D. 阿托品中毒

E. 并发严重的肺部感染

89. 男性,52 岁。因独饮白酒 500 g 后约 4 h,家人发现其神志不清、呕吐而送急诊。患者既往体健。查体:神志模糊,面色潮红,BP 136/85 mmHg,T 38.7℃,P 122 次/分,R 24 次/分,呼出气有酒味。颈软,两肺闻及湿啰音及少量干啰音,肺心(一),腹部(一)。拟诊"急性酒精中毒、吸入性肺炎"。患者经皮试阴性后在应用头孢哌酮/舒巴坦(舒普深)抗感染治疗中,突发多汗、面色潮红、心率达 150 次/分,血压下降 80/

52 mmHg,最可能的是

A. 过敏性休克

B. 双硫醒反应

C. 感染性休克

D. 低血糖反应

E. 急性心力衰竭

90. 男性,23 岁。蓄电池厂工人,在车间工作 3 个月后出现阵发性腹部剧烈绞痛,伴恶心、呕吐、食欲缺乏。查体:面色苍白,巩膜轻度黄染,肝肋下 2 cm,有触痛。血常规:RBC 3.6×10^{12}/L,Hb 102 g/L。肝功能:ALT 240 U/L。最可能的是

A. 亚急性汞中毒

B. 慢性铅中毒

C. 砷化氢中毒

D. 氯化钡中毒

E. 硫酸镉中毒

91. 男性,32 岁。饮水后约十余分钟,出现恶心,呕吐物无味道,随后阵发性抽搐,伴意识丧失急诊。查体:呈浅昏迷状态,抽搐发作频繁,发作时发绀,呼吸略促,心率 128 次/分,BP 135/85 mmHg,心肺(一)。最可能是

A. 有机磷中毒

B. 毒鼠强中毒

C. 杀虫脒中毒

D. 拟除虫菊酯类农药中毒

E. 亚硝酸盐中毒

92. 男性,26 岁。进餐后 10 min 突发阵发性癫痫样抽搐,剧烈而频繁。查体:昏迷状态,牙关紧闭,舌咬伤,两肺呼吸音粗,心率 120 次/分,四肢肌张力高,可见发作性剧烈抽搐。最可能是

A. 磷化锌中毒

B. 敌鼠中毒

C. 安妥中毒

D. 毒鼠强中毒

E. 毒鼠磷中毒

93. 男性,42岁。误服农药水剂100 ml,出现头痛、头晕、恶心、呕吐,很快昏迷伴呼吸困难。查体:昏迷,发绀,肺部闻及少量干、湿啰音,四肢抽搐。可见肉眼血尿,血胆碱酯酶活力为60%。最可能的是
A. 急性有机磷杀虫药中毒
B. 急性氨基甲酸酯类杀虫药中毒
C. 拟除虫菊酯类杀虫药中毒
D. 有机氯杀虫药中毒
E. 杀虫脒中毒

94. 女性,23岁。因路人发现晕倒在地而送来急诊。体检:神志恍惚,瞳孔缩小,呼吸缓慢,8次/分,呼出气无特殊气味,心率120次/分,律齐,BP 90/60 mmHg,上臂可见多处注射针眼。该患者最可能的是
A. 阿片类麻醉药中毒
B. 有机磷中毒
C. 酒精中毒
D. 口服地西泮片中毒
E. 抗抑郁药中毒

95. 男性,35岁,农民工。食用市售熟肉后1 h感恶心、呕吐、腹痛,伴呼吸困难。查体:意识模糊,双侧瞳孔直径3 mm,口唇、面部及四肢末端明显发绀,BP 120/76 mmHg,HR 110次/分,心肺听诊(一)。最可能的是
A. 有机磷中毒
B. 毒鼠强中毒
C. 杀虫脒中毒
D. 拟除虫菊酯类农药中毒
E. 亚硝酸盐中毒

96. 女性,24岁。误服药物1瓶,1 h后出现头晕、乏力、嗜睡,言语含糊不清,共济失调。查体:呈昏睡状态,可唤醒,双侧瞳孔直径1.5 mm,对光反应弱,呼吸12次/分,四肢肌张力低,腱反射消失。最可能的是
A. 急性阿托品中毒
B. 急性阿普唑仑中毒
C. 急性异丙嗪中毒
D. 急性氯氮平中毒
E. 急性异烟肼中毒

97. 男性,60岁。误服药物1瓶,30 min后出现意识不清,高热,流涎,呕吐。查体:T 39.5℃,呈昏迷状态,口吐白沫,两肺听诊湿啰音满布,心率136次/分,心律齐,BP 90/60 mmHg,四肢肌张力增高,病理反射阳性。最可能的是
A. 急性阿托品中毒
B. 急性异烟肼中毒
C. 急性巴比妥类中毒
D. 急性氯丙嗪中毒
E. 急性阿普唑仑中毒

98. 不是由电离辐射引起的有
A. 皮肤肿瘤
B. 放射性皮炎
C. 日光性皮肤病
D. 放射性烧伤
E. 白细胞减少

99. 男性,21岁。腹泻2天,黏液便,每日十余次,伴腹痛及里急后重感。查体:体温38.5℃,血压110/75 mmHg。粪常规:外观为黄色黏液便,镜检RBC 2～4/HP,WBC 16～22/HP。其诊断是
A. 细菌性痢疾
B. 细菌性食物中毒
C. 霍乱
D. 伤寒
E. 阿米巴痢疾

100. 男性,47岁。近3个月来出现讲话缓慢,语言低沉,右手抖动,右上肢运动迟缓,精细动作不行,有一氧化碳中毒病史。该患

者可能的诊断是

A. 脑血栓形成

B. 帕金森病

C. 脑出血

D. 帕金森综合征

E. 特发性震颤

101. 女性,30 岁。因腹痛、腹泻、食欲缺乏,诊断为溃疡性结肠炎。住院第 1 天突然出现腹痛、腹胀、发热,未解大便。查体:消瘦,腹部膨隆,腹部压痛,无反跳痛,肠鸣音消失。最可能的并发症是

A. 肠穿孔

B. 消化道大出血

C. 中毒性巨结肠

D. 肠梗阻

E. 肠内瘘

102. 男性,50 岁。年终会餐后,次晨被发现死于床上,右侧腹部发现有大量瘀斑。最大死因可能是

A. 食物中毒

B. 酒精中毒

C. 脑血管意外

D. 急性出血坏死型胰腺炎

E. 心肌梗死

103. 女性,40 岁。因皮肤紫癜入院。实验室检查:血小板 65×10^9/L,血块收缩不佳。其血小板减少与下列哪项无关?

A. 药物如苯及其衍生物、噻嗪类、雌激素等

B. 病毒感染(如风疹)、肾综合征出血热(流行性出血热)、巨细胞病毒感染等

C. 电离辐射(如放射线照射)等

D. 自体免疫性疾病如 SLE、Evans 综合征等

E. 大量出血,如月经过多、痔疮出血等

104. 男性,70 岁。不洁饮食后腹泻、呕吐伴发热

1 天,突然昏迷来诊。血压 90/60 mmHg,血糖 35 mmol/L,血钠 155 mmol/L,BUN 12 mmol/L,尿糖(++++),尿酮体(+)。该患者最可能的诊断为

A. 糖尿病酮症酸中毒

B. 脑血管意外

C. 高渗性糖尿病昏迷

D. 感染性休克

E. 乳酸酸中毒

105. 以下强酸中毒处理中,错误的是

A. 立即洗胃和催吐,使用碳酸氢钠

B. 喉头水肿者应气管切开吸氧

C. 皮肤灼伤,立即脱掉衣服,用清水冲洗,然后用生理盐水清洗

D. 眼部烧伤,应立刻用清水冲洗

E. 出现消化道穿孔应及早手术治疗

二、A3/A4 型题

(106~109 题共用题干)

男性,18 岁。被发现意识不清 6 h,屋内有火炉。体格检查:T 36.2℃,BP 125/80 mmHg,意识不清,口唇呈樱桃红色,双肺呼吸音清,未闻及啰音,心率 89 次/分,律齐,双侧病理征均未引出。COHb 浓度为 60%。诊断为急性一氧化碳中毒。

106. 患者入院后的治疗原则为(多选)

A. 迅速将患者脱离中毒现场

B. 积极纠正缺氧

C. 防治脑水肿

D. 促进脑细胞恢复

E. 保持呼吸道通畅

F. 防治感染

107. 防治脑水肿的措施有(多选)

A. 甘露醇快速静脉滴注

B. 呋塞米稀释后静脉滴注

C. 地塞米松静脉滴注

D. 冬眠药物

E. 高压氧

F. 吸氧

108. 促进脑细胞恢复的药物有(多选)

A. ATP

B. 辅酶 A

C. 地塞米松

D. 大剂量维生素 C

E. 胞磷胆碱

F. 细胞色素 C

109. 急性一氧化碳中毒重度的临床表现有(多选)

A. 浅昏迷

B. 深昏迷

C. 各种反射消失

D. 睁眼昏迷

E. 体温升高

F. 呼吸频数

G. 呼吸衰竭

(110~113 题共用题干)

女性,48 岁。主因意识模糊 1 h 入院。1 h 前欲自杀口服氰化钾。既往史无特殊。体格检查：T 36.5℃,P 118 次/分,R 24 次/分,BP 139/95 mmHg。意识模糊,阵发性痉挛。口唇鲜红色,两肺呼吸音清,未闻及干、湿啰音。心率 118 次/分,律齐。双下肢无水肿。

110. 应尽快做的处理包括(多选)

A. 先进行急救处理,再进行检查

B. 洗胃

C. 解毒药的应用

D. 低流量给氧

E. 大剂量维生素 C

F. 细胞色素 C

111. 有关急性氰化物中毒的机制,正确的是(多选)

A. 血液中的含氧量减少

B. 组织细胞不能利用氧

C. 阻断氧化过程中的电子传递

D. 动、静脉血氧差降低

E. 呼吸及血管运动中枢先抑制,后兴奋

F. 氢氰酸口服致死量为 0.06 g

112. 氰化物中毒可出现的临床表现为(多选)

A. 呼吸困难

B. 上呼吸道刺激性不适

C. 呼吸停止

D. 皮肤、黏膜呈鲜红色

E. 瞳孔先散大后缩小

F. 呼出气体有烂苹果味

113. 临床上,氰化物中毒的分期为(多选)

A. 前驱期

B. 抽搐期

C. 惊厥期

D. 麻痹期

E. 昏迷期

F. 呼吸困难期

(114~117 题共用题干)

男性,28 岁。因误吸氰化氢气体 0.5 h 入院。既往体健。体格检查：BP 140/90 mmHg,意识不清,时有肢体痉挛,皮肤、黏膜及口唇呈鲜红色,双肺呼吸音粗,无啰音。心率 115 次/分,律齐。

114. 患者入院后可应用的解毒药是(多选)

A. 先用亚硝酸钠,接着用硫代硫酸钠

B. 先用硫代硫酸钠,接着用亚硝酸钠

C. 快速用硫代硫酸钠

D. 快速用亚硝酸异戊酯

E. 吸入亚硝酸异戊酯,直至静脉注射硫代硫酸钠

F. 吸入亚硝酸异戊酯,直至静脉注射亚硝酸钠

115. 有关氰化物中毒正确的是(多选)
    A. 短期内吸入高浓度的氰化氢气体,可造成"闪电样"中毒
    B. 氰化物为剧毒类物质
    C. 氰化物中毒时,吸氧无助于缺氧状态的改善
    D. 氰化物吸收速度较慢
    E. 氰化物中毒时,呼吸中枢先抑制,后兴奋
    F. 亚硝酸异戊酯比亚硝酸盐的维持时间短

116. 氰化物中毒的惊厥期表现是(多选)
    A. 强直性或阵发性痉挛
    B. 严重时可出现角弓反张
    C. 感觉和反射消失
    D. 有呼吸暂停现象
    E. 全身肌肉松弛
    F. 二便失禁

117. 有关解毒药应用的机制,正确的是(多选)
    A. 亚硝酸盐能使血红蛋白氧化为高铁血红蛋白
    B. 高铁血红蛋白对氰离子的亲和力差
    C. 氰离子使细胞色素氧化酶的作用减弱
    D. 氰化高铁血红蛋白很难解离
    E. 硫代硫酸钠与氰形成稳定的硫氰酸盐
    F. 亚硝酸异戊酯比亚硝酸钠的维持时间短
    G. 亚硝酸钠用量过大可导致缺氧

(118～120题共用题干)
　　女性,52岁。主因呼吸困难2h入院。2h前工作中不慎吸入带臭鸡蛋味的气体后出现呼吸困难。既往体健。体格检查:BP 120/75 mmHg,神清,两肺呼吸音清,未闻及干、湿啰音。心率89次/分,律齐,无杂音。腹部查体未见异常。

118. 患者诊断为

    A. 急性肺栓塞
    B. 气胸
    C. 急性硫化氢中毒
    D. 急性一氧化碳中毒
    E. 急性氯气中毒
    F. 急性氨气中毒

119. 该患者应积极给予(多选)
    A. 高压氧治疗
    B. 抗生素预防感染
    C. 细胞色素C
    D. 大剂量谷胱甘肽
    E. 大剂量半胱氨酸

120. 结合该病例,叙述正确的是(多选)
    A. 轻度中毒时主要表现为眼和上呼吸道刺激症状
    B. 中度中毒时还有中枢神经系统的一般中毒症状
    C. 重度中毒时可有抽搐、意识障碍、昏迷等
    D. 吸入较高浓度时可引起闪电式中毒
    E. 高压氧治疗有效
    F. 不提倡应用糖皮质激素

(121～123题共用题干)
　　患者女,60岁。食用过夜的炒青菜30 min后,出现恶心、呕吐、头晕来院。查体:BP 90/60 mmHg,口唇发绀,两肺呼吸音清,心率110次/分。

121. 最可能的诊断是
    A. 先天性心脏病
    B. 细菌性食物中毒
    C. 氰化物中毒
    D. 慢性阻塞性肺疾病
    E. 亚硝酸盐中毒

122. 下列可作为特效解毒药的是
    A. 氯解磷定

　　B. 亚甲蓝

　　C. 氟马西尼

　　D. 纳洛酮

　　E. 阿托品

123. 此种中毒的致死量为

　　A. 1～3 g

　　B. 1～5 g

　　C. 2～6 g

　　D. 2～5 g

　　E. ≥3 g

(124～126 题共用题干)

　　女性,16 岁。口服敌敌畏 30 ml 后 1 h 入院。体格检查:昏迷,脸色苍白,皮肤湿冷,面部肌肉小抽搐,瞳孔缩小,两肺散在湿啰音,全血胆碱酯酶活力为 0。确诊为急性有机磷中毒。

124. 该患者洗胃,首先考虑应用的溶液是

　　A. 1∶5 000 高锰酸钾溶液

　　B. 硫酸铜溶液

　　C. 2%碳酸氢钠溶液

　　D. 0.9%氯化钠溶液

　　E. 清水

125. 该患者不会出现的症状为

　　A. 肌肉颤动

　　B. 多汗

　　C. 瞳孔缩小

　　D. 呕吐物有酸酵味

　　E. 唾液多

126. 经洗胃及应用阿托品与碘解磷定治疗 8 h后,患者神志清醒,随即将阿托品与碘解磷定减量,12 h 后停用上述药物,但在停药的 10 h 后突然再次昏迷,继而呼吸停止。导致本病例病情突然恶化的原因为

　　A. 服毒量过多

　　B. 来院较迟

　　C. 抢救不及时

　　D. 维持用药时间不够

　　E. 用药剂量不足

(127～129 题共用题干)

　　女性,27 岁。因欲自杀,口服有机磷农药,被发现后,急送医院。体格检查:昏迷状态,呼吸困难,皮肤湿冷,双侧瞳孔如针尖样大小。

127. 该患者入院给予洗胃,洗胃液最好选用

　　A. 1∶5 000 高锰酸钾液

　　B. 硫酸铜溶液

　　C. 2%碳酸氢钠水

　　D. 0.9%氯化钠溶液

　　E. 温清水

128. 在治疗本病时应用阿托品,下列选项中阿托品治疗的有效指标不包括

　　A. 口干、皮肤干燥

　　B. 颜面潮红

　　C. 心率加快

　　D. 瞳孔较前缩小

　　E. 肺部啰音减少或消失

129. 本病最主要的死因是

　　A. 中毒性休克

　　B. 急性肾衰竭

　　C. 呼吸衰竭

　　D. 中毒性心肌炎

　　E. 脑水肿

(130～132 题共用题干)

　　女性,25 岁。口服乐果 40 ml 入院。意识清醒,经洗胃和阿托品 56 mg 治疗后瞳孔散大,烦躁,皮肤潮红,心率 136 次/分,肺部仍有散在湿啰音,有尿潴留。

130. 该患者此时的情况应为

　　A. 阿托品化

　　B. 阿托品过量

C. 阿托品不足

D. 中毒性肺水肿

E. 低渗状态

131. 在该患者的后续治疗中,最重要的治疗措施是

A. 反复洗胃

B. 输入新鲜血液

C. 继续加大阿托品用量

D. 血液透析

E. 监测并及时处理水、电解质平衡紊乱

132. 如患者发生肺水肿,首要措施是

A. 彻底洗胃

B. 毛花苷丙静脉注射

C. 静脉注射阿托品

D. 吗啡静脉注射

E. 解磷定静脉注射

(133～135 题共用题干)

女性,28 岁。被人发现昏迷且休克,屋内有火炉,且发现有敌敌畏空瓶。体格检查:T 36℃,BP 120/80 mmHg,四肢厥冷,腱反射消失。心电图示一度房室传导阻滞,尿糖(+),尿蛋白(+),血液中的 COHb 为 60%。

133. 对该患者,最可能的诊断是

A. 急性巴比妥类中毒

B. 急性有机磷农药中毒

C. 急性一氧化碳中毒

D. 糖尿病酸中毒

E. 急性亚硝酸盐中毒

134. 诊断该病后,首要的治疗方法是

A. 20%甘露醇 250 ml 快速静脉滴注

B. 冬眠疗法

C. 血液透析

D. 能量合剂

E. 氧气疗法

135. 该病在重度昏迷期间,最不常见的并发症是

A. 脑水肿

B. 心律失常

C. 上消化道出血

D. 中毒性肝炎

E. 肾衰竭

(136～138 题共用题干)

男性,23 岁。煤气中毒1天后转送医院,意识不清,瞳孔等大,对光反射弱,体温、血压正常,心脏听诊无异常,两肺呼吸音粗,腹部(一),腱反射存在,病理反射(+),血常规无异常。

136. 抢救措施中,最重要的应为

A. 甘露醇输注

B. 地塞米松输注

C. 高压氧治疗

D. 高能量补液

E. 保护脑细胞

137. 若不采用上述治疗措施,该患者则可能发生

A. 肾功能损害

B. 肝功能损害

C. 记忆力减退

D. 迟发性脑病

E. 肺功能损害

138. 血 COHb 的结果为零,其可能的原因是

A. 有中枢缺氧症状

B. 实验室检查结果不准确

C. 心、肺无异常

D. 脱离现场已久

E. 一氧化碳中毒的诊断可能存在错误

(139～141 题共用题干)

女性,25 岁。因口服大量苦杏仁后出现恶心、胸闷 1 h 入院。体格检查:BP 128/75 mmHg,意识清醒,两侧瞳孔正大等圆,对光

反射灵敏。两肺呼吸音清,未闻及干、湿啰音。心率110次/分,律齐。腹部未见异常。

139. 诊断应首先考虑
A. 急性细菌性食物中毒
B. 砷中毒
C. 亚硝酸盐中毒
D. 急性氰化物中毒
E. 百草枯中毒

140. 此类中毒最严重的表现为
A. 心律失常
B. 肝、肾衰竭
C. 消化道腐蚀
D. 肺间质纤维化
E. 呼吸麻痹

141. 此类中毒时首先受累的是
A. 呼吸系统
B. 中枢神经系统
C. 消化系统
D. 循环系统
E. 凝血机制

(142～144题共用题干)

女性,37岁。因意识不清3h入院。3h前,患者在清理沼气池时晕倒在地,意识不清。既往体健。体格检查:BP 120/75 mmHg,意识不清,呼之不应,呼出气体有臭鸡蛋味。两肺呼吸音清,未闻及干、湿啰音。心率100次/分,律齐。腹部查体未见异常。颅脑CT未见异常。

142. 最可能的诊断是
A. 急性氯气中毒
B. 急性氰化氢中毒
C. 急性硫化氢中毒
D. 急性一氧化碳中毒
E. 急性砷化氢中毒

143. 该患者中毒的机制,不正确的是

A. 硫化氢影响细胞的氧化还原过程
B. 硫化氢可使组织细胞内窒息缺氧
C. 当吸入硫化氢浓度过高时,可反射性引起呼吸停止
D. 硫化氢可与呼吸链中细胞色素氧化酶起作用
E. 硫化氢可在体内蓄积

144. 抢救该患者的措施不包括
A. 高压氧治疗
B. 宜早期、足量、长期应用糖皮质激素
C. 应用大剂量谷胱甘肽
D. 可应用细胞色素C
E. 用抗生素预防感染

(145～147题共用题干)

男性,45岁。因头晕、呼吸困难3h入院。3h前清理污水池时出现头晕、呼吸困难,呼出气体有臭鸡蛋味。既往体健。体格检查:BP 130/80 mmHg,意识清醒,两肺呼吸音清,未闻及干、湿性啰音。心率120次/分,律齐。腹平坦,肝、脾未触及。双下肢无水肿。双侧病理征均未引出。

145. 诊断应首先考虑
A. 急性氯气中毒
B. 急性硫化氢中毒
C. 急性一氧化碳中毒
D. 急性氰化氢中毒
E. 急性氨气中毒

146. 下列检查最有助于明确诊断的是
A. 胸部X线片
B. 心电图
C. 颅脑CT
D. 血及尿毒物检测
E. 超声心动图

147. 结合本病例,下列叙述错误的是
A. 接触低浓度,仅有呼吸道及眼的局部

刺激作用

B. 高浓度时,表现为中枢神经系统症状和窒息症状

C. 吸入极高浓度时,可立即猝死,即闪电式中毒

D. 严重病例经抢救恢复后,部分患者可残留后遗症

E. 中度中毒一般不伴有神经系统症状

(148~149题共用题干)

女性,20岁。病史不清,昏迷不醒、抽搐。体格检查:血压85/45 mmHg,口唇及皮肤黑紫色,呼吸困难,双肺可闻及湿性啰音,心率110次/分,律齐,各瓣膜区未闻及病理性杂音。

148. 最可能的诊断应考虑
    A. 亚硝酸盐中毒
    B. 急性心肌梗死
    C. COPD
    D. 有机磷农药中毒
    E. 蛛网膜下腔出血

149. 应立即进行的治疗是
    A. 阿托品静脉注射
    B. 输血
    C. 毛花苷丙静脉注射
    D. 亚甲蓝静脉滴注
    E. 硝酸甘油静脉点滴

三、X型题

150. 下列胃肠型食物中毒的临床特点,正确的是
    A. 潜伏期短很少超过72 h
    B. 以急性胃肠炎为主要临床表现
    C. 变形杆菌感染可发生过敏症状
    D. 金葡菌感染呕吐明显
    E. 肠出血型大肠埃希菌和副溶血性弧菌感染部分病例出现血水样便

151. 胃肠型食物中毒的病原治疗抗生素应用正确的是
    A. 轻症者首选喹诺酮类
    B. 通常不应用抗生素
    C. 抗生素应用至关重要
    D. 因致病菌易耐药应联合长期用药
    E. 症状较重的患者应用抗生素

152. 神经型食物中毒的传染源为
    A. 家禽
    B. 家畜
    C. 蟑螂
    D. 鸟类
    E. 鱼类

153. 神经型食物中毒临床表现正确的是
    A. 腱反射可呈对称性减弱
    B. 肌力低下主要见于颈部及肢体近端
    C. 婴儿首发症状为便秘
    D. 起病急,以神经症状为主
    E. 死因多为延髓麻痹

154. 神经型食物中毒治疗包括
    A. 大剂量青霉素,消灭病原菌,减少毒素产生
    B. 严格卧床休息
    C. 应用庆大霉素
    D. 4 h内洗胃、清洁灌肠
    E. 及早应用多效价抗毒素

155. 神经型食物中毒注射多效价抗毒素最有效的时间为
    A. 病程第3天后
    B. 病程第2天后
    C. 发病任何时期
    D. 起病24 h内
    E. 发生瘫痪前

156. 眼部化学烧伤分为
    A. 接触期

B. 扩散期

C. 水肿期

D. 溃疡期

E. 瘢痕期

157. 与一氧化碳中毒症状有关的是

A. 空气中一氧化碳的浓度

B. 与一氧化碳接触时间长短

C. 患者中毒前的健康状况

D. 中毒时体力活动情况

E. 患者中毒前的精神状态

158. 关于急性一氧化碳中毒的发病机制,正确的是

A. 主要为组织缺氧

B. 一氧化碳与 Hb 有较强的亲和力

C. COHb 失去携氧能力

D. COHb 易解离

E. 全身和中枢缺氧症状为主

159. 在百草枯中毒治疗中,以下药物具有抗氧自由基作用的是

A. 糖皮质激素

B. 依达拉奉

C. 谷胱甘肽

D. 维生素 C

E. 环磷酰胺

160. 人体内可还原百草枯的酶有

A. 还原型烟酰胺腺嘌呤二核苷酸磷酸(NADPH)-细胞色素 P - 450 还原酶

B. 还原型烟酰胺腺嘌呤二核苷酸(NADH)-泛醌氧化还原酶

C. 黄嘌呤氧化酶

D. 一氧化氮合酶

E. 乳酸脱氢酶

161. 百草枯中毒后可出现

A. 早期无法说话及吞咽

B. 肾功能不全

C. 肺不张

D. 肺纤维化

E. 溶血反应

162. 主要死因为呼吸衰竭的急性中毒有

A. 有机磷中毒

B. 百草枯中毒

C. 砷化氢中毒

D. 阿片类药物中毒

E. 氮氧化合物中毒

163. 食物中毒的诊断要点包括

A. 进食可疑食物史

B. 及时血清细菌学检查阳性

C. 消化道症状为主

D. 血常规检查特异结果

E. 便培养见相应的细菌生长

164. 细菌性食物中毒治疗原则

A. 查找原因,合理应用抗生素

B. 对症治疗

C. 注意补液、保持血容量充足

D. 注意电解质及酸碱平衡失调

E. 一般不会休克,不必特殊注意

165. 电击伤的临床表现包括

A. 即刻表现

B. 电烧伤表现

C. 昏迷表现

D. 休克表现

E. 电击伤后综合征

166. 细菌性食物中毒的特点是

A. 春季、冬季高发

B. 病程短

C. 发病率高

D. 病死率高

E. 引起中毒的主要食品是动物性食品

167. 对电击伤进行现场抢救最重要应包括

A. 迅速切断电源

B. 如呼吸、心跳停止,应立即做人工呼吸、心外按摩

C. 去除心室颤动,采用电除颤及药物除颤

D. 毛花苷丙静注

E. 静脉滴注利多卡因

168. 眼部热烧伤可出现

A. 巩膜坏死

B. 眼睑闭合不全

C. 角膜混浊坏死

D. 睑球粘连

E. 眼球萎缩

169. 化学烧伤的程度与化学物质的哪些因素有关?

A. 性质

B. 与眼接触时间

C. 浓度

D. pH

E. 渗透力

170. 眼部碱烧伤的处理原则是

A. 防止感染

B. 促进创面愈合

C. 预防和治疗各种并发症

D. 防止出血

E. 以上均对

171. 眼部化学烧伤分为

A. 接触期

B. 扩散期

C. 水肿期

D. 溃疡期

E. 瘢痕期

172. 以下各种情况中,不宜催吐的是

A. 昏迷

B. 惊厥

C. 误服有机磷农药

D. 吞服腐蚀剂

E. 吞服汽油

173. 关于清除进入人体尚未被吸收的毒物,以下叙述正确的是

A. 吞服强腐蚀性毒物者不宜洗胃

B. 插胃管时应避免误入气管

C. 洗胃液以热水为宜

D. 洗胃液每次注入量不宜超过 300 ml

E. 应反复灌洗,直至回收液澄清为止

第十二章

创伤和灾害事故

处于休克的

A1/A2 型题

处于休克的

1. 一个人在家里突然发生火灾时,变得不知所措。这种情绪状态属于
   A. 应激
   B. 激情
   C. 心境
   D. 适应

2. 院前急救的首要任务是
   A. 灾害或战争时对遇难者的院前急救
   B. 通信网络中心的枢纽任务
   C. 特殊任务时救护值班
   D. 急救知识的普及教育
   E. 平时对呼救患者的院前急救

3. 要怀疑脊柱损伤可能的情况是
   A. 机动车事故中的受伤者
   B. 超过站立高度的地方坠落
   C. 外伤后颈部或背部疼痛
   D. 外伤后主诉肢体麻木无力感
   E. 以上都包括

4. 女性,35 岁。因车祸致全身多发伤,体检: BP 55/40 mmHg, HR 112 次/分, T 36.1℃。面色苍白、脉搏细弱、四肢冷、出汗。X 线片示右下肢粉碎性骨折,颅骨骨折。入院诊断为低血容量性休克,该患者

处于休克的
   A. 休克初期
   B. 休克期
   C. 休克后期
   D. 微循环衰竭期
   E. 以上都不对

5. 重度创伤患者死亡的常见病因是
   A. 化脓性感染
   B. 休克
   C. 急性肾衰竭
   D. 应激性溃疡
   E. 急性呼吸窘迫综合征

6. 男性,20 岁。因车祸伤到急诊室时血压 70/40 mmHg,心率每分 140 次。初步诊断为重度出血性休克,应首先输注
   A. 葡萄糖盐水
   B. 葡萄糖溶液
   C. 平衡盐溶液
   D. 全血
   E. 血浆

7. 男性,28 岁。因交通事故引起四肢多发性骨折,右大腿挤压伤。送到急诊室时面色苍白,口渴,脉搏 120 次/分,血压 80/60 mmHg。给予紧急扩容,首选液体是
   A. 全血

B. 血浆

C. 10%葡萄糖液

D. 右旋糖酐液

E. 5%葡萄糖等渗氯化钠溶液

8. 一名 62 岁、有很长吸烟史的男子因胸痛来诊。他指出,在过去几个月里,他一直感到胸部的局部胸骨下区有"压力感",有时放射到左臂上。轻度劳动即发生疼痛,但在休息时从来没有发生过。他进一步指出,当他疼痛时,通常持续约 5 min,但休息后就消失。他说:"我的活动耐力中等,步行几个街区就会出现劳力性呼吸困难"。体格检查:胸壁触诊无压痛,但可闻及颈动脉杂音,且足背脉搏减弱。他没有胸外伤史,没有冠心病,但他的家族史具有重要意义,因为其父亲曾有心脏病发作。否认现在胸痛。此外,除了确定其他冠心病危险因素以及行静息心电图外,下列诊断手段最合适的是

A. 胸部 X 光透视

B. 安排患者检查超声心动图检查

C. 安排患者平板运动试验

D. 安排患者行非紧急冠状动脉造影

E. 安排患者立即行冠状动脉造影

9. 不属于预防急性胰腺炎的措施是

A. 积极治疗胆道疾病

B. 戒酒

C. 常用抑制胰酶活性的药物

D. 避免服用引起急性胰腺炎的药物

E. 避免暴饮暴食

10. 诱发 DIC 最常见的病因为

A. 恶性肿瘤

B. 手术及外伤

C. 革兰阴性细菌感染

D. 产科意外

E. 代谢性酸中毒

11. 男性,54 岁。车祸 1 h 入院。诊断:骨盆骨折及左胫骨开放性骨折。此时患者最容易发生的并发症是

A. 休克

B. 泌尿系统感染

C. 血栓形成

D. 褥疮

E. 脂肪栓塞

12. 男性,55 岁。摔伤致右外踝骨折,经手法复位后石膏固定治疗,骨折愈合后拆除石膏,6 个月后右踝部仍肿胀,局部感烧灼样疼痛,局部皮温低,皮肤光滑、汗毛脱落。目前诊断应考虑

A. 损伤性骨化

B. 下肢深静脉血栓形成

C. 急性骨萎缩

D. 外踝缺血性坏死

E. 踝关节创伤性关节炎

13. 男性,25 岁。车祸 2 h 后来院,一般情况尚好,左大腿中上段皮裂约 0.5 cm,软组织挫伤较轻,胫骨骨折端无外露,出血不多。此时最佳的处理方法,是

A. 清创术,骨折复位,外固定支架固定

B. 清创术,骨折复位,钢板内固定

C. 清创术,骨折复位,髓针内固定

D. 清创术,夹板固定

E. 清创术,石膏管型固定

14. 对于肩锁关节脱位,以下论述错误的是

A. 多见于年轻人的运动创伤

B. 多因直接暴力致伤

C. 严重者,肩锁韧带与喙锁韧带均破裂

D. X 线摄片阴性发现,可以排除肩锁关节脱位

E. 肩锁韧带与喙锁韧带均破裂者,应该手术治疗

15. 有关肘关节损伤后遗症,下列说法不正确

的是

A. 肘内翻畸形的发生率为 $9\%\sim57\%$,内翻大于 $20°$ 时即应手术矫形

B. 肘关节骨化性肌炎的发生率儿童高于成年人

C. 肘关节损伤后可继发尺神经炎

D. 肘外翻达 $35°$ 以上者应考虑手术治疗

E. 创伤性骨化性肌炎与进行性骨化性肌炎不是一种疾病,发病部位与表现亦不相同

16. 男性,35 岁。车祸伤致右髋关节疼痛,不能活动 3 天,经检查诊断为右髋关节后脱位。在硬膜外麻醉下行手法复位治疗。伤后 1 年开始出现右髋关节疼痛,行走跛行,此时最可能的诊断是

A. 右髋关节创伤性关节炎

B. 右股骨头缺血坏死

C. 右坐骨神经损伤

D. 右髋关节僵硬

E. 右髋关节感染

17. 男性,32 岁。因车祸导致左小腿中下段疼痛、流血、异常活动入院。经检查诊断为小腿中下段开放性骨折,伤口长 1 cm,为骨折断端刺破皮肤所致。X 线片显示骨折为短斜行骨折。正确的最简单的处理方法是

A. 清创后按照闭合骨折处理,石膏固定

B. 清创交锁髓内针固定

C. 清创后小夹板固定

D. 清创后外固定架固定

E. 清创钢板固定

18. 男性,30 岁。因车祸伤致右侧胫腓骨骨折,入院行闭合复位石膏外固定,3 个月后去除外固定。复查 X 线片见骨折已经愈合,但经 4 周功能锻炼,膝关节功能恢复不佳。可能的原因为

A. 关节僵硬

B. 创伤性关节炎

C. 损伤性骨化

D. 缺血性骨坏死

E. 缺血性肌痉挛

19. 女性,40 岁。因外伤致股骨内外髁部骨折,关节面不平,相差 0.6 cm,虽经治疗,骨折移位未见改变,最可能出现的晚期并发症是

A. 骨化性肌炎

B. 压疮

C. 膝关节创伤性关节炎

D. 膝关节僵硬

E. 膝关节外翻

20. 男性,52 岁。车祸伤 2 h。体格检查:神志清,血压 105/75 mmHg。气管向左侧移位,右胸壁大量皮下捻发感,右胸叩诊鼓音,右侧呼吸音明显减弱。胸片:右第 4、8、9 肋骨折,左第 7、8、9 肋骨折,右肺压缩 90%。首要的处理是

A. 牵引固定

B. 胸带固定

C. 胸腔闭式引流

D. 剖胸探查,修补肺破裂处

E. 气管插管,加压扩张肺部

21. 应用整形外科原则处理体表软组织损伤,以下方法错误的是

A. 早期彻底清创

B. 用细小针线缝合伤口

C. 对于任何伤者首先考虑体表皮肤软组织的清创缝合

D. 较大的创面缺损应用皮瓣修复

E. 分层缝合,消灭死腔

22. 女性,25 岁。因车祸致小腿胫前皮肤缺损 7 cm×9 cm 大小,胫骨皮质外露。下列处理不正确的是

A. 选用局部皮瓣修复

B. 选用局部筋膜瓣和游离植皮修复

C. 选用小腿岛状皮瓣修复

D. 选用游离皮瓣移植修复

E. 选用游离皮肤移植修复

23. 女性,30 岁,农民。房屋倒塌压在上半身 30 min,呼吸困难,体格检查见神志清,血压 130/86 mmHg,脉搏 100 次/分,呼吸 30 次/分,两眼结膜充血,颈静脉怒张,前胸皮肤瘀斑,腹软,无压痛,尿常规正常。最可能的诊断是

A. 早期创伤性休克

B. 创伤性窒息

C. 挤压综合征

D. 开放性气胸

E. 眼结膜损伤

24. 一患者车祸后 2 h 送至医院,诉咳嗽、胸部疼痛。查体:T 36.5℃,P 130 次/分,R 30 次/分,BP 90/60 mmHg,神志清晰,右胸部压痛明显,右肺呼吸音低,右下肢有骨折征。胸片示:右侧液气胸。创伤种类为

A. 穿透伤

B. 非贯通伤

C. 开放伤

D. 挤压伤

E. 闭合伤

25. 男性,18 岁。创伤 25 min 来院,神志清楚,面色苍白,右大腿外侧可见 3 cm 长创口,无出血,肢体无反常活动,血压 90/60 mmHg,脉搏 120 次/分,呼吸 28 次/分,患者自觉腹胀,排气 1 次。不恰当的急诊处置是

A. 腹部穿刺

B. 右大腿 X 光摄片检查

C. 腹部超声检查

D. 建立静脉输液通道

E. 立位胸腹部透视检查

26. 男性患者,2007 年 10 月 8 日因车祸被抬入

急诊室。CT 检查显示颅内有血肿,量约 30 ml,合并下颌骨开放性骨折,并有舌后坠。抢救原则首先是

A. 降低颅内压

B. 下颌骨结扎固定

C. 积极扩容

D. 保持呼吸道通畅

E. 开颅手术

27. 女性,45 岁,遭车祸时左季肋部撞伤脾破裂。血压 80/60 mmHg,神志尚清楚,脉搏 120 次/分,表情淡漠,口渴,面色苍白。估计出血量达

A. 400～500 ml

B. 600～700 ml

C. 800～1 600 ml

D. 1 700～2 400 ml

E. >2 400 ml

28. 女性,45 岁。因交通事故,双股骨干粉碎性骨折第 2 天,其 24 h 尿量 200 ml。下列化验结果不符合急性肾衰竭的是

A. 血钾 5 mmol/L

B. 尿素氮 14.2 mmol/L

C. 血镁 1.4 mmol/L

D. 血磷 0.89 mmol/L,血钙 2.96 mmol/L

29. 男性,30 岁。车祸致股骨干骨折,术后 1 天突发呼吸困难,发绀。诊断最可能是

A. 肺脂肪栓塞

B. 坠积性肺炎

C. 心肌梗死

D. 急性胸膜炎

E. 以上均不是

30. 男性,34 岁。建筑工人。一次事故严重外伤,大量出血,血压下降,少尿,经抢救后低血压和血容量已纠正,但尿量仍很少。为避免肾衰竭的进展,应给予药物

A. 氢氯噻嗪

B. 呋塞米

C. 螺内酯

D. 氨苯蝶啶

E. 卡托普利

31. 男性,45岁。因创伤致心跳呼吸停止,经复苏后恢复,继而出现体温升高、抽搐、惊厥,患者可能并发
    A. 肺水肿
    B. 心力衰竭
    C. 肾衰竭
    D. 脑水肿
    E. 脑死亡

32. 发生腹部损伤时,下列不正确的是
    A. 需密切观察患者的生命体征变化
    B. 重点检查腹部情况的同时,必要时应行直肠或阴道指诊
    C. 患者可有恶心、呕吐、便血、呕血、腹胀等症状
    D. 脾破裂时检查患者有严重的腹部压痛及反跳痛
    E. 腹腔穿刺抽不到液体并不能完全排除内脏损伤的可能性

33. 闭合性腹外伤患者诊断不明确在观察期间不应做的处理是
    A. 不随意搬动患者
    B. 注射止痛剂,减轻患者痛苦
    C. 禁食、禁水
    D. 应用广谱抗生素
    E. 补充血容量,防止休克

34. 男性,因口腔颌面部创伤致舌体裂伤,出血明显,口底肿胀,来院急诊。最有效合理的止血方法是
    A. 注射止血针
    B. 指压患侧的颈总动脉
    C. 用纱布块填塞止血
    D. 创口缝合止血

E. 做颈外动脉结扎术

35. 颌面创伤清创术中,异物必须摘除的情况是
    A. 创口有急性炎症
    B. 异物位于大血管旁
    C. 深部异物
    D. 异物与伤情无关
    E. 定位不准确

36. 缝合舌组织创伤的方法中,错误的是
    A. 使用较粗缝线缝合
    B. 尽量保持舌的纵长度
    C. 边距要大,缝得要深
    D. 可将舌尖向后折转缝合
    E. 创伤累及相邻组织时,应分别缝合

37. 有关脊柱外伤与脊髓损伤的关系,下列错误的是
    A. 脊髓损伤节段与椎骨受伤平面不一致
    B. 胸椎较固定,所以胸椎的脱位多无脊髓损伤
    C. 有的病例表现为明显脊髓损伤,但X线检查却无骨折脱位
    D. 屈曲型骨折脱位造成脊髓损伤最多见
    E. 椎管狭窄患者,脊柱骨折创伤更易发生脊髓损伤

38. 股骨颈囊内骨折常见的和最严重的后期并发症为
    A. 下肢短缩
    B. 髋内翻畸形
    C. 股骨头缺血坏死
    D. 髋关节半脱位
    E. 创伤性关节炎

39. 男性,70岁。下楼时不慎摔伤右髋部。查体:右下肢短缩、外旋50°畸形,右髋肿胀不明显,但有叩痛。此型骨折最易发生的并发症是

A. 脂肪栓塞

B. 坐骨神经损伤

C. 髋内翻畸形

D. 股骨头缺血性坏死

E. 髋关节周围创伤性骨化

40. 属于骨折早期并发症的是

A. 创伤性关节炎

B. 缺血性骨坏死

C. 关节僵硬

D. 骨筋膜室综合征

E. 坠积性肺炎

41. 骨折引起脂肪栓塞是由于

A. 患者肥胖

B. 脂肪肝

C. 骨筋膜室压力过高

D. 创伤的应激作用

E. 静脉压力增高

42. 符合伸直型肱骨髁上骨折特点的描述是

A. 肘后三角异常改变

B. 骨折线由前上斜向后下

C. 骨折线由前下斜向后上

D. 常伴有正中神经损伤

E. 患肘向前突出呈后伸位

43. 股骨颈头下型骨折最易并发

A. 缺血性骨坏死

B. 创伤性关节炎

C. 创伤性骨化

D. 坐骨神经损伤

E. 关节僵硬

44. 男性,65 岁。3 年前右股骨颈骨折,三翼钉内固定,1 年前右髋关节疼痛,近来加重,X线片可见右股骨头明显变形。诊断为

A. 创伤性关节炎

B. 股骨头缺血性坏死

C. 继发髋关节结核

D. 骨折畸形愈合

E. 髋关节退行性变

45. 处理头部创伤时,必须遵循的外科原则是

A. 头皮下出血点必须一一结扎

B. 尽量切除可能污染的头皮创缘组织

C. 伤口一律全层缝合

D. 大块的头皮缺损只能留作二期处理

E. 清创术应争取在 8 h 内进行,一般不得超过 24 h

46. 男性,车祸伤及头部,伤后出现左侧鼻唇沟变浅,鼻出血,左耳听力下降,左外耳道流出淡血性液体。诊断首先考虑

A. 颅前窝骨折

B. 颅中窝骨折

C. 颅后窝骨折

D. 左颞骨骨折

E. 脑震荡

47. 创伤性窒息最常见的原因是

A. 胸部摔伤

B. 胸部撞击伤

C. 胸部暴力挤伤

D. 胸部扑打伤

E. 胸部高压气浪冲击伤

48. 男性,20 岁。3 天前开摩托车时发生车祸,右额部撞到车把上,致右侧额部皮肤裂伤流血,右眼红痛、视力下降。眼部检查:Vod 0.1,加针孔镜不能矫正视力,Vos 1.5。右眼睑红肿、皮下瘀血,结膜混合充血(++),角膜透明,前房轴深约 3 CT、房水闪辉(一)、瞳孔圆形、直径 5 mm、直接对光反射减弱、间接对光反射正常,晶状体透明、视盘色淡红、边界清、C/D 0.3,黄斑中心凹反光暗。左眼眼部检查未见异常。对明确诊断最有意义的辅助检查是

A. UBM

B. OCT

C. VEP

D. ERG

E. EOG

49. 男性,37 岁。因车祸伤后昏迷入院,诊断为重型颅脑损伤、脑疝。临床上可用于降低颅内压的方法有

A. 过度通气

B. 利尿剂和液体限制

C. 适当抬高头部

D. 局部低温

E. 以上均可

50. 男性,38 岁。既往体健。2 天前因"高处坠落伤"住院,为预防应激性溃疡。对患者进行抑酸治疗,监测胃液 pH 应达到

A. <4.0

B. <3.0

C. <2.0

D. >4.0

E. >3.0

51. 为保持颅脑创伤患者的大脑灌注压,最好应保持收缩压为

A. 80～90 mmHg

B. 90～100 mmHg

C. 100～110 mmHg

D. 110～120 mmHg

E. 120～130 mmHg

52. 20 世纪 90 年代末开始,意外死亡成为青少年的首位死因,其死因顺位为

A. 车祸、跌坠、溺水、电击等

B. 溺水、车祸、跌坠、电击等

C. 车祸、溺水、跌坠、电击等

D. 跌坠、溺水、车祸、电击等

E. 电击、溺水、车祸、跌坠等

53. 引发车祸的主导因素是

A. 开车的人太多

B. 车的质量差

C. 健康教育不到位

D. 道路状况不好

E. 人为错误

54. 下列不属于破伤风的防治措施的是

A. 儿童免疫接种破伤风类毒素

B. 应用特效治疗破伤风药物

C. 孕妇进行破伤风类毒素免疫

D. 易发生创伤的群体接种破伤风类毒素

E. 严重者立即注射破伤风抗毒素

55. 下列属于意外伤害的有

A. 自残

B. 溺水

C. 强奸

D. 他杀

E. 家庭暴力

56. 男性,56 岁,城市居民。乘坐公交车时发生恐怖袭击,车内炸弹爆炸,呼吸困难,口唇发绀,咳嗽。查体:意识清醒,BP 110/76 mmHg,P 113 次/分,R 30 次/分,双肺布满湿啰音,腹软,无压痛。胸部 X 线片:双肺门呈斑片样渗出影。最可能的诊断是

A. 早期创伤性休克

B. 创伤性窒息

C. 肺爆震伤

D. 开放性气胸

E. 眼结膜损伤

57. 女性,30 岁,农民。因"房屋倒塌压在上半身 30 min,呼吸困难"来诊。查体:意识清楚,BP 130/86 mmHg,P 100 次/分,R 30 次/分,结膜充血,颈静脉怒张,前胸皮肤瘀斑,腹软,无压痛,尿常规正常。最可能的诊断是

A. 早期创伤性休克

B. 创伤性窒息

C. 挤压综合征

D. 开放性气胸

E. 眼结膜损伤

58. 关于肩锁关节脱位的特点,以下错误的是

A. 多见于年轻人的运动创伤

B. 多因直接暴力致伤

C. 严重者,肩锁韧带与喙锁韧带均破裂

D. X线摄片阴性发现,可以排除肩锁关节脱位

E. 肩锁韧带与喙锁韧带均破裂者,应该手术治疗

59. 关于肘关节损伤后遗症,下列不正确的是

A. 肘内翻畸形的发生率为 9%～57%,内翻大于 20°时即应手术矫形

B. 肘关节骨化性肌炎的发生率儿童高于成年人

C. 肘关节损伤后可继发尺神经炎

D. 肘外翻达 35°以上者应考虑手术治疗

E. 创伤性骨化性肌炎与进行性骨化性肌炎不是一种疾病,发病部位与表现亦不相同

60. 股骨转子间骨折容易发生的并发症是

A. 骨折不愈合

B. 股骨头缺血坏死

C. 创伤性髋关节炎

D. 髋内翻畸形

E. 损伤性骨化

61. 腹部损伤是一种特殊类型的急腹症,即创伤性急腹症,其特点是

A. 车祸致伤多、伤后生命体征变化明显、伤情重和死亡率高

B. 坠落致伤多、伤后生命体征变化明显、伤型复杂和死亡率高

C. 锐刺致伤多、伤后生命体征变化不明显、伤情轻、伤型单一

D. 致伤因素多、伤后生命体征变化明显、伤情重、伤型复杂和死亡率高

E. 挤压致伤多、伤后生命体征变化不明显、伤情轻

62. 20 岁男青年被刀刺伤右上腹,有关描述中不正确的是

A. 不能沿原创口扩大后进腹探查

B. 可能伤及肝脏、胆道、横结肠等

C. 不会伤及下腔静脉

D. 中、下腹肠管应探查

E. 胃管内有血不一定合并胃穿孔

63. 女性,25 岁。2 年以来和丈夫吵架或遇到不高兴的事后,即出现四肢强直和抽搐样表现。发作时能听清楚家人的呼唤但不予回答。无唇舌咬伤和大小便失禁,瞳孔无散大,对光反射存在。该患者最可能的诊断是

A. 癫痫

B. 创伤后应激障碍

C. 癔症

D. 神经衰弱

E. 适应性障碍

64. 初期处理火器伤清创后,伤口应作一期缝合的是

A. 臀部

B. 下肢

C. 膝关节腔

D. 上臂

E. 手掌

65. 引起颅内压增高的疾病包括以下各项,但除外

A. 颅脑损伤

B. 颅内占位性病变

C. 脑血管疾病

D. 颅内先天性疾病

E. 创伤性窒息

66. 下列不会引起继发性脑干损伤的是

A. 癫痫

B. 额颞部脑挫伤

C. 脑水肿

D. 颞叶血肿

E. 小脑血肿

67. 女性,50 岁。左额铁器伤 9 h,伤后昏迷 5 min,头痛、呕吐伴运动性失语,X 线检查见左额凹陷性骨折,深度 8 mm 左右。对其处置是

A. 腰椎穿刺

B. 脑室外引流

C. 脱水降颅压治疗

D. 不须特殊治疗

E. 手术骨折复位

68. 男性,36 岁。车祸头部受伤,伤后不省人事约半小时,清醒后诉头痛、恶心、呕吐,4 h 后再次昏迷。首先考虑

A. 颅底骨折

B. 脑震荡

C. 硬脑膜外血肿

D. 硬脑膜下血肿

E. 颅盖骨折

69. 骨筋膜室综合征,最主要的治疗措施是

A. 给予血管舒张剂,消除血管痉挛

B. 抬高患肢,以利消肿

C. 被动按摩,以利消肿

D. 做臂位麻醉,解除血管痉挛

E. 解除包扎固定物,经观察不见好转,切开筋膜减压

70. 青壮年膝半月板损伤,反复疼痛,关节肿胀。最合理的治疗方法为

A. 半月板切除术

B. 理疗、制动、止痛药

C. 局部封闭

D. 关节镜下半月板切除

E. 关节镜下半月板部分切除

71. 手部创伤止血时,止血带应缚于

A. 上臂上 1/3 处

B. 上臂中 1/3 处

C. 上臂下 1/3 处

D. 前臂中段

E. 腕部

72. 不宜列为闭合性骨折手术复位的适应证是

A. 关节内骨折移位手法复位失败

B. 软组织嵌入骨折端间,手法不能摆脱

C. 骨折移位,非手术治疗未获解剖复位

D. 粉碎性骨折移位,经过非手术治疗未达到功能复位要求

E. 骨折合并主要血管损伤

73. 胸椎骨折脱位伴脊髓损伤患者,双下肢出现完全性瘫,这时的肌力是

A. 0 级

B. 1 级

C. 2 级

D. 4 级

E. 5 级

74. 一患者胫腓骨骨折,闭合复位石膏外固定,当时肢体肿胀较明显,治疗中患者未能积极进行功能练习,2 个月后去除外固定见骨折已经愈合。经 1 个月功能锻炼,恢复不满意,膝关节功能差,此为

A. 损伤性骨化

B. 创伤性关节炎

C. 关节僵硬

D. 缺血性骨坏死

E. 缺血性肌痉挛

75. 用于周围神经损伤诊断的检查是

A. Thomas 征

B. Tinel 征

C. Hoffmann 征

D. Babinski 征

E. Dugas 征

76. 有关骨盆骨折合并尿道损伤及失血性休克患者的处理,正确的顺序是

A. 骨盆骨折、尿道损伤、休克

B. 休克、尿道损伤、骨盆骨折

C. 休克、骨盆骨折、尿道损伤

D. 尿道损伤、休克、骨盆骨折

E. 同时处理尿道损伤和休克、骨盆骨折

77. 有关开放性关节创伤的处理原则,下列不正确的是

A. 关节囊已敞开时,大量盐水冲洗关节腔

B. 千方百计设法闭合关节腔

C. 敞开关节囊,放置引流

D. 全身及局部应用抗生素,抗生素放入关节囊内

E. 术后持续皮牵引或骨牵引作外固定

78. 有关 T_{12} 压缩骨折的保守治疗,最正确的卧床体位是

A. 侧卧位

B. 仰卧屈曲位

C. 俯卧过伸位

D. 仰卧过伸位

E. 半坐卧位

79. 有关中央脊髓损伤综合征,以下说法不正确的是

A. 损伤多由颈椎过屈性损伤造成

B. 颈椎损伤时引起根动脉及脊前动脉受阻,可加重该损伤

C. 临床特点是上下肢瘫痪严重程度不一,上肢重于下肢,或一侧上肢瘫痪,或双下肢无瘫痪

D. 手部功能障碍多明显,手内肌萎缩

E. 损伤平面以下可有触觉及深感觉障碍

80. 治疗骨折不可轻易切开复位内固定,最主要的原因是

A. 易损伤大血管,引起肢体坏死

B. 损伤神经,引起肢体瘫痪

C. 术中发生意外

D. 影响骨折血运,导致延迟愈合或不愈合

E. 手术后发生感染,形成骨髓炎

81. 周围神经损伤的治疗方法取决于损伤的病因,有关治疗方法的选择,错误的是

A. 髋关节脱位或骨盆骨折所致的坐骨神经损伤,多系压迫性损伤,早期复位后可观察 2~3 个月,根据恢复情况再决定是否手术

B. 切割伤应早期修复

C. 火器伤清创同时行修复

D. 药物注射伤一般先行局部理疗

E. 肱骨骨折造成的桡神经挫伤,若外膜完整,也可先观察

82. 肘关节骨折脱位可能并发

A. 动静脉损伤

B. 缺血性肌挛缩

C. 损伤性骨化

D. 缺血性骨坏死

E. 周围神经损伤

83. 地震现场,某人左腰部及下肢被倒塌砖墙压住,6 h 后救出,4 h 后送到医院。主诉口渴,尿少,呈暗红色。检查:脉搏 120 次/分,血压 90/70 mmHg,左下肢明显肿胀,皮肤有散在瘀斑及水疱,足背动脉较健侧弱,趾端发凉,无骨折征。拟诊断为

A. 创伤性休克

B. 肾挫伤

C. 左下肢挫伤

D. 左下肢血栓形成

E. 挤压综合征

84. 马车从一中年男子的小腹压过,腰与骨盆区疼痛,休克,不能自行排尿,膀胱胀满,直肠指诊,指套上染有血迹。正确的诊断是

A. 骨盆骨折

B. 骨盆骨折并休克

C. 骨盆骨折并休克与尿道损伤

D. 骨盆骨折并休克、尿道与直肠损伤

E. 骨盆骨折并膀胱破裂

85. 男性,30岁。闭合性胸部外伤后出现广泛皮下气肿及明显呼吸困难。首先应考虑的诊断是

A. 肺裂伤

B. 血胸

C. 血心包

D. 张力性气胸

E. 创伤性窒息

86. 男性,42岁。锅炉爆炸时被气浪掀倒,显著呼吸困难,咯血,口吐白沫。体格检查:烦躁不安,全身多处软组织挫伤,无明显伤口。以下处理错误的是

A. 输血,剖胸探查

B. 高压氧舱治疗

C. 控制补液量

D. 应用抗生素

E. 吸痰

87. 开放性气胸紧急现场处理为

A. 胸腔闭式引流术

B. 气管内插管,呼吸机呼气末正压通气

C. 迅速封闭胸壁创口

D. 吸氧

E. 剖胸探查术

第十三章

急诊危重症

一、A1/A2 型题

1. 男性,20 岁。1 周来发热食欲缺乏、厌油、恶心、呕吐、尿黄,黄疸急剧上升至血清总胆红素 170 μmol/L,凝血酶原活动度 35%。近 2 天出现嗜睡、烦躁不安伴牙龈出血,皮下瘀斑,肝肋下未扪及。该患者的诊断首先应想到
    A. 急性肝炎
    B. 中毒肝炎
    C. 急性重症肝炎
    D. 淤胆肝炎
    E. 慢性肝炎

2. 流行性出血热患者全身各组织器官都可有充血、出血、变性、坏死,表现最为明显的器官是
    A. 心
    B. 肺
    C. 肾
    D. 脑垂体
    E. 胃肠

3. 禁用于肾功能不全患者的抗菌药物是
    A. 青霉素
    B. 阿莫西林
    C. 头孢曲松
    D. 阿米卡星
    E. 阿奇霉素

4. 男性,58 岁。突感剧烈头痛、恶心、呕吐;查脑膜刺激征阳性,脑脊液检查呈血性,压力增高。最可能的诊断是
    A. 脑血栓形成
    B. 脑栓塞
    C. 高血压脑病
    D. 蛛网膜下腔出血
    E. 脑供血不足

5. 上消化道出血量达血容量多少时出现冷汗、心悸、四肢厥冷等急性失血症状?
    A. 10% 以下
    B. 10%～15%
    C. 15%～20%
    D. 20% 以上
    E. 30% 以上

6. 中度昏迷与深昏迷最有鉴别价值的是
    A. 不能唤醒
    B. 无自主运动
    C. 大小便失禁
    D. 对各种刺激均无反应
    E. 深浅反射均消失

7. 男性,32 岁。腹外伤,休克,经抗休克治疗好转。24 h 后再次发生休克。最可能的原

因是

A. 肝破裂

B. 气胸

C. 脾破裂

D. 感染性休克

E. 消化道出血

8. 男性,68 岁。因粘连性肠梗阻 24 h 行剖腹探查术,术中发现肠系膜与腹壁之间形成粘连带压迫肠管,松解粘连带后见肠管血运良好,关腹。术后 6 h 发生休克,腹部检查无明显压痛部位,最可能的原因是

A. 感染性休克

B. 中毒性休克

C. 失血性休克

D. 术后再次粘连梗阻

E. 肠坏死

9. 失血性休克的治疗主要是

A. 密切监测血压

B. 保暖

C. 留置导尿管

D. 补充血容量,积极处理原发病

E. 快速输全血

10. 下列能引起肾前性肾衰竭的是

A. 低血容量休克

B. 盆腔肿瘤压迫输尿管

C. 感染性休克

D. 四氯化碳

E. 挤压伤

11. 休克患者的体位一般应采用

A. 头高脚低位

B. 头低脚高位

C. 平卧位

D. 头和躯干抬高 20°～30°,下肢抬高 15°～20°

E. 侧卧位

12. 休克抑制期的微循环改变是

A. 微循环收缩期

B. 微循环扩张期

C. 微循环衰竭期

D. 直接通道开放

E. 动静脉短路关闭

13. 休克早期,每小时尿量为

A. <25 ml

B. 25～30 ml

C. 30～35 ml

D. 35～40 ml

E. 40～45 ml

14. 休克治疗时,应用血管活性药物的目的是

A. 升高血压

B. 提高组织器官的血液灌流

C. 提高心脏前负荷

D. 提高心脏后负荷

E. 增加心肌收缩力

15. 严重损伤性休克抢救成功后,首先应预防的是

A. 感染

B. 肝性脑病

C. 急性心力衰竭

D. 肾衰竭

E. 急性呼吸窘迫综合征

16. 感染性休克应用皮质激素的作用是

A. 阻断受体兴奋作用

B. 增强心肌收缩力

C. 促进糖异生

D. 以上都是

E. 以上都不是

17. 纠正休克所并发的酸中毒,关键在于

A. 充分换气

B. 补充碱性药物

C. 改善组织灌注

D. 提高血压

E. 应用激素

18. 休克的根本病因是

A. 血压下降

B. 中心静脉压下降

C. 心输出量下降

D. 有效循环血量下降

E. 微循环障碍

19. 感染性休克的治疗中,最重要的治疗是

A. 补充血容量

B. 补充血容量同时抗感染

C. 合理使用血管活性药物

D. 肾上腺皮质激素

E. 其他治疗包括营养支持,纠正酸碱失衡等

20. 肺心病经综合治疗后,呼衰、心衰均好转,血气分析:pH 7.52, $PaCO_2$ 55 mmHg, BE 20 mmol/L, K^+ 3.0 mmol/L, Cl^- 68 mmol/L。治疗应采用

A. 氨丁三醇

B. 4‰碳酸氢钠

C. 醋氮磺胺

D. 氯化钾

E. 尼可刹米

21. 不符合呼吸性酸中毒合并代谢性酸中毒的血气检查结果是

A. $PaCO_2$ 升高

B. HCO_3^- 减少

C. AB=SB≤正常值

D. BE 负值减小

E. pH 明显降低

22. 肺心病心衰使用洋地黄,下列不正确的是

A. 避免选用作用快的制剂

B. 用量为常规量的 1/2～2/3

C. 心率快与慢不能作为疗效指征

D. 一般疗效较差

E. 不作为首选治疗心功能不全的药物

23. 胸腔积液检查为血性,相对密度 1.020,蛋白定量 39 g/L, LDH 503 U/L,葡萄糖定量 2.4 mmol/L,腺苷脱氨酶(ADA)110 U/L。最可能的诊断为

A. 右心衰竭胸腔积液

B. 结核性胸腔积液

C. 癌性胸腔积液

D. 丝虫病性胸腔积液

E. 结缔组织病性胸腔积液

24. 支气管哮喘急性发作患者进行血气分析,其中 $PaCO_2$ 增高提示

A. 病情好转

B. 出现呼吸性碱中毒

C. 病情恶化

D. 出现心力衰竭

E. 无临床意义

25. 呼吸衰竭时,不符合慢性呼吸性酸中毒表现的检查是

A. $PaCO_2$ 上升

B. pH 可正常或降低

C. HCO_3^- 上升

D. SB＞AB

E. CO_2 结合力上升

26. COPD 最主要的并发症是

A. 肺源性心脏病

B. 肺间质病变

C. 肺脓肿

D. 纤维素性肺炎

E. 肺萎陷

27. 慢性肺心病出现右心衰竭时,以下哪项可能不是心衰的表现?

A. 双肺底湿啰音

B. 肝肿大和压痛

C. 双下肢水肿

D. 胸腔积液

E. 肝颈静脉回流征阳性

28. 猝死型冠心病最主要的原因是

　　A. 心脏破裂

　　B. 急性广泛心肌梗死

　　C. 心源性休克

　　D. 急性左心衰

　　E. 严重心律失常，特别是心室颤动

29. 急性心肌梗死左心功能不全伴频发多源室性期前搏动，用利多卡因无效，应首选的治疗药物是

　　A. 普鲁卡因胺

　　B. 普罗帕酮

　　C. 胺碘酮

　　D. 阿替洛尔

　　E. 维拉帕米

30. 关于卧位型心绞痛，下列描述不正确是

　　A. 属稳定型心绞痛范畴

　　B. 可偶在午睡时发作

　　C. 可出现心肌梗死或猝死

　　D. 硝酸甘油疗效较差

　　E. 可能与冠心病患者左心室功能下降有关

31. 临床确定患者存在急性心肌损害最有价值的指标是

　　A. 乳酸脱氢酶增高

　　B. 肌钙蛋白 T 增高

　　C. 血清肌红蛋白增高

　　D. 磷酸肌酸激酶增高

　　E. 心电图出现 ST 段水平下移

32. 关于左心功能不全、肺淤血的主要临床表现，下列不正确的是

　　A. 咳嗽、咯痰，痰为浆液性，白色泡沫状

　　B. 劳力性呼吸困难，休息即可缓解

C. 肺微小动脉压升高，血浆外渗，痰内带血丝

D. 阵发性夜间呼吸困难

E. 支气管痉挛

33. 左心衰最早出现的有诊断价值的体征是

　　A. 第一心音减弱

　　B. 心浊音界扩大

　　C. 交替脉

　　D. 舒张期奔马律

　　E. 两肺底湿啰音

34. 抢救急性肺水肿伴休克患者，应禁用的措施是

　　A. 静脉注射快速洋地黄类药物

　　B. 皮下注射吗啡

　　C. 酒精湿化吸氧

　　D. 静脉注射地塞米松

　　E. 静脉缓慢注射氨茶碱

35. 用 β 受体阻滞剂治疗扩张型心肌病合并心力衰竭，下列用药中错误的是

　　A. 选择性 β_1 受体阻滞剂优于非选择性

　　B. 宜从小剂量开始，以后逐步增加剂量

　　C. 不宜用于舒张功能不全的患者

　　D. 心率越快疗效越佳

　　E. 不与维拉帕米合用，以免加重心衰

36. 提示有心功能不全存在的数据是

　　A. VO_2 max 25 ml/(min・kg)

　　B. PCWP 8 mmHg

　　C. CI 2.8 L/(min・m)

　　D. PCWP 10 mmHg

　　E. CI 2.2 L/(min・m)

37. 右心衰竭和肝硬化的主要鉴别点是

　　A. 肝大

　　B. 水肿

　　C. 腹腔积液

　　D. 黄疸

38. 男性,65 岁。反复咳嗽咳痰 10 余年,活动后气促 5 年多。查体:胸廓呈桶状,$P_2 > A_2$,双肺有干湿性啰音,三尖瓣区有收缩期杂音。心电图:$RV_1 + SV_5 = 1.3$ mV,胸片右下肺肺动脉横径 16 mm。血气分析:PaO_2 50 mmHg,$PaCO_2$ 60 mmHg。诊断应该为
   A. 慢性肺源性心脏病
   B. 慢性支气管炎并感染,阻塞性肺气肿
   C. 慢性肺心病失代偿期
   D. 慢性肺心病,右心衰竭
   E. 慢性肺心病,呼吸衰竭

39. 男,21 岁。近半年来反复心悸、胸痛、劳力性呼吸困难,时有头晕或短暂神志丧失。查体:心脏轻度增大,心尖部有 2 级收缩期杂音和第 4 心音,胸骨左缘第 3～4 肋间可闻及较粗糙的喷射性收缩期杂音。最可能的诊断是
   A. 冠心病心绞痛
   B. 二尖瓣关闭不全
   C. 主动脉瓣狭窄
   D. 肥厚型梗阻性心肌病
   E. 病毒性心肌炎

40. 一位 60 岁男子在心肌梗死出院 2 个星期后,因低热和胸痛很着急,返回诊室。没有呼吸急促,听诊肺清,心脏检查没有大的杂音、奔马律或摩擦音。心电图与最后一次在医院里做的没有变化。最可能有效的疗法是
   A. 抗生素
   B. 用华法林抗凝
   C. 抗炎剂
   D. 增加抗心绞痛的药物
   E. 抗焦虑药

41. 一位 65 岁的患者来到诊室,诉最近有心肌梗死病史并住院 5 天。自诉当时被告知有轻度充血性心力衰竭,但现在无症状,体检正常。推荐的药物是
   A. ACEI
   B. 地高辛
   C. 地尔硫草
   D. 呋塞米
   E. 肼屈嗪加硝酸酯类

42. 该患者皮肤、巩膜黄染加重,体温升高至 40℃,脉搏 130 次/分,血压 90/60 mmHg,神志不清。此时最可能的诊断为
   A. 细菌性肝脓肿破裂
   B. 肝外胆管结石并胆管炎
   C. 急性化脓性胆囊炎、穿孔
   D. 肝内胆管结石并胆管炎
   E. 急性梗阻性化脓性胆管炎

43. 明确上消化道大出血原因的有效、可靠方法是
   A. 三腔管压迫试验
   B. B 型超声检查
   C. 纤维内窥镜检查
   D. 选择性腹腔动脉造影检查
   E. X 线钡餐造影检查

44. 鉴别轻症和重症急性胰腺炎,下列指标意义不大的是
   A. 血清淀粉酶增高
   B. 血钙降低
   C. 血清正铁血红蛋白阳性
   D. 胁腹部及脐周皮肤出现紫色瘀斑
   E. 发病后很快出现休克

45. 急性肾炎最主要的治疗措施是
   A. 激素及免疫抑制剂
   B. 利尿剂消除水肿
   C. 休息与控制病灶感染
   D. 血肌酐、尿素氮升高时予以透析
   E. 不需要治疗,因为大部分可自愈

46. 急性肾衰竭、高钾血症患者,心率 40 次/分,应首先采取的治疗措施是
    A. 静脉滴注 5％碳酸氢钠
    B. 静脉滴注 10％葡萄糖＋胰岛素
    C. 口服聚磺苯乙烯
    D. 静脉注射 10％葡萄糖酸钙
    E. 血液透析

47. 男性,52 岁。高血压脑出血 1 天入院。浅昏迷状态,生命体征尚可,心肾功能良好,脑 CT 扫描示颞叶出血约 50 ml。最合适的治疗是
    A. 手术清除血肿
    B. 使用止血药物
    C. 使用降颅压药物
    D. 使用降血压药物
    E. 鼻饲以保证营养

48. 下列指标尚不能够提示存在进行性血胸的是
    A. 血压逐渐下降,脉搏逐渐增快
    B. 补液后血压不升或升高后又迅速下降
    C. 血红蛋白、血细胞比容值持续下降
    D. 胸腔闭式引流＞200 ml/h,持续 3 h
    E. 中心静脉压 12 cmH$_2$O

49. 女性,22 岁。腹痛伴频繁呕吐 3 天,以肠梗阻收入院;血 Na$^+$ 133 mmol/L,血 K$^+$ 3.8 mmol/L,HCO$_3^-$ 8 mmol/L, BP 80/60 mmHg。治疗应首先采取
    A. 纠正酸中毒
    B. 纠正低血钾
    C. 纠正低血钠
    D. 急诊手术,解除肠梗阻
    E. 纠正低血容量

50. 下列关于休克患者预防急性肾衰竭的措施中不正确的是
    A. 及时纠正低血容量性休克,避免肾缺血
    B. 矫治休克时不宜使用易引起肾血管收

缩的药物
    C. 对有溶血倾向的患者应保持肾小管通畅、碱化尿液,避免肾小管损害
    D. 休克合并 DIC 时,要及时应用肝素治疗
    E. 患者只要出现尿量减少时,要及时使用利尿剂

51. 急性肾炎患者在病程早期突然发生惊厥,下列可能性最大的是
    A. 高热惊厥
    B. 低钙惊厥
    C. 低钠综合征
    D. 高血压脑病
    E. 低血糖

52. 男性,42 岁。患急性重症胰腺炎并发休克 36 h,经抗休克治疗后行胰腺和其周围坏死组织清除、腹腔引流术。术后心率 106 次/分,血压 96/60 mmHg,中心静脉压 10 cmH$_2$O。呼吸频率22 次/分,动脉血氧分压 66 mmHg,尿量 10 ml/h,尿相对密度1.002。此患者目前最紧急的并发症是
    A. 心功能不全
    B. 肺功能衰竭
    C. 肾衰竭
    D. 血容量不足
    E. 体内抗利尿激素分泌过多

53. 女性,70 岁。因急腹症入院,急救过程中先后出现少尿、肺水肿、呼吸困难、嗜睡、意识障碍、消化道出血等症状。应诊断为
    A. DIC
    B. ARF
    C. MODS
    D. ARDS
    E. Curling 溃疡

54. 肺性脑病与高血压脑病鉴别的主要依据是
    A. 气短
    B. 头痛

C. 发绀

D. 高血压

E. 昏迷

55. 上消化道出血最常见的病因是

A. 消化性溃疡

B. 胆道疾病

C. 急性糜烂性胃炎

D. 贲门黏膜撕裂症

E. 肝硬化食管静脉曲张破裂

56. 男性,65 岁。肠梗阻术后 1 周,大便后突然出现胸痛,呼吸困难。体检:心率 130 次/分,$P_2 > A_2$。血气分析示 PaO_2 由原来的 98 mmHg 降到 70 mmHg,$PaCO_2$ 30 mmHg。超声心动图检查示肺动脉高压。可能的诊断是

A. 肺动脉栓塞

B. 急性左心衰

C. ARDS

D. 重症肺炎

E. 急性心肌梗死

57. 女性,25 岁。烦渴、多尿 2 年,不规律用胰岛素治疗,食欲缺乏、呕吐 2 天。体检:T 36.1℃,呼吸深大、有异味。血糖 17.1 mmol/L,尿糖(＋＋＋＋),酮体(＋＋)。最可能的诊断为

A. 急性肠炎＋代谢性酸中毒

B. 急性肠炎＋代谢性碱中毒

C. 乳酸酸中毒

D. 糖尿病酮症酸中毒

E. 高渗性非酮症性糖尿病昏迷

58. 女性,20 岁。糖尿病史 8 年,因糖尿病酮症酸中毒住院,以下处理正确的是

A. 血糖下降到 13.9 mmol/L 左右时应改用 5％葡萄糖液加胰岛素加钾

B. 二氧化碳结合力 12.8 mmol/L 时静点碳酸氢钠

C. 大量给胰岛素,使血糖很快下降至正常

D. 纠正代谢性酸中毒也可补乳酸钠

E. 血压低时可以输低渗盐水

二、A3/A4 型题

(59～61 题共用题干)

男性,45 岁。反复发生夜间呼吸困难 1 个月,加重 1 天就诊。体格检查:血压 180/110 mmHg,呼吸急促,双肺散在哮鸣音,双肺底细湿啰音,心率 130 次/分。

59. 此患者最需鉴别的是

A. 慢性支气管炎还是急性支气管炎

B. 肺心病还是冠心病

C. 支气管哮喘还是心源性哮喘

D. 双肺炎症还是肺间质纤维化

E. 左心衰竭还是 ARDS

60. 在没有确诊情况下,不宜应用的药物是

A. 氨溴索

B. 氨茶碱

C. 呋塞米

D. 吗啡

E. 糖皮质激素

61. 如无法在短期内做出鉴别又急需尽快缓解呼吸困难,可选用

A. 吗啡

B. 氨茶碱

C. 泼尼松

D. 痰液稀释剂

E. 止咳糖浆

(62～64 题共用题干)

男性,44 岁。因胸骨后剧痛 5 h 来院急诊,诊断为超急期心肌梗死入院。即作冠状动脉造影,显示左冠状动脉前降支中段阻塞。入院 10 h 突然死亡。

62. 本例超急性期心肌梗死心电图表现应是
　　A. 病理性 Q 波
　　B. ST 段弓背样抬高
　　C. ST 段水平样压低
　　D. T 波高耸
　　E. 多源性室性心动过速

63. 本例死亡的最可能原因是
　　A. 泵衰竭
　　B. 心律失常
　　C. 栓塞
　　D. 心脏破裂
　　E. 乳头肌断裂

64. 产生猝死的最可能的原因是
　　A. 心源性休克
　　B. 室性心动过速
　　C. 三度房室传导阻滞
　　D. 心室颤动
　　E. 脑梗死

三、X 型题

65. 休克按病因分为
　　A. 失血性休克
　　B. 创伤性休克
　　C. 烧伤性休克
　　D. 感染性休克
　　E. 心源性休克等

66. 肝硬化患者预防上消化道出血可用
　　A. H_2 受体拮抗剂
　　B. 口服普萘洛尔
　　C. 口服去甲肾上腺素
　　D. 应用垂体后叶素
　　E. 补充维生素 K、维生素 C

67. 男性,35 岁。因乏力,食欲缺乏,腹胀伴全身皮肤黄染 10 日入院。5 年前体检发现 HBsAg(+),但肝功能正常。1 年前,因出现上述症状住院治疗,诊断"黄疸型肝炎",2 个月后"治愈"出院。2 个月前因"上消化道出血"输血 1 000 ml。体检:皮肤与巩膜深度黄染,无蜘蛛痣,未见肝掌。心肺听诊无异常。腹软,莫菲氏征阴性;肝于肋下 2 cm,质中,边钝;脾肋下 1 cm,腹水征阳性。双下肢无水肿。下列诊断可能性大的是
　　A. 慢性乙型病毒性肝炎,重型
　　B. 活动性肝硬化,代偿期
　　C. 活动性肝硬化,失代偿期
　　D. 慢性乙型病毒性肝炎,重度
　　E. 肝炎肝硬化原发性肝癌

68. 重型肝炎主要并发症有
　　A. 肝性脑病
　　B. 上消化道出血
　　C. 肝癌
　　D. 感染
　　E. 肝肾综合征

69. 有关咯血的说法,正确的是
　　A. 咯血伴发热可见于肺结核
　　B. 肺结核是最常见的咯血原因之一
　　C. 咯血伴胸痛可见于肺梗死
　　D. 咯血伴咳嗽可见于支原体肺炎
　　E. 咯血伴黄疸须注意大叶性肺炎

70. 心悸伴心前区痛可见于
　　A. 心肌梗死
　　B. 心绞痛
　　C. 心脏神经官能症
　　D. 心肌炎
　　E. 心包炎

71. 感染性休克的处理原则是
　　A. 控制感染
　　B. 纠正酸中毒
　　C. 补充血容量
　　D. 应用 α 受体阻滞剂

E. 纠正碱中毒

72. 外科中常见的两种休克是
A. 低血容量性休克
B. 感染性休克
C. 心源性休克
D. 神经源性休克
E. 损伤性休克

73. 休克的特殊监测指标包括
A. 动脉血乳酸盐测定
B. 中心静脉压
C. 心输出量
D. 肺毛细血管楔压
E. 血细胞比容

74. 休克时微循环的改变可分为
A. 微循环收缩期
B. 微循环扩张期
C. 微循环衰竭期
D. 血管内凝血期
E. 血管内溶血期

75. 治疗失血性休克主要措施应集中在
A. 补充血容量
B. 密切测量血压
C. 积极处理原发病
D. 留置导尿管
E. 抗感染

76. 上消化道出血的常见病因是
A. 消化性溃疡
B. 食管胃底静脉曲张
C. 急性胃黏膜病变
D. 消化道肿瘤
E. 食管裂孔疝

77. 休克时补液与中心静脉压的正确关系有
A. 中心静脉压低,血压低,表示血容量不足

B. 中心静脉压高,血压低,表示心功能不全
C. 中心静脉压高,血压正常,表示容量血管过度收缩
D. 中心静脉压低,血压正常,表示血容量已补足
E. 中心静脉压正常,血压低,表示血容量不足或心功能不全

78. 急性消化道出血,可用于早期判断出血量的指标是
A. 心率变化
B. 血压变化
C. 神志变化
D. 血红蛋白量下降
E. 四肢温度

79. 心绞痛与急性心肌梗死胸痛的鉴别
A. 两者部位基本相同,在胸骨中上段之后
B. 心绞痛发作常无明显诱因,而急性心梗多于劳累后诱发
C. 心绞痛疼痛发作不频繁,急性心梗胸痛发作频繁
D. 硝酸甘油可缓解心绞痛,对急性心肌梗死常无效
E. 均为压榨性或窒息性胸痛,急性心肌梗死较剧烈

80. 男性,35岁。被汽车撞伤。体检:呼吸38次/分,唇发绀,血压80/60 mmHg,右下胸壁有一15 cm长伤口,伤口有气泡溢出。腹部隆起不明显,腹腔穿刺抽不出血液。应进行的抢救措施是
A. 立即剖腹探查
B. 抗休克治疗
C. 给氧,封闭胸部伤口
D. 闭式胸腔引流术
E. 开胸探查

81. 男性,22岁。1 h前军事演习中被坦克撞伤

左胸部,被抬入急诊室。查体:血压 60/30 mmHg,神志清楚,呼吸困难,面色苍白,四肢发凉,脉搏细速。左胸部压痛,胸壁塌陷,可闻及骨擦音。左侧呼吸音消失,右侧呼吸音降低。根据病历摘要可以明确的诊断有

A. 多发性肋骨骨折

B. 胸外伤、胸壁软组织损伤

C. 外伤性膈疝

D. 创伤性休克

E. 胸外伤、胸壁软组织损伤、多发性肋骨骨折

82. 支气管哮喘持续状态的临床分型包括

A. 感染型

B. 过敏型

C. 混合型

D. 肺气肿型

E. 心功能不全型

83. 心肌梗死的并发症是

A. 室壁瘤形成

B. 动脉系统栓塞

C. 心功能不全

D. 附壁血栓形成

E. 心脏破裂

第十四章

基 本 技 能

1. 脊柱骨折的正确搬运法是
   A. 单人搀扶
   B. 双人搀扶
   C. 抱扶
   D. 背负
   E. 平卧式

2. 解除舌根后坠堵塞呼吸道的简便方法是
   A. 环甲膜穿刺术
   B. 口咽管放置术
   C. 经鼻腔气管插管术
   D. 经口腔气管插管术
   E. 气管切开术

3. 急性心包填塞时,最快、最有效的措施为
   A. 病因治疗
   B. 使用镇静剂
   C. 心包切除术
   D. 心包穿刺抽液
   E. 使用血管扩张剂

4. 解除喉痉挛的首选措施是
   A. 粗针环甲膜穿刺
   B. 快速气管插管
   C. 静注琥珀胆碱
   D. 气管切开

E. 面罩加压吸氧

5. 单人心肺复苏时,胸外心挤压与人工呼吸的正确操作是
   A. 心脏按压 5 次,口对口人工呼吸 1 次
   B. 心脏按压 6 次,口对口人工呼吸 1 次
   C. 心脏按压 12 次,口对口人工呼吸 2 次
   D. 心脏按压 15 次,口对口人工呼吸 2 次
   E. 心脏按压 30 次,口对口人工呼吸 2 次

6. 男性,26 岁。失足掉入河中溺水,经现场急救后来诊。查体:T 36.0℃,P 120 次/分,R 30 次/分,BP 90/60 mmHg,患者神志清楚,无明显外伤。心电图示窦性心律。血氧饱和度监测示 SaO_2 83%。该患者最应当采用的治疗措施为
   A. 静脉点滴碳酸氢钠
   B. 面罩吸氧
   C. 持续气道正压通气(CPAP)
   D. 气管插管,吸出肺内残存水,并给予吸氧
   E. 静脉点滴地塞米松

7. 治疗呼吸衰竭时,为建立通畅的气道应采取以下措施,除了
   A. 给予可待因止咳
   B. 给予祛痰药促进排痰
   C. 给予支气管解痉

D. 必要时作气管插管吸痰

E. 必要时作气管切开吸痰

8. 抢救由心室颤动引起的心脏骤停时,最有效的方法是

A. 静脉注射利多卡因

B. 皮下注射肾上腺素

C. 植入心脏起搏器

D. 非同步电击复律

E. 口对口人工呼吸

9. 女性,29 岁。交通事故致颌面部闭合性损伤合并颅脑损伤,已发生吸入性窒息。应采取的抢救措施是

A. 消除口鼻腔分泌物

B. 牵扯舌体向前

C. 悬吊上颌骨折块

D. 气管插管

E. 气管切开

10. 男性,50 岁。从 1.5 m 高处摔下,右胸着地。体格检查:神清,呼吸 34 次/分,心率 100 次/分,血压 130/75 mmHg,右胸壁畸形,无伤口,出现反常呼吸,双肺呼吸音粗,无干湿啰音。身体其余部位无损伤。现场急救的最重要处理是

A. 静脉输液治疗

B. 给氧、镇静、止痛治疗

C. 加压包扎,迅速消除反常呼吸

D. 行气管插管、人工控制呼吸

E. 行气管切开术

11. 孕 39 周,因胎心减慢行剖宫产,羊水黄绿色。出生时患儿无呼吸,四肢青紫。此时应立即采取的首要复苏措施是

A. 复苏器加压给氧

B. 胸外心脏按压

C. 气管插管

D. 静脉滴注多巴胺

E. 吸净口、咽及鼻部黏液

12. 对心搏骤停的成人患者施行首次电除颤时,一般除颤电能为

A. <200 J

B. 200 J

C. 300 J

D. 360 J

E. >360 J

13. 心肺复苏"生存链"不包括

A. 早期识别和启动 EMS

B. 早期运送

C. 早期 CPR

D. 早期除颤

E. 早期由专业人员进行高级生命支持

14. 一般在服毒后几小时内洗胃最有效?

A. 48 h 内

B. 24 h 内

C. 12 h 内

D. 10 h 内

E. 4 h 内

15. 女性,40 岁。家人发现其意识不清,抽搐 2 h 送急诊。查体:呼吸困难,发绀,流涎,瞳孔缩小,血压 85/60 mmHg,双肺布满湿啰音,心率 130 次/分。抢救治疗措施应选

A. 控制液体入量,脱水利尿

B. 立即扩音,利尿

C. 立即给予呼吸兴奋药并通畅呼吸道

D. 立即给予糖皮质激素

E. 立即清水洗胃,并静脉足量应用阿托品

16. 尖端扭转型室性心动过速常首选

A. 利多卡因

B. 电复律

C. 异丙肾上腺素

D. 人工心脏起搏

E. 体外除颤

17. 上下肢骨折固定时应保持的位置是

A. 上下肢都处于伸直位

B. 上肢屈肘位,下肢伸直位

C. 上肢伸直位,下肢屈膝位

D. 上下肢屈曲位

E. 以上均不对

18. 女性,30 岁。患急性化脓性扁桃体炎在某医院注射室注射青霉素后突发呼吸困难,喉头喘鸣,口唇发绀。医务人员立即给予肾上腺素皮下注射的同时,缓解呼吸困难的措施宜首选

A. 气管内插管

B. 面罩吸氧

C. 放置口咽管

D. 环甲膜穿刺

E. 气管切开

19. 心电图提示室性心动过速,血压 80/50 mmHg,神志模糊。治疗方法较好的是

A. 埋藏式心脏自动转律除颤器

B. β受体阻滞剂

C. 胺碘酮

D. 导管射频消融术

E. 直流电复律

20. 男性,20 岁。行胸腔穿刺抽液,抽取草黄色液体 30 ml。患者突感头晕心悸,脸色苍白,四肢发凉,脉细弱。此时应立即给予的处理是

A. 胸穿抽气

B. 皮下注射 0.1%肾上腺素

C. 停止抽液,平卧观察血压

D. 高浓度吸氧

E. 静脉推注毛花苷

21. 人工抽气治疗气胸时的胸穿部位是

A. 肩胛下线第 7~8 肋间

B. 锁骨中线第 5 肋间

C. 锁骨中线第 1 肋间

D. 患侧锁骨中线第 2 肋间

E. 患侧腋前线第 4~5 肋间

22. 女性,10 岁。因"头痛、呕吐伴寒战、高热 2 天"入院。查体:体温40℃,脑膜刺激征阳性。头颅 CT 扫描未见异常。血常规:白细胞 16.7×10⁹/L,中性粒细胞 90%。腰穿:脑脊液压力 240 mmH₂O,脑脊液外观灰白色混浊,糖 1.9 mmol/L,氯化物 114 mmol/L,蛋白 2.8 g/L。白细胞 7 200×10⁶/L,中性粒细胞 92%,淋巴细胞 6%,单核细胞 2%。该患者最可能的诊断是

A. 单纯疱疹病毒性脑炎

B. 结核性脑膜炎

C. 化脓性脑膜炎

D. 新型隐球菌脑膜炎

E. 病毒性脑膜炎

23. 女性,18 岁。面色苍白、月经过多两个月。肝肋下及边,质软,脾肋下未及。血红蛋白 60 g/L,白细胞 2.7×10⁹/L,血小板 30×10⁹/L。分别在髂前及髂后上棘进行骨髓穿刺,取材不满意,胸骨穿刺增生活跃,粒细胞、红细胞二系成熟停滞于晚期,全片未见巨核细胞。最可能的诊断是

A. 特发性血小板减少性紫癜

B. 缺铁性贫血

C. 急性白血病

D. 再生障碍性贫血

E. 骨髓纤维化

二、X 型题

24. 镇静催眠药物中毒的处理原则是

A. 洗胃,导泻

B. 适当应用中枢兴奋药物

C. 大量补液,利尿加快排泄

D. 重症者可血液透析

E. 预防和治疗并发症

25. 急性有机磷农药中毒的正确洗胃方法是

A. 敌百虫用2%碳酸氢钠

B. 甲胺磷用3%碳酸氢钠

C. 对硫磷用0.02%高锰酸钾

D. 乐果用0.05%高锰酸钾

E. 敌敌畏用2%碳酸氢钠

26. 呼吸机的作用是

A. 人为产生呼吸动作

B. 改善通气

C. 改善换气

D. 减少呼吸做工

E. 纠正病理性呼吸动作

27. 呼吸支持包括

A. 吸氧

B. 气管插管

C. 呼吸机人工呼吸

D. 呼吸兴奋剂使用

E. 血氧监测

28. 骨髓穿刺术的部位有

A. 髂前上棘穿刺点

B. 髂后上棘穿刺点

C. 胸骨穿刺点

D. 腰椎棘突穿刺点

E. 髂嵴

第十五章

模拟试卷一

一、A1/A2 型题

1. 确诊流行性出血热的依据是
A. 鼠类接触史
B. 全身感染中毒症状
C. "三痛征"和"酒醉貌"
D. 特异性 IgM 抗体
E. 异形淋巴细胞增多

2. 男性,32 岁,广州人。半个月前去海南省探亲,2 周后突然发冷、高热、剧烈头痛,伴有呕吐,随后出现谵妄、昏迷。体格检查:颈硬,克氏征(＋),巴氏征(＋)。脑脊液:压力稍高,白细胞 $0.5×10^9/L$,生化检查正常。可初步诊断为
A. 流行性乙型脑炎
B. 流行性脑脊髓膜炎
C. 新型隐球菌性脑膜炎
D. 脑型疟疾
E. 脑囊虫病

3. 女性,26 岁。怀孕 20 周,6 月 24 日就诊。腹泻、呕吐伴轻度腹痛 1 天,体温 39℃。腹泻 10 余次,稀便,呕吐 1 次。粪便镜检:WBC 20 个/HP,RBC 5 个/HP。该病例忌用的药物是
A. 诺氟沙星
B. 氨苄西林
C. 头孢曲松
D. 头孢他啶
E. 头孢拉定

4. 慢性上腹痛最常见的病因是
A. 消化性溃疡
B. 慢性胰腺炎
C. 胃癌
D. 肠寄生虫病
E. 慢性胆囊炎

5. 肺梗死引起的胸痛,最常见的部位是
A. 患侧的前胸部
B. 胸骨后或剑突下
C. 患侧的腋前线及腋中线附近
D. 向左肩和左臂内侧放射
E. 患侧的上腹部

6. 大叶性肺炎典型患者咳
A. 黄痰
B. 白色泡沫痰
C. 铁锈色痰
D. 胶冻状痰
E. 黯红色黏稠血痰

7. 室性期前收缩引起心悸的感觉,正确的是
A. 恐惧感
B. 紧缩感

C. 停跳感

D. 饥饿感

E. 灼热感

8. 属于局部水肿的是

A. 心源性水肿

B. 肝源性水肿

C. 过敏性水肿

D. 肾源性水肿

E. 营养不良性水肿

9. 可引起呕吐物多且有粪臭味的疾病是

A. 胃潴留

B. 肠梗阻

C. 急性中毒

D. 幽门梗阻

E. 十二指肠淤滞

10. 上消化道出血的患者,其出血部位一般不低于

A. 贲门

B. 幽门

C. 十二指肠球部

D. 屈氏韧带水平

E. 空肠下端

11. Dubin-Johnson 综合征是由于

A. 血清非结合胆红素增加

B. 肝细胞将结合胆红素向毛细胆管排泄障碍

C. 肝细胞摄取非结合胆红素障碍

D. 肝细胞缺乏葡萄糖醛酸转换酶

E. 肝细胞摄取及排泄结合胆红素障碍

12. 青年男性患者。发热,咳大量脓臭痰,临床考虑为肺脓肿。下列胸片改变支持该诊断的是

A. 右肺野小淡片影

B. 右下肺一球形阴影

C. 右肋膈角消失

D. 右中叶肺不张阴影

E. 右下叶背段空洞伴液平

13. 抗休克的首要而基本的措施是

A. 防止出血急性肾衰竭

B. 改善心功能

C. 补充血容量

D. 改善周围血管张力

E. 抗感染

14. 肺心病经综合治疗后,呼衰、心衰均好转,血气分析:pH 7.52,$PaCO_2$ 55 mmHg,BE 20 mmol/L,K^+ 3.0 mmol/L,Cl^- 68 mmol/L。治疗应采用

A. THAM

B. 4% 碳酸氢钠

C. 醋氮磺胺

D. 氯化钾

E. 尼可刹米

15. 肺心病心衰使用洋地黄,下列不正确的是

A. 避免选用作用快的制剂

B. 用量为常规量的 1/2~2/3

C. 心率快与慢不能作为疗效指征

D. 一般疗效较差

E. 不作为首选治疗心功能不全的药物

16. 一位 70 岁的男性因渐进性劳累后呼吸困难 6 个月来到诊室。他有高血压病史,正服用氢氯噻嗪。体格检查他的脉搏是 80 次/分。进一步体格检查时最有可能发现

A. 重搏脉

B. 低幅度脉/脉弱

C. 交替脉

D. 奇脉

E. 脉差增大

17. 急性白血病诊断的主要依据是

A. 发热、贫血、出血

B. 白细胞计数>$50×10^9$/L

C. 骨髓增生极度活跃

D. 胸骨压痛(+)

E. 骨髓中原始细胞明显增高

18. 男,49岁。半年来乏力、面色苍白,既往体健。化验 Hb 70 g/L,WBC 3.2×10⁹/L,N 65%,L 32%,M 3%,PLT 45×10⁹/L,骨髓增生明显活跃,原始细胞 15%,可见 Auer 小体,全片见巨核细胞 48个,易见小巨核细胞,骨髓细胞外铁(++),骨髓细胞内可见环状铁粒幼细胞 10%。临床考虑 MDS,根据 FAB 分型最可能的类型是

A. RA 型

B. RAS 型

C. RAEB 型

D. RAEB-t 型

E. CMML 型

19. 男,21岁。右侧肢体抽搐 2年,突然昏迷 1 h。查体:神志浅昏迷,左侧肢体偏瘫。CT 显示右额叶脑内血肿,临床诊断最可能是

A. 原发性癫痫

B. 脑动脉硬化

C. 脑动脉瘤

D. 脑血管畸形

E. 高血压脑出血

20. 男性,28岁。跑步时摔倒,左膝部着地,伤后感到左膝部剧烈疼痛,但仍然能够行走。被送往医院检查,到达医院时膝部肿胀。检查:膝关节肿胀,浮髌试验阳性,髌骨前方有空虚感。该患者可能的诊断是

A. 前交叉韧带损伤

B. 髌骨骨折

C. 内侧胫骨平台骨折

D. 内侧副韧带损伤

E. 外侧半月板损伤

21. 男性,18岁。右手背部深Ⅱ度烧伤 10天,

近 1 天出现乏力、头痛及张口困难。不恰当的诊治措施是

A. 手背部烧伤部位清创

B. TAT 2 万单位静脉注射

C. 腰穿脑脊液检查

D. 白蛋白 20 g 静脉注射

E. 10%水合氯醛 30 ml 保留灌肠

22. 女性,58岁。绝经 10年,阴道流血伴流液 2个月就诊,行分段诊刮,诊断为子宫内膜癌Ⅰ期。首选治疗方案为

A. 盆腔内放射治疗

B. 盆腔外照射治疗

C. 子宫全切术

D. 扩大子宫全切术及双附件切除术

E. 子宫广泛切除术及盆腔淋巴结清扫术

23. 女性,30岁。1年前查体发现右侧卵巢囊肿直径 5 cm,今晨起突发右下腹痛伴恶心、呕吐。妇检:扪及右下腹肿物增大,有压痛,蒂部最明显。首先的处理是

A. 密切观察

B. 急查盆腔磁共振成像

C. 抗生素治疗

D. 急查血清 CA₁₂₅、甲胎蛋白

E. 剖腹探查或腹腔镜检

24. 足月新生儿生理性黄疸多发生于

A. 生后第 1~2 天出现黄疸,10 天左右消退

B. 生后第 24 h 出现黄疸,3 天内进行性加重

C. 生后第 4~7 天出现黄疸,10 天后消退

D. 生后第 2~5 天出现黄疸,10~14 天消退

E. 生后第 7 天后出现黄疸,呈进行性加重

25. 小儿急性上呼吸道感染最常见的病原体是

A. 肺炎链球菌

B. 金黄色葡萄球菌

C. 肺炎支原体

D. 病毒

E. 真菌

26. 急性肾炎小儿恢复上学的指标是

A. 尿蛋白消失

B. 血沉正常

C. 镜下血尿消失

D. ASO 正常

E. 阿迪氏计数正常

27. 关于癫痫的病因,下列错误的是

A. 特发性癫痫是由遗传因素决定的

B. 特发性癫痫占癫痫总数的大部分

C. 继发性癫痫常有脑内结构异常

D. 隐源性癫痫很可能为症状性癫痫

E. 遗传因素相关者占 20%~30%

28. 寻常型银屑病的好发部位是

A. 皱褶部位

B. 头皮、四肢伸侧

C. 面、颈部

D. 暴露部位

E. 掌跖部位

29. 对严重压疮常用的有效治疗方法是

A. 肌皮瓣移植修复

B. 全身营养支持

C. 大量抗生素维持

D. 加强护理

E. 皮片移植

30. 氰化物中毒时,患者的呼吸气味可呈

A. 烂苹果味

B. 蒜臭味

C. 腥臭味

D. 酒味

E. 苦杏仁味

31. 男性,72 岁。因活动后心悸、气短 2 周入

院。查体:BP 145/90 mmHg,心界扩大,心率 110 次/分,心音减弱,可闻及舒张期奔马律。1 年前曾行冠状动脉造影示 3 支血管严重病变。最可能的诊断是

A. 高血压性心脏病

B. 缺血性心肌病

C. 甲状腺功能亢进性心肌病

D. 原发性扩张型心肌病

E. 炎症性心肌病

32. 男性,52 岁。驾车相撞时右上腹被方向盘顶伤 3 h。查体:腹软,右中上腹部轻压痛,无反跳痛和肌紧张。X 线腹平片检查:膈下未见游离气体,腹膜后有少量积气。腹腔穿刺(一)。对该患者,诊断不能排除的是

A. 空肠损伤

B. 胃损伤

C. 胆管损伤

D. 十二指肠损伤

E. 肾损伤

33. 阑尾类癌的临床特点中,错误的是

A. 胃肠道类癌中最常见的一种,主要位于阑尾黏膜下层,70%~90%的阑尾类癌小于 1 cm

B. 主要在阑尾黏膜下层生长,不会发生转移

C. 临床多无明显症状,多数在急性阑尾炎术中或术后发现,预后较其他部位类癌好

D. 起源于 Lieberkuhn 隐窝的 Kultschitzky 细胞的低度恶性肿瘤,这种细胞内的颗粒对银具很强亲和力,又称嗜银细胞,能分泌 5-羟色胺

E. 大多数为良性,病理切片见肿瘤仅限于黏膜下层,无浆膜转移,恶性者直径均大于 2 cm

34. 胃大部切除术后发生残胃排空障碍,最常

见的原因是

A. 吻合口水肿

B. 吻合口开口过小

C. 胃肠壁翻入过多

D. 空肠逆行套叠堵塞吻合口

E. 功能性梗阻

35. 原发性腹膜炎与继发性腹膜炎最主要的区别点是

A. 是儿童还是成人

B. 是首次发病还是多次发病

C. 致病菌的种类不同

D. 腹腔有无原发灶

E. 患者全身抵抗力的高低

36. 有关盆腔脓肿的治疗,错误的是

A. 盆腔脓肿未形成时,应以药物为主,辅以物理疗法

B. 小脓肿可采用非手术治疗

C. 脓肿较大时,须手术治疗

D. 可采用经腹腔排脓

E. 已婚妇女可采用后穹隆途径排脓

37. 根据病理生理特征,心肌病分为 5 型,不包括

A. 扩张型心肌病

B. 限制型心肌病

C. 肥厚型心肌病

D. 致心律失常性右室心肌病

E. 病毒性心肌病

38. 运动负荷心电图检查的适应证为

A. 急性心肌梗死急性期

B. 不稳定性心绞痛

C. 心力衰竭

D. 未控制的严重高血压

E. 胸痛,疑似冠心病心绞痛

39. 惊厥性全身性癫痫持续状态必须从速控制发作,并保持不再复发的时间至少为

A. 6 h

B. 12 h

C. 24 h

D. 48 h

E. 72 h

40. 偏盲型视野缺损最常见于

A. 糖尿病性视乳头水肿

B. Graves 病浸润性突眼

C. 嗜铬细胞瘤阵发高血压眼底出血

D. 垂体腺瘤鞍上发展

E. 希恩(Sheehan)综合征垂体梗死

41. 男,47 岁。因肝硬化(失代偿期)入院。2 h前出现明显呼吸困难,查体:体温正常,双肺呼吸音清。血气分析示低氧血症。抗感染治疗无效。最可能发生的并发症是

A. 肺炎

B. 肝肾综合征

C. 肝肺综合征

D. 支气管哮喘

E. 急性左心衰

42. 孕妇,26 岁,妊娠 7 个月。贫血,头昏,食欲缺乏,Hb 45 g/L, RBC 25×10^{12}/L。血常规检查提示:小细胞低色素贫血。其贫血是

A. 再生障碍性贫血

B. 缺铁性贫血

C. 稀释性贫血

D. 维生素 B_{12} 缺乏

E. 自身免疫性溶血性贫血

43. 用于监测肝素用量是否过量的指标是

A. 血小板计数

B. 3P 试验

C. 出血时间

D. APTT

E. 纤维蛋白原定量

44. 男性,59岁。2型糖尿病12年。口服降血糖药物治疗,空腹血糖5.6 mmol/L,餐后2h血糖14.6 mmol/L,糖化血红蛋白7.6%。3年前眼底检查可见微血管瘤和出血,近2月来视力明显减退,眼底检查可见新生血管和玻璃体出血。目前糖尿病视网膜病变已进展为
　　A. Ⅱ期
　　B. Ⅲ期
　　C. Ⅳ期
　　D. Ⅴ期
　　E. Ⅵ期

45. 关于阻塞性肺气肿,下列描述正确的是
　　A. 经积极治疗可以痊愈
　　B. 仅限于肺泡弹性减退与膨胀
　　C. 其病理改变不完全可逆
　　D. α-抗胰蛋白酶增加易发生肺气肿
　　E. 肺功能改变主要是肺活量减少

46. 预激综合征最主要的特征是
　　A. PR间期<0.12 s,P波不正常
　　B. QRS波群宽度>0.11 s
　　C. QRS波群起始部粗钝
　　D. 继发ST-T改变
　　E. 以上都不对

47. 肾前性急性肾衰竭的血尿素氮/肌酐比值为
　　A. <10∶1
　　B. >10∶1
　　C. >1
　　D. <1
　　E. >40

48. 感染性发热包括
　　A. 心肌梗死后低热
　　B. 白血病
　　C. 流行性出血热
　　D. 甲状腺功能亢进
　　E. 感染后低热

49. 60岁甲亢患者。甲状腺Ⅲ度肿大,高代谢症状严重,肝、肾功能正常。首选的治疗措施为
　　A. 立即手术
　　B. 立即^{131}I治疗
　　C. 复方碘溶液治疗2周后手术
　　D. 抗甲状腺药物控制症状后手术
　　E. 抗甲状腺药物长期治疗

50. 女性,60岁。有喘息性支气管炎病史20余年,近2年有下肢水肿。5天前受凉,咳嗽加重,彻夜不眠,意识模糊伴躁动不安。尿常规检查正常。血气分析显示:pH 7.14,PaO_2 48 mmHg, $PaCO_2$ 85 mmHg, HCO_3^- 30 mmol/L。符合
　　A. 原发性代谢性酸中毒,失代偿
　　B. 原发性呼吸性酸中毒,代谢性酸中毒,失代偿
　　C. 原发性呼吸性酸中毒＋原发性代谢性酸中毒
　　D. 原发性呼吸性酸中毒＋原发性代谢性碱中毒
　　E. 原发性代谢性酸中毒,代偿

51. 慢性呼吸衰竭最常见的酸碱失衡是
　　A. 呼吸性酸中毒
　　B. 呼吸性碱中毒
　　C. 代谢性酸中毒
　　D. 代谢性碱中毒
　　E. 呼吸性酸中毒＋呼吸性碱中毒

52. 男性,67岁。肺源性心脏病急性加重期患者。血气分析:pH 7.25, $PaCO_2$ 70 mmHg, HCO_3^- 30 mmol/L。对其酸碱失衡的治疗措施应为
　　A. 静脉滴注5%碳酸氢钠
　　B. 静脉滴注盐酸精氨酸
　　C. 给予利尿剂
　　D. 补充氯化钾
　　E. 改善通气功能

53. 单纯性二尖瓣狭窄的病变不伴有
    A. 左心房肥厚
    B. 左心房扩张
    C. 右心室肥厚
    D. 左心室肥厚
    E. 心脏呈梨形

54. 重度主动脉瓣反流时心尖部可存在
    A. Graham-Steel 杂音
    B. Austin-Flint 杂音
    C. Durozier 征
    D. Traube 征
    E. DeMusset 征

55. 男性,14 岁。右大腿深部巨大血管瘤,术后
    情况良好,伤口一期愈合。拆线后下床活
    动 5 min 后,突然晕倒,抢救无效死亡。应
    考虑
    A. 脑血管意外
    B. 心肌梗死
    C. 休克致死
    D. 肺动脉栓塞
    E. 脂肪栓塞

56. 急性心包炎时典型的心包摩擦音特点是
    A. 心尖部最清楚
    B. 短促收缩期单相的粗糙杂音
    C. 瘦弱体型杂音减弱
    D. 仰卧位比俯卧位明显
    E. 以上都不是

57. 按新九分法计算烧伤面积,躯干和会阴占
    全身面积的
    A. 25%
    B. 27%
    C. 30%
    D. 32%
    E. 35%

58. 空腔脏器破裂时最主要的体征是
    A. 腹部出现移动性浊音
    B. 腹膜刺激征
    C. 腹式呼吸消失
    D. 肠鸣音消失
    E. 肝浊音界消失

59. 头皮冠状切口复位固定法最适用于
    A. 上颌骨多发陈旧骨折
    B. 鼻眶颧区多发陈旧骨折
    C. 单纯颧弓骨折
    D. 颧额缝骨折
    E. 眶下缘骨折

60. 男性,6 岁。X 线检查诊断锁骨青枝骨折。
    正确的处理是
    A. 三角巾悬吊患肢 3 周
    B. 手法复位,"8"字绷带外固定
    C. 手术内固定
    D. 不予处理
    E. 卧床 2 周

61. 男孩,10 岁。水肿、少尿 3 天,近 1 天来诉
    头痛、头昏、呕吐并抽搐 1 次。查体:体温
    37.3℃, 血 压 165/115 mmHg, 血 BUN
    7.8 mmol/L。尿常规示蛋白(＋＋),红细
    胞＞100 个/HP,白细胞 30 个/HP。该患
    儿准确的诊断为
    A. 急性肾炎,高血压脑病
    B. 慢性肾炎急性发作
    C. 肾炎性肾病,高血压脑病
    D. 急进性肾炎
    E. 急性肾炎,颅内出血

62. 产褥期妇女的临床表现,恰当的是
    A. 产后宫缩痛多见于初产妇
    B. 产后初期产妇脉搏增快
    C. 产后第 1 日宫底稍下降
    D. 子宫复旧因哺乳而加速
    E. 恶露通常持续 1～2 周

63. 关于梅毒,下列说法不正确的是
  A. 硬下疳常为单发
  B. 皮疹常无自觉症状
  C. 三期梅毒破坏性强
  D. 足量驱梅治疗 1 年内转阴即治愈,可终止随访
  E. 通过产道感染的梅毒婴儿属后天梅毒

64. 怀疑食管异物时,应首先做的检查是
  A. 食管镜检查
  B. 胸部正侧位 X 线片
  C. 胸部 CT 片
  D. 食管钡餐 X 线检查
  E. 胸部 MR 检查

65. 强心苷治疗最早出现的心电图变化是
  A. PP 间隔延长
  B. QT 间期缩短
  C. PR 间期延长
  D. T 波低平,ST 段成鱼钩状
  E. 心电图无变化

66. 肝性脑病产生的主要原因是
  A. 支/芳比值失调
  B. 使用镇静剂
  C. 假性神经递质假说
  D. 脑水肿
  E. 血氨及其他毒性物质的蓄积

67. 流行性腮腺炎的传染期是
  A. 腮腺开始肿大至消退
  B. 腮腺肿大前 7 日至肿大后 7 日
  C. 腮腺开始肿大至肿大后 7 日
  D. 腮腺肿大前 9 日至肿大后 7 日
  E. 腮腺肿大前 7 日至肿大后 9 日

68. 阿米巴肝脓肿的好发部位是
  A. 肝右叶中部
  B. 肝右叶顶部
  C. 肝左叶上部
  D. 肝右叶下部
  E. 肝左叶下部

69. 男性,55 岁。肝硬化患者,4 天前排黑便数次,近日出现烦躁不安、睡眠倒错。下列灌肠液最适合的是
  A. 肥皂水灌肠液
  B. 弱酸性灌肠液
  C. 中性灌肠液
  D. 弱碱性灌肠液
  E. 50％硫酸镁导泻

70. 关于痢疾杆菌,下列正确的是
  A. 为革兰氏阴性杆菌,有鞭毛
  B. 可在普通培养基上生长,为需氧菌
  C. 在外界生存时间甚短
  D. 对理化因素抵抗力强
  E. 产生外毒素和内毒素

71. 肝硬化引起脾大的主要原因是
  A. 门脉压力升高
  B. 肝静脉压力升高
  C. 肝动脉压力升高
  D. 毒性产物的刺激
  E. 腹水的压迫使脾血流回流障碍

72. 新生儿黄疸药物治疗中酶诱导剂的作用,描述错误的是
  A. 诱导肝细胞微粒体酶,增加葡萄糖醛酸转移酶的合成
  B. 使未结合的胆红素与葡萄糖醛酸的结合力增加
  C. 肝清除胆红素的能力降低
  D. 使游离胆红素水平下降
  E. 临床常用苯巴比妥和尼可刹米

73. 心脏骤停最常见的心电图形为
  A. 室速
  B. 室颤
  C. 房速

D. 房颤

E. 直线

74. 诊断气胸最重要的检查方法是

A. X线胸片检查

B. 肺功能检查

C. 胸部 CT 扫描

D. 胸腔内测压

E. 支气管镜

75. 适于行 X 线钡餐造影检查的疾病有

A. 胃穿孔

B. 肠穿孔

C. 肠梗阻

D. 2 周内有肠道大出血者

E. 以上都不是

76. 发热最常见的病因为

A. 变态反应

B. 感染性疾病

C. 内分泌代谢障碍

D. 无菌性坏死组织吸收

E. 体温调节中枢功能失调

77. 头痛伴剧烈呕吐者,最可能提示的疾病是

A. 颅内压增高

B. 偏头痛

C. 颅内肿瘤

D. 蛛网膜下腔出血

E. 脑血管畸形

78. 呕血时,出血量超过多少可致循环障碍(失血性休克)

A. 400 ml

B. 800 ml

C. 1 000 ml

D. 1 500 ml

E. 2 000 ml

79. 上消化道出血除呕血外常出现黑便,其机制是

A. 血红蛋白与肠内硫化物结合形成硫化铁

B. 血红蛋白与肠内硫化物结合形成硫化亚铁

C. 血红蛋白与肠内细菌分泌的氨基酸氧化酶结合

D. 血红蛋白与肠内的肠激酶结合

E. 血红蛋白与肠内的黏液结合

80. 引起中枢性眩晕的疾病是

A. 晕动病

B. 迷路炎

C. 脑动脉硬化

D. 前庭神经炎

E. 梅尼埃病

81. 以下应直属食管静脉曲张破裂出血的指征是

A. 有肝炎史 10 余年

B. 上腹痛伴呕吐咖啡样物

C. 蜘蛛痣

D. 脾大

E. 移动性浊音阳性

82. 心房颤动患者,突觉呼吸困难、咳嗽、胸痛,X 线检查示右肺下三角形浸润阴影,心脏听诊闻及三尖瓣区舒张期奔马律,其来源为

A. 右房奔马律

B. 左房奔马律

C. 左室奔马律

D. 右室奔马律

E. C+D 重叠奔马律

83. 抗休克的首要而基本的措施是

A. 防止出血急性肾功能衰竭

B. 改善心功能

C. 补充血容量

D. 改善周围血管张力

E. 抗感染

84. 对于胸腔积液,下列不正确的是

A. 积液量在 300～500 ml 时可无临床症状

B. 积液量小于 500 ml 可有 X 线表现

C. CT 检查对提示积液性质无效

D. B 超是敏感性最高的检查胸腔积液的无创性诊断方法

E. X 胸部 X 线片可不表现为弧形向上的积液影

85. 吸入性肺脓肿的病原菌绝大多数是

A. 金黄色葡萄球菌

B. 厌氧菌

C. 克雷伯杆菌

D. 大肠埃希菌

E. 肺炎链球菌

86. 下列肺功能指标,用作 COPD 严重程度分级依据的是

A. 第 1 秒用力呼气容积与用力肺活量比(FEV$_1$/FVC)

B. 第 1 秒用力呼气容积与预计值比(FEV$_1$/预计值)

C. 残气量与肺总量比(RV/TLC)

D. 呼气相峰流速(PEF)

E. 肺活量(VC)

87. 慢性呼吸衰竭缺氧明显伴二氧化碳潴留时,采用氧疗的正确给氧浓度是

A. 小于 25%

B. 小于 35%

C. 小于 45%

D. 小于 55%

E. 小于 65%

88. 根据加拿大心血管病学会分类分级,Ⅲ级心绞痛是指

A. 一般活动不受限

B. 一般活动受限

C. 登两层楼痛

D. 登一层楼痛

E. 静息时也痛

89. 单纯风心二尖瓣狭窄 X 线可能有的表现

A. 气管分叉被扩大的右房抬高

B. 双房影

C. 心影向左下方扩大

D. 心脏呈靴形

E. 食管被扩大的右室向后推压

90. 属于心电图负荷试验禁忌证的是

A. 心电图 ST 段水平下降＞0.15 mV

B. 稳定型心绞痛行 PTCA 术后 3 天

C. 无并发症的急性心肌梗死后 1 周

D. 频发室性期前收缩

E. 心房颤动患者

91. 洋地黄的最佳适应证是

A. 二尖瓣狭窄并肺动脉高压

B. 缩窄性心包炎并静脉压升高

C. 肥厚性心肌病

D. 风湿性心脏病并发心力衰竭

E. 顽固性心绞痛

92. 女性,45 岁。患十二指肠球部溃疡 5 年,近半个月来上腹胀痛,间断性呕吐。查体:上腹部膨隆,有振水音。临床诊断十二指肠球部溃疡并幽门梗阻。目前,治疗措施宜采取

A. 胃肠减压,补液

B. 胃肠减压,补液,洗胃

C. 急诊胃大部切除

D. 胃肠减压,补液,洗胃,择期行胃大部切除术

E. 胃肠减压,补液,洗胃,择期行胃空肠吻合术

93. 在中国,急性胰腺炎最常见的诱发因素是

A. 暴饮暴食

B. 酗酒

C. 胆道结石病

D. 胃肠炎

E. 甲状旁腺功能亢进

94. 女性,26 岁。双睑下垂 1 年,有时出现复视和眼球活动受限,晨轻暮重。近几个月四肢无力,2 天前感冒发热,今日出现呼吸困难。最可能的诊断是

A. 动眼神经麻痹

B. 重症肌无力

C. 周期性瘫痪

D. 急性炎症性脱髓鞘性多发性神经病

E. 多发性硬化

95. 男性,31 岁。右前臂尺桡骨开放性骨折,清创复位,石膏外固定后 36 h。患者高热,脉快,白细胞计数明显增高,伤口剧痛,有大量恶臭渗出液。X 线检查显示皮下有气体,触诊有握雪感。应首先考虑

A. 血肿吸收

B. 组织坏死

C. 伤口严重化脓感染

D. 气性坏疽

E. 骨筋膜室综合征

96. 女性,31 岁。膝关节外侧撞伤。X 线检查提示为左侧腓骨小头骨折,查体发现踝关节不能主动背伸。最有可能发生的损伤为

A. 胫神经损伤

B. 坐骨神经损伤

C. 腓总神经损伤

D. 胫前肌损伤

E. 腓骨长短肌撕裂伤

97. 女性,40 岁。车祸伤后 1 h,伤后昏迷入院。查体:GCS 7 分,瞳孔左：右为 4 mm：2 mm,左侧光反应消失,右侧肢体偏瘫。BP 170/100 mmHg, HR 60 次/分, R 12 次/分。对诊断最有价值的检查是

A. 头颅 X 线平片

B. 脑血管造影

C. 腰穿

D. 脑超声多普勒

E. 头部 CT

98. 结肠破裂修补术后 5 天,患者血钠 136.0 mmol/L,血钾 6.8 mmol/L,血 pH 7.3,近 24 h 尿量 520 ml。应诊断为

A. 低渗性脱水

B. 高渗性脱水

C. 低钾血症

D. 高钾血症

E. 低钾合并等渗性脱水

99. 代谢性碱中毒时不应补给氯化钾的情况是

A. 尿量钾含量减少

B. 尿量低于 30 ml/h

C. 尿量超过 60 ml/h

D. 尿呈酸性

E. 尿呈碱性

100. 24 岁孕妇。G_1P_0,宫内孕 36 周,下肢水肿 1 个月,近 1 周全身水肿,24 h 头晕、头痛、眼花,3 h 前突然抽搐,持续 1 min,入院前反复发作两次。入院后检查:血压 180/120 mmHg,心率 100 次/分,呼吸 30 次/分,呈昏迷状态。心肺(一),宫底耻上 35 cm,胎心 110 次/分。肛查:宫口开大 1.5 cm。应采取的产科处理是

A. 立即行剖宫产

B. 控制抽搐后等待自然分娩

C. 控制抽搐后催产素加强宫缩

D. 控制抽搐后剖宫产

E. 积极治疗 24～48 h 后引产

101. 月经量多或经期延长,但周期基本正常,应首先考虑

A. 子宫内膜癌

B. 子宫颈癌

C. 子宫肌瘤

D. 无排卵性功能失调性子宫出血

E. 宫颈息肉

102. 流产后 1 周,阴道血性分泌物淋漓不尽,发热 2 天,下腹痛伴血性白带。查体:子宫颈已闭,子宫稍大,压痛,双侧附件可触及拇指大小的肿块,压痛明显,体温 38.5℃。血红蛋白 110 g/L,白细胞 15×10^9/L,中性粒细胞 0.84。最可能的诊断是

A. 卵巢囊肿蒂扭转

B. 输卵管妊娠

C. 急性盆腔炎

D. 输卵管积水

E. 子宫内膜炎

103. 女性,48 岁。突然胸闷痛,心悸,心电图示 $V_1 \sim V_3$ 导联有深而宽的 Q 波,ST 段抬高,伴有室性期前收缩、二联律形成,抢救中突然抽搐。最可能的原因是

A. 三度房室传导阻滞

B. 心室颤动

C. 心脏停搏

D. 心房颤动

E. 室性心动过速

104. 男性,48 岁。胸痛,气促,心电图诊断为 AMI(广泛前壁)伴房室传导阻滞,血压 50/40 mmHg,临床诊断为心源性休克。最好的治疗方法是

A. 主动脉内气囊反搏

B. 去甲肾上腺素

C. 异丙肾上腺素

D. 酚妥拉明

E. 多巴胺

105. 男性,32 岁。今日中午突然呕血 150 ml,继而排黑便 2 次,共约 400 ml。查体:剑突下轻压痛,肝脾未触及。上消化道出血

的原因可能为

A. 应激性溃疡

B. 消化性溃疡

C. 胃癌

D. 慢性胃炎

E. 食管静脉曲张破裂

106. 心脏猝死患者一半以上见于下述疾病中的

A. 慢性肺心病

B. 心肌病

C. 冠心病

D. 急进性高血压

E. 病毒性心肌炎

107. 女性,56 岁。因风湿性心脏病给予地高辛 0.5 mg/d,连续治疗 1 个月后,病情好转,但患者出现恶心呕吐,黄视等症状。经检查:心电图:PP 间期和 PR 间期延长。地高辛血浓度为 3.2 ng/ml。诊断为地高辛中毒。除立即停药外,还应采用的治疗药物是

A. 苯妥英钠

B. 利多卡因

C. 普萘洛尔

D. 钾盐

E. 阿托品

108. 属于血小板消耗过多导致的血小板减少性疾病是

A. 特发性血小板减少性紫癜

B. 弥散性血管内凝血

C. 白血病

D. 病毒感染

E. 再生障碍性贫血

109. 符合过敏性紫癜的实验室检查结果是

A. 出血时间延长

B. 凝血时间延长

C. 凝血酶原时间延长

D. 血块退缩不良

E. 毛细血管脆性试验阳性

110. 男性,60 岁。发热、咳嗽、口腔溃疡 1 周,体温 38.8℃,皮肤有大片瘀斑;血红蛋白 90 g/L,白细胞 10×10^9/L,中性粒细胞 0.86,淋巴细胞 0.11,未见幼稚细胞,血小板 25×10^9/L。凝血酶原时间 15 s(对照 12 s),血浆鱼精蛋白副凝固试验弱阳性。最可能的诊断是

A. 再生障碍性贫血

B. 急性白血病

C. 特发性血小板减少性紫癜

D. 肺炎并发弥散性血管内凝血

E. 维生素 K 缺乏症

111. 男性,30 岁。进行性面色发黄、头昏、乏力半年。巩膜无黄染,脾肋下刚触及。血红蛋白 35 g/L,红细胞 1.58×10^{12}/L,白细胞 4.45×10^9/L,网织红细胞 0.012。MCV 78 fl,MCHC 0.26。骨髓增生活跃,红系增生,以中幼及晚幼细胞为主,原红及早幼红细胞亦稍增高,部分幼红细胞呈巨幼样变。铁染色细胞外铁(+++),铁粒幼细胞 0.73,环状铁幼粒细胞 0.45。幼红细胞糖原染色阴性。血清铁 29.9 μmol/L,总铁结合力 39.9 μmol/L。本例最可能的诊断是

A. 海洋性贫血

B. 巨幼细胞性贫血

C. 红血病

D. 铁粒幼细胞性贫血

E. 慢性感染性贫血

112. 诊断慢性肾盂肾炎的可靠依据是

A. 临床症状迁延不愈超过半年

B. 反复发作超过半年

C. 中段尿细菌培养多次阳性

D. 尿常规中有蛋白及红、白细胞

E. 静脉肾盂造影、肾盂、肾盏变形或双肾大小不一

113. 男性,20 岁。1 型糖尿病,2 天来出现恶心、面潮红,呼吸深快,渐发生神志模糊以致昏迷。最可能的诊断是

A. 乳酸性酸中毒

B. 尿毒症酸中毒

C. 呼吸性酸中毒

D. 糖尿病酮症酸中毒

E. 高渗性高血糖状态

114. 肾综合征出血热的传染源主要是

A. 啮齿类

B. 猪

C. 病毒携带者

D. 犬

E. 急性期患者

115. 伤寒发生肝脾肿大的主要原因是

A. Ⅲ型变态反应

B. 伤寒性肝炎、脾炎

C. Ⅰ型变态反应

D. 全身单核-吞噬细胞系统增生性反应

E. 中毒性肝炎

116. 麻疹的隔离期为

A. 至出疹后 5 天

B. 从接触后 1 天至皮疹消退

C. 接触后 2 周至皮疹消退

D. 从出疹至皮疹消退

E. 发疹前 1 天至出疹后 3 天

117. 男性,20 岁。外地来广州学生。高热3 天,抽搐、意识障碍 1 天入院,体检体温 40℃,呼吸 30 次/分,颈抵抗,病理神经反射阳性,四肢肌张力增高,外周血象白细胞 20 $\times 10^9$/L,中性粒细胞比例为 92%,尿蛋白(+)。为明确诊断,下列检查中最重要的是

A. 血培养

B. 乙脑特异性抗体检查

C. 脑脊液检查

D. 病毒分离

E. 流行性出血热抗体检查

118. 男性,34 岁。因发热、咳嗽、咯白痰 6 天为主诉入院。患者为男同性恋者。查体: T 38.6℃,P 128 次/分,R 42 次/分,BP 120/85 mmHg,呼吸急促,有青紫,双肺底部可闻及湿啰音,心脏听诊可闻及心尖部Ⅲ级收缩期杂音。胸片检查提示双肺间质性病变。血常规:WBC 3.8×10⁹/L,N 0.92,L 0.08,PLT 250×10⁹/L,Hb 105 g/L。抗 HIV 抗体阳性。其肺部并发症可能性最大的是

A. 病毒性肺炎

B. 细菌性肺炎

C. 肺孢子虫肺炎

D. 支原体肺炎

E. 肺结核

119. 男性,40 岁。恶心、呕吐、尿色变深 2 天。既往无肝炎病史。查体:巩膜黄染,肝肋下 2 cm。实验室检查:ALT 800 U/L,TBil 60 mmol/L,HAV‐IgM(-),HBsAg(+),抗 HBs(-),HBc‐IgM(+)。该患者最可能的诊断是

A. 急性甲型肝炎

B. 急性肝炎,HBsAg 携带者

C. 乙型肝炎恢复期

D. 甲型肝炎恢复期

E. 急性乙型肝炎

120. 痛风性关节炎早期主要病理改变发生在

A. 关节周围肌腱、韧带

B. 软骨下骨组织

C. 关节滑膜

D. 关节软骨

E. 关节周围皮下软组织

121. 某患者,突发呕血 2 000 ml,为新鲜血。查体:面色晦暗,颈面部及双上肢可见散在

蜘蛛痣,肝掌,腹膨隆,脾大肋下 2 cm,移动性浊音阳性。则该患者出血原因考虑为

A. 食管静脉曲张破裂出血

B. 脾功能亢进

C. 消化性溃疡

D. 胃癌

E. 应激性溃疡

122. 男性,60 岁。急性肾衰竭患者,血钾 5.6 mmol/L,下列治疗措施有原则性错误的是

A. 10%氯化钾 20 ml 静脉滴注

B. 口服钠型树脂 15 g,每日 3 次

C. 山梨醇 5 g,每 2 h 口服 1 次

D. 5%碳酸氢钠溶液 100 ml,缓慢静脉滴注

E. 25%葡萄糖溶液加胰岛素(3～5 U) 200 ml,缓慢静脉滴注

123. 关于羊水栓塞的处理,下列说法正确的是

A. 应慎用肾上腺皮质激素

B. 解除肺动脉高压是主要措施之一

C. 立即终止妊娠

D. 对难以控制的出血,在休克状态下行子宫全切术

E. 使用低分子右旋糖酐将加重休克

124. 不符合羊水栓塞的病理生理变化的是

A. 羊水有形成分阻塞肺小血管引起肺动脉高压

B. 羊水内抗原成分引起Ⅰ型变态反应

C. 发生急性左心衰竭

D. DIC

E. 羊水栓塞的后期可导致肾损害

125. 猝死最常发生于

A. 冠心病

B. 主动脉瓣狭窄

C. 二尖瓣脱垂

D. 肥厚型心肌病

E. 心内膜炎

126. 葡萄球菌食物中毒的原因多见于食用

A. 海产品

B. 咸蛋、咸肉

C. 熟肉或内脏熟制品

D. 奶制品

E. 臭豆腐

127. 骨折的特有体征包括

A. 疼痛

B. 肿胀

C. 瘀斑

D. 活动障碍

E. 骨擦音

128. 女性,45 岁。急刹车致右髋关节剧痛 3 h。查体:右髋关节弹性固定,踝关节活动障碍。最可能损伤的是

A. 髋关节骨折

B. 髋关节脱位

C. 髋关节脱位合并闭孔神经损伤

D. 髋关节脱位合并股神经损伤

E. 髋关节脱位合并坐骨神经损伤

129. 医务人员对于溺水患者,打开气道的方式应选择

A. 仰头举颏法

B. 推举下颌法

C. 仰头抬颈法

D. 侧头抬颈法

E. 头部平举法

130. 不属于判断呼吸骤停的方法是

A. 观察胸廓起伏

B. 听呼吸音

C. 气管插管

D. 面颊感觉气息

E. 观察腹部起伏

131. 女性,26 岁。CO 中毒 2 h 入院。查体:深昏迷,呼吸规则,余(一)。最佳治疗是

A. 高浓度给氧

B. 持续低流量给氧

C. 应用纳洛酮

D. 高压氧治疗

E. 呼吸兴奋剂使用

132. 男性,45 岁。家属发现其昏迷不醒,屋内可闻及煤气味。体检:口唇呈樱桃红,呼出气中有酒味,瞳孔正常大小,BP 100/60 mmHg, HR 110 次/分,血中 COHb 浓度 49%。头颅 CT 正常。最可能的昏迷原因是

A. 脑卒中

B. 一氧化碳中毒

C. 催眠药中毒

D. 酒精中毒

E. 有机磷中毒

133. 对轻症中暑者,应给予

A. 静脉注射生理盐水

B. 物理降温

C. 药物降温

D. 阴凉处休息

E. 吸氧

134. 下列各项中不属于癫痫发作病因的是

A. 低血糖症

B. 高血糖症

C. 停用抗癫痫药

D. 高钙血症

E. 低钙血症

135. 女性,63 岁。患糖尿病 8 年,无心悸、胸痛史,早餐后 1 h,突然烦躁、胸闷、面色苍白、出汗伴恐惧感。心率 110 次/分,血压 85/64 mmHg。首先应该考虑到的疾病是

A. 糖尿病酮症酸中毒

B. 低血糖反应

C. 急性冠脉综合征

D. 心绞痛

E. 肺动脉栓塞

136. 急性肺栓塞抗凝治疗的常用药物有

A. 普通肝素

B. 抗血小板药物

C. 尿激酶

D. 链激酶

E. rt‐PA

137. 男性,40岁。慢性咳嗽、咳痰史10年,突发左侧胸痛1天,呈针刺样疼痛,向左肩部放射,伴有胸闷及气短,干咳,无发热。吸烟约10年,1包/天。查体:消瘦,神志清楚,气管居中,无颈静脉怒张,左下肺叩诊鼓音,左下肺呼吸音明显降低,右肺散布少量干啰音,心界叩诊不清,心率92次/分,律齐,无病理性杂音,双下肢不肿。最可能的疾病是

A. 左侧气胸

B. 肺栓塞

C. 急性心肌梗死

D. COPD

E. 肺大疱

138. 男性,44岁。1周前上感伴咳嗽,3 h前突然咯鲜血,量达300 ml,无胸痛。既往有痰中带鲜血史。查体:体温37.3℃,血压正常,双肺叩清,右下肺可闻及中小水泡音,心尖部可闻及3/6级收缩期吹风样杂音。最可能的诊断为

A. 肺结核伴空洞

B. 支气管扩张

C. 肺梗死

D. 肺炎球菌性肺炎

E. 风湿性心脏瓣膜病

139. 女性,62岁。哮喘反复发作30年,此次因受凉再发,服氨茶碱及异丙嗪无效,哮喘

已持续20 h。现在最宜加用的药物是

A. 沙丁胺醇

B. 静脉滴注甲泼尼龙

C. 氨茶碱静脉滴注

D. 肾上腺素

E. 硝苯地平

140. 上腹部损伤时,出现右上腹及背部痛,有血性呕吐物,X线检查腹膜后组织积气。应怀疑

A. 肝及胆囊破裂

B. 右肾损伤

C. 右半结肠损伤

D. 腹膜后十二指肠破裂

E. 胃损伤

141. 关于脾破裂,下列处理不正确的是

A. 行脾切除术

B. 可收集腹腔内出血,行自身输血

C. 待失血性休克好转后手术

D. 行脾缝合修补术

E. 白细胞计数多升高

142. 胃溃疡大出血最主要的治疗方式是

A. 奥美拉唑静脉点滴

B. 胃大部切除术

C. 三腔二囊管压迫

D. 迷走神经干切断+半胃切除术

E. 高选择性迷走神经切断术

143. 诊断透壁心肌梗死最有价值的心电图特征是

A. 宽而深的Q波

B. ST段抬高呈弓背向上型

C. T波倒置

D. ST段抬高呈弓背向下型

E. ST段下降

144. 男性,52岁。有高血压病史8年,近1个月来遇劳累后发生胸骨后疼痛,多次做心

电图正常。为进一步明确诊断,下列检查最有价值的是

A. 心电向量图

B. 心脏超声

C. 心肌酶谱

D. 血脂、血糖

E. 冠状动脉造影

145. 即刻进行腰穿的禁忌证,不包括

A. 发热

B. 脑疝

C. 休克

D. 严重心肺功能受累

E. 腰穿部位皮肤感染

146. 对重症肌无力诊断没有帮助的检查项目是

A. 疲劳试验

B. 腾喜龙试验

C. 新斯的明试验

D. 神经重复频率刺激检查

E. 脑脊液检查

147. 短暂性脑缺血发作重要的预防性治疗药物是

A. 钙拮抗药

B. 脑血管扩张药

C. 溶栓药

D. 抗凝药

E. 抗血小板聚集药

148. 急性肾衰竭时可出现的电解质紊乱是

A. 高钠血症

B. 高镁血症

C. 高钙血症

D. 高氯血症

E. 低磷血症

149. 男性,30岁。腰2椎体骨折脱位伴马尾神经损伤。检查时,股四头肌有收缩,膝关节可主动伸直但不能抬离床面。这时股四头肌的肌力是

A. 1级

B. 2级

C. 3级

D. 4级

E. 5级

150. 男性,52岁。胸部撞击伤2 h。查体:血压105/75 mmHg。气管向左侧移位,右胸壁广泛皮下捻发音,右胸叩诊鼓音,呼吸音明显减弱。X线胸片:右第4、8、9肋骨骨折,左第7、8、9肋骨骨折,右肺压缩80%。首要的处理措施是

A. 牵引固定

B. 胸带固定

C. 胸腔闭式引流术

D. 剖胸探查术

E. 气管插管,辅助呼吸

二、A3/A4 型题

(151~153题共用题干)

男性,48岁。因"头痛、低热、呕吐15天"来诊。查体:脑膜刺激征阳性。颅脑MRI:脑实质内未见异常,脑膜强化。

151. 下一步最需要进行的检查是

A. 血肿瘤标志物检测

B. 腰椎穿刺检查脑脊液

C. 腹部超声

D. 超声心动图

E. 胸部CT

152. 脑脊液:压力300 mmH$_2$O,透明,WBC 50×10^6/L,蛋白2 g/L,糖和氯化物正常,涂片墨汁染色(+)。最可能的诊断是

A. 肺炎双球菌脑膜炎

B. 结核性脑膜炎

C. 单纯疱疹性脑膜炎

D. 隐球菌脑膜炎

E. 脑膜癌

153. 初始治疗应选择的药物是

A. 两性霉素 B

B. 两性霉素 B+氟胞嘧啶

C. 两性霉素 B+氟康唑

D. 伊曲康唑

E. 伏立康唑

(154～156 题共用题干)

男性,26 岁。农民工,因"发热、头痛 1 天"来诊。查体：T 39.1℃；意识清楚,精神不佳,颈强直明显；心、肺未见明显异常,腹软无压痛；凯尔尼格征(＋)。

154. 首先考虑的诊断是

A. 偏头痛

B. 急性上呼吸道感染

C. 急性细菌性脑膜炎

D. 急性脑血管病

E. 颅内占位性病变

155. 最有助于诊断的检查是

A. 血常规

B. 血培养

C. 脑脊液检查

D. 脑电图

E. 颅脑 CT

156. 首选的治疗是

A. 镇痛药

B. 经验性抗感染

C. 补液

D. 退热

E. 活血通络

三、X 型题

157. 下列关于重症肌无力治疗的说法正确

的有

A. 轻症时用抗胆碱酯酶药作对症治疗,在治疗无效或疗效不佳时再用免疫抑制药

B. 糖皮质激素类药给药方法以常规的小剂量开始渐增量为安全

C. 对于特别顽固性病例,在各种办法无效的情况下可以考虑换血浆的办法

D. 地西泮等苯二氮䓬类药对部分情绪不稳或精神紧张的患者,有时可有改善症状之效,但在有呼吸抑制或缺氧时不宜用

E. 在年轻患者,病程不长者或者对症治疗反应不佳者,可作胸腺切除,常能得到满意的远期疗效

158. 腹泻常见的病因有

A. 胃肠道感染

B. 胃肠道炎症

C. 胃肠道肿瘤

D. 胃肠道过敏

E. 全身性疾病

159. 肾源性水肿常伴有

A. 静脉压升高

B. 低蛋白血症

C. 高血压

D. 眼底改变

E. 尿液改变

160. 影响 N_0 非小细胞肺癌患者手术治疗预后的主要因素有

A. 原发肿瘤分级

B. 支气管残端有无癌残留

C. 肿瘤的组织类型

D. 辅助放疗

E. 辅助化疗

161. 属于宫外孕的是

A. 阔韧带妊娠

B. 宫颈妊娠

C. 子宫残角妊娠

D. 腹腔妊娠

E. 卵巢妊娠

162. 在张力性气胸的病理生理改变中,有关的是

A. 较大较深的肺裂伤,裂口形成活瓣

B. 纵隔扑动

C. 严重呼吸循环障碍

D. 严重皮下气肿形成

E. 患侧和健侧肺均被严重挤压

163. 心搏骤停时心电图可表现为

A. 直线

B. 房颤

C. 室颤

D. 慢而无效的室性逸搏心律

E. 只有心房波

164. 判断昏迷预后的因素有

A. 瞳孔对光反射

B. 眼球运动

C. 昏迷时间

D. 去大脑强直

E. 脑电图

165. 代谢性酸中毒的主要原因是

A. 碱性物质丢失过多

B. 胃液丧失过多

C. 缺钾

D. 酸性物质过多

E. 肾功能不全

166. 抽搐发作前剧烈头痛可见于

A. 颅脑外伤

B. 颅内占位病变

C. 蛛网膜下腔出血

D. 尿毒症

E. 癔症

167. 关于细菌性痢疾,叙述错误的有

A. 常见致病菌为福氏志贺菌,宋内志贺菌次之

B. 宋内志贺菌感染后易转为慢性

C. 所有的痢疾杆菌只有内毒素

D. 主要病变部位是直肠和乙状结肠

E. 成年人不可能患中毒性菌痢

168. 小儿腹泻补钾的原则不包括

A. 有尿后可补钾,治疗前 6 h 内有尿可按有尿处理

B. 每日给钾 3～4 mmol/kg

C. 静脉滴注浓度不能超过 0.5%

D. 全日补钾量不能少于 8 h 给入

E. 第 2 天能进食时即可停止补钾

169. 小儿化脓性脑膜炎抗生素应用时间一般为

A. 脑脊液不正常,但临床症状消失已 1 周以上可考虑停药

B. 临床症状消失,脑脊液正常后停药

C. 脑脊液正常后再用药 1～2 周

D. 临床症状消失即可停药

E. 肺炎双球菌脑膜炎选青霉素治疗疗程不少于 2～3 周

170. 可提示为重症急性胰腺炎的指征是

A. 血淀粉酶超过 500 U/L

B. 有休克症状

C. 有腹肌紧张和腹膜刺激征

D. 血钙低于 2.0 mmol/L

E. 血糖大于 11.2 mmol/L(无糖尿病史)

171. 上消化道大出血可出现的症状有

A. 呕血

B. 黑便

C. 下肢水肿

D. 黄疸

E. 发热

172. 痛风患者急性痛风性关节炎期的治疗药物包括

    A. 别嘌呤醇

    B. 秋水仙碱

    C. 吲哚美辛

    D. 苯溴马隆

    E. 糖皮质激素

173. 急性肾衰竭少尿期的特点是

    A. 24 h 尿量少于 400 ml

    B. 高血钾

    C. 高血压

    D. 贫血

    E. 低血钾

174. 对急性冠脉综合征的初始治疗包括

    A. 氧疗

    B. 160～325 mg 非肠溶阿司匹林嚼服或溶剂口服

    C. 在阿司匹林、溶栓等的基础上可加用氯吡格雷 300 mg

    D. 持续心电监护

    E. 建立静脉通道

175. 关于慢性呼吸衰竭的描述,下列正确的是

    A. 呼吸功能障碍多突然加重

    B. 主要指原来肺功能正常而发生病变

    C. 慢性呼吸衰竭比急性呼吸衰竭多见

    D. 发生 CO_2 潴留后,无法再代偿

    E. 呼吸道感染常导致呼吸功能障碍加重

第十六章

模 拟 试 卷 二

1. 拉米夫定的主要作用是
   A. 抑制 HBV DNA 复制
   B. 减少病毒变异
   C. 促进 HBeAg 转换
   D. 降低 ALT
   E. 促进肝细胞再生

2. 霍乱患者的米泔水样大便主要是由于
   A. 大便含有大量红细胞
   B. 大便含有大量黏膜组织
   C. 大便含有大量脓细胞
   D. 缺乏胃酸,消失不良
   E. 肠液中黏液过多,胆汁过少

3. 女性,19 岁,农民。12 月在水利工地上突起
   发热,伴头痛、眼眶痛、腰痛。病程第 4 日就
   诊时热已退,血压偏低,球结膜水肿,出血,
   胸背部见条索点状瘀点。前 1 日 24 h 尿量
   340 ml,该病例最可能的诊断是
   A. 败血症
   B. 血小板减少性紫癜
   C. 流行性出血热
   D. 钩体病
   E. 急性肾小球肾炎

4. 稽留热常见于

A. 风湿热
B. 疟疾
C. 伤寒
D. 布鲁菌病
E. 渗出性胸膜炎

5. 引起头痛的全身性疾病有
   A. 贫血
   B. 偏头痛
   C. 三叉神经痛
   D. 脑供血不足
   E. 脑外伤后遗症

6. 可出现干性咳嗽的疾病是
   A. 肺炎
   B. 胸膜炎
   C. 支气管扩张
   D. 空洞性肺结核
   E. 慢性支气管炎

7. 右上腹痛伴发热多见于
   A. 胰腺炎
   B. 肠道感染
   C. 溃疡病发作
   D. 肝、胆系统感染
   E. 肠系膜淋巴结感染

8. 肾源性水肿的特点是

A. 多从下肢开始继而遍及全身

B. 多从眼睑开始继而遍及全身

C. 多伴有双上肢静脉压升高

D. 多为非压陷性水肿

E. 多伴有淋巴回流受阻

9. 引起前庭障碍性呕吐的疾病是

    A. 癔症

    B. 脑震荡

    C. 梅尼埃病

    D. 颅内血肿

    E. 胃神经官能症

10. 柏油便与下列哪种物质有关?

    A. 二氧化硫

    B. 硫化亚铁

    C. 酸化正铁血红蛋白

    D. 含铁血黄素

    E. 肠道尿素酶

11. 男性,59岁。反酸、上腹痛10余年,每次持续1个月左右,未系统治疗。近半年,持续腹痛不缓解,无反酸,伴头晕,乏力,消瘦,低热。查体:贫血貌,剑突下压痛(＋),未触及异常包块,肠鸣音正常。该患者最可能的诊断是

    A. 胆汁反流性胃炎

    B. 萎缩性胃炎

    C. 胃溃疡

    D. 胃癌

    E. 十二指肠溃疡

12. 男性,44岁。1周前上感伴咳嗽,3 h前突然咯鲜血,量达300 ml,无胸痛。既往有痰中带鲜血史。查体:体温37.3℃,血压正常,双肺叩诊清音,右下肺可闻中小水泡音,心尖部可闻3/6级收缩期吹风样杂音。最可能的诊断为

    A. 肺结核病伴空洞

    B. 支气管扩张症

C. 肺梗死

D. 肺炎球菌性肺炎

E. 风湿性心脏瓣膜病

13. COPD急性发作伴细菌感染时,最主要的临床表现是

    A. 咳嗽加重

    B. 咳白色泡沫痰与黏液痰

    C. 咳脓性痰且痰量增加

    D. 肺部有哮鸣音

    E. 肺底部有细湿啰音

14. 女性,36岁。拔牙术后10天,寒战、高热1周,咳嗽,咳脓性痰,300 ml/d,有臭味。考虑引起本病最可能的致病菌是

    A. 金黄色葡萄球菌

    B. 大肠埃希菌

    C. 肺炎球菌

    D. 厌氧菌

    E. 化脓性链球菌

15. 恶性淋巴瘤累及颈、腹股沟淋巴结、肝及肺,并伴有发热、盗汗及体重减轻。临床分期属

    A. ⅢA

    B. ⅣB

    C. ⅣA

    D. ⅢB

    E. ⅡB

16. 慢性再生障碍性贫血患者出现酱油色尿,下列检查最具有诊断意义的是

    A. 热溶血试验

    B. 蔗糖溶血试验

    C. 酸溶血试验

    D. 荧光斑点试验

    E. 抗人球蛋白试验

17. 女性,48岁。2年来关节炎,日光过敏,脱发。尿蛋白(＋)。近半个月双下肢凹陷性

水肿,尿少,血压 178/100 mmHg。尿蛋白（+++），尿红细胞 10～15 个/HP，HGB 100 g/L，Scr 230 μmol/L，ANA 1：640（膜型），抗 Sm 抗体阳性，血 C3 0.5 g/L。最可能的临床诊断是

A. 急进性肾炎

B. 急性肾衰

C. 系统性红斑狼疮

D. 慢性肾炎

E. 急性肾炎

18. 男性，52 岁，因高血压脑出血 1 天入院。浅昏迷状态，生命体征尚可，心肾功能良好，脑 CT 扫描示颞叶出血约 50 ml。最合适的治疗是

A. 手术清除血肿

B. 使用止血药物

C. 使用降颅压药物

D. 使用降血压药物

E. 鼻饲以保证营养

19. 男性，51 岁，体检时发现"浮髌征"阳性，多表明膝关节

A. 少量积液

B. 中等量积液

C. 大量积液

D. 滑膜增生

E. 关节内粘连

20. 维持机体体液平衡的主要器官是

A. 肺

B. 缓冲系统

C. 肾

D. 皮肤

E. 肝

21. 血压下降在休克中的意义为

A. 是诊断休克的唯一依据

B. 是休克最常见的临床表现

C. 是估计休克程度的主要指标

D. 是组织细胞缺氧的主要指标

E. 是休克最早的指标

22. 妊娠 37 周，G_2P_0。双胎妊娠（头、臀），伴阵发性腹痛 3 h，阴道出血 2 h 如月经量，0.5 h 前阴道流水色清，查体：ROA/LSA，胎心 128～132 次/分，先露浅入，于耻骨上可闻及与母体脉搏一样的吹风样杂音，宫缩 30 s/4～5 min。最可能的诊断是

A. 胎盘早剥

B. 帆状胎盘前置血管破裂

C. 完全性前置胎盘

D. 边缘性前置胎盘

E. 产程中正常现象

23. 能引起子宫内膜增生过度的卵巢肿瘤是

A. 成熟囊性畸胎瘤

B. 卵泡膜细胞瘤

C. 内膜样肿瘤

D. 内胚窦瘤

E. 浆液性囊腺瘤

24. 新生儿惊厥最常见的原因是

A. 新生儿高胆红素血症

B. 新生儿破伤风

C. 新生儿缺氧缺血性脑病

D. 新生儿肺炎

E. 先天性心脏病

25. 小儿腹泻重型与轻型的主要区别点是

A. 发热、呕吐

B. 每天大便超过 10 次

C. 有水、电解质紊乱

D. 大便有黏液、腥臭

E. 镜检有大量脂肪滴

26. 婴幼儿化脓性脑膜炎最常见的病原菌是

A. 脑膜炎双球菌及大肠埃希菌

B. 脑膜炎双球菌、肺炎双球菌及流感嗜血杆菌

C. 金黄色葡萄球菌及流感嗜血杆菌

D. 金黄色葡萄球菌及铜绿假单胞菌

E. 以上都不是

27. 以下实验室检查结果可以不属于流行性腮腺炎的是

A. 外周血白细胞计数降低

B. 外周血白细胞分类检查淋巴细胞相对增高

C. 血淀粉酶测定轻度至中度增高

D. 尿淀粉酶测定轻度至中度增高

E. 脑脊液检查细胞数增高

28. 寻常痤疮的主要临床特点不包括

A. 多发于 15~30 岁的青年男女

B. 损害好发于面部,尤其是前额、颊部等

C. 皮疹可表现为粉刺、炎性丘疹、脓丘疹、结节及囊肿等

D. 皮疹对称分布

E. 鼻部红斑,浅表毛细血管持久性扩张

29. 男性,30 岁。阴茎冠状沟溃疡,无痛 1 周。发病前 3 周曾有冶游史。查体:阴茎冠状沟可见一个直径约 1 cm 大小的类圆形浅溃疡,表面清洁,基底触之为软骨样硬度,余皮肤黏膜正常。初步考虑为

A. 软下疳

B. 硬下疳

C. 生殖器疱疹

D. 固定型药疹

E. 白塞氏病

30. 一位 20 岁的健康女性来到诊室诉她的右眼发痒和流泪。患者说发病很突然,无发热,生命体征正常。查体(下图)见眼红伴流泪,稍触及耳前淋巴结,泪多,角膜和眼底检查正常,右眼视力完好。最有可能的诊断是

A. 病毒性结膜炎

B. 细菌性结膜炎

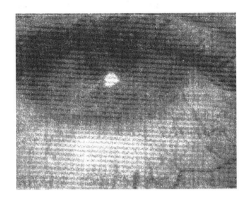

C. 异物反应

D. 过敏性结膜炎

E. 急性开角型青光眼

31. 某一急性药物中毒患者,表现为昏迷、瞳孔极度缩小,呼吸深度抑制,血压降低。易出现上述中毒症状的药物是

A. 苯巴比妥

B. 吗啡

C. 地西泮

D. 氯丙嗪

E. 苯妥英钠

32. 下列应首先考虑急性心肌梗死可能的情况是

A. 患者虽无症状,但Ⅲ导联出现 Q 波

B. 夜间发生心绞痛

C. 缺血性胸痛持续大于 30 min

D. 不明原因晕厥

E. 下肢深静脉血栓形成,患者突发胸痛,呼吸困难

33. 肺癌的非转移作用导致的症状不包括

A. 肥大性骨关节病

B. 杵状指

C. 高钙血症

D. 周围神经病

E. 上腔静脉阻塞综合征

34. 男孩,5 岁。玩耍时将一小跳棋子误吸卡于喉部,出现严重窒息。其父速将其送至邻居周某开设的中医诊所就诊。周某即刻用桌上的一把水果刀将男孩李某的气管切开,并用手伸入切口将棋子捅出。李某的生命虽得救,但伤口感染。经抗感染治疗后,伤口愈合,瘢痕形成,气管狭窄。周某行为属于
    A. 违规操作,构成医疗事故
    B. 非法行医,不属于医疗事故
    C. 超范围执业,构成医疗事故
    D. 超范围执业,不构成医疗事故
    E. 虽造成不良后果,但不属于医疗事故

35. 有关肠管损伤的描述,正确的是
    A. 均可出现膈下游离气体
    B. X 线检查示腹膜后花斑样改变提示十二指肠球部损伤
    C. 术后不需应用抗生素
    D. 应彻底冲洗腹腔并放置引流
    E. 结肠损伤不必禁食

36. 急性阑尾炎的手术适应证中,不包括
    A. 急性单纯性阑尾炎保守治疗不理想、症状加重者
    B. 急性化脓性阑尾炎或坏疽性阑尾炎,发病急,症状重,伴寒战、高热者
    C. 急性阑尾炎穿孔并发局限性或弥漫性腹膜炎者
    D. 阑尾周围脓肿发病 48 h 以上,右下腹触及包块,中毒症状不重者
    E. 慢性阑尾炎急性发作者

37. 胆总管损伤后放置 T 形管的时间要求是
    A. 至少 2 周
    B. 无时间限制
    C. 至少 2 个月
    D. 至少半年
    E. 以上都不是

38. 男性,50 岁。中上腹部疼痛伴腹胀、嗳气 10 年,消瘦 3 个月。胃镜检查发现胃窦部有一 2.5 cm 大小的溃疡灶,活检病理报告轻度不典型增生。根据患者情况,治疗宜采取
    A. 迷走神经切断术
    B. 胃大部切除术
    C. 西咪替丁治疗
    D. 甲溴阿托品治疗
    E. 以上都不是

39. 关于碱性反流性三联征不正确的是
    A. 包括剑突下烧灼痛,胆汁性呕吐,体重减轻
    B. 进食后疼痛加重
    C. 抗酸剂可缓解疼痛
    D. 呕吐后疼痛依旧
    E. 常发生于胃大部切除术后 1～2 年

40. 男性,45 岁。酗酒后 8 h 出现中上腹疼痛,放射至两侧腰部,伴恶心、呕吐。体检:腹部有压痛、肌紧张及两侧腰腹部出现蓝棕色斑,血压 75/55 mmHg,脉搏 110 次/分。最可能的诊断是
    A. 急性胆囊炎
    B. 急性胃炎
    C. 急性肠梗阻
    D. 急性胰腺炎
    E. 急性胆管炎

41. 关于腹膜后感染的临床特点,正确的是
    A. 腹膜后感染多以肺炎球菌为主,其次为葡萄球菌、大肠埃希菌、厌氧菌等
    B. 查体可有腹部压痛、反跳痛、肌紧张
    C. B 超检查或诊断性穿刺可定位
    D. 为避免腹膜后出血,脓肿不宜切开引流
    E. 实验室检查中白细胞一般不高

42. 细菌性痢疾治疗的首选药物是
    A. 氯霉素

B. 四环素

C. 磺胺嘧啶

D. 氧氟沙星

E. 呋喃唑酮

43. 原发性高血压最常见的并发症是

A. 心肌梗死

B. 脑卒中

C. 慢性肾功能不全

D. 主动脉夹层动脉瘤

E. 心力衰竭

44. 男性,16 岁。发作性意识丧失伴四肢抽搐5 年,每年十余次。脑电图检查示广泛痫性放电。该患者最恰当的治疗是

A. 联合使用抗癫痫药

B. 随意使用单药治疗

C. 按发作类型选用单药治疗

D. 暂不治疗

E. 外科手术治疗

45. 高血压病脑出血最常见的部位是

A. 豆状核和丘脑

B. 内囊和基底节

C. 蛛网膜下腔

D. 侧脑室

E. 大脑髓质

46. 下列不属于肝硬化腹水形成原因的是

A. 门脉高压

B. 低白蛋白血症

C. 肝静脉回流受阻

D. 有效循环血容量增加

E. 继发性醛固酮增多

47. 应用糖皮质激素治疗特发性血小板减少性紫癜(ITP),正确的是

A. 仅适用于慢性期

B. 主要作用是抑制抗原、抗体生成

C. 能使血小板数迅速上升

D. 近期有效率高

E. 血小板正常后应立即停药

48. 女性,21 岁。3 天来左膝关节肿胀。自幼于外伤后易出血不止,查体:皮肤黏膜未见出血及紫癜,出血时间 1 min,凝血时间35 min,凝血酶原时间正常。疾病分类应为

A. 纤维蛋白生成障碍

B. 凝血酶生成障碍

C. 血小板异常

D. 凝血活酶生成障碍

E. 血管壁功能异常

49. 男性,50 岁。肥胖,2 型糖尿病5 年,口服二甲双胍 250 mg,3 次/日。5 个月前因外伤发生左足溃疡至今未愈,空腹血糖7.2 mmol/L,三餐后血糖分别 9.2 mmol/L、8.7 mmol/L、8.6 mmol/L。控制糖尿病的最佳治疗方案应选择

A. 增加二甲双胍剂量

B. 加用胰岛素制剂

C. 加用磺脲类口服降糖药

D. 加用 α-葡糖糖苷酶抑制剂

E. 加用噻唑烷二酮类药

50. 关于肾盂肾炎的说法,不正确的是

A. 由细菌感染引起

B. 男性发病率稍高

C. 大肠埃希菌感染最为常见

D. 可分为上行性感染和血源性感染

E. 表现为化脓性间质性肾炎

51. 有助于诊断真性红细胞增多症的是

A. 血清 EPO 水平增高

B. NAP 活性增高

C. Hb 170 g/L

D. 脾大

E. JAK2V617F 阳性

52. 男性,40 岁。有早期肝硬化史、胆囊炎,因劳

累,近1周发热,39℃,右季肋区不适,腹胀、下肢水肿、巩膜、皮肤深度黄染,腹水征(＋),凝血酶等时间延长。应诊断为

A. 肝硬化自发腹膜炎

B. 肝硬化失代偿

C. 慢性重型肝炎

D. 淤胆型肝炎

E. 亚急性重型肝炎

53. 流行性腮腺炎的传播途径为

A. 粪-口途径

B. 飞沫传播

C. 生活密切接触传播

D. 血液传播

E. 虫媒传播

54. 男性,患者,58岁。一位内科医师观察到该患者胸部 X 线片上载肺门区有一直径约 4 cm、密度较高、边缘不整的团块状阴影,于是判断其患有中心性肺癌。这是医师思维特征的

A. 客观性

B. 间接性

C. 理解性

D. 综合性

E. 抽象性

55. 肝炎肝硬化主要阻塞部位是

A. 肝静脉

B. 窦前

C. 窦后

D. 门静脉

E. 上腔静脉

56. 男性,42岁。呕吐、腹泻两天,意识模糊、烦躁不安半天。神志欠清,巩膜中度黄染,颈部可见数枚蜘蛛痣,腹软,脾肋下 3 cm,上肢穿刺部位有瘀斑。Hb 90 g/L, WBC 3.2×10⁹/L。以下诊断肝性脑病最有价值的检查是

A. 血气分析

B. 血氨

C. 肝功能

D. 凝血功能

E. 腹部 CT

57. 女性,6岁。畏寒发热 3 天,伴头痛、耳痛。查体:体温 39.6℃,脉搏 112/分,双侧腮腺肿大,边界不清,触之有弹性,无波动感。血常规:白细胞 6×10⁹/L,中性粒细胞 0.59,淋巴细胞 0.41。最可能的诊断是

A. 化脓性腮腺炎

B. 流行性腮腺炎

C. 过敏性腮腺炎

D. 颈淋巴结炎

E. 单纯性腮腺肿大

58. 急性重型肝炎最有诊断意义的临床表现是

A. 黄疸加深

B. 肾功能障碍

C. 出血倾向明显

D. 腹水出现

E. 中枢神经系统症状(肝性脑病)

59. 可造成新生儿黄疸的药物是

A. 磺胺异噁唑

B. 青霉素

C. 葡萄糖

D. 氯化钠

E. 维生素 C

60. 心电图显示,正常节律后出现一长 PP 间期,长的 PP 间期与基本的窦性 PP 间期之间无倍数关系。诊断可考虑

A. 窦性停搏

B. 窦性心动过缓

C. 一度窦房传导阻滞

D. 二度Ⅰ型窦房传导阻滞

E. 二度Ⅱ型窦房传导阻滞

61. 男性,58 岁。高血压 12 年,劳力性心前区疼痛 2 年。平时活动量稍大或上三楼时出现胸部疼痛,休息可缓解。近 1 个月发作频繁,1～2 次/天,每次约持续 15 min 左右,休息时也有发作。发作时心电图表现为 ST 段压低。该患者应该诊断为
A. 稳定型心绞痛
B. 不稳定型心绞痛
C. 变异性心绞痛
D. 主动脉夹层
E. 心肌梗死

62. 有关气胸的典型 X 线表现,下列不正确的是
A. 患侧胸腔透亮度增加
B. 肺压缩征
C. 可见气胸带
D. 少量气胸不易发现时嘱患者深吸气,从而易于显示气胸带
E. 血气胸时可见液气平面

63. 男性,67 岁。剑突下隐痛 8 个月,加重 2 周,疼痛无规律性,伴进行性食欲缺乏、消瘦。排成形黑便 1～2 次/天,粪便隐血试验阳性。临床初步诊断为
A. 食管胃底静脉曲张破裂出血
B. 急性胃黏膜损害
C. 消化性溃疡合并出血
D. 胃癌合并出血
E. 食管贲门黏膜撕裂综合征

64. 引起右上腹部阵发性绞痛的疾病有
A. 肝癌
B. 肝脓肿
C. 胆石症
D. 急性胰腺炎
E. 十二指肠球部溃疡

65. 上消化道出血部位一般是指
A. 食管

B. 贲门
C. 幽门
D. 十二指肠球部
E. 屈氏韧带以上的消化器官

66. 引起周围性眩晕的因素有
A. 小脑肿瘤
B. 听神经瘤
C. 椎-基底动脉供血不足
D. 链霉素、庆大霉素中毒
E. 多发性硬化(中枢神经炎性腱鞘病)

67. 女性,20 岁。出现低热、乏力、盗汗 2 周,近 3 日少量咯血。胸片见右上肺小尖淡片阴影。该患者最可能的诊断是
A. 大叶性肺炎
B. 肺结核
C. 肺脓肿
D. 肺梗死
E. 肺吸虫

68. 男性,18 岁。四肢细长,高度近视。胸部 X 线片示升主动脉呈梭形瘤样扩张,心脏听诊可闻及主动脉第二区的舒张期叹气性杂音外,还能听到的杂音是
A. 三尖瓣区收缩期吹风性杂音
B. 心尖区舒张期隆隆性杂音
C. Austin-Flint 杂音
D. A 及 C 均正确
E. B 及 C 均正确

69. 肝浊音界区增大见于
A. 肠麻痹胀气
B. 肝坏死
C. 肝脓肿
D. 胃肠穿孔
E. 人工气腹

70. 休克抑制期的病理生理改变主要是
A. 微动脉及毛细血管前括约肌舒张,毛细

血管后的小静脉处在收缩期

B. 细胞内的溶酶体膜破裂,造成细胞自溶

C. 肾上腺髓质和交感神经节后纤维释放大量儿茶酚胺

D. 细胞能量来源主要是糖酵解

E. 毛细血管内有微细血栓形成

71. 早期慢性支气管炎肺部 X 线表现是
    A. 无特殊征象
    B. 两肺纹理增粗、紊乱
    C. 肺野透亮度增加
    D. 膈肌下降
    E. 胸部扩张、肋间增宽

72. 下述关于继发性肺结核的叙述,正确的是
    A. 肺部病变好发于上叶尖后段、下叶背段
    B. 治疗后病变吸收较快,短期内可有变化
    C. 继发性肺结核不包括慢性纤维空洞性肺结核
    D. 5 个单位的 PPD 试验阴性可以排除继发性肺结核
    E. 多隐匿起病,不会出现急性发病和高热

73. 阻塞性肺气肿患者最早出现的变化是
    A. X 线示右下肺动脉干略增宽
    B. 心电图示顺钟向转位
    C. 叩诊心浊音界缩小
    D. 动脉血二氧化碳分压升高
    E. 最大通气量降低

74. 下述关于支气管扩张常见临床特点的叙述,错误的是
    A. 反复咯血
    B. 咳大量脓痰
    C. 病变部位固定湿啰音
    D. 胸部 X 线平片多无异常表现
    E. 胸部 CT 多表现为支气管壁增厚,管腔呈囊、柱状扩张

75. 关于室性和室上性心动过速心电图的鉴别,下列描述正确的是
    A. P 波与 QRS 波呈固定关系多提示室上速
    B. QRS 间期>0.12 s,一定为室速
    C. 由心室夺获或室性融合波多提示室速
    D. QRS 波形态异常一定为室速
    E. P 波与 QRS 波有固定关系一定为室速

76. 下列心电图表现属于莫氏 II 型房室传导阻滞的特征是
    A. PR 间期逐渐延长,QRS 波群脱落
    B. PR 间期固定,QRS 波群有时脱落
    C. RR 间期逐渐缩短,直至一次长的间歇
    D. 长 RR 间隔>2 次短的 RR 间隔之和
    E. 间歇后第一次 RR 间隔大于间歇前的 RR 间隔

77. 心室律规则的心电图可见于
    A. 二度 I 型房室传导阻滞
    B. 心房颤动
    C. 心房扑动以 2∶1 下传
    D. 不完全性干扰性房室脱节
    E. 一度房室传导阻滞

78. 慢性肺源性心脏病出现呼吸衰竭时,维持呼吸中枢兴奋的主要原因是
    A. 缺氧刺激
    B. 二氧化碳潴留刺激
    C. 酸中毒氢离子刺激
    D. 胸膜牵张反射
    E. 自主神经调节

79. 关于原发性硬化性胆管炎,下列描述错误的是
    A. 以肝内和肝外胆管进行性纤维化狭窄为特点
    B. 男性比女性多见
    C. 胆囊常受侵犯
    D. 主要表现为肝内胆汁淤滞
    E. 患者常伴有溃疡性结肠炎

80. 患者发生绞窄性肠梗阻时,其病理生理改变中错误的是
　　A. 脱水
　　B. 有效循环血量减少
　　C. 严重的代谢性碱中毒
　　D. 大量毒素吸收
　　E. 最终发生肠坏死和穿孔

81. 糖尿病的基本病理生理改变是
　　A. 胰岛素绝对或相对不足
　　B. 胰高血糖素分泌过多
　　C. 糖皮质激素分泌过多
　　D. 葡萄糖耐量降低
　　E. 生长激素分泌过多

82. 男性,32岁。进行性四肢无力3天,进食呛咳1天。体检:神清,声低哑鼻音,双侧提腭差,咽反射消失,颈软,四肢肌张力低,肌力1~2级,腱反射(一),双侧肘膝以下针刺觉减退,跖反射无反应。临床的可能诊断为
　　A. 格林-巴利综合征
　　B. 全身型重症肌无力
　　C. 周期性瘫痪
　　D. 椎-基底动脉血栓形成
　　E. 多发性肌炎

83. 低钾血症错误的临床表现是
　　A. 肌无力为最早的临床表现
　　B. 均有典型的心电图改变
　　C. 常与镁缺乏同时存在
　　D. 严重时可发生多尿
　　E. 发生碱中毒时尿呈酸性

84. 对于妊娠高血压疾病,下列描述不恰当的是
　　A. 重症子痫前期尿中可出现管型及红细胞、白细胞
　　B. 双胎容易合并妊娠高血压疾病
　　C. 眼底变化可以反映妊娠高血压的进展

和严重程度
　　D. 初产妇多于经产妇
　　E. 有慢性高血压者不易发生

85. 关于小儿腹泻的病因,下列不正确的是
　　A. 肠道内感染(细菌、病毒)
　　B. 喂养不当
　　C. 消化系统发育不成熟
　　D. 肠道外感染
　　E. 血液中免疫球蛋白 IgG 偏低

86. 男性,37岁。在心脏手术过程中,患者心电图表明:突然发生三度房室传导阻滞。此时该用作紧急处置的药物是
　　A. 静注阿托品
　　B. 静脉滴注异丙肾上腺素
　　C. 静注肾上腺素
　　D. 静脉滴注山莨菪碱
　　E. 静脉滴注去甲肾上腺素

87. 吗啡禁用于分娩镇痛,是由于
　　A. 可致新生儿便秘
　　B. 易产生成瘾性
　　C. 易在新生儿体内蓄积
　　D. 镇痛效果差
　　E. 可抑制新生儿呼吸

88. 诱发 DIC 最常见的病因为
　　A. 恶性肿瘤
　　B. 手术及外伤
　　C. 革兰氏阴性细菌感染
　　D. 产科意外
　　E. 代谢性酸中毒

89. 对于特发性血小板减少性紫癜,最有诊断意义的是
　　A. 骨髓巨核细胞增多
　　B. 出血时间延长
　　C. 血块回缩不良
　　D. 血小板计数降低

E. 以上都不是

90. 男性,14 岁。反复呕血、黑便、皮肤瘀斑 1 周,肝、脾不肿大。血红蛋白 60 g/L,红细胞 1.8×10^{12}/L,白细胞 6×10^9/L,血小板 10×10^9/L。骨髓增生活跃,巨核细胞数增多,幼巨核细胞比例增多。最可能的诊断是
   A. 再生障碍性贫血
   B. 急性白血病
   C. 过敏性紫癜
   D. 血友病甲
   E. 特发性血小板减少性紫癜

91. 糖尿病酮症酸中毒早期补碱的主要危害是
   A. 继发性脑水肿
   B. 继发性低血钾
   C. 继发性低血糖
   D. 继发性低血钙
   E. 继发性碱中毒

92. 女性,61 岁。反复尿频、尿急、尿痛 14 年,尿常规白细胞(+++),蛋白(+),中段尿培养(+),尿浓缩稀释试验异常,血 Cr 107 μmol/L。最可能的诊断为
   A. 急性肾盂肾炎
   B. 急性肾盂肾炎反复发作
   C. 慢性肾盂肾炎
   D. 慢性肾小球肾炎合并尿路感染
   E. 肾结核

93. 营养性缺铁性贫血的临床表现,错误的是
   A. 年长儿可有头晕、眼前发黑、耳鸣等
   B. 注意力不集中,记忆力减退
   C. 食欲缺乏,可出现异食癖
   D. 免疫功能低下,易合并感染
   E. 年龄愈大,肝脾肿大越明显

94. 肾综合征出血热潜伏期一般为
   A. 3～5 天

B. 1 周
C. 1～2 周
D. 2～3 周
E. 1 个月

95. 男性,30 岁。自 10 月 30 日起出现发热,头痛,皮肤黏膜出血,3 天后出现少尿。血常规:白细胞 35×10^9/L。尿常规:尿蛋白(+++)。此时最可能诊断是
   A. 肾小球肾炎
   B. 尿毒症
   C. 白血病
   D. 肾综合征出血热
   E. 重感冒

96. 麻疹确诊的依据是
   A. 发热伴上呼吸道卡他症状
   B. 流行季节,有麻疹的接触史
   C. 病程第 5 天血清抗麻疹抗体阳性
   D. 血白细胞数减少
   E. 眼、鼻分泌物测定抗麻疹抗原阳性

97. 需要积极抗病毒治疗的病毒性肝炎有
   A. 乙肝表面抗原携带者
   B. 急性甲型肝炎
   C. 急性戊型肝炎
   D. 急性丙型肝炎
   E. 急性乙型肝炎

98. 男性,5 岁。持续发热 15 天,体温 39～39.5℃,伴腹泻每日 3～5 次。体检:神萎,心率 72 次/分,肝右肋下 20 cm,脾肋下 1.50 cm。检查:WBC 3.0×10^9/L。中性粒细胞 60%,淋巴细胞 40%,嗜酸性粒细胞 0,ALT 200 U/L,血清 HBsAb 阳性。该病例最可能的诊断是
   A. 急性乙型肝炎
   B. 伤寒
   C. 钩端螺旋体病
   D. 急性血吸虫病

E. 急性细菌性痢疾

99. 下列指标为诊断 ARDS 的必要条件的是
    A. 氧合指数
    B. pH
    C. 动脉血氧分压
    D. 血氧饱和度
    E. 肺泡-动脉氧分压差

100. 单人心肺复苏时,胸外心挤压与人工呼吸的正确操作是
    A. 心脏按压 5 次,口对口人工呼吸 1 次
    B. 心脏按压 6 次,口对口人工呼吸 1 次
    C. 心脏按压 12 次,口对口人工呼吸 2 次
    D. 心脏按压 15 次,口对口人工呼吸 2 次
    E. 心脏按压 30 次,口对口人工呼吸 2 次

101. 急性肾衰竭行血液净化的指征不包括
    A. 出现肺水肿、脑水肿表现
    B. 代谢性酸中毒难以纠正
    C. 连续无尿 3 天
    D. 血钾水平>6.5 mmol/L
    E. 血肌酐水平>144 μmol/L

102. 男,54 岁。术前肾功能正常,在全麻下行左肝叶切除术后转入 ICU,第 3 天出现少尿,下列属于急性肾衰竭可靠指标的是
    A. 少尿
    B. 血钠>20 mmol/L
    C. 高钾血症
    D. 血清肌酐突然增加
    E. 血尿素氮突然增加

103. 心脏性猝死是
    A. 疾病晚期自然死亡
    B. 在受伤后的死亡
    C. 中毒后的死亡
    D. 溺水的死亡
    E. 因心脏原因意外地突然死亡

104. 心脏骤停早期诊断最佳指标是
    A. 瞳孔突然明显散大
    B. 测不到血压
    C. 颈动脉和股动脉搏动消失
    D. 呼吸停止
    E. 面色苍白和口唇发绀

105. 男性,30 岁。车祸致股骨干骨折,术后 1 天突发呼吸困难,发绀。诊断最可能是
    A. 肺脂肪栓塞
    B. 坠积性肺炎
    C. 心肌梗死
    D. 急性胸膜炎
    E. 以上均不是

106. 对溺水所致呼吸心搏骤停者,其最主要的紧急处理措施是
    A. 立即倒水
    B. 呼吸兴奋剂的应用
    C. 心内注射肾上腺素
    D. 人工呼吸和胸外心脏按压
    E. 碳酸氢钠静脉滴注

107. 最常见的食物中毒类型是
    A. 细菌性
    B. 化学性
    C. 生物性
    D. 细菌毒素型
    E. 混合性

108. 中暑先兆的处理原则是
    A. 脱离高温环境至通风阴凉处休息
    B. 早期输液
    C. 吸氧
    D. 必须口服补液
    E. 物理降温

109. 男性,30 岁。多发外伤,急救时发现窒息,腹部内脏脱出,股骨开放性骨折,血压 75/40 mmHg,脉细数。应首先进行的处理是

A. 先抢救腹部脏器脱出
B. 先抢救股骨开放性骨折
C. 先抢救休克
D. 先抢救窒息
E. 紧急送往医院

110. 女性,24 岁。因有机磷中毒经过阿托品及氯解磷定治疗后 6 h,出现躁动不安,发热,皮肤干燥、潮红。查体:体温 39.2℃,心率 110 次/分,精神错乱呈谵妄状态,双侧瞳孔直径约 4 mm。最可能是
A. 急性阿托品中毒
B. 急性氯解磷定中毒
C. 急性有机磷中毒反跳
D. 急性中间综合征
E. 急性有机磷中毒性脑病

111. 女性,37 岁。因喷洒农药杀虫脒后,出现头晕、嗜睡、呕吐、发绀和血尿,拟"农药杀虫脒中毒"。应采取的急救措施不包括
A. 迅速脱离中毒环境
B. 可用 1‰ 亚甲蓝 30~50 ml 缓慢注射
C. 补液加速毒物排出
D. 1‰ 亚甲蓝 200 ml 缓慢注射
E. 对症治疗:碳酸氢钠片 1 g,3 次/日,口服

112. 电击伤的临床表现不包括
A. 头晕、心悸、乏力
B. 昏迷,心跳、呼吸骤停
C. 感染中毒性休克
D. 组织灼伤、肢体坏死
E. 常合并外伤

113. 癫痫持续状态的治疗首选
A. 地西泮
B. 苯巴比妥
C. 氯丙嗪
D. 苯妥英钠
E. 卡马西平

114. 急性冠脉综合征包括
A. 稳定型心绞痛、非 ST 段与 ST 段抬高型心肌梗死
B. 稳定型、不稳定型心绞痛及非 ST 段抬高型心肌梗死
C. 稳定型、不稳定型心绞痛及 ST 段抬高型心肌梗死
D. 非 ST 段与 ST 段抬高型心肌梗死
E. 不稳定型心绞痛、非 ST 段抬高型及 ST 段抬高型心肌梗死

115. 急性心梗患者心电监护示"室颤",立即抢救,第一步应
A. 口对口人工呼吸
B. 气管插管
C. 心外按压
D. 非同步直流电除颤
E. 同步直流电除颤

116. 女性,54 岁。风湿性心脏病心衰,长期卧床,下肢凹陷性水肿伴青紫,今突然出现胸痛、咯血。最可能的原因为
A. 肺动脉栓塞
B. 支气管扩张咯血
C. 急性肺水肿
D. 自发性气胸
E. 急性支气管肺炎

117. 男性,23 岁。农民,每于清理谷仓后出现发作性咳嗽 3 年。为鉴别肺嗜酸性粒细胞增多性浸润和支气管哮喘,下列最有意义的是
A. 肺部闻及哮鸣音
B. 有发热、咳嗽
C. 血嗜酸性粒细胞增多
D. 血清 IgE 升高
E. X 线胸片有多发、游走性片状阴影

118. 腹部闭合性损伤时,不支持腹腔内脏损伤诊断的是

A. 早期出现休克

B. 腹膜刺激征

C. 有气腹征

D. 移动性浊音(＋)

E. 肠鸣音活跃

119. 男性,40 岁。1 年前发生急性心肌梗死,下列对诊断心肌坏死最可靠的指征是

A. 冠状 T

B. ST 段压低

C. T 波高大

D. 异常 Q 波

E. 低电压

120. 一疑为中枢神经系统感染者,脑脊液检查:压力 162 mmHg, WBC $200×10^6$/L,糖 3.0 mmol/L,蛋白 1.0 g/L,氯化物 120 mmol/L。应考虑为

A. 病毒性脑炎

B. 结核性脑膜炎

C. 化脓性脑膜炎

D. 虚性脑膜炎

E. 不属于以上任何情况

121. 男孩,2 岁。发热 4 天,咳嗽,轻喘。查体:双肺可闻及散在的中小水泡音。诊断是

A. 支气管炎

B. 支气管肺炎

C. 毛细支气管炎

D. 急性喉炎

E. 支气管异物

122. 男孩,10 个月。面色苍黄,毛发稀疏,易怒少哭。查体:体温正常,神清,不会扶站,四肢抖动,踝阵挛,巴氏征(＋)。该患婴的诊断可能是

A. 先天愚型

B. 多动症

C. 病毒性脑膜炎

D. 癫痫小发作

E. 巨幼细胞性贫血

123. 小儿肠套叠中最常见的类型是

A. 结肠型

B. 小肠型

C. 回盲型

D. 回结型

E. 回回型

124. 急性脑血管病中,发病最快的是

A. 脑出血

B. 脑血栓形成

C. 脑栓塞

D. 蛛网膜下腔隙出血

E. 高血压脑病

125. 重症肌无力最常合并

A. 小细胞型肺癌

B. 胸腺组织异常

C. 甲状腺功能亢进

D. 系统性红斑狼疮

E. 类风湿关节炎

126. 关于脱髓鞘疾病,下列描述不正确的是

A. 脱髓鞘疾病是一组脑和脊髓以髓鞘破坏或髓鞘脱失病变为主要特征的疾病

B. 中枢神经系统脱髓鞘疾病包括先天性和后天性两大类

C. 脱髓鞘疾病病理特征性表现是脱髓鞘,而神经细胞、轴突及支持组织保持相对完整

D. 脱髓鞘病损分布于中枢神经系统白质

E. 小静脉周围炎性细胞呈袖套状浸润

127. 下列不属于肝硬化腹水形成原因的是

A. 门脉高压症

B. 低白蛋白血症

C. 肝静脉回流受阻

D. 有效循环血容量增加

E. 继发性醛固酮增多

128. 2型糖尿病最常见的死亡原因是
　　A. 糖尿病神经病变
　　B. 糖尿病酮症酸中毒
　　C. 心脑血管并发症
　　D. 糖尿病肾病
　　E. 糖尿病高渗状态

129. 一例颅脑损伤患者出现颅内较大血肿,伴腹腔大量出血,手术方式应选择
　　A. 先开颅清除血肿,后作腹部手术
　　B. 开颅开腹手术同时进行
　　C. 先行腹部探查术,再开颅清除血肿
　　D. 先纠正休克再手术
　　E. 先全面检查后再确定治疗方案

130. 女性,42岁。摔倒后右胸痛4h。查体:右胸压痛,两肺呼吸音稍低,无啰音。X线胸片:右侧第5、6肋骨骨折,双侧肋膈角锐利。下列治疗中,最重要的是
　　A. 应用镇痛药或肋间神经阻滞
　　B. 鼓励咳嗽排痰
　　C. 防治肺部并发症
　　D. 多头胸带或弹力束胸带固定
　　E. 手术复位内固定或肋骨牵引固定

二、A3/A4型题

(131～133题共用题干)

男性,76岁。有阻塞性肺气肿史,咳嗽、脓痰伴气急加重2周,今晨起神志恍惚。体检:嗜睡,口唇青紫,两肺湿啰音,心率116次/分,律齐。血压190/105 mmHg。神经系统检查未发现异常。

131. 该患者最可能的诊断是
　　A. 脑血管意外
　　B. 呼吸衰竭
　　C. 急性左心衰竭
　　D. 右心衰竭
　　E. 高血压危象

132. 为明确诊断,还需要做的辅助检查是
　　A. 脑CT扫描
　　B. 心电图
　　C. 动脉血气分析
　　D. 脑电图
　　E. 肾动脉造影

133. 此时最主要的处理措施为
　　A. 用降压药
　　B. 用镇静药
　　C. 用利尿剂
　　D. 吸入丙酸倍氯米松
　　E. 氧疗＋呼吸兴奋剂

(134～136题共用题干)

女性,15岁。秋游后低热乏力、咳嗽,少量黏痰2周。胸片示两下肺网状及按小叶分布的斑片状浸润阴影。血白细胞9.8×10^9/L。

134. 本病例最可能的诊断是
　　A. 浸润型肺结核
　　B. 病毒性支气管炎
　　C. 支原体肺炎
　　D. 军团菌肺炎
　　E. 念珠菌肺炎

135. 为进一步明确诊断检查首选
　　A. 痰细菌培养
　　B. 痰真菌培养
　　C. 痰涂片做抗菌染色
　　D. 血常规
　　E. 冷凝集试验

136. 该病例行经验性治疗的首选药物是
　　A. 青霉素
　　B. 红霉素
　　C. 庆大霉素
　　D. 头孢唑啉
　　E. 氟康唑

(137～141题共用题干)

男性,62岁。因突发胸骨后剧痛16 h急诊。心电图检查示急性广泛前壁心肌梗死。入院1 h后心搏骤停,心电图示心室颤动。

137. 下列不属于心室颤动预兆的是
    A. 多源性室性期前收缩
    B. 阵发性室性心动过速
    C. 非阵发性室性心动过速
    D. "R on T"型室性期前收缩
    E. QT间期延长的尖端扭转型室速

138. 除室颤外,可考虑电复律治疗的指征是
    A. 室性自搏心律
    B. 低血钾
    C. 洋地黄中毒
    D. 房室传导阻滞
    E. 快速性心房扑动

139. 患者经电复律1次后又复出现室颤,此时的正确处理是
    A. 静脉注射利多卡因
    B. 心内注射利多卡因
    C. 再次电复律
    D. 人工心脏起搏后电复律
    E. 静脉注射普罗帕酮

140. 当恢复窦性心律后,应进行的处理是
    A. 继续静脉滴注利多卡因
    B. 口服美西律
    C. 无须用抗心律失常药
    D. 静脉滴注异丙肾上腺素
    E. 口服胺碘酮

141. 如果出院后2个月,患者出现心悸、下肢水肿,再次来诊。体检:有慢性心衰表现,心电图示频发室早。应考虑
    A. 乳头肌功能不全
    B. 心肌梗死后综合征
    C. 心脏膨胀瘤

    D. 心肌梗死面积扩展
    E. 室间隔穿孔

(142～145题共用题干)

男性,68岁。因气急、心悸、右上腹痛伴下肢浮肿2周入院,诊断为扩张型心肌病伴心力衰竭。

142. 住院后应用洋地黄治疗,出现洋地黄中毒,除停用洋地黄外,出现哪项心电图异常需立即处理?
    A. 一度房室传导阻滞
    B. 非阵发性室性心动过速
    C. 窦性心动过缓,心室率54次/分
    D. 完全性右束支传导阻滞
    E. 阵发性室性心动过速

143. 此时应首先采取的措施是
    A. 电复律
    B. 维拉帕米静脉注射
    C. 利多卡因静脉滴注
    D. 食管调搏
    E. 静脉滴注氯化钾

144. 停用洋地黄后,心衰仍明显,为增强心肌收缩力应首选的药物是
    A. 多巴胺
    B. 多巴酚丁胺
    C. 异丙肾上腺素
    D. 硝普钠
    E. 血管紧张素转化酶抑制剂

145. 如果治疗后患者气急好转,肺部湿啰音明显减少,但出现肝大,下肢水肿更明显,其原因是
    A. 强心药使左心收缩力增强
    B. 因肺动脉高压,右心排血受阻
    C. 右心衰竭加重,回流到肺部血液减少,肺淤血减轻
    D. 利尿剂使血容量减少

E. 扩血管药使左心排血阻力降低

（146～148 题共用题干）

男性，25 岁，农民。发热伴头痛、全身疼痛5 天，尿少 1 天，于 11 月 18 日来诊。查体：体温 39.6℃，脉搏 125 次/分，呼吸 36 次/分，血压75/45 mmHg，上胸部皮肤可见皮下出血点，肺部听诊闻少许啰音。周围血液白细胞数为15.3×10⁹/L，N 0.83，L 0.17，血小板为61.1×10⁹/L。尿蛋白（＋＋＋）。

146. 该病例的诊断最可能是
   A. 伤寒
   B. 败血症
   C. 钩端螺旋体病
   D. 流行性脑脊髓膜炎
   E. 流行性出血热

147. 有助于明确诊断的检查是
   A. 作血清肥达氏反应
   B. 血液培养细菌
   C. 检测血清中钩端螺旋体的 IgM 抗体
   D. 脑脊液培养细菌
   E. 检测血清中流行性出血热病毒的 IgM 抗体

148. 下列措施不宜用于治疗本病例的是
   A. 用氨基糖苷类抗生素
   B. 用冰敷作物理降温
   C. 早期应用抗病毒治疗
   D. 适当静脉补充液体
   E. 呋塞米促进利尿

（149～151 题共用题干）

男性，29 岁。右胫腓骨中段闭合性骨折。采用手法复位＋石膏外固定 24 h 后，患肢持续性剧烈疼痛，呈进行性加重。

149. 此时，首先应采取的措施是
   A. 肌注止痛药

B. 立即解除石膏外固定
   C. 抬高患肢以减轻疼痛
   D. 更换石膏托或改用其他的外固定方法
   E. 冰敷

150. 如果患肢由疼痛转为无痛，出现皮肤苍白、大理石花纹，感觉异常、肌力减弱。最可能的是
   A. 骨筋膜室综合征
   B. 下肢静脉血栓栓塞
   C. 神经损伤
   D. 缺血性肌挛缩
   E. 脂肪栓塞综合征

151. 此时，应采取的紧急处理措施是
   A. 立即应用改善微循环药物
   B. 立即行神经阻滞扩张血管
   C. 立即切开筋膜室减压
   D. 立即施行截肢术
   E. 对症处理后继续观察

（152～155 题共用题干）

男性，31 岁。转移性右下腹痛伴恶心、呕吐、发热 24 h。查体：T 38.7℃。右下腹压痛、反跳痛、肌紧张。实验室检查：白细胞13.0×10⁹/L，中性粒细胞86%。尿常规：白细胞1～2个/HP，红细胞2～3 个/HP。

152. 首先要考虑的诊断是
   A. 急性胆囊炎
   B. 消化性溃疡穿孔
   C. 肠系膜淋巴结炎
   D. 急性化脓性阑尾炎
   E. 右输尿管结石

153. 目前治疗措施应采取
   A. 保守治疗
   B. 急诊手术
   C. 对症治疗
   D. 抗感染治疗

E. 保守治疗不奏效,考虑手术治疗

154. 如果手术,最严重的术后并发症是
A. 盲肠瘘
B. 腹腔脓肿
C. 出血
D. 切口感染
E. 化脓性门静脉炎

155. 最常见的手术并发症是
A. 出血
B. 腹腔残余脓肿
C. 阑尾残株炎
D. 切口感染
E. 肠粘连

三、X 型题

156. 阿米巴肝脓肿的并发症有
A. 继发细菌感染
B. 脓肿破溃
C. 肝脏出血
D. 脓胸
E. 心包积液

157. 属于肺腺癌特点的有
A. 周围型多见
B. 容易发生血行转移
C. 对放、化疗敏感
D. 容易引起恶性胸腔积液
E. 近年来发病率有升高趋势

158. 胸腔镜治疗顽固性胸腔积液的作用在于
A. 彻底清除胸腔积液
B. 明确诊断
C. 剥除肺表面的纤维素,以利于肺复张
D. 松解胸腔内粘连,清除分隔状积液
E. 精确喷洒滑石粉,增加胸膜固定效果

159. 以下疾病中常有晕厥发作并可能猝死
的有
A. 预激综合征
B. 肥厚型心肌病
C. 室间隔缺损
D. 主动脉瓣狭窄
E. 高血压性心脏病

160. 下列说法正确的是
A. 咳嗽伴发热常见于胸膜炎
B. 咳嗽伴胸痛可见于肺炎
C. 咳嗽伴呼吸困难常见于自发性气胸
D. 咳嗽伴杵状指可见于支气管哮喘
E. 咳嗽伴哮鸣音可见于肺结核

161. 禁用于重症肌无力患者的药物是
A. 卡那霉素
B. 庆大霉素
C. 链霉素
D. 青霉素
E. 麻黄素

162. 关于心力衰竭的诊断方法,叙述正确的是
A. 颈静脉怒张诊断心力衰竭的特异性
高,但其敏感性低
B. 第三心音奔马律既无敏感性也无特
异性
C. 肺部湿啰音、哮鸣音、胸腔积液和足部
水肿的敏感性和特异性都很低
D. QRS 波群延长(>0.11 s 或 >0.12 s)
的特异性低,但敏感性高
E. 床旁快速钠尿肽检查是 ADHF 简单而
又客观的诊断方法

163. 多发伤的主要病理生理有
A. 机体应激反应剧烈
B. 易发生器官功能衰竭
C. 免疫功能改变,易继发感染
D. 凝血功能改变
E. 高代谢状态

164. 急性盆腔炎手术治疗的指征是
 A. 盆腔脓肿形成
 B. 药物治疗无效
 C. 可疑输卵管积脓或输卵管卵巢脓肿
 D. 急性子宫内膜炎

165. 细菌性食物中毒的治疗原则是
 A. 查找原因,合理应用抗生素
 B. 对症治疗
 C. 注意补液、保持血容量充足
 D. 注意电解质及酸碱平衡失调
 E. 一般不会休克,不必特殊注意

166. 淹溺者死因主要是
 A. 呼吸道梗阻
 B. 电解质紊乱
 C. 肺水肿
 D. 胃扩张
 E. 内脏损伤

167. 有机磷中毒的毒蕈碱样症状有
 A. 多汗流涎
 B. 肌肉震颤
 C. 瞳孔缩小
 D. 肺水肿
 E. 血压升高

168. 高血压危象的发病机制主要涉及
 A. 交感系统活性亢进
 B. 水钠潴留致血容量过多
 C. 遗传因素
 D. 突然停降压药
 E. 血儿茶酚胺过多

169. 在张力性气胸的病理生理改变中,有关的是
 A. 较大较深的肺裂伤,裂口形成活瓣
 B. 纵隔扑动
 C. 严重呼吸循环障碍
 D. 严重皮下气肿形成

 E. 患侧和健侧肺均被严重挤压

170. 不符合典型流行性出血热的是
 A. 发热消退症状减轻
 B. 血小板减少
 C. 患者为主要传染源
 D. 中性粒细胞减少
 E. 多使用庆大霉素抗感染

171. 关于小儿急性肠套叠,下列描述不正确的是
 A. 病因为先天性幽门肌间神经节数量增加
 B. 80%患儿大于 2 岁
 C. 营养不良儿多见
 D. 继发性占 95%
 E. 排果酱样黏液血便

172. 诊断中枢神经系统感染要依据
 A. 体征
 B. 症状
 C. 脑脊液检查
 D. 尿常规
 E. 家族史

173. 与肝硬化患者内分泌紊乱有关的症状是
 A. 男性乳房发育
 B. 蜘蛛痣
 C. 肝掌
 D. 面部皮肤色素沉着
 E. 脾大

174. 肝硬化患者容易出现鼻出血和齿龈出血,其主要原因是
 A. 门脉高压
 B. 毛细血管脆性增加
 C. 肝脏合成凝血因子减少
 D. 脾功能亢进
 E. 雌激素水平过高

175. 过敏性紫癜的临床类型有

　　A. 肾型

　　B. 慢性型

　　C. 皮肤紫癜型

　　D. 腹型

　　E. 关节型

176. 关于糖尿病酮症酸中毒时钾代谢紊乱的叙述,正确的是

　　A. 糖尿病加重后渗透性利尿而排钾

　　B. 胰岛素治疗后使钾向细胞内转移

　　C. 酸中毒,使钾向细胞内转移

　　D. 如诱因为胃肠功能紊乱,可因呕吐、腹泻丢钾

　　E. 酮症后可因进食减少、呕吐致低钾

177. 有关血胸,下列描述正确的是

　　A. 少量血胸,出血量在 500 ml 以下,胸片见肋膈角消失

　　B. 中量血胸,出血量在 500～1 500 ml,上界在胸片上达肺门平面

　　C. 大量血胸,出血量在 1 500 ml 以上,上界在胸片上达上肺野

　　D. 少量血胸,出血量在 500 ml 以下,胸片见肋膈角变钝

　　E. 中量血胸,出血量在 500～1 000 ml,上界在胸片上未达肺门平面

178. 属于食管癌手术禁忌证的是

　　A. 严重吞咽困难

　　B. 声音嘶哑

　　C. 肿瘤长度大于 10 cm

　　D. 锁骨上淋巴结转移

　　E. 恶病质

179. 肺腺癌的特点包括

　　A. 周围型多见

　　B. 容易发生血行转移

　　C. 对放、化疗敏感

　　D. 容易引起恶性胸腔积液

　　E. 近年来发病率有升高趋势

180. 有关上消化道大出血,经过恰当治疗。临床上出现以下哪些情况考虑存在继续出血或再出血?

　　A. 成型黑便

　　B. 经充分补液及输血后血红蛋白浓度、红细胞计数继续下降,网织红细胞持续增高

　　C. 周围循环衰竭经充分补液及输血后好转而后又恶化

　　D. 补液与尿量足够的情况下,血尿素氮持续或再次增高

　　E. 咳嗽加剧

第十七章

模拟试卷三

一、A1/A2 型题

1. 关于流行性出血热多尿期,下列错误的是
A. 一般出现在病程的 9～14 天
B. 血中 BUN 和 Cr 开始下降
C. 多尿早期尿毒症症状加重
D. 每日尿量可多达 15 000 ml
E. 可发生休克

2. 我国主要流行的血吸虫病为
A. 埃及血吸虫病
B. 曼氏血吸虫病
C. 日本血吸虫病
D. 湄公血吸虫病
E. 间插血吸虫病

3. 弛张热最常见于
A. 大叶性肺炎
B. 疟疾
C. 霍奇金(Hodgkin)病
D. 支气管肺炎
E. 败血症

4. 心绞痛引起的放射痛最可能是
A. 神经感觉纤维受刺激
B. 心脏交感神经的传入纤维受刺激
C. 支配左肩,左臂的体表神经受刺激
D. 膈神经的感觉纤维受刺激

E. 心脏迷走神经受刺激

5. 下列哪项疾病咳出的痰分层?
A. 肺脓肿
B. 大叶性肺炎
C. 支气管哮喘
D. 支气管炎
E. 肺不张

6. 可出现心悸伴晕厥或抽搐的疾病是
A. 风湿热
B. 心肌炎
C. 心包炎
D. 感染性心内膜炎
E. 病态窦房结综合征

7. 心源性水肿的特点,正确的是
A. 从眼睑面部开始延及全身
B. 从足部开始向上延及全身
C. 水肿时最先出现腹水
D. 上肢、颈部水肿
E. 单侧、下肢、凹陷性水肿

8. 关于慢性腹泻的概念是,腹泻时间超过
A. 1 个月
B. 2 个月
C. 3 个月
D. 4 个月

E. 5个月

9. 男性,50岁,右下肢骨折半个月,突然出现剧烈右胸部刺痛,伴有呼吸困难,咯血痰及发绀。最可能的疾病是
   A. 急性心肌梗死
   B. 急性心包炎
   C. 食管癌
   D. 肺梗死
   E. 胸膜炎

10. 女性患者,62岁,夜间看电视时出现头痛,随后恶心、呕吐胃内容物,呕吐呈喷射样。最可能的诊断为
    A. 幽门梗阻
    B. 胃潴留
    C. 霍乱
    D. 脑出血
    E. 急性心肌梗死

11. 女性,35岁。心悸,气短2年,颈静脉怒张,心尖部可闻及舒张期杂音,S_2亢进。最早出现水肿的部位是
    A. 眼睑、面部
    B. 腹部
    C. 双下肢
    D. 单侧下肢
    E. 全身同时出现

12. 女性,65岁。因冠心病平素服用阿司匹林,近1周来持续柏油样便,头昏、心悸。查体:巩膜无黄染,心率100次/分,律齐,双肺呼吸音清,腹软,无压痛,肝脾未触及。最可能的诊断为
    A. 胃癌
    B. 消化性溃疡
    C. 急性胃黏膜病变
    D. 食管静脉曲张破裂
    E. 慢性胃炎

13. 男性,60岁。突发胸前后压榨性剧痛,呈持续性伴窒息感,大汗淋漓,面色苍白,恶心,呕吐。最可能的诊断是
    A. 心肌梗死
    B. 肺梗死
    C. 肋间神经痛
    D. 膈疝
    E. 自发性气胸

14. 男性,32岁。腹外伤,休克,经抗休克治疗好转。24 h后发生休克,最可能的原因是
    A. 肝破裂
    B. 气胸
    C. 脾破裂
    D. 感染性休克
    E. 消化道出血

15. 根据加拿大心血管病学会分类分级,Ⅲ级心绞痛是指
    A. 一般活动不受限
    B. 一般活动受限
    C. 登两层楼痛
    D. 登一层楼痛
    E. 静息时也痛

16. 女性,30岁。发热3天,晕厥1次,心电图示为三度房室传导阻滞,心室率40次/分。下列各项治疗应首选
    A. 临时心脏起搏器植入
    B. 肾上腺素
    C. 直流电复律
    D. 毛花苷丙
    E. 阿托品

17. 在急性肾衰竭患者少尿期或无尿期,需紧急处理的电解质失调是
    A. 低氯血症
    B. 低钠血症
    C. 低钙血症
    D. 高镁血症

E. 高钾血症

18. 下列最有助于鉴别紫癜与充血性皮疹的指标是
   A. 颜色的不同
   B. 形态不同
   C. 按压后是否退色或消失
   D. 是否高起皮肤表面
   E. 是否有皮肤脱屑

19. 白血病患者在出现发热、头痛、呕吐后第 2 日做脑脊液检查，最可能的发现为
   A. 脑脊液中性粒细胞增高
   B. 细菌培养阳性
   C. 脑脊液发现结核杆菌
   D. 脑脊液蛋白量显著增高、糖定量减低
   E. 脑脊液白血病细胞增多

20. 男性，19 岁。1 h 前被他人刺伤左腹股沟中部，来院时，伤口有大量鲜血涌出。此时最先应该检查的是
   A. 立即做 X 线检查
   B. 触诊足背和胫后动脉
   C. 左下肢彩超检查血管损伤情况
   D. 检查肢体感觉有无缺失
   E. 左下肢血管造影

21. 男性，21 岁。右示指甲沟炎加剧 6 天，发热，指头剧烈肿胀、跳痛。最恰当的处置是
   A. 热盐水浸泡 30 min
   B. 全身应用抗生素
   C. 患指局部注射抗生素
   D. 患指侧面纵行切开
   E. 患指头做鱼口状切开

22. 女性，30 岁。已婚，放环 2 年，停经 48 天，少量阴道出血 3 天，突然右下腹剧烈撕裂样疼痛，血压 80/40 mmHg，右下腹压痛、反跳痛明显，但肌紧张不明显。妇科检查：后穹隆饱满，宫颈举痛（＋），宫口闭，子宫正常大小，呈漂浮感，双附件触诊不满意。本病例最可能的诊断是
   A. 输卵管妊娠
   B. 黄体破裂
   C. 卵巢囊肿蒂扭转
   D. 急性阑尾炎
   E. 先兆流产

23. 缩宫素引产，出现规律宫缩后，频繁出现晚期减速，胎头仍未入盆，宫口未开，最佳处理是
   A. 停止缩宫素引产，吸氧 1 h，复查胎心监护
   B. 氧气吸入，继续引产，待子宫颈口开大 2 cm 以上，进行人工破膜，视羊水情况及胎头下降情况决定分娩方式
   C. 左侧卧位，氧气吸入，继续引产
   D. 停止缩宫素引产，立即剖宫产结束妊娠
   E. 以上都可以

24. 新生儿破伤风的治疗原则不包括
   A. 中和毒素
   B. 解除痉挛
   C. 抗感染
   D. 营养支持
   E. 出生后马上打预防针

25. 婴儿腹泻、轻度脱水、轻度酸中毒在无明显呕吐、腹胀时，第 1 天补液用
   A. 2∶1 溶液静脉补液
   B. 3∶2∶1 溶液静脉补液
   C. 4∶3∶2 溶液静脉补液
   D. 口服补液盐（ORS）溶液
   E. 以上都不是

26. 麻疹的出疹时间与发热的关系是
   A. 发热 2～3 日出疹，出疹时仍发热
   B. 发热 1～2 日出疹，热退疹出
   C. 发热 3～4 日出疹，出疹期热更高
   D. 发热 3～4 日出疹，热退疹出

E. 发热5~6日出疹,出疹时可以发热

27. 青年男性,因左额部及左上眼睑出现疼痛即自涂"驱风油"治疗2天没减轻,之后局部起皮损,疼痛加剧3天而就诊。体检:上述部位可见5小片群集性小水疱,基底淡红,皮损间皮肤正常,排列呈带状,不过中线,局部淋巴结肿大压痛。主要考虑的疾病是
A. 湿疹
B. 带状疱疹
C. 接触性皮炎
D. 单纯疱疹
E. 脓疱疮

28. 男性,28岁。3年前自穿牛仔裤后,脐下在金属纽扣、金属皮带扣接触部位起红斑、丘疹,瘙痒,夏季发病。有戴金属手表过敏史。体检:脐下可见小片肥厚性淡红斑,表面有丘疹、丘疱疹、抓痕,边较清。应首先考虑的疾病是
A. 脐周湿疹
B. 变应性接触性皮炎
C. 体癣
D. 慢性单纯性苔藓
E. 原发性刺激性接触性皮炎

29. 女性,35岁。体质量50 kg,汽油火焰烧伤,Ⅱ度烧伤面积73%,第1个24 h补液总量为
A. 5 500 ml
B. 6 500 ml
C. 7 500 ml
D. 8 500 ml
E. 9 500 ml

30. 男性,18岁。晨卧床不起,人事不省,多汗,流涎,呼吸困难。体检:神志不清,双瞳孔缩小如针尖,双肺布满湿啰音,心率60次/分,肌束震颤,抽搐。最可能的诊断是

A. 急性地西泮中毒
B. 急性有机磷中毒
C. 急性一氧化碳中毒
D. 急性氯丙嗪中毒
E. 急性巴比妥中毒

31. 男性,65岁。患急性胰腺炎入院,出现多器官功能不全综合征。分析其发生机制,不属于重要损害因子的是
A. 细胞因子
B. 炎性介质
C. 生长因子
D. 全身炎性反应
E. 组织缺血-再灌注过程

32. 下列不是心肌梗死溶栓禁忌证的是
A. 出血性脑卒中
B. 主动脉夹层
C. 年龄>75岁
D. 头皮血肿
E. 严重肾功能不全

33. 对疑似甲类传染病患者在明确诊断前,应在指定的场所进行
A. 医学观察
B. 留验
C. 隔离
D. 访视
E. 就地诊验

34. 男性,30岁。由5 m高处跌下2 h。腹痛,腹肌紧张,有压痛和反跳痛,肠鸣音弱。血压104/70 mmHg,脉率120次/分。血红蛋白80 g/L。X线检查:右侧第9、10肋骨骨折,右侧膈肌升高。最可能的诊断是
A. 肝破裂
B. 胃破裂
C. 脾破裂
D. 横结肠破裂
E. 胰腺断裂

35. 有关胆囊腺瘤样息肉病变的特点,下列不正确的是
   A. 属于胆囊常见的良性肿瘤
   B. 无恶变倾向
   C. 可合并胆囊炎或胆囊结石
   D. 乳头状腺瘤可发生出血、坏死
   E. 通常直径为 0.5~2 cm,可单发或多发

36. 先天性胆道闭锁的手术治疗时机宜选择在出生后
   A. 2 个月内
   B. 3 个月内
   C. 4 个月内
   D. 5 个月内
   E. 6 个月内

37. 男性,31 岁。2 年前因胃溃疡穿孔行修补术,1 年后溃疡复发并穿孔行毕 I 式胃大部切除术。术后半年又因胃溃疡穿孔行残胃部分切除、毕 II 式胃空肠重建。术后上腹仍有烧灼样痛,服用 H_2 受体阻滞剂,疼痛得不到缓解。此时应考虑
   A. 应激性溃疡
   B. 幽门螺杆菌溃疡
   C. 多发性溃疡
   D. 复合性溃疡
   E. Zollinger-Ellison 综合征

38. 男性,39 岁。临床诊断复合性溃疡,行毕 II 式胃大部切除术(空肠近端对大弯、远端对小弯)后 3 个月,每进食 5~30 min 即出现上腹饱胀不适,恶心、呕吐、腹泻,偶有腹绞痛,同时伴心慌、出汗、眩晕、面色苍白、乏力等症状。引起上述症状最可能的原因是
   A. 吻合口梗阻
   B. 输出襻梗阻
   C. 输入襻梗阻
   D. 倾倒综合征
   E. 低血糖综合征

39. 胃溃疡合并完全性幽门梗阻,手术前准备最重要的是
   A. 口服液状石蜡
   B. 口服肠道制菌剂
   C. 静脉营养
   D. 持续胃肠减压,温生理盐水洗胃
   E. 清洁灌肠

40. 下列关于胃的胃肠道间质瘤(GIST),下列描述正确的是
   A. 胃的 GIST 就是胃平滑肌肉瘤
   B. 胃的 GIST 多数 CD117 阳性
   C. 首选化学治疗
   D. 总体疗效比胃癌差
   E. 组织学形态以腺上皮为主

41. 双侧迷走神经干切断术早期并发症是
   A. 胃滞留
   B. 倾倒综合征
   C. 腹泻
   D. 胃小弯坏死穿孔
   E. 复发性溃疡

42. 危及生命的上消化道大出血最常见的病因是
   A. 贲门黏膜撕裂综合征
   B. 胃癌
   C. 出血性胃炎
   D. 胃十二指肠溃疡
   E. 门静脉高压症

43. 下列属于急性胰腺炎行手术治疗适应证的是
   A. 发生肠瘘
   B. 胰腺和胰周坏死组织继发感染
   C. 梗阻性胆源性胰腺炎
   D. 发生的不能吸收或有症状的假性囊肿
   E. 发病 72 h 内腹痛症状不缓解

44. 高血压脑出血的手术禁忌证,不包括

A. 脑疝,双瞳孔散大,去脑强直,病理呼吸,脑干继发性损害

B. 丘脑、丘脑下部和脑桥出血,深昏迷

C. 小脑出血,出血量 10 ml 左右,病情进行加重,昏迷

D. 年龄在 70 岁以上,深昏迷,瞳孔散大

E. 严重的冠状动脉供血不足或肾衰竭者

45. 对重症肌无力诊断没有帮助的检查项目是

A. 疲劳试验

B. 腾喜龙试验

C. 新斯的明试验

D. 神经重复频率刺激检查

E. 脑脊液检查

46. 下列关于 2 型糖尿病的描述,正确的是

A. 都有"三多一少"表现

B. 患者体型均较肥胖

C. 患者空腹血糖都增高

D. 空腹尿糖均呈阳性

E. 少数以酮症酸中毒为首发表现

47. 关于急性肾盂肾炎的治疗,正确的是

A. 接诊后立即给予抗生素治疗

B. 先作尿培养及细菌敏感试验,根据报告选用敏感抗生素

C. 留尿培养标本后,立即根据经验给予抗生素治疗

D. 根据血白细胞计数及分类立即给予抗生素治疗

E. 进行血培养,待结果报告后选用抗生素

48. 糖尿病酮症酸中毒的临床表现

A. 原有症状加重或首次出现"三多"伴乏力

B. 食欲缺乏,恶心,呕吐,极度口渴,尿量增多

C. 有代谢性酸中毒症状

D. 严重脱水伴循环衰竭体征

E. 以上都是

49. 蛛网膜下腔出血和脑出血的主要鉴别点是

A. 脑脊液有无血液

B. 有无神志不清

C. 有无脑膜刺激征

D. 有无高血压病史

E. 有无神经系统定位体征

50. 发生强直性子宫收缩时,处理正确的是

A. 吗啡肌注

B. 25％硫酸镁缓慢静推

C. 小剂量麦角新碱

D. 缩宫素静脉点滴

E. 苯巴比妥钠肌注

51. 有机磷杀虫药中毒的原理是

A. 胆碱酯酶失活

B. 磷酰化胆碱酯酶减少

C. 胆碱酯酶活性增加

D. 交感神经兴奋

E. 过氧化损伤

52. 体温调节中枢位于

A. 垂体

B. 大脑皮质

C. 下丘脑

D. 小脑

E. 延髓

53. 火灾中应该首先做好防护再逃生,这是因为对人员威胁最大的是

A. 火

B. 烟气

C. 可燃物

D. 火花

E. 建筑物倒塌

54. 男性,38 岁。甲亢复发。体格检查:轻度突眼,甲状腺弥漫性肿大,心率 120 次/分。实验室检查:FT_3↑,FT_4↑,TSH↓,AST 中度升高,WBC $4.1 \times 10^9/L$。对此患者选

用治疗方法较为适宜的是

A. 抗甲状腺药物治疗

B. 复方碘溶液

C. 甲状腺手术治疗

D. 抗甲状腺药物＋糖皮质激素

E. 放射性^{131}I治疗

55. 女性,42岁。摔倒后右胸痛4 h。查体：右胸压痛,两肺呼吸音低,无啰音。X线胸片：右侧第5、6肋骨骨折,双侧肋膈角锐利。下列治疗中,最重要的是

A. 应用镇痛药或肋间神经阻滞

B. 鼓励咳嗽排痰

C. 防治肺部并发症

D. 多头胸带或弹力束胸带固定

E. 手术复位内固定或肋骨牵引固定

56. 男性,30岁。湖南农民,种植水稻,间断腹泻半年余。受凉、饮食不当时症状明显,发作时出现腹痛、里急后重感,排黏液脓血便,每日4~6次。辅助检查：血常规示白细胞12×10^9/L,嗜酸性粒细胞20％。粪常规示WBC 20~25 个/HP,RBC 2~5个/HP。该患者最可能的诊断是

A. 慢性细菌性

B. 痢疾慢性肠炎

C. 慢性血吸虫病

D. 急性血吸虫病

E. 结肠癌

57. 最常见的阿米巴病的肠外并发症是

A. 腹膜炎

B. 心包炎

C. 肺脓肿

D. 肝脓肿

E. 脑脓肿

58. 关于重型肝炎和肝硬化时腹水产生的原因,下列不正确的是

A. 淋巴液回流障碍

B. 肝细胞合成白蛋白减少

C. 醛固酮增高

D. 低钠

E. 门脉高压症

59. 肝硬化患者,近2天发热38℃,伴腹痛、腹泻、腹胀。查体：肝肋下未及,脾界大,肋下触3 cm,腹水征(＋),下腹部有压痛及反跳痛。应首先做的检查是

A. 肝功能化验

B. 血常规、粪常规

C. 血常规、腹水常规

D. 凝血酶原时间

E. 粪培养

60. 男性,50岁。肝硬化病史,早餐进食2个鸡蛋后,出现计数障碍,血氨检测升高。最可能并发

A. 低血糖

B. 高渗性昏迷

C. 脑出血

D. 脑栓塞

E. 肝性脑病

61. 流行性腮腺炎的病理特征是

A. 肉芽肿样结节

B. 上皮细胞广泛融合

C. 非化脓性炎症

D. 中性粒细胞浸润

E. 腺体细胞不典型增生

62. 下列不属于初步病情评估目的的是

A. 初步了解患者

B. 指导用药原则

C. 指导首先进行什么处理

D. 指导是否要立刻送往医院

E. 发现有生命危险的损伤

63. 临床判断气胸类型的主要依据是

A. 呼吸困难的程度

B. X 线胸片检查

C. 动态胸腔内测压

D. 诱发因素

E. 有无休克

64. 临床上常表现为稽留热的疾病是

A. 疟疾

B. 风湿热

C. 败血症

D. 布鲁菌病

E. 大叶性肺炎

65. 上消化道出血的患者,其出血部位一般不低于

A. 贲门

B. 幽门

C. 十二指肠球部

D. 屈氏韧带水平

E. 空肠下端

66. 常引起便血的结肠疾病是

A. 肠伤寒

B. 克罗恩病

C. 肠结核病

D. 急性细菌性痢疾

E. 急性出血性坏死性肠炎

67. 胆汁淤积性黄疸的特点是

A. 以血清非结合胆红素升高为主

B. 以血清结合胆红素升高为主

C. 血清结合胆红素和非结合胆红素均升高

D. 尿胆红素试验阴性

E. 尿胆原及粪胆素均增加

68. 男性,38 岁。3 年前患结核性渗出性心包炎,近 1~2 个月来呼吸困难、腹胀、水肿。查体:颈静脉怒张。X 线检查:左、右心缘变直及心包钙化。该患者颈静脉怒张是由于

A. 下腔静脉阻塞

B. 上腔静脉阻塞

C. 右心房压力增高

D. 右房向右室回流受阻

E. 静脉向右房回流受阻

69. 各类休克的共同点是

A. 血压下降

B. 中心静脉压下降

C. 脉压减小

D. 尿量减少

E. 有效循环量减少

70. 单侧肺局限性哮鸣音可见于

A. 支气管哮喘

B. 阻塞性肺气肿

C. 肺炎

D. 液气胸

E. 支气管肺癌

71. COPD 患者呼吸道感染时,最常致病的革兰氏阴性杆菌为

A. 肺炎克雷白杆菌

B. 流感嗜血杆菌

C. 大肠埃希菌

D. 变形杆菌

E. 绿脓杆菌

72. 关于肺脓肿的临床表现,下列最正确的是

A. 大咯血和杵状指多见于急性病例

B. X 线胸片有大片状阴影,其中有偏心空洞

C. 张力性囊肿,常见于支气管扩张并发的肺脓肿

D. 脓腔形成常可闻及病理性支气管呼吸音

E. 早期 X 线胸片为大片浓密模糊浸润阴影

73. 中等量胸腔积液,出现压迫症状,需要抽液

时一次抽液量为

A. <500 ml

B. <1 000 ml

C. 直至解除压迫症状为止

D. 尽可能将水抽尽

E. 抽水愈少愈安全

74. 关于原发性硬化性胆管炎,下列描述错误的是

A. 以肝内和肝外胆管进行性纤维化狭窄为特点

B. 男性比女性多见

C. 胆囊常受侵犯

D. 主要表现为肝内胆汁淤滞

E. 患者常伴有溃疡性结肠炎

75. 男性,54 岁。近 1 个月来每天午睡或夜间 1 点发生胸骨后压迫性疼痛,每次持续 20 min,含硝酸甘油 5 min 缓解,临床诊断为变异型心绞痛。变异型心绞痛胸痛发作时的心电图改变应是

A. 有关导联的 ST 段抬高

B. 有关导联的 ST 段下移

C. 心电图无变化

D. 有关导联 T 波倒置

E. 有关导联有异常 Q 波

76. 男性,34 岁。1 年前因胫腓骨骨折,行手法复位,石膏外固定,现检查见骨折处有反常活动。X 线显示胫骨上下端髓腔被硬化骨封闭,骨折端有 3 mm 间隙,并向后成角 15°。其治疗应采用

A. 手法复位,小夹板固定

B. 手法复位,石膏外固定

C. 切开复位,内固定加外固定

D. 切开复位,外固定

E. 切开复位,植骨内固定加外固定

77. 缩宫素引产,出现规律宫缩后,频繁出现晚期减速,胎头仍未入盆,宫口未开。最佳处理是

A. 停止缩宫素引产,吸氧 1 h,复查胎心监护

B. 氧气吸入,继续引产,待子宫颈口开大 2 cm 以上,进行人工破膜,视羊水情况及胎头下降情况决定分娩方式

C. 左侧卧位,氧气吸入,继续引产

D. 停止缩宫素引产,立即剖宫产结束妊娠

E. 以上都可以

78. 肺部 X 线表现为游走性浸润的是

A. 金黄色葡萄球菌肺炎

B. 肺炎葡萄球菌肺炎

C. 肺炎支原体肺炎

D. 病毒性肺炎

E. 以上都不是

79. 女性,45 岁。有心肌缺血病史,经治疗后几年来一直健康。近日突然出现心慌、气短,数分钟后自然缓解,每日发作数次,发作时常伴有心绞痛症状。经心电图检查认为阵发性室上性心动过速。此时最好选用

A. 普鲁卡因胺

B. 硝苯地平

C. 维拉帕米

D. 索他洛尔

E. 普罗帕酮

80. 大量心包积液,X 线最可能的发现是

A. 左侧胸腔积液

B. 左侧炎性片状模糊影

C. 左肺楔形实变

D. 肺淤血、心影正常

E. 心影明显增大,呈烧瓶样

81. 急性型 DIC 高凝期患者的治疗原则,除消除病因、治疗原发病外,应首先考虑

A. 补充水与电解质

B. 应用抗血小板药物

C. 积极抗纤溶治疗

D. 及早应用肝素

E. 输注全血或血浆

82. 特发性血小板减少性紫癜的首选治疗是

A. 脾切除

B. 糖皮质激素

C. 长春新碱

D. 大剂量免疫球蛋白

E. 输浓缩血小板悬液

83. 脾破裂时,不应出现的 X 线征象是

A. 胃向右前方移位

B. 胃大弯有受压现象

C. 出现气液平面

D. 胃与横结肠间距离增宽

E. 左膈升高,结肠脾曲下移

84. 男性,52 岁。5 h 前右上腹部挤压伤。查体:中上腹及背部压痛。尿检查正常。X 线检查脊柱正常,膈下未见游离气体,腹膜后有少量积气。诊断首先要考虑为

A. 小肠损伤、穿孔

B. 十二指肠穿孔

C. 胃挫伤

D. 胆道损伤

E. 横结肠损伤

85. 男性,16 岁。右肘部摔伤 2 天。右肘关节肿胀,压痛明显,活动受限,内上髁处有骨擦感。对诊断有意义的首选检查是

A. 核素骨扫描

B. X 线摄片

C. B 型超声

D. CT

E. MRI

86. 对麻疹具有早期诊断价值的是

A. 发热

B. 咽痛、咳嗽、流涕等上呼吸道卡他症状

C. 口腔黏膜 Koplik 斑

D. 耳后、发际头面部、胸腹部顺序出现的皮疹

E. 流泪,眼结合膜充血、畏光等结合膜表现

87. 下列不是流行性出血热传播途径的是

A. 呼吸道传播

B. 消化道传播

C. 输血传播

D. 母婴传播

E. 虫媒传播

88. 男性,20 岁。大学生,3 月份因发热 5 天,伴皮疹、咳嗽、咽部疼痛 1 天入院。体检:体温 39.6℃,皮肤有淡红色,部分为暗红色的斑丘疹,以耳后、头面部、胸腹部为多,结膜红肿,浅表淋巴结未及。肝脾肋下未及。周围血液白细胞数为 $3.8×10^9/L$,N 30%,L 65%,红细胞为 $4.5×10^{12}/L$,血小板为 $15×10^9/L$,尿蛋白(+)。本例最可能的诊断是

A. 流行性出血热

B. 登革热

C. 传染性单核细胞增多症

D. 钩端螺旋体病

E. 麻疹

89. 输卵管间质部妊娠的结局多为

A. 囊胚自宫口排出

B. 输卵管妊娠破裂

C. 输卵管妊娠流产

D. 转变为宫角妊娠

E. 可维持至足月

90. 不适合羊水栓塞最初阶段的紧急处理是

A. 正压供氧

B. 立即静脉推注地塞米松 20 mg

C. 解除肺动脉高压

D. 应用利尿剂

E. 应用低分子右旋糖酐补充血容量

91. 急救人员 5 min 到现场抢救心脏骤停患者，CPR 与 AED 联合的最佳方式为
    A. 除颤→CPR→检查心律
    B. 除颤→检查心律→CPR
    C. CPR→除颤→检查心律
    D. CPR→除颤→CPR
    E. CPR→连续 3 次除颤→CPR

92. 消化性大出血是指数小时内出血量多于
    A. 500 ml
    B. 750 ml
    C. 1 000 ml
    D. 1 250 ml
    E. 1 500 ml

93. 对电击伤者现场抢救，应该首选
    A. 行人工呼吸
    B. 行胸外心脏按压
    C. 吸氧
    D. 使触电者脱离电源
    E. 静脉注射肾上腺素

94. 颈椎骨折伤员必须加以颈托固定，原因是
    A. 防止骨折断端刺破皮肤
    B. 防止产生新发骨折
    C. 以防发生高位截瘫
    D. 便于搬运
    E. 减轻伤员疼痛

95. 女性，50 岁。突然呼吸心脏骤停。抢救过程中宜用
    A. 持续低流量鼻导管吸氧
    B. 持续高流量鼻导管吸氧
    C. 常规环甲膜穿刺
    D. 常规环甲膜切开
    E. 气管插管

96. 急性吗啡类中毒的特效解毒药是
    A. 氟马西尼
    B. 乙酰胺
    C. 纳洛酮
    D. 硫代硫酸钠
    E. 亚硝酸异戊酯

97. 阿托品中毒时突出的症状是
    A. 心率增快
    B. 血压下降
    C. 肺部湿啰音
    D. 谵妄、躁动
    E. 尿潴留

98. 女性，20 岁。晚餐后，在用煤气取暖器的浴室内洗澡 1 h，出现头晕、呕吐、胸闷不适。最可能的诊断是
    A. 急性胃肠炎
    B. 一氧化碳中毒
    C. 心绞痛
    D. 低血糖反应
    E. 高血压脑病

99. 重症中暑热衰竭的突出表现为
    A. 高热
    B. 肌肉疼痛
    C. 脑水肿
    D. 周围循环衰竭
    E. 急性肝衰竭

100. 腰穿后头痛的典型特点为
    A. 伴恶心、呕吐
    B. 伴眩晕、视物倒转
    C. 畏光
    D. 直立时加重
    E. 平卧时加重

101. 癫痫持续状态是指
    A. 小发作连续发生
    B. 大发作频繁发生
    C. 大发作连续发生，间歇期意识清楚
    D. 大发作连续发生，间歇期意识不清
    E. 大发作后的昏睡状态

102. 一高血压患者,突然昏迷且程度很快加重,呕吐咖啡样胃内容物。检查发现一侧肢体瘫痪。最可能的诊断是
- A. 多发性脑栓塞
- B. 脑血栓形成
- C. 脑出血
- D. 短暂脑缺血发作
- E. 癫痫持续状态

103. 女性,22岁。患糖尿病7年,一直用胰岛素治疗。1 h前昏迷,检查皮肤湿冷,血压120/80 mmHg, BUN 4.3 mmol/L, CO_2CP 22.0 mmol/L。最可能的诊断是
- A. 糖尿病酮症酸中毒昏迷
- B. 高渗性高血糖状态
- C. 乳酸性酸中毒昏迷
- D. 低血糖昏迷
- E. 脑血管疾病

104. 有关腹部伤的诊断方法,下列错误的是
- A. 一般情况好者,门诊随访
- B. 询问病史,细致查体
- C. 是否有腹痛、休克、呕吐、呕血等症状
- D. 是否出现腹膜刺激征等体征
- E. 必要的辅助检查

105. 男性,22岁。2天前左季肋部被打伤,当时仅感伤部疼痛,仍可工作。次日伤部疼痛逐渐加重,仍勉强工作。今下午突然出现腹剧痛,晕倒在地。查体:P 120次/分,BP 80/60 mmHg。面色苍白,痛苦面容,被迫体位。全腹压痛,反跳痛明显,以左上腹为甚。诊断首先要考虑
- A. 急性脾破裂
- B. 延迟性脾破裂
- C. 肝破裂
- D. 肠系膜血管破裂
- E. 肾破裂

106. 闭合性腹部损伤时,判断脏器损伤最有意义的辅助检查是
- A. X线腹部透视或平片
- B. 超声波检查
- C. 血常规和血细胞比容
- D. 腹腔动脉造影
- E. 腹腔穿刺或灌洗检查

107. 冠心病心绞痛的心电图表现,不正确的是
- A. 非特异性 ST-T 改变较常见
- B. 静息心电图多数出现 ST-T 改变
- C. 发作时原倒置 T 波可以直立
- D. 冠状动脉造影是诊断冠心病最可靠的方法
- E. 出现 Q 波不一定代表心肌梗死

108. 男性,62岁。休息时反复发作胸痛,发作时心电图示广泛 ST 段抬高,胸痛缓解时心电图正常。应首先考虑的诊断是
- A. 劳力性心绞痛
- B. 变异性心绞痛
- C. 急性心肌梗死
- D. 主动脉夹层
- E. 肺动脉栓塞

109. 男性,72岁。突发胸闷,呼吸困难,不能平卧,四肢厥冷,急诊心电图示广泛前壁心肌梗死。查体:血压 60/40 mmHg,心率 128次/分。出现低血压的最可能的原因是
- A. 心源性休克
- B. 急性左心衰竭
- C. 低血容量性休克
- D. 迷走血管性休克
- E. 心律失常

110. 扩张性心肌病最常见的临床表现是
- A. 肺栓塞
- B. 心包炎
- C. 心力衰竭
- D. 心肌缺血

E. 肺部感染

111. 肥厚型心肌病的心电图上出现病理性 Q 波,最可能的机制是
A. 心肌纤维化灶性坏死
B. 心肌过度肥厚引起心肌缺血加重
C. 左心室肥厚室内传导阻滞
D. 心肌间质水肿
E. 肥厚的室间隔除极向量增大

112. 在 Ⅱ 导联中,最符合房性期前收缩的心电图特征是
A. 提前出现变异的 P 波,P′R 间期为 0.16 s
B. 提前出现 P 波,P′R 间期为 0.10 s
C. QRS 波之前出现逆行 P 波,P′R 间期为 0.06 s
D. 提前出现宽大畸形 QRS 波
E. 提前出现 QRS 波,其后出现逆行 P 波,RP 间期为 0.20 s

113. 持续性心房纤颤患者,最易发生的并发症是
A. 心内膜炎
B. 心源性休克
C. 动脉系统栓塞
D. 肺部感染
E. 下肢静脉血栓形成

114. 心瓣膜病中,最易发生猝死的是
A. 主动脉瓣狭窄
B. 主动脉瓣关闭不全
C. 二尖瓣狭窄
D. 二尖瓣关闭不全
E. 三尖瓣狭窄

115. 男性,40 岁,农民。平时从未做检查,今天做农活时突然神志不清,左侧肢体瘫痪,遂来急诊,诊断为脑栓塞。下列最易并发脑血管栓塞的情况是

A. 二尖瓣关闭不全伴心房颤动
B. 高血压、动脉硬化
C. 二尖瓣狭窄伴心房颤动
D. 充血性心力衰竭
E. 特发性心房颤动

116. 男性,30 岁。发热 2 天,上厕所时昏倒在地,急测血压 40/0 mmHg,面色苍白,脉搏细速,诊断为流行性出血热休克期。患者产生休克的主要原因是
A. 小血管渗透性增加,血浆外渗,血容量减少
B. 水电解质平衡失调
C. 内脏大出血
D. 继发细菌感染
E. 小动脉痉挛

117. 诊断小儿肾病综合征的必备条件是
A. 大量蛋白尿,高脂血症
B. 明显水肿,高脂血症
C. 大量蛋白尿,明显水肿
D. 低蛋白血症,明显水肿
E. 低蛋白血症,大量蛋白尿

118. 关于小儿肠套叠空气灌肠复位成功后的表现,下列不正确的是
A. 拔出气囊肛管后,小儿排出大量臭气和一些紫红色黏液
B. 病儿很快入睡,不再有阵发性哭闹
C. 腹部扪诊原有肿块不能再触及
D. 炭剂试验,炭末于 6～8 h 后由肛门排出
E. X 线示下腹部有气体

119. 女性,37 岁。突发头痛 3 h 入院。既往无高血压病史。头颅 CT 提示蛛网膜下腔出血。入院后予脱水、止血等治疗。脑血管造影提示:前交通动脉瘤。当前患者状态:轻度头痛,轻度颈强直。根据 Hunt 和 Hess 分级,患者属于

A. Ⅰ级

B. Ⅱ级

C. Ⅲ级

D. Ⅳ级

E. Ⅴ级

120. 脑血栓形成患者服用阿司匹林,目的是

A. 退热

B. 抗风湿

C. 扩张脑血管

D. 抗血小板聚集

E. 防止头晕

121. 重症肌无力患者肌无力危象的主要表现是

A. 眼球运动障碍

B. 吞咽困难,不能连续下咽

C. 构音障碍,语音不清

D. 呼吸肌无力以致不能维持换气功能

E. 四肢无力,动作困难

122. 肾前性急性肾衰竭的血尿素氮/肌酐比值

A. <10∶1

B. >10∶1

C. >1

D. <1

E. >40

123. 女性,45岁。甲状腺呈多结节状肿大,伴有中枢神经系统兴奋、心悸、多汗、多食、消瘦、便次增多。下述检查对鉴别毒性甲状腺瘤和结节性甲状腺肿伴甲亢最有意义的是

A. 甲状腺扫描

B. 碘摄取率测定

C. 基础代谢率测定

D. 血清 TSH 测定

E. T_3抑制试验

124. 女性,35岁。诊断甲亢后即行甲状腺次全

切手术,术后患者出现高热,心率160次/分,烦躁不安,大汗淋漓,腹泻。应首先考虑的诊断是

A. 甲亢症状加重

B. 甲亢术后感染

C. 甲亢危象

D. 甲亢危象前期

E. 甲亢术后感染性腹泻

125. 男性,5岁。1 h前溺水,已获救,送来急诊。采集病史时,下列不重要的是

A. 溺水的时间、水温

B. 水的性质

C. 获救时基本生命体征的情况

D. 施救者人数

E. 落水时有无骨折损伤

二、A3/A4 型题

(126~130题共用题干)

男性,60岁。慢支、肺气肿病史20年,冠心病史5年,呼吸困难加重2天,意识障碍1 h来诊。查体:浅昏迷,呼吸困难,口唇发绀,球结膜轻度水肿,BP 170/110 mmHg,双肺散在干啰音,中下部湿啰音,HR 128 次/分。节律不整,肝略大,下肢水肿(±)。

126. 主要诊断是

A. 冠心病,心衰,心律失常

B. 高血压病,脑出血

C. 肺心病并冠心病,呼吸衰竭

D. 呼吸衰竭,肺性脑病

E. 肺心病并冠心病,心衰,呼衰

127. 对诊断该患者最重要的检查是

A. 床头胸片

B. 床头心电监测

C. 血液肾功离子测定

D. 动脉血气分析

E. 头部 CT 检查

128. 该患者抢救中,需特别注意的是
    A. 通畅呼吸道
    B. 大量快速利尿剂
    C. 迅速纠正心律失常
    D. 强心、利尿、扩血管综合措施
    E. 足量的止血药物及脑保护措施

129. 该患者经抢救治疗后意识一度清醒,随即又出现谵语、躁动。你认为可能的原因是
    A. 呼酸加重
    B. 颅内出现新的出血灶
    C. 心衰加重
    D. 肺部炎症
    E. 血压波动

130. 你准备采取的措施是
    A. 地西泮 10 mg,肌内注射
    B. 毛花苷丙 0.2 mg,静脉注射
    C. 复查头颅 CT 或采取快速降颅压措施
    D. 急查血电解质、肾功能、血气
    E. 加用广谱、高效抗生素及降血压药

(131~135题共用题干)

女性,30 岁。哮喘史 11 年,近 1 年来反复发作,午夜或清晨时易发作,春季和梅雨季节尤其好发。体检:一般可叙述病史连贯而无气急,两肺散在哮鸣音。

131. 哮喘防治指南明确提出哮喘治疗中激素和 β_2 受体激动剂首选给药途径是
    A. 静脉给药
    B. 口服给药
    C. 吸入给药
    D. 皮下给药
    E. 以上均不对

132. 关于哮喘的吸入疗法,说法不正确的是
    A. 吸入给药可以增加局部药物浓度
    B. 吸入疗法增加疗效,减少不良反应
    C. 规则地使用吸入糖皮质激素控制哮喘

慢性气道炎症
    D. 按需吸入 β_2 受体激动剂控制哮喘症状
    E. 吸入疗法在目前临床普及率高

133. 有关糖皮质激素治疗哮喘的作用机制,不正确的是
    A. 激素可使外周血嗜酸性粒细胞(EOS)数量减少和活性下降
    B. 使炎性介质释放减轻,气道 EOS 浸润增加
    C. 可抑制 T 细胞活化
    D. 增加气管平滑肌对 β_2 受体激动剂的反应性
    E. 减少气道毛细血管的渗出

134. 患者希望通过参加慢跑增强体质,医师应给患者的劝告是
    A. 运动易诱发哮喘,不能参加运动
    B. 可以参加,但不鼓励
    C. 可参加,运动前服用氨茶碱
    D. 可参加,运动前吸入异丙托溴铵
    E. 鼓励参加,但运动前可吸入 β_2 受体激动剂

135. 患者已妊娠 2~3 个月,应采取措施是
    A. 继续妊娠,可用氨茶碱、丙酸倍氯米松等预防发作或控制症状
    B. 劝其终止妊娠
    C. 激素绝对禁忌
    D. 分娩方式采取剖宫产
    E. 尽量不用药,防止药物影响胎儿

(136~138题共用题干)

男性,35 岁。20 天前因车祸致右股骨干骨折,经内固定手术治疗,2 h 前突然出现呼吸困难,右侧胸痛,伴有小量咯血,自感恐惧不安,查体右肺有少量哮鸣音。

136. 该患者最可能的诊断是
    A. 慢性阻塞性肺疾病

B. 支气管哮喘

C. 急性心肌梗死

D. 肺血栓栓塞症

E. 肺炎

137. 若要进一步明确诊断,最重要的检查是

A. 心电图

B. 超声心动图

C. 胸部 X 线检查

D. 动脉血气分析

E. 放射性核素肺通气/灌注扫描

138. 如果诊断明确,最适当的治疗是

A. 溶栓或抗凝治疗

B. 使用支气管舒张药

C. 糖皮质激素

D. 抗生素+支气管舒张药

E. 强心药+利尿剂

(139～140 题共用题干)

女性,53 岁。右上腹阵发性绞痛伴恶心、呕吐、寒战、高热 20 h 急诊入院。5 年前曾因肝胆管结石行胆囊切除、胆总管探查取石及 T 形管引流术。查体:T 39℃,P 110 次/分,BP 95/60 mmHg。皮肤巩膜黄染。剑突下压痛、反跳痛,腹肌紧张。实验室检查:WBC 20×10⁹/L,N 89%。B超检查提示:肝胆管多发结石。

139. 最可能的诊断是

A. 肝内胆管结石并感染

B. 肝外胆管结石并感染

C. 急性结石性胆囊炎

D. 慢性结石性胆囊炎

E. 急性梗阻性化脓性胆管炎

140. 经补液、解痉止痛、使用抗生素等治疗 2 天后,症状缓解。入院后第 5 天,患者突然发生上腹部绞痛,随后出现恶心、呕血(量约 150 ml),诊断为上消化道出血。最可能的原因是

A. 胃、十二指肠溃疡出血

B. 感染性胆道出血

C. 出血性胃炎

D. 食管胃底曲张静脉破裂出血

E. 应激性溃疡出血

(141～142 题共用题干)

急性前壁心肌梗死患者,溶栓治疗未开通,患者烦躁、冷汗,尿少,血压 90/70 mmHg。

141. 患者血压降低的原因最可能是

A. 心脏破裂

B. 心源性休克

C. 心力衰竭

D. 血容量不足

E. 低血压状态

142. 以下处置不得当或者有风险的是

A. 多巴胺维持血压

B. 主动脉内气囊反搏术

C. 静脉注射吗啡 5 mg 镇痛

D. 适当补充血容量

E. 改善心脏功能

(143～147 题共用题干)

男性,65 岁。剑突下隐痛 3 年,与饮食有关,间有黑便,肝脾未扪及。实验室检查:Hb 61 g/L,WBC 6.2×10⁹/L,PLT 140×10⁹/L,MCV 62 fl,MCHC 25%,骨髓外铁染色阴性。

143. 本病诊断的"金标准"为

A. 血片中红细胞体积小、中心淡染

B. 小细胞低色素性贫血

C. 血清总铁结合力升高

D. 骨髓铁染色显示骨髓小粒消失

E. 含铁血黄素尿

144. 寻找病因应首选的检查是

A. 胃镜检查

B. 放射性核素骨扫描

C. ^{51}Cr 红细胞半寿期测定

D. 直肠指检

E. 胸部 X 线检查

145. 患者考虑诊断应为

A. 缺铁性贫血

B. 海洋性贫血

C. 自身免疫性溶血性贫血

D. 阵发性睡眠性血红蛋白尿(PNH)

E. 再生障碍性贫血

146. 患者需要的治疗是

A. 输血

B. 补充叶酸和维生素 B_{12}

C. EPO

D. 输注丙种球蛋白

E. 补充铁剂

147. 患者治疗后,最早反映治疗效果的指标是

A. 白细胞数量上升

B. 血红蛋白升高

C. 网织红细胞计数

D. 叶酸、维生素 B_{12} 含量升高

E. 铁蛋白含量升高

(148～150 题共用题干)

女性,28 岁。已婚未育,教师,因"发现 HBsAg 阳性 2 年,食欲缺乏、乏力 1 个月"来诊。否认外伤、手术史,否认输血史,无乙型病毒性肝炎家族史。查体:无肝病面容,未见肝掌、蜘蛛痣,皮肤、巩膜无黄染;无腹壁静脉曲张,肝、脾不大,移动性浊音(—)。实验室检查:HbsAg(＋),HbeAg(＋),HbcAb(＋),HCV-Ab(—),HBV-DNA 3.3×10^6 拷贝/毫升;ALT 382 U/L,Scr＜35 mmol/ml,TB 正常;ANA、ANCA、ESR、CRP 正常范围。肝脏 B 超:慢性肝病。

148. 不适宜的治疗措施是

A. 等待并随访 6 个月

B. 保肝治疗

C. 干扰素

D. 核苷类药物

E. 建议休息

149. 慢性乙型病毒性肝炎抗病毒治疗的指征是

A. HBeAg 阳性者 HBV-DNA≥10^5 拷贝/毫升

B. HBeAg 阴性者 HBV-DNA≥10^4 拷贝/毫升

C. ALT≥2 倍正常上限值(ULN)

D. ALT＜2×ULN,肝组织学显示 Knodell HAI 评分≥4,或≥G2 炎症坏死

E. TB＞2×ULN

150. 最可能的诊断是

A. 乙型肝炎病毒携带者

B. HBeAg 阳性慢性乙型病毒性肝炎

C. HBeAg 阴性慢性乙型病毒性肝炎

D. 乙型病毒性肝炎肝硬化,代偿期

E. 乙型病毒性肝炎肝硬化,失代偿期

三、X 型题

151. 对于发热患者应该

A. 立即考虑应用抗菌药物

B. 寻找发热原因

C. 进行相应病原检查

D. 查清病原后再应用抗菌药物

E. 经验性治疗的同时进行病原学的检查

152. 中毒性菌痢的临床特征是

A. 急性高热,反复惊厥,昏迷

B. 腹痛、腹泻明显

C. 迅速发生休克、呼吸衰竭

D. 粪常规检查发现大量炎性细胞

E. 脑脊液化验正常

153. 重型肝炎肝性脑病发生的因素较多,但常见的原因是
   A. 血氨增高
   B. 短链脂肪酸、色氨酸等储积
   C. 假神经递质作用
   D. 严重电解质紊乱
   E. 颅内出血

154. 下列对胸痛的描述中,正确的是
   A. 心绞痛呈压榨样痛
   B. 自发性气胸疼痛剧烈
   C. 带状疱疹呈刀割样痛或灼痛
   D. 心肌梗死时胸痛可服硝酸甘油片而缓解
   E. 胸膜炎时胸痛可随咳嗽而加剧

155. 症状性癫痫的病因有
   A. 脑膜炎
   B. 败血症
   C. 手足搐搦症
   D. 癔症
   E. 脑出血

156. 中心性发绀常具有特点的是
   A. 伴有心脏杂音
   B. 伴有皮肤温度降低
   C. 见于右心衰时
   D. 见于发绀型先天性心脏病
   E. 见于严重休克时

157. 肺脓肿多发于下列哪些类型肺癌?
   A. 鳞癌
   B. 腺癌
   C. 细支气管肺泡癌
   D. 小细胞癌
   E. 大细胞未分化癌

158. 假性支气管扩张的特点是
   A. 常发生在急性支气管炎后
   B. 柱状支气管扩张

   C. 数周或数月后可以完全恢复
   D. 支气管鳞状上皮化生
   E. 支气管周围肺炎合并微小脓肿

159. 乙醇中毒可出现的并发症有
   A. 急性脑血管病
   B. 低血糖
   C. 中毒性肌病
   D. 低血钙
   E. 肺炎

160. 诊断心脏骤停最主要的依据是
   A. 急性意识丧失
   B. 发绀
   C. 瞳孔散大
   D. 大动脉搏动消失
   E. 血压测不出

161. 可发生 DIC 的常见病因包括
   A. 感染
   B. 恶性肿瘤
   C. 病理产科
   D. 创伤
   E. 手术

162. 下列正常的分娩机制是
   A. 下降:胎头沿骨盆轴前进的动作
   B. 俯屈:变胎头衔接时的枕额径为枕下前囟径
   C. 内旋转:使胎头矢状缝与中骨盆及骨盆出口前后径一致
   D. 仰伸:当胎头仰伸时,胎儿双肩径沿右斜径进入骨盆入口
   E. 外旋转:胎头枕部向左旋45°

163. 功能性子宫出血常需要和下列哪些疾病相鉴别?
   A. 流产、宫外孕
   B. 子宫黏膜下肌瘤
   C. 子宫体腺癌

D. 血液病或高血压引致月经多

164. 骨折固定的目的包括
A. 减少疼痛
B. 减少出血
C. 减少污染
D. 避免骨折端移位
E. 防止休克

165. 中暑分型包括
A. 热射病
B. 热痉挛
C. 热衰竭
D. 高热型
E. 体温正常型

166. 高血钾症的处理原则为
A. 防治心律失常
B. 降低血清钾浓度
C. 停止钾盐摄入
D. 改善肾功能
E. 使用利尿剂

167. 肾综合征出血热(流行性出血热)早期典型的病理变化有
A. 脑水肿
B. 脑垂体、右心房内膜下出血
C. 胃出血
D. 肝萎缩
E. 全身广泛小血管及毛细血管损害

168. 重症肝炎的并发症主要有
A. 感染
B. 出血
C. 肝性脑病
D. 肝肾综合征
E. 病毒性心肌炎

169. 对于 2 型糖尿病的主要病理生理特征,下列叙述正确的是

A. 胰岛素抵抗和 β 细胞功能缺陷
B. 胰岛素抵抗
C. 胰岛素分泌缺陷
D. 胰岛素抵抗早已存在,β 细胞功能缺陷不能代偿时便会出现糖尿病
E. 胰岛素抵抗和 β 细胞功能缺陷,哪个是原发的改变,目前尚未完全明了

170. 以下可引起肾实质性急性肾衰竭是
A. 间质性肾炎
B. 严重烧伤
C. 急性心肌梗死
D. 恶性高血压
E. 尿路梗阻

171. 重症肌无力危象包括
A. 肌无力性危象
B. 胆碱能性危象
C. 反拗性危象
D. 复发性危象
E. 疲劳危象

172. 痛风患者急性痛风性关节炎期的治疗药物包括
A. 别嘌呤醇
B. 秋水仙碱
C. 吲哚美辛
D. 苯溴马隆
E. 糖皮质激素

173. 糖尿病患者对胰岛素产生抗药性,下列说法正确的是
A. 牛胰岛素的抗原性比猪胰岛素强
B. 胰岛素每日用量大于 200 单位
C. 糖皮质激素治疗有效
D. 需更换另一属性胰岛素或纯品胰岛素
E. 加大原来使用的胰岛素剂量即可

174. 下述属于蛛网膜下腔出血病因的是
A. 动静脉畸形

B. 长段动脉膨胀

C. 颅内肿瘤

D. Moyamoya 病

E. 真菌性动脉瘤

175. 下列属于食管裂孔疝诱发因素的是

A. 肥胖

B. 慢性咳嗽

C. 便秘

D. 消瘦

E. 繁重工作

参 考 答 案

第一章　急诊医学基础知识

1. C　急性呼吸窘迫综合征需治疗原发病,如处理好创伤,尽早找到感染灶,针对病原菌应用敏感的抗生素,制止炎性反应对肺的进一步损伤;但更紧迫的是要及时纠正患者严重低氧,赢得治疗基础疾病的宝贵时间。在呼吸支持治疗中,为防止感染,应采取无创通气纠正其低氧血症。所以本题患者应采用呼气末正压通气治疗。

2. D　胎盘早剥发生后,羊水可经过剥离面开放的子宫血管,导致羊水栓塞,这是引起产妇死亡的重要原因,子宫胎盘卒中及 DIC 有可导致产后出血,如合并急性肾衰竭,应行透析治疗。

3. B　血脂升高,血中胰岛素值偏高,基础代谢率于孕晚期增加 $15\%\sim20\%$,妊娠全过程体质量不止增加 10 kg,故选 B。

4. C　尿妊娠试验由医院检验科专业检验师利用检测仪器对患者的尿样标本进行检测,尿中检查出绒毛膜促性腺激素的,正常情况下是妊娠。

5. C　Apgar 评分是以呼吸状态为基础进行的。在新生儿出生后 1 min,以心率、呼吸、肌张力、喉反射及皮肤颜色 5 项体征为依据进行评分:满分为 10 分,属正常新生儿;7 分以上只需进行一般处理;4～7 分缺氧较严重;4 分以下缺氧严重,需紧急抢救。除在出生后 1 min 时评分外,还应在出生后 5 min、10 min 时再次评分。1 min 评分反映在宫内的情况,而 5 min 及以后评分则反映复苏效果,与预后关系密切。

6. D　无口唇发绀。

7. D　睡眠时口鼻气流停止 10 s 以上的现象叫呼吸暂停。而呼吸气流降低超过正常气流的 50% 以上,同时伴有 4% 的血氧饱和度降低为低通气。

8. A　详见《医学伦理学》和《医学法规》。

9. D　道德是人们在社会生活实践中形成的,并由经济基础决定,用善恶标准去评价,依靠社会舆论、内心信念和传统习俗为指导,调节人与人、人与自然之间关系的行为原则和规范的总和。

10. C　医患关系是医学伦理学的核心问题和主要研究对象。狭义的医患关系是指行医者与患者之间的关系;广义的医患关系是指以医务人员为一方的群体与以患者及其家属等为一方的群体之间的医疗人际的医学道德水平。医患关系是在信托关系基础上的一种契约关系,是具有法律强制性的信托关系。

11. A　医务人员医学的道德义务是指医务人员依据医学道德的原则和规范的要求,对患者、集体和社会所负的道德责任,以应有的行为履行自己的职责。共同维护患者利益和社会公益是正确处理医务人员之间关系的思想基础。

12. B　大卫生观是一种现代卫生观,它以全民整体健康为内涵,强调卫生与社会经济协调发展,强调政府对人民健康负有责任,强调全社会、每个人积极参与卫生活动。按照大卫生观的要求,我们现在已经、今后还将继续在卫生目标、卫生服务以及卫生管理等方面进行适应性改革。生物-心理-社会医学模式是生物医学模式的发展和完善,对医疗卫生事业的各个领域都产生重大而深远的影响,是未来医学模式的发展方向。

13. C　临床科研设计要建立在坚实的业务知识和统计学知识的基础上,要坚持科学的方法为指导,使之具有严格性、合理性和可行性。客观分析综合实验所得的各种数据,既不能主观臆造,也不可任意去除实验中的任何阴性反应,实验失败或不符合要求时应该重做,不可将其作为分析依据。

14. C　医学科学研究的作用有双向性,既可以造福人类,也有可能会危害人类。

15. D　在实施基因治疗前,医务人员必须遵守有益于患者的原则。其他治疗无效而基因治疗有效,在动物实验的基础上,预期疗效大于危险,能保证新基因能正确插入靶细胞,并在足够长的时间内能充分发挥作用,应将基因治疗方案报请有关部门审批。在技术无问题的前提下,应获得患者和(或)家属的知情同意,才可对患者实施基因治疗。

16. A　医务人员在医学道德方面所进行的自我教育、自我锻炼和自我陶冶过程,以及在此基础上达到的医德境界属于医德修养的范围。

17. B　单纯疱疹是发热后或者高热过程中在皮肤黏膜交界处所发生的急性疱疹性皮肤病,常见于口角、唇缘、鼻孔周围、面颊及外阴等部位。皮疹为针头大小到绿豆大小的水疱,多为一群,多在1周后痊愈,易于复发。

18. A　带状疱疹主要表现为先有红斑,继之出现丘疹、水疱,呈带状分布,皮损好发于腰肋部、胸部或者头面部,多发于身体一侧,沿单侧皮神经分布,一般不会复发。

19. A　腹部伤的分类以医学诊断为基础,往往采取伤因、伤部、伤型、伤情相结合的方法,了解患者的发病原因,损伤部位,查看伤处为闭合性损伤还是开放性损伤,从而判断病情轻重,以助于后期的治疗。

20. C　腹部损伤剖腹探查的麻醉选择以气管内插管麻醉比较理想,既能保证麻醉和肌松效果,又能根据需要供氧气,并防止手术中发生误吸。

21. E　急性阑尾炎的体征有右下腹压痛、腹膜刺激征象、右下腹肿块。而结肠充气试验阳性可以作为辅助诊断。腰大肌试验阳性提示阑尾位于腰大肌前方、盲肠后位或腹膜后位。闭孔内肌试验阳性提示阑尾靠近闭孔内肌。经肛门直肠指检提示炎症阑尾所在位置压痛,压痛常在直肠右前方。

22. D　阑尾类癌起源于阑尾的嗜银细胞,是消化道类癌的最常见部位。

23. A　多数急性非结石性胆囊炎患者的病因不清楚,常发生在创伤或与胆系无关的一些腹部手术后,有时也可发生在一些非溶血性贫血的儿童。一般认为,手术及创伤后的脱水、禁食、麻醉止痛剂的应用,以及严重的应激反应所致的神经内分泌失调等因素,导致胆囊收缩功能降低、胆汁淤积和胆囊黏膜抵抗力下降,在此基础上继发细菌感染,最后造成胆囊的急性炎症。也有人认为,部分病例是由于胆囊的营养血管发生急性栓塞所引起。其病理演变与结石性胆囊炎相似,但病程发展迅速,一般在24 h内即发展成坏疽性胆囊炎,并可表现为整个胆囊的坏疽。该病之所以引起临床的重视,是由于其诊断不易,严重并发症发生率高,病死率高。

24. D　胃癌患者即使手术不能达到根治目的,也应当尽量手术切除,使肿瘤组织减少到最低程度,以便为其他治疗方式创造条件。

25. A　胰腺的动脉为终末动脉,相互交通吻合较少,是胰腺易出现循环障碍的解剖学基础。

26. E　主动性异位心律是指在心脏正常节律中,由心脏某个部位的异常兴奋点提前发生冲动或正常兴奋发生传导异常所致的早于正常节律的心脏收缩。预激综合征的发病是有一定的先天性解剖学基础,在房室特殊传导组织以外,还存在一些由普通工作心肌组成的肌束。正常窦性冲动可通过这些附属肌束提前到达心室某个部位,使其提前激动,临床心电图上可出现PR间期缩短、QRS波群形态异常等,但整个心脏节律并未受到影响。因此,预激综合征不属于主动异位心律,而以阵发性心动过速、房性期前收缩、心室颤动、心房扑动4种类型的正常心脏节律为主。

27. A　由各种原因引起的心肌原发性损害及心功

能受损,不可避免地会导致心脏发生不同程度的代偿变化,如心腔扩大等。同时心肌细胞、胞外基质、胶原纤维网等都有可能发生相应的变化,即发生心室重构。如基础心脏疾患不能去除,则心肌长期负荷过重,细胞能量供应不足,心肌细胞坏死,纤维化增加,顺应性下降,重构明显,形成恶性循环而最终导致死亡。因此,心室重构是心力衰竭发病死亡的直接原因。心内膜炎、活动风湿、心内膜下心肌梗死等都是造成心肌原发性损害的病因,而心室内附壁血栓不是导致心力衰竭的直接病因。

28. E

29. E　多数脑桥中央髓鞘溶解症患者预后不好。

30. D　DIC 在高凝期,各种病因导致凝血系统被激活,凝血酶生成增多,微血栓大量形成,使血液处于高凝状态。抗凝治疗是终止 DIC 病理过程,减轻器官损伤,重建凝血-抗凝平衡的重要措施。一般认为,DIC 的治疗应在处理基础疾病的前提下,与凝血因子补充同步进行,肝素适用于 DIC 早期。

31. D

32. E　甲亢行甲状腺大部切除术,术前药物准备要求达到的标准有情绪稳定、睡眠好转、体重增加、脉率<90 次/分、基础代谢率<30%。

33. A　医学营养治疗是糖尿病患者重要的基础治疗措施,应长期严格执行。对 1 型糖尿病患者,在合适的总热量、食物成分、规则的餐饮安排等措施的基础上,配合胰岛素治疗有利于控制高血糖和防止低血糖。对 1 型糖尿病患者,尤其是肥胖或超重者,医学营养治疗有利于减轻体重,改善糖、脂代谢紊乱和高血压以及减少降糖药物剂量。

34. C　抗甲状腺药物使甲亢症状消失,基础代谢率基本正常,一般需 4~6 周。

35. C　急性肾小管坏死少尿期通常在原发病发生后 1 天内即可出现少尿,亦有尿量渐减者。少尿期平均每日尿量约在 150 ml,但在开始的 1~2 天,可能低于此值。这时由于肾小球滤过率骤然下降,体内水、电解质、有机酸和代谢废物排出障碍,其主要临床表现如下:①尿毒症。患者食欲不振,恶心,呕吐,腹泻,贫血,尿毒症脑病如嗜睡,昏迷,抽搐等。②电解质及酸碱平衡紊乱。③水平衡失调。少尿期持续数天到 3 周。

36. D　药物不良反应包括副作用、毒性反应、变态反应、后遗效应、继发反应、致畸、致癌、致突变作用。副作用是指药物在治疗剂量时产生与治疗目的无关的作用,通常难以避免。毒性反应是指药物剂量过大或用药时间过长引起的机体损害性反应,一般较严重,是可以预知的。变态反应与原药理作用、药物剂量及疗程无明显关系。后遗反应是指停药后血药浓度已降至阈浓度以下时仍残存的药理效应。继发反应是指药物发挥治疗作用所引起的不良后果。

37. D　流脑是脑膜炎奈瑟菌引起的一种急性化脓性脑膜炎。败血症期间,内毒素是重要的致病因素,导致血管痉挛、内皮细胞损伤,引发局部出血坏死,细胞浸润及栓塞,表现为皮肤黏膜瘀点、瘀斑。

38. D

39. B　结核结节是在细胞免疫的基础上形成的,由上皮样细胞、朗格汉斯巨细胞加上外周集聚的淋巴细胞和少量反应性增生的成纤维细胞构成。因此,结核结节中最具有诊断意义的细胞成分是郎格汉斯巨细胞和上皮样细胞。

40. C　(1)医师的医德权利是指在道义上允许医师行使的权力和应享受的利益。一般来说,法律权利都是道德权利,而道德权利不一定都是法律权利,也可能是法律权利的理想。但是,法律权利具有强制性,并且个别法律权利可能不符合伦理;道德权利不具有强制性或具有弱强制性,可作为法律权利辩护的基础,有时可以以此批判法律权利。根据《中华人民共和国执业医师法》的规定,医师在执业活动中具有下列权利:①在注册的执业范围内,进行医学检查、疾病调查、医学处置、出具相应的医学证明文件,选择合理的医疗、预防、保健方案;②按照国务院卫生行政部门规定的标准,获得与本人执业活动相当的医疗设备基本条件;③从事医学研究、学术交流,参加专业学术团体;④参加专业培训,接受医学继续教育;⑤在执业活动中,人格尊严、人身安全不受侵犯;⑥获取工资报酬和津贴,享受国家规定的福利待遇;⑦对所在机构的医疗、预防、保健工作和卫生行政部门的工作提出意见和建议,依法参与所在医疗机构的管理。以上是医师的法律权利,也是医德权利。此外,医师还有要求患者和家属配合诊治、在特殊情况下享有干涉患者行为的医德权利。同时，还强调医师的医德权利具有一定的自主性。医师的基本任务是减轻他的患者的痛苦并不得有任何个人的、集体或政治的动机反对这一崇高目的。医务人员正当的职业道德权利受到尊重和维护，可以提高医学职业的声誉和社会地位，也可以调动和提高广大医务人员履行职业道德义务的积极性和主动性，从而有利于在维护和促进人类健康中发挥更大的作用。(2)医师的医德义务是指医师依据医德的原则和规范的要求，对患者、集体和社会所负的医德责任，并采取应有的行为来履行自己的职责。一般来说，法律义务都是道德义务，而道德义务不一定都是法律义务。但是，道德义务是一种自觉自愿的行为，而法律义务具有强制性。根据《中华人民共和国执业医师法》规定，医师在执业活动中应履行下列义务：①遵守法律、法规，遵守技术操作规范；②树立敬业精神，遵守职业道德，履行医师职责，尽职尽责为患者服务；③关心、爱护、尊重患者，保护患者的隐私；④努力钻研业务，更新知识，提高专业技术水平；⑤宣传卫生保健知识，对患者进行健康教育。以上是医师的法律义务，也是医德义务。此外，医师的医德义务还要求将对患者尽义务与对他人、社会尽义务统一起来，并且把患者的权利视为应尽的义务。

41. B　我国主要的疾病监测方法有：①被动监测，即下级监测单位按照常规上报监测资料，而上级监测单位被动接受，称为被动监测。我国法定传染病报告属于此类监测。②主动监测，即上级监测单位专门组织调查或者要求下级监测单位严格按照规定收集资料，称为主动监测。传染病漏报调查以及对性门门诊就诊者、暗娼、吸毒者等艾滋病高危行为人群的监测属于主动监测。③哨点监测。对能够反映总人群中某种疾病流行状况的有代表性特定人群（哨点人群）进行监测，了解疾病的流行趋势，属于哨点监测。④症状监测，是长期系统地连续收集并分析包括临床症状群在内的各种健康相关数据，常以非特异性的症状或现象为基础，提高对疾病或卫生事件反应的及时性。

42. E　我国医学心理学工作者根据多年的工作实践和科学研究，并引进最新自然科学的思想和

概念，已经对医学研究领域中人类健康和疾病的若干关系问题上建立了自己的理论体系。概括起来，大致有6个基本观点，也成为研究的基本出发点。①心身统一的观点：一个完整的个体应包括心、身即精神与躯体两个部分，两者相互影响。对外界环境的刺激，心、身是作为一个整体来反应的。②社会影响的观点：一个完整的个体不仅是生物的人，而且是社会的人。他生活在特定的环境之内，不同层次的人际关系网中，即人生活在一个多层次多等级的系统中。各层次之间既有纵向的相互作用，又有横向的相互影响。③认知评价的观点：心理、社会因素能否影响健康或导致疾病，不完全取决于该因素的性质和意义，还取决于个体对外界刺激怎样认知和评价，有时后者占主导地位。④主动调节的观点：个体在成长发育过程中，逐渐对外界事物形成了一个特定的反应模式，构成了相对稳定的个性特点。这些模式和特点使个体在与周围人和事的交往中，保持着动态平衡。其中心理的主动适应和调节是使个体行为与外界保持相对和谐一致的主要因素，是个体保持健康和抵御疾病的重要力量。⑤情绪作用的观点：情绪与健康有着十分密切的关系。良好的情绪是健康的基础，不良的情绪是疾病的原因。在临床心理学中，情绪是十分重要的研究课题。⑥个性特征的观点：面对同样的社会应激，有的人得病，难以适应，有的人则"游刃有余"，很快度过"难关"，这与个性特征有着十分密切的关系。上述6个出发点贯穿于医学心理学研究的各个领域，指导医学心理学在临床各个方面的工作和研究。

43. C　医患关系分出3个基本模式。①主动-被动型：这种模式是反映患者置于被动地位，而医师处于主动的主导地位的一种模式，常用于手术、麻醉、抗感染治疗等技术。对休克、昏迷、某些精神疾病、智力严重低下等情况，这种模式是适合的。在这种模式之下，医师为患者做某事，患者就好像是不能自助的婴幼儿，医师则形同他们的父母。②指导-合作型：这是一种一方指导，另一方配合的有限合作模式。按照这个模式，在临床实践活动中，医师的作用占优势，医师告诉患者做什么，同时又有限度地调动患者的主动性。也就是说，在这个模式中，医师是主角，患者

是配角。目前临床上的医患关系多属于此种模式。③共同参与型：这是一种以平等关系为基础的医患关系模式，双方有近似的同等权利，从事双方都满意的活动，在临床实践中强调医师和患者都处于平等的地位，医师帮助患者自助，是一种同志或朋友式的相互依存、相互需要和相互作用的民主的关系，都具有治好疾病的共同愿望和要求，很像成人-成人的关系，在大多数慢性疾患中可以见到这种关系。

44. D　**45.** A　**46.** D

47. C　本试题是对医德情感内容的记忆和理解考题。医德情感包括同情感、责任感和事业感，其中同情感是医务人员在医疗实践中应具备的最起码的医德情感，责任感是在此基础上的升华，而事业感又是在责任感基础上的升华。因此，本试题正确的选择应是 C，而 B 是医师的美德，并非医德情感的内容。

48. B　道德是人们在社会生活实践中形成并由经济基础决定的，用善恶作为评价标准，依靠社会舆论、内心信念和传统习俗为指导的人格完善，以及调节人与人、人与自然关系的行为规范体系。道德是由道德意识、道德活动和道德规范构成的有机整体。

49. A　①道德的本质：道德同政治、法律、文化等一样，同属于上层建筑，因而都是由经济基础决定的，这是道德的一般本质。道德的特殊本质是它的特殊规范性和实践精神：前者表现在它不同于政治、法律规范，而是一种非制度化、内化的规范，并且没有、也不使用强制性手段为自己的实现开辟道路；后者表现在它不同于科学、艺术等精神，而是一种以指导行为为目的，以形成人们正确的行为方式为内容的精神，因此它是一种实践精神。②道德的特征：道德具有阶级性与全民性的统一、变动性与稳定性的统一、自律性与他律性的统一、现实性与理想性的统一和协调性与进取性的统一等特征。

50. E　同情感是医务人员发自内心的情感，医务人员最起码的道德情感，是促使医务人员为患者服务的原始动力。但是同情感需要建立在医学科学基础上的，要具有理智性。而且同情感是医德情感内容中低层次的情感，是责任感的基础。

51. D　生命伦理学是根据道德价值和原则对生命科学和卫生保健领域内的人类行为进行系统研究的学科。现代生命伦理学建立的理论基础是生命质量和生命价值统一论。

52. C　医院管理的基础是医德，良好的医德是执行医院管理制度的保障。

53. C

54. D　基础护理的基本医德要求是准确及时执行医嘱。

55. A　医学心理学研究中的心理行为问题涉及所有医学领域，包括基础、康复和临床医学。

56. A　意志行动的基础是随意运动。

57. A　个性倾向性的基础是需要。

58. A　应激的生理反应以神经解剖学为基础，最终涉及全身各系统和器官。

59. C　**60.** D　**61.** D

62. C　这是一道理解、记忆、应用题。考核学生对抗生素基础知识的掌握程度及实践应用能力。预测错误率较高。常见错误：①错选 A，氯霉素可抑制骨髓造血功能，并可导致早产儿及新生儿出现灰婴综合征，不宜用于孕妇；②错选 B，因四环素影响骨、牙生长，孕妇不适用；③错选 D，环丙沙星可影响骨骺发育，孕妇、儿童及哺乳期妇女不宜使用；④错选 E，TMP 可能致畸胎，孕妇禁用。要点：头孢曲松为第三代头孢菌素，毒副作用小，可选用。

63. B　**64.** E

65. E　院内感染败血症不全为医源性感染。

66. B　流行性脑脊髓膜炎发病以 15 岁以下的少年儿童多见，尤其以 6 个月～2 岁婴幼儿高发。流行性乙型脑炎患病者多以 10 岁以下儿童多见，以 2～6 岁发病率最高。

67. B　医院感染肺炎病原学诊断标准有经筛选的痰液，连续两次分离到相同病原体，经纤维支气管镜或人工气道吸引采集的下呼吸道分泌物病原菌数≥105 cfu/ml，临床诊断基础上，血培养或并发胸腔积液者的胸液分离到病原体，经支气管肺泡灌洗分离到病原菌数≥104 cfu/ml。

68. B　二重感染又称重复感染，是指长期使用广谱抗生素，可使敏感菌群受到抑制，而一些不敏感菌（如真菌等）乘机生长繁殖，产生新的感染的现象。引起新感染的细菌可以是在正常情况下对身体无害的寄生菌，也可以是原发感染菌的耐药菌株。多见于老、幼、体弱、抵抗力低的患者。对应用广谱抗菌药物7～10天后的患者应警惕二重感染的发生。

69. B　心悸发生机制尚未完全清楚,一般认为心脏活动过度是心悸发生的基础,常与心率及心输出量改变有关。心悸时心率可快、可慢,也可有心律失常,当心率缓慢常感到心脏搏动强烈,心率加快时可感到心脏跳动,甚至可感到心前区振动。心悸与患者的精神因素有关。心悸的感觉常与患者的注意力有关,也与心律失常存在时间的久暂有关。

70. A　本题属记忆题,覆盖理解内容。考核知识点为病因病理(发病机制),错误率不高。常见错误:①错选D,说明基础知识不牢固,对胶体渗透压与白蛋白多少形成的相关性概念不清;②错选E,说明对醛固酮变化在水钠潴留时与水肿形成的相关性掌握不清。血清白蛋白减少可引起血浆胶体渗透压降低,使组织间液生成大于重吸收而产生水肿。复习要点:通过复习病理生理有关产生水肿的主要因素,认识其发病机制。

71. D　本题属记忆、理解题。考核知识点为临床表现。常见错误:①错选B,错误地认为支气管炎患者均伴有咳痰,未重点理解"初期"支气管炎的特殊性及从临床方面区分"初期"和"中晚期"支气管炎,覆盖内科的内容,难度较大;②错选E,可能出现"空洞性肺结核"与"轻症肺结核"的记忆错误,没有在理解的基础上记忆。A、B、C、E这4种疾病均无分泌物或尚来不及产生分泌物,故均为干性咳嗽。肺脓肿形成过程中,其中央坏死液化的坏死组织破溃至支气管,即排出大量脓臭痰。复习要点:记住湿性咳嗽的概念,掌握几种常见呼吸系统疾病的主要临床表现。

72. C　休克失代偿期在微循环淤血的基础上,于微循环内(特别是毛细血管静脉端、微静脉、小静脉)有纤维蛋白性血栓形成,并常有局灶性或弥漫性出血。组织细胞因严重缺氧而发生变性坏死,此时为微循环衰竭期。

73. D　肺炎伴感染性休克的处理,及时补充血容量极为重要。因为只有在有足够血容量的基础上,血管活性药物才能有效地发挥作用。生理盐水、林格液(复方氯化钠溶液)、5%葡萄糖溶液、10%葡萄糖溶液等均为单纯晶体液或等渗液,对维持血容量效果不好。临床最常用低分子右旋糖酐来补充和维持血容量。

74. D　慢性肺心病患者多存在阻塞性气道疾病等基础病,急性加重时肺功能失代偿出现呼吸性酸中毒,利尿治疗可导致电解质紊乱,出现低钾、低氯血症,从而合并代谢性碱中毒。

75. C　X线胸部X线片诊断慢性肺源性心脏病的主要依据为:除肺、胸基础疾病及急慢性肺部感染的特征外,应有肺动脉高压征,如右下肺动脉干扩张,横径≥15 mm;其横径与气管横径之比≥1.07;肺动脉段突出,其高度≥3 mm;有右心室增大征等。

76. C　本题考点:心源性哮喘的病因。A为心源性哮喘的发生基础;B可增加回心血量,加重肺淤血;D为发病的诱因之一;E能造成心脏的抑制。故以上均与心源性哮喘有关系。回心血量减少可减轻心脏的前负荷,使肺淤血改善。

77. D　本题考点:伴发急性左心功能衰竭的疾病。引发急性左心功能衰竭的常见疾病:①与冠心病有关的急性广泛性前壁心肌梗死,乳头肌梗死断裂,室间隔破裂穿孔等;②感染性心内膜炎引起的瓣膜穿孔,腱索断裂所致瓣膜性急性反流;③高血压心脏病血压急剧升高,在原有心脏病的基础上出现快速性心律失常或严重缓慢性心律失常;④输液过多等。

78. D　一般认为免疫机制是原发性肾小球疾病的始发机制,在此基础上炎性介质参与,最后导致肾小球损伤,产生临床症状。故本题选D。

79. D　破伤风发作期临床表现为12～24 h后出现典型的肌肉强烈收缩,初为咬肌,以后依次为面肌、颈项肌、背腹肌、四肢肌群、膈肌和肋间肌。出现牙关紧闭,"苦笑面容",躯干呈角弓反张状,肢体可出现屈膝、弯肘、半握拳姿态。在持续紧张收缩的基础上,任何光线、声响、震动或触碰,均能诱发全身肌群的痉挛和抽搐。每次发作持续数秒至数分钟,患者面色发绀,呼吸急促,口吐白沫,流涎,磨牙,头频繁后仰,四肢抽搐不止,全身大汗,非常痛苦。强烈的肌痉挛,可造成肌断裂、骨折、尿潴留;持续性呼吸肌群和膈肌痉挛,可造成呼吸停止,乃至死亡。患者神志始终清楚。易发生的并发症有窒息、肺部感染、酸中毒和循环衰竭。

80. C

81. E 此题是解释及应用题,主要考查考生对疫源地概念的理解和认识,并在此基础上学会判断疫源地消灭的必要条件。

82. C 此题属传染病流行病学中传播途径的内容,考查经接触疫水传播的传染病的流行特征,为基础知识。要注意题目是关于接触疫水传播的传染病的流行特征,不是经水传播的传染病的流行特征,分清这一点对正确解答本题非常关键。答案C不包括在接触疫水传播的传染病的流行特征内,符合题意,是最佳答案。

83. D 此题属传染病流行病学中潜伏期的流行病学意义及其应用的内容,为基础知识。潜伏期的流行病学意义及其应用:①决定预防措施(确定接触者检疫的期限,安排免疫接种的时间);②追索传染源和传播途径;③评价预防措施的效果。因此,答案D不包括在潜伏期的流行病学意义及其应用内,符合题目要求,是最佳答案。

84. E 此题仍属传染病流行病学中疫源地的内容,考查疫源地消灭的条件,为基础性知识。疫源地消灭的3个条件是:①传染源被移走(住院或死亡)或消除了排出的病原体状态(治愈);②杀灭或清除了传染源排到外环境中的病原体;③所有易感接触者在达到上述两个条件后,度过了该病的最长潜伏期而无新病例出现。因此,不符合这3个条件之一的答案是E,因为疫源地的消灭与该病的传染期无关。注意此题是选择否定答案。

85. D 此题属于传染病的预防和控制内容,考查关于卫生检疫的基础知识。此题属于记忆性问题。采用排除法,逐一对答案进行选择,答案A~C均与卫生检疫有关;答案E是正确的,因为流行病学调查研究方法是卫生检疫机关工作中采用的基本方法,如传染病的暴发调查;答案D错误,因为在疫区检疫的主要目的不是防止传染病的传入,而是防止传染病的传出。结合题目,答案D符合题意,是最佳选项。

86. C 此题属于传染病流行病学的内容,考查疫源地消毒的概念,为基础性知识。疫源地消毒是对现有或曾经有传染源存在的场所进行的消毒,属于防疫措施,其目的是杀灭传染源排出的病原体。疫源地消毒又分为随时消毒和终末消毒。故答案C为正确选项。

87. E 此题属于性传播疾病的内容,考查艾滋病的传播途径,为基础性知识。艾滋病的主要传播途径包括:异性及同性的性接触传播、医源性传播和血液感染(包括静脉输注被感染的血液、血液成分及血液制品和静脉注射毒品等途径)及母婴垂直传播3种。答案E不包括在内,因此,符合题意,是最佳答案。

88. E 甲氧苄啶与磺胺甲噁唑组成复方新诺明的理论基础是两药的药代动力学相似。甲氧苄啶是抗菌增效剂,两者合用使细菌叶酸代谢受到双重阻断而使抗菌作用增强。

89. D 雷尼替丁是 H_2 受体阻断药,作用比西咪替丁强5~8倍,且作用时间更持久。在肾功能不全者,本品的血浆浓度升高,$t_{1/2}$ 延长。能有效地抑制组胺、五肽胃泌素及食物刺激后引起的胃酸分泌,降低胃酸和胃酶的活性,但对胃泌素及性激素的分泌无影响,对胃及十二指肠溃疡的疗效高,具有速效和长效的特点,对基础胃酸和夜间胃酸分泌都有抑制作用。

90. B 公正不仅指形式上的类似,更强调公正的内容,医疗公正包括公正美德与卫生政策的正义。

91. E 同情感是医务人员发自内心的情感,医务人员最起码的道德情感,促使医务人员为患者服务的原始动力,但是同情感需要建立在医学科学基础上的,要具有理智性。而且同情感是医德情感内容中低层次的情感,是责任感的基础。

92. A 医务人员应共同遵守患者利益至上的道德原则,病人利益至上是建立良好医际关系的思想基础。

93. B 医务人员彼此信任是医务人员相互合作的基础和前提。

二、X 型题

94. ABCE 兰索拉唑为新型的抑制胃酸分泌的药物,它作用于胃壁细胞的 H^+-K^+-ATP 酶,使壁细胞的 H^+ 不能转运到胃中去,以致胃液中胃酸量大为减少。对乙醇性胃黏膜损伤优于法莫替丁,减少胃液对食管黏膜的损伤。可使血清胃泌素的分泌增加。对幽门螺杆菌(HP)有抑制作用。单用本品虽然对 HP 无根除作用,但与抗生素联合应用可明显提高 HP 的根除率。

95. AC 甲亢术前准备应用硫脲类药物的目的降低

基础代谢率,减轻症状;硫脲类药物可以抑制甲状腺激素合成和抑制外周组织 T_4 向 T_3 的转化,故可以防止术后危象的发生,也可以用于甲状腺危象的治疗。

96. ABDE　社会主义医德幸福是健康的物质需要和精神需要的适当满足,是建立在工作和劳动的基础之上。不能只关心个人幸福,应在防病治病的同时,维护人民健康,必须把个人幸福与集体幸福统一起来。医务人员医德幸福观认为首先要关注个人幸福,创造幸福是最大幸福,享受幸福是最终幸福,医德幸福是物质生活的改善和提高,必须把个人幸福与集体幸福统一起来。

97. BCD　**98.** ABCD　**99.** ABD

100. ABCE　医德品质以医德行为作基础,是医德行为整体的稳定特征,是静态的医德概括,属于医务人员的个体医德。而医德行为是动态的医德表现。

101. AD　医患关系不以人的意志为转移,是以诚信为基础,具有法律强制性的信托关系。

102. BCD　主试资格包含技术和道德两方面的要求。在技术方面要求主试必须具备一定的心理测验专业理论知识和相应的专业技能。在道德方面则要求主试恪守测验工作者的职业道德。在进行心理测验时,主试应有较好的心理学基础知识并且受过心理测验训练,而且在进行心理测验之前应对被试有所了解,与被试建立良好的协调关系。

103. ABCDE

104. ABCD　厌氧菌败血症的预后不好。

105. ABCDE　药物不良反应和药源性疾病的病因可能有患者反应先天性异常,获得性异常,药物原有的副作用,药物之前的相互作用和间接反应。

106. ABCE

107. ABC　气道高反应性是哮喘的基本特征。凌晨时血中肾上腺素水平低下,cAMP 浓度低下,血中组胺浓度升高,故引起夜间及凌晨哮喘症状发作或加重。

108. ABC　真菌败血症的预后差,病死率高。

109. AB

110. CDE　骨质疏松症的治疗包括基础治疗即钙剂和活性维生素 D_3,抑制骨吸收药物如雌激素、降钙素、二膦酸盐,以及促进骨形成药物等。降钙素可抑制破骨细胞的活性,抑制骨吸收。钙剂由于成分不同如碳酸钙、乳酸钙、葡萄糖酸钙等,因此含钙量及吸收率各自不同。维生素 D 应为经肝脏和肾脏代谢羟基化后转变为活性维生素 D 发挥作用。

111. ABCD　麻醉前用药考虑药物的基础代谢率;根据拟采用的麻醉方法,选择合适的药物,腰麻以镇静药为主,硬膜外麻醉可酌情给予镇痛药;需要考虑患者精神状态和全身状况,一般年老体弱者、恶病质及甲状腺功能低下者,对镇静催眠药及镇痛药都较为敏感,用药量应减少;考虑患者的特殊病情,冠心病及高血压病人的镇静药剂量可适当增加。

第二章　常见急性症状的诊断与鉴别诊断

一、A1/A2 型题

1. E

2. B　弛张热又称败血症热型。是指体温常在 39℃ 以上,波动幅度大,24 h 内波动范围超过 1℃,但最低体温仍高于正常体温。常见于败血症、化脓性炎症、重症肺结核、川崎病、晚期肿瘤、恶性组织细胞病等。

3. D

4. A　水痘-带状疱疹病毒属疱疹病毒科,为双链的脱氧核糖核酸病毒,仅有一个血清型。病毒糖蛋白至少有 8 种,决定了病毒的致病性和免疫原性。病毒在外界环境中生存力很弱,不耐热和酸,能被乙醚等消毒剂灭活。人类是该病毒唯一宿主,患者为唯一传染源,传染期一般从皮疹出现前 1～2 天到疱疹完全结痂为止。

5. B　**6.** D

7. D　这是一道理解、记忆题。重点考查学生对乙型肝炎临床表现的认识。预测错误率不高。常见错误：选答 E,说明只看到临床假象,未从整体流行病学及临床表现角度考虑,缺乏 HBV 感染的知识。要点：感染 HBV 后最常表现为隐性感染。

8. C　本题属记忆、理解题,考查学生对乙型脑炎临床表现,尤其是严重症状的认识。预测错误率不高。常见错误：选 E,说明未掌握乙型脑炎少见循环衰竭表现的特点。高热、抽搐和呼吸衰竭是乙脑极期的严重症状,其中呼吸衰竭常为患者死亡的主要原因。要点：乙型脑炎的危重病症中,呼吸衰竭是主要致死原因。

9. E　本题属记忆、理解题,考查学生对乙型脑炎临床表现的认识。预测错误率不高。常见错误：选答 C 或 D,说明未掌握乙型脑炎临床表现以急起的高热、意识障碍、抽搐、呼吸衰竭、颅内高压为特征。典型的乙型脑炎患者,不会出现皮肤瘀点。临床上可依据皮肤有无瘀点,帮助医师对乙型脑炎与流行性脑脊髓膜炎进行鉴别诊断。要点：乙型脑炎不会出现皮肤瘀点。

10. E　这是一道记忆题。考查学生对流行性出血热的综合认识。预测错误率较高。常见错误：①选答 A,学生对流行性出血热病原学的基本特性不了解;②选答 B,不熟悉流行性出血热的流行特征,值得注意的是流行性出血热季节性和周期性的特征也是诊断的重要依据;③选答 C,误认为流行性出血热的主要传染源是人;④选答 D,说明对流行性出血热的皮疹情况不熟悉。要点"通过复习,正确认识流行性出血热的临床表现可有发热期、低血压休克期、少尿期、多尿期及恢复期等典型的 5 期经过,但非典型患者和轻型患者的症状多不典型,5 期经过中可缺少低血压休克期和少尿期。

11. C　这是一道理解、记忆题。主要考核学生对胃肠型细菌性食物中毒治疗的认识。预测错误率较高。常见错误：①选答 A,胃肠型细菌性食物中毒一般不用抗生素;②选答 B,搞好饮食卫生,加强食品卫生管理是预防胃肠型细菌性食物中毒的关键措施;③选答 E,洗胃、灌肠是毒物中毒治疗的重要措施。要点：胃肠型细菌性食物中毒主要表现为水样腹泻,伴有呕吐,患者易出现水、电解质紊乱,治疗上主要依患者情况及时补充液体,对有明显感染表现的患者可考虑使用抗生素。

12. D　这是一道理解、记忆应用题。考核学生对急性细菌性痢疾(急性菌痢)临床表现的认识。预测错误率较高。常见错误：错选 B 或 C,说明对急性菌痢的病理解剖及临床表现不熟悉或未认真审题。急性菌痢的肠道病变主要在结肠,以乙状结肠和直肠病变最显著,加上内毒素的作用,使肠道功能紊乱、痉挛,尤其是直肠括约肌痉挛最明显,临床上出现腹痛、腹泻及里急后重等症状。要点：急性菌痢的肠道病变以乙状结肠和直肠病变最显著,临床上表现为左下腹压痛。

13. A　这是一道理解、记忆题。考核学生对菌痢临床表现的掌握程度。预测错误率不太高。常见错误：错选 D,说明对菌痢的粪便特点不熟悉,米泔样水便为霍乱的粪便特点。要点：急性菌痢的临床特点为起病急,出现发热、腹痛、腹泻及里急后重等表现。

14. B　这是一道理解、记忆题。考核学生对典型霍乱临床特点的认识。预测错误率不高,常见错误：选答 E,其原因可能与其他感染性腹泻的临床特点相混淆有关。应复习霍乱的临床表现。要点：霍乱的临床特点主要与小肠黏膜生理功能失调有关,无明显的直肠、乙状直肠等结直肠病变,故不伴有里急后重。

15. C　在一次体检中发现 HBsAg 阳性表明乙型肝炎病毒携带者;突然乏力、恶心、厌食、尿黄,化验结果为 ALT 500 U、血清总胆红素 85 μmol/L、抗 HAV - IgM(+),提示为急性甲型黄疸型肝炎。

16. C　患者有发热、"三痛",热退后出现低血压、出血点,是典型的流行性出血热。

17. B　患者考虑为伤寒,病程 1 周时血培养阳性率可达 90%,而血清中各种相应抗体的凝集效价一般自病程第 2 周始方逐渐增加,故此阶段应选 B。

18. E　该患者考虑是阿米巴痢疾,阿米巴滋养体具有致病性,仅查到包囊不能诊断本病。

19. E　丙肝易转为慢性,而肝细胞癌主要的发病原因则是慢性病毒性肝炎。我国肝癌的病因以乙肝病毒感染较为常见,而西方国家以丙肝病毒感染较为常见。

20. E　传染病与其他疾病的鉴别要点主要为病原

学检查。霍乱是由霍乱弧菌感染引起的,故在病原学检查中找到细菌是最能明确诊断的。故选E。

21. A 霍乱的典型表现分为3期:泻吐期、脱水期和恢复期。泻吐期以剧烈腹泻开始,无粪臭,每日可达数十次,甚至失禁。一般无发热和腹痛,无里急后重。呕吐多在腹泻数次后出现,呈喷射状,初为胃内容物,重者可为米泔水样。脱水期可出现循环衰竭、酸中毒、低钠血症、低钾血症。

22. C 流行性出血热分为发热期、低血压休克期、少尿期、多尿期、恢复期。发热期表现为"三红""三痛"。少尿期可出现尿毒症、酸中毒、水电紊乱、高血容量综合征、脑水肿、肺水肿。

23. E 急性重型肝炎虽有严重黄疸而尿中胆红素阴性,而急性妊娠脂肪肝尿中胆红素阳性。

24. C 钩端螺旋体分为流感伤寒型、黄疸出血型、肺出血型。肺出血型有出血性肺炎症状,如胸闷、咳嗽、咯血、发绀等,病情凶险,常死于大咯血,死亡率高。黄疸出血型除发热、恶寒、全身疼痛外还有出血、黄疸及肝肾损害症状。流感伤寒型症状较轻,一般内脏损害也较轻。

25. C

26. B 钩端螺旋体致病性钩体的抗原组成比较复杂,与分型有关的抗原主要有两种:一种是表面抗原(p抗原),另一种是内部抗原(s抗原);前者存是钩体分型的依据;而后者为钩体分群的依据。全世界已发现20个血清群,200多个血清型,我国至少发现了18个血清群,70多个血清型。其中菌群毒力最强的是黄疸出血群(赖群)。

27. D 钩端螺旋体的自然宿主主要是鼠类动物,某些哺乳类动物也是其主要宿主。

28. D 危重型肾综合征出血热患者是在重型基础上,出现以下任何严重综合征者:①难治性休克;②出血现象严重,有重要脏器出血;③肾脏损害极为严重,少尿期超过5天,或无尿2天以上,或BUN>42.84 mmol/L;④心力衰竭、肺水肿;⑤出现脑水肿、脑出血或脑疝等中枢神经系统并发症;⑥严重继发感染;⑦其他严重并发症。

29. B 肾综合征出血热少尿期的治疗原则是稳定内环境、利尿、导泻、透析。此时患者的血尿素氮大于28.56 mmol/L,且并发高血容量综合征,故应给予血液透析或者腹膜透析。

30. E 少尿症状和重吸收增多引起血容量增多,出现高血容量血症;肾素分泌亢进引起高血压;肾小球滤过率下降出现尿蛋白;尿蛋白阳性则导致低蛋白血症。

31. E 少尿引起高血容量导致心脏前负荷过重,心脏代偿性出现心率加快,如治疗过程中,补液过快,易很快出现心衰表现,肺水肿症状(呼吸困难、咳粉红色痰)、脑水肿。

32. C 急性黄疸型肝炎在起病10天内迅速出现神经精神症状(按Ⅴ分,肝性脑病Ⅱ度以上),同时有肝浊音界缩小,黄疸急剧加深,总胆红素>171 μmol/L,PA<40%且排除其他原因,或通过病毒指标及(或)肝脏病理可以确诊。

33. C

34. A 急性黄疸型肝炎主要症状有发热,伴乏力、食欲缺乏、恶心、呕吐,3天后体温正常并发现尿色加深,如深茶样,巩膜皮肤中度黄染。

35. B 急性重型肝炎的主要症状有发热起病,3天后自行缓解,高度乏力、腹胀,黄疸进行性加深,病程第9天出现躁动、神志不清,重度黄疸,肝界缩小。

36. C 肾综合征出血热的潜伏期为5~46天,一般为1~2周。本病典型表现有起病急,有发热(38~40℃)、"三痛"(头痛、腰痛、眼眶痛)以及恶心、呕吐、胸闷、腹痛、腹泻、全身关节痛等症状,皮肤黏膜"三红"(脸、颈和上胸部发红),眼结膜充血,重者似酒醉貌。口腔黏膜、胸背、腋下出现大小不等的出血点或瘀斑,或呈条索状、抓痕样的出血点。随着病情的发展,患者退烧,但症状反而加重,继而出现低血压、休克、少尿、无尿及严重出血等症状。典型的出血热一般有发热、低血压、少尿、多尿及恢复5期经过。

37. E 同上题解析。

38. B

39. D ①淤胆型肝炎的症状表现轻而黄疸深:由于淤胆型肝炎的肝细胞坏死不重,而以淤胆为主,故症状相对较轻,黄疸可以很深。②尿色深黄而大便色浅:由于胆道系统有炎症,造成梗阻,排泄至肠道的胆汁成分减少,故大便颜色浅,似陶土色,故称陶土色大便,而淤滞的胆红素逆流至血液,由尿排出,故尿色极深。③淤胆型肝炎体征表现是肝脏肿大,胆囊不充盈:由于淤胆使肝肿大,而胆汁排泄不畅使胆囊无胆汁充盈;肝肿大则包膜张力大,故肝区叩痛;胆盐的刺激使皮肤瘙痒。

40. A　HIV 临床主要表现为发热、咽痛、盗汗、恶心、呕吐、腹泻、皮疹、关节痛、淋巴结肿大及神经系统症状。多数患者临床症状轻微,持续 1～3 周后缓解。

41. D

42. B　霍乱患者最典型的临床症状是先泻后吐,无痛性腹泻,米泔水样大便。可分为 3 个时期:一是泻吐期,表现为剧烈的呕吐、腹泻。二是脱水期,轻度脱水时口唇与皮肤干燥、眼窝稍陷;重度脱水时有烦躁不安或神志不清;极度脱水时,血压下降,尿量减少。如果患者得到救治或腹泻不严重,即进入反应恢复期,常出现波动于 38～39℃ 的发热。

43. D　考虑到患者有脱水,应首要补充液体。

44. E　同 42 题解析。

45. A　结肠癌常见的症状有腹痛及消化道激惹症状,腹部肿块,排便习惯与粪便性状改变,贫血及慢性毒素吸收所致症状,肠梗阻及肠穿孔等。

46. C　暴发型流脑以循环衰竭和脑实质严重损害为特征,表现为感染中毒症状、瘀点、瘀斑、休克和呼吸衰竭。

47. C　慢性细菌性痢疾常常表现为不典型的痢疾症状,腹痛、腹泻、腹胀等。受凉或进食生冷食物可引起急性发作,此时会腹泻、腹痛和脓血便。在恢复期可有多发性渗出性大关节炎等并发症,表现为关节红肿,数周内自行消退。

48. C　患者有发热、三痛,热退后出现低血压、出血点,是典型的肾综合征出血热。

49. C　患者有发热、三痛、出血点,血中可见异型淋巴细胞及肾损害,是典型的肾综合征出血热。

50. B　肾综合征出血热低血压休克期治疗原则为积极补充血容量,注意纠正酸中毒和改善微循环功能。

51. E　登革热的皮疹疹退后无色素沉着。

52. D

53. C　伤寒的特征性皮疹就是在极期出现的玫瑰疹。

54. E　斑疹伤寒(typhus)是由立克次体引起的急性传染病,可分流行性斑疹伤寒和地方性斑疹伤寒。前者又称虱型斑疹伤寒,由普氏立克次氏体引起,经人虱传播,以冬春季居多;后者又称蚤型斑疹伤寒或鼠型斑疹伤寒,由莫氏立克次氏体引起,经鼠蚤传播,以夏秋季居多。流行性斑疹伤寒的潜伏期为 5～21 天,多为 10～12 天;表现有起病急,寒战、高热、剧烈头痛、肌肉疼痛及压痛,尤以腓肠肌明显;颜面潮红、眼球结膜充血,精神神经症状如失眠、耳鸣、谵妄、狂躁,甚至昏迷;可有脉搏增快或中毒性心肌炎;多于病期第 5 天全身出现充血性斑疹或斑丘疹,以后可变为出血性,并有脾肿大。地方性斑疹伤寒的上述表现较轻。诊断依据流行病学史(当地有本病流行、有虱寄生及叮咬史等)和典型临床表现。确诊可进行血清学检查如外斐反应等以及立克次体分离。四环素或氯霉素治疗有特效。预防采取以灭虱、灭鼠为中心综合性预防措施。

55. A　56. A

57. D　不良反应(side effects,或 adverse reactions)指应用治疗量的药物后出现的治疗目的以外的药理作用,随着主要作用而附带发生的不好作用,如过敏和头晕等。

58. A　外斐反应:斑疹伤寒等立克次体的脂多糖与变形杆菌某些菌株的 O 抗原有共同的抗原成分。由于变形杆菌易于制备,其凝集反应结果又便于观察,因此临床检验中常用这类变形杆菌代替相应的立克次体抗原,进行非特异性凝集反应,这种交叉凝集反应叫外斐反应,用于检测人类或动物血清中有无相应抗体,供立克次病的辅助诊断。立克次病潜伏期多在 2～14 日内,表现有高热、头痛、精神症状(如谵妄、狂躁、昏迷等)、皮疹(Q 热无皮疹)和肝脾肿大等,有的有皮肤溃疡及焦痂。

59. C　有些人经常发热,一般都在 38℃ 以下,到医院检查,无其他异常现象,找不出明确的病因。对于这种长期低热,中医称为"虚热",西医称为"功能性低热"。

60. A

61. A　恙虫病又名丛林斑疹伤寒,是由恙虫病立克次体引起的急性传染病,系一种自然疫源性疾病,啮齿类为主要传染源,恙螨幼虫为传播媒介。病患者多有野外作业史,潜伏期 5～20 天。临床表现多样、复杂,并发症多,常可导致多脏器损害。本病起病急,有高热、毒血症、皮疹、焦痂和淋巴结肿大等特征性临床表现。严重者可因心肺肾衰竭而危及生命。

62. B 伤寒杆菌造成之伤寒病,在伤寒流行季节和地区患者有持续性高热(40~41℃)为时1~2周以上,并出现特殊中毒面容,相对缓脉,皮肤玫瑰疹,肝脾肿大,周围血象白细胞总数低下,嗜酸性粒细胞消失,骨髓象中有伤寒细胞(戒指细胞),可临床诊断为伤寒。

63. B 立克次病潜伏期多在2~14日内。表现有高热、头痛、精神症状(如谵妄、狂躁、昏迷等)、皮疹(Q热无皮疹)和肝、脾肿大等,有的有皮肤溃疡及焦痂。最能确诊的检查是找出病原体。

64. A 急性黄疸型肝炎主要表现为黄疸的出现和加深。首先出现尿色黄染,继之见巩膜及皮肤的黄染。黄疸加深在1~2周内达高峰。随着黄疸的加深,部分患者还会继续明显存在约2~6周,然后才逐渐消失。此时多数患者不再发热。患者大便色泽变浅,肝肿大并有叩痛,皮肤瘙痒和心动徐缓。某些患者可有短期梗阻性黄疸表现,大便呈陶土色,肝功能多有明显损害。黄疸达高峰并开始消退,消化道症状表现改善,如食欲开始恢复,其他症状也开始减轻。在临床上可根据黄疸的情况特点分为4种不同类型,即轻型黄疸、普通型黄疸、长期型黄疸和反复发作型黄疸。

65. E 粒细胞缺乏症引起的败血症最可能的致病菌是铜绿假单胞菌。

66. B 对于既往反复胸痛、双下肢水肿的疟疾患者,奎宁药物应慎用。

67. D 暴发混合型是流脑中病情最重的一型,病死率极高。即使应用抗生素,该型病死率仍在10%以上。

68. B 中枢神经系统抑制药,是指对中枢神经系统产生抑制作用的药物。常见的有镇静催眠药、全身麻醉药、镇痛药、抗惊厥药和抗精神病药等。

69. A 休克患者的处理酌情应用血管活性物质,缩血管药物和扩血管药物可同时应用,纠正水电解质及酸碱平衡失调,合理应用利尿剂,治疗原发心脏病。

70. C 急性冠脉综合征的典型表现为发作性胸骨后闷痛,紧缩压榨感或压迫感、烧灼感,可向左上臂、下颌、颈、背、肩部或左前臂尺侧放射,呈间断

性或持续性,伴有出汗、恶心、呼吸困难、窒息感,甚至晕厥,持续>10~20 min,含硝酸甘油不能完全缓解时常提示 AMI。

71. D 自发性气胸的临床表现有少量或局限性气胸多无阳性体征。典型者气管向健侧移位,患侧胸廓饱满,呼吸动度减弱,叩诊呈过清音,呼吸音减弱或消失。左侧气胸并发纵隔气肿者,有时心前区可听到与心跳一致的吡啪音(Hamman征)。

72. A 肺动脉栓塞主要临床表现突然出现呼吸困难,剧烈胸痛,咯血,甚至晕厥等症状。呼吸和心律增快,肺部啰音,肺动脉瓣第二心音亢进,胸片呈现肺部斑片状或楔状阴影,盘状肺不张一侧膈肌抬高,肺动脉增粗和局限性肺纹理减少。

73. C

74. B 风心病主动脉瓣狭窄患者伴随的胸痛产生的机制可能与心肌缺氧、耗氧量增大、左室收缩期室壁张力过高有关。

75. D 中度或重度主动脉瓣狭窄,在主动脉瓣区有喷射性2/6~4/6级全收缩期杂音向左颈部传导,并能触及收缩期震颤。主动脉瓣狭窄的血压偏低或正常,严重的狭窄脉压减少小于30 mmHg。

76. A 胸壁胸廓疾病引起的胸痛包括急性皮炎、肌炎、皮下蜂窝织炎、带状疱疹、流行性胸痛、期间神经痛、肋软骨炎、肋骨骨折、创伤、颈胸椎结核、多发性骨髓瘤等。

77. C β肾上腺受体兴奋症具有心悸等循环系统及焦虑不安等精神系统症状,并排除器质性心脏血管疾病。安静时心率达90次/分以上,站立、运动及精神刺激等常使心动过速加剧。多次心搏量测定,至少有一次超逾正常范围。普萘洛尔试验后心电图可恢复正常。

78. A 病理性心脏搏动增强见于各种器质性心脏病,如高血压性心脏病所导致的左心室肥大。

79. C 在窦房结冲动尚未抵达心室之前,由心室中的任何一个部位或室间隔的异位节律点提前发出电冲动,引起心室的除极,称为室性期前收缩,简称室早。患者常诉说心悸、胸部有停跳感。

80. E 心悸是指自觉心跳或心慌,可伴心前区不适感。

81. D 长骨骨折易致脂肪栓塞,长期卧床容易诱发静脉血栓形成。早期血栓松脆,加上纤溶系统的

作用,故在血栓形成的最初几天发生肺栓塞的危险性最高。肺栓塞的典型症状为呼吸困难、胸痛和咯血,有人称为肺梗死三联征。

82. B　患者为风湿性心脏病急性肺水肿,咳粉红色泡沫痰。

83. C　患者有心力衰竭的其他表现,如心脏增大、杂音、肝脏大、肝颈静脉回流征阳性、静脉压升高等,提示为心源性水肿,出现水肿的部位是从足部开始,向上延及全身。

84. C　非甾体抗炎药如阿司匹林,可损伤胃的黏膜屏障,引起胃黏膜糜烂、出血,表现为呕血及黑便。

85. A　溶血性黄疸的特征:①巩膜轻度黄疸,在急性发作(溶血危象)时有发热、腰背酸痛,皮肤黏膜往往明显苍白;②皮肤无瘙痒;③有脾大;④有骨髓增生活跃的表现,如周围血网织红细胞增多,出现有核红细胞、骨髓红细胞系统增生活跃;⑤血清总胆红素增高,一般不超过 85 μmol/L,主要为非结合胆红素增高;⑥尿中尿胆原增加而无胆红素,急性发作时有血红蛋白尿(酱油色尿)。

86. E　肺炎球菌肺炎的主要症状有胸痛伴高热、咳嗽、呼吸困难、右下肺呼吸音消失。

87. A　本题为应用题。考核知识点为急性心肌梗死的临床表现及胸痛的诊断鉴别。常见错误:①错选 B,对两者临床症状掌握不牢,易混淆;②错选 E,自发性气胸亦属突发起病,对其临床症状掌握不牢,易混淆。复习要点:掌握几种常见的引起胸痛的疾病的临床特点。

88. B　心脏收缩时,心尖搏动内陷者,称为负性心尖搏动。90%以上的缩窄性心包炎患者可见负性心尖搏动。当心包与周围组织有广泛粘连时,又称为 Broadbent 征。缩窄性心包炎的主要症状为腹胀、下肢水肿,这与静脉压增高有关,虽有呼吸困难或端坐呼吸,其并非由心功能不全所致,而是由于腹水或胸腔积液压迫所致。此外,患者常诉疲乏、食欲缺乏、上腹部饱胀等。

89. B　心尖区闻及舒张期奔马律的特点为房性奔马律,由病理性 S_1 与 S_1、S_2 构成,由心室压力负荷过重所致,呼气末最响。

90. D　所列出的 5 种肺炎特点分别为:干酪样肺炎多有结核中毒症状,起病较缓,咳黄黏液性痰,X

线示病变多位于右肺上叶,可伴有虫蚀样空洞;铜绿假单胞菌性肺炎多见于院内感染所致,毒血症状严重,可咳蓝绿色脓性痰,早期可形成脓肿;克雷伯杆菌性肺炎常起病急,高热、寒战,痰呈砖红色、胶冻状,X 线为小叶实变,蜂窝状脓肿;葡萄球菌性肺炎患者常发病急,寒战、高热,可伴胸痛,咳痰多呈黄脓血性,X 线可呈肺叶状或小叶状浸润、实变,可伴有空洞、肺气囊肿等;军团菌性肺炎可有高热、寒战、肌痛、无力等症状,亦可伴有咳嗽,咳黏痰带少量血丝,X 线为肺浸润性斑片状,一般无空洞。结合本例临床表现,最可能的诊断应是葡萄球菌性肺炎。

91. D　由以上症状得出慢支、肺气肿、肺心病的诊断。

92. C　患者为腹腔出血,故应立即剖腹探查止血。

二、A3/A4 型题

93. B　**94.** B　**95.** C

96. B　由血气分析 pH 7.25、PaO_2 40 mmHg、$PaCO_2$ 85 mmHg、BE 10 mmol/L,可诊断为失代偿性呼酸合并代酸。

97. B

98. D　患者仍发热,应首先考虑进行胸部 X 线检查。

99. B　根据患者的 X 线片提示,左肺中下野大片密影,其中见多脓腔部分伴液平面,初步考虑为肺脓肿,可能为金黄色葡萄球菌感染。

100. C　X 线片左肺中下野大片密影提示有胸腔积液,抽取积液后检查出相应的病原体最为准确。

101. D　患者曾用过多种抗生素效果不佳,提示可能已经耐药,应给予万古霉素治疗金黄色葡萄球菌感染。

102. E　为取得致病菌,应清晨用清水漱口,留取第2 口痰,痰液在 1 h 内送检,黏稠的痰液可用溶解剂溶解,再接种。

103. A　入院后应首选青霉素抗生素治疗。

104. A　依据流行病学,结合患者的症状、体征及简单的检查推测可能感染的菌群或者病毒微生物,给予选择性用药,经验性抗生素治疗。

105. B　多数病原体容易对抗生素产生耐药性,抗生素有其自己的抗菌谱,故在选择时,应该根据其抗菌谱、抗菌活性和耐药率进行有效选择。

106. A　不同的抗菌药物具有不同的药效学和药动学特性,针对肺部感染,选择抗菌药物时需要考虑药物在支气管肺的药代动力学。

107. D　根据患者X线片示右下肺叶后基底段团块状影伴空洞和液平,可能的疾病是肺脓肿,患者近期有拔牙史,故应考虑吸入性肺脓肿。

108. C　吸入性肺脓肿的病原可能有葡萄球菌性、厌氧菌性或曲霉菌性,应考虑需氧菌和厌氧菌混合性感染所引起。

109. C　胸部CT增强扫描可明确纵隔和肺门有无肿块或淋巴结增大,支气管有无狭窄或阻塞,对原发和转移性纵隔肿瘤、淋巴结结核、中心型肺癌等的诊断,有较大的帮助。

110. C　根据该患者咳脓臭痰,高热,胸片提示右上肺大片致密影及大空洞,初步考虑为肺脓肿。

111. A　患者咳大量脓痰,故应进行痰培养,以明确细菌类型,以助诊断与治疗。

112. C　脆弱类杆菌为革兰阴性短杆菌,而青霉素的抗菌谱为革兰阳性杆菌和球菌,故不应用青霉素治疗脆弱类杆菌。

113. C　肺癌的症状大致分为:局部症状、全身症状、肺外症状、浸润和转移症状。出现咳嗽、咳痰、痰中带血、胸痛、胸闷、气急、声音嘶哑、发热、消瘦,最常见纵隔淋巴结和锁骨上淋巴结转移。患者胸部CT扫描示右上肺块影,分叶,毛刺,纵隔淋巴结肿大,故考虑为肺癌。肺结核有低热、盗汗等中毒症状。

114. D　左锁骨上触及大小结节不活动,考虑为肺癌转移淋巴结导致,应对进行锁骨上淋巴结活检以明确诊断。

115. D　肺癌的首选治疗为手术治疗,该患者骨扫描示全身多发骨转移瘤,故治疗应选化疗基础上联合放疗。放疗对小细胞肺癌疗效最佳,鳞状细胞癌次之,腺癌最差。

116. C　与急性盆腔炎进行鉴别,最具临床意义的是右下腹局限性压痛、反跳痛、肌紧张。患者出现下腹坠胀和里急后重症状。

117. E　**118.** E

119. C　变异性心绞痛是冠状动脉痉挛所致,其特征性心电图表现是病变血管相关的导联ST段

抬高。本例原有Ⅱ、Ⅲ、aVF导联ST段压低,显示供应下壁心肌的冠状动脉已有固定狭窄造成心肌缺血表现,当发生痉挛时,ST段抬高可在原压低的基础上的表现为ST段回复至基线水平,出现心电图正常的假改善的表现。

120. E　已经充分建立侧支循环的冠状动脉一般不会发生完全梗死。

121. A　患者心电图Ⅱ、Ⅲ、aVF导联ST段压低,提示下壁心肌的冠状动脉已有固定狭窄造成心肌缺血表现,下壁心肌的血液多由右冠状动脉供应。

122. D　当出现胸痛发作剧烈并且持续时间长提示可能有心肌梗死,多伴有房室传导阻滞。

123. B　患者心电图Ⅱ、Ⅲ、aVF导联ST段压低,提示下壁心肌缺血,故最可能是下壁心肌梗死。

124. E　CK为肌酸磷激酶,其增高程度可以反映心肌梗死的面积大小。

125. C　胸痛、心包摩擦音多提示心包炎,故应考虑心梗后心包炎。

126. C　急性心肌梗死发生后1个月内出现的心绞痛叫梗死后心绞痛,属不稳定性心绞痛的范畴。

127. C　心肌梗死后心肌坏死组织逐渐纤维化形成瘢痕需要的时间是6～8周。

128. C　扩张型心肌病中充血性心力衰竭是最突出的表现,可出现左心功能不全的症状,常见的为进行性乏力或进行性劳动耐力下降、劳力性呼吸困难、端坐呼吸以及阵发性夜间呼吸困难等左心衰的表现,病变晚期可同时出现右心衰的症状:如肝脏大、上腹部不适以及周围性水肿。心律失常可为首发表现;严重心律失常是导致该病猝死的常见原因。可发生心、脑、肾或肺栓塞。心尖搏动常明显向左侧移位。常可听到第三、第四心音"奔马律"。心功能失代偿时会出现明显的二尖瓣反流性杂音。该杂音在腋下最清楚。右心功能不全时可见发绀、颈静脉怒张、肝大、下肢水肿,少数有胸、腹水。

129. B　超声心动图为诊断扩张型心肌病的首选检查。

130. B　肥厚型心肌病是以心肌肥厚为特征。根据左心室流出道有无梗阻可分为梗阻性和非梗阻性肥厚型心肌病,心脏超声为诊断肥厚性心肌病的首选检查。

131. A　肥厚性心肌病有遗传性,一个家族中可有多人发病,故在询问病史时应采集家族史。

132. B　硝酸甘油可以扩张静脉,使回心血量减少,从而加重梗阻性肥厚型心肌病患者的症状。硝酸甘油禁用于心肌梗死　早期、严重贫血、青光眼、颅内压增高和已知对硝酸甘油过敏的患者。

133. B　肥厚型心肌病治疗原则包括缓解症状和预防猝死。内科药物治疗是基础,可选用β-受体阻滞药性、非二氢吡啶类钙通道阻滞药(地尔硫卓)等。

三、X型题

134. ABCE　临床应用硫酸镁治疗子痫抑制宫缩,对孕妇及胎儿均有保护作用。

135. ABC　呋塞米是利尿剂,可以治疗水肿、高血压、急性肺水肿或脑水肿,也可以配合补液,加速某些经肾消除的毒物排泄。呋塞米治疗高血压,多是联合其他降压药物治疗高血压(高危型)。

136. ABCD　噻嗪类利尿剂可用于治疗水肿性疾病(常见的包括充血性心力衰竭、肝硬化腹水、肾病综合征、急慢性肾炎水肿、慢性肾功能衰竭早期、肾上腺皮质激素和雌激素治疗所致的钠、水潴留。);也可以治疗高血压、中枢性或肾性尿崩症、肾石症,也可用于解除泌尿系感染引起的尿频、尿急、尿痛症状。

137. ABD　佝偻病、骨软化病、婴儿抽搐症都是钙离子缺乏类疾病,维生素D可以帮助钙离子的吸收,故可用其防治此类疾病的发生。

138. ABCE　登革出血热的潜伏期同登革热,通常为5~8天。登革出血热的早期具有典型登革热的临床表现,常于病程的第2~5病日出现病情突然加重,表现为皮肤变冷,脉速,昏睡或烦躁,出汗,肝大,皮肤瘀点或瘀斑,束臂试验阳性,牙龈出血、鼻出血、消化道出血、咯血、血尿,阴道出血或胸腔、腹腔出血。发生出血的基础上,其血压和脉压呈进行性下降,随即进入休克状态。

139. BCE　乙脑的潜伏期10~15天。典型病例的病程可分4个阶段。初期(起病急,高热伴头痛、恶心和呕吐)极期(高热,意识明显障碍,由嗜睡、昏睡直至昏迷。重症患者可出现全身抽搐、强直性痉挛或强直性瘫痪,少数也可软瘫。)恢复期(极期过后体温逐渐下降,精神、神经系统症状逐日好转),后遗症期(少数重症患者有后遗症,主要有意识障碍、痴呆、失语及肢体瘫痪、癫痫等,癫痫后遗症可持续终生。)

140. AD　流行性出血热分为发热期、低血压休克期、少尿期、多尿期、恢复期。发热期表现为三红三痛。少尿期可出现尿毒症、酸中毒、水电紊乱、高血容量综合征、脑水肿、肺水肿,容易发生急性呼吸窘迫综合征。

141. BCE　猩红热潜伏期为2~12天,多数为2~5天。起病多急骤,以发热、咽峡炎和皮疹为主要临床表现。可以出现线状疹或巴氏线;草莓舌;口周苍白圈等。

142. ABCDE

143. BCD　百日咳是一种由百日咳杆菌引起的急性呼吸道传染病,百日咳的临床特征为咳嗽逐渐加重,呈典型的阵发性、痉挛性咳嗽,咳嗽终末出现深长的鸡啼样吸气性吼声,病程长达2~3个月,故有百日咳之称。典型患者全病程6~8周,临床分期分为卡他期、痉咳期、恢复期。

144. ABCDE　布氏杆菌病急性期主要症状为发热、多汗、关节痛、睾丸肿痛等。尚可有头痛、神经痛、淋巴结肿大,皮疹等,肝脾肿大也很常见。病程超过1年,称为慢性期。

145. BD　地方性斑疹伤寒为莫氏立克次体通过鼠蚤传播而引起的急性传染病。将患者早期血液接种雄性豚鼠腹腔,豚鼠除发热外,阴囊高度水肿、睾丸明显肿胀流行性斑疹伤寒豚鼠阴囊反应呈阴性,或仅有轻度发红而无明显肿胀,可供与地方性斑疹伤寒鉴别时的参考。流行性斑疹伤寒有不耐热型特异性颗粒抗原,故为二者的不同之处,其余为二者共有,选BD。

146. BD　虱传回归热潜伏期7~8 d。大多数患者起病急骤、畏寒、寒战,继以高热,多呈稽留热,亦可为弛张热或间歇热。发热同时,伴较剧烈头痛,四肢肌肉及关节疼痛,恶心呕吐等。头痛及肌痛为本病最为突出的症状。

147. ABCE　回归热的发热较剧呈稽留热或弛张热,发热期与间歇期交替反复出现,可有头痛,四肢肌肉及关节疼痛,恶心呕吐等,无肺部炎症症状和体征,肌肉稍加触压即疼痛难忍,尤以腓肠肌为著。而支气管炎有咳嗽、咳痰、胸痛等表现,肺部体征明显,咳嗽剧烈时常常伴有恶心、呕吐及胸部、腹部肌肉疼痛。

148. ABDE　DIC 一旦确诊,积极治疗原发病至关重要。积极处理休克,维持血流灌注,保护好心、肺、肾功能。常见病因有感染、创伤、手术、恶性肿瘤、妊娠并发症等。

149. ABC　由以上症状,可得出该患者并发肝性脑病(Ⅱ～Ⅲ),需给予脱水治疗,可给予灌肠

治疗。

150. ABCDE　**151.** ABCDE

152. BE　判断是否患霍乱的可能,应首先立即作大便悬滴及制动试验、涂片染色,大便Ⅱ号菌培养。

153. CE　流行性脑脊髓膜炎的支持该诊断有脑脊液革兰氏染色见革兰氏阴性双球菌,脑脊液检查蛋白升高明显。

154. ABCDE　**155.** ABC

第三章　呼吸系统急症

一、A1/A2 型题

1. C　肺脓肿时,痰量多且多呈脓性,静置后可出现分层现象。

2. A　支气管扩张症、肺脓肿、支气管胸膜瘘时,痰量多且多呈脓性,静置后可出现分层现象。

3. C

4. C　咳嗽伴有痰液,称湿性咳嗽。长期反复发作的湿性咳嗽,多见于慢性呼吸系统疾病,如慢性支气管炎、支气管扩张症、慢性纤维空洞型肺结核、慢性肺脓肿、尘肺等。

5. B　咳嗽无痰或痰量很少,称干性咳嗽,见于胸膜炎。

6. B　阵发性痉挛性咳嗽是百日咳的特点。

7. E　常见引起慢性咳嗽的疾病有:慢性咽喉疾病、慢性支气管疾病、慢性肺部疾病等。慢性支气管炎咳嗽的特点是:咳嗽伴大量的痰液咳出,以早晨为主,伴有急性感染时痰量增多且多呈脓性,颜色变黄。慢性支气管炎常有两年以上的病史,每年咳嗽持续 3 个月以上。其治疗首先要戒烟,加强锻炼,增强体质,减少呼吸道感染的发作次数。

8. E　金属音调咳嗽见于纵隔肿瘤、原发性支气管肺癌、主动脉瘤等压迫气管时。

9. D　急性支气管炎初期有上呼吸道感染的症状,如鼻塞、喷嚏、声音嘶哑和全身不适,部分患者有畏寒、发热、全身肌肉酸痛和咳嗽,咳黏液样痰。

10. D　24 h 咯血量在 100 ml 以内为小量咯血;

100～500 ml 为中等量咯血;在 500 ml 以上、一次咯血量达 500 ml 以上或不论咯血量多少只要出现窒息者,均为大咯血。

11. B　咯血伴呛咳的疾病是支气管肺癌。

12. B

13. C　24 h 咯血量在 100～500 ml 为中等量咯血。

14. A　支气管扩张症,炎症侵犯支气管黏膜或病灶毛细血管,使其通透性增高,血液渗出或黏膜下血管破裂出血,是咯血最常见的病因。

15. B　在我国,肺结核是最常见的咯血原因之一。

16. C　肺栓塞是指嵌塞物质进入肺动脉及其分支,阻断组织血液供应所引起的病理和临床状态。慢性肺梗死可有咯血,咳黏稠黯红色血痰等症状。

17. D　肺结核大咯血主要原因,一是在肺结核进展时,发生干酪样坏死,组织崩溃,肺部血管受到侵蚀破坏。因支气管动脉来自体循环,血液压力较高,当其压力比肺动脉压高出 6 倍时,咯血量大而迅猛。二是空洞型肺结核空洞壁中的动脉壁失去正常组织的衬托,逐渐膨出形成动脉瘤,该动脉瘤的管壁弹力纤维被破坏,脆性增加,在剧烈咳嗽或过度扩胸等外因的影响下,可导致血管内的压力突然改变或空洞壁的坏死血管断裂,造成致命性的大出血。

18. B　胸痛伴咳嗽、咯血,提示肺部疾病,如肺炎、肺结核、原发性支气管肺癌等。患者为老年男性,胸骨后疼痛伴有消瘦,应考虑肺癌。

19. E　肺脓肿 X 线检查：早期呈大片状密度增高的阴影；成脓期可见圆形单个空洞，内有液平面；溃脓期可见空洞壁变厚；恢复期可见纵隔向患侧移位，胸膜增厚。

20. B　40 岁以上有长期吸烟史者咯血，除慢性支气管炎外，要警惕原发性支气管肺癌。

21. D　本题属理解题。考核知识点为临床表现。常见错误：①错选 A 或 B，从字面上判断有"出血"；②错选 E，支气管内膜结核亦可能出现咯血，未注意考题中的"最常见"。50%～70% 的支气管扩张患者有不同程度的反复咯血。复习要点：掌握常见的几种引起咯血的疾病及其临床表现。

22. D　本题为应用题。考核知识点为临床表现。常见错误：错选 A、B 或 E，此 3 种疾病均有咯血，易错选，未注意其特点及相关资料。肺癌咯血多为痰中带血，且中年以上男性好发。复习要点：掌握几种常见呼吸道疾病咯血的特点及与相关资料的关系。

23. D　本题为应用题。考核知识点肺梗死的临床表现及胸痛的诊断鉴别。常见错误：①错选 A 或 B，心绞痛和急性心肌梗死均有胸痛伴呼吸困难，但无发绀；②错选 C，急性左心衰有呼吸困难和发绀，但无胸痛。突发剧烈胸痛、呼吸困难和发绀是肺梗死最常见的三联征。复习要点：从胸痛的发病年龄、部位、性质、持续时间、影响因素和伴随症状几方面掌握几种常见引起胸痛的疾病的临床特点。

24. B　本题属理解题。考核知识点为病因病理。错误率较高。常见错误：①错选 A，题中有"部分梗阻"字样，忽略了"下呼吸道"，粗心地认为符合"吸气性呼吸困难"的发生机制；②错选 C，说明对混合性呼吸困难和三凹征的发生机制未掌握；③错选 D，混淆了呼吸节律与呼吸频率的概念。下呼吸道部分梗阻时由于小支气管狭窄阻塞，呼气时间明显延长而缓慢，呈现呼气性呼吸困难，常伴有干啰音。

25. E　本题属理解题。考核知识点为临床表现。错误率较高。常见错误：①错选 A，是最常见的错误，大量胸腔积液较少突发呼吸困难，多为渐进性；②错选 B、C、D，3 种疾病较少出现突发的窒息感且多为呼吸音减弱。题目注明为"最

常见于"，故在 A 和 E 之间选择 E 更准确。

26. B　血气分析结果显示，患者有通气过度，致使出现急性失代偿性呼吸性碱中毒，所以应减少呼吸机的潮气量使患者得到纠正。若立即停用呼吸机，且患者通气障碍不能纠正，很快又会使患者出现呼吸衰竭。使用碱性药物及增加通气量显然是错误的。

27. E　慢性呼吸衰竭是指一些包括呼吸系统、心血管系统、神经肌肉系统、胸廓骨骼等疾病，引起呼吸功能逐渐损害，最终不能维持正常足够的气体交换，导致机体组织缺氧、体内二氧化碳潴留等引起的一系列生理功能、代谢紊乱的临床综合征。但临床上以支气管-肺部疾病为最主要病因，如慢性阻塞性肺疾病、重症肺结核、肺间质纤维化、尘肺等。其次为胸廓病变，如胸廓畸形、大面积胸膜肥厚、胸廓改形手术等。A、B、C、D 4 个选项均是慢性呼吸衰竭的常见病因。感染并非是直接引起呼吸衰竭的原因，但感染可能导致肺间质纤维化、肺血管阻力增高等，诱发呼吸衰竭加重（是诱因不是病因）。

28. A　根据病情分析，患者有长期慢性呼吸道疾病，此次病情加重、痰多很可能是由于合并感染，患者出现嗜睡症状分析可能已出现呼吸衰竭，且血气结果亦证实患者已存在呼吸性酸中毒，所以加强治疗是十分重要的。对于呼吸衰竭患者的处理，积极改善肺部通气功能，促进二氧化碳尽快排出体外非常重要。所以给予适度的氧疗，提高通气量是正确的。保证患者液体入量，保持正常尿量，也是促进体内改善酸碱平衡失调、纠正电解质紊乱的重要措施，所以适当增加输液量是必需的。感染是本次患者病情加重的诱因，所以选用有效的、针对性强的抗生素，积极控制感染是该患者治疗成败的关键之一。由于患者目前存在呼吸性酸中毒伴代谢性酸中毒，所以在纠正酸中毒方面的措施应十分谨慎。治疗上应积极治疗酸中毒的病因，主要是改善肺泡通气量，不宜补碱。特别是选用 5% 碳酸氢钠来纠正酸中毒，常可因血 pH 提高而出现二氧化碳潴留加重。

29. C　Ⅱ型呼吸衰竭的临床特点为缺氧伴二氧化碳潴留，常见为肺泡通气不足。本题所列的 5 个选项中，大叶肺炎的病理改变主要发生在肺泡

内,严重时可影响弥散功能而出现低氧血症,较少出现二氧化碳潴留;肺间质纤维化的主要病理改变在肺泡及肺间质,严重影响气体在肺泡内的交换,出现以低氧血症为主的临床表现;ARDS 的发病机制目前认为是肺泡上皮、肺泡毛细血管损伤,表面活性物质减少或消失,肺泡内透明膜形成,从而引起氧合障碍,导致顽固性低氧血症。所以,早期较少出现二氧化碳潴留;浸润型肺结核一般不出现呼吸衰竭;慢性阻塞性肺疾病(COPD)是由于各种病因所致慢性气道疾患,并引起气道发生不可逆性阻塞性病变,使气体弥散功能以及肺对气体的通气功能受到影响,所以是临床上发生Ⅱ型呼吸衰竭最常见的疾病。

30. D 慢性支气管炎缓解期的主要治疗措施是:加强锻炼,增强体质,提高免疫功能,积极预防上呼吸道感染。其他选项所提及的方法及措施对缓解期的患者是不合适的。

31. D

32. C 肺炎支原体肺炎发病一般缓慢,潜伏期较长,发病时可有头痛,咳嗽,少量咳痰,一般无大量咳黏痰的临床表现,咳嗽症状可持续到发热退完后,累及胸膜者可见到胸膜摩擦音及胸腔积液体征。

33. E 呼吸衰竭患者,机械通气 $PaCO_2 < 35$ mmHg,为急性呼吸性碱中毒,机体产生代偿,使 HCO_3^- 相应减低。若以公式:($\Delta HCO_3^- = \Delta PaCO_2 \times 0.2$)计算,$HCO_3^-$ 应为 24−2.3=21.7(mmol/L),而该患者实际测得 HCO_3^- 为 18.3 mmol/L,提示有代谢性酸中毒存在,但 pH 在正常范围,所以为代偿性。BE 正常 2.3 mmol/L。

34. A 应用利尿剂后易出现低钾、低氯性碱中毒。因为体内缺钾时,一方面细胞外 Na^+、H^+ 进入细胞内,一方面肾小管排 H^+ 增加,而对 Na^+、HCO_3^- 重吸收增加。在出现低氯时,肾小管的 Cl^- 减少,Na^+、K^+、HCO_3^- 的重吸收增加,从而出现代谢性碱中毒。在慢性肺源性心脏病急性加重时,利尿剂是很常用的药物。由于利尿剂用量不当时,极易出现低钾与低氯状态,所以必须慎重应用。

35. C 浸润型肺结核主要是由于隐性菌血症潜伏在肺内的结核菌重新繁殖。

36. C 结核病变态反应为人体组织对结核菌及其代谢产物所发生的敏感反应,一般在结核菌侵入人体后 4~8 周发生,此种反应可使局部出现渗出性炎症,也可出现干酪样坏死,常可伴有发热;此时做结核菌素试验可呈阳性反应。这类变态反应属于第Ⅳ型(迟发型)变态反应。结核感染后还可发生多发性关节炎、皮肤结节性红斑等。

37. A 关于肺气肿发生的机制至今尚未完全明确。其中有关于弹性蛋白酶及其抑制因子的失衡学说。人体内存在着弹性蛋白酶及其抑制因子(主要为 α_1-抗胰蛋白酶)。弹性蛋白酶能分解弹力纤维,造成肺气肿病变;正常弹性蛋白酶的抑制因子可抑制弹性蛋白酶的活力,避免弹力纤维过度分解而引起肺气肿。所以,弹性蛋白酶的活性增强就容易发生肺气肿,选项 A 的提法不正确。此外,α_1-抗胰蛋白酶缺乏及活力低下,肺部慢性炎症使白细胞(中性粒细胞)和巨噬细胞释放蛋白分解酶增加,肺泡壁毛细血管受压,血液供应减少,肺组织营养障碍等均可能是肺气肿的产生原因。

38. E 阻塞性通气功能障碍的肺功能检查结果应为:VC(肺活量)减低或正常;RV(残气量)增加;TCL(肺总量)正常或增加;FEV_1(第一秒用力呼气容积)/FVC(用力肺活量)减低;MMFR(最大呼气中期流速)减低。

39. E 乙胺丁醇是一种常用的抗结核药,对结核菌有较强的抑菌作用。其不良反应较少,但剂量过大时可引起球后视神经炎,停药后多可恢复。

40. D pH<7.35,故属于酸中毒;同时 $PaCO_2 > 45$ mmHg,所以有呼吸性酸中毒;BE 负值加大,故有代谢性酸中毒。

41. E 支气管扩张的典型临床症状为慢性咳嗽伴大量脓痰和反复咯血。其咳痰的特点为:咳痰量与体位改变有关,在晨起或入夜卧床时咳嗽痰量增多,当痰有厌氧菌混合感染时,可出现臭味痰。收集痰液可分离为 4 层:上层为泡沫,下悬脓性成分,中为混浊黏液,底层为坏死组织沉淀物(选项 E 的叙述不正确)。有些支气管扩张的患者平时亦可无咳嗽,咳痰等症状,临床上称"干性支气管扩张"。

42. A 对于非边远地区来说,绝大多数人都曾感染过结核,结核菌素试验可呈阳性反应,城市成年居民及 60 岁以上患者结核菌素反应阳性不能视为新近感染活动结核的证据。此外,结核菌感染后需 4～8 周变态反应才能充分建立,所以青壮年患者发热 2 周,结核菌素反应阳性不一定是感染的结核病所致。3 岁以下儿童结核菌素反应阳性,应视为有新近感染活动性结核之可能,并需要给予治疗。

43. B　肺气肿的病理变化不仅限于肺泡弹性减退与膨胀,同时伴有气道壁破坏、肺泡壁毛细血管受压,血流供应减少,肺组织营养障碍,肺的通气和换气功能都可发生障碍,所以肺气肿的病理改变是不可逆的。当 α_1-抗胰蛋白酶缺乏还可诱发肺气肿。经积极治疗只能改善呼吸功能,控制其并发症,而就肺气肿本身不可能痊愈。

44. E　肺脓肿患者的 X 线胸部 X 线片早期可表现为大片浓密模糊浸润阴影,边缘不清,分布在一个或数个肺段,也可分布在两侧肺野。肺组织坏死,脓肿形成,脓液经支气管排出后,可出现圆形透亮区或液平面。急性期脓腔内壁光整,慢性期肺脓肿的脓腔壁可增厚,内壁不光滑,有时可呈多房性。经有效引流及抗生素治疗后,脓腔周边炎症先吸收,而后逐渐缩小直至消失。

45. E　呼吸衰竭严重缺氧时可抑制细胞能量代谢的中间过程,如氧化磷酸化作用、三羧酸循环、有关的酶活动等,产生乳酸和无机磷,引起代谢性酸中毒,并使组织二氧化碳分压增高;由于体内离子转运的钠泵损害,使细胞内钾离子转移至血液,导致高血钾症,所以选项 E 的提法是错误的。又由于钠和氢离子进入细胞内,可引起细胞内酸中毒。

46. B　常用控制支气管哮喘急性发作药物有:拟肾上腺素药物,其中目前使用最多的为 β_2 受体兴奋剂,此类药物主要作用为激发腺苷酸环化酶,增加 cAMP 的合成,提高细胞内 cAMP 的浓度,舒张支气管平滑肌,所以选项 A 的提法是正确的。茶碱类药物抗哮喘的机制为一综合作用,现已证明主要有抗炎作用,稳定和抑制肥大细胞、嗜酸性粒细胞、中性粒细胞及巨噬细胞,拮抗腺苷引起的支气管痉挛,刺激肾上腺髓质和肾上腺以外的嗜铬细胞释放儿茶酚胺等。抗胆碱能类主要为减少 cGMP 浓度,使生物活性物质释放减少,有利于平滑肌松弛。色甘酸钠作用机制之一

为稳定肥大细胞膜,阻止其释放介质。酮替酚的作用为抑制肥大细胞、嗜碱性粒细胞、中性粒细胞等释放组胺和慢反应物质,对抗其致痉挛作用。所以选项 C、D、E 的概念均正确。

47. A　慢性支气管炎并发肺气肿时,早期由于病变仅局限于细小气道,随着深吸气时胸腔内压升高,在迅速用力呼气时,压迫原来已有通气阻塞的小气道,导致用力呼出气量减少,即时间肺活量(或称用力肺活量)降低。病情加重后,肺组织弹性减退,肺泡持续扩大,肺毛细血管大量减少,肺泡间的血流减少,致使残气量增加,通气血流比例失调,生理无效腔气量增大,引起二氧化碳潴留,产生低氧血症和高碳酸血症,最终可出现呼吸功能衰竭。

48. C　2004 年全球哮喘防治指南(GINA)中提出:中度持续发作的哮喘应采用低至中等剂量的糖皮质激素和长效 β_2-受体激动剂。二丙酸倍氯米松的每日低剂量为 200～500 μg,中剂量为 500～1 000 μg。答案 B 仅是二丙酸倍氯米松的每日低剂量,是不够的。

49. D　哮喘急性发作最常见的病因为肺源性及心源性两大类。如属肺源性者,则哌替啶为禁用,毒毛花苷 K 无效;如属心源性者,则肾上腺素及异丙肾上腺素为禁用。只有氨茶碱对这两类病因所致的哮喘都有利。

50. E　该例患者的特点是胰腺炎术后,在吸入高浓度氧情况下,PaO_2 明显下降,仅为 55 mmHg,正常一般为 90 mmHg。$PaCO_2$ 亦降低至 32 mmHg,正常一般为 40 mmHg。而胸部 X 线片示两肺有较广泛的点、片状阴影,心电图示窦性心动过速,以上这些表现均不支持急性心衰、术后肺不张、肺部感染及阻塞性肺部病变的表现,而是急性呼吸衰竭,即急性呼吸窘迫综合征(ARDS)的表现。

51. B　该例为大咯血患者,如考虑肺结核病伴空洞咯血,其支持点有:低热、既往有痰中带鲜血史、咯血量大,但患者体征在右下肺,而一般肺结核病伴空洞好发在两上肺。如考虑肺梗死所致,其支持点为突发性咯血,但患者无胸痛这一最重要的症状,可基本除外。肺炎球菌性肺炎的咯血多为铁锈色,极少为咯大量鲜血,亦可基本除外。风湿性心脏瓣膜病患者大咯血以二尖瓣狭窄为

最常见,本例患者仅在心尖部可闻Ⅲ/Ⅵ级收缩期吹风样杂音,不能诊断为风心病,所以也可排除。支气管扩张症可在感染的基础上发生大咯血,且可在胸部相应部位听到中小水泡音。

52. B 本患者初治阶段不规范,常规总疗程应需12个月,但患者只用药6个月。由于初治化疗不合理,细菌产生继发耐药性,所以复治必须选择联用敏感药物,并常用两种或两种以上药物。由于结核菌对异烟肼耐药后常可恢复敏感性,所以复治时异烟肼仍为基本选择药物,其他可选用一些较少使用药物。A项与初治阶段用药相同,所以复治时不宜选用。E项两种药物常为初治时选用。

53. A 气胸的临床表现为突发性胸痛,伴干咳,继之以胸闷或呼吸困难,查体根据积气量的大小而定,可能有气胸体征。大量气胸时可发生纵隔移位。张力性气胸时可发生循环障碍。慢性支气管炎和肺气肿并发气胸的患者,肺部的体征可能受到影响,应特别注意两侧对比和上下对比检查发现变化。

54. B 患者有慢性支气管炎史15年,查体有桶状胸,左肺散在干啰音,心浊音界缩小,诊断慢性支气管炎、肺气肿可以肯定。由于有长期支气管炎史及肺气肿,剑突下出现收缩期心脏搏动,临床提示已并发早期肺心病。患者突然呼吸困难加重伴右侧胸痛,查体有发绀、右肺呼吸音减低,最可能诊断为右侧自发性气胸。因肺气肿患者肺泡融合、形成肺大疱,肺大疱破裂为自发性气胸的常见原因。胸腔积液可引起呼吸困难,但发病稍缓,本例可不考虑。

55. A 根据临床表现,该患者诊断为肺炎球菌性肺炎,所以首选药物应为青霉素,无特殊并发症者可不必合用其他抗生素,如青霉素过敏则可选用其他抗生素。

56. C 本患者咳嗽咳痰已8~9年,两肺有少量湿啰音,慢性支气管炎可以确定。患者查体有桶状胸,考虑已存在肺气肿。剑突下可见收缩期搏动,三尖瓣区可听到收缩期杂音,提示为右心室扩大的临床征象。慢性支气管炎肺气肿患者出现右心室扩大,应考虑已合并肺心病。但患者可平卧、肝脾不大、下肢无水肿,表明目前无右心功能衰竭,心功能属代偿期。

57. B 本患者为Ⅱ型呼吸衰竭,虽然氧分压仍大于40 mmHg,但$PaCO_2$已大于80 mmHg,因此在加强抗感染的基础上可以采用机械通气,其目的是维持合适的通气量、改善肺的氧合功能、减轻呼吸作功、维持心血管功能稳定。由于患者为慢性呼吸功能衰竭,长期以来其体内存在CO_2潴留,因此在使用机械通气时,应使$PaCO_2$恢复并维持在原有水平即可,不宜在短时间内降至正常或低于正常,对PaO_2而言,应使其大于60 mmHg即可。因此,本题选项中B正确。

58. E 选项A为肺炎球菌性肺炎休克型,患者可出现高热、左胸痛、血压低、左肺叩浊、呼吸音低等表现,但咳痰呈砖红色胶冻状,X线胸部X线片呈多发性蜂窝状阴影不支持该诊断。选项B为葡萄球菌肺炎,患者可有高热、寒战、胸痛、血压低等,但肺部X线呈现肺段或肺叶实变,亦可出现片状阴影伴空洞或液面,一般咳痰为脓性带血或呈粉红色乳状。选项C为厌氧菌肺炎,患者可有高热、寒战、胸痛等,但常伴有消瘦、贫血、痰奇臭似臭蛋味,临床常形成肺脓肿、脓胸、脓气胸等,所以本例不支持。选项D为军团菌肺炎,患者可急性发病,高热、寒战,但常可伴有头痛、肌痛,严重者可出现休克及呼吸衰竭;可有咳嗽,但痰量少,呈黏性;X线胸部X线片呈斑片状肺泡内浸润,继而肺实变,所以本例可能性不大。选项E为克雷伯杆菌肺炎,该病表现为急性发病、高热、寒战、胸痛、咳嗽、痰量多,痰可呈黏稠脓性、量多、带血,灰绿色或砖红色,胶冻状;可有发绀、早期出现休克;X线胸部X线片呈多发性蜂窝状阴影等,综合该患者临床表现支持克雷伯杆菌肺炎诊断。

59. A 患者有COPD病史30余年,浅昏迷,血压150/70 mmHg,球结膜水肿,$A_2 < P_2$,下肢水肿,考虑为肺心病肺心功能失代偿期,由于呼吸功能衰竭所致缺氧,二氧化碳潴留而引起肺性脑病致昏迷。肺性脑病的确诊应首选动脉血气分析检查。X线检查如右下肺动脉干扩张,其横径≥15 mm,其横径与气管横径比值≥1.07;肺动脉段明显突出或其高度≥3 mm;中央动脉扩张,外周血管纤细,形成"残根"征,右心室增大征,皆为诊断慢性肺心病的主要依据。超声心动图检查通过测定右心室流出道内径(≥30 mm)、右心

室内径(≥20 mm)、右心室前壁的厚度、左右心室内径比值(<2)、右肺动脉内径或肺动脉干及右心房增大等指标,可诊断慢性肺心病。心电图检查也可作为诊断慢性肺心病的参考条件。肺功能检查对早期或缓解期慢性肺心病患者有意义。

60. C　根据题意,患者反复咳痰、白色泡沫痰,急性发作伴有细菌感染时咳黄色脓性痰,可有肺部散在干、湿啰音。所以本例诊断为COPD急性发作。治疗原则为在控制感染的基础上,可使用支气管扩张剂如沙丁胺醇、异丙托溴铵等,低流量吸氧,抗生素及糖皮质激素合理使用。高流量吸氧可以引起CO_2潴留,进一步加重呼吸困难。

61. B　根据咳嗽咳痰连续两年以上,并除外其他原因,长期吸烟史,临床上出现逐渐加重的呼吸困难及肺气肿体征,可以诊断为COPD。大叶性肺炎病前常有受凉、淋雨、疲劳、醉酒、病毒感染史,多有上呼吸道感染的前驱症状。痰少,可带血或呈铁锈色。胸腔积液呼吸困难与胸廓顺应性下降、患侧膈肌受压、纵隔移位、肺容量下降刺激神经反射有关。支气管哮喘为发作性伴有哮鸣音的呼气性呼吸困难或发作性胸闷和咳嗽。哮喘症状可在数分钟内发作,经数小时至数天,用支气管舒张药或自行缓解。气胸多数起病急骤,患者突感一侧胸痛,针刺样或刀割样,持续时间短暂。张力性气胸时,肺被压缩,纵隔移位,迅速出现严重呼吸循环障碍。

62. D　COPD急性发作患者经广谱抗生素治疗好转后再次发热,口腔有白色念珠菌感染,考虑为继发的二重感染,治疗应选用抗真菌药。红霉素为大环内酯类抗菌药,是支原体、衣原体感染的首选用药,对真菌不敏感;氯霉素对真菌无效;青霉素对真菌无作用;环丙沙星属于喹诺酮类药物,对真菌无效;两性霉素B是多烯类抗深部真菌抗生素,目前是治疗深部真菌感染的首选药物。

63. A　根据临床资料,患者存在低氧血症,慢性支气管炎肺气肿病情加重,常引起通气和换气障碍,除引起低氧血症外,很容易出现二氧化碳潴留。

64. C　年轻女性,反复发作呼吸困难,体检气促、发绀、双肺哮鸣音,诊断应考虑支气管哮喘急性发

作,由于患者发绀、心率130次/分,而且已用氨茶碱、特布他林无效,故选择静脉应用糖皮质激素为宜。

65. D　口腔有大量厌氧菌,拔牙后出现症状并有臭味痰,均提示为厌氧菌感染。

66. A　该病症是结核病的典型症状,再加胸片结果提示最可能是浸润型肺结核。

67. D　胸穿即明确诊断又治疗,注入亚甲蓝了解脓破入何处。

68. B　该病例症状是乙胺丁醇的球后视神经炎不良反应。

69. A　对于反复感染或大咯血患者,其病变范围往往局限在一叶或一侧肺组织,尤以局限性病变反复发生威胁生命的大咯血,若经药物治疗不易控制,且患者全身情况良好,可根据病变的范围作肺段或肺叶切除术。故本题正确答案为A。

70. E　周围型肺癌的主要征象有分叶征、毛刺征、强化征和胸膜凹陷征。次要征象有结节征、空泡征、支气管充气征、空洞征和血管集束征。

71. C　静脉曲张型支气管扩张的CT可表现为串珠状征象,内可见液平。

72. D　胸内甲状腺多为颈部甲状腺向胸骨后的延伸,一般无临床症状,X线示突出软组织影与颈部肿物相连,并可随吞咽而上下移动。胸腺瘤多为前纵隔肿瘤,若病变为囊性,X线上可见病变为上窄下宽。中心型肺癌的重要临床表现为间断性痰中带血,X线常显示肺门肿块阴影,并有支气管阻塞征象,阻塞型肺不张与肿块影形成特征性的反"S"征。淋巴瘤为全身性恶性肿瘤,有恶性肿瘤临床表现。畸胎瘤较小时无临床症状,发生支气管瘘时可出现咳嗽、咯血,典型者可咳出毛发和钙化物。

73. A　CT可显示肺脓肿病变实变阴影内坏死后液化,同时判断脓腔周围情况,增强扫描脓肿壁明显强化,邻近胸膜增厚。

74. C　如图右肺门呈残根状,并可见右主肺动脉中一低密度阴影,为血栓,结合临床表现(患者突发呼吸困难),可诊断为右主肺动脉栓塞。

75. B　如图见右前胸壁上一宽基底的软组织影,有胸腔积液,为弥漫型胸膜间皮瘤的表现。胸膜间皮瘤发病原因不明,但目前认为弥漫型胸膜间皮瘤与接触石棉有关,文献认为约半数病例有石棉

接触史。

76. E 胸片示上纵隔影增宽,气管两侧软组织影包绕,CT扫描示不均匀强化。

77. C 肺泡性肺水肿病变阴影分布于肺的中心部或基底部,蝶翼征是中心分布的典型表现,为肺门周围大片状阴影,结合去高原旅游史应考虑高原性肺水肿可能诊断。

78. A 约15%胸腺瘤可出现重症肌无力。

79. B 室间隔缺损是最常见的先天性心脏病之一,易累及男性。按解剖部位的不同,可分为室间隔膜部缺损、漏斗部缺损和肌部缺损。

80. A 咳嗽、咳痰、咯血为支气管扩张典型表现,CT图示两肺弥漫性圆形透亮影,为典型的印戒征。

81. D CT上可见右肺多个囊状透亮影,周围肺组织呈网格状改变,结合临床反复咳嗽以及咯血10年余,可诊断为支气管扩张。

82. E CT上两肺弥漫性渗出性改变,肺纹理边缘模糊不清,结合外伤病史,可诊断为肺挫伤。

83. A 患者高热、咳嗽,胸片示右下肺大片状均匀的致密阴影,形态与肺下叶轮廓相符合。

84. C 咳嗽、咳痰、咯血为支气管扩张的3个主要症状。

85. A 患者有典型的结核中毒症状和胸腔积液体征,且胸片提示有胸腔积液,故选A。

86. E 支气管肺炎患者炎症沿支气管自上向下蔓延,也可沿终末细支气管横向蔓延,并引起支气管周围炎及肺泡周围炎。

87. E 韦格纳肉芽肿是一种特殊类型的坏死性肉芽肿和血管炎。其X线表现为肺内以球形病灶最多见,单发或多发,可出现厚壁或薄壁空洞。CT扫描示两肺多发大小不等、不规则软组织密度结节,部分病灶内可见不规则空洞,壁厚。该患者有韦格纳肉芽肿的典型临床表现及影像学表现,故选E。

88. A 患者有创伤史,胸片示左下胸腔有积液,左肺外上部有弧条状低密度影,为气体影,可诊断患者有血气胸。

89. B 发生于肺尖部的周围型肺癌称肺上沟瘤。

90. A 中心型肺癌常发生在肺段和肺段以上支气管,该患者行X线及CT扫描显示病变位于肺门处。另外患者有左声带麻痹,左膈肌升高,表示

左喉返神经及膈神经已受到侵犯。故选A最为合适。

91. A 肺上沟瘤属于周围型肺癌,常发生于肺尖,此处癌肿易于侵犯颈部交感神经,引起眼球内陷,瞳孔缩小,上肢疼痛。

92. B CT上两肺呈弥漫性粟粒性结节状密度增高影,有典型的三均匀征象,即分布、大小、密度均匀,并有结核中毒症状,可诊断为粟粒型肺结核。

93. A 咳出钙化物为畸胎瘤患者较有特征的表现。

94. A 图示右肺胸膜弥漫性增厚,结合临床呼吸困难,咳嗽1个月余,可诊断为胸膜间皮瘤。

95. B 根据患者的既往史、现病史和血气分析结果,患者的诊断是COPD、肺源性心脏病、呼吸衰竭、肺性脑病。血气分析:呼吸性酸中毒是原发的,HCO_3^-应代偿至42 mmol/L,而实际 HCO_3^- 30 mmol/L,说明合并代谢性酸中毒。因 pH<7.35,诊断为原发性呼吸性酸中毒,合并代谢性酸中毒,失代偿。

96. C ARD的主要病理生理机制是肺微血管壁通透性增加,间隙水肿;肺表面活性物质缺失,肺泡群萎陷,使通气血流比例失调,肺内分流增大,导致严重低氧血症。

97. D 患者患有COPD、肺源性心脏病。血气分析:呼吸性酸中毒是原发的,由于利尿治疗不当,出现低钾、低氯碱中毒。诊断为原发性呼吸性酸中毒+原发性代谢性碱中毒,失代偿。

98. A ALI/ARDS多于原发病起病后5天内发生,约半数发生于24 h内。除原发病的相应症状和体征外,最早出现的症状是呼吸加快,并呈进行性加重的呼吸困难、发绀,常伴有烦躁、焦虑、出汗等。本题中老年男性COPD患者,腹部手术后5天突然出现呼吸困难、端坐呼吸、烦躁不安、口唇发绀;无发热,无咳粉红色泡沫痰,无肺部呼吸音减弱,无右心衰体征。考虑存在急性呼吸窘迫综合征。

99. D 一旦诊断为ARDS,应尽早进行机械通气。机械通气的目的是提供充分的通气和氧合,以支持器官功能。通气的关键在于:复张萎陷的肺泡并使其维持在开放状态,以增加肺容积和改善氧合,同时避免肺泡随呼吸周期反复开闭造成的损伤。ARDS机械通气采取肺保护性通气策略,主要措施包括给予合适水平的呼气末

正压(PEEP)和小潮气量。适当水平的 PEEP 可使萎陷的小气道和肺泡再开放,防止肺泡随呼吸周期反复开闭,使呼气末肺容量增加,并可减轻肺损伤和肺泡水肿,从而改善肺泡弥散功能和通气/血流比例,减少肺内分流,达到改善氧合和肺顺应性的目的。ARDS 一般需高浓度给氧。

100. C　急性肺源性心脏病的病因是肺动脉压力的急剧升高,应为肺动脉栓塞。ARDS 和重症肺炎虽然为急性病程,但是由于肺动脉压升高幅度较小,不引起急性肺源性心脏病。

101. D　慢性阻塞性肺疾病是具有气流受限特征的慢性支气管炎和肺气肿。没有气流受限的慢性支气管炎和肺气肿不属于慢性阻塞性肺疾病;已知病因或具有特异病理表现并有气流受限的一些疾病也不包括在慢性阻塞性肺疾病范围内;支气管哮喘的气流受限具有可逆性,不属于慢性阻塞性肺疾病。

102. C　肺气肿是由于有害刺激引起终末细支气管远端的气道弹性减退、过度膨胀、充气和肺容量增大,有桶状胸、呼吸运动减弱、触觉语颤减弱或消失、叩诊过清音,以及听诊呼吸音减弱、心音遥远、肺泡弹性回缩力减退及合并气流阻塞时,呼气相延长。而由肺实变所产生的管状呼吸音不可能是肺气肿的体征。

103. C　慢性呼吸衰竭时由于肺泡通气不足、通气/血流比例失调、弥散功能障碍等导致缺氧及二氧化碳潴留。由于氧的弥散力仅为二氧化碳的 $1/20$,在病理情况下,弥散障碍主要影响的是氧的交换,出现低氧血症。慢性阻塞性肺气肿出现呼吸衰竭首先表现为低氧血症,病情进一步加重则可合并二氧化碳潴留。血气分析结果在非吸氧情况下应为动脉血氧分压降低,二氧化碳分压增高,而不应出现氧分压正常或增高结果。

104. E　肺心病患者出现Ⅱ型呼吸衰竭、肺性脑病,应立即行呼吸机辅助通气。不应吸入高浓度氧。二氧化碳分压 80 mmHg 时,呼吸中枢反受抑制,呼吸运动主要靠低氧的刺激,若高浓度吸氧,会降低低氧血症对呼吸的刺激,使通气量减少。临床上对Ⅱ型呼吸衰竭的氧疗吸入氧浓度小于 33%。

105. B　肺型 P 波、$V_1 V_2$ 导联 QRS 波呈 QS 型、电轴右偏均是心电图诊断肺心病的主要条件,只要有一条主要条件就可诊断。

106. E　慢性肺心病心衰的治疗原则主要是控制肺部感染,纠正低氧和二氧化碳潴留。肺心病患者由于慢性缺氧,且常有低钾血症以及合并感染,对洋地黄药物耐受性低,疗效差,如使用洋地黄制剂,应选用作用快、排泄快的制剂。由于低氧和感染等均可使心率增快,因此不宜以心率快慢作为衡量强心剂应用和疗效的指征。

107. A　双肺底湿啰音可见于左心衰竭或肺内感染时,除 A 项外的其他各项均可见于右心衰竭。

108. E　肺心病的心力衰竭主要是由于肺部感染引起通气功能下降而致低氧和二氧化碳潴留,肺血管收缩,肺动脉压升高,右心负荷加重,因此肺心病心衰治疗的关键是积极控制感染和改善呼吸功能。

109. C　pH<7.35 说明是失代偿性酸中毒。由于 $PaCO_2>50$ mmHg,$PaO_2<60$ mmHg,说明患者为Ⅱ型呼吸衰竭,故为呼吸性酸中毒。慢性呼吸衰竭代偿公式 $HCO_3^-=24+\Delta PaCO_2\times 0.35=36$(mmol/L),而 27.6 mmol/L 低于代偿结果,且 BE 为 -5 mmol/L,说明合并有代谢性酸中毒。因此 C 为正确答案。

110. A　在引起慢性肺心病的支气管、肺疾病中,慢性支气管炎并发肺气肿是最常见的原因。

111. A

112. A　缺氧可直接使肺血管平滑肌收缩,导致肺血管阻力增加。

113. B　肺气肿患者因呼气肌收缩,胸腔压增加,可出现颈静脉充盈;横膈压低,肝下界下移;CO_2 潴留伴 HCO_3^- 增加,继发水钠潴留。通常作为右心衰竭的体征,肺气肿呼吸衰竭患者如果程度不重,不足以证明右心衰竭。

114. E　肺气肿患者的支气管和细支气管支撑力削弱,气道等压点向周围移动,主动用力呼气时胸腔压升高会压迫等压点以及外周较小气道,引起气道陷闭。缩唇缓慢深呼气增加口腔部位阻力,避免肺泡-口腔压力梯度下降过快,使等压点移向中央气道,使外周小气道保持较大的腔内压,呼气时小气道不能过快地陷闭,有利于减少功能残气量,改善气体交换。

115. A　化脓性胸膜炎患者胸水需要积极引流,据研究若 pH≤7.20,极易引起胸膜增厚和包裹性脓胸,故应及早放置胸腔引流管引流。

116. A　病史结合 $PaCO_2$ 显著升高,提示为呼吸性酸中毒。慢性呼酸时,$PaCO_2$ 升高和 pH 之间的关系约为 1∶0.03。$PaCO_2$ 升高 40 mmHg,pH 应为 7.40−0.12=7.28。该患者实际 pH 远远高于单纯呼吸性酸中毒的 pH 预计,因此存在代谢性碱中毒。HCO_3^- 显著增加亦提示存在代谢性碱中毒。如果同时合并代谢性酸中毒,pH 应显著降低。

117. A　对 ARDS 患者应尽早应用机械通气治疗。采用呼气末正压(PEEP)或持续气道内正压(CPAP)通气,可使呼气末肺容量增加,闭陷了的小气道和肺泡再开放,肺泡内的正压可减轻肺泡水肿的形成,改善弥散功能和通气/血流比例,减少肺内分流,从而改善氧合功能和肺顺应性,减轻呼吸做功,使呼吸窘迫改善。

118. D　正常通气/血流的比例为0.8。若比例<0.8,即通气量减少,而血供仍正常,此时肺动脉血未经充分氧合就进入肺静脉,形成动-静脉分流;若比例>0.8,即通气量正常,而血供减少,造成肺泡死腔样增加,吸入的气体不能与血液进行有效交换。通气/血流比例失调的后果主要导致缺氧,多无二氧化碳潴留。

119. A　由于二氧化碳的弥散能力为氧的20倍,故弥散障碍时,二氧化碳几乎不受影响,主要影响氧的交换,以缺氧为主。

120. A　根据慢性呼吸性酸中毒代偿预计值公式:HCO_3^- 代偿范围为 24+ΔPaCO₂×0.35±5.58=24+12.25±5.58=30.67～41.83(mmol/L)。该患者 HCO_3^- 27.6 mmol/L,小于 30.67 mmol/L,说明慢性呼吸性酸中毒合并代谢性酸中毒。

121. C　呼吸衰竭时二氧化碳潴留的主要机制是系肺泡通气不足所致。

122. D　缺氧伴明显二氧化碳潴留的氧疗原则应给予低浓度(<35%)持续给氧,原因是 PaO_2 与 SaO_2 的关系处于氧解离曲线的陡直部分,PaO_2 稍增高,SaO_2 便有较多增加,组织供氧可有较大改善;更重要的是,缺氧迅速解除而消除了缺氧对呼吸中枢的刺激作用,反而会使呼吸转为抑制。此外,吸入高浓度的氧可解除低氧性肺血管收缩,但可使肺内血流重新分布,加重通气/血流比例的失调,导致呼吸衰竭更加严重。

123. B　对 ARDS 患者应尽早应用机械通气治疗。采用呼气末正压(PEEP)或持续气道内正压(CPAP)通气。

124. C　呼气末正压通气治疗可使呼气末肺容量增加,闭陷了的小气道和肺泡再开放,肺泡内的正压可减轻肺泡水肿的形成,改善弥散功能和通气/血流比例,减少肺内分流,从而改善氧合功能和肺顺应性,减轻呼吸做功,使呼吸窘迫改善。

125. E　峰流率测定反映气道阻塞有无及其程度。ARDS 患者不存在气道阻塞。

126. E　本例 PaO_2 水平符合肺泡气方程式规定的范围,低氧血症系通气不足所致。而且临床上本例为呼吸肌麻痹,不存在导致换气障碍的因素和证据。

127. E　根据临床资料和血气分析,可以判断患者为慢性呼吸衰竭,由于患者有神志障碍,而且 $PaCO_2$>70 mmHg,说明有人工通气的指征。慢性阻塞性肺疾病引起的呼吸衰竭主要是肺泡通气不足,因此最有效的方法是改善通气。

128. C　慢性呼吸衰竭(Ⅱ型)有明显二氧化碳潴留时,呼吸中枢对二氧化碳的刺激已不敏感,主要依靠缺氧刺激颈动脉体和颈动脉窦的化学感受器,通过反射维持呼吸,因此针对慢性Ⅱ型呼吸衰竭患者,氧疗原则为低浓度持续给氧。若高浓度给氧,血氧分压迅速上升,容易使感受器失去低氧刺激,患者呼吸变浅慢,肺泡通气量下降,从而加重二氧化碳潴留。

129. D　患者患有 COPD、肺源性心脏病,血气分析示呼吸性酸中毒是原发的,由于利尿治疗不当,出现低钾、低氯碱中毒。因此,应诊断为原发性呼吸性酸中毒+原发性代谢性碱中毒,失代偿。

130. D　吸入激素是目前推荐长期治疗哮喘的最常用方法。

131. E　嗜酸性粒细胞增多症浸润临床表现与哮喘相似,包括咳嗽、肺部哮鸣音,以及血、痰嗜酸性粒细胞浓度升高。然而,前者发热多见,胸部 X 线可见多发性、游走性淡薄浸润阴影;而哮喘发作胸片呈过度充气征,合并细菌感染,可见浸润阴影,但不呈游走性。

132. C　大多数病例中,细菌性感染不是诱发哮喘发作的主要原因,故没有必要使用抗生素。只有患者有发热、黄脓痰(需排除痰中嗜酸性粒细胞增高致使痰色变黄),或极重度的急性发作时,才有指征应用抗生素。

133. E　肺炎链球菌肺炎临床表现包括:肺部早期无异常体征,实变期可有典型体征(叩诊浊音、触觉语颤增强、支气管呼吸音),消散期可闻及湿啰音。

134. C　克雷伯杆菌肺炎病变部位渗出液黏稠而重,致使肺间隙下坠。

135. E　红色肝变期肺泡内有红细胞渗出,红细胞破坏后释放含铁血红素,使得痰液呈现铁锈色。

136. C　肺部 X 线可显示炎性浸润阴影呈小叶或肺段样分布,其中有单个或多发的液气囊腔。肺部 X 线还具有易变性这一重要特征,即在短期内(数小时或数天)不同部位的病灶可发生显著的变化,表现为一处炎性浸润消失而在另一处出现新的病灶,或很小的单一病灶发展为大片状阴影。因此短期 X 线胸片随访对本病的诊断有重要价值。

137. B　抗菌药物疗程一般为 5～7 天,或在退热后 3 天停药。

138. B　约 2/3 的患者起病 2 周后冷凝集试验阳性,效价>1∶32,特别是效价逐步升高更有助于诊断。

139. C　肺炎球菌不产生毒素,膜多糖体可引起肺泡壁的水肿,多核白细胞和少量红细胞渗出,含菌的渗出液经 Cohn 孔向肺的中央部分扩散,甚至累及几个肺段或整个肺叶。

140. D　医院内获得肺炎的病原体以革兰氏阴性杆菌最常见。该患者留置胃管,更增加了胃肠革兰氏阴性杆菌逆行,经咽喉再吸入下呼吸道的危险性。

141. C　流感嗜血杆菌是慢性阻塞性肺病肺部感染最常见的病原体之一,该菌形态为多形性(球)杆菌,革兰氏染色阴性。

142. B　卡他莫拉菌是慢性阻塞性肺病肺部感染的一种最常见病原体,该菌为革兰氏阴性球菌。

143. B　军团杆菌常存在于宾馆或办公室空调器管道系统中。军团菌肺炎在临床上除呼吸系统症状外,常伴有其他系统受累,低钠血症亦为其特点之一。军团杆菌仅对红霉素、利福平有效。本病例具备以上各点,故考虑军团杆菌的可能性较大。

144. A　本例为耐甲氧西林(目前多代以苯唑西林)金黄色葡萄球菌(MRSA)感染,此种耐药菌株对几乎所有 β 内酰胺类、氨基糖苷类等常用抗生素耐药,仅对万古霉素、利福平等少数抗生素敏感。

145. A　张力性气胸只需要胸腔插管连接水封瓶止压排气,气体因胸腔压力高会自然排出,不需要负压吸引,况且持续负压吸引会使胸膜破口持续漏气,影响愈合。

146. B　肺动脉血栓或脂肪栓子造成肺动脉主要分支受阻时,可致肺动脉高压,右心室扩大,静脉回流受阻,引起急性肺源性心脏病。肺动脉血栓栓塞常见,而脂肪栓塞少见。

147. D　患者发热,血培养阳性,并有先天性心脏病史,体检胸骨左缘可闻病理性杂音,符合感染性心内膜炎的诊断。突发呼吸困难、胸痛、咯血,难以用肺部感染解释,符合肺栓塞的临床特点。

148. C　血源性肺脓肿主要病原为葡萄球菌和链球菌。

149. D　肺脓肿是细菌引起的肺的化脓性炎症,细菌学检查是其病因学诊断的关键。通过痰细菌培养和药物敏感试验可以明确肺脓肿致病菌种类,选择敏感抗生素。

150. E　需氧菌、兼性厌氧和厌氧细菌均可导致肺脓肿。其中,厌氧菌感染达 80%～90%,常见的有脓链球菌、球菌、脆弱类杆菌等。

151. B　发病部位与支气管解剖走行有关,右主支气管陡直、粗、短,故吸入物易进入右肺,仰卧位时好发于右肺上叶后段或下叶背段。

152. E　抗感染治疗有效,宜持续应用 8～12 周,使 X 线片上空洞和炎症消失,或仅有少量稳定的残留纤维化。

153. D　肺癌肿块多表现不规则团块有毛刺或分叶,结合患者症状有刺激性咳嗽、咳痰带血,考虑肺癌可能大。

154. E　某些肺癌患者可出现一些包括内分泌、神经肌肉、结缔组织、血液系统和血管的异常改变,如:①异位内分泌综合征(如 Cushing 综合征、高钙血症等);②肥大性肺性骨关节病;③神

经肌肉综合征等。本题上腔静脉阻塞综合征
为肿瘤局部扩展压迫引起的症状。

155. B 副癌综合征不是有肺癌直接作用或转移所
引起的,可发生在肺癌发现之前或之后,包括内
分泌、神经肌肉、结缔组织、血液系统和血管的
异常改变。

156. D Horner综合征常由于肺尖部肿瘤引起。位
于肺尖部的肺癌称上沟癌(Pancoast瘤),可压
迫颈部交感神经,引起病侧眼睑下垂、瞳孔缩
小、眼球内陷,同侧额部与胸壁无汗或少汗。

157. D 癌性空洞,其特点为壁较厚,多偏心,内壁
不规则,凹凸不平,也可伴有液平面。

158. E 纤维支气管镜检查是目前诊断肺癌最重要
的手段之一,对明确肿瘤的部位、大小、气管的
阻塞、隆突情况及获取组织提供病理学诊断均
具有重要意义。

159. E 鳞癌生长缓慢,转移晚,手术切除率较高,5
年生存率高,但对放射治疗、化学药物治疗不如
小细胞未分化癌敏感。

160. D 周围性肺癌指发生在段支气管以下的癌
肿,约占1/4,以腺癌多见。

161. A 鳞状上皮细胞癌组织易变性、坏死,形成
空洞。

162. D 手术治疗是肺癌的主要和最有效的治疗方
法,凡已确诊的非小细胞肺癌,临床分期在Ⅱ期
以前者,或经多种检查不能排除肺癌的肿块,亦
无手术禁忌证,均可手术治疗。A、B、C、E表
现为Ⅲ~Ⅳ期肺癌,不宜手术治疗。肺性骨关
节病可发生在肺癌发现之前或之后,与肺癌的
分期无关。

163. B

164. D 本例表现为吸气性呼吸困难提示上气道疾
病。部分气管肿瘤有蒂,位置随体位变动,呼吸
困难亦相应随体位而变化。炎症或结核则否。

165. E 组织学类型既定属于鳞癌,其决定预后的
最主要因素即是TNM分期,基础状态和免疫
功能也有重要影响,而肺功能不直接影响其
预后。

166. C 大量咯血引起气道堵塞导致急性缺氧。

167. D 血管扩张药可减轻心脏前、后负荷,降低心
肌耗氧量,增加心肌收缩力,对部分顽固性心力
衰竭有一定效果。

168. B 哮喘严重发作时可出现缺氧、PaO_2降低,由
于过度通气可使$PaCO_2$下降、pH上升,出现呼
吸性碱中毒。若重症哮喘,病情进一步发展,气
道阻塞严重,可有缺氧及CO_2潴留,$PaCO_2$上
升,出现呼吸性酸中毒。

169. D 患者老年女性,胸水渗出液,血性胸腔积
液,考虑恶性胸腔积液可能性大,确诊应首先完
善胸腔积液查肿瘤细胞。

170. C 近期有肺结核病史的胸壁冷脓肿,可确诊
为胸壁结核,不必行脓腔穿刺术,以免结核扩散
及增加合并其他感染的机会。切开引流不能彻
底清除病灶,且切口经久不愈。脓腔灌洗不适
用于胸壁结核。胸壁结核抗结核治疗的效果不
佳。因此,对于不合并活动性肺结核者均应行
胸壁结核病灶清除术。

171. C 艾滋病的肺部感染并发症较常见,5个备选
答案的疾病在艾滋病时均可发生。能引起间质
性肺炎的包括支原体肺炎、病毒性肺炎和肺孢
子虫肺炎,以肺孢子虫肺炎最常见。

172. B 根据患者的既往史、现病史和血气检查,患
者的诊断是COPD、肺心病、呼吸衰竭、肺性脑
病。血气分析示呼吸性酸中毒是原发的,
HCO_3^-应代偿至42 mmol/L,而实际HCO_3^-
30 mmol/L,说明合并代谢性酸中毒。因pH
7.35,故诊断为原发性呼吸性酸中毒,合并代谢
性酸中毒,失代偿。

173. B

二、A3/A4型题

174. A 根据患者的病史,诊断为慢性支气管炎、阻
塞性肺气肿、肺心病。阻塞性肺气肿最常见的
并发症为气胸,患者突然出现胸痛、呼吸困难,
应考虑气胸的可能。所以询问病史的重点应是
胸痛的部位、性质及伴随症状,故选A。

175. E

176. C 应行胸部X线检查进一步明确诊断。

177. B ADA增高大于45 U/L是诊断结核性胸膜
炎的最敏感的指标;LDH增高>500 U/L对诊
断恶性肿瘤具有重要意义;其他答案均与该题
不符。故选B。

178. A 结合患者病史,诊断为结核性胸膜炎并胸

腔积液,首先应抗结核治疗,应用标准短程化学治疗。毒性症状严重时,应在抗结核治疗的同时,早期联合泼尼松 30 mg/d,分 3 次口服治疗,故选 A。

179. C 结核性胸膜炎除抗结核化学治疗外,还应采取抽液治疗、口服激素治疗及一般治疗。由于结核性胸膜炎胸腔积液蛋白含量高,容易引起胸膜粘连,原则上应尽快抽尽胸腔内积液或肋间插细管引流,大量胸腔积液者每周抽液2~3次,直至胸腔积液完全消失。故选 C。

180. D 利福平有致畸胎副作用,妊娠早期不能使用;链霉素可经胎盘循环影响胎儿第 Ⅷ 对脑神经,禁忌使用。故选 D。

181. B **182. E**

183. D 结合患者病史,患者因右脚受伤划破皮肤,而致败血症、感染性休克,并出现气急,呼吸空气时 PaO_2 45 mmHg。有明确诱因,并伴有气急、呼吸困难、低氧血症,符合 ARDS 的诊断标准,故选 D。

184. C 患者被诊断为感染性休克,应尽快纠正休克。ARDS 机械通气的指征尚无统一标准,多数学者认为一旦诊断为 ARDS,应尽早进行机械通气。故选 C。

185. E 患者患有感染性休克,因此在应用机械通气时必须补充足够血容量,必要时应用血管活性药物,A 正确;吸气压力要避免过高,避免肺损伤,B 正确;允许可以接受的低通气量,在机械通气时应进行血流动力学监测,C、D 正确。经过上述积极处理,患者 PaO_2 仍未回升至安全水平,应采取呼气末正压通气治疗,故选 E。

186. A **187. E**

188. C 从防止胃腔定植菌角度考虑,预防和治疗应激性溃疡不主张使用 H_2 受体阻滞剂,目前推荐使用硫糖铝,不仅止血效果相仿,而且可以减少黏附细菌定植,并削弱细菌活力。

189. E 口服缓释茶碱适用于夜间哮喘症状的控制,故选 E。

190. D β_2 受体激动剂分为 SABA(维持 4~6 h)和 LABA(维持 10~12 h)。SABA 为治疗哮喘急性发作的首选药,常用药物有沙丁胺醇和特布他林。

191. A 糖皮质激素是目前控制哮喘最有效的

药物。

192. B 运动有助于提高哮喘患者的耐力和减少同样通气量所需要的氧耗量。但运动可以诱发哮喘。这是一对矛盾,处理上不能因噎废食,在运动前预防性应用 β_2 受体激动剂和抗炎剂,如色甘酸钠,可以阻止哮喘的发生。

193. A 哮喘患者需要手术时,为预防哮喘发作最有效的方法是短期静脉应用激素,如 A 所述。其他方法效果不确定或者会带来不良反应。

194. B 哮喘发作引起缺氧,其对胎儿的损害远较药物的可能影响更大,更容易发生。事实上如 B 所述,多数抗哮喘药物对胎儿没有损害,故哮喘妇女妊娠时需要应用药物控制和预防发作。

195. B 根据典型症状、体征、病史及实验室检查可诊断为支气管哮喘。

196. D 依其平时发作特点应定为中度持续,治疗上应选用每日吸入糖皮质激素＋吸入 β_2 受体激动剂。

197. A **198. A**

199. A 医院获得性肺炎的内源性感染主要来自口咽部和胃肠道定植菌。

200. C 正常胃液 pH 约为 1,是无菌的。在重危患者中,为预防和治疗应激性溃疡出血,常使用 H_2 受体阻滞剂或碱性药物。pH 升至 4 时,便有大量肠道革兰氏阴性杆菌在胃内繁殖和定植,并逆行至口咽部,在留置胃管患者中尤其容易发生这种内源性细菌易位或移居。当其吸入下呼吸道便引起医院内获得性肺炎。为此,预防医院内获得性内源性肺炎感染的重要措施之一是保持胃液酸度。此外,近年来提倡应用选择性消化道脱污染也是预防内源性感染的有效方法,选择抗需氧革兰氏阴性杆菌的肠道不吸收的多粘菌素 E 和妥布霉素,联合抗真菌药物两性霉素 B,制成混悬液口服和制成软膏涂布口咽部位,抑制和消灭需氧革兰氏阴性杆菌,而不影响肠道厌氧菌,因为后者是维护胃肠道正常生理功能所必需。为提高预防效果和治疗可能已经存在的感染,选择性消化道脱污染方案可加用头孢噻肟静脉给药 4 天。

201. D 患者送痰检找到鳞癌细胞,后前位常规胸片未见异常,因此检查应加作肺 CT 以进一步明确。

202. C 鼻咽部鳞癌细胞易转移至支气管及肺部。

203. B 纤维支气管镜对于支气管癌具有诊断价值。

204. D 患者确诊左主支气管距隆突 1.5 cm 处鳞癌,中等分化,应左全肺切除。

205. E 本例虽然肿瘤很小,但距隆突<2 cm,肿瘤应属于 T_3,分期为 $T_3M_0N_0$(Ⅱb 期)。

206. C 现有检查仍不能发现肿瘤部位,其处理应采取全身 PET 检查。PET 检查结果更准确。通过定性和定量分析,能提供有价值的功能和代谢方面的信息,同时提供精确的解剖信息,能帮助确定和查找肿瘤的精确位置。

207. C 结合患者症状、体征及病史,应排除支气管结核的可能,胸部 CT 扫描能提高分辨率,易发现隐匿的支气管内病变,早期发现肺内粟粒阴影和减少微小病变的漏诊;纤维支气管镜检查常应用于检出结合分枝杆菌感染。

208. E 患者临床诊断为左肺鳞癌,CT 检查未见肺门纵隔淋巴结肿大,无转移,为 NSCLC 型,为局限性,外科手术可根治,因此治疗方案应采取早期手术治疗。对于可耐受手术的早期临床患者首选手术治疗,故选 E。

209. A 患者 X 线胸片检查示左肺上叶不张。因此应肺叶切除。

210. C 癌肿的组织学类型及分化程度对于预后影响最大。肿瘤的组织病理学分为两大类:NSCLC 及 SCLC 两类。SCLC 通常发现时已转移,通过手术难以根治;NSCLC 可通过手术根治,预后较好。

211. D 患者低热、盗汗、咳嗽、咳血痰。胸片检查示右上肺小片状浸润影,密度不均。

212. C 考虑为肺结核,咳痰检抗酸杆菌确诊。肺结核大咯血主要是由于空洞壁的动脉瘤破裂。

三、X 型题

213. ABDE 肺通气不足:肺泡通气量减少会引起缺氧和 CO_2 潴留,是Ⅱ型呼衰的发病机制。弥散障碍:因二氧化碳弥散能力为氧的 20 倍,故弥散障碍时,通常以低氧血症为主。通气/血流比例失调:正常成人每分钟肺泡通气量约 4 L,肺毛细血管血流量约 5 L,通气/血流比值

约为 0.8。一方面当肺毛细血管损害而通气正常时,则通气/血流比值增大,结果导致生理死腔增加,即为无效腔效应;另一方面当肺泡通气量减少(如肺不张、肺水肿、肺炎实变等)而肺血流量正常时,通气/血流比值降低,使肺动脉的混合静脉血未经充分氧合而进入肺静脉,形成肺动-静脉样分流或功能性分流,若分流量超过 30%,吸氧并不能明显提高 PaO_2。无论通气/血流比值增高或降低,均影响肺的有效气体交换,可导致缺氧,而无二氧化碳潴留,这些是Ⅰ型呼衰发病的主要机制。

214. AB

215. ABDE (1)中枢神经系统:①缺氧可引起脑细胞功能障碍、毛细血管通透性增加、脑水肿,最终引起脑细胞死亡。②轻度 CO_2 增加,间接引起皮质兴奋;$PaCO_2$ 继续升高,将使中枢神经处于抑制状态(CO_2 麻醉)。同时 CO_2 潴留会使脑血管扩张,进一步加重脑水肿。(2)循环系统:①缺氧可刺激交感神经兴奋,使心率加快和心输出量增加,血压上升。缺氧引起肺小动脉收缩而增加肺循环阻力。严重缺氧可使心肌收缩力降低。②CO_2 潴留可使心率加快,心输出量增加,使脑血管、冠状血管扩张,皮下浅表毛细血管和静脉扩张。(3)呼吸系统:缺氧主要通过颈动脉窦和主动脉体化学感受器反射作用刺激通气。CO_2 是强有力呼吸中枢兴奋剂,但 CO_2 浓度过高时则会抑制呼吸中枢。(4)肝、肾和造血系统:缺氧可导致肝功能异常、肾血流量减少、肾小球滤过率减少;CO_2 潴留可引起肾血管痉挛,血流减少,尿量减少。缺氧可引起继发性红细胞增多。(5)酸碱平衡和电解质:①缺氧可引起代谢性酸中毒,多为高 AG(阴离子间隙)性代酸;②CO_2 潴留可引起呼吸性酸中毒;③呼吸衰竭患者容易出现代谢性碱中毒,主要原因为医源性因素,如过度利尿造成低钾、低氯性碱中毒,过量补碱。Ⅱ型呼吸衰竭时机械通气使用不当,使 $PaCO_2$ 下降过快,亦容易出现呼吸性碱中毒。

216. ABD 肺性脑病是慢性肺功能不全及各种原因引起的肺通气和(或)换气功能严重障碍,导致低氧血症和高碳酸血症所致的神经功能紊乱综合征。肺性脑病发病机制与缺氧和二氧化碳潴

留有关,是酸碱失衡和离子功能紊乱所致。①呼吸衰竭导致体内 CO_2 潴留,脑脊液 H^+ 浓度增加,影响脑细胞代谢,抑制皮质活动,是肺性脑病的重要病理生理基础。潴留的 CO_2 很快弥散到脑内,与水结合形成 H^+ 和 HCO^-,脑组织 pH 降低使脑血管扩张及血管壁通透性增加,大量液体渗入脑组织间隙,引起间质性脑水肿。肺性脑病的神经精神症状与动脉血 CO_2,尤其脑内 $PaCO_2$ 密切相关,可使 CNS 处于麻醉状态。②严重低氧抑制三羧酸循环、氧化磷酸化及相关酶活性,产生乳酸和无机磷,引起代谢性酸中毒。能量不足及钠泵功能障碍可造成细胞内酸中毒、高钾血症及低钠血症等。③呼吸功能衰竭可导致心、肝、肾等多脏器功能损害,可不同程度参与肺性脑病的发病和发展。

217. BCE　呼吸兴奋剂主要适用于中枢抑制为主、通气不足引起的呼吸衰竭,对于肺炎、肺气肿、弥漫性肺纤维化等病变引起的以肺换气功能障碍为主的呼吸衰竭不宜使用呼吸兴奋剂。呼吸兴奋剂的使用原则:必须保持气道通畅,否则会促发呼吸肌疲劳,进而加重 CO_2 潴留;脑缺氧、水肿未纠正而出现频繁抽搐者慎用;患者的呼吸肌功能基本正常;不可突然停药。因此,呼吸兴奋剂的使用需根据呼吸衰竭的轻重、意识障碍的深浅而定。若病情较轻,意识障碍不重,应用后多能收到加深呼吸幅度,改善通气的效果。对病情较重、支气管痉挛、痰液引流不畅的患者,在使用呼吸兴奋剂的同时,必须强调配合其他有效的改善呼吸功能措施,如建立人工气道,清除痰液并进行机械通气等。一旦有效改善通气功能的措施已经建立,呼吸兴奋剂则可停用。

218. ABCDE　肺性脑病又称肺心脑综合征,是慢性支气管炎并发肺气肿、肺源性心脏病及肺功能衰竭引起的脑组织损害及脑循环障碍。早期可表现为头痛、头昏、记忆力减退、精神不振、工作能力降低等症状。继之可出现不同程度的意识障碍,轻者呈嗜睡、昏睡状态,重则昏迷;主要系缺氧和高碳酸血症引起的二氧化碳麻醉所致。此外,还可有颅内压升高、视乳头水肿和扑击性震颤,以及肌阵挛、全身强直-阵挛样发作等各种运动障碍。精神症状可表现为兴奋、不安、言

语增多、幻觉、妄想等。临床表现有意识障碍、神经和精神症状,以及定位神经体征等。

219. ABDE

220. ABCDE　气管插管的适应证:①因严重低氧血症和(或)高 CO_2 血症,或其他原因需要较长期机械通气,而又不考虑进行气管切开的患者。②不能自行清除上呼吸道分泌物、胃内反流物和出血,随时有误吸危险者。③下呼吸道分泌物过多或出血需要反复吸引者。④上呼吸道损伤、狭窄、阻塞、气道食管瘘等影响正常通气者。⑤因诊断和治疗需要,在短时间内要反复插入支气管镜者,为了减少患者的痛苦和操作方便,也可以事先行气管插管。⑥患者自主呼吸突然停止,紧急建立人工气道行机械通气者。⑦外科手术和麻醉,如需要长时间麻醉的手术、低温麻醉及控制性低血压手术、部分口腔内手术预防血性分泌物阻塞气道、特殊手术的体位等。急性呼衰气管插管应结合气管插管适应证。

221. ABCE　NPPV 主要适合于轻度呼吸衰竭的患者。在急性呼吸衰竭中,其参考的应用指征如下:(1)疾病的诊断和病情的可逆性评价适合使用 NPPV。(2)有需要辅助通气的指标:①中至重度的呼吸困难,表现为呼吸急促(COPD 患者的呼吸频率>24 次/分,充血性心力衰竭患者的呼吸频率>30 次/分),动用辅助呼吸肌或胸腹矛盾运动;②血气异常:pH< 7.35, $PaCO_2$ >45 mmHg(1 mmHg = 0.133 kPa),或氧合指数<200 mmHg(氧合指数:动脉血氧分压/吸入氧浓度)。(3)排除有应用 NPPV 的禁忌证。NPPV 主要应用于呼吸衰竭的早期干预,避免发展为危及生命的呼吸衰竭;也可以用于辅助早期撤机;但对于有明确有创通气指征者,除非是拒绝插管,否则不宜常规应用 NPVV 替代气管插管。

222. ABCDE　呼吸衰竭(respiratory failure)是各种原因引起的肺通气和(或)换气功能严重障碍,以致不能进行有效的气体交换,导致缺氧伴(或不伴)二氧化碳潴留,从而引起一系列生理功能和代谢紊乱的临床综合征。损害呼吸功能的各种因素都会导致呼衰。临床上常见的病因有如下几方面。①呼吸道病变:支气管炎症痉挛、上呼吸道肿瘤、异物等阻塞气道,引起通气不

足,气体分布不匀导致通气/血流比例失调,发生缺氧和二氧化碳潴留。②肺组织病变:肺炎、重度肺结核、肺气肿、弥散性肺纤维化、肺水肿、成人呼吸窘迫综合征(ARDS)、肺硅沉着症等,可引起肺容量、通气量、有效弥散面积减少,通气/血流比例失调导致肺动脉样分流,引起缺氧和(或)二氧化碳潴留。③肺血管疾病:肺血管栓塞、肺梗死、肺毛细血管瘤,使部分静脉血流入肺静脉,发生缺氧。④胸廓病变:如胸廓外伤、畸形、手术创伤、气胸和胸腔积液等,影响胸廓活动和肺脏扩张,导致通气减少,吸入气体不匀影响换气功能。⑤神经中枢及其传导系统呼吸肌疾患:脑血管病变、脑炎、脑外伤、电击、药物中毒等直接或间接抑制呼吸中枢;脊髓灰质炎以及多发性神经炎所致的肌肉神经接头阻滞影响传导功能;重症肌无力和等损害呼吸动力引起通气不足。

223. ABCD 慢性肺心病为肺性脑病的主要基础病因。常见诱因有:①急性呼吸道与肺部感染,严重支气管痉挛,气道内痰液阻塞,使原已受损的肺通气功能进一步下降致体内 CO_2 潴留。②医源性因素,如镇静剂应用不当,高浓度吸氧,导致呼吸抑制而加重 CO_2 麻醉状态;不适当应用脱水剂及利尿剂,致痰液黏稠而加重气道阻塞。③慢性阻塞性肺疾病伴有右心衰竭时,脑血流量减少,加重脑缺氧及脑代谢功能紊乱。

224. ACDE 患者为肺心病感染引起的 II 型呼吸衰竭,表现为神志模糊,有些烦躁不安,应给予持续吸入 $1\sim2$ L/min 氧以纠正低氧的情况,必要时气管插管进行人工呼吸,同时给予舒张支气管药物,并且尼可刹米维持静脉滴注。

225. ABCD 除引起慢性呼吸衰竭的原发症状外,主要是缺 O_2 和 CO_2 潴留所致的多脏器功能紊乱的表现。①呼吸困难:表现在频率、节律和幅度的改变,如中枢性呼衰呈潮式、间歇或抽泣样呼吸;慢阻肺是由慢而较深的呼吸转为浅快呼吸,辅助呼吸肌活动加强,呈点头或提肩呼吸;中枢神经药物中毒表现为呼吸匀缓、昏睡;严重肺心病并发呼衰二氧化碳麻醉时,则出现浅慢呼吸。②发绀:是缺氧的典型症状,当动脉血氧饱和度低于 85% 时,可在血流量较大的口唇指甲出现发绀;另应注意红细胞增多者发

绀更明显,贫血者的发绀不明显或不出现;严重休克末梢循环差的患者,即使动脉血氧分压尚正常,也可出现发绀;发绀还受皮肤色素及心功能的影响。③精神神经症状:急性呼衰的精神症状较慢性为明显,急性缺氧可出现精神错乱、狂躁、昏迷、抽搐等症状,慢性缺氧多有智力或定向功能障碍;CO_2 潴留出现中枢抑制之前的兴奋症状,如失眠、烦躁、躁动,但此时切忌用镇静或安眠药,以免加重 CO_2 潴留,发生肺性脑病,表现为神志淡漠、肌肉震颤、间歇抽搐、昏睡、甚至昏迷等;pH 代偿,尚能进行日常个人生活活动,急性 CO_2 潴留,pH<7.3 时,会出现精神症状;严重 CO_2 潴留可出现腱反射减弱或消失,锥体束征阳性等。④血液循环系统症状:严重缺氧和 CO_2 潴留引起肺动脉高压,可发生右心衰竭,伴有体循环淤血体征;CO_2 潴留使外周体表静脉充盈、皮肤红润、湿暖多汗、血压升高、心搏量增多而致脉搏洪大,因脑血管扩张,产生搏动性头痛;晚期由于严重缺氧、酸中毒引起心肌损害,出现周围循环衰竭、血压下降、心律失常、心脏停搏。⑤消化和泌尿系统症状:严重呼衰对肝、肾功能都有影响,如 ALT 与非蛋白氮升高、蛋白尿、尿中出现红细胞和管型。常因胃肠道黏膜充血水肿、糜烂渗血,或应激性溃疡引起上消化道出血。以上这些症状均可随缺氧和 CO_2 潴留的纠正而消失。

226. ABCD 损害呼吸功能的各种因素都会导致呼衰。临床上常见的病因有如下几方面。①呼吸道病变:支气管炎症痉挛、上呼吸道肿瘤、异物等阻塞气道,引起通气不足,气体分布不匀导致通气/血流比例失调,发生缺氧和二氧化碳潴留。②肺组织病变:肺炎、重度肺结核、肺气肿、弥散性肺纤维化、肺水肿、ARDS、硅肺等,可引起肺容量、通气量、有效弥散面积减少,通气/血流比例失调,导致肺动脉样分流,引起缺氧和(或)二氧化碳潴留。③肺血管疾病:肺血管栓塞、肺梗死、肺毛细血管瘤,使部分静脉血流入肺静脉发生缺氧。④胸廓病变:如胸廓外伤、畸形、手术创伤、气胸和胸腔积液等,影响胸廓活动和肺脏扩张,导致通气减少吸入气体不匀影响换气功能。⑤神经中枢及其传导系统呼吸肌疾患:脑血管病变、脑炎、脑外伤、电击、药

物中毒等直接或间接抑制呼吸中枢;脊髓灰质炎及多发性神经炎所致的肌肉神经接头阻滞影响传导功能;重症肌无力和等损害呼吸动力引起通气不足。

227. ACDE　慢性肺源性心脏病(简称肺心病)是慢性支气管炎、肺气肿、其他肺胸疾病或肺血管病变引起的心脏病,有肺动脉高压、右心室增大或右心功能不全。(1)慢性肺胸疾病或肺血管病变主要根据病史、体征、心电图、X线,并可参考放射性同位素、超声心动图、心电向量图、肺功能或其他检查判定。(2)右心功能不全主要表现为颈静脉怒张、肝肿大压痛、肝颈反流征阳性、下肢水肿及静脉压增高等。(3)肺动脉高压、右心室增大的诊断依据:①体征,如剑突下出现收缩期搏动、肺动脉瓣区第二音亢进,三尖瓣区心音较心尖部明显增强或出现收缩期杂音;②X线诊断;③心电图诊断;④超声心动图诊断;⑤心电向量图诊断;⑥放射性同位素,即肺灌注扫描,肺上部血流增加下部减少,表示可能有肺动脉高压。注:④~⑥项有条件的单位可作诊断参考。

228. ABCDE　慢性肺源性心脏病病因,按发病的不同部位,可分为以下几类。①支气管、肺疾病:以慢支并发阻塞性肺气肿引起的慢性阻塞性肺疾病(COPD)最为常见,占80%～90%,由此可见,COPD是老年肺心病最主要的病因。其次为支气管哮喘、支气管扩张、重症肺结核、尘肺、慢性弥漫性肺间质纤维化(包括特发性肺间质纤维化和继发性肺间质纤维化)、肺部放射治疗、结节病、过敏性肺泡炎、嗜酸性肉芽肿、隐源性弥漫性间质性肺炎、铍中毒、进行性系统性硬化症、播散性红斑狼疮、皮肌炎、肺泡硬石症等。②胸廓运动障碍性疾病:较少见。严重的脊椎后、侧凸,脊椎结核,类风湿关节炎,胸膜广泛粘连及胸廓成形术后造成的严重胸廓或脊椎畸形,严重的胸膜肥厚,肥胖伴肺通气不足,睡眠呼吸障碍以及神经肌肉疾病如脊髓灰质炎,可引起胸廓活动受限、肺受压、支气管扭曲或变形,导致肺功能受限,气道引流不畅,肺部反复感染,并发肺气肿,或纤维化、缺氧、肺血管收缩、狭窄,使阻力增加,肺动脉高压,发展成肺心病。③肺血管疾病:甚少见。累及肺动脉的过

敏性肉芽肿病,广泛或反复发生的多发性肺小动脉栓塞及肺小动脉炎,以及原因不明的原发性肺动脉高压,均可使肺小动脉狭窄、阻塞,引起肺动脉血管阻力增加、肺动脉高压和右心室负荷过重,发展成肺心病。偶见于肺动脉及肺静脉受压,如纵隔肿瘤、动脉瘤等,也可见于原发性肺动脉高压。④其他:肺部感染不仅加重了低氧和二氧化碳潴留,使肺小动脉痉挛、肺循环阻力进一步增加、肺动脉压更加增高,加重右心室负荷甚至失代偿。反复肺部感染、低氧血症和毒血症可能造成心肌损害和心律失常,甚至发生心力衰竭;原发性肺泡通气不足及先天性口咽畸形、睡眠呼吸暂停综合征等亦可导致肺源性心脏病;其他尚可见于肺切除术后和高原性缺氧等。这些疾病均可产生低氧血症,使肺血管收缩。

229. ACD　急性气管支气管炎的生物性病因中最重要的是病毒感染,包括腺病毒、冠状病毒、流感病毒A和B、副流感病毒、呼吸道合胞病毒、柯萨奇病毒A21、鼻病毒等。肺炎支原体、肺炎衣原体和百日咳杆菌,也可以是本病的病原体,常见于年轻成人。非生物性致病因子有矿、植物粉尘,刺激性气体(强酸、氨、某些挥发性溶剂、氯、硫化氢、二氧化硫和溴化物等)。环境刺激物包括臭氧、二氧化氮、香烟和烟雾等。

230. BCD　胸部体检发现两肺呼吸音粗,黏液分泌物潴留于较大支气管时可闻及粗的干啰音,咳嗽后啰音消失。支气管痉挛时,可闻及哮鸣音。故B正确;无并发症者不累及肺实质。胸部影像检查无异常或仅有肺纹理加深,故A选项错误;对于未明确病原者,抗生素不宜作为常规使用。盲目应用抗生素会导致耐药菌的产生、二重感染等一些严重后果。但如果患者出现发热、脓性痰和重症咳嗽,则为应用抗生素的指征。对急性气管支气管炎的患者应用抗生素治疗,可应用针对肺炎衣原体和肺炎支原体的抗生素,如红霉素,每天1g,分4次口服,也可选用克拉霉素或阿奇霉素。对于老年人、患有心肺基础疾病的患者可以应用大环内酯类、β-内酰胺类或喹诺酮类口服抗菌药物。肺炎支原体、衣原体和百日咳杆菌对红霉素和多西环素甚为敏感,C项正确。外周血象:多数病例的

白细胞计数和分类无明显改变,细菌感染严重时白细胞总数和中性粒细胞可增多,故 E 项错误。急性气管-支气管炎患者大多预后良好,少数治疗不及时或疗效欠佳者可转变为慢性支气管炎,故 D 正确。

231. ACDE　缺氧可引起脑细胞功能障碍、毛细血管通透性增加、脑水肿,最终引起脑细胞死亡,故 D 项正确。缺氧可刺激交感神经兴奋,使心率加快和心输出量增加,血压上升。严重缺氧可使心肌收缩力降低,甚则引起心脏停搏,C 项正确。缺氧能引起肺小动脉收缩而增加肺循环阻力。缺氧主要通过颈动脉窦和主动脉体化学感受器的反射作用刺激通气。缺氧可导致肝功能异常、肾血流量减少、肾小球滤过率减少,E 项正确。缺氧可引起代谢性酸中毒,多为高 AG(阴离子间隙)性代酸。呼吸衰竭患者容易出现代谢性碱中毒,主要原因为医源性因素,如过度利尿造成低钾、低氯性碱中毒,过量补碱。Ⅱ型呼吸衰竭时机械通气使用不当,使 $PaCO_2$ 下降过快,亦容易出现呼吸性碱中毒。代谢性碱中毒可使氧解离曲线左移,加重组织缺氧。故 A 项正确,B 项错误。

232. ABCDE　气胸(pneumothorax)是指气体进入胸膜腔,造成积气状态。多因肺部疾病或外力影响使肺组织和脏层胸膜破裂,或靠近肺表面的细微肺泡破裂,肺和支气管内空气逸入胸膜腔。因胸壁或肺部创伤引起者称为创伤性气胸;因疾病致肺组织自行破裂引起者称为自发性气胸,产生机制是在其他肺部疾病的基础上,形成肺大疱或直接损伤胸膜所致。慢性阻塞性肺病(COPD)和肺结核是继发性气胸的最常见病因。故 A、C 正确。自发性气胸是指肺部常规 X 线检查未能发现明显病变的健康者所发生的气胸,好发于青年人,特别是男性瘦长者。吸烟为原发性气胸的最主要致病因素,气胸发生率与吸烟量呈明显的剂量反应关系。故 D 正确。气胸患者应绝对卧床休息,充分吸氧,尽量少讲话,使肺活动减少,有利于气体吸收和肺的复张。适用于首次发作,肺萎陷在 20% 以下,不伴有呼吸困难者,故 B 正确。左侧气胸

合并纵隔气肿时,可有 Hamman 征,E 正确。

233. ABDE　渗出性胸腔积液可因病因不同,颜色有所不同,混浊,比重>1.018。渗出液的细胞数较多,有核细胞数常多于 $500×10^6/L$,以白细胞为主。渗出液中蛋白含量高,>30 g/L,胸腔积液/血液中蛋白质含量比值>0.5,Rivalta 试验阳性。胸腔积液与血清蛋白量比值>0.5;胸腔积液与血清乳酸脱氢酶(LDH)比值>0.6;胸腔积液 LDH>正常血清 LDH 上限的 2/3 (胸腔积液 LDH>200 U/L)。

234. BCDE　呼吸衰竭的主要机制有:①肺换气功能障碍。肺的气体交换系指肺泡内气体与肺泡毛细血管血液中气体的交换,主要是氧与二氧化碳的交换。肺气体交换主要决定于通气/血流灌注比值(V/Q)与弥散功能。Ⅰ型呼吸衰竭的主要发病机制为换气功能障碍,主要有通气/血流比例失调和弥散功能障碍两种。②肺通气功能障碍。肺通气是指通过呼吸运动使肺泡气与外界气体交换的过程。凡能影响肺通气与阻力的因素均可影响肺通气功能。肺通气功能的正常与通气量大小,不只是决定于推动肺通气的动力大小,还要决定于肺通气的阻力。肺通气是在呼吸中枢的调控下,通过呼吸肌的收缩与松弛,使胸廓和肺作节律性的扩大和缩小得以实现。在静息呼吸空气时,总肺泡通气量约为 4 L/min,才能维持正常氧和二氧化碳分压。当肺通气功能障碍时,肺泡通气量不足,肺泡氧分压下降,二氧化碳分压上升,可发生Ⅱ型呼吸衰竭,即 PaO_2 下降和 $PaCO_2$ 升高同时存在。肺通气功能障碍可分限制性通气不足与阻塞性通气不足两种类型。由肺泡张缩受限引起者称限制性通气不足;由气道阻力增高引起者称阻塞性通气不足。③呼吸衰竭时发生的缺氧和二氧化碳潴留可影响全身各系统器官的代谢和功能,其对机体的损害程度取决于缺氧和二氧化碳潴留发生的速度、程度和持续时间。若缺氧和二氧化碳潴留同时存在,对机体的损害更为明显,其中缺氧对机体损害显得更为重要。在所有缺氧引起的脏器损害中,心、脑、肺血管、肝、肾对缺氧最敏感。

第四章　循环系统急症

1. D　急性冠状动脉综合征包括急性 ST 抬高型心肌梗死、急性非 ST 抬高型心肌梗死和不稳定型心绞痛。初发劳力性心绞痛和变异性心绞痛均属于不稳定型心绞痛。

2. C　Ⅲ 导联出现 Q 波并不是心肌梗死的特征性改变。夜间发生心绞痛属于不稳定型心绞痛。晕厥原因很多。心肌梗死表现为持续性缺血性胸痛，表现为晕厥的并不多见。下肢深静脉血栓形成患者突发胸痛、呼吸困难应首先考虑急性肺栓塞的可能。

3. E　氯沙坦属于 ARB 类，卡托普利属 ACEI 类，均主要作用于外周小动脉，扩张冠状动脉的作用不显著。美托洛尔属 β 受体阻滞剂，治疗心绞痛主要是通过降低心肌耗氧量、减慢心室率、减少心脏氧耗，不直接扩张冠状动脉。阿司匹林为抗血小板聚集药物。硝酸异山梨酯为硝酸酯类药物，对冠状动脉有较强的扩张作用，可明显增加冠状动脉的血流量。

4. E　《ACC/AHA 指南》并不推荐心肌梗死后常规使用钙拮抗剂和抗氧化剂。

5. A　急性心肌梗死早期以室性心律失常多见，其中高危室性期前收缩常为心室颤动的先兆，是早期心肌梗死的主要死亡原因。

6. B　所有溶栓剂都是纤溶酶原激活剂，激活体内的纤溶酶原形成纤溶酶，使纤维蛋白降解，达到溶解血栓的目的。

7. C　按照新的指南，目前认为非 ST 段抬高型心肌梗死溶栓是不适合的。

8. E　对心肌梗死后难治性心绞痛可给予钙拮抗剂，但应采用长效制剂。

9. D　有出血、出血倾向或既往出血史、大于 75 岁、严重肝肾功能不全、活动性消化性溃疡、血压过高、新近手术创口未愈为溶栓禁忌证。

10. A　患者在行支架植入术中，突然出现胸痛、呼吸困难、血压下降、心脏扩大等，应首先考虑有可能存在导丝通过病变处或支架释放时冠状动脉破裂导致心脏压塞的可能。

11. B　患者主要临床表现为心脏扩大和心力衰竭，冠状动脉造影示三支血管严重病变，应首先考虑缺血性心脏病，入院后查体有高血压，有可能系心力衰竭的表现。其他各项更无证据。

12. A　β 受体阻滞剂在慢性心力衰竭时是基本用药之一，但在处于急性左心衰竭时不宜使用。

13. B　患者是急性心肌梗死发生肺水肿，应首选吗啡以止痛，减轻心肌耗氧。其他各项也是治疗急性肺水肿的药物，但非首选。

14. E　肌钙蛋白是诊断急性心肌梗死特异性最高的指标。

15. A　恢复心肌灌注，挽救缺血心肌，缩小梗死面积，是急性心肌梗死的首要治疗措施，包括溶栓、急诊 PCI 或冠状动脉搭桥。选项未列急诊 PCI 和冠状动脉搭桥，故应选择尿激酶溶栓。

16. A　冠心病的危险因素主要是：老年、高血压、糖尿病、高脂血症、吸烟、冠心病家族史等，故选项 A 不属于冠心病危险因素范畴。

17. A　心绞痛的临床症状为与劳累或情绪激动相关的胸痛症状最典型。

18. D　患者典型的劳力性心绞痛病史 1 年，几个月来发作次数增加，劳动耐力下降，休息时也有发作，符合不稳定型心绞痛的诊断。

19. B　缺血性心肌病是由于冠状动脉硬化狭窄，心肌长期血供不足，发生心肌纤维化，心脏逐渐扩大，发生心律失常和心力衰竭。此患者有心功能不全的症状，无其他病史，冠脉造影示冠脉三支病变，首先考虑缺血性心肌病。

20. D　再灌注心肌治疗是一种积极的治疗措施，最好在发病后 3～6 h 内（可延长至发病 12 h 内）进行，包括介入治疗、溶栓疗法和紧急主动脉-冠状动脉旁路移植术。

21. B　钙通道阻滞剂具有扩张冠状动脉，抑制冠状动脉痉挛的作用，变异性心绞痛时作为首选。

22. A　急性心梗后 24 h 内患者有很高的原发室颤的发生率，当出现高危室早时，应静注利多卡因，利多卡因无效时改用普鲁卡因胺。近期研究发现,急性心梗早期出现窦性心动过速或室早,静注 β 受体阻滞剂可以有效减少室颤的发生。

23. B 肾动脉狭窄可以是炎症性或者纤维肌性发育不良。

24. C 典型心绞痛发作不可能为游走性。

25. A 急性前壁心肌梗死易引发左室电生理紊乱,出现室性心律失常。

26. B 稳定性心绞痛是由于劳力引起心肌缺血,导致胸部及附近部位的不适,可伴心功能障碍,但没有心肌坏死。常由劳累或情绪激动引起,以发作性胸痛为主要临床表现,主要在胸骨体上段或中段,常放射至左肩。发生在劳累或激动当时,为压迫、发闷、紧缩感,偶伴濒死感。出现后逐步加重,一般在 3～5 min 内消失。

27. E X 综合征目前尚无统一的定义。患者主要表现为有典型劳力型心绞痛,舌下含服硝酸甘油片可以缓解。心电图运动试验有缺血样改变(阳性),而冠状动脉造影以及麦角新碱诱发试验均阴性。其发病机制考虑心肌微血管扩张反应受损,导致冠状动脉血管扩张储备异常。

28. E 乳头肌断裂为急性心肌梗死常见并发症之一,是由于心肌梗死范围累及到乳头肌部位,乳头肌梗死后坏死,并断裂造成急性二尖瓣关闭不全,临床上出现急性左心功能不全及二尖瓣关闭不全的杂音。

29. E 梗死后心绞痛是指急性心肌梗死胸痛消失 24 h 以后,30 天内又重新出现心绞痛。据统计,有梗死后心绞痛者再发心肌梗死率高于无梗死后心绞痛者的 10 倍之多。

30. B 梗死后综合征常发生于急性心肌梗死后数周至数月。临床表现为发热,与呼吸和体位有关的心前区疼痛和胸痛,可闻及胸膜摩擦音和心包摩擦音,并可有心包积液或胸腔积液。其病因不清,可能与过敏反应有关。

31. B 美托洛尔对于急性心肌梗死后合并高血压特别是心室率偏快的患者长期应用可改善预后。

32. D 长期高血压可引起血管平滑肌细胞肥大、变性及中层坏死。主动脉壁张力增高可导致中层内 2/3 弹性纤维断裂、纤维化及内膜破坏,血液进入主动脉壁内形成血肿,称主动脉夹层,并可扩展沿脊柱下移,出现剧烈疼痛和面色苍白,大汗淋漓,血压仍很高。若主动脉内膜撕裂,管壁

剥离自主动脉瓣环开始,则可出现急性主动脉瓣关闭不全的体征。

33. C CK 同工酶中分为 3 种,即 CK - MM、CK - MB 和 CK - BB。在骨骼肌中主要含 CK - MM,脑和肾主要含 CK - BB,而心肌中主要含 CK - MB。因此,在心肌梗死患者中 CK 增高尤其是 CK - MB 增高,对诊断很有价值。SMB 在心肌梗死时亦升高,但特异性差。

34. D 急性心肌梗死早期,特别是发病 24 h 内,慎用洋地黄类药物,因此类药物增加相对正常心肌的收缩力,对坏死心肌无作用,易致坏死心肌变薄,形成室壁瘤,甚至造成心肌破裂。

35. A 肌束限制时,硝酸酯类的作用有限。

36. B 右室心梗易出现合并心衰,硝酸酯类在右心室梗死时禁用(慎用)。

37. B 根据病情分析,患者处于休克状态,其可以肯定为急性广泛前壁心肌梗死所致,临床表现为典型的心源性休克。此时,其他原因均不予考虑。

38. D 下壁心肌梗死常累及心传导系统,易发生房室传导阻滞等心律失常。

39. A 该患者为典型的变异性心绞痛,β 受体阻滞剂可加重冠脉痉挛,故不宜。

40. D 青年患者,临床表现主要为心脏扩大、心力衰竭。应首先考虑扩张型心肌病伴心力衰竭的可能性最大。虽然有少量心包积液,但心力衰竭可以产生,没有结核的其他表现,故不支持结核性心包炎。患者亦无诊断肝硬化的临床表现。

41. A 右心室心肌病临床上主要表现为充血性心力衰竭和(或)心律失常。多数患者开始即表现为全心衰竭,部分患者可无症状。

42. D 目前对病毒性心肌炎不主张早期使用激素,但在房室传导阻滞、难治性心力衰竭、重症患者或有自身免疫的情况下可考虑使用。

43. B 该患者应首先考虑扩张型心肌病,扩张型心肌病最常见的死因为心力衰竭。

44. A 患者为青年男性,发病前有上呼吸道感染史,主要症状为活动后心悸、气促,心音减弱,心电图发现室性期前收缩,心肌酶 CK - MB 升高,应考虑急性心肌炎的可能性最大。患者无心绞痛症状,患者心脏不大,不支持炎症性心肌病的诊断。

45. A　肥厚型梗阻性心肌病治疗主张应用 β 受体阻滞剂及钙拮抗剂治疗,对重症梗阻患者可进行介入或手术治疗,植入 DDD 型起搏器、消融或切除肥厚的室间隔心肌。

46. C　扩张型心肌病的病理特征是心肌核素检查有舒张末期和收缩末期左心室容积增大,左心室射血分数降低,且核素心肌显像有左心室壁呈灶性散在性放射性减低区。

47. C　心内膜、心肌活检有助于对病毒性心肌炎的诊断、病情和预后进行判断。

48. E　缩窄性心包炎最有效的方法是手术。

49. B　心前区疼痛常于体位改变、深呼吸、咳嗽、吞咽、卧位,尤其是当抬腿或左侧卧位时加剧,坐位或前倾位时减轻。疼痛通常局限于胸骨下或心前区,常放射到左肩、背部、颈部或上腹部,偶向下颌、左前臂和手放射。

50. E　急性心包炎时典型的心包摩擦音的特点是在胸骨左缘第 3、4 肋间出现最为明显的三相性摩擦音,其强度受呼吸体位影响,深吸气或前倾坐位时增强。

51. C　心包积液因为心脏舒张受限,同样可以引起体循环淤血的表现,但右心衰竭不会出现奇脉。

52. A　患者在行射频消融术中,突然出现胸痛、呼吸困难、血压下降、心脏扩大、奇脉等,应首先考虑有消融导致心脏破裂的可能,因为患者出现了心脏压塞的症状和体征。

53. C　病因已经确定是心脏穿孔破裂,应立即行心包穿刺引流,减轻对心脏的压塞,积极准备外科手术缝合。

54. A　负性心尖搏动是心脏收缩时,心尖搏动内陷,称负性心尖搏动,见于粘连性心包炎或心包与周围组织广泛粘连,也可见于重度右心室肥大。

55. B　急性心包炎的临床表现如下。①纤维蛋白性心包炎:心前区疼痛为主要症状,心包摩擦音是典型体征。②渗出性心包炎:呼吸困难是心包积液最突出的症状,也可因压迫气管、食管而产生干咳、声音嘶哑及吞咽困难,以及发冷、发热等。体征:心脏叩诊浊音界向两侧增大,皆为绝对浊音区;心尖搏动弱,心音低而遥远;可出现 Ewart 征。③心脏压塞:快速心包积液可引起急性心脏压塞,出现明显心动过速、血压下降、脉

压变小和静脉压明显上升。心电图表现为:①ST 段抬高,见于除 aVR 导联以外的所有常规导程中,呈弓背向下型;②一至数日后,出现 T 波低平或倒置,后逐渐恢复正常;③大量渗液时可见电交替;④无病理性 Q 波,无 Q‐T 间期延长;⑤常有窦性心动过速。

56. A　ST 段上抬要考虑急性心包炎、急性心肌梗死、变异型心绞痛等。结合发热、弓背向下的 ST 段抬高,考虑急性心包炎可能性大。

57. E　患者有窦性心动过缓及阵发性心房颤动,阿托品试验心率无增快,应考虑有病态窦房结综合征(快慢综合征),在处理上应采取安置心脏起搏器。

58. E　患者已发生严重的血流动力学障碍,应立即同步直流电复律。

59. C　56 岁患者有胸闷症状,应考虑冠心病的可能;同时有晕厥症状,应考虑是否由心律失常所致。最简便可行的首选检查应是 Holter 心电图。

60. E　患者有心肌梗死史,胸骨后疼痛伴晕厥应考虑是由于心肌缺血导致电不稳定而发生室性心律失常,从而导致低心输出量、脑缺血,从而发生晕厥。

61. A　刺激迷走神经可以终止是阵发性室上性心动过速的一个特点。

62. C　以上心律失常中,三度房室传导阻滞是最可能发生阿‐斯综合征的。心房颤动患者只有出现极缓慢的心室率时才有可能出现阿‐斯综合征。完全右束支传导阻滞和完全左束支传导阻滞一般不会造成缓慢的心率。阵发性室上性心动过速一般不出现阿‐斯综合征。

63. C　患者为老年男性,突发快速心室率的心房颤动,治疗原则应是尽快降低心室率。利多卡因、硝酸甘油对转复心房颤动心律及减慢心室率无效。目前,心房颤动伴快速心室率仍将洋地黄类(毛花苷 C)作为首选药物。

64. B　目前华法林为预防心房颤动发生体循环栓塞首选。

65. C　此患者心肌炎合并三度房室传导阻滞,出现阿‐斯综合征,安装临时起搏器是最恰当的治疗,可以保证心输出量,保证重要脏器的灌注。药物治疗作用有限。

66. E 典型并行心律异位心搏按固定频率发放,故其与前一次窦性心搏的联律间期不固定。相差≥0.08 s。

67. D 未引起血流动力学障碍的室速可静脉应用利多卡因或普鲁卡因胺等药物治疗,无效时可采用直流电复律。但当出现血流动力学障碍时,应迅速进行直流电复律。

68. D 刺激迷走神经能终止心动过速,应为阵发性室上性心动过速,而不是房性心动过速。刺激迷走神经仅能加重房室传导阻滞。

69. D 心室夺获和室性融合波的存在是室性心动过速的重要证据。

70. E 普罗帕酮可加重心力衰竭,故不适用于合并心功能不全的心房颤动患者。

71. C 阵发性室上性心动过速的频率为150～250次/分。心电图表现为QRS波群形态通常正常,RR间期规则,P波与QRS波群保持固定关系,起始突然。

72. E 心电图运动负荷检查的主要适应证是胸痛的鉴别诊断,早期检出无临床症状的冠心病,确定冠心病的诊断。急性心肌梗死急性期(尤其在5天以内)、未控制的不稳定性心绞痛、未控制的心力衰竭、严重的高血压病等均为其检查的禁忌证。

73. E

74. E 患者病史长,晕厥2次,药物治疗无效,心电图提示为三度房室传导阻滞,符合安装起搏器适应证。由于患者药物治疗效果不佳,且病史较长,恢复的可能性不大,故应安装永久起搏器。

75. E 房颤引起心房血栓,栓子脱落引起脑栓塞。

76. E 本病例的心电图特点符合室性心动过速。

77. E 钙通道阻滞剂具有负性肌力作用,一般不列为常规治疗心力衰竭的药物。

78. E Frank-Starling机制、心肌肥厚、交感神经兴奋性增强和RAS激活均是心力衰竭的代偿机制,而心肌耗氧增加只能加重心力衰竭的表现。

79. D 颈静脉怒张及肝颈静脉回流征是体循环淤血的表现,在右心衰竭时可以出现。而肝硬化引起门静脉系统高压,不会影响到上腔静脉,一般不会出现颈静脉怒张。

80. D 患者主要临床表现为左胸疼痛、呼吸困难伴低氧血症。超声心动图提示右心室、右心房扩大,应首先考虑急性肺源性心脏病、肺栓塞可能。64排CT肺血管成像或肺通气灌注扫描可确诊,应列为首选检查。

81. C 心衰首选血管紧张素转换酶抑制剂和β受体阻滞剂,但患者的气喘和痛风为β受体阻滞剂和利尿剂的禁忌证。

82. C 大规模的临床试验证明洋地黄对慢性充血性心力衰竭有A、B、D、E的作用,但是不改变患者的预后。

83. D 心率40次/分,心尖区闻大炮音提示房颤合并三度房室传导阻滞,为洋地黄过的表现,应予停药。

84. D 洋地黄中毒是由于洋地黄类药物使用过量导致的一系列症状。(1)胃肠道反应:一般较轻,常见食欲缺乏、恶心、呕吐、腹泻、腹痛。(2)心律失常:服用洋地黄过程中,心律突然转变,这是诊断洋地黄中毒的重要依据。洋地黄中毒的特征性心律失常有:①多源性室性期前收缩呈二联律,特别是发生在心房颤动基础上;②心房颤动伴完全性房室传导阻滞与房室结性心律;③应用洋地黄过程中出现室上性心动过速伴房室传导阻滞是洋地黄中毒的特征性表现。(3)神经系统表现:可有头痛、失眠、忧郁、眩晕,甚至神志错乱。(4)视觉改变:可出现黄视或绿视以及复视。

85. C 氢氯噻嗪是排钾型利尿剂,低钾易致洋地黄中毒,导致室性心律失常,故采用上述措施。

86. D 食欲不振、肝区疼痛、水肿是体循环压力升高的表现,提示右心衰竭。

87. D 肺动脉瓣狭窄时右心室射血受到限制,肺动脉内血流减少,在胸部的X线片上可显示肺血管纹理减少。

88. C 咯血是当严重二尖瓣狭窄时,肺静脉压力升高,可使淤血扩张,壁薄的支气管静脉破裂,导致较大量的咯血。此时应减轻肺循环阻力,垂体后叶素具有收缩小动脉的作用,有可能加重肺动脉高压。

89. A 二尖瓣球囊成形术要求瓣口面积为1.0～1.5 cm^2,年龄25～40岁,心功能2～3级为宜。

90. D 风湿性主动脉瓣关闭不全多数与二尖瓣狭窄同时出现,风湿性疾病侵犯瓣膜的主要病理变化为瓣叶增厚、短缩,而较少侵犯瓣膜环。主动脉瓣呈二叶瓣是属先天性病变;主动脉瓣根部扩张、瓣膜增厚钙化不支持风湿性病变。

91. D　由于二尖瓣关闭不全,心脏收缩时血液部分从左心室反流回左心房,左心房容量负荷增加。舒张期时,比正常量大的血液由左心房进入左心室,致使左心室的容量负荷增加,左心室代偿性扩大。因此二尖瓣关闭不全主要累及左心房及左心室,最终才影响右心,引起全心扩大。

92. A　风湿性疾病侵犯瓣膜的主要病理变化为瓣叶增厚、短缩,而较少侵犯瓣膜环。因此本题 A 为正确答案。二叶瓣属先天性病变,瓣膜增厚钙化常见于退行性改变。

93. B　患者已有心功能不全的表现,系单纯二尖瓣狭窄患者,可听到二尖瓣开瓣音,提示瓣膜仍具有一定弹性。结合患者年龄为 35 岁,可考虑首选经皮二尖瓣球囊成形术为宜。

94. D　患者腹痛表现为脐周,有腹膜刺激的表现。应首先考虑诊断肠系膜动脉栓塞,临床表现均不支持其他诊断。

95. D　患者口服地高辛病史 2 个月,出现室性心律失常,应考虑地高辛中毒可能。

96. D　对于二尖瓣狭窄患者,劳力性呼吸困难为最早期的症状,主要为肺的顺应性降低所致。随着病程发展,日常活动即可出现呼吸困难,以及端坐呼吸,当有劳累、情绪激动、呼吸道感染、性交、妊娠或快速心房颤动等诱因时,可诱发急性肺水肿。

97. E　右心衰竭的加重导致体循环血流减少,肺淤血情况就会减轻,呼吸困难将减轻。

98. D　风湿性主动脉瓣关闭不全多数与二尖瓣狭窄同时出现,风湿性疾患侵犯瓣膜的主要病理变化为瓣叶增厚、短缩,而较少侵犯瓣膜环。主动脉瓣呈二叶瓣是属先天性病变;主动脉瓣根部扩张、瓣膜增厚钙化不支持风湿性病变。

99. C　严重二尖瓣狭窄肺静脉压突然升高时,淤血扩张的支气管静脉易破裂出血。

100. D　常见体征:第一心音正常。如主动脉瓣钙化僵硬,则第二心音主动脉瓣成分减弱或消失。收缩期的喷射性杂音为吹风样、粗糙、递增递减型,在主动脉瓣第一听诊区最响亮,向颈动脉和胸骨左下缘及心尖区传导,常伴有震颤。退行性老年钙化性风心病主动脉瓣狭窄的杂音在

心底部粗糙、高调成分传至心尖区,呈音乐性,在心尖区最响亮。狭窄越重杂音越长,会出现细迟脉,在晚期收缩压和脉压均降低,左心室扩大。

101. B　风湿热诊断的主要指标包括:心肌炎、关节炎、脑病(舞蹈病)、环形红斑、皮下结节,故选项 B 正确。贫血可能与风湿活动有关,但肝脾大、皮肤黏膜瘀点与风湿活动无直接关系。

102. A　主动脉瓣关闭不全有重度反流时,可导致二尖瓣处于半关闭状态,形成相对性二尖瓣狭窄,此时在心尖区听到舒张中晚期隆隆样杂音,称为 Austin-Flint 杂音。

103. E　患者有胸骨左缘第 3 肋间舒张期叹气样杂音,左室增大,脉压升高,符合主动脉瓣关闭不全的表现。

104. D　右心衰竭时,右心输出量明显减少,肺循环血量减少,左心房压相对下降,发生急性肺水肿的危险减少。

105. D　感染性心内膜炎患者可因细菌菌栓导致皮肤黏膜出现瘀点,而风湿活动很少出现此种体征,其他表现两者均可出现。

106. D　感染性心内膜炎主要发生在器质性心脏病,首先为心脏瓣膜病,尤其是二尖瓣和主动脉瓣;其次为先天性心脏病如室间隔缺损、动脉导管未闭、法洛四联症和主动脉缩窄。

107. D　亚急性细菌性心内膜炎周围体征包括瘀点、指(趾)甲下线状出血、Roth 斑、Osler 结节、Janeway 损害等。

108. A　应在抗生素应用前连续 2 次血培养。

109. B　本病多由毒力较弱的草绿色链球菌引起,少数由肠球菌、肺炎双球菌等引起。常发生于已有病变的瓣膜上(如风湿性心瓣膜病、先天性心脏病等),多侵犯左房室瓣和主动脉瓣。在原有病变的瓣膜上形成由血小板、纤维素、细菌菌落、炎症细胞和少量坏死组织构成的大而松脆的血栓性赘生物。赘生物内的病菌可以不断进入血流而引起相应的临床表现。此外,约 2/3 患者并发局灶性肾小球肾炎,少数则可并发弥漫性肾小球肾炎。

110. A　此患者为晚期人工瓣心内膜炎,感染以草绿色链球菌为主,首选青霉素治疗。

111. C　原发性高血压导致左室后负荷增加,左室

代偿性肥厚,对右室影响较小。

112. A 美托洛尔可以控制交感神经兴奋,控制心肌梗死恶性心律失常的发生。

113. B 原发性高血压可出现心、脑、肾等靶器官受损的表现,其中以脑卒中最常见,为心肌梗死的5倍。

114. C 初治患者在血压维持一段时间稳定后,可小心缓慢减量至维持血压稳定的最小剂量,不可突然停药。

115. D 年龄超过60岁,血压持续或非同日3次以上血压超过21.3/12.66 kPa(160/95 mmHg)可诊断为老年高血压。其中,半数以上以收缩压升高为主,称老年收缩期高血压。其发病机制未明,可能和下列因素有关:大动脉粥样硬化,弹性减退,顺应性降低促使收缩压升高,而舒张压可正常或降低;肾功能减退,水钠潴留;老年人对去甲肾上腺素灭活和清除能力减退;主动脉弓和颈动脉窦的高压压力感受器功能降低等。

116. B 高血压脑病见于高血压患者,由于动脉太突发急骤升高,导致脑小动脉痉挛或脑血管调节功能失控,产生严重脑水肿的一种急性脑血管疾病。该患者"生气"后血压升高,引起上述症状。

117. E 卡托普利既可以降血压,又不影响房室传导。

118. D β受体阻滞剂的主要不良反应有抑制心肌收缩力、延长房室传导、支气管痉挛等。因此有急性心力衰竭及房室传导阻滞等情况不宜使用。

119. B 原发性醛固酮增多症,是由于肾上腺的皮质肿瘤或增生,导致醛固酮分泌增多所致。原醛症是一种继发性高血压症,占高血压症中的0.4%~2%。主要临床表现为高血压、低血钾、碱中毒等及其引起的一系列症状。其高血压用一般的降压药难以控制。钙通道阻滞剂可使一部分原醛症患者的醛固酮产生量减少。

120. C 正常血压值为(139~90)/(89~60)mmHg。

121. B 血压可受患者心理、情绪的影响,因此不能只告诉患者测量结果,增加患者负担。

122. E 主动脉瓣狭窄并发症包括心律失常、心脏性猝死、感染性心内膜炎、体循环栓塞、心力衰

竭、胃肠道出血。

123. C 急性肺水肿患者可出现重度呼吸困难、发绀,如不及时救治,可能死亡。

124. E 室速的心电图特征为:①3个或以上的室性期前收缩连续出现;②QRS波群时限超过0.12 s,ST-T波方向与QRS波群主波方向相反;③心室率通常为100~250 次/分,心律规则,但亦可略不规则;④房室分离;⑤心室夺获与心室融合波。

125. B 急性冠脉综合征包括不稳定型心绞痛及心肌梗死。

126. B 心绞痛引起的放射痛主要是通过心脏交感神经传入,经后根进入脊髓,随后沿着与躯体神经相同的路径到达大脑感觉中枢。

127. E 心绞痛的疼痛部位大多在胸骨体中上段后方。

128. C 在引起心悸的病因中,由心输出量增加的病变可见低血糖发作。低血糖的表现多种多样,主要有交感神经兴奋症状和精神症状。交感神经兴奋症状表现为饥饿感、心悸、出汗、头痛、视物不清等。精神症状表现为发呆、答非所问、精神不安、意识不清、昏迷等。

129. E 病态窦房结综合征临床表现轻重不一,部分患者合并短阵室上性快速心律失常发作,又称慢-快综合征。快速心律失常发作时,心率可突然加速达100 次/分,持续时间长短不一,心动过速突然中止后可有心脏暂停伴或不伴晕厥发作。严重心动过缓或心动过速引起的心悸伴晕厥或抽搐。

130. A 右心衰竭患者,如按压其肿大的肝脏时,则颈静脉充盈更为明显,称肝颈静脉回流征阳性,是右心衰竭的重要征象之一。

131. B 心源性水肿的特点:多有心脏病病史。水肿首先发生于身体的下垂部位,从下肢逐渐遍及全身,严重时可出现腹水或胸水。水肿形成的速度较慢,性质坚实,移动性较小,常在午后加重,平卧后或晨起时可减轻。伴有心脏病的征象,如心脏瓣膜杂音等。

132. B 右心衰竭早期,水肿多先见于下肢,患者卧床,常有腰、背及骶部等低垂部位凹陷性水肿,晚期可有胸水和腹水。

133. C 引起心源性水肿的主要机制是毛细血管静

水压增高及继发性醛固酮增多引起的水钠潴留。

134. B 本题属记忆、理解题,考核知识点为病因病理。因涉及内科学内容,错误率较高。常见错误:①错选 A 或 C,字面上有"右心""心包"字样,加之对中心性发绀的概念不清,故错选;②错选 D,对"休克"的病理生理学知识不了解。法洛四联症等发绀性先天性心脏病因存在较严重的动静脉分流而出现中心性发绀。复习要点:掌握中心性发绀的概念,结合内科学中上述各病种的病理生理学知识来理解其发绀的机制。

135. B 阵发性室上性心动过速有房室折返和房室结折返两种。前者发生机制为房室旁路参与,后者发生机制为房室结双径路。心率通常在 160～220 次/分,P 波规律出现,可以埋藏于 QRS 波中而不可见,也可能跟随在 QRS 波之后,QRS 波可稍有不齐。

136. B 心力衰竭合并心动过缓时,应优先考虑房室顺序起搏,对药物无效的反复室性心动过速/室颤发作的心力衰竭患者可植入 ICD。

137. E 室颤时心电图表现为 QRS 与 T 波完全消失,代之以形态不同、大小各异、极不规则的波群,频率为 250～500 次/分。

138. C 室速的常见频率为 130～180 次/分,发作时多数人心室激动不能传至心房,故心房仍由窦性节律控制,心房频率低于心室频率,房室激动处于分离状态,P 波与 QRS 波之间多没有固定的关系。

139. D 左前降支闭塞,引起左心室前壁、心尖部、下侧壁、前间隔和二尖瓣前乳头肌梗死。右冠状动脉闭塞,引起左室膈面(右冠脉占优势时)、后间隔和右心室梗死,并可累及窦房结和房室结。回旋支闭塞,引起左心室高侧壁、膈面(左冠脉占优势时)和左心房梗死,可能累及房室结。左主干闭塞,引起左心室广泛梗死。

140. E 右心室梗死后的主要病理生理改变是右心衰竭的血流动力学变化。右心室收缩功能下降,右心搏血量减少,右心房压力增高,使中心静脉压增高。由于右心搏出量减少,肺循环内血流量相对不足,肺毛细血管楔压常可稍低或正常。同时,右心室舒张末期容量及压力的增

加可相对地提高右心室的输出量,所以不宜采用利尿剂。多数人的右心室和左心室下壁及后壁梗死同时出现。在急诊冠脉溶栓方面,左右心室梗死在处理及并发症上无差异。

141. E 急性心肌梗死发病后,血中肌红蛋白的增高,其高峰比血清心肌酶出现都早。肌红蛋白在起病后 2 h 内升高,12 h 内达高峰。CK 发病后 4 h 增高,16～24 h 达高峰。

142. D 扩张型心肌病的主要特征是左心室或双心室扩大和心肌收缩功能减退,伴或不伴有充血性心力衰竭,常合并心律失常,男性多于女性,病死率较高,年死亡率为 25%～45%,猝死发生率为 30%。

143. C 阵发性室上性心动过速心电图的表现为:①心率 150～250 次/分,节律规则;②QRS 波群形态与时限正常,但发生室内差异性传导、原有束支传导阻滞或预激综合征时,QRS 波形可不正常;③P 波为逆行性(Ⅱ、Ⅲ、aVF 导联倒置),并与 QRS 波保持恒定关系;④起始突然,通常由一个房性期前收缩触发,其下传的 PR 间期显著延长,随之引起心动过速发作。

144. A 对于症状明显,心室率明显缓慢者,应及早安置临时性/永久性心脏起搏器。

145. A 结合病史,患者有反复性发作史,提示阵发性心动过速的可能,心电图是最有价值的诊断工具。

146. D,有效循环血容量是单位时间内通过心血管系统进行循环的血容量,并不包括贮存于肝、脾和淋巴血窦中,或停滞于毛细血管中的血容量。

147. B 肥厚型心肌病(HCM)是一种以心肌进行性肥厚、心室腔进行性缩小为特征,以左心室血液充盈受阻、舒张期顺应性下降为基本病理特点的原因不明的心肌疾病。根据左室流出道有无梗阻可将其分为梗阻型和非梗阻型两型。主要症状:劳力性呼吸困难,心前区闷痛,频发一过性晕厥,猝死,心力衰竭。体征:心前区出现收缩期杂音最为常见。杂音部位在胸骨左缘 3、4、5 肋间或心尖区内侧,为粗糙的收缩中晚期喷射性杂音,可伴震颤,半数患者心尖区有相对性二尖瓣关闭不全的收缩期反流性杂音,有些可闻及第三心音及第四心音,少数患者心尖区

可闻及舒张中期杂音,可能因左室舒张期顺应性差,舒张充盈受阻,舒张压增高,而造成二尖瓣开放受阻。室间隔肥厚,室间隔活动度差,心室腔变小,左室收缩期内径缩小,室间隔与左室游离壁厚度之比>1.3~1.5。

148. E 风心病二尖瓣狭窄的体征包括:心尖搏动正常或不明显;心尖可闻及第一心音亢进和开瓣音;心尖区舒张中、晚期隆隆样杂音为风心病二尖瓣狭窄最典型的特征。风心病二尖瓣关闭不全体征为心脏听诊时心尖区会有收缩期吹风样杂音,响度在3/6级以上,多向左腋传播,吸气时减弱,反流量音调高,瓣膜增厚者杂音粗糙。而肥厚型心肌病(HCM)是一种以心肌进行性肥厚、心室腔进行性缩小为特征,以左心室血液充盈受阻、舒张期顺应性下降为基本病理特点的原因不明的心肌疾病;其主要症状是劳力性呼吸困难,心前区闷痛,频发一过性晕厥,猝死,心力衰竭;体征包括心前区出现收缩期杂音最为常见,杂音部位在胸骨左缘3、4、5肋间或心尖区内侧,为粗糙的收缩中晚期喷射性杂音,可伴震颤。半数患者心尖区有相对性二尖瓣关闭不全的收缩期反流性杂音,有些可闻及第三心音及第四心音,少数患者心尖区可闻及舒张中期杂音,可能因左室舒张期顺应性差,舒张充盈受阻,舒张压增高,而造成二尖瓣开放受阻。而且患者的室间隔肥厚,室间隔活动度差,心室腔变小,左室收缩期内径缩小,室间隔与左室游离壁厚度之比>1.3~1.5。

149. C 心肌梗死的并发症主要有:①乳头肌功能失调或断裂,发生率高达50%,心尖区出现收缩中晚期咯喇音和吹风样收缩期杂音,多发生在二尖瓣后乳头肌,见于下壁心肌梗死;②心脏破裂,少见,常于起病1周内出现,在胸骨左缘第3~4肋间出现响亮的收缩期杂音,常伴有震颤;③栓塞,发生率为1%~6%,见于起病后1~2周,可引起脑、肾、脾、四肢或肺动脉栓塞;④心室壁瘤,发生率为5%~20%,可见左侧心界扩大,X线透视、超声心动图、放射性核素心脏血池显像及左心室造影可见局部心缘突出,搏动减弱或有反常搏动;⑤心肌梗死后综合征,发生率为10%,发生于心肌梗死后数周至数月,表现为心包炎、胸膜炎或肺炎。

150. D 急性心肌梗死的促进因素是劳累及情绪激动;危险因素是原发性高血压、糖尿病和吸烟过量;主要病因是动脉硬化。

151. C 诊断为急性心肌梗死伴左心功能不全,正确的处理应尽快控制心衰,首选给予血管扩张剂,以减少心脏前后负荷。由于是急性心肌梗死,所以洋地黄应慎用。β受体阻滞剂在急性心梗起病早期可应用,以防止梗死范围扩大,但当伴有严重心功能不全时应慎用或不用。钙通道阻滞剂对本例可作为辅助治疗药物。补液需慎重,以免增加心脏负荷而加重心衰。

152. C 二尖瓣狭窄出现咳血丝痰和气促,说明左心房功能失代偿,它是由于左心房压升高后引起肺静脉、肺毛细血管压力升高,导致黏膜下支气管静脉破裂出血。

153. E 关于感染性心内膜炎的采血培养,在近期未接受抗生素治疗者,常规抽血阳性率可达95%;对于未经治疗的亚急性心内膜炎,第一天每隔1小时抽血1次,每次20 ml,共3次,如次日未见细菌生长,重复采血3次后开始抗生素治疗。本病为持续性菌血症,无须高热时抽血。本病的确诊靠血培养,超声心动图诊断本病虽具重要临床意义,但不是确诊依据。

154. E 本题考点:急性心肌梗死的治疗。急性心肌梗死时药物治疗包括解除疼痛,促进心肌再灌注,消除心律失常,控制休克及治疗心力衰竭。其中,心力衰竭治疗应以吗啡及利尿剂为主,或血管扩张剂减轻左室后负荷,或用多巴酚丁胺静脉滴注。洋地黄类药物能引起室性心律失常,心肌梗死24 h内应避免使用。

155. B 扩张型心肌病的主要特征是左心室或双心室扩大和心肌收缩功能减退,伴或不伴有充血性心力衰竭。无特异性诊断指标。临床看到心脏扩大、心律失常和充血性心力衰竭的患者,如超声心动图证实有心室扩大与室壁弥漫性搏动减弱即应想到本病的可能。同时应该除外病因明确的器质性心脏病如心肌炎、风心病、冠心病、先天性心血管病以及各种继发性心肌病。冠状动脉造影有助于与缺血性心肌病相鉴别。

156. D 三度房室传导阻滞心电图表现为心房与心室活动各自独立,互不相关,如心房率快于心室率,心房冲动来自窦房结或心房异位节律(房性心动过速、心房扑动或心房颤动);心室起搏点通常在阻滞部位稍下方,如位于希氏束及其近邻,心室率可低至 40 次/分以下,QRS 波群增宽,心室节律亦常不稳定。

157. C 目前常用 β 受体阻滞剂,如患者症状减轻可长期应用。长期使用钙通道阻滞药也具有较好效果,但对梗阻型且有肺小动脉嵌压较高、既往左心衰竭病史、病态窦房结综合征、房室传导阻滞的患者则宜慎用。

158. D 心室率过慢者,给予阿托品(0.5～2.0 mg 静脉注射),可提高心室率,适用于阻滞位于房室结的患者;异丙肾上腺素(1～4 μg/min 静脉滴入),可用于任何部位的房室传导阻滞,但应用于急性心肌梗死时要十分谨慎,因为可能导致严重的室性心律失常,对于症状明显,心室率明显缓慢者,应及早安置临时性/永久性心脏起搏器。

159. D 病毒性心肌炎病变程度轻微者无症状,个别也可表现为猝死。一般常先有发热,全身倦怠感即所谓感冒样症状或恶心、呕吐等消化道症状,然后出现心悸、胸痛、呼吸困难、水肿甚至 Adams-Strokes 综合征。体格检查发现与发热不平行的心动过速。各种心律失常,可听到第三心音或杂音,或有颈静脉怒张、肺部啰音、肝大等心力衰竭体征。重症可出现心源性休克。胸部 X 线见心影扩大或正常。BCG 示 ST-T 段改变及各种心律失常,有 Q 波者需要与心肌梗死鉴别。超声心动图节段性或弥散性心室壁运动障碍。血清心肌肌钙蛋白 T 或 I、血清肌酸磷酸激酶同工酶(CK-MB)检测增高,血沉增快,C 反应蛋白增加。血清柯萨奇病毒 IgM 抗体,用于早期诊断;血清病毒中和抗体于发病后 3 周内两次血清的抗体滴定度有 4 倍增高为病毒感染的阳性指标,但不是肯定的病因诊断指标。反复心内膜心肌活检有助于本病的诊断和预后判断。

160. B 该病例应该诊断为梗阻性肥厚型心肌病。如应用增强心脏收缩力的药物会加重左室流出道的梗阻,故不宜用洋地黄。本病的治疗原则为舒缓心肌,使左心室与流出道之间的压力差减低,增加心室容量,减少心肌耗氧量,缓解症状,故可用 β 受体阻滞剂。

161. D 发生洋地黄中毒时,在停药的基础上,对于快速性心律失常者,如血钾浓度低则可以静脉补钾,如血钾不低可用利多卡因或苯妥英钠。

三、A3/A4 型题

162. D 晕厥发作时伴心前区疼痛,考虑是由于心肌缺血,电活动不稳定导致阵发室速发作,故选 D。

163. C 动态心电图可以监测患者 24 h 的心电活动,如果能够记录发作时的心律,则可明确诊断,故选 C。

164. A 晕厥发作时伴心前区疼痛,考虑是由于心肌缺血,选 A。

165. A 缺血导致室性心律失常,利多卡因效果最佳。

166. E 结合患者症状、体征及病史,考虑为急性心肌梗死。

167. D 入院后第 3 天突发剧烈胸痛,端坐呼吸,心脏超声见明显二尖瓣反流,考虑为急性心肌梗死并发乳头肌断裂,造成二尖瓣脱垂和关闭不全,心尖区出现收缩中晚期喀喇音和响亮的收缩期杂音,故选 D。

168. B 结合患者症状、体征及病史,考虑为急性心肌梗死并发乳头肌断裂。

169. C 急性心肌梗死并发乳头肌断裂,造成二尖瓣脱垂和关闭不全,易发生于下壁心肌梗死。

170. E 食管裂孔疝可表现为下胸部或上腹部疼痛,可类似不典型的心绞痛,多发生于午睡或晚间入睡后,不同于卧位心绞痛,前者含硝酸甘油无效,起床站立后可缓解。

171. D 为明确进一步诊断,应食管吞钡头低脚高位检查可确诊。

172. D 结合症状体征及病史,应考虑为变异性心绞痛。

173. A 20 多天前快速行走时发作胸痛,1 周以来饭后和大便后也发作,结合病史和症状,患者为初发劳力型心绞痛。

174. E 患者血压较低,不宜用钙拮抗剂。

175. D 后内侧乳头肌断裂杂音出现在心底部,故选 D。

176. E 后内侧乳头肌断裂的有效治疗方法为循环

支持下外科手术。

177. D 结合病史及症状体征,感染为诱因,出现高热,T 39.7℃,胸痛与呼吸有关,有心包摩擦音及心电图的改变支持急性化脓性心包炎。

178. B 患者为急性化脓性心包炎,出现感染,有高热等症状,因此心包积液的性质为脓性。

179. D 可采用排除法。心房扑动心室率通常在150 次/分左右;窦性心动过速常见于正常人活动或情绪激动时,较少引起血压下降;阵发性室性心动过速发作时间短于 30 秒;心房纤颤心室率绝对不规则,故选 D。

180. D 洋地黄制剂是阵发性室上性心动过速的首选药物之一,尤其适用于伴随有心功能不全的患者。

181. A 为预激综合征的心电图特点。

182. B 阵发性室上性心动过速的治疗的最佳治疗方案为电复律,故选 B。

183. E 阵发性室上性心动过速的治疗禁忌为使用洋地黄类制剂。

184. B 结合症状体征及病史,患者心脏叩诊浊音界扩大,心尖搏动及第一心音减弱,心尖部有3/6 级收缩期杂音,频发期前收缩,双肺底少量湿啰音,颈静脉怒张,肝肋下 3 cm,双下肢轻度水肿,且心电图示频发室性期前收缩,因此该病例可被诊断为扩张型心肌病。

185. A 扩张性心肌病应与心包积液相鉴别,故选 A。

186. C 应结合超声心动图以进一步确诊,故选 B。

187. A 患者有心肌炎病史,高血压 1 级伴有室性期前收缩,服用钙离子拮抗剂会加重病情,故选 A。

188. C 患者的临床表现为 3 年的慢性左心功能不全,感染后心衰加重,咳粉红色泡沫痰 1 h,伴呼吸急促,满肺啰音。结合病情的发展过程和临床表现,符合急性左心衰的临床诊断。

189. A 患者慢性左心功能不全,出现上呼吸道感染症状后病情加重,故选 A。

190. C 年轻女性,无心脏病史,病程长,出现慢性心功能不全的表现,伴有心脏的扩大,没有风心病等病史和线索,应当考虑扩张型心肌病。而急性心肌炎病史较短,且患者无高血压病史,查体未闻及心包摩擦音或心音遥感,亦无消瘦、多食、易怒等甲亢表现,可以排除其余选项,故选 C。

191. C 结合患者病史及症状体征,可被诊断为高血压危象。

192. B 高血压危象主要是由于交感神经兴奋及儿茶酚胺类物质增多所致,故选 B。

193. A 高血压危象治疗应立即静脉给药,控制血压,并随访数天,故选 A。

194. A 患者最高达 190/120 mmHg,且心浊音界向左下扩大,心尖部可闻及 2/6 级吹风样杂音,$A_2 > P_2$,平素服药不规律,血压波动较大,因此该患者可被诊断为高血压病 3 级,极高危。

195. E 治疗高血压的药物有钙离子拮抗剂、利尿药、β受体阻断药、血管紧张素 Ⅰ 转化酶抑制药,因此选 E。

196. A 结合患者病史及症状体征,心电图示 $V_1 \sim V_3$ 导联 ST 段抬高 0.5~0.8 mV,呈单向曲线,且未见坏死型 Q 波,提示患者为急性前间壁 ST 段抬高型心肌梗死。

197. B 该患者最佳溶栓时间应在 6 h 内。

198. C 药物溶栓后冠状动脉再通的心电图表现为溶栓 2 h 内 ST 段回落≥50%,24 h 内 ST 抬高的导联出现 T 波倒置>0.1 mV。

199. B 室壁瘤是指心肌梗死区心室壁呈瘤样向外膨出,收缩期更加明显。心电图上表现为 ST 段抬高持续时间>2 个月,抬高幅度≥0.2 mV,同时伴有坏死型 Q 波。

200. B 梯形图显示,所有的心房激动达到 V 行(心室内)时,不能从右束支(R)传导,只能从左束支(L)传导,为完全性右束支阻滞。

201. C 梯形图显示第 3 至第 6 心搏起源点位于 A行内(心房内),P'P'间距不齐,频率较快,为自律性增高的房性心动过速。

202. C 梯形图显示黑圆点位于 A 行中,提前出现上传窦房结,下传心室,联律间距相等,PR 间期与 P'R 间期相等,为房性期前收缩二联律。

203. D 梯形图 V 行中的部分竖线绘制成螺旋状,表示该房性期前收缩伴室内差异性传导。

204. D 梯形图显示 PP 间距规则,RR 间距规则,心房率快于心室率,房室之间无传导关系,为三度房室传导阻滞。梯形图中 St 表示起搏器起搏点位置,并刺激心室激动,为心室起搏心律。

205. B　起搏器使用年限一般为 6～8 年,患者使用 10 年,起搏频率降低近 50%,提示起搏器电池耗竭。

206. B　下一步措施应立即更换起搏器。

207. C　窦性心律,PP 间距逐渐缩短又突然延长,此现象周而复始,长 PP 间距小于任何两个短 PP 间距的 2 倍,符合二度Ⅰ型窦房阻滞的心电图特征。

208. B　若不仔细发现窦性 PP 间距周而复始、渐短突长的特征,此图易误诊为窦性心律不齐。

209. B　本图前 2 个较短 PP 间距的频率约为 48 次/分,PR 间期为 0.36 s,为窦性心动过缓伴一度房室传导阻滞,随后 3 个 PP 间距均大约是其前短 PP 间距的 2 倍,考虑为二度Ⅱ型窦房阻滞。

210. A　若不仔细观察图 PP 间距,易被误诊为窦性停搏。

211. C

212. A　因为 ACEI 类药物副作用如干咳等不能耐受者,可以改用血管紧张素Ⅱ受体拮抗剂,如缬沙坦、厄贝沙坦等。

213. E　服用 ACEI 类药物应从小剂量开始,逐步加量至目标剂量。

214. D　晕厥发作时伴心前区疼痛,考虑是由于心肌缺血,电活动不稳定导致阵发室速发作。

215. C　动态心电图可以监测患者 24 h 的心电活动,如果能够记录发作时的心律,则可明确诊断。

216. A　晕厥发作时伴有心前区疼痛,考虑是心肌缺血。

217. A　缺血导致室性心律失常,利多卡因效果最佳。

218. E　结合患者症状、体征及病史,考虑为急性心肌梗死。

219. D　入院后第 3 天突发剧烈胸痛,端坐呼吸,心脏超声见明显二尖瓣反流,考虑为急性心肌梗死并发乳头肌断裂,造成二尖瓣脱垂和关闭不全,心尖区出现收缩中晚期喀喇音和响亮的收缩期杂音,故选 D。

220. B　结合患者症状、体征及病史,考虑为急性心肌梗死并发乳头肌断裂。

221. C　急性心肌梗死并发乳头肌断裂,造成二尖瓣脱垂和关闭不全,易发生于下壁心肌梗死。

第五章　消化系统急症

一、A1/A2 型题

1. C　胆道感染的常见细菌为大肠埃希菌、铜绿假单胞菌和厌氧菌等。

2. D　典型的急性胆管炎临床表现为 Charcot 三联症,即腹痛、发热、黄疸。

3. A　临床诊断胆道蛔虫症的主要依据是阵发性剑突下钻顶样绞痛而体征轻微,即症状与体征相分离。但需要注意的是,通常发病早期表现为阵发性剑突下钻顶样绞痛而体征轻微,如若合并胆道感染则可出现上腹肌紧张、压痛等体征。

4. B　胆囊腺瘤具有潜在的恶变性。胆囊息肉良性和恶性的鉴别点有下列几个。①大小:直径 1 cm 的息肉,恶性可能性大。②形状:不规则形状多为恶性,良性多为乳头状。③生长速度:良性息肉,如胆固醇性息肉等通常生长缓慢,息肉短期内迅速增大者应警惕恶变。④数目:多发者多为良性肿瘤,单发者常为腺瘤或癌。

5. D　胆囊癌主要直接浸润周围脏器,亦可经淋巴转移,很少发生血行转移。

6. D　在胆汁的代谢过程中,胆固醇、胆盐和磷脂三者之间的相对平衡和稳定,对于维持胆汁的理化性质稳定起到十分重要的作用。

7. B　胆总管内有充盈缺损说明胆总管有结石或肿瘤,即是肝外胆管结石经皮肝胆管造影(PTC)的 X 线表现之一,而非肝内胆管结石 PTC 的改变。

8. A　胆道感染多为继发性感染,致病菌可通过胆道逆行侵入,或经血循环或淋巴途径进入胆道,因此致病菌主要为革兰氏阳性杆菌,其中以大肠埃希菌最常见。

9. E 胆道蛔虫病最具代表性的特点就是剧烈的腹部绞痛与不相称的轻微腹部体征。结合 B 超或 ERCP 检查可明确诊断。

10. C AOSC 手术治疗的首要目的是抢救患者生命,而非根治胆道结石。手术应力求简单有效,胆囊切除和胆囊造口一般难以达到有效的胆道引流,不宜采用。而胆肠内引流和肝叶切除术的手术创伤过大,会危及患者生命安全。

11. A Murphy 征是检查者左手拇指放在患者右腹直肌外缘与肋弓交界处,用力下压,同时嘱其深吸气,如患者在吸气过程中因疼痛而屏气,则 Murphy 征阳性,说明有急性胆囊炎存在。

12. C 胆囊息肉样病变多为良性,因此并非所有的胆囊息肉均需要手术治疗。对于息肉较小(直径<1 cm)而又无明显的临床症状者,可以先采取保守治疗,并定期复查 B 超随诊观察,视病情变化再做处理。年龄不作为单一的依据。

13. D 肝内胆管结石绝大多数为含有细菌的棕色胆色素结石,多见于肝左外叶及右后叶,可多年无症状或仅有上腹和胸背部胀痛不适。绝大多数患者以急性胆管炎就诊,主要表现为寒战、高热和腹痛,可无黄疸,治疗主要采用手术治疗。

14. B 90%的胆囊癌患者年龄超过 50 岁,女性发病为男性的 3~4 倍。胆囊癌多发生于胆囊体部和底部,腺癌占 82%。胆囊癌淋巴转移较为多见。

15. C 原发性硬化性胆管炎以肝内和肝外胆管进行性纤维化狭窄为特点,主要表现为肝内胆汁淤滞,胆囊一般不受侵犯。约 70%的患者为男性,患者常伴有溃疡性结肠炎。

16. D 胆管癌是指发生在左右肝管至胆总管下端的恶性肿瘤,其中以上段胆管癌最为常见。组织学类型 95%以上为腺癌,肿瘤生长缓慢,极少发生远处转移。进行性加重的黄疸是其主要表现,半数患者伴瘙痒和体重减轻。

17. A 手术治疗是先天性胆道闭锁唯一有效方法。手术宜在出生后 2 个月内进行,此时尚未发生不可逆肝损害。若手术过晚,患儿已发生胆汁性肝硬化,则预后极差。

18. E 胆汁的主要生理功能包括乳化脂肪,促进脂溶性维生素的吸收,抑制肠道细菌生长繁殖,刺激肠蠕动,以及中和胃酸。

19. A 肝门部胆管癌梗阻发生在胆囊管开口以上,胆囊不肿大,体检不可触及胆囊。患者血清总胆红素及直接胆红素均显著升高。B 超及 CT 检查均可见肝内胆管扩张,肝门部有肿块。由于左右肝管汇合部梗阻,左右肝内胆管不相通,PTC 只见单侧肝内胆管扩张,另一侧不显影。

20. C 胆总管探查指征有:①急性化脓性胆管炎、慢性胆管炎、管壁增厚;②胆总管内结石或异物;③阻塞性黄疸;④从手术探查或术中造影发现肝胆管病变;⑤胆总管显著扩张;⑥胆囊管显著扩张而胆囊内为细小结石者;⑦胰腺头肿大、胆总管明显扩张、有急性胰腺炎病史;⑧有梗阻性黄疸病史。

21. C 90%~95%的急性胆囊炎发生于胆囊结石患者。当结石引起胆囊管梗阻时,胆汁淤积,细菌繁殖发生感染而致胆囊炎。仅 5%~10%为非结石性胆囊炎,是由于胆囊血运障碍,继发胆汁积存,合并感染或致病菌自血循环传播引起。

22. C 急性梗阻性化脓性胆管炎手术治疗的首要目的在于抢救患者生命,手术应力求简单有效。通常采用的是胆总管切开减压、T 管引流。胆囊造口术一般难以达到有效的胆道引流,不宜采用。

23. D 急性梗阻性化脓性胆管炎容易合并感染性休克,此时理想的治疗措施是紧急手术解除胆道梗阻并引流,及早而有效地降低胆管内压力。

24. D 胆总管括约肌(Oddi 括约肌)主要包括 3 部分:胆管括约肌、胰管括约肌和壶腹括约肌。

25. D 胃、十二指肠溃疡外科治疗的适应证包括:①出现严重并发症(如瘢痕性幽门梗阻、急性穿孔或大出血等);②内科治疗无效。胃溃疡外科治疗的适应证是:①正规内科治疗无效;②内科治疗溃疡愈合后复发;③出现严重并发症(如瘢痕性幽门梗阻、急性穿孔或大出血等);④胃十二指肠复合型溃疡;⑤直径 2.5 cm 以上、疑有恶性变者。目前仍认为十二指肠溃疡一般不发生恶性变。因此,胃溃疡的手术适应证要比十二指肠溃疡广。

26. E 高选择性迷走神经切断术后溃疡复发的重要原因就是遗漏了迷走神经高位到胃底部的分支,被称为"罪恶支"。

27. B 胃大部切除治疗十二指肠溃疡术后并发症多,术后远期营养不良,近年来已逐渐被迷走神经切断术所取代。迷走神经切断术中,高选择性胃迷走神经切断术最符合生理和治疗的要求,已逐渐成为治疗十二指肠溃疡的首选方式。

28. D　胃空肠吻合术后输出襻梗阻恢复时间不定,一般短则2~3周,长者4~6周,大部分可行保守治疗恢复,手术治疗应慎重。

29. A　胃大部切除术后残胃癌的发生时间多为术后10年以上。

30. B　早期胃癌也可有淋巴结转移,黏膜内癌的淋巴结转移率可达4%。

31. B　慢性溃疡反复发作,直径>2.0 cm的胃溃疡应考虑手术治疗,手术以胃大部切除为宜。

32. A　慢性萎缩性胃炎伴重度不典型增生是明确的癌前病变,宜手术治疗。

33. D　倾倒综合征(dumping syndrome)为毕Ⅱ式术后的远期并发症。多在进食后30 min内发生,原因为大量高渗食物过快地进入空肠,刺激嗜铬细胞等内分泌细胞分泌5-羟色胺、缓激肽样多肽、血管活性肽、神经紧张素、血管活性肠肽等,致使大量的细胞外液渗入肠腔,循环血容量骤减而引起肠功能和血管舒张功能的紊乱。临床表现为上腹饱胀不适、腹泻、心悸、乏力、出汗、头昏、晕厥、大汗淋漓、面色苍白、呼吸深大等。治疗上,应少食多餐,吃低糖、高脂肪、高蛋白质饮食,餐后立即平卧20 min,经过一段时间后多可治愈。

34. E　胃溃疡3次穿孔,经3次手术,其中两次均为胃切除(毕Ⅰ式和毕Ⅱ式)手术,仍有溃疡病发作症状,并且服用抑酸药无效,提示为顽固性溃疡,应首先考虑胃泌素瘤(Zollinger-Ellison综合征)的诊断。

35. E　胃癌根治术近端切缘距癌肿边缘至少5 cm以上,肿瘤远端切除包括幽门远侧3 cm,因为胃窦部癌可沿黏膜下向十二指肠蔓延。

36. D　消化性溃疡并幽门梗阻的处理原则是先纠正体液代谢紊乱,洗胃使胃壁水肿减轻,择期施行胃大部切除术。

37. D　试题中除D之外的各条,都是胃十二指肠溃疡大出血的手术指征。年龄不是手术禁忌,即使年轻患者,只要存在上述情况,均应及时手术。

38. D　碱性反流性胃炎多在胃切除手术后数月至数年发生。临床主要表现为剑突下烧灼痛、胆汁性呕吐、体重减轻三联征,进食后疼痛加重,抗酸剂可缓解疼痛,呕吐后疼痛减轻。

39. B　关于小胃癌、微小胃癌的定义及概念都是正确的。凡胃癌仅限于黏膜或黏膜下层,不论病灶大小或有无淋巴结转移,均属于早期胃癌。

40. B　终末期胃癌可经胸导管向左锁骨上淋巴结转移。

41. C　淋巴转移是胃癌的主要转移途径,进展期胃癌的淋巴转移率高达70%左右,早期胃癌也可有淋巴转移。

42. D　要抓住问题中的关键词"特征"二字。呕吐物含大量宿食,但不含胆汁,这是诊断的关键依据。其他各项表现在一般的溃疡患者中都可存在。

43. E　胃溃疡手术治疗掌握较宽,如果患者的病情符合所列的前4项的任何一项,都有手术指征。患者因年龄超过45岁而不做手术,那是错误的。

44. D　胃溃疡合并完全性幽门梗阻,手术前准备最重要的是持续胃肠减压,温生理盐水洗胃,以减轻胃壁水肿,利于手术。

45. D　引流胃的区域淋巴结共分为16组。

46. B　胃的GIST包括原来的胃平滑肌瘤与平滑肌肉瘤,组织学特征是CD117表达阳性,形态学特征是以梭形细胞为主,首选手术切除,总体疗效比胃癌好。

47. B　判断胃的胃肠道间质瘤(GIST)是否为恶性的依据主要包括肿瘤大小、高倍镜下核分裂数、肿瘤是否转移及是否浸润周围组织。胃的GIST男女发病率相近,因此,患者性别与肿瘤是否恶性无关。

48. A　胃溃疡首选手术方式是胃大部切除毕Ⅰ式吻合。

49. C　依据有溃疡病史、膈下游离气体、肝浊音界缩小或消失、"板状腹"就能诊断十二指肠溃疡穿孔,不应该再等待数小时后才诊断。

50. C　应激性溃疡最突出的临床表现是突发性上消化道大出血或穿孔。

51. D　该患者是中年男性,有上腹部症状,且扪及上腹部质硬包块,最可能的诊断应该是胃窦癌。

52. E　幽门梗阻反复呕吐由于丢失大量酸性胃液,常引发低氯、低钾性碱中毒,而不是引起酸中毒。

53. D　幽门梗阻患者呕吐物主要为胃内容物,以宿食为主,由于胆汁不能反流入胃,幽门梗阻呕吐物中不应该含有胆汁。

54. B 胃大部切除术后贫血是因为胃大部切除使壁细胞减少,壁细胞可分泌盐酸和抗贫血因子,胃酸不足可致缺铁性贫血,可给予铁剂治疗;抗贫血因子缺乏可致巨幼红细胞性贫血,可给予维生素 B₁₂、叶酸等治疗,严重的可给予输血。

55. B 急性穿孔是胃十二指肠溃疡的常见并发症。它起病急,变化快,病情重,需要紧急处理。患者突发上腹部剧痛,呈"刀割样",腹痛迅速波及全腹。患者面色苍白、出冷汗,常伴有恶心、呕吐,严重时可伴有血压下降。辅助检查中,临床上常采用立位 X 线检查,特征性表现为膈下可见新月状游离气体影。

56. D 胃十二指肠溃疡急性穿孔是常见的严重并发症,绝大多数穿孔只有一处,多为幽门附近的胃或十二指肠前壁穿孔,穿孔直径约 0.5 cm。

57. A 溃疡病急性穿孔症状:①大多数患者有溃疡病史,且近期内溃疡病症状加重;②上腹刀割样疼痛,逐渐波及全腹,有时疼痛放射至肩背部;③多伴有恶心,呕吐。体征:①全腹压痛,肌紧张,尤以右上腹为甚;②肝浊音界缩小或消失;③肠鸣音减弱或消失。辅助检查:①X 线片及腹部透视见膈下游离气体;②腹腔穿刺抽得黄色浑浊液体,石蕊试纸呈酸性反应。A 答案溃疡病史不为诊断标准。

58. C 纤维胃镜检查能够直接观察胃黏膜病变的部位和范围,并可以对可疑病灶钳取小块组织做病理检查,是诊断胃癌的最有效方法。

59. A 上消化道大出血表现为呕血还是便血,以及血的颜色主要取决于出血的速度和出血量的多少,其次与出血的部位有关,而与诱因和凝血机制无关。

60. B CT 平扫对上消化道大出血不具诊断价值,增强扫描可明确出血部位,特别是对胆道出血,可明确出血的部位和病因。

61. D 上消化道大出血的临床表现取决于出血的速度和出血量的多少,出血部位的高低是次要的。

62. C 致上消化道大出血常见的原因中,胃十二指肠溃疡约占一半,其中 3/4 是十二指肠。病变多在十二指肠球部后壁和胃小弯。

63. B 上消化道出血的辅助检查虽然有好几种,但早期内镜检查是用于诊断上消化道出血的首选方法,安全而快捷,能提供有价值的资料。

64. D 对于无内镜检查条件,内镜检查未发现或不能确定出血病变者,应在出血停止后 36～48 h 进行 X 线钡餐检查,可能发现病灶如食管静脉曲张、溃疡或肿瘤等。

65. B 有些患者在出血前没有任何症状,10%～15% 的胃十二指肠溃疡出血患者以往无溃疡病发作史。

66. E 补充血容量时不宜使血细胞比容太高,维持在 0.3 附近的低水平将有利于微循环灌注。

67. C 憩室病出血属最常见,占下消化道出血的一半。

68. C 肝内胆道出血时,因有血性胆汁进入胆囊,所以胆囊多有肿大。

69. E 如果切口太小,就会影响探查及寻找出血点。

70. D 急性胰腺炎的临床分期中无愈合期。其分期主要针对重症急性胰腺炎,大体分为 3 期。①急性反应期:发病在 2 周左右,此期常可有休克、呼衰、肾竭、脑病等并发症,患者多死于 ARDS。②全身感染期:2 周至 2 个月左右,以全身细菌感染、深部真菌感染(后期)或双重感染为特征,患者多死于脓毒血症。③残余感染期:时间为 2～3 个月后,主要临床表现为全身营养不良,存在腹膜后或腹腔内感染灶,常引流不畅,窦道经久不愈,可伴有消化道瘘。

71. B 急性胰腺炎镇痛禁用吗啡,因为吗啡可引起 Oddi 括约肌痉挛,加重胰腺炎。

72. C 胰腺假性囊肿的手术时机在 3～6 个月较好,此时囊壁变厚,便于与胃肠吻合内引流。

73. B 结合患者体征,有囊性包块,而且触痛明显,故应考虑成脓可能。

74. C 慢性胰腺炎的临床表现:反复上腹隐痛,疼痛时有加剧,向腰背部放射,伴消瘦、腹胀、脂肪泻等。其病因与长期饮酒有关。患者空腹血糖升高,表明慢性胰腺炎导致胰腺内分泌功能不全。

75. C 手术探查胰头部包块尚能推动,说明肿瘤尚未侵及系膜上血管及周围组织。患者病程短,一般情况良好,无手术禁忌证,故宜采取胰十二指肠切除术。

76. B 胃泌素瘤主要表现为顽固性消化道溃疡和腹泻,与患者的临床表现不符;心脑血管疾病可有晕厥表现,但往往伴有血压异常等表现,不可能静脉注入葡萄糖使症状缓解;癫痫发作的缓解也与静脉注射葡萄糖无直接关系。故只有胰岛素瘤符合患者的诊断。

77. C 伴有胆总管梗阻的患者,不早期手术或内镜解除梗阻将加重病情或早期引起胰周感染。除胰周感染、梗阻性胆源性胰腺炎及其他特殊情况,不论疾病的严重程度均可以行非手术治疗。禁食和胃肠减压可以减少胰腺分泌,减轻腹胀,是胰腺炎治疗的重要措施。预防性抗生素的应用属于常规。

78. A 慢性胰腺炎手术治疗的主要目的是解除或减轻疼痛,手术只能延缓疾病的发展,不能终止疾病病程和根治疾病。

79. E 根治性切除胃泌素瘤才可能达到治愈肿瘤的目的。在发现肿瘤广泛转移不能切除时,切除靶器官(全胃)可以缓解症状和抑制肿瘤生长,但不能治愈本病。

80. C 重型急性胰腺炎的腹膜炎体征常常超出上腹部,表现为全腹压痛。

81. C 胰腺脓肿、胰腺假囊肿和胰腺坏死合并感染即胰腺实质的弥漫性和局灶性坏死及胰周脂肪组织坏死。根据是否合并感染又可将胰腺坏死分为感染性和无菌性两类,是急性胰腺炎严重威胁生命的并发症,CT扫描是判断胰腺坏死的有用手段。

82. D 急性胰腺炎并发胰腺坏死伴感染时,可出现腰部皮肤水肿、发红和压痛。少数严重患者胰腺的出血可经腹膜后途径渗入皮下。在腰部、季肋部和下腹部皮肤出现大片青紫色瘀斑,称 Grey-Turner 征;若出现在脐周,称 Cullen 征。

83. E 病史中有暴饮暴食历史,腹胀明显,压痛以上腹部明显,而且血、尿淀粉酶均升高,提示急性胰腺炎。

84. B 患者为非特异性消化道症状,但出现腹水和脾大,贫血及低蛋白血症,强烈提示肝硬化腹水的可能,且腹水检查支持为漏出液,但白细胞数 $>5.0 \times 10^9/L$,且中性占优势,加之病史中近日出现腹痛和发热,首先应考虑肝硬化合并自发性腹膜炎。

85. C 患者有肝硬化病史,有低热腹水增多,常规腹水比重介于漏出液和渗出液之间。白细胞计数增多,以中性粒细胞为主,考虑有自发性腹膜炎。

86. C 患者有肝硬化病史,出现呼吸困难伴有低氧血症,考虑肝肺综合征。抗感染无效,排除肺炎。

87. B 肝肾综合征是指失代偿性肝硬化患者发生的功能性肾衰竭,主要由于肾脏有效循血容量不足等因素所致,肾脏无病理性改变,表现为自发性少尿或无尿、氮质血症、稀释性低钠血症和低尿钠。患者1天前突然出现少尿且血肌酐明显升高,最可能发生的并发症是肝肾综合征。

88. E 对低蛋白血症患者,每周定期输注白蛋白或血浆,可提高胶体渗透压,促进腹水消退。

89. E 血氨对脑的毒性作用主要是干扰脑的能量代谢,引起高能磷酸化合物浓度降低。

90. D 肝性脑病患者可有性格改变和行为失常,可有扑翼样震颤,亦称肝震颤。

91. C 患者有肝硬化病史,本次因腹水服用利尿剂,继而出现精神紊乱,考虑肝性脑病可能性。肝性脑病是严重肝病引起、以代谢紊乱为基础的中枢神经系统功能失调的综合征,其主要临床表现是意识障碍、行为失常和昏迷。肝性脑病的诱因包括消化道出血、药物使用不当、感染、便秘、放腹水等。肝硬化腹水患者在腹腔穿刺放腹水的过程中,若速度过快或量过大,可使腹内压骤然下降,门静脉系统血管扩张,回流至肝的血液减少,肝细胞发生缺氧和坏死,进一步影响肝功能。同时,大量放腹水还可使蛋白质和电解质丢失过多,造成电解质紊乱,促进肝性脑病的发生。

92. A 患者有慢性乙型肝炎病史,突然大呕血考虑为食管静脉曲张破裂出血,三腔双囊管压迫此种出血止血迅速且效果最好。

93. C 胆汁反流为急性胰腺炎最常见原因。由于大部分人的胆总管与主胰管均在进入十二指肠乳头前汇合,所以一些胆道疾病如胆石症、胆管炎和胆道蛔虫等,可使胆汁向胰管逆流而激活胰酶,同时也导致胰管内胰酶引流不畅,胰液逆流而引起胰腺组织损害。

94. C 腹腔穿刺对于多数患者,依靠病史、症状、体征加上血尿淀粉酶的测定可以确诊。腹腔液淀粉酶增高有诊断意义。通过观察腹腔液的性状可以间接判断病情程度。为血性或混浊液体,或腹水淀粉酶含量明显高于血清淀粉酶,常提示胰腺炎较严重。

95. B 血尿淀粉酶测定是急性胰腺炎最常用的诊断方法。血清淀粉酶在发病后数小时开始升高,24 h 达高峰,4～5 天后恢复正常。急性胰腺炎常有高热持续不退、黄疸加深,出现神经、精神症状,以及血性或脓性腹水,以及出血征象和休克表现。

96. B 急性穿孔的溃疡常位于十二指肠前壁及胃前壁,发生穿孔后胃肠的内容物漏入腹腔而引起急性腹膜炎,消化性溃疡穿孔时可出现膈下游离气体。

97. C 该患者老年男性,从患者上腹痛的节律性考虑该患者为胃溃疡,近半年出现疼痛不规律、食欲欠佳、消瘦等报警症状,考虑胃溃疡并发癌变,但要确诊需行胃镜＋活检检查。

98. B 由于口服胆囊造影法本身受胃肠道功能和肝功能的影响较大,其准确性不高,现已逐渐被B超检查等取代。其对黄疸患者的鉴别诊断,更是无价值可言。

99. B 胆道术后患者在拔 T 管之前均应常规行胆道造影,但 T 管造影时所注入的造影剂(目前以泛影葡胺等为常用)可引起胆管黏膜化学性炎症,导致急性胆管炎。因此 T 管造影后应立即开放 T 管至少 24 h,以利于胆汁的引流,防止胆管炎的发生。

100. D 胃空肠吻合术后最易发生溃疡的部位是吻合口对侧的空肠壁,其次是吻合口边缘空肠侧,胃侧少见。

101. E 残胃排空障碍最常见的原因不是机械梗阻因素,而是术后残胃弛张无力、吻合口局部肠麻痹和运动功能紊乱综合因素造成,属功能性排空障碍。

102. A 多数胃十二指肠溃疡大出血,可经非手术治疗止血,约10%的患者需急诊手术止血。

103. E 前 4 项都不正确。残胃癌是指因良性疾病行胃大部切除后 5 年以上,在残胃内发生的原发癌,而不是胃癌术后。胃癌根治术要求幽门下 3～4 cm 处切断十二指肠,胃的上切缘距

癌边缘 5 cm 以上。胃癌的好发部位应该是胃窦,而不是其他部位。目前,国内早期胃癌占胃癌住院患者的比例还比较低,不超过 10％。早期胃癌患者往往无明显症状,这是对的。

104. A 迷走神经干切断术的并发症早期主要是胃滞留,而复发性溃疡、腹泻等则出现在术后较晚时间。胃小弯坏死穿孔是高选择性迷走神经切断术后可能发生的并发症,而倾倒综合征则是胃大部切除的术后并发症。

105. C 胃小弯溃疡合并出血的最佳处理是作胃大部切除术,既能切除溃疡病灶而控制出血,又可避免溃疡的再发。迷走神经切断术、高选择性迷走神经切断术常用于十二指肠溃疡患者;而溃疡旷置术则是用于切除困难的十二指肠球部溃疡。

106. A 胆道出血量一般不大,多采取非手术治疗,重点是抗感染和止血。如果反复发生大出血或出血量较大时,结扎病变侧的肝动脉分支或肝固有动脉,可使出血停止,但仅仅结扎肝总动脉常是无效的。

107. B 题意是问以粪便的颜色如何帮助鉴别出血来自上消化道或下消化道。回答"肛门"显然不对。大量鲜红色血便提示出血来自低位结直肠。

108. E 门静脉高压症多伴有食管下段和胃底黏膜下层的静脉曲张。黏膜因曲张静脉而变薄,易被粗糙食物所损伤,同时门静脉系统内的压力又高,以致曲张静脉破裂,发生难以自止的大出血。临床上可表现为大量呕吐鲜血,易导致失血性休克,病情凶险且预后较差。

109. C 胰腺癌 90％ 为导管细胞癌,少见黏液性囊腺癌和腺泡细胞癌。

110. D 增强 CT 检查不仅具有诊断疾病的价值,而且可以根据胰腺实质的强化与否判断有无胰腺实质的坏死,即有生机的组织获得强化,而坏死的组织无强化表现。

111. B 暴饮暴食可诱发急性胰腺炎。该患者饮酒后突发上腹部剧痛,上腹部带状压痛多考虑急性胰腺炎。

112. A 腹痛伴黄疸提示胆道疾病,Murphy 征阳性检查对诊断最有意义。

113. C 肝浊音界缩小或消失代之以鼓音者,多由

于肝表面覆有气体所致,是急性胃肠穿孔的一个重要征象。

114. C　胆结石患者常见症状有持续性上腹痛,可放射到肩背部,伴恶心、呕吐、面色苍白、大汗淋漓,弯腰打滚,发作后还有发热、黄疸等症状;常有右上腹胀闷不舒之感,伴嗳气、恶心等消化不良症状,当进食油腻食物后更加明显。发作时出现阵发性上腹部绞痛、寒战发热和黄疸三者并存(夏科三联征),是结石阻塞继发胆道感染的典型表现。

115. B　阵发性剑突下钻顶样疼痛是胆道蛔虫症的典型症状。腹痛常为突然发作的剑突下钻顶样剧烈绞痛,患者面色苍白,坐卧不宁,大汗淋漓,弯腰捧腹,哭喊不止,十分痛苦。腹部绞痛时可向右肩背部放射,但也可突然缓解。腹痛多为阵发性、间歇发作,持续时间长短不一,疼痛过后,可如常人安静或戏要,或精神萎靡。这种症状是胆道蛔虫病的特点,有助于诊断,B 型超声波检查可见胆道内典型的蛔虫声像图。

116. E　急性胆囊炎的症状主要有右上腹疼、恶心、呕吐和发热,作呼吸和改变体位常常能使疼痛加重,向右肩放射,体温通常在 38.0～38.5℃ 之间,有寒战。检查:右上腹部有压痛,并有腹肌紧张,Murphy 征阳性,大约 1/3 的患者还能摸到肿大的胆囊。

117. B　腹痛为本病的主要症状,大多为突然发作,常于饱餐和饮酒后 1～2 h 发病,疼痛为持续性,有阵发性加剧,恶心、呕吐,有时较频繁,呕吐物为当日所进食物,多同时伴有腹胀。淀粉酶测定:血淀粉酶一般在发病后 8 h 开始升高,48～72 h 后下降,3～5 天内恢复正常。血清淀粉酶超过 500 U(Somoyi 法)有重要的诊断价值。尿淀粉酶在发病后 8～12 h 开始升高,维持时间较长,连续增高时间可达 1～2 周,超过 300 U/h 有诊断价值。

118. D　胆囊炎出现右上腹绞痛,阵发加重,体位改变和呼吸时疼痛加剧,向右肩或后背部放射,高热、寒战,并可有恶心、呕吐。检查右上腹部有压痛,腹肌紧张,Murphy 征(＋)。

119. B　十二指肠溃疡的典型表现是上腹部规律性疼痛,常伴有反酸、嗳气等症状。一般于进餐或服用抗酸剂后症状可以缓解。疼痛部位在上腹部,疼痛的特点是节律性、周期性和长期性。较局限的上腹痛常发生在胃排空之后,尤其以上午 10～11 点,下午 3～4 点,和晚上 10～11 点左右腹痛较明显,有时凌晨 1～2 点钟还会把患者痛醒,这是因为此时胃酸分泌很高而胃内又无食物缓冲之故。查体:剑突下偏右压痛(＋),无肌紧张及反跳痛。

120. C　胰体癌多见上腹正中钝痛,在仰卧位时疼痛明显,前倾位或俯卧位时疼痛减轻。

121. D　阵发性剑突下钻顶样疼痛是胆道蛔虫症的典型症状。

122. B　呕吐为幽门梗阻最突出的症状,呕吐多发生在下午和晚间,梗阻程度越重,呕吐次数越多。呕吐物含有宿食,又叫隔夜食,故有酸臭味。患者于呕吐后症状减轻或完全消失,故喜自行诱发呕吐。

123. C　幽门梗阻为溃疡病最常见的并发症,多见于十二指肠溃疡。呕吐是幽门梗阻的突出症状,其特点是:呕吐多发生在下午或晚上,呕吐量大,一次可达 1 升以上,呕吐物为郁积的食物,伴有酸臭味,不含胆汁。检查上腹可见隆起的胃型,有时见到胃蠕动波,蠕动起自左肋弓下,行向右腹,甚至向相反方向蠕动。因胃扩张内容物多,用手叩击上腹时,可闻及水振荡声。还可出现尿少、便秘、脱水、消瘦,严重时呈现恶病质。

124. B　急性胃肠炎是胃肠黏膜的急性炎症,临床表现主要为恶心、呕吐、腹痛、腹泻、发热等。其发生多由于饮食不当,暴饮暴食,或食入生冷腐馊、秽浊不洁的食品所致。

125. D　患者曾患肝炎,长期携带乙型肝炎病毒,有蜘蛛痣,脾大,提示肝硬化。肝硬化病例中,12%～85% 有食管静脉曲张。患者突然呕吐鲜红色血液,心悸头晕,血压下降,最可能的诊断为食管静脉曲张破裂(胃肠道出血由曲张静脉破裂而引起者约 41%～80%)。

126. B　胃癌患者可有上腹部不适或疼痛,无规律性,食欲缺乏或消瘦乏力。中晚期则恶心、呕吐、呕血、黑便等,可同时伴有腹部肿块等体征。

127. B　食管静脉曲张破裂临床上出现吐血、解黑便或血便、心跳加快、脸色苍白、血压降低或休克等症状。

128. A 患者面色晦暗,颈面部及双上肢可见散在蜘蛛痣,肝掌,腹膨隆,脾大肋下 2 cm,移动性浊音阳性,提示:患肝硬化,脾大,腹水。突发呕新鲜血 2 000 ml,则该患者出血原因考虑为食管静脉曲张破裂出血,其突出的症状是呕血,往往是突然发作,血色新鲜涌吐而出,甚至呈喷射状。

129. B 钩端螺旋体病是由致病性钩端螺旋体引起的自然疫源性急性传染病。其临床特点为高热、全身酸痛、乏力、球结膜充血、淋巴结肿大和明显的腓肠肌疼痛。患者呕吐咖啡渣样物及皮肤散在出血点等出血倾向与菌体内毒素损伤、血液内凝血酶原降低及微循环障碍有关。重者可并发肺出血、黄疸、脑膜脑炎和肾衰竭等。

130. B 溃疡性结肠炎是一种病因不明的,以直肠和结肠的浅表性、非特异性炎症病变为主的肠道疾病,主要累及直肠和乙状结肠。临床症状以黏液脓血便、腹痛、腹泻或里急后重为主;急性危重病例有全身症状,并常伴有肠道外疾病和肝损害、关节炎、皮肤损害、心肌病变、口腔溃疡、虹膜睫状体炎及内分泌病症。

131. A 鲜血不与粪便混合,仅黏附于粪便表面或排便后滴出,或喷射出鲜血,见于直肠与肛管疾病,如痔、肛裂、直肠肿瘤。

132. E 慢性胃炎诊断有赖于胃镜,胃镜所见符合慢性萎缩性胃炎表现。

133. B 根据进食困难的表现,结合钡餐所见诊断食管癌。

134. D 肝硬化可并发自发性腹膜炎,表现为急性起病、腹痛、腹水迅速增长,体检可见轻重不等的全腹压痛和腹膜刺激征。

135. B 急性胃炎、急性肝炎不会引起血压下降;急性肾功能衰竭无明显的上腹痛;患者年龄较轻,急性心肌梗死的可能性小,且伴有呕吐等腹部不适的心梗常为下壁心梗,但下壁心梗影响循环的可能性小。故综合考虑,急性胰腺炎的可能性最大。血淀粉酶的升高与病情不成比例,出血坏死性胰腺炎的血淀粉酶可正常或低于正常。

136. D 瘘管形成更常发生于克罗恩病;结肠镜示回盲部铺路石样改变符合克罗恩病典型表现。

137. D 根据患者房颤史,剧烈腹痛的症状及轻微

的体征,考虑肠系膜动脉栓塞,因此对于确诊最有意义的检查是动脉造影。

138. B 患者有上腹部无规律性隐痛 2 个月,饮酒后出现上消化道出血,考虑急性胃黏膜病变所致,应给予抑酸治疗。

139. D 外伤后血压无下降,腹膜刺激征阳性,考虑空腔脏器破裂,因此选 D。

140. B 出血坏死型胰腺炎起病 2~3 周后,因胰腺及胰周坏死继发感染而形成脓肿。

141. E 血钾>7.1 mmol/L,BUN>25.2 mmol/L,肌酐>557 μmol/L,无尿 2 日以上,容量负荷过重均为紧急透析指征。

142. E 黄疸的出现是胰头癌的特征性症状,由于胰腺癌有围管浸润的生物学特征,黄疸可早期出现,但不是早期症状。胰腺癌晚期剧烈疼痛尤为突出,常牵涉到腰背部,持续而不缓解,致不能平卧,常坐而前俯,通宵达旦,十分痛苦,是癌肿侵犯腹腔神经丛的结果。

143. B 本病在空腹或运动后发作,发作时血糖<2.8 mmol/L,口服或静脉注射葡萄糖后症状缓解,为 Whipple 三联症。胰岛素瘤主要表现为 Whipple 三联症。

144. A 慢性糜烂性胃炎又称疣状胃炎,隆起型表现为 5~10 mm 大小的圆形透光区,中心见点状钡斑,称为"靶征",多聚集在胃窦部,呈串珠样排列。

145. E 胆囊癌易发生于中老年女性。进展期常表现为右上腹持续性疼痛、黄疸、消瘦等,CT 上表现为胆囊壁增厚,单发或多发的结节状肿块,增强扫描肿块及胆囊壁强化。

146. B 胃溃疡是指胃壁溃烂形成的缺损,溃疡先从黏膜开始,逐渐累及黏膜下层、肌层乃至浆膜层,形成深浅不一的壁龛。

147. C 患者突发出现剑突下压痛、反跳痛,腹膜刺激征,首先考虑消化道穿孔。

148. D 慢性胰腺炎典型表现为胰腺系统缩小,胰管扩张、胰管结石或胰腺实质钙化和假性囊肿形成。

149. B

150. D 肝囊肿临床多见于 30~50 岁,症状轻微,囊肿边缘清晰锐利,增强扫描无强化。

151. D 老年患者,血便,CT 检查显示表面欠光滑,

病变有增强,首先考虑为恶性肿瘤。

152. E　肝海绵状血管瘤也称肝血管瘤,典型病灶增强扫描早期边缘呈高密度强化,增强区域进行性向中央扩展,延迟扫描病灶呈等密度充填。

153. E　细菌性肝脓肿增强扫描脓肿边缘有不同程度的强化。

154. B　慢性溃疡反复发作,直径>2.0 cm的胃溃疡应考虑手术治疗,手术以胃大部切除为宜。

155. A　慢性萎缩性胃炎伴重度不典型增生是明确的癌前病变,宜手术治疗。

156. E　胃溃疡3次穿孔,经3次手术,其中两次均为胃切除(毕Ⅰ式和毕Ⅱ式)手术,仍有溃疡病发作症状,并且服用抑酸药无效,提示为顽固性溃疡,应首先考虑胃泌素瘤(Zollinger-Ellison综合征)的诊断。

157. A　胃溃疡首选手术方式是胃大部切除毕Ⅰ式吻合。

二、A3/A4 型题

158. C　根据病情介绍,右上腹可触及 6 cm×4 cm大小的梨形包块,很可能为肿大的胆囊,故 B超检查应作为首选。

159. D

160. B　患者大便潜血试验阳性,提示壶腹周围癌。

161. B　结合患者症状体征,溃疡穿孔后,最主要的症状是突然发生腹痛,呈刀割样,很快扩散至全腹。检查腹肌紧张显著,呈舟状腹,膈下可见游离气体,肝浊音界缩小或消失。溃疡穿孔 X 线检查示膈下游离气体。

162. C　淀粉酶为急性胰腺炎敏感指标。

163. E　在明确诊断前,若患者为胰腺炎时,使用吗啡止痛,则会引起 Oddi 括约肌痉挛。

164. D　结合患者病史及症状体征,应行 B超检查以明确诊断。

165. D　血小板的凝聚只有在 pH>6.0 才能发挥作用,pH<5.0 时新形成的凝血块会迅速被消化而不利于止血。

166. E　Q 波及非 Q 波型梗死常常是回顾性诊断。如患者胸痛持续 20 min 以上,含服硝酸甘油不能缓解,心电图上相关导联出现 ST 段抬高,应考虑为 ST 段抬高型心肌梗死,故选 E。

167. C　如不及时进行再灌注治疗,则可演变为 Q波型心肌梗死。行 PCI 术治疗,该患者最可能涉及的相关冠状动脉是左回旋支。

168. D　如果下壁导联及侧壁导联同时出现 ST 段抬高,则提示左回旋支病变可能性大。

169. E　结合患者病史及症状体征,考虑患者为失血性休克,提示出血量大于 800 ml。

170. A　急性失血性休克往往是在快速、大量(超过总血量的 30%～35%)失血而又得不到及时补充的情况下发生的,故选 A。

171. D　B超检查方便易行,诊断胆囊结石的阳性率高达 90%,是临床用于诊断胆囊结石的首选检查。

172. C　血尿淀粉酶增高有助于急性胰腺炎的诊断。疑有腹腔内出血或消化道穿孔等腹腔内渗液时可行诊断性腹腔穿刺检查,单纯胆囊结石、胆囊炎时不应进行腹腔穿刺。反复右上腹疼痛病史,高脂餐后诱发出现腹痛,疼痛向右肩背部放射,高热无黄疸,是急性结石性胆囊炎的表现。出现右上腹压痛、反跳痛,说明炎症较重,局部有渗出。故选 C。

173. B　诊断明确应采取开腹胆囊切除术。对于慢性胆囊炎或胆囊炎症状轻者也可选择腹腔镜胆囊切除术。胆囊造口术适合高龄危重患者,或遇局部解剖不清、粘连严重者。胆总管切开引流用于胆总管内有结石、胆总管扩张者。胆肠内引流术适合胆总管下端梗阻、胆总管明显扩张者。

174. E　急性穿孔是胃、十二指肠溃疡的严重并发症之一,可有溃疡病史和溃疡症状加重史,但亦有以穿孔为首发症状的情况。

175. B　暴食、进食刺激性食物、情绪激动、过度疲劳等是常见的诱因。其临床表现为突发上腹剧烈疼痛,迅速扩散至全腹。有时消化液沿结肠旁沟流向右下腹,引起右下腹疼痛,常伴有恶心、呕吐。查体:全腹压痛和反跳痛,以上腹为著,肌紧张十分明显,可呈"木板样"强直;肝浊音界缩小或消失;肠鸣音消失。腹部立位 X 线检查可发现膈下有游离气体。早期主要是由酸性胃内容物刺激引起的化学性腹膜炎,后期将合并出现化脓性腹膜炎。

176. E　溃疡病穿孔的手术治疗适用于饱食后穿

孔、顽固性溃疡穿孔和伴有幽门梗阻、大出血、恶变等并发症者。

177. D　立位腹部X线平片检查提示膈下游离气体。

178. A　血常规:WBC 15.2×10⁹/L,N 90%。饱食后上腹痛,符合胃溃疡,急性穿孔后呈剧烈腹痛,板状腹。术中探查发现溃疡直径2.5 cm,质硬,其中部穿孔直径0.6 cm。

179. B　如果患者一般情况允许,且穿孔时间短,最恰当的治疗是行胃大部切除术。高选择性迷走神经切断术不适合胃溃疡的治疗。

180. A　胃大部切除手术(毕Ⅱ式),较常见的早期并发症有吻合口出血。

181. C　毕Ⅱ式手术后,输入、输出襻通畅,胆汁可进出。输出襻可由于粘连、炎症、水肿、痉挛等原因引起梗阻,临床特点是呕吐物含大量胆汁。

182. E　患者术后10天出现发热,体温波动于38～40℃,无其他伴随症状。除因手术操作使吻合口过小需再次手术外,一般经保守治疗均可缓解。症状的恢复期短则2～3周,长者需4～6周。

183. D　患者术后发热应首先考虑感染,包括腹腔积液、肺部感染和伤口感染等,因此具有诊断价值的检查为腹腔B超检查。

184. C　患者行胆囊切除术,采用经右上腹腹直肌切口,术后出现不明原因的咳嗽和腹胀,第2天晚8:00剧烈咳嗽后突然出现切口处有崩裂感,随后有淡血性液体及肠管从切口处涌出,应为切口裂开。

185. E　裂口较小无肠管脱出或仅为皮肤及皮下裂开,可用胶布拉紧对合切口。较长全层切口裂开应立即用无菌盐水纱布覆盖,送手术室缝合。术后以腹带加压包扎,给予支持疗法,必要时输血及蛋白,防治切口感染,拆线时间延迟至第12～14日,故选E。

186. C　由于患者虽扪及肿大胆囊,但无触痛,因此可排除梗阻性结石。

187. C　为明确黄疸性质,最有意义的检查是肝功能测定。

188. A　肠梗阻的检查,最常用的是立位腹部平片,简单方便,基本可明。腹部平片早期即可有肠腔积气,有助于与其他病变鉴别。腹部B超检

查及穿刺只有在合并坏死、穿孔、腹腔内有积脓时才有意义。

189. D　X线检查示门静脉积气提示预后不良,死亡率较高。

190. D　结合患者症状及体征,因饱餐后活动而发作腹部剧烈疼痛,伴呕吐,未排气、排便。查体:腹部隆起,压痛明显,肠鸣音亢进。考虑诊断为小肠扭转。

191. C　腹部立位平片为明确诊断肠梗阻最简便、直观的检查方法。

192. B　结合患者症状及体征,考虑诊断为急性坏死性胰腺炎。

193. C　血淀粉酶为检测急性胰腺炎的敏感指标。

194. B　治疗胰腺炎时禁用吗啡,以免引起Oddi括约肌痉挛。

195. C　结合患者症状及体征,不排除急性胰腺炎的可能,因此首先应检查血淀粉酶,以了解是否为急性胰腺炎。

196. D　为确诊重症胰腺炎,腹腔穿刺液及淀粉酶测定最具有检测价值。

三、X型题

197. AD　胃、十二指肠溃疡大出血常见于胃小弯(主要来源于胃左、右动脉)和十二指肠后壁(胰、十二指肠上动脉或胃、十二指肠动脉)。

198. ACDE　发生急性胰腺炎时多数病例有血、尿淀粉酶的改变,血淀粉酶>500 U/dL(索氏法)或尿淀粉酶>300 U/dL(索氏法)有诊断意义;尿淀粉酶增高迟于血清淀粉酶。血、尿淀粉酶的高低与病变轻重不一定成正比,发生急性坏死性胰腺炎时,血、尿淀粉酶不一定增高。

199. DE　幽门螺杆菌系致消化性溃疡的重要因素之一。非甾体抗炎药中阿司匹林是最主要的致溃疡药物,长期大量服用,可以引起胃溃疡。

200. ABCDE　特殊类型的消化性溃疡包括胃及十二指肠复合溃疡、幽门管溃疡、球后溃疡、巨大溃疡、老年性溃疡及促胃液素(胃泌素)瘤。特殊类型的溃疡不具备典型溃疡的疼痛特点,往往缺乏疼痛的节律性。胃泌素瘤患者多有顽固性症状和多发性难治性溃疡,手术后近期多复发,有的伴有水泻或脂肪泻。

201. ABCD　肝硬化是一种常见的慢性病,内分泌紊乱的情况,主要为雌激素、醛固酮和抗利尿激素增多,是由于肝硬化患者肝功能减退,对内分泌激素灭活作用减弱所致。①雌激素增多:雌激素增多时,通过负反馈机制抑制腺垂体的分泌功能,从而影响垂体-性腺轴或垂体-肾上腺皮质轴的功能,导致雄性激素减少,肾上腺糖皮质激素有时亦减少。由于雄激素、雌激素的平衡失调,故男性患者常有性欲减退、睾丸萎缩、毛发脱落及乳房发育等表现;女性患者可出现闭经、月经不调、不孕等情况。同时,肝硬化患者在面部、颈部、上胸、背部、两肩、上肢等上腔静脉引流区域出现蜘蛛痣和毛细血管扩张,手掌大鱼际肌、小鱼际肌和指端腹侧部斑状发红称为肝掌,一般认为肝掌和蜘蛛痣的出现与雌激素增多有关。当肝功能损害严重时,蜘蛛痣可增多、增大,肝功能好转时可减少、缩小或消失。②肾上腺糖皮质激素:肾上腺糖皮质激素减少时,患者面部和其他暴露部位可见皮肤色素沉着。③醛固酮和抗利尿激素增多:醛固酮增多使远端肾小管对钠重吸收增加;抗利尿激素增多使集合管对水分吸收增加,钠、水潴留使尿量减少或水肿,对腹水的形成和加重起重要的促进作用。

202. ABD　门脉高压症可引起侧支循环开放、脾肿大和脾功能亢进以及腹水等三大临床表现,其他尚有蜘蛛痣、肝掌和肝功能减退的表现。

203. ABCD　肝硬化常因并发症而死亡。①肝性脑病。②上消化道大出血:最常见。常见原因有食管、胃底静脉曲张破裂,门脉高压性胃病,肝性消化性溃疡,异位静脉曲张,胃毛细血管扩张,肝性胃肠功能衰竭,贲门撕裂综合征等。③感染:临床上较为常见的为肺部感染,以革兰氏阴性杆菌感染或真菌感染多见。有腹水的患者可并发自发性腹膜炎。④肝肾综合征:肝硬化合并顽固性腹水时未能恰当治疗或疗效欠佳,易出现肝肾综合征,其特征为少尿或无尿,低血钠与低尿钠,肾脏无器质性改变,故亦称功能性肾衰竭。⑤腹水:正常人腹腔中有少量液体,大约50 ml,当液体量大于200 ml时称为腹水. 腹水为失代偿期肝硬化的常见并发症。⑥原发性肝癌:肝硬化时易并发肝癌,特别是病毒性肝硬化和酒精性肝硬化发生肝细胞癌的危险性明显增高。

204. ABCDE　反映肝硬化预后的指标有:合并有肝性脑病、腹水,胆红素升高、清蛋白升高、凝血酶原时间延长者预后较差。

205. ABE　大约80%的肝癌患者血清中升高甲胎蛋白(AFP)都会升高。妊娠妇女和新生儿也会出现甲胎蛋白的一时性升高。甲胎蛋白是胎儿的正常血浆蛋白成分,妊娠期妇女甲胎蛋白是会明显升高,在产后3周后逐渐恢复正常水平。肝损伤、充血性肝肿大、毛细血管扩张症、先天性酪氨酸病、睾丸或卵巢胚胎性肿瘤(如精原细胞瘤、恶性畸胎瘤、卵巢癌等)也常有甲胎蛋白增高。

206. BCD　肝性脑病昏迷期由于患者不能合作,所以扑翼样震颤无法引出。

207. DE　口服乳果糖后在结肠被乳酸杆菌、粪肠球菌等细菌分解为乳酸、乙酸而降低肠道的pH,使肠道细菌产氨减少,同时,酸性环境可减少氨的吸收,并促进血液中的氨渗入肠道排出,故选D。肝硬化患者血浆芳香族氨基酸增多而支链氨基酸减少,补充支链氨基酸可纠正氨基酸代谢不平衡,抑制大脑中性神经递质的形成,故选E。

208. BCDE　急性胰腺炎的血清淀粉酶起病后6～12 h开始升高,12～24 h达到高峰,一般持续3～5天后下降,超过500 U(Somogyi法)即有确诊价值,但不能提示为重症急性胰腺炎,故A错。休克重症急性胰腺炎常有不同程度的低血压或休克,休克既可逐渐出现,也可突然发生甚至在夜间发生胰源性猝死,或突然发生休克而死亡,故选B。重症急性胰腺炎可以并发一个或多个脏器功能障碍,也可伴有严重的代谢功能紊乱,包括低钙血症(血钙<2.10 mmol/L),故选D。胰腺炎时胰腺自体消化使胰腺细胞大量破坏包括B细胞,使胰岛素分泌减少,致使胰腺炎时血糖升高,故选E。

209. ABCE

210. AE　局部并发症有以下几种。①胰腺脓肿:重症胰腺炎起病2～3周后,因胰腺及胰周坏死继发感染而形成脓肿。此时高热、腹痛,出现上腹肿块和中毒症状;②假性囊肿:常在病后

3～4周形成,系由胰液和液化的坏死组织在胰腺内或其周围包裹所致。多位于胰体尾部,大小几毫米至几十厘米,可压迫邻近组织引起相应症状。囊壁无上皮,仅见坏死肉芽和纤维组织,囊肿穿破可致胰源性腹水。

211. ABCDE

212. ABE　上消化道大出血可出现的症状有以下几种。①呕血和(或)黑便:这是上消化道出血的特征性表现。出血部位在幽门以上者常有呕血和黑便,在幽门以下者可仅表现为黑便。但是出血量少而速度慢的幽门以上病变可仅见黑便,而出血量大、速度快的幽门以下的病变可因血液反流入胃,引起呕血。②失血性周围循环衰竭:出血量400 ml以内可无症状,出血量中等可引起贫血或进行性贫血、头晕、软弱无力,突然起立可产生晕厥、口渴、肢体冷感及血压偏低等。大量出血达全身血量30%～50%即可产生休克,表现为烦躁不安或神志不清、面色苍白、四肢湿冷、口唇发绀、呼吸困难、血压下降至测不到、脉压缩小及脉搏快而弱等,若处理不当,可导致死亡。③氮质血症。④贫血和血象变化:急性大出血后均有失血性贫血,出血早期血红蛋白浓度、红细胞计数及血细胞比容可无明显变化,一般需要经3～4 h以上才出现贫血。上消化道大出血2～5 h,白细胞计数可明显升高,止血后2～3天才恢复正常。但肝硬化和脾亢者,白细胞计数可不增高。⑤发热:中度或大量出血病例,于24 h内发热,多在38.5℃以下,持续数日至1周不等。

213. BCE　以下情况提示上消化道出血未止:①反复呕血或黑便次数增加,呕出血液转为暗红色,伴肠鸣音亢进;②经足量补充血容量,休克表现未见好转;③红细胞计数血红蛋白红细胞比容等继续下降,网织红细胞及血尿素氮持续增高。

214. AE　奥美拉唑治疗上消化道出血,是由于其可以抑制胃酸分泌,升高胃内pH值。pH>6时血小板的凝血功能才能发挥作用,形成的凝血块在pH>5时才不会被胃液消化。

215. AB　止血药物及其机制有:①血管加压素(vasopressin)和垂体后叶素,非选择性收缩内脏血管,减少门静脉血流,降低门静脉及侧支循环压力;②生长抑素(somatostatin),选择性减

少内脏血流,减少食管静脉血流。

216. ABC

217. BCD　①加压素动脉内滴注:选择性血管造影显示造影剂外溢时,即在该处经动脉导管滴入加压素,首次剂量为0.2 U/min,在灌注20 min后复查血管造影,以明确出血是否停止。如出血已停止,继续用前述剂量维持12～24 h,然后逐渐减量直至停用,届时在导管内滴注右旋糖酐或复方氯化钠溶液以资观察,确无再出血现象即可拔除血管造影导管。②动脉栓塞疗法:可采用各种不同的短暂或永久性的栓塞材料,如对于溃疡、糜烂、憩室或外伤性撕裂等可采用短暂性的栓塞剂止血,经一定时间后一时性栓塞的血管再通,以减少对栓塞部位不必要的损害;而对动静脉畸形、血管瘤、毛细血管瘤或静脉曲张等可采用永久性栓塞剂。③止血剂的使用:可静脉注射维生素K_1、氨甲苯酸等,也可经静脉滴注加压素,剂量同动脉滴注。④局部止血治疗:在纤维结肠镜所及的范围内,对出血病灶喷洒肾上腺素、高铁止血剂。

218. ACD　急性胰腺炎实验室及其他检查有以下几种。①血象:多有白细胞增多,重症患者因血液浓缩红细胞比容可达50%以上。②淀粉酶测定:血淀粉酶一般在发病后8 h开始升高,48～72 h后下降,3～5天内恢复正常。③淀粉酶肌酐清除率比值(CAm/CCr):急性胰腺炎时肾脏对血清淀粉酶清除率增高,而对肌酐清除率无改变。④血清脂肪酶测定:此酶较尿淀粉酶升高更晚,常在起病后48～72 h开始增高,可持续1～2周。⑤血清正铁血白蛋白:急性胰腺炎时,血中胰蛋白酶活力升高,此酶可分解血红蛋白而产生正铁血红素,后者与白蛋白结合成正铁血白蛋白,故血中正铁血白蛋白常为阳性。⑥生化检查及其他:血糖升高,多为暂时性,其发生与胰岛细胞破坏、胰岛素释放减少、胰高血糖素增加及肾上腺皮质的应激反应有关;血清胆红素、AST可一过性升高;出血坏死型血钙降低,低于1.75 mmol/L提示预后不良,15%～20%的病例血清甘油三酯增高。

219. BCD

220. ABDE　一旦自发性腹膜炎诊断成立,通常需要针对感染的细菌,结合细菌药物敏感试验,选

择敏感的抗菌药物治疗。具体治疗为：应早期、联合、足量的给予抗感染药物治疗，优先选用主要针对革兰氏阴性菌并兼顾革兰氏阳性球菌的抗感染药物，如氨苄西林、头孢噻肟钠、头孢他啶和环丙沙星等，选用 2～3 种药物联合应用，待细菌培养结果出来后再调整抗感染药物。需要注意的是，由于本病容易复发，故用药时间不应少于 2 周。

221. ABCE　上消化道出血的病因包括这 5 项，但临床上最常见的病因是消化性溃疡、食管胃底静脉曲张破裂、急性胃黏膜损害和胃癌。

第六章　神经系统急症

一、A1/A2 型题

1. A　这是一道理解、记忆题。考核学生对囊尾蚴病的病原学的认识。预测错误率不高。常见错误：选答 B，说明对囊尾蚴病不熟悉。六钩蚴穿破小肠壁血管，随血液循环散布全身，经 9～10 天发育为囊尾蚴，但主要寄生部位是在皮下组织、肌肉和中枢神经系统，以寄生在脑组织者最为严重。要点：囊尾蚴虫主要寄生在皮下组织、肌肉和中枢神经系统。

2. C　麻醉药品是指连续使用后易产生生理依赖性、能成瘾癖的药品。精神药品是指直接作用于中枢神经系统，使之兴奋或抑制，连续使用能产生依赖性的药品。医疗用毒性药品是指毒性剧烈，治疗剂量与中毒剂量相近，使用不当会致人中毒或死亡的药品。放射性药品是指用于临床诊断或治疗的放射性核素制剂或者其标记药物。故选 C。

3. A　麻醉药品是指连续使用后易产生生理依赖性、能成瘾癖的药品。精神药品是指直接作用于中枢神经系统，使之兴奋或抑制，连续使用能产生依赖性的药品。医疗用毒性药品是指毒性剧烈，治疗剂量与中毒剂量相近，使用不当会致人中毒或死亡的药品。放射性药品是指用于临床诊断或治疗的放射性核素制剂或者其标记药物。故选 A。

4. B　脑出血时由于中枢神经系统受到严重损害，体温调节中枢功能失常而出现发热。

5. A　贫血是指循环血液单位体积中血红蛋白红细胞计数或血细胞比容低于正常水平的病理现象。其中以血红蛋白最为重要，成年男性低于 120 g/L，成年女性低于 110 g/L，一般可认为贫血。贫血是一种全身性疾病，中枢神经系统贫血表现为头晕、头痛、耳鸣、眼花、注意力不集中、嗜睡等症状。

6. A　由于器官或组织有病理改变或受到刺激，经神经反射而引起的呕吐为反射性呕吐，如急性胆囊炎。

7. D　颅内高压可出现剧烈头痛，多伴有恶心，呕吐常呈喷射性。头痛、呕吐、视乳头水肿是颅内压增高的典型征象，称为颅压增高的"三联征"。

8. E　前庭器官疾病时，如迷路积水、晕动病等，由于前庭核通过内侧束与动眼神经核之间有密切联系，常发生发作性眩晕、听力减退及耳鸣，重症常伴有恶心、呕吐、面色苍白、出汗等迷走神经刺激现象，可发生水平性或水平兼旋转性眼球震颤。一次发作的时间较短，患者常感物体旋转或自身旋转，行走中可出现偏斜或倾倒，发作过程中神志清醒。

9. E　癫痫大发作表现突然昏倒于地，口吐白沫，四肢不断地痉挛抽搐，瞳孔散大，二便失禁，呼吸暂停，舌咬伤，经过 3～5 min 后患者进入昏睡状态，再经过几分钟至几小时，才慢慢清醒。

10. B　急性肾炎并发高血压脑病在急性肾炎时的发病率为 5%～10%。常见症状是剧烈头痛及呕吐，继之出现视力障碍、意识模糊、嗜睡，并可发生阵发性惊厥或癫痫样发作，血压控制之后上述症状迅速好转或消失，无后遗症。

11. E　有机磷农药中毒可出现毒蕈碱样症状如视物模糊、瞳孔缩小、支气管痉挛、呼吸困难、肺水肿；烟碱样症状如肌束颤动、肌力减退、肌痉挛、呼吸肌麻痹；中枢神经系统症状如头痛、头晕、倦急、乏力、失眠或嗜睡、烦躁、意识模糊、抽搐、昏迷。

12. C　蛛网膜下腔出血起病急骤,发病后可出现剧烈头痛,因为大量的血液进入蛛网膜下腔,使脑脊液循环发生障碍,使颅内压增高;由于血液刺激脑膜可产生颈部肌肉痉挛,使颈部活动受限,严重时出现颈项强直,神经系统检查克氏征阳性、布氏征阳性。部分患者还可出现烦躁不安、谵妄、幻觉等精神症状,或伴有抽搐及昏迷等。

13. D　头痛是脑出血的首发症状,常常位于出血一侧的头部;有颅内压力增高时,疼痛可以发展到整个头部。大约一半的脑出血患者发生呕吐,呈喷射样,可能与脑出血时颅内压增高、眩晕发作、脑膜受到血液刺激有关。

14. D　中枢神经系统白血病以急性淋巴细胞白血病(ALL)最常见,儿童尤甚,其次为M1、M5和M2,临床上轻者表现为头痛、头晕,重者有呕吐、颈项强直,甚至抽搐、昏迷。

15. E　症状性癫痫也称为继发性癫痫,指由于某种意外原因导致的脑结构或功能异常,神经网络异常放电所产生的癫痫发作。

16. C　惊厥性全身性癫痫持续状态最常见,出现于强直阵挛性发作中表现为全身性抽搐一次接一次发生,意识始终不清,必须从速控制发作,并保持不再复发的时间至少为24 h。

17. E　癫痫持续状态是指癫痫连续发作之间意识尚未恢复又频繁再发,或癫痫发作持续30 min以上不自行停止。癫痫持续状态是内科常见急症,若不及时治疗可因高热、循环衰竭或神经元兴奋毒性损伤导致永久性脑损害,致死率和致残率很高。任何类型的癫痫均可发生癫痫持续状态。

18. D　大多数癫痫发作发生在医院外,必需回顾性地确立诊断,通常根据患者的发作史,特别是可靠目击者提供的发作过程和表现的详细描述,结合发作间期脑电图出现痫性放电即可确诊。

19. D　失神发作多见于儿童和少年期,没有先兆。临床特点为有短暂的意识丧失,突然开始,突然结束,发作时正在进行的活动中断,双目凝视,眼球短暂上翻,患者在行走时突然呆立不动,如在说话时突然停止或减慢速度,如正在进食时食物就停放在嘴边,整个过程持续几秒钟之后突然消失。发作时常可同时伴有轻微的阵挛,或失张力,或强直,或自动症,也可单纯地表现为意识障碍。

20. C　癔症的临床特点:①发病者多为16～40岁的青壮年,多见于年轻女性;②起病急,常有强烈的精神因素或痛苦情感体验等诱因;③可有精神症状、运动障碍、感觉障碍及自主神经功能障碍等临床症状多,体征少特征;④发病者大多受精神因素或暗示起病或使症状消失;⑤体格检查和化验检查常无异常发现。

21. C　惊厥性全身性癫痫持续状态应用苯妥英钠为0.3～0.6 g加入生理盐水500 ml中静脉滴注,速度不超过50 mg/min。

22. D　丙戊酸钠是广谱的抗癫痫药,用于全面性发作和部分性发作的癫痫治疗。

23. E　丙戊酸钠是广谱的抗癫痫药,用于全面性发作,尤其是全面性强直-阵挛发作合并失神发作的首选药物。

24. C　此患者无手术治疗指证。

25. A　动脉粥样硬化是脑梗死的基本病因,常伴高血压、糖尿病和高脂血症。动脉壁炎症、真性红细胞增多症、血高凝状态为其少见病因。

26. E　患者肢体感觉运动障碍持续存在,除外C。头颅CT未见异常,除外脑出血。无栓子来源,除外B。而D无肢体活动障碍。

27. E　70%的高血压脑出血发生在基底节区。

28. D　基底节区是高血压脑出血的好发部位。

29. B　内囊和基底节为基底节区,是高血压脑出血最易发生的部位。

30. D　突然起病的颅内出血,无外伤史,患者年轻,最可能是脑血管畸形。

31. E　基底节区出血为脑出血最常见类型。临床表现主要表现为对侧偏身瘫痪、偏身感觉障碍及同向性偏盲("三偏")。

32. A　急性感染性多发性神经炎又称急性炎症性脱髓鞘性多发性神经病、格林-巴利综合征(Guillain-Barre syndrome, GBS),其主要病理学特征为周围神经系统广泛的炎症性髓鞘脱失,以青壮年和儿童多见。多数患者发病前1～4周可追溯到胃肠道或呼吸道感染症状以及疫苗接种史。急性或亚急性起病,出现肢体对称性弛缓性瘫痪,近端常较远端明显,感觉主诉通常不如运动症状明显,但较常见。肢体感觉异常,如烧灼、麻木、刺痛和不适感等,可先于瘫痪或同时出现。感觉缺失较少见,呈手套-袜子形分布,振动觉和关节运动觉不受累。

33. C 据患者典型的三叉神经分布区的发作性剧痛,查体无阳性神经系统定位体征,应诊断该患者为左三叉神经痛。

34. B 据一侧面部短暂的反复发作性剧痛、扳机点、查体无阳性体征,可确诊为三叉神经痛。

35. B 良性颅内压增高是指凡颅内压增高伴头痛、视盘水肿等症状,但没有其他阳性神经系统体征,脑脊液检查正常,排除占位性病变及脑积水者。

36. A 此题考察要点在于了解颅内高压危象的概念,即脑组织在局部或弥散性高颅内压的作用下导致的移位。

37. C 幼儿急疹的惊厥常具有自限性,不需要特殊治疗,但如有高热惊厥史者,应给予苯巴比妥口服。

38. D 本例的特点是儿童,冬春季发病,急性起病,发热,颅内高压征象、脑膜刺激征,皮肤出血点,细菌感染性血象和化脓性脑脊液改变,临床符合流脑。进一步行瘀点、瘀斑组织涂片染色、脑脊液或血涂片或培养可确诊。

39. E 敌敌畏属高毒有机磷杀虫药,真性的乙酰胆碱酯酶主要存在中枢神经系统灰质、红细胞、交感神经节和运动终板。红细胞的乙酰胆碱酯酶被抑制后,一般不能恢复,需待数月红细胞再生后,全血胆碱酯酶活力才能恢复。

40. D 昏倒在煤气热水器浴室内,口唇樱红色,提示一氧化碳中毒。

41. C 有机磷中毒可引起的症状包括以下几个方面。①毒蕈碱样症状:食欲缺乏、恶心、呕吐、腹痛、腹泻、流涎、多汗、视物模糊、瞳孔缩小、呼吸道分泌物增加、支气管痉挛、呼吸困难、肺水肿。②烟碱样症状:肌束颤动、肌力减退、肌痉挛、呼吸肌麻痹,还可引起血压升高、心率加快,病情进展时出现心率减慢、心律失常。③中枢神经系统症状:头痛、头晕、倦怠、乏力、失眠或嗜睡、烦躁、意识模糊、语言不清、谵妄、抽搐、昏迷、呼吸中枢抑制致呼吸停止。

42. C 一氧化碳中毒可表现为神经系统症状,如头痛、头晕、意识障碍,伴有四肢无力、抽搐,还可出现消化道症状,如恶心、呕吐、口唇黏膜呈樱桃红色。其中,口唇黏膜呈樱桃红色是与其他药物中毒相区别的独有的特征。

43. C 患者在浴室中,有一氧化碳接触史,结合一氧化碳中毒的特征性症状,皮肤、黏膜、口唇呈樱桃红色,可初步诊断为一氧化碳中毒。

44. B 对脑血栓形成患者CT检查应常规进行,发病当天多无改变,但可除外脑出血,24 h以后脑梗死区出现低密度灶。

45. E 小脑出血起病突然,数分钟内出现头痛、眩晕、频繁呕吐、枕部剧烈头痛和平衡障碍等,但无肢体瘫痪。患者意识清楚或轻度意识模糊,轻症表现一侧肢体笨拙、行动不稳、共济失调和眼球震颤。大量出血可在12～24 h内陷入昏迷,出现脑干受压征象,如周围性面神经麻痹、两眼凝视病灶对侧(脑桥侧视中枢受压)、瞳孔缩小而光反应存在、肢体瘫痪及病理反射等;晚期瞳孔散大,中枢性呼吸障碍,可因枕大孔疝死亡。爆发型发病会立即出现昏迷,与脑桥出血不易鉴别。

46. A 蛛网膜下腔出血是多种病因引起脑底部或脑及脊髓表面血管破裂导致急性出血性脑血管疾病,血液直接流入蛛网膜下腔,又称原发性或自发性蛛网膜下腔出血。临床表现为突然剧烈头痛,呈胀痛或爆裂样疼痛,难以忍受,包括局限性或全头痛,有时上颈段也可出现疼痛,持续不能缓解或进行性加重;多伴有恶心、呕吐;可有意识障碍或烦躁、谵妄、幻觉等精神症状;少数出现部分性或全面性癫痫发作;也可出现头昏、眩晕等症状。头颅CT检查是诊断蛛网膜下腔出血的首选方法,CT平扫最常表现为基底池弥漫性高密度影。

47. E 腔隙性脑梗死发生于脑深穿通动脉(或其他微小动脉)的缺血性微梗死(或软化灶),经慢性愈合后形成的不规则腔隙,是老年人的常见病,高发年龄在60～70岁。高血压是本病最主要的直接病因,尤其是慢性高血压超过160/95 mmHg时。高血压在腔隙性脑梗死患者中的发生率为45%～90%。

48. B 三叉神经痛可分为原发性(症状性)三叉神经痛和继发性三叉神经痛两大类,其中原发性三叉神经痛较常见。原发性三叉神经痛是指具有临床症状,但应用各种检查未发现与发病有关的器质性病变。继发性三叉神经痛除有临床症状外,临床及影像学检查可发现器质性疾病,如肿瘤、炎症、血管畸形等。继发性三叉神经痛多见于40岁以下中青年人,通常没有扳机点,诱发因素不明显,疼痛常呈持续性,部分患者可发现与原发性疾病相关的其他表现。脑部 CT、MRI、鼻咽部活组织检查等有助诊断。

49. A　急性横贯性脊髓炎是指各种原因所致、以累及数个节段的脊髓横贯性损害为主的急性脊髓病,又称急性脊髓炎。临床特征为脊髓的炎症、脱髓鞘及坏死、肢体瘫痪、传导束性感觉丧失和膀胱直肠功能障碍。各年龄均可发病,多见于青年人,儿童较少见。

50. D　CT 或 MRI 扫描可显示缺血梗死或出血梗死改变。

51. B　脑出血是指非外伤性脑实质内血管破裂引起的出血,占全部脑卒中的20%～30%,急性期病死率为30%～40%。发生的原因主要与脑血管的病变有关,即与高血脂、糖尿病、高血压、血管的老化、吸烟等密切相关。脑出血的患者往往由于情绪激动、费劲用力时突然发病,早期死亡率很高,幸存者中多数留有不同程度的运动障碍、认知障碍、言语吞咽障碍等后遗症。临床表现:①运动和语言障碍。运动障碍以偏瘫为多,言语障碍主要表现为失语和言语含糊不清。②呕吐。约一半的患者发生呕吐,可能与脑出血时颅内压增高、眩晕发作、脑膜受到血液刺激有关。③意识障碍。表现为嗜睡或昏迷,程度与脑出血的部位、出血量和速度有关。在脑较深部位的短时间内大量出血,大多会出现意识障碍。④眼部症状。瞳孔不等大常发生于颅内压增高出现脑疝的患者,还可能有偏盲和眼球活动障碍。脑出血患者在急性期常常两眼凝视大脑的出血侧(凝视麻痹)。⑤头痛、头晕。头痛是脑出血的首发症状,常常位于出血一侧的头部;有颅内压力增高时,疼痛可以发展到整个头部。头晕常与头痛伴发,特别是在小脑和脑干出血时。

52. A

53. D　晕厥是因各种原因导致一过性脑供血不足引起的意识障碍。痫性发作可以表现为发作性意识障碍,是大脑神经元过度异常放电引起的短暂的神经功能异常,临床表现多种多样。痫性发作与体位无关,而晕厥多在站立时发作;痫性发作白天、夜间均可发生,睡眠时较多,而晕厥多在白天发生;痫性发作时皮肤颜色青紫或正常,晕厥则苍白;痫性发作先兆症状时间短,为数秒,晕厥则较长,数十秒;痫性发作常见抽搐、尿失禁或舌咬伤,发作后意识模糊,晕厥则少见;痫性发作后常见头痛,晕厥无;痫性发作可有神经系统定位体征,晕厥无;晕厥常见心血管异常,痫性发作无;痫性发作期脑电图可见异常,晕厥罕见。

54. E　非酮症性高渗性糖尿病昏迷起病多隐匿,时常先有多尿、多饮、烦渴、体重下降,但多食不明显,或反而食欲减退,以致常被忽视。失水随病程进展逐渐加重,出现神经精神症状,表现为嗜睡、幻觉、定向障碍,部分患者有局灶性神经功能受损症状(偏瘫或偏盲)和(或)癫痫等,最后陷入昏迷。来诊时常已有显著失水甚至休克,无酸中毒样深大呼吸。本症以显著高血糖、高尿糖为主要特点。血糖多超过 33 mmol/L,尿糖强阳性。患者如脱水严重或有肾功能损害使肾糖阈升高时,尿糖也可不呈现强阳性,但尿糖阴性者罕见。

55. A　癫痫持续状态(SE)或称癫痫状态,是癫痫连续发作之间意识未完全恢复又频繁再发,或发作持续 30 min 以上不自行停止。长时间癫痫发作,若不及时治疗,可因高热、循环衰竭或神经元兴奋毒性损伤导致不可逆的脑损伤,致残率和病死率很高,因而癫痫状态是内科常见的急症。常见症状为全面强直-阵挛发作反复发生,意识障碍(昏迷)伴高热、一侧抽搐、轻度嗜睡至木僵、昏迷和尿便失禁等。

56. A　蛛网膜下腔出血(subarachnoid hemorrhage,SAH)指脑底部或脑表面的病变血管破裂,血液直接流入蛛网膜下腔引起的一种临床综合征,又称为原发性蛛网膜下腔出血,约占急性脑卒中的10%,是一种非常严重的常见疾病。绝大多数患者发病后数小时内出现脑膜刺激征,以颈强直最明显,Kernig 征、Brudzinski 征可阳性。眼底检查可见视网膜出血、视乳头水肿,约25%的患者可出现精神症状,如欣快、谵妄、幻觉等。还可有癫痫发作,局灶神经功能缺损体征如动眼神经麻痹、失语、单瘫或轻偏瘫、感觉障碍等。

部分患者,尤其是老年患者头痛、脑膜刺激征等临床表现常不典型,而精神症状较明显。

57. B 细致的神经系统查体可以确定损伤部位及程度。

58. D 子痫是子痫前期基础上发生不能用其他原因解释的抽搐,是妊娠期高血压疾病的 5 种状况之一,也可以是子痫前期紧急严重并发症。子痫可以发生在产前、产时、产后等不同时间,不典型的子痫还可发生于妊娠 20 周以前。多发群体:孕妇年龄≥40 岁,子痫前期病史,抗磷脂抗体阳性,高血压病史,肾脏病史,糖尿病史,初次产检时 BMI≥28 g/m²,子痫前期家族史(母亲或姐妹),多胎妊娠,本次妊娠为首次怀孕,妊娠间隔时间≥10 年,孕早期收缩压≥130 mmHg 或舒张压≥80 mmHg。子痫发作时应避免声、光等刺激。

59. B 抗胆碱药物山莨菪碱 10~20 mg,肌注 6 h 一次,取 20~50 mg 加入 500 ml 10%葡萄糖中静脉滴注,对呼吸困难、频繁抽者尤其适用。

60. D 头痛是颅内高压最常见的症状,颅内压越高,头痛越明显,多为弥漫性钝痛。疼痛好发于晨起时,常呈持续性或阵发性加重。任何引起颅内压增高的因素如咳嗽、排便等均可使疼痛加剧。呕吐或过度换气可使头痛减轻。急性颅内压增高的患者头痛剧烈,坐立不安,往往伴有喷射性呕吐。首选高渗脱水剂 20%甘露醇或高渗葡萄糖引起渗透性脱水,缩小脑容积降低颅内压,从而减轻头痛。

61. A 昏迷的现场急救原则之一。为保持患者呼吸道通畅,及时清理气道异物,对呼吸阻力较大者使用口咽管,亦可使患者采用稳定侧卧位,这样即可防治咽部组织下坠堵塞呼吸道,又有利于分泌物引流,防止消化道内容物反流导致误吸。因此,侧卧位是昏迷患者入院前必须采取的体位。

62. B 癫痫是慢性反复发作性短暂脑功能失调综合征,以脑神经元异常放电引起反复痫性发作为特征。癫痫是神经系统常见疾病之一,患病率仅次于脑卒中。常见症状:全身肌肉抽动及意识丧失,以运动、感觉、自主神经、精神症状及体征为主。

63. E 高血压脑病是指当血压突然升高超过脑血流自动调节的阈值(中心动脉压>140 mmHg)时,脑血流出现高灌注,毛细血管压力过高,渗透性增强,导致脑水肿和颅内压增高,甚至脑疝的形成,引起一系列暂时性脑循环功能障碍的临床表现。头痛常是高血压脑病的早期症状,约 70%患者会出现,多数为全头痛或额顶部疼痛明显,咳嗽、活动用力时头痛明显,伴有恶心、呕吐。当血压下降后头痛可以缓解。大多数患者具有头痛、抽搐和意识障碍三大特征,称为高血压脑病三联征。

64. C 可选用 20%的甘露醇高渗溶液、10%甘果糖(甘油果糖)等有效脱水剂,通过高渗脱水而发生药理作用,降低颅内压,消除脑水肿。

65. C 皮质类固醇在中枢神经系统病毒感染性疾病中的使用尚有一定争议,一般认为在病情危重患者中使用。

66. A 破伤风梭菌能产生破伤风痉挛毒素和破伤风溶血毒素两种外毒素,破伤风痉挛毒素属神经毒,菌体释放的毒素被局部神经细胞吸收,或经淋巴、血液到达中枢神经系统。

67. D 患者发病季节为夏季,出现发热、抽搐,以及中枢神经系统的症状,考虑为流行性乙型脑炎和中毒性菌痢可能。但流行性乙型脑炎起病进展相对缓慢,循环衰竭少见,因此首先考虑为中毒性菌痢。

68. A 脑血栓形成多在安静或睡眠中发病,部分病例有短暂性脑缺血发作(TIA)前驱症状如肢体麻木无力等,突然出现偏侧上下肢麻木无力、口眼歪斜、言语不清等症状。

69. E 高热惊厥多见于 6 个月~5 岁小儿,常在上感体温突然升高时出现惊厥,抽搐时间短,止惊后一般情况良好,无感染中毒的其他症状,一次病程中仅发生 1~2 次惊厥,既往多有高热惊厥史,粪便检查正常。

70. D 本例的特点是儿童,冬春季发病,急性起病,发热,颅内高压征象,脑膜刺激征,皮肤出血点,细菌感染性血象和化脓性脑脊液改变,临床符合流脑。进一步行瘀点、瘀斑组织涂片染色、脑脊液或血涂片培养可确诊。

71. D 急性硬膜下血肿(acute subdural hematoma)的血肿位于硬膜下,受伤后 3 天内出现症状,是创伤性颅脑损伤中最常见的颅内血肿,发生率最高达70%。多在脑挫伤基础上发生,好发于额颞顶区,可在外力作用点的相应部位或对冲部位。急性硬膜下血肿,尤其是特急性病例,发展快,伤情重,病死率高达50%～80%。头部CT扫描表现为高密度的新月形影,覆盖于脑表面,可伴有严重的脑挫裂伤或脑内血肿。当患者有低血红蛋白血症或脑脊液通过撕裂的蛛网膜渗入血肿内时,急性硬膜下血肿也可表现为等密度影。

72. C 慢性硬膜下血肿是指颅内出血,血液积聚于硬脑膜下腔,伤后3周以上出现症状者。目前,对于血肿的出血来源和发病机制尚无统一的认识。其发生率约占颅内血肿的10%,血肿常发生于额顶颞半球凸面,积血量可达100～300 ml。临床表现以颅内压增高为主,头痛较为突出,部分有痴呆、淡漠和智力迟钝等精神症状,少数可有偏瘫、失语和局源性癫痫等局源性脑症状。本病表现为慢性过程,如能及时明确诊断和手术,效果满意。疗效欠佳或病死者,多因未及时诊治、病情危重或伴有并发症者。头部CT扫描表现为高密度的新月形影。

73. C 头颅CT扫描是最方便和常用的脑结构影像检查。脑梗超早期阶段(发病6 h内),CT可以发现一些细微的早期缺血改变:如大脑中动脉高密度征、皮层边缘(尤其是岛叶)以及豆状核区灰白质分界不清楚和脑沟消失等。但是CT扫描对超早期缺血性病变和皮质或皮质下小的梗死灶不敏感,尤其是后颅窝的脑干和小脑梗死更难检出。大多数病例在发病24 h后CT扫描可显示均匀片状的低密度梗死灶,但在发病2～3周内由于病灶水肿消失,出现病灶与周围正常组织密度相当的"模糊效应",CT扫描难以分辨梗死病灶。大脑颞叶区动脉主要是大脑中动脉分支。大脑中动脉闭塞出现对侧中枢性面舌瘫和偏瘫、偏身感觉障碍和同向性偏盲;可伴有不同程度的意识障碍;若优势半球受累还可出现失语,非优势半球受累可出现体象障碍。

74. B 脑梗死可出现对侧中枢性面舌瘫和偏瘫、偏身感觉障碍和同向性偏盲;可伴有不同程度的意识障碍;若优势半球受累还可出现失语,非优势半球受累可出现体象障碍。头颅CT扫描是最方便和常用的脑结构影像检查。脑梗超早期阶

段(发病6 h内),CT扫描可以发现一些细微的早期缺血改变,如大脑中动脉高密度征、皮层边缘(尤其是岛叶)以及豆状核区灰白质分界不清楚和脑沟消失等。但是CT扫描对超早期缺血性病变和皮质或皮质下小的梗死灶不敏感,尤其是后颅窝的脑干和小脑梗死更难检出。大多数病例在发病24 h后CT扫描可显示均匀片状的低密度梗死灶,但在发病2～3周内由于病灶水肿消失,出现病灶与周围正常组织密度相当的"模糊效应",CT扫描难以分辨梗死病灶。

75. B 脑出血常见病因是高血压合并小动脉粥样硬化、微动脉瘤或者微血管瘤。其发病前多无预兆,半数患者出现头痛并很剧烈,常见呕吐。大脑中动脉瘤破裂出血可入侧裂池。

76. A 脑静脉窦血栓形成(cerebral venous sinus thrombosis, CVST)是一种特殊类型的脑血管疾病,发生率不足所有卒中的1%,通常以儿童和青壮年多见。常见的共同临床表现有以下几种。①颅内压增高的症状:持续且严重的头痛、喷射性呕吐,或可见视乳头水肿。②卒中的症状:多发性小出血多见。③脑病症状:通常表现有癫痫、精神异常、意识混乱、意识模糊,甚至昏迷等。CT扫描表现可见:脑室变小,无强化的脑白质低密度等。产后CVST发病机制:①围产期各种凝血因子明显增加,Ⅶ、Ⅷ、Ⅹ因子,以及纤维蛋白原和纤溶酶原增加近2倍,而纤溶系统活性降低;②静脉窦内有许多横贯的小梁,在静脉窦内形成分隔,使血流缓慢,产后出血、脱水、心衰时血流更加缓慢。

77. C 室管膜瘤来源于脑室与脊髓中央管的室管膜细胞或脑内白质室管膜细胞巢的中枢神经系统肿瘤。男多于女,多见于儿童及青年。CT扫描表现:①平扫肿瘤呈菜花状的等密度或混杂密度肿块。②肿瘤位于第四脑室时,一般在瘤周可见残存的脑室,呈带状或新月形局限性脑脊液密度区,幕上肿瘤常发生在脑室周围,多位于顶、枕叶。③20%肿瘤有钙化,呈单发或多发点状,幕下者多见,幕上少见。④肿瘤常有囊性变;增强扫描肿瘤呈中等强化。⑤可发生阻塞性脑积水。⑥发生室管膜下转移时,侧脑室周边可见局灶性密度增高块影或条状密度增高影。

78. C 皮质下动脉硬化性脑病又称Binswanger病、

进行性皮质下血管性脑病,为老年人在脑动脉硬化基础上,大脑半球白质弥漫性脱髓鞘性脑病。CT 扫描表现:①平扫侧脑室周围及半卵圆中心脑白质可见斑片状低密度影,以侧脑室前角、后角周围最为明显,严重者大脑各叶白质全部明显累及,往往双侧对称分布。②增强扫描白质强化不明显,灰白质密度差别增大。③可伴有不同程度弥漫性脑萎缩改变,脑室系统扩大,脑沟、脑池增宽。④常合并有基底节区、丘脑、脑室旁白质单发或多发性腔隙性梗死灶。

79. B 肾上腺腺瘤多数具有分泌功能,其中分泌过量糖皮质激素(主要是皮质醇)者称为皮质醇腺瘤;分泌醛固酮者称为醛固酮腺瘤;无分泌功能者称为无功能腺瘤。

80. E MRI 囊肿呈脑(或髓)外生长病变,囊壁不增强,囊内容信号同脑脊液。

81. B 胆脂瘤无强化为其特点。

82. A 急性出血在 CT 平扫下为高密度影。

83. A 左侧颞叶扇形异常信号,CT 低密度影,伴基底节回避,T2WI 较高信号,T2WI 高信号,ADC 低信号。结合病史,考虑为左侧大脑中动脉梗死。

84. B 脑脓肿患者一般具有 3 类临床症状:急性感染症状、颅内高压症状和脑局灶性症状,病灶可以是单发、多发或多房性的。CT 平扫显示脓肿中央为低密度影,周边显示完整或不完整、规则或不规则的等密度或略高密度环。增强扫描显示:脓肿内仍为低密度;脓肿壁轻度强化,表现为完整但不规则的浅淡环状强化;环壁可厚可薄,厚薄均匀或不均匀;外壁边缘模糊;脓肿周围可见低密度水肿带。

85. B 图示双侧筛窦黏膜增厚,T2WI 均呈高信号,骨质未见明显破坏。结合病史,考虑为双侧筛窦炎。

86. D 判断脊髓是否受损伤,是根据有无脊髓损伤的症状和体征。因此,神经系统检查是最重要的检查。

87. E 高血压脑病是指当血压突然升高超过脑血流自动调节的阈值(中心动脉压大于 140 mmHg)时,脑血流出现高灌注,毛细血管压力过高,渗透性增强,导致脑水肿和颅内压增高,甚至脑疝的形成,引起一系列暂时性脑循环功能障碍的临床表现。常见临床表现:动脉压升高。颅内压增高,剧烈头痛,喷射性呕吐,颈项强直,视乳头水肿,视网膜动脉痉挛并有火焰样出血和动脉痉挛以及绒毛状渗出物。意识障碍,可表现为烦躁不安、兴奋、神情萎靡、木僵、嗜睡及至昏迷,精神错乱亦有发生。大多数患者具有头痛、抽搐和意识障碍三大特征,称为高血压脑病三联征。

88. C

89. D 中暑是指长时间暴露在高温环境中,或在炎热环境中进行体力活动,引起机体体温调节功能紊乱所致的一组临床症候群,以高热、皮肤干燥以及中枢神经系统症状为特征。根据我国《职业性中暑诊断标准》(GB11508－89),中暑分为先兆中暑、轻症中暑和重症中暑。先兆中暑和轻症中暑者常表现为口渴、食欲缺乏、头痛、头昏、多汗、疲乏、虚弱、恶心及呕吐、心悸、脸色干红或苍白、注意力涣散、动作不协调、体温正常或升高等。重症中暑包括热痉挛、热衰竭和热射病。热痉挛是突然发生的活动中或者活动后痛性肌肉痉挛,通常发生在下肢背面的肌肉群(腓肠肌和跟腱),也可以发生于腹部。肌肉痉挛可能与严重体钠缺失(大量出汗和饮用低张液体)和过度通气有关。热痉挛也可为热射病的早期表现。热衰竭是由于大量出汗导致体液和体盐丢失过多,常发生于炎热环境中工作或者运动而没有补充足够的水分,也发生于不适应高温潮湿环境的人中,其征象为大汗、极度口渴、乏力、头痛、恶心呕吐,体温高,可有明显脱水征如心动过速、直立性低血压或晕厥,无明显中枢神经系统损伤表现。热衰竭可以是热痉挛和热射病的中介过程,治疗不及时,可发展为热射病。热射病是一种致命性急症,根据发病时患者所处的状态和发病机制,临床上分为两种类型:劳力性和非劳力性热射病。劳力性者主要是在高温环境下内源性产热过多(如炎热天气中长距离的跑步者),它可以迅速发生;非劳力性主要是在高温环境下体温调节功能障碍引起散热减少(如在热浪袭击期间生活环境中没有空调的老年人),它可以在数天之内发生。其征象为高热(直肠温度≥41℃),皮肤干燥(早期可以湿润),意识模糊、惊厥,甚至无反应,周围循环衰竭或休克。此外,劳力性者更易发生横纹肌溶解、急性肾衰竭、肝衰竭、DIC 或多器官功能衰竭,病死率较高。

90. A 病毒性脑膜炎是一组由各种病毒感染引起的软脑膜(软膜和蛛网膜)弥漫性炎症综合征,主要表现发热、头痛、呕吐和脑膜刺激征,是临床最常见的无菌性脑膜炎。大多数为肠道病毒感染,包括脊髓灰质炎病毒、柯萨奇病毒 A 和 B、埃可病毒等,其次为流行性腮腺炎病毒、疱疹病毒和腺病毒感染,疱疹性病毒包括单纯疱疹病毒及水痘带状疱疹病毒。脑脊液无色透明,有以淋巴细胞为主的白细胞增多,糖和氯化物正常。病程呈良性,多在 2 周以内,一般不超过 3 周,有自限性,预后较好。①周围血白细胞计数及分类检验:白细胞计数正常或降低或轻度升高,淋巴细胞比例上升,常有异型淋巴细胞。②脑脊液检查:脑脊液无色透明,压力正常或增高,细胞数轻度增加,可达(10～1 000)×10⁹/L,早期以多形核细胞为主,8～48 h 后以淋巴细胞为主,糖和氯化物含量正常,蛋白略增高,涂片和培养无细菌发现。

91. E 房颤引起心房血栓,栓子脱落引起脑栓塞。

92. C 高血压脑病是指当血压突然升高超过脑血流自动调节的阈值(中心动脉压大于 140 mmHg)时,脑血流出现高灌注,毛细血管压力过高,渗透性增强,导致脑水肿和颅内压增高,甚至脑疝的形成,引起一系列暂时性脑循环功能障碍的临床表现。急骤起病,病情发展非常迅速。①发病年龄与病因有关:肾小球肾炎引起者多见于儿童,子痫常见于年轻妇女,脑动脉硬化者多见于老年患者。②动脉压升高:取决于血压升高的程度及速度。多发生于急进型高血压和严重的缓进型高血压,后者一般情况严重,血压显著升高,血压达到 250/150 mmHg 左右才发生,而急性高血压患者血压未达到 200/130 mmHg 亦能发生高血压脑病。③颅内压增高:由脑水肿引起。患者剧烈头痛、喷射性呕吐、颈项强直、视乳头水肿,视网膜动脉痉挛并有火焰样出血和动脉痉挛以及绒毛状渗出物。④意识障碍:可表现为烦躁不安、兴奋、神情萎靡、木僵、嗜睡甚至昏迷,精神错乱亦有发生。⑤癫痫发作:可为全身性局限性发作,有的出现癫痫连续状态。⑥阵发性呼吸困难:由于呼吸中枢血管痉挛,局部缺血和酸中毒所引起。⑦其他脑功能障碍的症状:如

失语、偏瘫、偏盲、黑矇、暂时性失明等,约 32% 患者会发生视物模糊。50% 以上的患者出现肾功能不全。⑧头痛:常是高血压脑病的早期症状,约 70% 患者会出现,多数为全头痛或额顶部疼痛明显,咳嗽、活动用力时头痛明显,伴有恶心、呕吐。当血压下降后头痛可得以缓解。⑨脑水肿症状为主:大多数患者具有头痛、抽搐和意识障碍三大特征,谓之为高血压脑病三联征。

93. B 高血压急症是指原发性或继发性高血压患者疾病发展过程中,在一些诱因作用下血压突然和显著升高,病情急剧恶化,同时伴有进行性心、脑、肾、视网膜等重要靶器官功能不全的表现。因累及器官的不同,有不同的临床表现,除测量血压以确定血压准确性外,应仔细检查心血管系统、眼底和神经系统,关键在于了解靶器官损害程度,评估有无继发性高血压。①血压:血压舒张压高于 130 mmHg,血压突然升高。②眼底视网膜病变:出血、渗出或(和)视乳头水肿,必要时可散瞳检查。新发的出血、渗出、视乳头水肿情况存在则提示高血压急症。③神经系统表现:头痛、嗜睡、抽搐、昏迷。注意评估意识状态、有无脑膜刺激征、视野改变及局部病理性体征等。④心脏:心脏增大,可出现急性左心衰竭。患者出现呼吸困难,肺部听诊可发现有无肺水肿。心脏检查可发现心脏扩大、颈静脉怒张、双肺底湿啰音、病理性第三心音或奔马律。⑤肾脏:少尿、氮质血症、尿毒症的表现。腹部听诊可闻及肾动脉狭窄导致的杂音。⑥胃肠道:有恶心、呕吐。

94. B 脑出血通常是由高血压性动脉粥样硬化的血管发生破裂所致。脑水肿是脑出血的主要并发症,也是致命因素之一。脱水降颅压治疗的首选药物为 20% 甘露醇,常规剂量 125～250 ml,快速静脉滴注,每 6～8 h 一次。

95. C 急性脑血管病是指一组起病急骤的脑部血管循环障碍的疾病,它可以是脑血管突然血栓形成,脑栓塞致缺血性脑梗死,也可以是脑血管破裂产生脑出血,常伴有神经系统症状,如肢体偏瘫、失语、精神症状、眩晕、共济失调、呛咳,严重者昏迷或死亡,临床上又称脑血管意外、卒中或中风。

96. B 脑出血绝大多数系由高血压合并动脉粥样

硬化所致,通常在活动、用力或精神受刺激时发病。

97. C 脑梗死好发于中老年人,多由动脉硬化性或高血压性动脉狭窄、血栓形成或栓塞所致。男性多于女性,多在静态下发病。其临床表现取决于梗死灶的部位以及面积大小,主要为偏瘫、偏身感觉减退与偏盲等。

98. D 小脑出血是指小脑实质内的出血,与高血压病有直接关系。多数表现为突然起病的眩晕、频繁呕吐、枕部疼痛,一侧上下肢体共济失调而无明显瘫痪,可有眼球震颤,一侧周围性面瘫。

99. D 醛固酮作用是促进肾远曲小管上皮细胞重吸收钠,并促进钾的排出。血清钾正常范围为3.5~5.5 mmol/L。恶心、呕吐导致钾丢失,机体反馈调节机制可调节醛固酮的分泌。

100. D 闭合性颅脑损伤是指硬脑膜仍属完整的颅脑损伤,虽然头皮和颅骨已有开放性创口,但颅腔内容物并未与外界接触,故而仍称为闭合性颅脑损伤。多为交通事故、跌倒、坠落等意外及产伤等直接或间接作用使头部受伤。按昏迷时间、阳性体征和生命体征,将病情分为轻、中、重3型。轻型:伤后昏迷时间0~30 min,有轻微头痛、头晕等自觉症状,神经系统和 CSF 检查无明显改变,主要包括单纯性脑震荡,可伴有或无颅骨骨折。中型:伤后昏迷时间12 h 以内,有轻微的神经系统阳性体征,生命体征有轻微改变,主要包括轻度脑挫裂伤,伴有或无颅骨骨折及蛛网膜下腔出血,无脑受压者。重型:伤后昏迷12 h 以上,意识障碍逐渐加重或再次出现昏迷,有明显神经系统阳性体征,生命体征有明显改变,主要包括广泛颅骨骨折、广泛脑挫裂伤及脑干损伤或颅内血肿。

101. A 此题考察要点在于了解颅内高压危象的概念,即脑组织在局部或弥散性高颅内压的作用下导致的移位。

102. D 颅内压增高常见病因:颅内占位性病变,如颅内肿瘤、肉芽肿等;颅内感染性疾病,如各种脑膜炎脑炎、脑寄生虫病等;颅脑损伤,可造成颅内血肿及水肿;脑缺氧,如窒息、麻醉意外、CO 中毒等;中毒,如铅、锌、砷等中毒,四环素、维生素 A 过量等,尿毒症、肝性脑病等均可引起脑水肿,形成颅内高压;内分泌功能紊乱,如雌激素过多、肾上腺皮质激素分泌过少而产生脑水肿。

103. C 脑震荡是指头部遭受外力打击后,即刻发生短暂的脑功能障碍。典型症状有如下几种。①意识障碍:程度较轻而时间短暂,可以短至数秒或数分钟,不超过半小时。②近事遗忘:清醒后对受伤当时情况及受伤经过不能回忆,但对受伤前的事情能清楚回忆。③其他症状:常有头痛、头晕、恶心、厌食、呕吐、耳鸣、失眠、畏光、注意力不集中和反应迟钝等症状。神经系统检查无阳性体征,腰穿检查脑脊液压力和成分正常。颅脑 CT 扫描见颅骨及颅内无明显异常改变。

104. E 有很多资料表明:对轻型脑震荡患者行脑干诱发电位检查时发现,50%以上患者存在波形异常,表明实际上有脑器质性损害。

105. D 药物治疗为三叉神经痛首选的治疗方法。目前应用最广泛、最有效的药物有卡马西平、苯妥英钠等。卡马西平可使70%患者完全止痛,20%缓解。长期服用会导致止痛效果下降及不良反应,如嗜睡、眩晕及消化道症状等。

106. C 在高血压脑出血中,大多数患者在6 h 内停止出血,而后期血肿增大是血肿增大过程中撕裂周围血管引起的继发性出血所致。

107. C 在各种非创伤性脑出血中高血压脑出血占首位。

108. B 脑室内出血是指非外伤性因素所致的颅内血管破裂,血液进入脑室系统引起的综合征。分为原发性和继发性两大类。原发性脑室内出血系指出血来源于脑室脉络丛、脑室内及脑室壁和脑室旁区(1.5 cm 以内)的血管,继发性脑室内出血是指脑室外(1.5 cm 以外)脑实质或蛛网膜下腔出血,血肿破入或逆流入脑室内。自发性脑室内出血患者最常见的首发症状为头痛、头晕、恶心和呕吐,其次为意识障碍、偏瘫、失语、肢体麻木,其他症状如发热、瘫痪、视物不清等。与自发性脑室内出血有关的危险因素主要有高血压、心脏病、脑梗死、脑出血和糖尿病等。最常见的病因有脉络丛动脉瘤及脑动静脉畸形,高血压及颈动脉闭塞、烟雾病等。继发性脑室内出血特点:丘脑出血破入侧脑、第三脑室;小脑出血破入第四脑室;基底节出血破入侧脑室;脑桥出血破入第四脑室;壳核出血多破入侧脑室。

109. D 脊髓休克是脊髓遭受创伤后功能抑制的状态。小儿比成人的休克期短。休克期过后,反射渐恢复,顺序是由低到高、由远及近。休克后期神经系统查体常能提示脊髓损伤的程度,如伸肌很早出现痉挛,提示损伤是不完全性的,屈肌出现痉挛性瘫痪则表明是完全性损伤。由于屈肌占优势,屈肌反射增强。

110. A 该题是基础理论记忆题,重点在于考查考生对于神经变性疾病的临床特点的把握。通过对本单元总论的学习,我们知道神经系统变性疾病与遗传性和环境因素都有关,往往选择性损害一定解剖部位的一个或几个系统的神经元,病灶常呈对称性,实验室检查一般变化较少,也没有特异性。其病理改变包括神经元的萎缩或消失,和胶质细胞的增生和肥大,而没有炎性细胞的浸润。因此答案应该是A。

111. D 该题是基础理论记忆题,备选答案中包括了神经变性疾病的各种基本病理改变。通过对本单元总论的学习,我们知道神经系统变性疾病是由遗传性和环境因素造成的进行性神经元变性和继发性脱髓鞘性疾病,星形胶质细胞反应性增生肥大,微胶质细胞增生为棒状细胞,而格子细胞缺如,并无炎性细胞的浸润。因此答案应该是D。这部分属于了解的内容,但应大致知道神经变性疾病的几种常见病理变化。

112. D 三叉神经由眼支(第1支)、上颌支(第2支)和下颌支(第3支)汇合而成,分别支配眼裂以上、眼裂和口裂之间、口裂以下的感觉和咀嚼肌收缩。

113. E 小舞蹈病又称风湿性舞蹈病或Sydenham舞蹈病,多见于5~15岁女童,表现为不自主、无规律的急速舞蹈动作,肌张力降低和精神障碍。青春期后发病率迅速下降,偶有成年妇女发病,主要为孕妇。脑炎、白喉、水痘、麻疹、百日咳等感染以及系统性红斑狼疮和一氧化碳中毒等偶可引起本病。本病为自限性,即使不经治疗,3~6个月后也可自行缓解,适当治疗可缩短病程。约1/4患儿可复发。

114. A 脊髓前动脉综合征又称Beck综合征、

Davison综合征、脊髓前动脉闭塞综合征等。本病征临床特点为脊髓前动脉分布区域受累,引起肢体瘫痪、痛觉、温觉障碍、直肠膀胱约肌障碍。脊髓前动脉综合征为脊髓前动脉支配的脊髓前方2/3处受到障碍,而属于脊髓后动脉领域的后索、后角则完整无损而产生的综合征,发病年龄由青年至高龄,幅度较大。多突然发病呈卒中样,数分钟、数小时或数日内临床表现达到顶点,一半多为1天以内患者完成的急性发病,也有需数日的亚急性发病者。其临床表现:①迅速出现的截瘫或四肢瘫;②障碍部位(多在颈髓下颈段及胸髓中胸段)以下分离性感觉障碍,即传导束型痛觉及温度觉丧失,而深感觉存在;③早期开始即出现的膀胱直肠功能障碍,早期为尿潴留,后期为尿失禁;④发病时,最多见的初发症状表现为与病灶部位一致的剧烈疼痛、束带感;⑤可有出汗异常和冷热感等自主神经症状;⑥其病程经过或停止发展或症状改善等,典型者(病灶可达数个髓节)为重症且恢复不佳;⑦下肢瘫痪恢复好于上肢瘫痪,即锥体束症状恢复较好;⑧如病变在上颈段,可能出现呼吸衰竭,需要紧急机械通气。

115. D 脑梗死发病起病急,多在休息或睡眠中发病,其临床症状在发病后数小时或1~2天达到高峰。大脑中动脉主干闭塞:出现对侧中枢性面舌瘫和偏瘫、偏身感觉障碍和同向性偏盲;可伴有不同程度的意识障碍;若优势半球受累还可出现失语,非优势半球受累可出现体象障碍。大脑前动脉主干闭塞:前交通动脉以后闭塞时额叶内侧缺血,出现对侧下肢运动及感觉障碍,因旁中央小叶受累,小便不易控制,对侧出现强握、摸索及吸吮反射等额叶释放症状。若前交通动脉以前大脑前动脉闭塞时,由于有对侧动脉的侧支循环代偿,不一定出现症状。如果双侧动脉起源于同一主干,易出现双侧大脑前动脉闭塞,出现淡漠、欣快等精神症状,双侧脑性瘫痪、二便失禁、额叶性认知功能障碍。大脑后动脉主干闭塞:对侧同向性偏盲、偏瘫及偏身感觉障碍,丘脑综合征,主侧半球病变可有失读症。

116. C 单纯疱疹病毒性脑炎最常累及大脑颞叶、

额叶及边缘系统,所以临床多表现有精神症状、智能障碍、意识障碍。

117. C 中毒型细菌性痢疾是急性细菌性痢疾的危重型。起病急骤,突发高热,病情严重,迅速恶化并出现惊厥、昏迷和休克。多见于2～7岁儿童,临床上按主要表现分为3型。①休克型(皮肤内脏微循环障碍):主要表现为感染性休克,面色苍白,皮肤发花、发绀,四肢发凉,心音低弱,血压下降,心动过速,重者可吐咖啡样物或其他出血现象。②脑型(脑微循环障碍):即呼吸衰竭型,表现为血压偏高,反复呕吐,剧烈头痛,病理反射亢进,继之呼吸节律不齐,深浅不匀、暂停、双吸气、叹息样呼吸、下颌运动等,瞳孔忽大忽小,两侧大小不等,对光反应迟钝或消失。③肺型(肺微循环障碍):又称呼吸窘迫综合征,病死率高。该患儿属于中毒型细菌性痢疾休克型典型表现。而热性惊厥无血压降低表现;结核性脑膜炎和流行性脑脊髓膜炎有脑膜刺激征表现;急性风湿热无血压降低和惊厥表现。

118. A 急性肾炎的典型表现:前驱感染后急性起病,根据临床表现如非凹陷性水肿、血尿(肉眼或镜下)、蛋白尿、血压增高、尿量减少。尿常规可见红细胞、白细胞、管型或尿蛋白,可诊断急性肾炎。血压165/115 mmHg符合高血压脑病诊断。故选A。

119. C 小脑出血的手术指征较明确,昏迷的患者常在数小时内病情恶化,因此越早手术效果越好,多数情况下认为血肿10 ml以下症状恶化,也应尽早手术。

120. E 症状性癫痫是由明确或可能的中枢神经系统病变所致,如脑结构异常或影响脑功能的各种因素。

121. B 头痛、呕吐和视乳头水肿是颅内压增高的典型表现,称之为颅内压增高"三主征"。

122. E 基底节区出血为脑出血最常见类型。临床表现主要为对侧偏身瘫痪、偏身感觉障碍及同向性偏盲("三偏")。

123. E 鉴别蛛网膜下腔出血还是化脓性脑膜炎可用腰椎穿刺查脑脊液是否有血性脑脊液。

124. E 蛛网膜下腔出血主要表现为头痛、脑膜刺激征、眼部症状,一般无神经系统定位体征。脑出血根据出血部位不同而出现局灶性定位表现。

125. B 患者已经出现颅内高压症状,应迅速降颅压治疗。

126. D 颅脑CT扫描可准确判断是否有脑出血性疾病。但在发病的前48 h内,有些梗死灶在CT上无明确阳性表现。患者无发生脑栓塞的有关病史,可排除。脑肿瘤一般为慢性起病,逐渐加重。

127. D 患者蛛网膜下腔出血诊断明确。因患者症状较重,不适合接受时间较长的MRA及MRI检查;脑电图及经颅多普勒对颅内动脉瘤的诊断意义不大;CTA虽然能有效、快速对颅内动脉瘤进行诊断,但相比之下全脑血管造影检查(DSA)仍旧是颅内动脉瘤的诊断"金标准",并且能在发现颅内动脉瘤后及时对动脉瘤行栓塞治疗。

二、A3/A4型题

128. C 病毒性脑膜炎是一组由各种病毒感染引起的软脑膜(软膜和蛛网膜)弥漫性炎症综合征,主要表现发热、头痛、呕吐和脑膜刺激征,是临床最常见的无菌性脑膜炎。大多数为肠道病毒感染,包括脊髓灰质炎病毒、柯萨奇病毒A和B、埃可病毒等,其次为流行性腮腺炎病毒、疱疹病毒和腺病毒感染,疱疹性病毒包括单纯疱疹病毒及水痘带状疱疹病毒。诊断常规辅助检查包括:周围血白细胞计数及分类检验、脑脊液检查、颅脑CT检查、颅脑MRI检查、脑电图检查。

129. E 病毒性脑炎脑脊液无色透明,压力正常或增高,细胞数轻度增加,可达(10～1 000)×10^9/L,早期以多形核细胞为主,8～48 h后以淋巴细胞为主,糖和氯化物含量正常,蛋白略升高,涂片和培养无细菌发现。

130. C 主要是对症治疗、支持治疗和防治并发症。对症治疗如头痛严重者可用止痛药,脑水肿可适当应用甘露醇。抗病毒治疗可明显缩短病程和缓解症状,针对单纯性疱疹病毒及EB病毒多用阿昔洛韦,1天3次。更昔洛韦是巨细胞病毒性脑膜炎的首选药物,1天2次。

131. C 单纯疱疹病毒(herpes simplex virus,

HSV)侵犯中枢神经系统引起相应的炎性改变,临床称为单纯疱疹病毒性脑炎（herpes simplex virus encephalitis, HSE）,又称为急性坏死性脑炎。头颅 CT 检查:大约有 50% 的 HSE 患者出现局灶性异常(一侧或两侧颞叶和额叶低密度灶),若在低密度灶中有点状高密度灶,提示有出血。在 HSE 症状出现后的最初 4～5 天内,头颅 CT 检查可能是正常的,此时头颅 MRI 对早期诊断和显示病变区域帮助较大,典型表现为在颞叶内侧、额叶眶面、岛叶皮质和扣带回出现局灶性水肿,MRI T2 相上为高信号,在 FLAIR 相上更为明显。尽管 90% 的患者在 1 周内可以出现上述表现,但 1 周内 MRI 正常不能排除诊断。

132. B 单纯疱疹病毒性脑膜炎脑脊液常规检查:压力正常或轻度增高,重症者可明显增高;有核细胞数增多,可高达 $1\,000\times10^6/L$,以淋巴细胞为主,可有红细胞数增多,除外腰椎穿刺损伤则提示出血性坏死性脑炎;蛋白质呈轻、中度增高,糖与氯化物正常。

133. D 中枢神经系统(CNS)感染系指各种生物性病原体侵犯 CNS 实质、被膜及血管等引起的急性或慢性炎症性(或非炎症性)疾病。CNS 感染途径有:①血行感染;②直接感染;③神经干逆行感染。单纯疱疹病毒性脑膜炎属神经干逆行感染。

134. D 阿昔洛韦为一种鸟嘌呤衍生物,能抑制病毒 DNA 的合成,已成为首选药。

135. B 颅内肿瘤又称脑肿瘤、颅脑肿瘤,是指发生于颅腔内的神经系统肿瘤,包括起源于神经上皮、外周神经、脑膜和生殖细胞的肿瘤,淋巴和造血组织肿瘤,蝶鞍区的颅咽管瘤与颗粒细胞瘤,以及转移性肿瘤。一般症状和体征:脑肿瘤本身的占位效应及脑水肿时颅内容物的体积超出了生理调节限度,或肿瘤靠近脑脊液循环造成梗阻性脑积水,或压迫静脉窦致静脉回流受阻所致。主要可有:①头痛多为发作性、进行性加重的头痛,清晨或睡眠为重,常因用力、喷嚏、咳嗽、低头或大便时加重,坐位、站立姿势或呕吐后可暂时缓解或消失。②呕吐常出现于剧烈头痛时,易在早上发生。③视力障碍主要为视乳头水肿和视力减退。④头昏(体位失去

平衡的感觉)、头晕(天旋地转的感觉),以颅后窝肿瘤最常见。⑤癫痫发作约 30% 的脑肿瘤可出现癫痫,颅内压增高引起的癫痫常为大发作,局灶性癫痫发作常具有定位意义。⑥复视。⑦精神及意识障碍表现为淡漠、反应迟钝、思维迟缓、对外界事物漠不关心、活动减少、记忆力减退、定向力障碍等,少数有强迫症、精神分裂症或精神运动性发作,晚期有昏睡、昏迷等意识障碍。⑧头颅增大幼儿的前囟膨隆、头尾增大和颅缝分离,叩诊破罐音(Macewen 征)。⑨生命体征改变如血压上升、脉搏减慢及呼吸不规律(Chyne-Stroke 呼吸)。

136. C CT 检查:①一般可发现直径 3 mm 以上的肿瘤,显示钙化、骨骼、脂肪和液体效果好,有助于了解肿瘤同脑室、脑池、硬膜和颅骨的关系,增强后可了解肿瘤对血-脑脊液屏障的破坏情况和肿瘤的血供。②螺旋 CT 的冠状位和矢状位重建、三维成像、分割成像和 CT 血管造影效果更佳。③等密度、小体积、不伴瘤周水肿且无明显占位效应的肿瘤在 CT 上可能漏诊。④直接征象,包括肿瘤密度、位置、大小、形状、数目及边缘,有无坏死、囊变、出血、钙化及强化。⑤间接征象,包括肿瘤周围水肿、占位表现(脑室、脑池、脑沟的狭窄、变形和移位)、骨质改变(脑膜瘤的骨质增生和破坏,垂体瘤的蝶鞍扩大和破坏,前庭神经施万细胞瘤的内听道扩大)和软组织肿块等。

137. B 黏液性水肿昏迷(myxedema coma)是甲减病情加重的严重状态,多为感染及使用镇静剂等诱发。

138. D 黏液性水肿昏迷是甲状腺功能低减症未能及时诊治,病情发展的晚期阶段。其特点除有严重的甲状腺功能低减表现外,尚有低体温、昏迷,有时发生休克。本症常发生于老年女性患者,虽然发生率不高,但有较高的病死率,其危险性不亚于糖尿病昏迷。实验室检查:①原发性甲减患者 TT_3、FT_3、TT_4、FT_4 降低,TSH 增高。②甲状腺摄碘率测定明显低于正常。③贫血,血脂及肌酶明显升高。④血气分析示呼吸衰竭、CO_2 潴留、呼吸性酸中毒。

139. E 治疗措施:黏液性水肿昏迷为内分泌科急症,一经临床诊断,必须立即处理,以免延误抢

救时机。立即予以甲状腺激素治疗,首剂可给 T₃ 30~50 μg 或 T₄ 200~400 μg 静注,以后根据病情可每 8h 静注 T₃ 20 μg 或 T₄ 50 μg,至意识状态恢复、休克纠正后改为口服。

140. B　糖尿病高渗性昏迷(HNDC)是糖尿病一种较少见的严重急性并发症,多见于老年无糖尿病史或 2 型糖尿病轻症患者,但也可见于 1 型糖尿病患者。患者原有胰岛素分泌不足,在诱因作用下血糖急骤上升,促进糖代谢紊乱加重,致细胞外液呈高渗状态,发生低血容量高渗性脱水,常常出现神经系统异常(包括 25%~50%的患者出现昏迷)。起病多隐匿,时常先有多尿、多饮、烦渴、体重下降,但多食不明显,或反而食欲缺乏,以致常被忽视。失水随病程进展逐渐加重,出现神经精神症状,表现为嗜睡、幻觉、定向障碍,部分患者有局灶性神经功能受损症状(偏瘫或偏盲)和(或)癫痫等,最后陷入昏迷。来诊时常已有显著失水甚至休克,无酸中毒样深大呼吸。

141. E　糖尿病高渗性昏迷的治疗原则有如下几条。(1)补液:这是至关重要的一步,对预后起着决定性作用。患者的失水程度比 DKA 严重,估计可达体液的 1/4 或体重的 1/8 以上。①补液总量多在 6~10 L,入院后 4 h 内补充总量的 1/3,入院后 24 h 内补足总量。由于补液量大,应尽可能通过胃肠道内补液,胃肠内补液可以白开水为主,一方面可起到补充容量,另一方面可起到降低血渗透压的作用。由于患者的意识通常较差,下鼻饲通常为必要的手段,此法安全且有效。②在治疗初期,建议使用生理盐水,尽管它是等渗液体,但是相对于患者的血液来说则为低渗。如果合并休克或血容量不足时,在补充生理盐水的同时可考虑使用胶体液扩容。半渗液(0.45%氯化钠)的使用时机尚存在争议,一般认为当血 Na>150 mmol/L 且无明显的低血压时可使用该种溶液。一旦血糖降至 13.9 mmol/L 时,可使用 5%葡萄糖溶液或糖盐水,并按比例加入胰岛素。(2)胰岛素:一般采用静脉持续滴注小剂量胰岛素治疗方案,血糖下降速度不宜过快,血糖下降过快易导致脑水肿发生。患者可以进食后开始皮下注射胰岛素,但是皮下注射胰岛素后应注意检测血糖;

一般来说皮下注射胰岛素后,胰岛素的降糖效应可以与静脉胰岛素至少重叠 1~2 h,因前者起效时间长而后者代谢快。需要注意的是,本病患者对胰岛素的敏感性较糖尿病酮症酸中毒高,发生低血糖的概率可能更高。(3)纠正电解质紊乱:电解质紊乱以钠和钾的丢失为主,而钠的丢失可通过补充含 NaCl 的液体而得到纠正,故纠正电解质紊乱的关键是补钾,补钾目前国内仍以氯化钾为主。(4)纠正酸中毒:部分患者有酸中毒,如果程度不重则不考虑使用碱性药物。(5)纠正诱发因素。患者目前高热,考虑有感染情况,应查找感染灶,积极治疗感染。

142. ABDEIJ　应试者答题前要理解好病例摘要中的几个问题及提问中的几个关键词和字。病例摘要的几个问题是:①患者虽因中枢神经系统的症状就诊,但血压及有关体征则提示不是中枢神经系统的疾病;②患者有"三多"症状,体检有明显脱水症,提示可能有糖尿病及高渗性昏迷;③肺部感染及饮大量甜饮料则可能是糖尿病高渗性昏迷的诱因。提问中的关键词是"急诊""先""重点""哪些项目"。即要求应试者围绕着糖尿病、肺部感染及高渗性昏迷来选择最必要的几种检查,因此备选答案的 A、B、D、E、I、J 这 6 项是正确的;第 C、G 这 2 项备选答案是不必进行的;第 F 项是不必急诊进行的。对于一位昏迷来急诊的患者,虽然昏迷,但无神经定位体征,做头颅 CT 检查的指征不强,因此第 H 项也应为错误答案。

143. CD　此问的关键是要回答"目前诊断主要考虑哪些疾病",因此只能根据病史和目前提示的结果考虑诊断。即患者血糖>33.3 mmol/L、血钠>145 mmol/L、血浆渗透压>350 mmol/L,已达到糖尿病高渗性昏迷的诊断标准,而酮体阴性,又无酸中毒存在,故 C 项备选答案正确。胸片检查结果则提示 D 项备选也正确。但尚未进行判断患者糖尿病类型的检查(如胰岛素释放试验),故目前还不能肯定患者糖尿病的类型是 1 型或 2 型,因而 I、J 项为无效答案。根据提示,A、B、E、F、G、H 项诊断均不成立。

144. CGHI　此问的关键词是"目前""急诊"。即要求应试者根据目前的诊断进行紧急处理,也就是要求应试者回答糖尿病高渗性非酮症性昏迷的抢救原则。因而第 C、G、H、I 这 4 项备选答案正确;A、B、D、E、J 这 5 项备选答案错误。而患者在静脉输液及静脉滴注胰岛素前,可先于皮下注射适量胰岛素,但目前不能常规皮下注射胰岛素治疗,故备选答案 F 为无效答案。

145. C　有机磷农药进入人体的主要途径有 3 种:经口进入——误服或主动口服(见于轻生者);经皮肤及黏膜进入——多见于热天喷洒农药时有机磷落到皮肤上,由于皮肤出汗及毛孔扩张,加之有机磷农药多为脂溶性,故容易通过皮肤及黏膜吸收进入体内;经呼吸道进入空气中的有机磷随呼吸进入体内。①轻度中毒:有头晕、头痛、恶心、呕吐、多汗、胸闷、视力模糊、无力、瞳孔缩小症状。胆碱酯酶活力一般在 50%～70%。②中度中毒:除上述症状外,还有肌纤维颤动、瞳孔明显缩小、轻度呼吸困难、流涎、腹痛、步态蹒跚,意识清楚。胆碱酯酶活力一般在 30%～50%。③重度中毒:除上述症状外,出现昏迷、肺水肿、呼吸麻痹、脑水肿。胆碱酯酶活力一般在 30% 以下。尽快清除毒物是挽救患者生命的关键。对于皮肤染毒者应立即去除被污染的衣服,并在现场用大量清水反复冲洗;对于意识清醒的口服毒物者,应立即在现场反复实施催吐。彻底洗胃是切断毒物被继续吸收的最有效方法,口服中毒者用清水、2% 碳酸氢钠溶液(敌百虫忌用)或 1:5 000 高锰酸钾溶液(对硫磷忌用)反复洗胃,直至洗清为止。由于毒物不易排净,故应保留胃管,定时反复洗胃。应用阿托品的原则是及时、足量、重复给药,直至达到阿托品化。应立即给予阿托品,静脉注射,后根据病情每 10～20 min 给予 1 次。有条件最好采用微量泵持续静注阿托品,可避免间断静脉给药血药浓度的峰谷现象。解磷定用于重度中毒患者肌内注射,每 4～6 h 1 次。喷洒农药多为经皮肤吸收,故不须用清水反复洗胃。

146. D　①阿托品的应用原则是及时、足量、重复给药,直至达到阿托品化。应立即给予阿托品,静脉注射,后根据病情每 10～20 min 给予 1 次。有条件最好采用微量泵持续静注阿托品,可避免间断静脉给药时血药浓度的峰谷现象。②阿托品化:瞳孔较前逐渐扩大、不再缩小,但对光反应存在,流涎、流涕停止或明显减少,面颊潮红,皮肤干燥,心率加快而有力,肺部啰音明显减少或消失。达到阿托品化后,应逐渐减少药量或延长用药间隔时间,防止阿托品中毒或病情反复。如患者出现瞳孔扩大、神志模糊、狂躁不安、抽搐、昏迷和尿潴留等,提示阿托品中毒,应停用阿托品。

147. B　硫化氢是无色而有类似臭鸡蛋气味的气体,通过呼吸道进入机体,主要影响细胞氧化过程,造成组织缺氧。应立即使患者脱离现场至空气新鲜处。有条件时立即给予吸氧。对呼吸或心搏骤停者,应立即施行心肺脑复苏术。

148. ABDEFG　高压氧治疗对加速昏迷复苏和防治脑水肿有重要作用。凡昏迷患者,不论是否已复苏,均应尽快给予高压氧治疗,但需配合综合治疗。对中毒症状明显者需早期、足量、短程给予肾上腺糖皮质激素,有利于防治脑水肿、肺水肿和心肌损害。对有眼刺激症状者,立即用清水冲洗,对症处理。呼吸道刺激患者可用 5% 碳酸氢钠液喷雾呼入,因呼吸道肿胀狭窄而发生呼吸困难时,可静脉滴注氨茶碱和氢化可的松。有支气管炎或肺炎时应用抗生素治疗;血压降低时,可用多巴胺或间羟胺。细胞色素 C 临床上用于各种组织缺氧急救的辅助治疗,如一氧化碳中毒、催眠药中毒、氰化物中毒、新生儿窒息、严重休克期缺氧、脑血管意外、脑震荡后遗症、麻醉及肺部疾病引起的呼吸困难和各种心脏疾患引起的心肌缺氧。谷胱甘肽、半胱氨酸有解毒作用。高热昏迷行冬眠疗法,使机体处于冬眠状态(如类似过冬的青蛙等动物),以降低代谢、减轻细胞耗氧、改善微循环,从而使细胞免遭严重损害,为其原发病的治疗争取了时间,提供了前提。

149. F　昏迷时间较久者,同时可发生细支气管肺炎和肺水肿、脑水肿;吸入极高浓度时,可立即猝死;严重中毒病例经抢救恢复后,部分患者可留有后遗症;高压氧治疗可有效改善机体缺氧状态;吸入高浓度时,表现为中枢神经系统症状和窒息。呼吸道刺激患者可用 5% 碳酸氢钠液喷雾呼入,因呼吸道肿胀狭窄而发生呼吸困难时,可静脉滴注氨茶碱和氢化可的松。

150. ABDEF　在一定剂量范围内,小部分可以原形随呼出气体排出体外,大部分被氧化生成无毒的物质排出体外;来不及代谢和排出体外的该气体是有害的,可造成组织细胞内窒息缺氧;吸入极高浓度时,可直接麻痹呼吸中枢,造成闪电式中毒死亡。硫化氢与黏膜上的水分接触后很快溶解,与钠离子结合成硫化钠,对眼和呼吸道黏膜产生强烈的刺激作用,可引起眼炎甚至肺水肿。故不在体内蓄积。

三、X型题

151. ACD　急性有机磷农药进入人体后往往病情迅速发展,患者很快出现如下情况。(1)胆碱能神经兴奋及危象:①毒蕈碱样症状,主要是副交感神经末梢兴奋所致的平滑肌痉挛和腺体分泌增加,临床表现为恶心、呕吐、腹痛、多汗、流泪、流涕、流涎、腹泻、尿频、大小便失禁、心跳减慢和瞳孔缩小、支气管痉挛和分泌物增加、咳嗽、气急,严重患者出现肺水肿。②烟碱样症状,乙酰胆碱在横纹肌神经肌肉接头处过度蓄积和刺激,使面、眼睑、舌、四肢和全身横纹肌发生肌纤维颤动,甚至全身肌肉强直性痉挛。患者常有全身紧束和压迫感,而后发生肌力减退和瘫痪。严重者可有呼吸肌麻痹,造成周围性呼吸衰竭。此外,由于交感神经节受乙酰胆碱刺激,其节后交感神经纤维末梢释放儿茶酚胺使血管收缩,引起血压增高、心跳加快和心律失常。③中枢神经系统症状中枢神经系统受乙酰胆碱刺激后有头晕、头痛、疲乏、共济失调、烦躁不安、谵妄、抽搐和昏迷等症状。(2)中间综合征(IMS)是指有机磷毒物排出延迟、在体内再分布或用药不足等原因,使胆碱酯酶长时间受到抑制,蓄积于突触间隙内,高浓度乙酰胆碱持续刺激突触后膜上烟碱受体并使之失敏,导致冲动在神经肌肉接头处传递受阻所产生的一系列症状。一般在急性中毒后1~4天急性中毒症状缓解后,患者突然出现以呼吸肌、脑神经运动支支配的肌肉以及肢体近端肌肉无力为特征的临床表现。患者发生颈、上肢和呼吸肌麻痹。累及颅神经者,出现睑下垂、眼外展障碍和面瘫。肌无力可造成周围呼吸衰竭,此时需要立即呼吸支持,如未及时干预则容易导致患者死亡。(3)有机磷迟发性神经病,有机磷农药急性中毒一般无后遗症。个别患者在急性中毒症状

消失后2~3周可发生迟发性神经病,主要累及肢体末端,且可发生下肢瘫痪、四肢肌肉萎缩等神经系统症状。目前认为这种病变不是由胆碱酯酶受抑制引起的,可能是由于有机磷农药抑制神经靶酯酶,并使其老化所致。(4)其他表现,敌敌畏、敌百虫、对硫磷、内吸磷等接触皮肤后可引起过敏性皮炎,并可出现水疱和脱皮,严重者可出现皮肤化学性烧伤,影响预后。有机磷农药滴入眼部可引起结膜充血和瞳孔缩小。

152. ABCDE　患者目前头痛、发热2天,呕吐、神志不清,浅昏迷,肌张力稍高,双侧腱反射消失,考虑脑膜炎颅内高压,应严格卧床休息,禁食或少量流质,严密观察生命特征及便血情况,用甘露醇脱水降颅压,大剂量青霉素抗感染治疗。

153. ABCD　阿托品的使用原则是及时、足量、重复给药,直至达到阿托品化。它可以有效地控制有机磷农药中毒时出现的毒蕈碱样症状和中枢神经症状。中重症患者需合用胆碱酯酶复能剂。

154. ABCDE　头痛(headache)是临床常见的症状,通常将局限于头颅上半部,包括眉弓、耳轮上缘和枕外隆突连线以上部位的疼痛统称头痛。头痛病因繁多,神经痛、颅内感染、颅内占位病变、脑血管疾病、颅外头面部疾病,以及全身疾病如急性感染、中毒等均可导致头痛。头痛的程度常与病情轻重无密切关系,浅在性头痛常见于眼、鼻、齿源性,神经官能症性头痛病程较长。偏头痛对症治疗后常能迅速缓解。头痛伴发热、意识障碍应及时转诊。

155. ABCDE　昏迷是完全意识丧失的一种类型,是临床上的危重症。昏迷的发生,提示患者的脑皮质功能发生了严重障碍。主要表现为完全意识丧失,随意运动消失,对外界的刺激的反应迟钝或丧失,但患者还有呼吸和心跳。根据病史及临床表现的判断:(1)昏迷的发生率,急慢性脑血管病、中毒和低血糖是院外昏迷发生率最高的疾病。(2)起病的缓急,突然起病包括急性脑血管病、中毒、低血糖、脑外伤及癫痫等,缓慢起病包括脑肿瘤、感染及代谢障碍性疾病如尿毒症、肺性脑病、肝性脑病等。(3)根据患者既往病史的判断:①高血压和动脉粥样硬化史,急性脑血管病;②糖尿病史,低血糖、酮症酸中毒、高渗性昏迷;③其他疾病病史,癫痫、慢性

肾病、肝病、肺部疾病、颅内占位性疾病等都可发生各自的昏迷。(4)根据伴随情况的判断:①发热多见于感染、甲亢危象、中暑、脑性疟疾等;②气味,大蒜味见于有机磷中毒,烂苹果味见于酮症酸中毒,尿臭味见于尿毒症,肝臭见于肝性脑病,酒味见于酒精中毒等;③抽搐多见于癫痫及脑血管病;④头痛多见于颅内疾病;⑤低血压多见于休克、阿-斯综合征、甲状腺功能减退症、糖尿病、肾上腺皮质功能减退、镇静剂或安眠药中毒等;⑥高血压急性脑血管病、高血压脑病等;⑦脑膜刺激征颅内感染、蛛网膜下腔出血;⑧神经系统定位体征急性脑血管病;⑨肤色皮肤,潮红多见于感染与酒精中毒,樱桃红色多见于 CO 中毒,发绀多见于缺氧性疾病如心、肺疾病及亚硝酸盐中毒,苍白多见于贫血、失血、休克,黄染多见于肝胆疾病或溶血。(5)其他:①毒物接触史农药、一氧化碳等;②外伤脑挫伤、颅内血肿等;③环境因素气温、海拔高度等。故本题答案为 ABCDE。

156. ACD 嗜睡是意识障碍的早期表现,患者经常入睡,能被唤醒,醒来后意识基本正常,停止刺激后继续入睡。浅昏迷随意活动消失,对疼痛刺激有反应,各种生理反射(吞咽、咳嗽、角膜反射、瞳孔对光反应等)存在,体温、脉搏、呼吸多无明显改变。中度昏迷对外界一般刺激无反应,强烈疼痛刺激可见防御反射活动,角膜反射减弱或消失,呼吸节律紊乱,可见周期性呼吸或中枢神经性过度换气。深昏迷随意活动完全消失,对各种刺激皆无反应,各种生理反射消失,可有呼吸不规则、血压下降、大小便失禁、全身肌肉松弛、去大脑强直等。昏睡患者处于较深睡眠,一般外界刺激不能唤醒,不能对答,较强烈刺激可有短时意识清醒,醒后可简短回答提问,当刺激减弱后很快进入睡眠状态。

157. BCDE 头痛病因繁多,神经痛、颅内感染、颅内占位病变、脑血管疾病、颅外头面部疾病,以及全身疾病如急性感染、中毒等均可导致头痛。偏头痛是一种常见的慢性神经血管性疾患,不属于颅脑病变引起的头痛。

158. ABCD 诊断依据患者头部疼痛部位即可诊断。在头痛的诊断过程中,应首先区分是原发性或是继发性。原发性头痛多为良性病程,继

发性头痛则为器质性病变所致,任何原发性头痛的诊断应建立在排除继发性头痛的基础之上。头痛病因复杂,在头痛患者的病史采集中应重点询问头痛的起病方式、发作频率、发作时间、持续时间、头痛的部位及性质、疼痛程度,有无前驱症状,以及有无明确的诱发因素、头痛加重和减轻的因素等。同时,为更好鉴别头痛病因及性质,还应全面了解患者年龄与性别、睡眠和职业状况、既往病史和伴随疾病、外伤史、服药史、中毒史和家族史等一般情况对头痛发病的影响。全面详尽的体格检查尤其是神经系统和头颅、五官的检查,有助于发现头痛的病变所在。适时恰当的选用神经影像学或腰穿脑脊液等辅助检查,能为颅内器质性病变提供诊断及鉴别诊断的依据

159. ACE 呕吐是一种胃的反射性强力收缩,通过胃、食管、口腔、膈肌和腹肌等部位的协同作用,能迫使胃内容物由胃、食管经口腔急速排出体外。中枢神经系统病变包括各种原因所致的脑炎、脑膜炎、脑肿瘤、脑寄生虫病、脑血管病及颅脑外伤等病变,均可引起颅内压力增高而导致呕吐。治疗的重要措施之一是应用降低颅内高压、减轻脑细胞水肿的药物治疗,脱水治疗后,不仅可改善呕吐的症状,更重要的是起到了保护或恢复脑细胞功能的作用。迷路炎是前庭系统炎症导致恶心呕吐,抗癌药物常有胃肠道不良反应致恶心呕吐。

160. ABCD 意识障碍的临床表现:①觉醒度改变,如嗜睡、昏睡、昏迷;②意识内容改变,如意识模糊、谵妄状态、类昏迷状态。

161. ABCDE 贝赫切特综合征又称白塞病,是一种全身性免疫系统疾病,属于血管炎的一种。其可侵害人体多个器官,包括口腔、皮肤、关节肌肉、眼睛、血管、心脏、肺和神经系统等,主要表现为反复口腔和会阴部溃疡、皮疹、下肢结节红斑、眼部虹膜炎、食管溃疡、小肠或结肠溃疡及关节肿痛等。有的神经系统病变患者可手脚不灵活、头疼头晕、恶心呕吐、手脚感觉麻木、疼痛或无力,还可出现一侧手脚瘫痪,严重的可出现抽搐、翻白眼等类似"抽羊角风"的表现,这些有可能是贝赫切特综合征损害到了神经系统。神经系统最常受累的部位是脑干,也可见于脊髓、

大脑半球、小脑和脑脊膜,可以出现脑萎缩。

162. ABCDE　脑疝常表现为剧烈头痛及频繁呕吐,并有烦躁不安、嗜睡、浅昏迷以至昏迷,两侧瞳孔不等大,生命体征的紊乱表现为血压、脉搏、呼吸、体温的改变,严重时血压忽高忽低,呼吸忽快忽慢,有时面色潮红、大汗淋漓,有时转为苍白、汗闭,体温可高达41℃以上,也可低至35℃以下而不升,最后呼吸停止,最终血压下降、心脏停搏而死亡。

163. ACD　判断有无继续出血,主要监测生命体征,观察意识、瞳孔、血压、脉搏、呼吸等方面的变化,若意识障碍加深、瞳孔先缩小后散大、血压增高、脉搏变慢、呼吸不规则、压眶反射消失等应考虑出血未止。

164. ABD　凡有颅内压增高的患者,应留院观察。密切观察神志、瞳孔、血压、呼吸、脉搏及体温的变化,以掌握病情发展的动态。频繁呕吐的患者应禁食,防止吸入性肺炎的发生。意识清楚、颅内压增高程度较轻的病例可先选用口服药物降颅压治疗。

165. CDE　颅内压增高临床表现:①头痛,这是颅内压增高最常见的症状之一,程度不同,以早晨或晚间较重,部位多在额部和颞部,可从颈枕部向前方放射至眼眶。头痛程度随颅内压的增高而进行性加重。当用力、咳嗽、弯腰或低头活动时常头痛加重。头痛性质以胀痛和撕裂痛为多见。②呕吐,当头痛剧烈时,可伴有恶心和呕吐。呕吐呈喷射性,易发生于饭后,有时可导致水电解质紊乱和体重减轻。③视乳头水肿,这是颅内压增高的重要客观体征之一。表现为视神经乳头充血、边缘模糊不清、中央凹陷消失、视盘隆起、静脉怒张。若视乳头水肿长期存在,则视盘颜色苍白,视力减退,视野向心缩小,称为视神经继发性萎缩。此时如果颅内压增高得以解除,往往视力的恢复也并不理想,甚至继续恶化和失明。④意识障碍及生命体征变化,疾病初期意识障碍可出现嗜睡,反应迟钝。严重病例,可出现昏睡、昏迷,终因呼吸循环衰竭而死亡。⑤其他症状和体征,如头晕、摔倒、头皮静脉怒张。小儿患者可有头颅增大、颅缝增宽或分裂、前囟饱满隆起。头颅叩诊时呈破罐声,头皮和额眶部浅静脉扩张。

166. ABCDE　颅内压增高的后果:①脑血流量的降低,正常成人每分钟约有1 200 ml血液进入颅内,通过脑血管的自动调节功能进行调节。正常的脑灌注压为70～90 mmHg。如果颅内压不断增高、脑灌注压低于40 mmHg时,脑血管自动调节功能失效,脑血流量随之急剧下降,就会造成脑缺血,甚至出现脑死亡。②脑移位和脑疝。③脑水肿,颅内压增高可直接影响脑的代谢和血流量,从而产生脑水肿,使脑的体积增大,进而加重颅内压增高。④库欣(Cushing)反应,当颅内压增高接近动脉舒张压时,血压升高、脉搏减慢、脉压增大,继之出现潮式呼吸,血压下降、脉搏细弱,最终呼吸停止、心脏停搏而导致死亡。这种变化即称为库欣反应。⑤胃肠功能紊乱及消化道出血,部分颅内压增高的患者可首先出现胃肠道功能的紊乱,出现呕吐、胃及十二指肠出血及溃疡和穿孔等。⑥神经源性肺水肿,患者表现为呼吸急促,痰鸣,并有大量泡沫状血性痰液。

167. BCD　颅内压增高(increased intracranial pressure)是神经外科常见临床病理综合征,是颅脑损伤、脑肿瘤、脑出血、脑积水和颅内炎症等所共有征象。上述疾病使颅腔内容物体积增加,导致颅内压持续在200 mmH₂O以上,从而引起的相应的综合征,称为颅内压增高。

168. ABCE　大量的小脑出血可以出现昏迷,暴发性发病立刻出现昏迷。

169. BCDE　癫痫的治疗原则之一是单一药物无效或控制不好时才联合用药,所以选择BCDE。

170. ABD　特发性癫痫全身性强直-阵挛发作,发作较频繁,应服用抗癫痫药,首选丙戊酸钠,待癫痫完全控制2～5年后才可考虑停药。

171. ABC　诊断要点:①多为急性或亚急性起病,病后数日或数周达高峰。②常有发热等全身感染症状,血常规白细胞数增高,血沉增快。③神经系统损害症状可累及脑、脊髓或脑脊髓膜。多呈弥散性损害。④脑脊液检查多为确诊依据,可发现特异性或非特异性炎症变化,可能发现病毒、细菌、真菌、寄生虫、螺旋体等感染证据。⑤脑电图对脑炎性损害有辅助诊断价值,可区分弥漫性或局限性损害。⑥影像学检查(CT、MRI)可能显示病变部位、范围、性质等,但不能代替脑脊液检查。

172. BCDE　脑出血急性期治疗的目的是挽救患者的生命,预防各种并发症,防止再发出血,使患者顺利渡过急性期。①保持安静和卧床休息:尽量减少不必要的搬动,最好就近治疗。②保持呼吸道通畅:松解衣领,取下义齿。侧卧位较好,便于口腔分泌物自行流出和防止舌后坠。③保持营养和水、电解质平衡:对清醒且无呕吐者,可试进流食;意识不清者,3～5 日后病情较平稳可鼻饲;有呕吐的患者应禁食,经静脉补充营养和维持水、电解质平衡,以防止病情加剧。④治疗脑水肿,降低颅内压:常用药物有 20% 甘露醇、25% 山梨醇或甘油果糖。⑤调整血压:脑出血患者不要急于降血压,因为脑出血后的血压升高是对颅内压升高的一种反射性自我调节,应先降颅内压后,再根据血压情况决定是否进行降血压治疗。血压 > 220/110 mmHg 时,在降颅压的同时可慎重平稳降血压治疗,使血压维持在略高于发病前水平或 180/105 mmHg 左右;收缩压 170～220 mmHg 或舒张压 100～110 mmHg,暂时不用降压药,先脱水降颅压,并严密观察血压情况,必要时再用降压药。血压降低幅度不宜过大,否则可能造成脑低灌注。⑥防治并发症:昏迷患者常发生肺部感染,不翻身容易发生压疮及关节强直。对于重症患者,早期给予抗生素以预防肺部感染;如有感染发生,给予足量有效的抗生素治疗。⑦止血药:高血压性脑出血多在短期内自行停止,复发不常见,止血药对脑出血无效,通常无须应用止血药物。若有凝血障碍或合并消化道出血时可应用,一般不超过 1 周。常用酚磺乙胺、甲萘醌亚硫酸氢钠(维生素 K_3)、醋酸甲萘氢醌(维生素 K_4)、氨基己酸、氨甲环酸及血凝酶等。

173. ABE　A 波(高原波)为颅内压增高特有的病理波型,即颅内压突然升至 50～100 mmHg,持续 5～20 min。后骤然下降至原水平或更低,可间隔数分钟至数小时不等反复出现,也可间隔相同时间反复出现,提示颅腔的代偿功能濒于衰竭。此种波型除见于脑水肿外,还可见于脑血管麻痹、颅内静脉回流障碍。反复的 A 型波发作提示脑干压迫和扭曲严重,脑血液循环障碍,

部分脑组织出现"不再灌流"现象,脑功能发生不可逆的损害。脑室引流、静脉滴注甘露醇、手术减压降低颅内压,A 波减少。

174. ABCE　寒战的机制是体温调定点的改变引发的一系列表现,并不伴有大脑的异常放电。寒战主要表现为关节周围的节律性细微振动,很少累及面部肌肉或呼吸肌,寒战常同时累及身体双侧,且不伴意识丧失。患儿对外界是有反应的,大龄儿童甚至可主动描述恶寒怕冷等不适感。还可通过触摸来评估,寒战的震颤通过触摸、保暖、转移注意力等可使症状减轻甚至消失,但是惊厥发作不能被这些措施抑制。惊厥的机制是大脑异常放电,累及到大脑皮质,因此除了全身肌肉的痉挛性发作,常常伴有意识障碍、双目凝视,眼睛不会追光追物,对外界无反应,抽搐停止后可出现哭闹、疲倦、嗜睡等,清醒之后也不能回忆发生了什么。所以,两者的关键区别点,一是发作表现形式不同,二是伴不伴意识障碍。寒战是不伴有意识障碍的。

175. BD　肥厚型心肌病:①以青壮年多见,常有家族史。②可以无症状,也可以有心悸、劳力性呼吸困难、心前区闷痛、易疲劳、晕厥,甚至猝死,晚期出现左心衰的表现。主动脉瓣狭窄主要由风湿热的后遗症、先天性主动脉瓣结构异常或老年性主动脉瓣钙化所致。患者在代偿期可无症状,瓣口重度狭窄的患者大多有倦怠、呼吸困难(劳力性或阵发性)、心绞痛、眩晕或晕厥,甚至突然死亡。

176. ABCE　破伤风(tetanus)是破伤风梭菌经由皮肤或黏膜伤口侵入人体,在缺氧环境下生长繁殖,产生毒素而引起肌痉挛的一种特异性感染。破伤风毒素主要侵袭神经系统中的运动神经元,因此本病以牙关紧闭、阵发性痉挛、强直性痉挛的为临床特征,主要波及的肌群包括咬肌、背棘肌、腹肌、四肢肌等

177. BDE　癫痫持续状态(SE)或称癫痫状态,是癫痫连续发作之间意识未完全恢复又频繁再发,或发作持续 30 min 以上不自行停止。长时间癫痫发作,若不及时治疗,可因高热、循环衰竭或神经元兴奋毒性损伤导致不可逆的脑损伤,致残率和病死率很高,因而癫痫状态是内科常见的急症。持续时间较短或频繁发作的持续状态

可导致以下并发症：①痫性发作肌肉剧烈运动可引起乳酸中毒、血 pH 显著下降等代谢紊乱，患者呼吸停止导致严重缺氧，全身肌肉剧烈运动时大量耗氧，造成脑、心及全身重要脏器缺氧性损害，脑缺氧可引起脑水肿甚至脑疝。②肺血管压明显增高可发生严重肺水肿引起猝死，血儿茶酚胺水平急骤升高可继发心律失常，也是重要的死因。体内乳酸堆积可引起肌球蛋白尿，血清肌酶明显增高可引起下肾单位肾病。

178. ABCDE　肺性脑病又称肺心脑综合征，是慢性支气管炎并发肺气肿、肺源性心脏病及肺功能衰竭引起的脑组织损害及脑循环障碍。主要依据有慢性肺部疾病伴肺功能衰竭；临床表现有意识障碍、神经、精神症状和定位神经体征；血气分析有肺功能不全及高碳酸血症的表现；排除了其他原因引起的神经、精神障碍而诊断。临床表现：早期可表现为头痛、头昏、记忆力减退、精神不振、工作能力降低等症状。继之可出现不同程度的意识障碍，轻者多嗜睡、昏睡状态，重则昏迷。主要系缺氧和高碳酸血症引起的二氧化碳麻醉所致。此外，还可有颅内压升高、视乳头水肿和扑翼样震颤、肌阵挛、全身强直-阵挛样发作等各种运动障碍。精神症状可表现为兴奋、不安、言语增多、幻觉、妄想等。

179. ABCDE　急性细菌性脑膜炎（acute bacterial meningitis）又称化脓性脑膜炎（purulent meningitis），系小儿时期抵抗力低、血脑屏障功能差，细菌易于侵犯神经系统而引起的中枢神经系统感染性疾病。其临床特点为发热、头痛、呕吐、烦躁不安、惊厥、嗜睡、昏迷、前囟隆起、颈项强直，并有化脓性脑脊液变化。其颅内常见并发症：硬膜下积液，脑室管膜炎，硬膜下脓肿，脑脓肿，脑梗死，脑积水等。

180. ABCDE　神经系统结核病的高危人群：艾滋病患者，与结核病患者接触密切者，酒精中毒或营养不良者，流浪者，老年人，长期用类固醇或免疫抑制剂者，其他部位结核病者。

181. ABE　中枢神经系统白血病（central nervous system leukemia, CNSL），简称"脑白"，系由于白血病细胞浸润至脑膜或脑实质，使患者表现出相应的神经和（或）精神症状。"脑白"可见于白血病病程的任何阶段。临床上主要表现为头痛，恶心，呕吐，视乳头水肿，视力障碍，抽搐，昏迷，偏瘫及脑膜刺激症状。脑脊液检查可有颅压升高，蛋白质和白细胞数增多，糖和氯化物减低，可发现白血病细胞。中枢神经系统白血病可发生在急性白血病的任何时期，但多数发生在缓解期。

第七章　传染病急症

一、A1/A2 型题

1. D　这是一道理解、记忆、应用题。考核学生对传染病病原体传播途径的认识。预测错误率不高。常见错误：①选答 A 或 B，两者主要靠飞沫传播；②选答 E，乙型病毒性肝炎主要靠体液传播，应复习乙型病毒性肝炎的传播途径。要点：甲型病毒性肝炎以粪-口为主要传播途径。

2. A　这是一道记忆、理解题。考核学生对传染过程的必备因素的认识。预测错误率较高。常见错误：①选答 B，患者、污染物和外界环境不是构成传染过程的必备因素，因为人体同病原体相互作用、相互斗争的过程，才叫传染。应复习传染的概

念。②选答 D，微生物媒介与宿主是传染病流行过程的条件，并不是构成传染过程的必须具备因素。③选答 E，传染源、传播途径与易感人群是传染病的流行过程的基本条件，并不是构成传染过程的必须具备因素。要点：在传染过程中，病原体是变化的条件，人体是变化的根据，病原体要通过人体起作用，至于环境因素，不仅可以改变病原生物的生存条件，而且可以引起它们遗传性质的改变，使之丧失或获得新的对人体的致病能力，因此构成传染过程的必须具备因素是病原体、人体和他们所处的环境。

3. E　这是一道记忆、理解题。考核学生对传染病中如何保护易感人群的认识。预测错误率不高。

常见错误:①选答 A,伤寒疫苗为死或活的减毒疫苗,其接种过程为主动免疫。应复习伤寒的预防措施。②选答 B,卡介苗为死或活的减毒疫苗,其接种过程亦为主动免疫。应复习结核病的预防措施。③选答 D,接种白喉类毒素是可使机体产生对抗毒素的特异性主动免疫。应复习白喉的预防措施。要点:破伤风抗毒素是马血清制剂,主要作用为中和游离的外毒素,是被动免疫。

4. C 这是一道记忆、理解题。考学生对传染病感染过程中的免疫应答的认识。预测错误率较高。常见错误是选答 ABDE,这主要是对免疫应答的过程理解不熟悉。在非特异性免疫过程中不牵涉对抗原的识别和二次免疫应答的增强,会首先遭到吞噬细胞的吞噬作用,体液因子能直接或通过免疫调节作用而清除病原体。要点:在非特异性免疫过程中不牵涉对抗原的识别和二次免疫应答的增强,病原体侵入人体后会首先遭到吞噬细胞的吞噬作用。

5. D 以上 5 条均为流行性出血热的诊断依据,但只有血清学诊断才能确诊,预测错误率较高。常见错误:①选答 A,鼠类不只是流行性出血热的传染源,还是鼠疫、钩端螺旋体病等传染病的传染源,因此鼠类接触史不能确诊流行性出血热。②选答 B,多数感染性疾病都可有全身感染中毒症状,因此选 B 也是有缺陷的。③选答 C,流行性出血热的"三痛征"是头痛、腰痛、眼眶痛,其中头痛是由于脑血管扩张充血所致,腰痛与肾周围组织充血水肿以及腹膜后水肿有关,眼眶痛是眼周围组织水肿所致。"酒醉貌"是皮肤毛细血管损害的表现。这些表现均非流行性出血热所特有,因此"三痛征"和"酒醉貌"也不是确诊的依据。④选答 E,异形淋巴细胞增多于一些感染性疾病可以升高,如传染性单核细胞增多症,因此此项不能作为确诊流行性出血热的依据。要点:通过复习流行性出血热流行病学、发病机制、临床表现、实验室检查,掌握血清中检出特异性抗体可确诊流行性出血热。

6. C 这是一道理解、记忆题。预测错误率较高。常见错误:①选答 C,成人患者大多数出现腹泻不是伤寒的临床特点。虽然伤寒是肠道传染病之一,但由于伤寒内毒素的作用,常引起明显中毒性鼓肠,出现腹胀、便秘,而非腹泻,与细菌性

痢疾、霍乱等肠道传染病不同;②选答 B,常无明显畏寒、寒战是伤寒发热的特点,与一般细菌感染不同。应复习伤寒的临床特点。要点:伤寒患者由于伤寒内毒素的作用,常引起明显中毒性鼓肠,出现腹胀、便秘,而非腹泻。

7. C 这是一道理解、记忆题。考核学生对细菌性痢疾流行病学的认识。预测错误率不高。常见错误:错选 E,说明对菌痢的传播途径不熟悉,也不了解虫媒传播的概念。要点:菌痢是通过消化道传播的传染病。

8. B 本题是一道记忆题。考核学生对霍乱的流行特征的记忆。预测错误率不高。常见错误:选答 A,印度的恒河三角洲和印尼的苏拉威西岛为地方性疫源地。应复习霍乱的流行特征。要点:我国的霍乱流行属外来性传染病。

9. E 患者出现黑便,多考虑合并消化道出血。

10. A 患者处于少尿期,此时易发生高血容量综合征,故选 A。可按急性肾衰竭处理:限制入液量,应用利尿剂,保持电解质和酸碱平衡,必要时采取透析疗法。流行性出血热临床上表现为三大主症(发热、出血、肾衰竭)和五期经过(发热期、低血压休克期、少尿期、多尿期、恢复期)。在发热期有三痛症状(全身酸痛、头痛、腰痛及眼眶痛)。肾综合征出血热临床表现有如下内容。①发热:多为突起高热,体温越高,热程越长,病情越重。全身中毒症状表现为"三痛",即为头痛、腰痛和眼眶痛。②低血压休克期:多数患者出现在发热末期或热退同时出现血压下降。此期容易发生 DIC、脑水肿、急性呼吸窘迫综合征和急性肾衰竭。③少尿期:常继低血压休克期出现。主要表现尿毒症,水电解质紊乱,严重者发生高血容量综合征和肺水肿。④多尿期:此期新生的肾小管吸收功能尚不完善,尿素氮物质引起的渗透性利尿,使尿量增多。此期若水电解质补充不足或继发感染,可以发生继发性休克。⑤恢复期:经过多尿期后,尿量逐步恢复为 2 000 ml 以下。少数患者可遗留高血压、垂体功能减退、心肌劳损等。高血容量综合征发生的基础是肾小管功能严重受损,GFR 下降,少尿。循环系统因尿少和体液过负荷,表现为高血压和心力衰竭。同时病毒诱发各种细胞因子的释放,减少了肾脏的血流量和肾小球滤过率,激活

肾素-血管紧张素系统(RAS)等。此时表现为水过多、代谢性酸中毒、高钾血症、低钠血症。

11. E 该中年女性患者 2 个月前手术时输过血,2 个月后出现消化道症状和转氨酶升高,同时丙肝抗体阳性,一般急性丙型肝炎的潜伏期为 50 天(15~150 天),输血引起的肝炎主要是丙型肝炎,所以答案是 E。患者虽然抗 HBc(＋)和抗 HBs(＋),只是说明过去感染过,甲肝抗体(－),故也不是甲型肝炎。

12. C 甲类传染病是指鼠疫、霍乱。乙类传染病是指传染性非典型肺炎、艾滋病、病毒性肝炎、脊髓灰质炎、人感染高致病性禽流感、麻疹、流行性出血热、狂犬病、流行性乙型脑炎、登革热、炭疽、细菌性和阿米巴性痢疾、肺结核、伤寒和副伤寒、流行性脑脊髓膜炎、百日咳、白喉、新生儿破伤风、猩红热、布鲁菌病、淋病、梅毒、钩端螺旋体病、血吸虫病、疟疾。丙类传染病是指流行性感冒、流行性腮腺炎、风疹、急性出血性结膜炎、麻风病、流行性和地方性斑疹伤寒、黑热病、包虫病、丝虫病,除霍乱、细菌性和阿米巴性痢疾、伤寒和副伤寒以外的感染性腹泻病。

13. B 根据《突发公共卫生事件应急条例》规定,有下列情形之一省、自治区、直辖市人民政府应当在接到报告 1h 内,向国务院卫生行政主管部门报告:①发生或者可能发生传染病暴发、流行;②发生或者发现不明原因的群体性疾病;③发生传染病菌种、毒种丢失;④发生或者可能发生重大食物和职业中毒事件。国务院卫生行政主管部门对可能造成重大社会影响的突发事件,立即向国务院报告。突发事件监测机构、医疗卫生机构和有关单位发现上述需要报告情形之一的,应当在 2h 内向所在地县级人民政府卫生行政主管部门报告;接到报告的卫生行政主管部门应当在 2h 内向本级人民政府报告,并同时向上级人民政府卫生行政主管部门和国务院卫生行政主管部门报告。县级人民政府应当在接到报告后 2h 内向设区的市级人民政府或者上一级人民政府报告;设区的市级人民政府应当在接到报告后 2h 内向省、自治区、直辖市人民政府报告。

14. C 执行职务的医疗保健人员及卫生防疫人员发现甲类、乙类和监测区域内的丙类传染病患

者、病原携带者或者疑似传染病患者,必须按照国务院卫生行政部门规定的时限向当地卫生防疫机构报告疫情。

15. B 细菌性痢疾为乙类传染病,城市应于 12 h 内上报。

16. A 《传染病防治法》规定,传染病暴发、流行时,当地政府应当立即组织力量,按照控制预案进行防治,切断传染病的传播途径。第六十七条县级以上人民政府有关部门未依照本法的规定履行传染病防治和保障职责的,由本级人民政府或者上级人民政府有关部门责令改正,通报批评;造成传染病传播、流行或者其他严重后果的,对负有责任的主管人员和其他直接责任人员,依法给予行政处分;构成犯罪的,依法追究刑事责任。

17. B 《传染病防治法》第三条规定:甲类传染病是指:鼠疫、霍乱。流脑、肺炭疽、伤寒、菌痢、AIDS 均属于乙类传染病。第四条规定:对乙类传染病中传染性非典型肺炎、炭疽中的肺炭疽和人感染高致病性禽流感,采取本法所称甲类传染病的预防、控制措施。

18. A 《传染病防治法》第三条规定:甲类传染病是指:鼠疫、霍乱。传染性非典型肺炎、肺炭疽均为乙类传染病。但第四条规定:对乙类传染病中传染性非典型肺炎、炭疽中的肺炭疽和人感染高致病性禽流感,采取本法所称甲类传染病的预防、控制措施。故选 A。

19. B 第四条规定对乙类传染病中传染性非典型肺炎、炭疽中的肺炭疽和人感染高致病性禽流感,采取本法所称甲类传染病的预防、控制措施

20. A 《突发公共卫生事件应急条例》规定,医疗机构发现发生或者可能发生传染病暴发流行时,应当在 2h 内向所在地县级人民政府卫生行政主管部门报告。此题容易错选 B、C、D。因为根据修订前的《传染病防治法》,责任疫情报告人发现甲类传染病和乙类传染病中向卫生防疫机构报告的时间根据城镇和农村分为 6、12、24 h。而新修订的《传染病防治法》和《突发公共卫生事件应急条例》对报告的时间要求已经修订为 2h 和 24 h。考点提示:传染病的报告原则(属地管理和报告时限,甲类 2h、乙类丙类 24 h)属于考核重点。

21. E 麻疹属于乙类传染病。根据《传染病防治

法》规定,任何单位和个人发现传染病患者或者疑似传染病患者时,应当及时向附近的疾病预防控制机构或者医疗机构报告。

22. E 对医疗机构内的患者、病原携带者、疑似患者的密切接触者,在指定场所进行医学观察和采取其他必要的预防措施。拒绝隔离治疗或者隔离期未满擅自脱离隔离治疗的,可以由公安机关协助医疗机构采取强制隔离治疗措施。

23. B 这是一道理解、记忆题。考核学生对传染病基本特征的认识。预测错误率不高。常见错误:①选答 A,传播途径是传染病流行过程的一个基本条件,而不是传染病的基本特征,应复习传染病的基本特征和传染病流行过程的基本条件;②选答 E,流行性,地方性和季节性是流行病学的特点,是传染病的基本特征之一,应全面复习传染病的基本特征。要点:传染病的基本特征为有病原体、传染性、流行病学特征和感染后免疫力,应综合而不要孤立地加以考虑。

24. A 霍乱弧菌包括两个生物型:古典生物型(classical biotype)和爱尔. 托生物型(EL-Tor biotype)。霍乱属于甲类传染病,甲类传染病是指:鼠疫、霍乱。城市 2 h 内,农村 2 h 内电话报告防疫站。

25. E 细菌性痢疾是志贺菌属(痢疾杆菌)引起的肠道传染病。临床表现主要有发冷、发热、腹痛、腹泻、里急后重、排黏液脓血样大便。

26. A 风疹是由风疹病毒引起的一种急性呼吸道传染病。

27. D 此题考核考生对传染病中传染源性质及作用的认识。不隔离传染源的传染病是:没有有效的方法隔离传染源,或对传染源的认识尚不明确,或传染源呈现多宿主状态,这类疾病主要是自然疫源性疾病,本题答案中的流行性出血热属于此类。而隔离传染源的措施主要是针对人作为传染源时所使用的,麻疹、细菌性痢疾、病毒性肝炎、副伤寒属于此类。采用排除法,可以排除答案 A、C、E。答案 B,细菌性痢疾,患者作为传染源可进行传播,缺乏有效的手段进行隔离。目前对此类自然疫源性疾病的预防措施主要为灭鼠和阻断传播途径,以加强重点人群的防护措施为主。因此,答案 D 符合题意,是最佳选项。

28. B 此题属传染病流行病学的内容,考查考生对

外潜伏期的概念的理解。病原体在节肢动物体内发育、繁殖,经过一段时间的增殖或完成其生活周期中的某个阶段后,节肢动物才具有传染性,这段时间称为外潜伏期。因此,只有答案 B 与之相符,为最佳选项。

29. B 此题属传染病流行病学的内容,主要考查潜伏期的流行病学意义及用途。根据潜伏期的长短可以确定接触者的留验、检疫或医学观察期限。一般以平均潜伏期加 1~2 天,危害严重的传染病可按最长潜伏期予以留验或检疫。故本题正确选项只有答案 B。

30. A 本题主要考核考生是否能够掌握关于医院感染分类以及常见传染病的潜伏期。由于腮腺炎的平均潜伏期为 18 天,故可以判断这位因哮喘而住院的患者是在此次住院前,在院外感染的腮腺炎,住院后发病,故本题正确答案应选 A。

31. E 对医疗机构内的患者、病原携带者、疑似患者的密切接触者,在指定场所进行医学观察和采取其他必要的预防措施。拒绝隔离治疗或者隔离期未满擅自脱离隔离治疗的,可以由公安机关协助医疗机构采取强制隔离治疗措施。

32. C 血吸虫病属于乙类传染病。根据新修订的传染病防治法,医疗机构发现乙类或者丙类传染病患者时应根据病情采取必要的治疗和控制传播措施。

33. C 疾病监测的对象包括传染病监测、非传染病监测和其他卫生问题的监测。疾病监测的 3 个基本特征:①只有长期、连续、系统地收集资料,才能发现疾病的分布规律和发展趋势;②只有将原始资料整理、分析、解释后,才能转化为有价值的信息;③只有将信息及时地反馈给有关部门和人员后,才能在预防疾病是得到完全利用。疾病监测的目的:①了解疾病模式,确定主要公共卫生问题;②发现异常情况,查明原因,及时采取干预措施;③预测疾病流行,估计卫生服务需求;④确定疾病的危险因素和高危人群;⑤评价干预效果。

34. C 食源性疾病(foodborne disease)是指通过摄食而进入人体的有毒有害物质(包括生物性病原体)等致病因子所造成的疾病。一般可分为感染性和中毒性,包括常见的食物中毒、肠道传染病、人畜共患传染病、寄生虫病以及化学性有毒

有害物质所引起的疾病。食物中毒是指人食用含有生物性、化学性有毒有害物质后，或误食了本身有毒的食物所出现的非传染性的急性或亚急性疾病。这两个是按照人体摄入后的中毒性、感染性区别。食物中毒：中毒性，但无传染性。食源性：中毒性或者传染性是否有人传入现象（是否有流行病学余波）。

35. E　水痘是由水痘-带状疱疹病毒引起的经呼吸道和直接接触传播的急性病毒学传染病。原发感染为水痘，为小儿常见急性传染病。原发感染后可长期潜伏于脊神经后根神经节的神经元内，再激活后引起带状疱疹，多见于成年人。

36. D　《应急条例》第四十八条规定："县级以上各级人民政府卫生行政主管部门和其他有关部门在突发事件调查、控制、医疗救治工作中玩忽职守、失职、渎职的，由本级人民政府或者上级人民政府有关部门责令改正、通报批评、给予警告；对主要负责人、负有责任的主管人员和其他责任人员依法给予降级、撤职的行政处分；造成传染病传播、流行或对社会公众健康造成其他严重危害后果的，依法给予开除的行政处分；构成犯罪的，依法追究刑事责任。"

37. A　风疹是由风疹病毒引起的一种急性呼吸道传染病。

38. A　省、自治区、直辖市人民政府可以决定对本行政区域内的甲类传染病疫区实施封锁；但是，封锁大中城市的疫区或者封锁跨省、自治区、直辖市的疫区，以及封锁疫区导致中断干线交通或者封锁国境的，由国务院决定。

39. D　丙类传染病(11 种)是指：流行性感冒、流行性腮腺炎、风疹、急性出血性结膜炎、麻风病、流行性和地方性斑疹伤寒、黑热病、包虫病、丝虫病，除霍乱、细菌性和阿米巴痢疾、伤寒和副伤寒以外的感染性腹泻病、手足口病。

40. D　《中华人民共和国传染病防治法》已由中华人民共和国第十届全国人民代表大会常务委员会第十一次会议于 2004 年 8 月 28 日修订通过，现将修订后的《中华人民共和国传染病防治法》公布，自 2004 年 12 月 1 日起施行。

41. A　对被传染病病原体污染的污水、污物、场所和物品，有关单位和个人必须在疾病预防控制机构的指导下或者按照其提出的卫生要求，进行严格消毒处理；拒绝消毒处理的，由当地卫生行政部门或者疾病预防控制机构进行强制消毒处理。

42. A　传染病暴发、流行时，县级以上地方人民政府应当立即组织力量，按照预防、控制预案进行防治，切断传染病的传播途径。必要时，报经上一级人民政府决定，可以采取下列紧急措施并予以公告：①限制或者停止集市、影剧院演出或者其他人群聚集的活动；②停工、停业、停课；③封闭或者封存被传染病原体污染的公共饮用水源、食品以及相关物品；④控制或者扑杀染疫野生动物、家畜、家禽；⑤封闭可能造成传染病扩散的场所。甲类、乙类传染病暴发、流行时，县级以上地方人民政府报经上一级人民政府决定，可以宣布本行政区域部分或者全部为疫区；国务院可以决定并宣布跨省、自治区、直辖市的疫区。传染病暴发、流行时，根据传染病疫情控制的需要，县级以上人民政府有权在本行政区域内紧急调集人员或者调用储备物资，临时征用房屋、交通工具以及相关设施、设备。

43. D　流行性出血热属于乙类传染病。任何单位和个人发现传染病患者或者疑似传染病患者时，应当及时向附近的疾病预防控制机构或者医疗机构报告。医疗机构对传染病应当实行传染病预检、分诊制度；对传染病患者、疑似传染病患者，应当引导至相对隔离的分诊点进行初诊。医疗机构不具备相应救治能力的，应当将患者及其病历记录复印件，并转至具备相应救治能力的医疗机构。

44. B　一般依据临床特点和实验室检查，结合流行病学资料，在排除其他疾病的基础上，进行综合性诊断，对典型病例诊断并不困难，但在非疫区、非流行季节，以及对不典型病例确诊较难，必须经特异性血清学诊断方法确诊。早期用免疫荧光试验、酶联免疫吸附试验(ELISA)、胶体金法在血清、尿沉渣细胞可查特异性抗原。检测血清特异性抗体 IgM 1：20 以上和 IgG 抗体 1：40 为阳性，恢复期血清特异性 IgG 抗体比急性期有 4 倍以上增高者也可诊断。反转录聚合酶联反应(RT - PCR)法检测血清中病毒 RNA，可用于早期诊断。

45. B　应试点拨：伴有高血容量综合征者，脉搏充实有力，静脉怒张，血压进行性升高及血液稀释等。

46. E　肾性少尿者,可按急性肾衰竭处理:限制入液量,应用利尿剂,保持电解质和酸碱平衡,必要时采取透析疗法。

47. B　应试点拨:根据流行性出血热的流行病学资料(其发病以青壮年为主,有明显季节性,主临床表现为发热、出血、肾功能损害三大主症)及血常规检查结果,不难做出正确诊断。

48. B　肾性少尿者,可按急性肾衰竭处理:限制入液量,应用利尿剂,保持电解质和酸碱平衡,必要时采取透析疗法。

49. C　抗 HAV-IgM(＋)仅在急性感染时出现,而HBsAg(＋)、HBeAg(＋)、抗 HBc-IgM(＋)提示同时感染了乙型肝炎。

50. A　患者在慢性肝炎的基础上出现急性重度肝炎的症状为病毒性肝炎乙型慢性重型。

51. B　急性起病,有发热、恶心、食欲缺乏等毒血症状,伴有黄疸、转氨酶升高,诊断为急性黄疸型肝炎。瘀胆性肝炎主要表现为肝内梗阻性黄疸,急性和亚急性重型肝炎凝血酶原活动度均小于40%。考点提示:肝炎的鉴别诊断为历年考试重点和难点。

52. D　注射 HBIG 可以中和血清中的病毒。HBIG属于被动免疫,主要应用于 HBV 感染的母亲、新生儿及暴露于 HBV 的易感者,应及早注射,保护期约3个月。

53. D　乙类传染病是指传染性非典型肺炎、艾滋病、病毒性肝炎、脊髓灰质炎、人感染高致病性禽流感、麻疹、流行性出血热、狂犬病、流行性乙型脑炎、登革热、炭疽、细菌性和阿米巴性痢疾、肺结核、伤寒和副伤寒、流行性脑脊髓膜炎、百日咳、白喉、新生儿破伤风、猩红热、布鲁菌病、淋病、梅毒、钩端螺旋体病、血吸虫病、疟疾。

54. B　新修订的《传染病防治法》规定,对乙类传染病中的非典、肺炭疽和人感染高致病性禽流感患者采取甲类预防、控制措施。

55. A　《传染病防治法》规定,传染病暴发、流行时,当地政府应当立即组织力量,按照控制预案进行防治,切断传染病的传播途径。

56. E　《传染病防治法》的报告原则为属地管理。任何单位和个人发现传染病患者或者疑似传染病患者时,应当及时向附近的疾病预防控制机

构或者医疗机构报告。

57. A　《传染病防治法》规定,传染病暴发、流行时,当地政府应当立即组织力量,按照控制预案进行防治,切断传染病的传播途径。第六十七条县级以上人民政府有关部门未依照本法的规定履行传染病防治和保障职责的,由本级人民政府或者上级人民政府有关部门责令改正,通报批评;造成传染病传播、流行或者其他严重后果的,对负有责任的主管人员和其他直接责任人员,依法给予行政处分;构成犯罪的,依法追究刑事责任。

58. E　按照《中华人民共和国染病病防治法》,登革热属乙类传染病,医务人员发现病患后应如实上报,这是法定的义务。但上报的部门只限于特定的疾病控制机构(CDC),不得向患者的单位及其领导、同事等无关人员报告,未经患者本人同意,同样不得向无关人员泄漏其隐私。

59. D　在此情形下,简单地让患者签字回家是不负责任的表现,利用诱惑的方法或强行使患者住院有违患者自主、自愿之要求。除非符合传染病疫情防控的条件,一般说来不得对患者实施强制治疗。

二、A3/A4 型题

60. C　流感常突然起病,畏寒高热,体温可达39～40℃,多伴头痛、全身肌肉关节酸痛、极度乏力、食欲缺乏等全身症状,常有咽喉痛、干咳,可有鼻塞、流涕、胸骨后不适等。颜面潮红,眼结膜外眦轻度充血。如无并发症呈自限性过程,多于发病3～4天后体温逐渐消退,全身症状好转,但咳嗽、体力恢复常需1～2周。轻症流感与普通感冒相似,症状轻,2～3天可恢复。

61. D　①一般对症治疗:卧床休息,多饮水,给予流质或半流质饮食,适宜营养,补充维生素,进食后以温开水或温盐水漱口,保持口鼻清洁,全身症状明显予抗感染治疗。②治疗原则:早期应用抗病毒治疗。要坚持预防隔离与药物治疗并重、对因治疗与对症治疗并重的原则。基本原则包括及早应用抗流感病毒药物,避免盲目或不恰当使用抗菌药物,加强支持治疗,预防和治疗并发症,以及合理应用对症治疗药物等。抗流感病毒药物治疗。在发病36 h 或48 h 内尽早开始

抗流感病毒药物治疗。虽然有资料表明发病48 h后使用神经氨酸酶抑制剂亦可以有效，但是大多数研究证明早期治疗疗效更为肯定。

62. B　痢疾杆菌的主要致病因素是侵袭力和毒素。痢疾菌经口进入胃肠后，必须突破胃肠道的防御才能致病。痢疾菌有较强的耐酸能力，因此容易经胃侵入肠道，在肠液碱性环境中很快繁殖，痢疾菌依靠自己的侵袭力直接侵入肠黏膜上皮细胞并在其内繁殖。然后进入固有层继续繁殖，并引起结肠的炎性反应。痢疾菌在固有层中被吞噬细胞吞噬，少量痢疾菌到达肠系膜淋巴结，也很快被单核吞噬细胞系统消灭，因而痢疾杆菌败血症极为少见。喹诺酮类以细菌的 DNA 为靶，妨碍 DNA 回旋酶，进一步造成细菌 DNA 的不可逆损害，达到抗菌效果。

63. B　该患者应用喹诺酮类抗生素治疗无效的原因可能是存在编码细菌 DNA 旋转酶的 A 或 B 亚单位基因发生突变。

64. B　菌痢患者可反复发作或迁延不愈达 2 个月以上，可能与急性期治疗不当或致菌菌种类（福氏菌感染易转为慢性）有关，也可能与全身情况差或胃肠道局部有慢性疾患有关。主要病理变化为结肠溃疡性病变，溃疡边缘可有息肉形成，溃疡愈合后留有瘢痕，导致肠道狭窄。

65. D　流行性出血热高热期主要表现为感染性毒血症和全身毛细血管损害引起的症状。起病急，有发热（38～40℃）、"三痛"（头痛、腰痛、眼眶痛），以及恶心、呕吐、胸闷、腹痛、腹泻、全身关节痛等症状，皮肤黏膜"三红"（脸、颈和上胸部发红），眼结膜充血，重者似酒醉貌。口腔黏膜、胸背、腋下出现大小不等的出血点或瘀斑，或呈条索状、抓痕样的出血点。

66. B　常规检查：血常规、尿常规。血液生化检查：尿素氮及肌酐、电解质、二氧化碳结合力。凝血功能检查。特异性抗原、抗体和病原学检查。

67. E　一般原则：早发现、早休息、早治疗和就地隔离治疗。按乙类传染病上报，密观生命体征，针对 5 期的临床情况进行相应综合治疗：发热期可用物理降温或肾上腺皮质激素等；发生低血压休克时应补充血容量，常用的有低分子右旋糖酐、补液、血浆、蛋白等；如有少尿可用利尿剂（如呋塞米等）静脉注射，多尿时应补充足够液体

和电解质（钾盐），以口服为主；进入恢复期后注意防止并发症，加强营养，逐步恢复活动。对症和并发症治疗：有明显出血者应输新鲜血，以提供大量正常功能的血小板和凝血因子；血小板数明显减少者，应输血小板；对合并有弥散性血管内凝血者，可用肝素等抗凝药物治疗。心功能不全者应用强心药物；肾性少尿者，可按急性肾衰竭处理，限制入液量，应用利尿剂，保持电解质和酸碱平衡，必要时采取透析疗法；肝功能受损者可给予保肝治疗。重症患者可酌情应用抗生素预防感染。

三、X 型题

68. ABDE　传染病特征包括病原体、传染性、流行病学特征（流行性、地方性、季节性）、感染后免疫。

69. ACE　传染病的传播和流行必须具备 3 个环节，即传染源（能排出病原体的人或动物）、传播途径（病原体传染他人的途径）及易感人群（对该种传染病无免疫力者）。

70. CE　病理性白细胞减少见于某些传染病如伤寒、副伤寒、疟疾、寄生虫病等。

71. CE　一般除病毒、衣原体和立克次氏体外，都可用无生命的培养基培养和分离。病毒、衣原体和立克次氏体缺乏维持生命所必需的各种酶，不能像细菌那样从培养基中摄取营养物质，利用自己的酶来合成自己所需的各种成分，不能用无生命的培养基培养，而必须接种到有生命的机体内，利用机体的酶来合成它们所需的各种成分。这种方法称"病毒分离"、"衣原体分离"或"立克次氏体分离"。伤寒是伤寒杆菌，钩端螺旋体是细菌，霍乱是霍乱弧菌，均可通过人工培养基分离培养。斑疹伤寒是斑疹伤寒立克次体，脊髓灰质炎是脊髓灰质炎病毒，均不可通过人工培养基分离培养。

72. AB　病原携带者（carrier）是指没有任何临床症状，但能排出病原体的人。带菌者、带毒者、带虫者统称病原携带者。流感、麻疹罕见有病原携带者。

73. ABC　夏秋季发病较多为胃肠道系统疾病，伤寒、霍乱、细菌性痢疾为常见传染病。

74. BC　鼠疫的常见临床症状：发热、毒血症症状、

淋巴结肿大、肺炎、出血。伤寒的常见临床症状：高热、中毒面容、缓脉、皮肤玫瑰疹、肝脾大。布氏杆菌病的常见临床症状：急性期为发热、多汗、乏力、缓脉、关节炎、睾丸炎等。流行性脑脊髓膜炎的常见临床症状：发热、头痛、呕吐、皮肤瘀点及颈项强直等脑膜刺激征，脑脊液呈化脓性改变。猩红热的常见临床特征为发热、咽峡炎、全身弥漫性鲜红色皮疹和疹退后明显的脱屑。

75. BCDE 对乙类传染病中传染性非典型肺炎、炭疽中的肺炭疽和人感染高致病性禽流感，采取甲类传染病的预防、控制措施。其他乙类传染病和突发原因不明的传染病需要采取甲类传染病的预防、控制措施的，由国务院卫生行政部门及时报经国务院批准后予以公布、实施。选项中除了 A 伤寒外，必要时采取强制性措施控制。

76. ACD 传染病暴发、流行时，县级以上地方人民政府应当立即组织力量，按照预防、控制预案进行防治，切断传染病的传播途径，必要时，报经上一级人民政府决定，可以采取下列紧急措施并予以公告：①限制或者停止集市、影剧院演出或者其他人群聚集的活动；②停工、停业、停课；③封闭或者封存被传染病病原体污染的公共饮用水源、食品以及相关物品；④控制或者扑杀染

疫野生动物、家畜家禽；⑤封闭可能造成传染病扩散的场所。

77. ABCDE 主要是由呼吸道传播的传染病包括：细菌性脑膜炎、水痘、普通感冒、流行性感冒、腮腺炎、结核、麻疹、百日咳等。

78. AB 病原携带状态按携带持续时间分：急性携带者(<3个月)，慢性携带者(>3个月)。

79. BCE 艾滋病主要是中度以上细胞免疫缺陷，包括：$CD4^+$ T 淋巴细胞耗竭，外周血淋巴细胞显著减少。登革热患者的白细胞总数起病时即有减少，至出疹期尤为明显。传染性非典型肺炎病程初期到中期，白细胞计数通常正常或下降，淋巴细胞则常见减少，部分病例血小板亦减少。

80. ABE 呼吸道隔离是对病原体经呼吸道传播的疾病所采取的隔离方法，适用于麻疹、传染性非典型性肺炎、流感、百日咳、流脑、开放性肺结核等疾病。

81. ABC 病原体可因遗传或环境等因素而发生变异，通过抗原变异而逃避机体的特异性免疫，从而引起疾病发生或使疾病慢性化，如艾滋病病毒、流行性感冒病毒。

82. ABDE 细菌性痢疾的临床表现有全身中毒症状，腹痛，腹泻，里急后重，排脓血样便等。

第八章　其他系统疾病

一、A1/A2 型题

1. D 红细胞和血红蛋白在多次发作后下降，恶性疟尤重；白细胞总数初发时可稍增，后正常或稍低，白细胞分类单核细胞常增多，并见吞噬有疟色素颗粒。

2. D 恶性疟起病缓急不一，临床表现多变，其特点为：①起病后多数仅有冷感而无寒战；②体温高，热型不规则。初起经常呈间歇发热，或不规则，后期持续高热，长达二十余小时，甚至一次刚结束，接着另一次又发作，不能完全退热；③退热出汗不明显或不出汗；④脾大、贫血严重；⑤可致凶险发作；⑥前驱期血中即可检出疟原虫；无复发。

3. D 根据发热、头痛，并有皮肤黏膜出血，3 天后出

现少尿，血常规示白细胞 $35×10^9/L$，尿常规示尿蛋白(+++)，此时最可能的诊断是肾综合征出血热。

4. B 根据无尿，皮肤多处有出血点，面色潮红，烦躁不安，眼睑水肿，体表静脉充盈，血压 180/120 mmHg，脉洪大，尿蛋白(+++)，尿中有膜样物，应诊断为肾综合征出血热合并高血容量综合征。

5. B 根据以上症状诊断为钩端螺旋体病，黄疸出血型。

6. B 慢性腹泻 2 年，粪便为黏液血便，量中等，消瘦，贫血，便中可见阿米巴滋养体能确定诊断。

7. B 代偿期肝硬化最终导致原有的肝小叶结构破坏，形成假小叶，在此基础上肝脏正常的合成代谢机制紊乱，据统计分析，我国 70% 的肝硬化患者

乙肝表面抗原阳性,82%的患者以前有过乙肝病毒感染,10%～19%的患者与酒精性肝炎有关。故用干扰素抗病毒治疗。

8. B 该疾病目前的发病机理尚未明确,主要与各种原因导致的血管异常继而发生严重的低氧血症有关。肺部血管异常包括:肺内分流、胸膜分流、门肺分流。肺内分流主要有三种方式:肺毛细血管和前毛细血管扩张,使氧气无法与还原血红蛋白交换;肺动脉内的静脉血流经没有气体交换的肺泡;肺动脉与肺静脉原有的解剖通道开放,形成动静脉交通。胸膜分流是胸膜表面的血管存在扩张的交通支,导致血液绕过肺脏而进入循环系统。门脉分流是门静脉经过食管胃底静脉系统进入肺循环,导致低氧的静脉血与含氧的肺静脉血混合,形成低氧血症。

9. D 疟疾患者由于大量红细胞破坏出现贫血情况,骨髓代偿性增生,所以网织红细胞增加。

10. B 间歇性寒战、高热、大汗,规律性发作为疟疾的典型表现。

11. D 门脉高压症晚期血吸虫病的门脉高压属于肝内性,有时门脉血栓形成亦可成为主要因素。胃底食管静脉曲张破裂出血常见。

12. D 华支睾吸虫病的临床症状差异很大,轻者常毫无症状。一般病例大多呈消瘦、倦怠乏力、食欲减退、腹泻(时断时续,或成慢性)、腹痛、腹部饱胀等慢性消化道症状,体格检查可见60%以上的病儿有肝肿大,肝区压痛不明显或有轻度压痛。部分患者出现浮肿、夜盲及不规则发热。重度感染者除上述症状外,可出现全身浮肿、腹水、脾大、贫血等类似肝硬化的症状,或营养不良、生长停滞等发育障碍的症状。少数病例因一次大量感染,可出现寒战、高热、肝区疼痛及轻度黄疸,血转氨酶升高,血象嗜酸性粒细胞显著增高等急性华支睾吸虫病症状。有胆道感染及胆结石等并发症时,腹痛、黄疸均较显著,但儿童比成人少见。

13. B 钩虫病的主要特征是贫血,是由于钩虫引起肠黏膜伤口渗血所致。

14. C 钩虫病贫血属于低色素、小细胞性贫血。

15. D 钩虫病幼虫引起的临床表现主要是钩蚴性皮炎和呼吸系统症状。

16. C A型性格的人易患冠心病。

17. B 癌症、十二指肠溃疡、糖尿病和支气管哮喘均属于心身疾病,抑郁症属于心理疾病。

18. C 详见《医学伦理学》。

19. D 无伤原则,就是要求首先考虑到和最大限度地降低对患者或研究对象的伤害。强迫患者违反了这个原则。

20. E 红细胞葡萄糖-6-磷酸脱氢酶缺损者服用伯氨喹后可发生严重的溶血性贫血属于患者遗传因素

21. C 保泰松可引起再生障碍性贫血

22. D 在贫血时造血功能减退,红细胞生成素代偿性的增多,促进红细胞的生成,维持正常的生理功能,故在贫血时红细胞生成素增多。

23. A 急性病容,右侧面颊以耳垂为中心肿大。边界不清,血象白细胞总数为 $10.8 \times 10^9/L$, N 65%,L 35%。容易出现的并发症有脑膜炎、胰腺炎、心肌炎和肾炎。

24. B 维生素 B_{12} 可维护神经髓鞘的代谢与功能。缺乏维生素 B_{12} 时,可引起神经障碍、脊髓变性,并可引起严重的精神症状。维生素 B_{12} 缺乏可导致周围神经炎。小儿缺乏维生素 B_{12} 的早期表现是情绪异常、表情呆滞、反应迟钝,最后导致贫血。

25. B 皮肤呈暗黄或绿褐色,因胆盐在血中潴留刺激皮肤神经末梢而多有搔痒。因胆道阻塞,胆汁不能进入肠道而粪色变淡或呈陶土色,尿胆原减少或缺如。胆道阻塞后,肠道内缺乏胆汁酸、胆固醇等,加以脂溶性维生素的缺乏,临床上可表现为脂肪泻、皮肤黄色疣、出血倾向、骨质疏松等。癌性阻塞者尚可出现 Courviosier 征。

26. E 疟疾患者表现进行性蛋白尿,贫血与水肿,经久不愈。虽经抗疟药加肾上腺皮质激素,治疗仍无效。应考虑该患者符合三日疟引起的肾病综合征。

27. D 海豹肢畸形通常发生于孕妇大量摄取沙利度胺所造成的胎儿畸形,为 20 世纪最大的药物导致先天畸形的灾难性事件。沙利度胺对人与动物的一般毒性极低,但其对胚胎的毒性明显大于母体,其对胎儿的致畸作用可高达 50%～80%,如在妊娠第 3～8 周服用,其后代畸形发生率可高达 100%。

28. B 患者的尿液呈黑色,故称黑尿热。这是恶性间日疟引起的一种严重并发症,会破坏红血球。排出黑色或非常深色的尿液,黄疸,肾脏机能可能严重衰退,故患者尿液减少,发生少尿。

29. A 由于氢氯噻嗪作用于肾小管对水、Na^+ 重吸收减少,肾小管内压力升高,以及流经远曲小管的水和 Na^+ 增多,刺激致密斑通过管-球反射,使肾内肾素、血管紧张素分泌增加,引起肾血管收缩,肾血流量下降,肾小球入球和出球小动脉收缩,肾小球滤过率也下降。减轻肾小球的压力,利于肾脏功能恢复。

30. B 由以上症状诊断为钩端螺旋体病。

31. E

32. B 呋塞米与依他尼酸合用容易引起痛风。

33. B 格列齐特最适合伴有心脑血管并发症的老年糖尿病患者用来控制血糖。

34. C 镁离子可自由透过胎盘,造成新生儿高血镁症,表现为肌张力低,吸吮力差,不活跃,哭声不响亮等,少数有呼吸抑制现象。

35. C 由以上病历资料可诊断为慢性丙肝。

36. C 由以上症状诊断为急性左心衰竭。

37. D 乙型肝炎病毒性关节炎、肾炎的发病主要与免疫复合物的沉积有关。发生在感染的前驱期,此时 HBsAg 的量多于 HBsAb,因而形成大量的免疫复合物,在患者的血清、滑膜及关节液、肾脏中均有此种免疫复合物存在。

38. B 由以上症状诊断为低钠血症。

39. E 粪常规红细胞计数满视野,最可能的诊断是伤寒。

40. D 皮肤及巩膜轻度黄染,肝未触及,脾肋下 2.0 cm,RBC $2.1×10^{12}$/L,BUN 8.5 mmol/L,最可能的诊断为间日疟合并黑尿热。

41. A 突起高热、抽搐、昏迷、颈硬、贫血、脾肿大、血压正常,白细胞计数正常,最可能的诊断是脑型疟疾。

42. D 单相波除颤时直接使用最高能量 360 J,双相波除颤时使用 200 J。总之,在不清楚所使用除颤器是何种类型的除颤器时,在选择除颤能量时以选择可选择的最大能量为标准,以免耽误抢救时机。

43. B 溺水时,让患者仰卧,抢救者一手抬起病人颈部,另一手以小鱼际侧下压患者前额,使其头后仰,气道开放,促使异物流出。

44. B

45. E 淹溺的救治原则有迅速将淹溺者救离出水,立即恢复有效通气,心肺复苏术,根据病情作出救治处理。

46. E

47. E 与电击伤的严重程度相关的主要因素是电流强弱,人体电阻,电流性质,电压高低。

48. C 对于电击伤的现场处理包括:迅速脱离电源,抢救者注重自身的安全,重型触电者就地抢救,转运途中不能中断抢救。

49. B 促使中暑的常见原因有:环境温度过高,产热增加,散热障碍,汗腺功能障碍。

50. D 热衰竭起病迅速先有头晕、头痛、心悸、恶心、呕吐、大汗、皮肤湿冷、体温不高、血压下降、面色苍白、继以晕厥,大量液体流失,继而迅速引起循环衰竭。

51. B 夏季预防中暑的措施是:喝低盐清凉饮料,采取降温措施,保持通风,擦防晒霜。

52. A 对中暑患者的处理应包括:抽搐时静脉或肌内注射地西泮,肌肉痉挛时采取局部按摩,室内温度应控制在 20～25℃,高热患者可在大血管处放置冰袋。

53. A 中暑昏迷者,应进行气管内插管,保持呼吸道通畅,防止误吸;痉性发作时,可以静脉输注地西泮,高温者应降温处理,可以体外降温、体内降温、药物降温三种途径。

54. E 目前危及生命的情况是脑疝。

55. E 心电图示胸前导联的 ST 段压低 0.2 mV,T 波倒置,无病理性 Q 波。查肌钙蛋白升高。应诊断为急性非 ST 段抬高型心肌梗死。

56. D 头痛、呼吸困难、端坐位、视物模糊,血压 220/150 mmHg,心率 100 次/分,眼底有出血,双肺闻及干湿啰音,尿蛋白(＋＋),血肌酐 209 μmol/L,病情属急进型高血压。

57. E 由以上症状诊断为嗜铬细胞瘤。

58. E 糖尿病酮症酸中毒的临床表现为原有症状加重或首次出现"三多"伴乏力,食欲缺乏,恶心,呕吐,极度口渴,尿量增多,有代谢性酸中毒症状,严重脱水伴循环衰竭体征。

59. D 糖尿病酮症酸中毒以补液、补充胰岛素、纠正电解质紊乱、酸碱平衡失调为主。

60. D 碳酸氢钠处理糖尿病酮症酸中毒的指征为

血 pH<7.1。

61. D

62. C　浅昏迷,呼吸深大,中度脱水,膝反射极弱,血压 80/65 mmHg,血糖 15 mmol/L,血钠 140 mmol/L,血钾 5.6 mmol/L,尿糖(＋＋＋),尿酮体(＋),尿蛋白(＋＋),提示最可能的诊断是乳酸性酸中毒昏迷。

63. D　1 型糖尿病,两天来出现恶心、面潮红、呼吸深快,渐发生神志模糊以致昏迷,最可能的诊断是糖尿病酮症酸中毒。

64. D　糖尿病 7 年,一直用胰岛素治疗。1 h 前昏迷,检查皮肤湿冷,血压 120/80 mmHg,BUN 4.3 mmol/L,CO_2CP 22.0 mmol/L,最可能的诊断是低血糖昏迷。

65. B　肾源性水肿早期出现于眼睑及颜面,以后发展为全身水肿,常见于各型肾炎及肾病。主要机制是多种因素使肾排泄水钠减少,导致水钠潴留。

66. D　急性胆囊炎的症状主要有右上腹疼、恶心、呕吐、发热和黄疸等。急性胆囊炎会引起右上腹疼痛,一开始疼痛与胆绞痛非常相似,但急性胆囊炎引起的腹痛其持续的时间往往较长,呼吸和改变体位常能使疼痛加重,因此患者多喜欢向右侧静卧,以减轻腹疼。有些患者会有恶心和呕吐,但呕吐一般并不剧烈。大多数患者还伴有发热,体温通常为 38.0～38.5℃,高热和寒战并不多见。少数患者还有巩膜和皮肤黄疸。

67. A　100％的霍乱患者有腹泻。腹泻为无痛性无里急后重感,每日大便数次甚至难以计数,量多,每天约 2 000～4 000 ml;腹泻后出现喷射性呕吐,初为胃内容物,继而为水样、米泔样。由于剧烈泻吐,体内大量液体及电解质丢失而出现脱水症状。

68. E　遗传性出血性毛细血管扩张症系常染色体显性遗传性疾病,以皮肤、黏膜以及内脏的多发性毛细血管或小动脉、小静脉扩张和病变部位反复出血为特征,最突出的症状是受累血管破裂出血,常在同一部位反复出血。儿童期多见鼻出血,到青少年期鼻出血渐趋好转,而内脏出血机会增加,以胃肠道出血最多见。其他可有咯血、血尿、眼底出血、月经过多、蛛网膜下腔出血等。

69. D　溶血性贫血:巩膜轻度黄疸,在急性发作(溶血危象)时有发热、寒战、头痛、腰背酸痛,皮肤黏膜往往明显苍白;非结合胆红素增高;尿中尿胆原增加而无胆红素,急性发作时有血红蛋白尿(尿呈酱油色)。

70. B　原发性胆汁性肝硬化的特征:黄疸为黯黄色甚至黄绿色,皮肤瘙痒(因胆盐和胆汁成分反流入体循环内,刺激皮肤周围神经末梢所致),粪色浅甚至白陶土色,血清总胆红素增高,以结合胆红素升高为主,尿胆红素试验阳性,尿胆原及粪胆素减少或阙如,血清碱性磷酸酶及总胆固醇增高。

71. B　病毒性肝炎患者黄疸为浅黄至深黄,皮肤有时瘙痒,并有肝功能减退的症状,如疲乏、食欲缺乏、出血倾向;血清直接、间接胆红素均增加,有不同程度的肝功能损害。

72. A　自身免疫性溶血性贫血发作期间可见发热、寒战、头痛、腰背酸痛、呕吐及血红蛋白尿(尿呈酱油色),严重的可有急性肾衰竭。血清胆红素升高,以非结合胆红素为主,结合胆红素基本正常,尿胆原增加,尿胆红素(－),尿血红蛋白(＋)。

73. A　血清病属变态反应性发热。

74. D

75. C　昏迷患者,深大呼吸,呼气中有烂苹果味,提示为糖尿病酮症酸中毒。

76. E　昏迷患者,呼气中有烂苹果味,尿糖体征。可能的病因是糖尿病酮症酸中毒。

77. A　本题属记忆、理解题。考核知识点为病因病理。错误率不高。常见错误:①错选 B、C 两项,引起发热主要是病原体所致,属于感染性发热;②错选 D,脱水引起发热属于内分泌、代谢障碍所致;③错选 E,血栓引起发热属于无菌性坏死物质吸收所致;④没选 A,中暑可直接损害体温调节中枢,导致发热。复习要点:掌握发热病因及分类特点,结合临床学科知识可加深理解。

78. B　本题为理解题。考核临床表现,覆盖诊断鉴别知识点。常见错误:①错选 A,说明对上、下尿路急性梗阻引起的临床表现及其机制理解不深,此项难度较大,因其覆盖泌尿系统大体解剖知识;②错选 C、E,此两项属尿路感染性疾病,一般伴随膀胱刺激症状,通常不引起急性下尿路梗阻。血尿伴排尿时痛,尿流中断或排尿困难是膀胱或尿道结石的特征性临床表现,在血尿鉴别诊断中具有重要价值。

79. D 本题为理解题。考核知识点为临床表现。常见错误:①错选 E,因其余 4 个选项字面上都有"肾"字,认为可代表"肾性";②错选 C,说明对肾病综合征引起肾前性少尿的机制理解不深;③未注意题目为否定题。A、B 为肾性少尿的常见病因;C、E 为肾前性少尿的常见病因。复习要点:通过复习病理生理有关尿量形成因素,认识少尿产生的各种机制。

80. A 可引起腹痛的全身性疾病包括铅中毒、风湿热、过敏性紫癜和血卟啉病。

81. C

82. E 该患者颈动脉搏动明显、水冲脉及毛细血管搏动,可考虑到的诊断是甲亢,严重贫血,主动脉窦瘤破裂。

83. D 胰岛素治疗过程中出现全身性轻至中度水肿是由于水、钠潴留。

84. A 过敏性紫癜的皮肤紫癜特点为四肢或臂部有对称性、高出皮肤(荨麻疹或丘疹样)的紫癜,可伴有痒感,关节痛及腹痛,累及肾脏时可有血尿。

85. B 突然剧烈右上腹痛伴恶心、呕吐,继而出现高热,皮肤黏膜黄染。查血、尿淀粉酶正常。此患者最可能诊断是急性梗阻性化脓性胆管炎。

86. C 反复双下肢对称性皮肤瘀点、瘀斑,伴有四肢关节肿痛,有血尿和水肿,血小板计数正常。最可能的诊断为过敏性紫癜。

87. B 弥散性血管内凝血是一个综合征,不是一个独立的疾病,是在各种致病因素的作用下,在毛细血管、小动脉、小静脉内广泛纤维蛋白沉积和血小板聚集,形成广泛的微血栓,导致循环功能和其他内脏功能障碍,消耗凝血病,继发性纤维蛋白溶解,产生休克、出血、栓塞、溶血等临床表现。过去曾被称为低纤维蛋白原血症、消耗性凝血病,最近有人认为以消耗性血栓出血性疾病为妥,但最常用的仍为弥散性血管内凝血。95% 的病例都有血小板减少,一般低于 $100×10^9/L$。正常凝血酶原时间为 $(12.0±0.1)s$,延长 3 s 以上则有意义。

88. E 渗出性胸膜炎的主要表现是胸腔积液的性质呈渗出液特点。如积液呈浆液性,则常见病因为结核、肺炎、恶性肿瘤、肺梗死、胶原系统疾病(SLE、类风湿病等)、气胸、外科手术后等。如积液呈脓性,则病因常以感染为主。如为血胸,则应首先考虑肿瘤,其次应考虑结核病、肺梗死、外伤等。如为乳糜胸腔积液,则应考虑外伤伤胸导管、恶性肿瘤等。本题所列的选项 A、B、C、D 所指都是渗出性胸膜炎的病因,故 E 应是本题正确答案。

89. E 5 个选项所列出的疾病在临床上都可以引起胸腔积液。胸腔积液产生的病因为:胸膜毛细血管内静水压增高,如充血性心力衰竭、缩窄性心包炎等;胸膜毛细血管通透性增加,如胸膜炎症、结缔组织病、胸膜肿瘤等;胸膜毛细血管内胶体渗透压降低,如低蛋白血症、肝硬化、肾病综合征等;壁层胸膜淋巴引流障碍,如癌性淋巴管阻塞等;损伤所致的胸腔内出血,如主动脉夹层或主动脉瘤破裂、胸导管破裂等。漏出性胸腔积液主要病因是属于非炎症性疾病所致,所以选项 A、B、C、D 所列的疾病产生的胸腔积液都应为漏出性。选项 E 系统性红斑狼疮为免疫性结缔组织炎性疾患,其造成的胸腔积液一般属于渗出性。

90. C 补液纠正失水,可以使痰不容易黏稠,利于排出。

91. C 本题考点:慢性心衰伴有轻度低钠血症的治疗。慢性心衰伴有轻度低钠血症是由于饮水过多或输入葡萄糖液过多、过快引起血液稀释所致,而血钠一般并不低。所以应选 C。

92. C 肺心病患者使用利尿剂后血容量减少,血液黏稠,而非稀释,因为碱中毒可出现神经精神症状,其他亦可出现。

93. E 系膜增生性肾炎在光学显微光镜下可见肾小球系膜细胞和系膜基质弥漫增生,而肾小球基底膜无增生病变。基底膜增生是膜性肾病的特征。本题需考生结合肾小球发生病变部位的不同(上皮细胞及足突、基底膜、毛细血管内皮、系膜区等),来记忆各型肾小球病变的名称。故本题选 E。

94. A 急性肾小球肾炎为自限性疾病,多于 1～2 周后尿量增多,病情逐渐改善。但也有极少数的患者表现为急性肾衰竭。

95. C 急性肾炎有自限性,均不宜应用糖皮质激素或细胞毒药物。主张病初注射青霉素 10～14 天,急性期应予低盐饮食。少数发生急性肾衰竭而有透析指征时,应及时给予透析治疗以帮助患者渡过急性期。

96. A 急进型肾小球肾炎根据免疫病理分为 3 型,记住 3 型各自的具体名称有助于本题的解答:Ⅰ型是抗肾小球基底膜型,免疫学检查抗 GBM 抗体(＋);Ⅱ型是免疫复合物型,患者的血循环免疫复合物及冷球蛋白可呈阳性,并可伴血清 C3 降低;Ⅲ型为少免疫复合物型,50％～80％为原发性小血管炎所致肾损害,故提示血管炎病变的 ANCA(抗中性粒细胞质抗体)常阳性。

97. B 起病为肾炎综合征(起病急,血尿,蛋白尿,尿少,水肿,高血压),2 周后病情无好转,而肾功能进行性恶化(BUN、Scr 明显升高),应考虑急进性肾小球肾炎。

98. B 急进性肾小球肾炎病理类型为新月体肾小球肾炎,光学显微镜下 50％以上肾小球囊内有大量新月体形成,早期为细胞新月体,晚期为纤维新月体。A、C、D、E 选项虽也属于急进性肾小球肾炎的诊断指标,有利于分型及判断病情,但均不是"最有价值"、最具特征性的诊断指标。故本题选 B。

99. B 氢氯噻嗪为排钾利尿药,长期服用可引起低血钾而出现乏力等症状,若无尿或严重肾功能减退者长期、大量应用本药可致药物蓄积中毒,故一般不宜过多、长久使用。本题题干中未见无尿或肾功能减退的提示信息,故选 B 为宜。

100. E 肾病综合征患者由于应用利尿剂及糖皮质激素等因素使血液浓缩,以及高脂血症造成血液黏度增加,肝代偿合成蛋白质增多引起机体凝血、抗凝、纤溶系统失衡,血小板功能亢进,使患者处于高凝状态,容易形成血栓、栓塞等并发症。

101. B 根据循证医学研究结果,不同类型肾病综合征的治疗如下。①微小病变型:首选激素。②膜性肾病:单用激素无效,联合烷化剂(环磷酰胺、苯丁酸氮芥等)。③局灶节段性肾小球硬化:足量激素治疗,效果不佳时用环孢素。④系膜毛细血管性肾小球肾炎:目前较无有效药

物。⑤IgA 肾病:激素或联合细胞毒药物。因此本题应选 B。

102. A 由以上症状诊断为急性肾小球肾炎。

103. D

104. C 该患者贫血的原因最可能是促红细胞生成素减少。

105. E 高钾血症可引起心脏骤停,需紧急处理。

106. E 我国导致慢性肾衰竭的主要病因是慢性肾小球肾炎,其次为糖尿病肾病、高血压肾病、慢性肾盂肾炎。国外以糖尿病肾病、高血压肾病、肾小球肾炎和多囊肾为多见。

107. A 血小板黏附率降低,反映血小板黏附功能低下,见于先天性和获得性血小板功能异常性疾病,如巨大血小板综合征。

108. C 该病例可能是血栓性血小板减少性紫癜。

109. E 乏力、贫血、发热伴牙龈出血符合骨髓造血功能受抑制表现,牙龈肿胀符合白血病细胞增殖浸润表现,尤其多见与 M4 和 M5;血常规检查外周血三系细胞减少,并可见到原幼细胞;POX 染色部分呈弱阳性,非特异性酯酶染色阳性,NaF 可抑制;骨髓原始细胞＞80％。考虑为急性单核细胞白血病(M5 型)。

110. D M4 原始细胞占骨髓非红系有核细胞的 30％以上,各阶段粒细胞 30％～80％,各阶段单核细胞占大于 20％。本病例化验结果符合。

111. B 临床发热、出血为骨髓造血功能受抑制的表现;胸骨压痛、脾肿大为白血病细胞增殖浸润的表现。外周血白细胞升高,血红蛋白和血小板明显减低,骨髓原始细胞 62％(＞30％),诊断 AL。细胞化学染色主要用于协助形态学鉴别各类白血病。

112. C 慢性粒细胞白血病以脾肿大为最显著的体征,该病例又有白细胞的增高,故应考虑慢性粒细胞白血病。

113. D 全身乏力,低热,伴左上腹肿块,脾大,血红蛋白及血小板减少,白细胞增加,骨髓象原始粒细胞＜10％,Ph 染色体阳性,支持慢性粒细胞白血病诊断。羟基脲是当前首选的化疗药物。

114. A 某患者最近一次检测空腹血糖为 11.6 mmol/L, GHb 为 6.5％,则该患者很可能为新发现的糖尿病患者。

115. D GHb 用于早期糖尿病的诊断。

116. B

117. A　目前认为糖尿病性白内障是由醛糖还原酶活性增强,葡萄糖转化为山梨醇引起。使用醛糖还原酶抑制剂可抑制该酶的活性,阻止和延缓糖尿病性白内障的发生和发展。

118. C　补液对重症酮症酸中毒患者十分重要,不仅利于失水的纠正,而且有助于血糖的下降和酮体的消除。补液量应根据患者的失水程度因人而异。补充胰岛素,小剂量胰岛素疗法即可对酮体生成产生最大抑制,而又不至于引起低血糖及低血钾,当血糖降至 13.9 mmol/L 时开始输入 5% 葡萄糖液,增加热卡有利于酮体纠正。

119. A　2 型糖尿病早期是引起反应性低血糖最常见的原因

120. D　接受治疗时,因为补充血容量起了稀释作用,同时尿量增加,钾的排出也增加,胰岛素的补充使钾从细胞外转到细胞内,反而造成机体低血钾。

121. B　糖尿病合并妊娠常见妊娠高血压综合征合并酮症酸中毒,胰岛素需要量增高,常见胎儿畸形、死胎、巨大儿,以及新生儿低血糖。

122. B　糖尿病可出现低渗低血糖昏迷,此时应补充葡萄糖,不应使用胰岛素。

123. A　2 型糖尿病 1 年,经饮食控制、体育锻炼,血糖未达到理想水平。治疗方案首选格列齐特治疗。

124. D　空腹血糖大于 8 mmol/L(非同日 2 次),多次尿糖(+)。治疗方案首选控制饮食＋体育锻炼。

125. C　诊断为乳酸性酸中毒。

126. E　糖尿病酮症酸中毒昏迷患者,经治疗后血糖及意识很快恢复正常,2 h 内又突然昏迷,首先要考虑脑水肿。

127. A　该病例诊断为高渗高糖昏迷,其引起严重的脱水及电解质紊乱。此时患者体内酮体及血糖升高,处于高渗状态,引起血钠升高。应予低渗溶液及小剂量胰岛素治疗,小剂量胰岛素疗法即可对酮体生成产生最大抑制,而又不至于引起低血糖及低血钾。当血糖降至 13.9 mmol/L 时开始输入 5% 葡萄糖液,增加热卡有利于酮体纠正。

128. C　患者心电图诊断为下壁心肌梗死,出现血糖升高,故应考虑临时给药,确诊糖尿病应根据空腹血糖及糖耐量试验。

129. A　**130.** B　**131.** C

132. C　出现视力模糊,考虑是胰岛素的不良反应,继续原治疗方案可自然恢复。

133. B　疑似糖尿病的患者应首选口服葡萄糖耐量检查。

134. C　由以上症状诊断为功能性消化不良。

135. C　ANA 对 SLE 的敏感性为 95%,特异性仅 65%,是 SLE 最佳筛选实验。

136. C　**137.** D

138. C　根据 1997 年美国风湿病学会(ACR)提出标准,下列 11 项中符合 4 项或以上者可诊断为 SLE:①颧部蝶形红斑;②盘状红斑;③光敏感;④口腔溃疡;⑤关节炎;⑥肾脏病,即蛋白尿>(+++)或>0.5 g/d 或细胞管型;⑦神经系统异常,如癫痫或精神症状;⑧浆膜炎,如胸膜炎或心包炎;⑨血液学异常,如溶血性贫血、WBC 减少、淋巴细胞减少或血小板减少;⑩抗 ds-DNA(+)或抗 Sm(+)或抗磷脂抗体阳性;⑩荧光 ANA(+)。

139. B　SLE 中,80% 在病程中出现皮疹,关节痛是常见症状。有临床表现的肾炎占 75%,60% 有贫血。半数以上急性发作期出现浆膜炎。

140. A　狼疮性肾炎按病理改变差异分为 6 型。Ⅰ型:正常或微小病变。Ⅱ型:系膜病变性。Ⅲ型:局灶节段增殖性。Ⅳ型:弥漫增殖性。Ⅴ型:膜性。Ⅵ型:肾小球硬化型。相应治疗如下。Ⅰ型:不需要特殊治疗,随访观察。Ⅱ型:轻度系膜病变可以不需治疗;重者给予激素治疗。Ⅲ型、Ⅳ型、Ⅴ型和Ⅵ型:糖皮质激素联合环磷酰胺(CTX)治疗,会显著减少肾衰竭的发生。

141. C　重症肌无力常与胸腺肿瘤或胸腺增生同时存在。

142. B　选择人工股骨头置换术主要是因为该患者有内科疾病,身体条件差。

143. E　羊水量>5 000 ml 为过多。

144. C　妊娠高血压是妊娠 20 周后出现高血压、水肿、蛋白尿。轻者可无症状或轻度头晕,血压轻度升高,伴水肿或轻度蛋白尿;重者头痛、眼花、恶心、呕吐、持续性右上腹痛等,血压升高明显,蛋白尿增多,水肿明显,甚至昏迷、抽搐。该患者血压 150/100 mmHg,故诊断。

145. A　该患者有短期停经史,阴道不规则流血,突发右下腹剧烈疼痛;右下腹压痛、反跳痛.有休克表现;妇科检查示后穹隆饱满,宫颈举痛(＋),宫口闭,子宫正常大小,呈漂浮感。以上符合输卵管妊娠表现。

146. E

147. D　巨大胎儿的相关因素有孕妇饮食摄入过多而活动过少,双亲身材高大,过期妊娠,糖尿病。

148. D　霉菌阴道炎顽固病例要注意并发糖尿病。

149. E　假丝酵母菌阴道炎的诱发因素有糖尿病、长期使用抗生素、长期口服避孕药,以及妊娠。

150. C　属于自身免疫性疾病的有系统性红斑狼疮、幼年性特发性关节炎、过敏性紫癜和川崎病。

151. C　应用鱼精蛋白锌胰岛素的糖尿病患者人最易发生鱼精蛋白反应。

152. A　患者老年,有糖尿病,根据典型皮损,符合深脓疱疮诊断要点,故选 A。

153. A　近 1 个月全口牙龈增大,影响进食,有牙龈自动出血史。其最可能诊断是妊娠期龈炎。

154. A

155. C　糖尿病患者,原来没有屈光不正,诉近来视远模糊,视近尚清,考虑他为指数性近视。

156. A　青光眼分为两种:开角型和闭角型。开角型出现于房水流出率减低和眼压持续上升的情况下,导致视神经萎缩和视力受损。检查可见视盘凹陷和眼内压增加（正常: 10 ～ 21 mmHg）。诊断不能只依靠一次检查读数。治疗为使用 β 受体阻滞剂,如噻吗洛尔和毛果芸香碱。若患者对药物治疗反应不佳,需进行外科手术治疗。闭角型青光眼往往起病较急,由前房狭窄和瞳孔扩大导致房水正常流动受阻。这种情况构成眼科急症,和压力、暗室、利用药物致瞳孔扩大以进行眼科检查等相关。大部分患者自觉疼痛、视力模糊、看见灯光周围的光圈,可能出现腹痛和呕吐。体检发现眼睛充血、瞳孔放大、对光没有反应。若不处理,这种情况很快会在 2～5 天后发展为失明。治疗包括药物(缩瞳药和碳酸酐酶抑制剂)和激光虹膜

周边切除术。大于 65 岁的患者应该每 1～2 年筛查青光眼;如果有青光眼家族史,应每年筛查。

157. B　有光过敏、肾损伤、ANA(＋)、皮下出血点,系统性红斑狼疮的可能性大。

158. C　患者年轻女性,以多关节痛、腕、掌指、近指关节肿,晨僵等关节炎症状为首发症状,蛋白尿 >0.5 g/d,血小板减少,抗核抗体阳性,可诊断为 SLE。

159. C　A、B、E 时患者瞳孔一般无缩小,中暑患者一般无多汗,故应首选 C。

160. E　心脏性猝死是指急性症状发作后 1 h 内发生的以意识突然丧失为特征的由心脏原因引起的自然死亡。1979 年国际心脏病学会、美国心脏学会以及 1970 年世界卫生组织定义的猝死的时间限定在发病 1 h 内。其特点有三:①死亡急骤;②死亡出人意料;③自然死亡或非暴力死亡。

161. A　人工呼吸的前提是清除气道异物,因为气道异物清除才能保证人工呼吸的质量,溺水的患者气道中大量的泥沙及污水。

162. D　对溺水所致呼吸心搏骤停者,其最主要的紧急处理措施是人工呼吸和胸外心脏按压。

163. A　对电击者现场抢救时应先使其脱离电源,避免其继续病源的伤害,及保证救治者的安全。

164. A　中暑先兆的处理是使中暑者脱离高温环境,使患者处于低温阴凉的环境中,补充液体。

165. C　诊断最有可能的是急性一氧化碳中毒。

166. B　1 型糖尿病 10 年,近 2 天出现恶心、面色潮红,呼吸加快,神志由模糊逐渐至昏迷,最可能的诊断是糖尿病酮症酸中毒。

167. A　呼吸性酸中毒,可引起高碳酸血症。

168. B

169. C　行甲状腺部分切除术,正确的术前准备是术前两周给丙硫氧嘧啶＋大剂量碘剂。

170. C　有糖尿病史,最好选用氯沙坦。

171. D　心电有明显的心肌缺血改变、窦性心律不齐。此时最好选用普萘洛尔。

172. B　长期服用四环素,近来咽部出现白色薄膜,消化不良,腹泻,疑白色念珠菌病,宜用制霉

菌素。

173. E 2型糖尿病,控制饮食无效,体重超重,过度肥胖,二甲双胍降糖药为最佳。

174. B 其主要用于治疗皮肤过敏症状,阻止组胺的作用减轻血管内皮的损伤,减轻皮肤的过敏症状。

175. C 不伤害原则是在治疗的过程中不能对患者产生伤害,而有利原则是在治疗的过程中应采取对患者最有利的治疗手段。此患者下肢溃疡严重,有感染的可能,故应采取截肢的方法,防止病情的恶化。

二、A3/A4 型题

176. A 此患者已经发生Ⅱ型呼衰和严重的肺水肿。此时首选的治疗应是吸氧,保持患者的呼吸通畅,应用小剂量利尿剂减患者的心脏负荷。

177. B

178. B 患者有严重的慢性肺部疾病及肺心病,受呼吸道感染的诱发,发生了右心衰竭,故此患者的高碳酸血症是由于肺心病并发右心衰影响了肺部换气功能而产生的,故应以治疗原发疾病及改善肺部通气。

179. A 对于肺炎的确诊诊断,可做X线胸部摄片。

180. B 肺炎的病原学诊断最可能是肺炎链球菌。

181. B

182. C 由胸部X线片示双肺呈白肺,R 35 次/分,血气分析(FiO$_2$ 29%)示 pH 7.35,PaO$_2$ 56 mmHg,PaCO$_2$ 36 mmHg,提示该患者可能的病原为病毒。

183. C 病毒的病原治疗主要选用更昔洛韦。

184. D 185. C 186. E

187. B 由题所得该病例医院内获得性肺炎,其最可能的病原体是革兰氏阴性杆菌。

188. E 189. A 190. A 191. A 192. D

193. C 怀疑胰腺损伤,对明确诊断帮助大的检查有B超检查、CT检查、尿淀粉酶和血淀粉酶。

194. B 195. A 196. D

197. E 对创伤的治疗过程中,应注意了解事项有致伤因素作用的性质强度、致伤因素作用的时间和速度、受伤部位的组织和功能状态、受伤者的年龄和全身状态。

198. C 由题示考虑该患者是胃十二指肠溃疡急性穿孔。

199. A 200. E

201. E 处理方法有半卧位休息,胃肠减压和针刺,输液,全身给抗生素。

202. B 由以上症状得知最可能的诊断是急性胰腺炎。

203. E 急性胰腺炎最有临床意义的检查是腹腔穿刺液淀粉酶检查。

204. E 提示病变严重的检查结果是血钙 0.8 mmol/L。

205. C 胰岛素瘤指因胰岛 β 细胞瘤或 β 细胞增生造成胰岛素分泌过多,进而引起低血糖症,其胰岛素分泌不受低血糖抑制。胰岛素瘤常有典型的 Whipple 三联征表现:低血糖症状、昏迷及精神症状,空腹或劳动后易发作。发作时血糖低于 2.8 mmol/L,口服或静脉注射葡萄糖后,症状可立即消失。根据患者情况,最可能的诊断是胰岛素瘤。

206. E 为明确诊断,可以反复测定空腹血糖,葡萄糖耐量试验,禁食测血清胰岛素水平,肿瘤系列等;而血清促胃泌素多在胃泌素瘤中升高。

207. A 胰岛素瘤治疗以处理原发病为主,首选肿瘤切除或减瘤手术,对不能手术或恶性肿瘤转移复发者可辅以生长抑素治疗、全身或局部化疗、同位素标记的生长抑素治疗。

208. B 急性弥漫性化脓性腹膜炎患者出现休克,应属于感染性休克。

209. D 腹膜具有很强的吸收能力,能吸收腹腔内的积液、血液、空气和毒素等。在严重的腹膜炎时,可因腹膜吸收大量的毒性物质,而引起感染性休克。

210. E 腹膜炎最有价值的检查是腹膜穿刺。

211. B 冠心病最不应该遗漏的检查是心电图。

212. D 患者的诊断不应忽视急性心肌梗死的可能性。

213. A 急性下壁心肌梗死心电图定位诊断是Ⅱ、Ⅲ、aVF 出现病理性 Q 波,ST 段抬高。

214. E 窦性心动过缓,最宜用阿托品治疗。

215. A 第2日患者出现胸闷、大汗、面色苍白,体检心率 126 次/分,律齐,血压 80/60 mmHg,为急性心肌梗死,不宜用静脉滴注硝酸甘油。

216. E 若该患者出现室性期前收缩,药物难以控制,可能与低钾低镁血症紊乱有关。

217. B　根据患者病例,MRI 排除脑梗死和脑出血的可能,应行脑脊液穿刺检查是否有脑膜炎。

218. D　隐球菌脑膜炎脑脊液压力增高,外观微混或淡黄色,蛋白含量轻至中度升高。细胞数增多,多在 100×10^6 /L 左右,以淋巴细胞为主。氯化物及葡萄糖多降低。脑脊液涂片墨汁染色可直接发现隐球菌,菌体呈圆形,无核,荚膜染色较淡,为双层反光圈,菌体大小不一,可见颗粒状物质,出芽菌体呈葫芦状或哑铃状。

219. B　两性霉素 B 是治疗隐球菌脑膜炎的首选药;氟康唑是艾滋病合并隐球菌脑膜炎患者的首选药;氟胞嘧啶与两性霉素 B 并用有协同作用,能减少两性霉素 B 用量从而降低其毒性作用。

220. D　**221.** B

222. C

223. E　需首先进一步行检查有助诊断的是腰穿脑脊液。

224. C　**225.** C

226. D　隐球菌脑膜炎是中枢神经系统最常见的真菌感染,应以抗真菌治疗为主。两性霉素 B 是治疗隐球菌脑膜炎的首选药。

227. C　**228.** E

229. E　脑脊液细胞学检查到致病菌,可以鉴别结核性脑膜炎和隐球菌脑膜炎。

三、X 型题

230. ABCDE　抗胆碱酯酶药代表药物新斯的明有缩瞳、降低眼内压的作用;对胃肠道有兴奋作用,可促进胃肠道蠕动,及胃酸分泌,因此有胃溃疡患者慎用;对骨骼肌神经肌接头有一定直接兴奋作用,可逆转由竞争性神经肌肉组织药引起的肌肉松弛,但并不能有效拮抗由除极化型肌松药引起的肌肉麻痹;可引起心率减慢,心输出量下降,大剂量尚见血压下降,故迷走神经张力过高慎用。临床应用有重症肌无力、腹气胀和尿潴留、解毒(竞争性神经肌肉阻滞药过量)、阿尔茨海默病。机械性肠梗阻和泌尿道梗阻、癫痫、甲亢患者慎用。

231. ABD　1 型糖尿病、2 型糖尿病患者药物降糖效果不佳者、糖尿病伴酮症酸中毒、大手术前后、妊娠期糖尿病、糖尿病伴严重肝病、继发性糖尿病等,合理的饮食治疗和口服降糖药治疗后血糖仍然未达标者、口服降糖药治疗继发失效者、难以分型的消瘦糖尿病患者,均可使用胰岛素治疗。

232. ABCD　该药是一种广谱驱肠虫药,主要用于驱蛔虫及钩虫。本品可提高患者对细菌及病毒感染的抵抗力。目前试用于肺癌、乳腺癌手术后或急性白血病、恶化淋巴瘤化疗后作为辅助治疗。还可用于自体免疫性疾病如类风湿关节炎、红斑性狼疮以及上感、小儿呼吸道感染、肝炎、菌痢、疮疖、脓肿等。

233. ABCDE　变态反应性疾病分为 4 型:Ⅰ型超敏反应,即过敏反应;Ⅱ型超敏反应,即细胞毒型和细胞溶解型超敏反应;Ⅲ型超敏反应,即免疫复合物型或血管炎型超敏反应;Ⅳ型超敏反应即迟发型超敏反应。Ⅱ型变态性反应疾病常见的有输血反应、新生儿溶血症(母亲血型是 Rh 阴性,胎儿 Rh 阳性;或母子 ABO 血型不合)、药物过敏性血细胞减少症(粒细胞减少症、溶血性贫血、血小板减少性紫癜)、肺肾综合征。

234. BCDE　粒细胞减少属于Ⅱ型变态反应;系统性红斑狼疮、甲亢及肝炎、链球菌感染后肾小球肾炎属于Ⅲ型变态性反应。

235. ACD　血吸虫病的并发症多见于慢性和晚期病例,以阑尾炎较多见,阑尾穿孔易引起弥漫性腹膜炎。血吸虫病患者的结肠病变严重时可产生结肠狭窄,不完全性肠梗阻。可以并发上消化道出血,肝昏迷,在血吸虫病肠道增殖性病变的基础上发生癌变者也并不少见。

236. ABCD　姜片虫病是由布氏姜片吸虫寄生于人、猪肠内引起的一种人畜共患寄生虫病。姜片虫产生机械性损伤,虫体代谢产物引起的毒性反应,大量感染可发生肠梗阻,虫体代谢产物引起的变态反应共同作用而产生相应临床症状。

237. ABDE　钩虫病是由钩虫寄生于人体小肠所引起的疾病。临床上以贫血、营养不良、胃肠功能失调为主要表现,重者可致发育障碍及心功能不全。轻者无症状时称为钩虫感染。

238. ABCD　钩虫引起的长期慢性缺血可导致缺铁性贫血,胃肠黏膜萎缩。贫血的程度直接影响循环系统,特别是心脏代谢功能。长期严重贫血可发生贫血性心脏病,表现为心脏扩大、心率加快等。严重贫血常伴有低蛋白血症,出现下肢或全身水肿。

239. **CD** 钩虫成虫引起的主要临床表现消化道症状、贫血和循环系统症状。钩蚴虫主要引起的皮炎和呼吸系统症状。

240. **ACE** 预防小儿发生蛔虫症的主要措施,是帮助其养成良好的卫生习惯,保持手的清洁。胆道蛔虫主要应用驱虫药物内科治疗;蛔虫性肠梗阻多表现为腹痛常为突然发作的剑突下钻顶样剧烈绞痛,应先使蛔虫团松解,再驱虫治疗。蛔虫性阑尾炎、肠穿孔、急性化脓性胆管炎、单发性肝脓肿、出血性坏死性胰腺炎者,均应尽早手术治疗。

241. **CDE** 疟疾是经按蚊叮咬或输入带疟原虫者的血液而感染疟原虫所引起的虫媒传染病。疟疾的临床表现多有潜伏期,发冷期,发热期和出汗期。慢性疟疾的临床表现有肝大、贫血、脾大。

242. **CDE** 隐孢子虫病是由一种叫微小隐孢子虫所引起的传染病。症状通常于感染后7天左右出现,包括腹痛、水泻、呕吐及发热。临床分为急性胃肠炎型和慢性腹泻型。故隐孢子虫病常需与霍乱、肠阿米巴、痢疾鉴别。

243. **ABCE** 血涂片找到疟原虫是确诊疟疾的最准确依据。

244. **AE** 老年人对胰岛素的耐受力低,且老年人大脑对低血糖的耐受力低,故老年人使用胰岛素后容易引起低血糖。

245. **BCE** 氯喹主要用于治疗疟疾急性发作,控制疟疾症状。还可用于治疗肝阿米巴病、华支睾吸虫病、肺吸虫病、结缔组织病等。

246. **ABCDE** 糖皮质激素禁用于水痘、孕妇、严重的精神病和癫痫、心或肾功能不全者。糖皮质激素可以诱发或加重感染,因为激素降低机体对病原微生物的抵抗力。还可以诱发或加重溃疡病;诱发高血压和动脉硬化;引起骨质疏松、肌肉萎缩、股骨头坏死、伤口愈合延缓;诱发精神病和癫痫;抑制儿童生长发育;引起负氮平衡,食欲增加,低血钙,高血糖倾向,消化性溃烂,欣快。不良反应还有皮质功能亢进综合征,表现为满月脸、水牛背、高血压、低血钾、多毛、

糖尿、皮肤变薄等。

247. **AD** 糖皮质激素可以引起负氮平衡、食欲增加、低血钙、高血糖倾向、消化性溃烂、欣快,还可以引起皮质功能亢进综合征,表现为满月脸、水牛背、高血压、低血钾、多毛、糖尿、皮肤变薄等。

248. **ABCDE** 肾上腺素直接作用于肾上腺素能 α、β 受体,临床主要用于心脏骤停、支气管哮喘、过敏性休克,也可治疗荨麻疹、花粉症及鼻黏膜或齿龈出血。凡高血压、心脏病、糖尿病、甲亢、洋地黄中毒、心脏性哮喘、外伤性或出血性休克忌用。

249. **ABE** 叶酸缺乏症皮肤损害好发于面部、躯干、四肢伸侧,为鳞屑性丘疹和斑块,呈脂溢性皮炎样改变,暴露部位及掌跖处可见灰褐色色素沉着,可有唇炎、舌炎、舌充血,上有溃疡,亦可有口炎性腹泻等。此病亦可导致巨幼红细胞性贫血,孕妇缺乏叶酸不仅可引起巨幼红细胞性贫血,更可导致胚胎发育迟缓、智力低下及神经管畸形、唇裂(兔唇)等胎儿畸形。

250. **ABCDE** 磺胺类药物为人工合成的抗菌药。不良反应有:①过敏反应。最常见为皮疹、药物热。②肾脏损害。在尿液偏酸时,易在肾小管中析出结晶,引起血尿、尿痛、尿闭等症状。③造血系统的影响。磺胺药能抑制骨髓白细胞形成,引起白细胞减少症。对先天缺乏6-磷酸葡萄糖脱氢酶者可引起溶血性贫血。磺胺药可通过母体进入胎儿循环,与游离胆红素竞争血浆蛋白结合部位,使游离胆红素浓度升高,引起核黄疸。④中枢神经系统和胃肠道反应。

251. **ABCE** 慢性腹痛常见的疾病有肠结核、胃溃疡、溃疡性结肠炎、肠梗阻。胆石症多为突发的绞痛。

252. **ABE** 长期低热可见于结核病和癌症,甲亢也可见于长期低热。伤寒和乙脑多为高热。

253. **ABCD** 溶血性黄疸病因包括先天性溶血性贫血和后天性获得性贫血。先天性包括遗传性球形红细胞增多症、蚕豆病、珠蛋白生成障碍性贫血等。获得性包括免疫因素和生物因素、化学物理因素等。包括自身免疫性溶血性贫血,恶性疟疾,海洋性贫血败血症等。

254. **ABCDE** 风湿性关节炎、类风湿关节炎、结核性关节炎、肩周炎、系统性红斑狼疮引起的关节

疼痛都是慢性,也可急性发作。

255. ABCDE　肾盂肾炎致病菌绝大多数为革兰阴性杆菌,以大肠杆菌最常见。主要感染途径是上行性感染。当机体抵抗力下降或尿道黏膜轻度损伤或泌尿系统畸形及尿路流通不畅(如输尿管结石、尿道狭窄、泌尿系肿瘤)时,细菌乘虚而入,使肾脏致病。当肾脏结构受损(如多囊肾)或患有糖尿病、长期使用糖皮质激素和免疫抑制剂以及其他慢性消耗性疾病的患者,抵抗力下降,细菌易于由血流侵入肾脏。

256. ACE　结核分枝杆菌引起肠道感染的途径主要有肠源性、血源性和直接蔓延。肠结核的常见并发症有肠梗阻、结核性腹膜炎、肠粘连。肠梗阻主要发生在增生性肠结核,见于晚期患者。肠穿孔主要为亚急性和慢性穿孔,可在腹腔内形成脓肿,破溃后形成肠瘘,肠出血较少见,偶有急性肠穿孔。可因合并结核性腹膜炎而出现其相关并发症。

257. BCDE　增生性肠结核的表现可有腹绞痛,常并发肠梗阻。其部位多局限于回盲肠,可累及结肠及直肠。腹痛多位于右下腹或脐周,间歇发作,餐后加重。增生性肠结核以便秘为主,多有右下腹包块,全身情况一般较好,常无结核中毒症状。

258. ACD　肾病综合征常见的并发症有感染、脑血管血栓、栓塞,静脉血栓,急性肾衰竭,蛋白质和脂肪代谢紊乱。

259. ACE　系统性红斑狼疮血清补体的特点是总补体下降,C4、C3 都下降。

260. ABCDE　痛风患者常伴有肥胖、糖尿病、高血压病、动脉粥样硬化等疾病,称为代谢综合征,共同的发病机制可能是胰岛素抵抗。

261. ABCE

262. ACE　系统性红斑狼疮 50% 的患者伴有低蛋白血症,30% 的 SLE 患者伴有高球蛋白血症,尤其是 γ 球蛋白升高,血清 IgG 水平在疾病活动时升高。补体 C3、C4 和总补体活性(CH_{50})在疾病活动期均可降低。

263. ABD　SLE 血液系统受累可有贫血、白细胞计数减少、血小板减少、淋巴结肿大和脾大。

264. ABCE　重症系统性红斑狼疮治疗包括甲泼尼龙冲击、大剂量糖皮质激素,也可以应用免疫抑制剂如环磷酰胺、甲氨蝶呤等,还可以注射大剂量免疫球蛋白、血浆置换、造血干细胞或间充质干细胞移植。

265. BC　导致流产的可能原因有双子宫畸形、染色体异常、甲状腺功能减退。

266. BD

267. ACD　小儿腹泻重度脱水纠正后,低钾血症、低钙血症和低镁血症可出现电解质紊乱。

268. ABCDE　外耳道炎的病因多为金黄色葡萄球菌、链球菌、铜绿假单胞菌等,多因挖耳、游泳、耳道进水、冲洗液脓液滞留等诱发。糖尿病也可引起外耳道炎。

269. ABC　中暑分型包括热痉挛、热衰竭、热射病。三种情况可顺序发展,也可交叉重叠。

270. ABC　轻症中暑处理原则:尽快脱离高温环境至阴凉通风处休息,口服清凉饮料,有循环衰竭早期症状者,应给予静脉补液。体温高者给予冷敷。

271. ABCE　糖尿病酮症酸中毒患者,血糖下降太快,脑缺氧,补碱或者补液不当,常会发生脑水肿,出现昏迷。山梨醇旁路代谢亢进,醇通透性较差,一旦形成,便在细胞内蓄积,从而引起细胞内溶质增加,形成高渗,导致细胞水肿。补碱过早过速过多,可引起脑脊液反常性酸中毒加重,组织缺氧加重。

第九章　妇产科急症

1. C　这是一道理解、记忆题。主要考核学生对疟疾的临床表现的认识。预测错误率高。常见错

误:①选答 A、B,说明对婴幼儿与孕妇疟疾的临床特点不熟悉,前者易发展为凶险型,胃肠症状多,后者可引起子痫、流产、早产;②选答 E,恶性疟疾在微循环内形成微血管血栓,引起脏器阻

塞。要点:输血性疟疾常于输入含疟原虫血后7~10天发病,无迟发型子孢子,故无远期复发。

2. E　淋菌多在宫颈发病,沿生殖器黏膜上行蔓延。月经期盆腔血循环丰富,易发生淋菌性盆腔炎。

3. E　淋病是淋病奈瑟菌感染,以性接触直接传播为主要传播途径。淋病最常见的发病部位是宫颈,沿生殖道黏膜上行蔓延,可引起子宫内膜炎、输卵管黏膜炎、盆腔腹膜炎。月经期盆腔血液循环丰富,以经期或经后7日内发病,易发生急性盆腔炎。

4. E　利托君可用于治疗早产、过期流产,及排除宫腔内异物。

5. E

6. D　小剂量缩宫素可加强子宫的节律性收缩,其收缩性质与正常分娩相似,因此小剂量适用于催产和引产。大剂量缩宫素可引起子宫强直性收缩。

7. E　肺栓塞包括PTE(肺血栓栓塞症)、脂肪栓塞综合征、羊水栓塞和空气栓塞。

8. A

9. D　腹腔内脏器及腹膜的慢性炎症:如反流性食管炎、慢性胃炎、慢性胆囊炎及胆道感染、慢性胰腺炎、炎症性肠病、结核性腹膜炎等可引起慢性腹痛。

10. D

11. C　导致早产的可能原因有下生殖道感染、胎膜早破、双角子宫和多胎妊娠。

12. D　早期先兆流产最早出现的症状是少量阴道出血。

13. B

14. E　早产的原因包括胎膜早破、绒毛膜炎、下生殖道感染、宫颈内口松弛。

15. E　早产的诊断依据有出现规律宫缩,伴有宫颈管缩短≥75%,宫颈进行性扩张>2 cm,阴道检查宫颈管完全消失。

16. E　治疗早产的药物利托君、沙丁胺醇、硫酸镁和硝苯地平。

17. A　子痫是妊娠高血压综合征最严重的阶段。

18. E　子痫前期重度的并发症包括肾功能衰竭、胎盘早期剥离、羊水栓塞和凝血功能障碍。

19. B　前置胎盘最主要的症状是妊娠晚期无痛性反复阴道出血。

20. A　21. D

22. B　宫口有组织物堵塞,宫颈无举痛,最恰当的处理是立即行刮宫治疗。

23. A　不可避免流产的阴道多量出血伴腹痛,宫颈口可见羊膜囊,多由先兆流产发展而来,宫口扩张,宫体如孕9周大小。

24. E　停经17周,1个月来间断少量阴道出血,腹部无明显压痛、反跳痛,子宫颈口未开,子宫增大如孕8周,最可能的诊断为稽留流产。

25. A　停经8周,下腹痛及阴道出血3天,血量少于月经量,未见明显组织物排出。妇科检查:宫口闭,宫体如孕50天大小,右侧卵巢直径2~3 cm,触痛。此例诊断为先兆流产。

26. B　停经2个月,两天前在外自行堕胎,体温38.8℃,脉搏130次/分,血压正常,白细胞10×10⁹/L,中性粒细胞90%,子宫如孕2个月大小,软,有压痛,经抗感染治疗,感染未能控制,突然大量阴道出血,卵圆钳轻取胚胎,术后应用抗生素处理为宜。

27. B　停经50天,阴道出血3天,少于月经量,伴阵发性下腹痛。查子宫孕50天大小,软,宫口未开。本例最可能的诊断是先兆流产。

28. B　停经8周,阵发性下腹痛伴阴道出血1天,多于月经量,鲜红色。妇科检查:宫颈口松,容1指,子宫如孕50天大小,质软,偶有收缩感。最可能的诊断是难免流产。

29. D　30. D

31. C　患者为育龄期妇女,有停经史,出现阴道出血,突发下腹部疼痛,剧烈撕裂,妇科检查:宫颈举痛阳性,子宫略大,右附件增厚,有压痛。此时应考虑输卵管妊娠可能。

32. B　该产妇分娩时出血200 ml,出现血压下降,脉搏增快,初步怀疑为产后虚脱。失血性休克一般出血量较大。

33. B　产后虚脱的主要原因见于孕妇在分娩后产后腹压骤降,腹腔内脏血管扩张,有效循环血量减少,出现心率加快、血压下降等症状。

34. E　规律宫缩,阴道出血量明显增多,腹部检查ROA,胎头高浮,胎心160次/分,阴道检查宫口开大1 cm,本例最适当的处理是剖宫产。

35. A　前置胎盘,最恰当的处理是住院期待疗法。

36. C　孕37周,阴道出血3天,无腹痛及宫缩,出血量似月经量,为明确出血原因,入院后应立即行B超检查。

37. B　**38.** C　**39.** D

40. E　治疗先兆早产的药物是β肾上腺素受体激动药、前列腺素合成酶抑制药、硫酸镁静脉缓慢滴注、硝苯地平舌下含服。

41. E　超声检查时,宫旁包块内可见妊娠囊可确诊异位妊娠

42. E　异位妊娠是孕卵在子宫腔外着床发育的异常妊娠过程。也称"宫外孕"。以输卵管妊娠最常见。超声多提示宫内未见妊娠囊、宫旁有一低回声区(孕囊)。直肠子宫陷凹有积液。

43. C　根据调查显示异位妊娠发病率约为1%。其中输卵管妊娠最多见,占异位妊娠的95%。

44. B　前置胎盘的积极保守治疗最主要的目的是延长孕周,待胎肺成熟后尽早进行剖宫产,以避免危及母儿性命。

45. C　受精卵滋养层发育迟缓,当受精卵到达子宫腔时,滋养层常未发育到可以着床的阶段,继续向下游走到达子宫下段,并着床而发育成前置胎盘。前置胎盘常发生产后出血、植入性胎盘、产褥感染、胎儿窘迫等,早产儿及围产儿死亡率高。

46. C　**47.** E　**48.** E　**49.** E　**50.** C

51. E　慢性宫颈炎临床主要表现为白带增多,呈乳白色或微黄色,或为黏稠状脓性,有时为血性或夹杂血丝。宫颈局部多表现为子宫颈肥大、子宫颈管炎、子宫颈腺体囊肿及子宫颈鳞状上皮化生等。

52. C　急性宫颈炎主要表现为宫颈红肿,颈管黏膜水肿,常伴急性阴道炎或急性子宫内膜炎。慢性宫颈炎有宫颈糜烂、宫颈肥大、宫颈息肉、宫颈腺囊肿和宫颈外翻等多种表现。慢性宫颈炎与宫颈癌有一定关系。不洁性生活、雌激素水平下降、阴道异物长期刺激等均可引起慢性宫颈炎。流产、分娩、阴道手术损伤宫颈后继发感染,而不引起急性症状,而直接发生慢性宫颈炎。宫颈糜烂是宫颈柱状上皮异位,有时可周期性改变;鳞状上皮直接长入柱状上皮与基膜之间至柱状上皮脱落而糜烂愈合密切相关。

53. E　盆腔炎急性期避免行盆腔检查,以免感染导致病情加重。

54. E　急性盆腔炎后遗症主要为盆腔炎反复发作、慢性盆腔痛、不孕症、异位妊娠等。本病病程长,病情反复,难以彻底治愈。

55. B　糖尿病较易并发非特异性外阴炎。

56. A　**57.** D　**58.** C　**59.** A　**60.** B　**61.** C

62. C　对于慢性盆腔炎患者,炎性肿块、久治无效,应考虑手术治疗。

63. C　诊断输卵管积水:①通过输卵管造影,这是目前输卵管积水的检查方法中极简便可靠的方法。②利用腹腔镜诊断。输卵管腹腔镜可以直接明确诊断输卵管积水,在腹腔镜下能够见到伞端和周边的粘连状况已经判定输卵管的功能。③使用超声进行检查。某些情况的输卵管积液可以在超声上显现出来,多半是在输卵管炎症的急性期,这种输卵管积水的检查方法,其诊断特异性并不强,但结合查体多考虑输卵管积水。

64. B　急性盆腔炎的临床诊断标准,需同时具备下列3项:①下腹压痛伴或不伴反跳痛;②宫颈或宫体举痛或摇摆痛;③附件区压痛。下列标准可增加诊断的特异性:宫颈分泌物培养或革兰染色涂片淋病奈瑟菌阳性或沙眼衣原体阳性;体温超过38℃(口表);血WBC总数$>10\times10^9$/L;后穹隆穿刺抽出脓性液体;双合诊或B型超声检查发现盆腔脓肿或炎性包块,由于临床诊断急性输卵管炎有一定的误诊率,腹腔镜检查能提高确诊率。

65. C　近年国内外对脑瘫的病因做了更深入的探讨,一致认为胚胎早期阶段的发育异常很可能就是导致婴儿早产、低出生体重和易为围生期缺氧缺血等事件的重要原因。

66. A　白带呈豆腐渣样是阴道念珠菌病的特征性表现,其余均无,故选A。

67. E

68. E　血hCG>100 kU/L,最可能的诊断是绒癌。

69. E　停经35天,阴道流血1天。血hCG>100 kU/L,最可能的诊断是葡萄胎。

70. D

71. D　急性盆腔炎、盆腔脓肿形成的最佳治疗方案是给予抗生素,后穹隆切开引流。

72. C　在异位妊娠的诊断中,子宫腔外见胚囊样结构及胎心搏动是最具特异性的B超显像图。

73. C

74. E 胎盘早剥并发 DIC 的诊断依据有阴道出血不凝,血小板<100×10⁹/L,凝血酶原的时间延长,纤维蛋白原 2 g/L。

75. A **76.** D **77.** D **78.** D **79.** B

80. E 作血流动力学监测时,漂浮导管(Swan-Ganz 导管)检测心输出量的方法最有价值。

81. C 换血疗法指征:①出生时有胎儿水肿、明显贫血(脐带血 Hb<120 g/L);②生后 12 h 内胆红素每 h 上升>12 μmol/L(0.7 mg/dL)者;③血清胆红素在足月儿>342 μmol/L(20 mg/dL),早产儿体质量为 1 500 g 者>256 μmol/L(15 mg/dL),体质量为 1 200 g 者>205 μmol/L(12 mg/dL)可考虑换血;④凡有早期核黄疸表现者。

82. D 阑尾炎发病初期的疼痛是阑尾为了排除粪石或异物,解除管腔的梗阻,管壁产生强烈的蠕动,反射性引起内脏神经功能紊乱的结果;因内脏神经不能准确辨明疼痛的确实部位,当炎症波及阑尾的浆膜及其系膜时,受体神经支配的右下腹的壁层腹膜受到刺激,疼痛的定位比较准确。其他疾病无此特点,故 D 正确。

83. B

二、X型题

84. BCDE 若孕妇在孕期感染疟疾不仅会造成孕妇贫血,胎儿还有可能患上先天性疟疾,引起流产、早产、死胎。

85. ABC 孕妇在孕期若胎儿的脐带过长,易造成绕颈、绕体、脐带打结;脐带缠绕可使胎露部下降受阻,产程延长,胎儿宫内窘迫;脐带打结若为真结,一旦拉紧可影响胎儿血液循环,出现胎儿生长迟缓甚至胎死宫内;分娩过程中容易出现脐带先露和脐带脱垂。

86. ABCDE 对于孕妇发生先兆流产应尽早进行保胎治疗,卧床休息,禁性生活,必要时给予镇静剂。黄体功能不足可给予肌注黄体酮,也可口服维生素 E,甲减者给予小剂量甲状腺素片。定期 B 超检查,并给予心理治疗。

87. ABCE 异位妊娠时盆腔包块,伴有 HCG 阳性;若异位妊娠破裂,可发生腹膜刺激征;患者可以出现 A-S 反应。

88. ABDE 早产孕妇其行左侧卧位休息,增加子宫血流量,增加胎盘对氧、营养物质的交换。若孕妇无妊娠禁忌、胎膜未破、胎儿存活而无宫内窘迫及宫口开小于 2cm,无严重妊娠合并症、并发症时,应设法抑制宫缩,但禁止用镇静剂抑制宫缩,维持妊娠。若胎膜已破,早产不可避免时,应设法提高早产儿存活率。对于妊娠 34 周前早产,应给地塞米松肌内注射促进胎肺成熟;分娩时可行会阴侧切术,减少新生儿颅内出血。

89. ABCD 前置胎盘常发生产后出血、植入性胎盘、产褥感染、羊水栓塞;容易引起胎儿窘迫,早产儿及围产儿死亡率高。

90. ABCDE 多胎妊娠常并发贫血、妊娠期高血压、羊水过多、胎膜早破、胎盘早剥、宫缩乏力、产后出血等病;围生儿病残率和死亡率都高,主要有早产、胎儿宫内生长受限、双胎输血综合征、脐带异常、胎头交锁及胎头碰撞、胎儿畸形。

91. ABDE 防止羊水过多时,进行人工破膜应采取高位破膜,一旦破膜立即平卧,抬高臀部,防止脐带托垂。应使羊水缓慢流出,避免宫腔内压力骤降出现胎盘早剥;放羊水后腹部放置沙袋以防血压骤降,甚至休克。观察孕妇血压、心率。

92. ABD 肺表面活性物质减少的主要因素有脂溶性吸入麻醉药,肺血流减少,早产儿肺部多不成熟,多需用地塞米松促胎肺成熟。吸入麻醉药脂溶性越高,麻醉作用越强。现认为吸入性麻醉药溶入细胞膜的脂质层,使脂质分子排列紊乱,抑制神经细胞除极,进而广泛抑制神经冲动的传递。

93. ABCD 闭经指女性在进入青春期后尚未有过月经,或不明原因 3 个月以上没有月经来潮(妊娠、哺乳期或绝经期除外)。闭经的原因有下丘脑性、垂体性、卵巢性、子宫性和下生殖道发育异常性。应对患者下丘脑、垂体、卵巢、子宫以及下生殖道进行相对应的检查。

94. ABCD 闭经有原发性闭经和继发性闭经。继发性闭经应对患者下丘脑、垂体、卵巢、子宫进行相对应的检查。甲状腺、肾上腺、胰腺等功能紊乱也可以引起闭经。常见有甲亢、甲减、肾上腺皮质功能亢进、肾上腺皮质肿瘤等。

95. ABCD

96. ABCD　继发性闭经(secondary amenorrhea)是指妇女曾已有规律月经来潮,但以后因某种原因而月经停止 6 个月以上,或按自身原有月经周期计算停止 3 个周期以上。故应对患者进行详细的病史询问也可询问药物史,长期应用甾体类避孕药可引起继发性闭经;孕酮试验阳性会出现妊娠后闭经;阴道和颈管黏液、基础体温会随着激素的变化出现周期性变化辨明闭经的原因是卵巢性还是子宫性;也可以行雌激素试验检查,以明确原因。

97. ABC　继发性闭经有下丘脑、垂体、卵巢、子宫性等原因。甲状腺、肾上腺、胰腺等功能紊乱也可以引起闭经。常见有甲亢、甲减、肾上腺皮质功能亢进、肾上腺皮质肿瘤等。

98. AC　黄体酮试验是连续给予黄体酮 5 天,停药后 3～7 日出现撤退性出血提示试验结果为阳性,则说明卵巢能分泌一定量的雌激素,提示子宫内膜已受一定雌激素影响,但是无排卵。

99. ABC　阴道大量出血时止血方法较好的是分段诊刮,孕激素止血,雄激素止血。

第十章　儿 科 急 症

一、A1/A2 型题

1. C　抗 HAV-IgM(+)仅在急性感染时出现,而 HBsAg(+),HBeAg(+),抗 HBc-IgM(+)提示同时感染了乙型肝炎。故选 C。

2. A　①中毒性菌痢:本病亦多见于夏秋季,儿童多发,病初胃肠症状出现前即可有高热及神经症状(昏迷、惊厥),故易与乙脑混淆。但本病早期即有休克,一般无脑膜刺激征,脑脊液无改变,大便或灌肠液可查见红细胞,脓细胞及吞噬细胞,培养有痢疾杆菌生长,可与乙脑相区别。②化脓性脑膜炎:症状类似乙脑,但冬春季节多见,病情发展较速,重者病后 1～2 天内即可进入昏迷。流脑早期即可见瘀点。肺炎双球菌脑膜炎、链球菌脑膜炎以及其他化脓性脑膜炎多见于幼儿,常先有或同时伴有肺炎、中耳炎、乳突炎、鼻窦炎或皮肤化脓病灶,而乙脑则无原发病灶。必要时可查脑脊液鉴别。③结核性脑膜炎:少数结核性脑膜炎患者发病急,早期脑脊液含量可不低,在乙脑流行季节易误诊,但结脑病程长,有结核病灶或结核病接触史,结核菌素试验大多阳性。结脑脑脊液外观呈毛玻璃样,白细胞分类以淋巴细胞为主,糖及氯化物含量减低,蛋白可增加;放置后脑脊液出现薄膜,涂片可找到结核杆菌。④流行性腮腺炎、脊髓灰质炎、柯萨奇及埃可病毒等所致中枢神经系统感染,这类患者脑脊液白细胞可在(0.05～0.5)×10⁹/L 之间,但分类以淋巴细胞为主。部分流行性腮腺炎患者可先出现脑膜脑炎的症状,以后发生腮腺肿胀,鉴别时应注意询问流行性腮腺炎接触史。少数乙脑患者可有弛缓性瘫痪,易误诊为脊髓灰质炎,但后者并无意识障碍。柯萨奇病毒、埃可病毒、单纯疱疹病毒、水痘病毒等也可引起类似症状。应根据流行病学资料,临床特征及血清学检查加以区别。⑤钩端螺旋体病:本病的脑膜炎型易与乙脑混淆,但多有疫水接触史,乏力、腓肠肌痛、结膜充血、腋下或腹股沟淋巴结肿大,脑脊液变化轻微。可用血清学试验加以证实。⑥脑型疟疾:发病季节、地区及临床表现均与乙脑相似,但脑型疟疾热型较不规则。病初先有发冷、发热及出汗,然后出现脑症状。还可有脾肿大及贫血。血片查找疟原虫可确诊。⑦其他:新型隐球菌性脑膜炎、中暑、脑血管意外、蛛网膜下腔出血、急性脑型血吸虫病、斑疹伤寒及败血症等所致脑病,亦应根据发病地区、临床表现以及实验室检查,加以鉴别。

3. B　结合患儿症状及辅助检查,暂考虑为中毒性细菌性痢疾,由痢疾杆菌引起,其为兼性厌氧菌。环丙沙星(ciprofloxacin)具广谱抗菌作用,尤其对需氧革兰氏阴性杆菌抗菌活性高,对厌氧菌的抗菌作用差。

4. B　流行性脑脊髓膜炎简称流脑,是由脑膜炎双球菌引起的化脓性脑膜炎。致病菌由鼻咽部侵入血循环,形成败血症,最后局限于脑膜及脊髓膜,形成化脓性脑脊髓膜病变。主要临床表现有发热,头痛、呕吐、皮肤瘀点及颈项强直等脑膜刺激征,脑脊液呈化脓性改变。脑脊液检查:病程初期仅有压力增高,外观正常;典型脑膜炎期,压力高达1.96 kPa,外观呈混浊或脓样,白细胞数达每立方毫米数千至数万个,以中性粒细胞为主,蛋白质含量显著提高,而糖含量明显减少,有时可完全测不出,氯化物降低,若临床有脑膜炎症状及体征而早期脑脊液检查正常,应于12~24 h后复验。流脑经抗菌药物治疗后,脑脊液改变可不典型。

5. E 中毒性菌痢多见于2~7岁体质好的儿童。起病急骤,全身中毒症状明显,高热达40℃以上,而肠道炎性反应极轻。这是由于痢疾杆菌内毒素的作用,并且可能与某些儿童的特异性体质有关。中毒性菌痢又可分为休克型、脑型和混合型。临床上起病急骤,表现为高热、意识障碍、抽搐。结合题干所述为休克型中毒性菌痢。

6. D 此题属于基础类考题,属于简单类考题。高热、惊厥、呼吸衰竭是乙脑极期的严重症状,三者相互影响。呼吸衰竭常为致死的主要原因。故答案选D。

7. B EB病毒(Epstein-Barr virus,EBV)是疱疹病毒科嗜淋巴细胞病毒属的成员,基因组为DNA。EB病毒具有在体内外专一性地感染人类及某些灵长类B细胞的生物学特性。人是EB病毒感染的宿主,主要通过唾液传播。无症状感染多发生在幼儿,3~5岁幼儿90%以上曾感染EB病毒,90%以上的成人都有病毒抗体。患儿发热、咽痛,EBV抗体阳性,考虑患儿感染EB病毒,肝肋下1 cm,脾肋下及边,ALT 125 U/L,胆红素28 μmol,考虑感染性中毒性肝炎。

8. E 各种细菌感染引起的化脓性脑膜炎临床表现类似,主要如下:①感染症状,发热、寒战或上呼吸道感染表现等。②脑膜刺激征,表现为颈项强直,Kernig征和Brudzinski征阳性。新生儿、老年人的或昏迷患者脑膜刺激征常常不明显。③颅内压增高,表现为剧烈头痛、呕吐、意识障碍等。腰穿时检测颅内压明显升高,有的在临床上甚至形成脑疝。④局灶症状,部分患者可出现局灶性神经功能损害的症状,如偏瘫、失语等。⑤其他症状,部分患者有比较特殊的临床特征,如脑膜炎双球菌脑膜炎(又称流行性脑脊髓膜炎)菌血症

时出现的皮疹,开始为弥散性红色斑丘疹,迅速转变成皮肤瘀点,主要见于躯干、下肢、黏膜以及结膜,偶见于手掌及足底。

9. E 乙型脑炎临床上急起发病,有高热、意识障碍、惊厥、强直性痉挛和脑膜刺激征等,重型患者病后往往留有后遗症,属于血液传染病。临床表现:①初期,起病急,体温急剧上升至39~40℃,伴头痛、恶心和呕吐,部分患者有嗜睡或精神倦怠,并有颈项轻度强直,病程1~3天。②极期,体温持续上升,可达40℃以上。初期症状逐渐加重,意识明显障碍,由嗜睡、昏睡直至昏迷。昏迷越深,持续时间越长,病情越严重。神志不清最早可发生在病程第1~2日,但多见于3~8日。重症患者可出现全身抽搐、强直性痉挛或强直性瘫痪,少数也可软瘫。严重患者可因脑实质病变(尤其是脑干)、缺氧、脑水肿、脑疝、颅内高压、低血钠性脑病等而出现中枢性呼吸衰竭,表现为呼吸节律不规则、双吸气、叹息样呼吸、呼吸暂停、潮式呼吸和下颌呼吸等,最后呼吸停止。体检可发现脑膜刺激征、瞳孔对光反应迟钝、消失或瞳孔散大,腹壁及提睾反射消失,深反射亢进,病理性锥体束征如巴氏征等可呈阳性。③恢复期,极期过后体温逐渐下降,精神、神经系统症状逐日好转。重症患者仍神志迟钝、痴呆、失语、吞咽困难、颜面瘫痪、四肢强直性痉挛或扭转痉挛等,少数患者也可有软瘫。经过积极治疗大多数症状可在半年内恢复。④后遗症期,少数重症患者半年后仍有精神神经症状,为后遗症,主要有意识障碍、痴呆、失语及肢体瘫痪、癫痫等,如予积极治疗可有不同程度的恢复。癫痫后遗症可持续终生。辅助检查:①血象,白细胞总数增高,中性粒细胞在80%以上。在流行后期的少数轻型患者中,血象可在正常范围内。②脑脊液,呈无色透明,压力仅轻度增高,白细胞计数增加。病初2~3天以中性粒细胞为主,以后则单核细胞增多。糖正常或偏高,蛋白质常轻度增高,氯化物正常。病初1~3天内,脑脊液检查在少数病例可呈阴性。

10. D IgM主要存在于生物体血液中,对防止菌血症起主要作用。因此IgM抗体的测定对某些传染病如甲型肝炎有较高的临床诊断价值。IgM抗体是免疫应答中首先分泌的抗体,一经感染快速产生,经过一段时间,IgM抗体量逐渐减少而

消失。

11. B 根据临床表现,中毒性菌痢可分为休克型、脑型和混合型 3 型。①休克型(周围循环衰竭型):临床上以感染性休克为主要表现。突然发病,开始即为高热,体温迅速上升到 40℃ 以上(少数体温可不升),意识障碍,紧接着出现抽风。患者面色苍白,四肢冰凉,皮肤出现青紫色花纹,心率增快,心音弱,血压下降。若不及时治疗,病情继续发展,可出现休克、昏迷。晚期可出现呕吐,吐出物为咖啡色,这是胃黏膜出血所致。也可由于弥漫性血管内凝血而致全身皮肤和各脏器出血。②脑型(脑水肿型、呼吸衰竭型):以脑水肿、脑疝、中枢神经呼吸衰竭为特征。除高热、抽风外,呕吐常为首发症状,典型者呕吐呈喷射状。随之出现意识障碍,早期精神萎靡,烦躁不安或嗜睡,晚期昏迷。患者肌张力增高,肢体发硬,双上肢内旋,下肢内收,双中下垂。如出现脑疝,疝侧瞳孔散大或忽大忽小,对光反应减弱或消失。如不及时抢救,患者很快出现中枢性呼吸衰竭,即呼吸深浅、快慢不匀,可出现双吸气、叹息样呼吸等表现,最后呼吸变慢或突然停止而导致死亡。③混合型:同时存在或先后发生上述两型的表现,病情更加严重。中毒性菌痢早期多无大便,以后可出现水样便,粪便中多夹有黏液和血丝,随着病情进展,也可出现典型的脓血便。病情一般于发病后 1～2 天内恶化,很少持续 3 天以上,或是经过抢救而转危为安,或是死亡。

12. C 流行性乙型脑炎患者,惊厥和抽搐的原因多为脑实质炎症、脑缺氧、脑水肿、高热、脑疝等,最常见原因为脑实质炎症及脑水肿。

13. D 麻疹是儿童最常见的急性呼吸道传染病之一,其传染性很强,在人口密集而未普种疫苗的地区易发生流行,2～3 年一次大流行。麻疹病毒属副黏液病毒,通过呼吸道分泌物飞沫传播。其前驱期也称发疹前期,一般为 3～4 天。表现类似上呼吸道感染症状:①发热见于所有病例,多为中度以上发热;②咳嗽、流涕、流泪、咽部充血等,以眼症状突出,结膜发炎、眼睑水肿、眼泪增多、畏光,下眼睑边缘有一条明显充血横线(Stimson 线),对诊断麻疹极有帮助。③麻疹黏膜斑,在发疹前 24～48 h 出现,为直径约

1.0 mm 灰白色小点,外有红色晕圈,开始仅见于对着下白齿的颊黏膜上,但在一天内很快增多,可累及整个颊黏膜并蔓延至唇部黏膜,黏膜疹在皮疹出现后即逐渐消失,可留有暗红色小点;④偶见皮肤荨麻疹,隐约斑疹或猩红热样皮疹,在出现典型皮疹时消失;⑤部分病例可有一些非特异症状,如全身不适、食欲减退、精神不振等,但体温稍有下降。婴儿可有消化系统症状,呕吐、腹泻等。采用酶联免疫吸附试验或免疫荧光法检测患者血清中麻疹抗体,在发病后 2～3日即可测到,可作为早期特异性诊断方法。

14. B 首先是针对原发病变,其次是治疗惊厥。病因治疗比抗惊厥治疗更重要。患儿应维持正常的通气、换气功能。如果血糖应给予 10% 葡萄糖静注,如果有低血钙,给予 10% 葡萄糖酸钙,同时监测心率。如果有低血镁给予 50% 硫酸镁肌注。抗惊厥药物最常用的是苯巴比妥。

15. B 同 11 题解析。

16. B IgM 主要存在于生物体血液中,对防止菌血症起主要作用。因此 IgM 抗体的测定,对某些传染病如甲型肝炎有较高的临床诊断价值。IgM 抗体是免疫应答中首先分泌的抗体,一经感染快速产生,经过一段时间,IgM 抗体量逐渐减少而消失。

17. B 患儿神志清,颈强直,膝、跟腱反射亢进,克氏征阳性,巴氏征阳性,应腰椎穿刺取脑脊液检查,以便及早确诊,对应治疗。

18. A 灰婴综合征的出现原因在于早产儿和新生儿肝脏内葡萄糖醛酸基转移酶缺乏,使氯霉素在肝脏内代谢障碍,而早产和及新生儿的肾脏排泄功能也不完善,造成氯霉素在体内的蓄积。

19. B 麦角胺是血管收缩剂,主要用于偏头痛,能减轻其症状,无预防和根治作用,只宜头痛发作时短期使用。与咖啡因合用疗效比单用麦角胺好,不良反应也较轻。禁用:孕妇,末梢血管疾患,冠脉供血不足,心绞痛及肝肾疾病者。哺乳期用此药,婴儿可发生胃肠功能紊乱,心血管系统不稳定,甚至发生惊厥。

20. D (1)疑似病例:发热,咽痛,畏光,流泪,眼结膜红肿等。发热 4 日左右全身皮肤出现红色斑丘疹。在 2 周前与麻疹患者有接触史。(2)确诊病例:①在口腔黏膜处见到柯氏斑;②病原学或

血清学检验获阳性结果。临床诊断:疑似病例加①项。

21. B 乙型脑炎:主要症状和体征为起病急,有高热、头痛、呕吐、嗜睡等表现。重症患者有昏迷、抽搐、吞咽困难、呛咳和呼吸衰竭等症状,体征有脑膜刺激征、浅反射消失、深反射亢进、强直性瘫痪和阳性病反射等。辅助检查:①血象,白细胞总数常在 $(10\sim20)\times10^9/L$,中性粒细胞在 80% 以上;在流行后期的少数轻型患者中,血象可在正常范围内。②脑脊液呈无色透明,压力仅轻度增高,白细胞计数增加,在 $(50\sim500)\times10^6/L$,个别可高达 $1\times10^9/L$ 以上。病初 $2\sim3$ 天以中性粒细胞为主,以后则单核细胞增多。糖正常或偏高,蛋白质常轻度增高,氯化物正常。病初 $1\sim3$ 天内,脑脊液检查在少数病例可呈阴性。

22. B 患儿高热头痛、意识障碍、惊厥,白细胞总数 $28\times10^9/L$,中性粒细胞 0.9,故流行性脑脊髓膜炎的诊断可能最大。

23. C 患儿高热、头痛、呕吐,全身皮肤有瘀点、瘀斑,昏睡,颈有抵抗,血白细胞 $19.2\times10^9/L$,N 93%,L 7%,应腰椎穿刺取脑脊液检查及一般细菌培养,以便早确诊,对应治疗。

24. B 此时患儿以高热、抽搐等颅内高压症状为主,立即对症处理。

25. D 中毒性菌痢临床表现以全身中毒症状为主,肠道症状为次,故在夏秋季节,凡不明原因发热、惊厥、昏迷、呼吸循环衰竭者,应首先考虑到中毒性菌痢的可能,应尽早用肛拭子或以盐水灌肠取材做涂片镜检和细菌培养。大便镜检第 1 次阴性,可在数小时连续 $2\sim3$ 次,大便培养连续 3 次以提高阳性率,粪便镜检有多数白细胞或脓细胞及红细胞即可诊断。首次大便镜检不必查到吞噬细胞。

26. E 虚性脑膜炎(meningismus),又称假性脑膜炎,在急性热病的初期或中期,突然出现头痛、颈强、Kernig 征阳性等脑膜刺激征,严重时可发生抽搐和昏迷。脑脊液检查除压力增高外,其他成分正常,没有病原菌发现,偶尔可有蛋白质轻微增高。

27. B 中毒性菌痢临床表现以全身中毒症状为主,肠道症状为次,故在夏秋季节,凡不明原因发热、惊厥、昏迷、呼吸循环衰竭者,应首先考虑到中毒

性菌痢的可能,应尽早用肛拭子或以盐水灌肠取材做涂片镜检和细菌培养。大便镜检第 1 次阴性,可在数小时连续 $2\sim3$ 次,大便培养连续 3 次以提高阳性率,粪便镜检有多数白细胞或脓细胞及红细胞即可诊断。首次大便镜检不必查到吞噬细胞。

28. D 休克型中毒性菌痢以感染性休克为主要表现。突然发病,开始即为高热,体温迅速上升到 40℃ 以上(少数体温可不升),意识障碍,紧接着出现抽风。患者面色苍白,四肢冰凉,皮肤出现青紫色花纹,心率增快,心音弱,血压下降。若不及时治疗,病情继续发展,可出现休克、昏迷。晚期可出现呕吐,吐出物为咖啡色,这是由于胃黏膜出血所致。也可由于弥散性血管内凝血而致全身皮肤和各脏器出血。

29. B 同 28 题解析。

30. E 新生儿皮肤薄,皮肤局部用药吸收较多,应注意引起中毒,药物经口服后,胃肠道吸收的差别很大,如氯霉素吸收慢,磺胺药可全部吸收,皮下和肌肉注射由于周围血循环不足往往影响药物吸收和分布,静脉吸收最快,药效可靠,有些药物如磺胺药应用后,引起新生儿黄疸加重,甚至侵入脑组织造成核黄疸,因此磺胺药不宜用于新生儿。由于新生儿肝脏发育不成熟,某些酶类缺乏,某些药物应用后可引起生命危险,如氯霉素可引起新生儿灰婴综合征,严重者可致死;新生儿肾功能发育不全,对巴比妥类、氨苄西林、庆大霉素等药物排泄缓慢,直到满月后,肾功能才逐渐完善,因此,一般新生儿用药宜少,用药间隔应适当延长,同时用药也不宜过久,否则易发生中毒。

31. D 甲肝是小儿常见的一种急性传染病,多发于春、秋季。这种病临床上可分为潜伏期、前驱症状期、黄疸期、恢复期。潜伏期平均为 30 天,在潜伏后期大量排毒,而此时患者几乎没有什么症状,因此不能及时发现和隔离,往往会造成大面积的传播。此期结束的标志是患者尿液突然变为深色及表现出生化指标的异常。前驱症状期有发热呕吐和乏力等症状。此时很容易被归结于其他病因。黄疸期往往持续数天至数周,伴随厌食、低热。此期血清胆红素水平升高,血清中可检出 HAV-IgM 抗体。恢复期持续 $6\sim12$

个月。肝组织结构会在 3 个月恢复正常,但体力的全面恢复要半年至一年。目前发现甲型肝炎有许多并发症。暴发性甲型肝炎是最严重的一种,死亡率为 50%。多发于本身为慢性肝病患者。儿童由于自身免疫力差,易患甲型肝炎。这给家长和儿童本身带来精神、身体和经济上的损失。对甲型肝炎重在预防,注射疫苗就是预防甲肝的一种有效手段。

32. D　此时患儿以高热、抽搐等颅内高压症状为主,立即对症处理。

33. B　暴发性流脑是流行性脑脊髓膜炎(流脑)的临床类型之一,它具有以下特点:(1)易感人群年龄无定,暴发性流脑多见于儿童。一般认为 6 个月至 2 岁的婴幼儿为流脑的最易感人群,年龄越大,发病率越低。然而,较大儿童仍难摆脱这种凶险病魔的威胁。(2)起病急骤、发展迅猛,一般脑膜炎球菌先侵入上呼吸道,1～2 天后进入血循环,再 1～2 日侵入脑脊髓系统,而暴发性流脑发病几乎没有上呼吸道感染症状,或短时间内即出现败血症或/和脑膜炎表现,很快进入重症期,危及生命。(3)病情凶险、险象环生。临床根据其凶险表现又分为 3 型:①败血症休克型,以迅速出现循环衰竭为特征,表现为突发高热、寒战、面色苍白、四肢厥冷,唇指端发绀,脉细速,血压明显下降或不能测出,少尿或无尿。皮肤瘀点、瘀斑迅速增多融合成片;内脏甚至肾上腺也有出血病变,发生广泛的播散性血管内凝血,患者很快衰竭。②脑膜脑炎型,以严重颅内高压为本型特征,表现为剧烈头痛,频繁而剧烈地呕吐,血压升高,脉搏缓慢有力,反复或持续惊厥,迅速陷入昏迷。③混合型,兼有上述两型的表现,是病情最重的一型,病死率极高。即使应用抗生素,该型病死率仍在 10% 以上。

34. B　急性菌痢主要表现为病急、发热、腹痛、腹泻及黏液便等症状。这种病的传染源是患者和带菌者,通过污染水源、食物或手,传给他人,全年均可发生,以夏秋季多见,感染后数小时或一两天发病。主要症状为:①发高烧,可达 38～40℃,伴全身不适。②肚子痛,多在下腹及肚脐周围。③腹泻,一天数次至几十次不等,为脓血、黏液便,伴有明显里急后重现象,但有少数患者,开始时腹痛、腹泻等消化道症状并不表现出

来,却出现严重的毒血症症状,甚至突然发生休克,经过 24～48 h 后才出现消化道症状,这是细菌性痢疾的一种最严重的类型,医学上称为中毒性痢疾,应予以高度重视。

35. C　抗惊厥药物最常用苯巴比妥。

36. E　给予脱水剂后仍反复抽搐,可予以氯丙嗪和异丙嗪亚冬眠治疗。

37. C

38. C　可诊断为休克型中毒性菌痢,其针对循环衰竭的主要治疗主要有:①扩充有效血容量;②纠正酸中毒;③强心治疗;④解除血管痉挛;⑤维持酸碱平衡;⑥应用糖皮质激素。

39. B　脑型疟疾是一种常见而且严重的中枢神经系统感染。在发展中国家,脑型疟疾是导致死亡和神经系统疾病的重要原因。同时,也发现其对于热带地区的旅游者的影响与日俱增。儿童与新进入流行区的非疟区人群,由于免疫力低下或无免疫力,感染恶性疟疾后,易发展为脑型。谵妄和昏迷为主要症状,并常伴有剧烈头痛、烦躁不安、抽搐等(抽搐在儿童病例尤为多见),少数患者可有精神错乱、狂躁等。神经系统体征中,以脑膜刺激征、失语、瘫痪、反射亢进等为多见。多数患者伴有高热,少数有过高热(42℃)或体温在常温之下。脑脊液除压力增高外,细胞计数与生化检查大多正常;个别抽搐频繁者,脑脊液中蛋白定性弱阳性,细胞数不多,以淋巴细胞为主,但生化试验仍正常。

40. C　中枢性呼吸衰竭是患者最常见的死亡原因。根据病情轻重,乙脑可分为 4 型:①轻型,患者神志始终清晰,有不同程度嗜睡,一般无抽搐,脑膜刺激征不明显。体温通常在 38～39℃,多在 1 周内恢复,无恢复期症状。②中型,有意识障碍如昏睡或浅昏迷,腹壁反向和提睾反射消失,偶有抽搐,体温常在 40℃左右,病程约为 10 天,多无恢复期症状。③重型,神志昏迷,体温在 40℃以上,有反复或持续性抽搐。深反射先消失后亢进,浅反射消失,病理反射强阳性,常有定位病变。可出现呼吸衰竭。病程多在 2 周以上,恢复期常有不同程度的精神异常及瘫痪表现,部分患者可有后遗症。④暴发型,少见,起病急骤,有高热或超高热,1～2 天后迅速出现深昏迷并有反复强烈抽搐。如不积极抢救,可在短期内因中

枢性呼吸衰竭而死亡,这是患者最常见的死亡原因。幸存者也常有严重后遗症。乙脑临床症状以轻型和普通型居多,约占总病例数的2/3。流行初期重型多见,流行后期轻型多见。

41. C 本病主要分布在亚洲远东和东南亚地区,经蚊传播,多见于夏秋季。临床上急起发病,有高热、意识障碍、惊厥、强直性痉挛和脑膜刺激征等,重型患者病后往往留有后遗症,属于血液传染病。

42. C 缺氧缺血性脑病(HIE)是新生儿惊厥最常见的原因,一般在出生后12~24 h发生,应用抗痉挛药物常难以控制该病。新生儿惊厥的病因对诊断很重要,是进行特殊治疗和估计预后的关键,主要病因如下:①围生期窒息;②产伤性颅内出血;③早产儿脑室周围-脑室内出血;④感染;⑤代谢异常;⑥其他原因,如撤药综合征、胆红素脑病、中枢神经系统畸形、色素失禁症等均可在新生儿期出现惊厥。

43. C 小儿腹泻重型与轻型的主要区别点有水、电解质紊乱以及全身中毒症状。

44. A 该患儿的大便性质及次数发生改变,可以诊断腹泻,由于呕吐明显及大便10~20次/天,出现了烦躁不安、皮肤弹性极差、尿量明显减少等重度脱水的表现,血清钠>150 mmol/L,属于高渗性脱水,水从细胞内进入细胞外,引起口渴症状明显。所以选A。

45. C 轮状病毒感染是小儿腹泻病最主要的病原体。轮状病毒性肠炎的特点是好发于6个月至2岁婴幼儿,病初易吐,大便次数多,典型大便呈稀水样、黄色水样或蛋花汤样,无腥臭味,镜检偶有少量白细胞,常并发脱水、酸中毒及电解质紊乱。耶尔森菌小肠结肠炎的特点是5岁以下儿童,主要症状为腹泻,粪便水样、黏液样、脓样或带血。空肠弯曲菌肠炎(产毒菌株感染)的特点是发热、呕吐、水样便。所以选C。

46. C 患儿出现重度脱水的情况:尿极少,精神极度萎靡,前囟、眼窝深凹陷,皮肤弹性极差,呼吸深快,四肢冰凉,脉细弱;此时应静脉补液,先进行扩容,选用2:1等张含钠液或1.4%碳酸氢钠液20 ml/kg,30~60 min内静脉滴注,然后8~12 h内补充累积损失量:100~150 ml/kg,2/3张的溶液。

47. C 肠套叠多见于2岁内的小儿,典型症状为阵发性腹痛、血便及腹部肿物,由于小儿不会述说腹痛,故表现为阵发性哭闹、屈腿、面色苍白、拒食等,不久就发生呕吐,可在病初排血便,亦可在1~2次正常大便后排果酱样大便。

48. D 肠套叠患者经复位后有部分会复发,多为黏膜下淋巴结肿大及盲肠部不固定所致。继发性肠套叠复发率20%。但复发者可第二次空气灌肠或辅以钡灌肠观察。

49. E 在病原菌未明,对未用过抗生素治疗的患儿,应首选青霉素,每次40万单位,每日肌内注射2次,直至体温正常后5~7天为止。重症者可增加剂量2~3倍,静脉给药。年龄小或病情严重者需用广谱抗生素联合治疗,可用氨苄西林,每日100 mg/kg,分2次肌内注射或静脉注射,加用庆大霉素或卡那霉素等。青霉素疗效不佳或对青霉素过敏的患儿改用红霉素,每日30 mg/kg,用10%葡萄糖溶液稀释成0.5~1 mg/ml,分2次静脉滴注。疑为金葡菌感染可用新青霉素Ⅱ、Ⅲ加庆大霉素或氯霉素等,亦可应用头孢菌素、万古霉素等。疑为革兰氏阴性杆菌感染可用氨苄西林加庆大霉素,或卡那霉素等。病原体已明确者,根据药敏试验选择有效抗生素治疗。支原体、衣原体感染首选红霉素。真菌感染应停止使用抗生素及激素,选用制霉菌素雾化吸入,每次5万单位,4~6 h一次,亦可用克霉唑、氟康唑或两性霉素B。

50. B 患者可诊断为化脓性脑膜炎,抗菌治疗应掌握的原则是及早使用抗生素,通常在确定病原菌之前使用广谱抗生素,若明确病原菌则应选用抗生素。未确定病原菌:三代头孢的头孢曲松或头孢噻肟常作为化脓性脑膜炎首选用药。确定病原菌:应根据病原菌选择敏感的抗生素。①肺炎链球菌:对青霉素敏感者可用大剂量青霉素。②脑膜炎球菌:首选青霉素,耐药者选用头孢噻肟或头孢曲松,可与氨苄西林或氯霉素联用。③革兰氏阴性杆菌:对铜绿假单胞菌引起的脑膜炎可使用头孢他啶,其他革兰氏阴性杆菌脑膜炎可用头孢曲松、头孢噻肟或头孢他啶,疗程常为3周。麦迪霉素可作为红霉素的替代品,应用于敏感菌所致的口咽部、呼吸道、皮肤和软组织、胆道等部位感染。

51. B　一般处理:保持呼吸道通畅,防止窒息。必要时做气管切开。防止意外损伤。防止缺氧性脑损伤。控制惊厥。

52. D　中毒型细菌性痢疾病原是痢疾杆菌、属于肠杆菌的志贺菌属,分 A、B、C、D 四群(志贺菌、福氏菌、鲍氏菌、宋内氏菌)我国以福氏、志贺菌多见。

53. C　腺病毒除引起上呼吸道感染外,还可引起小儿肺炎,多见于 6 个月至 2 岁的婴幼儿腺病毒肺炎最为危重,一般急骤发热,往往自第 1～2 日起即发生 39℃以上的高热,至第 3～4 日多呈稽留或不规则的高热;3/5 以上的病例最高体温超过 40℃。大多数病儿自起病时即有咳嗽,往往表现为频咳或轻度阵咳,同时可见咽部充血。呼吸困难及发绀多数开始于第 3～6 日;重症病例出现鼻翼扇动、三凹征、喘憋及口唇指甲青紫。重症病儿可有胸膜反应或胸腔积液。发病 3～4 天以后出现嗜睡、萎靡等,有时烦躁与萎靡相交替。在严重病例中晚期出现半昏迷及惊厥。部分病儿头向后仰,颈部强直。除中毒性脑病外,尚有一部腺病毒所致的脑炎,故有时作腰穿鉴别。X 线摄片检查,肺纹理增厚、模糊为腺病毒肺炎的早期表现。肺部实变多在发病第 3～5 天开始出现,可有大小不等的片状病灶或融合性病灶,以两肺下野及右上肺多见。发病后 6～11 天,其病灶密度随病情发展而增高,病变也增多,分布较广,互相融合。病变吸收大多数在第 8～14 天以后。肺气肿颇为多见,为双侧弥漫性肺气肿,可有胸膜改变,多在极期出现胸膜反应,或有积液。

54. B　简单型高热惊厥多见于出生后 6 个月～3 岁体质较好的小儿,惊厥发作为全身性,持续数秒至数分钟,一般不超过 10 min,一日内仅发作一次,发作后清醒快,恢复知觉后昏睡,但神经系统无异常,惊厥发作两周内做脑电图结果正常。

55. A　腺病毒除引起上呼吸道感染外,还可引起小儿肺炎,多见于 6 个月至 2 岁的婴幼儿腺病毒肺炎最为危重,一般急骤发热,往往自第 1～2 日起即发生 39℃以上的高热,至第 3～4 日多呈稽留或不规则的高热;3/5 以上的病例最高体温超过 40℃。大多数病儿自起病时即有咳嗽,往往表现为频咳或轻度阵咳,同时可见咽部充血。呼吸困

难及发绀多数开始于第 3～6 日;重症病例出现鼻翼扇动、三凹征、喘憋及口唇指甲青紫。重症病儿可有胸膜反应或胸腔积液。发病 3～4 天以后出现嗜睡、萎靡等,有时烦躁与萎靡相交替。在严重病例中晚期出现半昏迷及惊厥。部分病儿头向后仰,颈部强直。除中毒性脑病外,尚有一部腺病毒所致的脑炎,故有时需作腰穿鉴别。X 线摄片检查,肺纹理增厚、模糊为腺病毒肺炎的早期表现。肺部实变多在发病第 3～5 天开始出现,可有大小不等的片状病灶或融合性病灶,以两肺下野及右上肺多见。发病后 6～11 天,其病灶密度随病情发展而增高,病变也增多,分布较广,互相融合。病变吸收大多数在第 8～14 天以后。肺气肿颇为多见,为双侧弥漫性肺气肿,可有胸膜改变,多在极期出现胸膜反应,或有积液。

56. C　金黄色葡萄球菌肺炎是由金黄色葡萄球菌所致的肺炎。本病大多并发于葡萄球菌败血症,是儿科临床常见的细菌性肺炎之一,病情重,易发生并发症。多见于幼婴及新生儿,年长儿也可发生。全年均可发病,以冬春季为多。金黄色葡萄球菌肺炎常见于 1 岁以下的幼婴。在出现 1～2 天上呼吸道感染或皮肤小脓疱数日至 1 周以后,突然出现高热。年长患儿大多有弛张性高热,但新生儿则可低热或无热。肺炎发展迅速,表现为呼吸和心率增速、呻吟、咳嗽、发绀等。有时可有猩红热样皮疹及消化道症状,如呕吐、腹泻、腹胀(由于中毒性肠麻痹)等。患儿嗜睡或烦躁不安,严重者可惊厥,中毒症状常较明显,甚至呈休克状态。肺部体征出现较早,早期呼吸音减低,有散在湿啰音。在发展过程中迅速出现肺脓肿,常为散在性小脓肿。脓胸及脓气胸是本症的特点。并发脓胸或脓气胸时,叩诊浊音、语颤及呼吸音减弱或消失。

57. C　凡一次发作持续 30 min 以上,或频繁发作持续 30 min 以上,发作间期意识不能恢复者,均处于惊厥持续状态。

58. E　新生儿惊厥首选苯巴比妥。

59. B　简单型高热惊厥多见于出生后 6 个月～3 岁体质较好的小儿,惊厥发作为全身性,持续数秒至数分钟,一般不超过 10 min,一日内仅发作一次,发作后清醒快,恢复知觉后昏睡,但神经系统

无异常,惊厥发作两周内做脑电图结果正常。

60.　A　小儿腹泻治疗原则:合理饮食,维持营养;迅速纠正水、电解质平衡紊乱,控制肠道内外感染;对症治疗加强护理、防治并发症;避免滥用抗生素。饮食治疗:①继续母乳喂养,鼓励进食;②人工喂养小儿年龄 6 个月者给予平日习惯的日常饮食(如粥、面条、稀饭等),可给一些新鲜水果汁或水果以补充钾),避免不易消化食物。③腹泻严重或呕吐严重者,可暂禁食 4～6 h,但不应禁水。禁食时间≤6 h,应尽早恢复饮食。

61.　E　患儿一般情况好,无感染中毒症状,不影响生长发育,支持生理性腹泻。考点提示:2 周～2 月为迁延性腹泻,>2 月为慢性腹泻。

62.　C　纠正酸中毒用 5％的碳酸氢钠首次补充量为 5 ml/kg,1 岁小儿体质量约 9 kg,则可补充 45 ml,重度脱水补液总量(包括累计损失量、继续丢失量和生理需要量)为 150～180 ml/kg,其中累计损失量为 100～120 ml/kg,故 1 岁小儿(体重约 9 kg)补充累计损失量 1 000 ml。

63.　C　前囟门膨隆,头围增大,双眼下视可考虑为并发脑积水。

64.　B　小儿惊厥的病因从有无感染的角度来分,可分为感染性(热性惊厥)及非感染性(无热惊厥)。按病变累及的部位分为颅内与颅外两类。

65.　D　惊厥持续状态时,控制惊厥首选地西泮,成人可维持 4 mg/h。

66.　C　感染重症时,持续呕吐或明显嗜睡、意识不清,胡言乱语,有类似惊吓情形,身体出现抽动(抽一下、抽一下,但不是发抖)、持续呕吐、持续发烧、烦躁不安、昏迷、颈部僵硬、肢体麻痹、抽搐、呼吸急促、心跳加快等。

67.　B　考虑糖尿病酮症酸中毒,糖尿病酮症酸中毒一经确诊,应立即进行治疗。治疗目的在于纠正水和电解质失衡,纠正酸中毒,补充胰岛素促进葡萄糖利用,并寻找和去除诱发酮症酸中毒的应激因素。①一般处理,监测血糖、血酮、尿酮、电解质和动脉血气分析。②补液,对重症酮症酸中毒患者十分重要,不仅有利于失水的纠正,而且有助于血糖的下降和酮体的消除。补液量应根据患者的失水程度因人而异。③补充胰岛素,小剂量胰岛素疗法即可对酮体生成产生最大抑制,而又不至于引起低血糖及低血钾,当血糖降至 13.9 mmol/L 时开始输入 5％葡萄糖液,增加热卡有利于酮体纠正。④纠正电解素乱,治疗过程中应密切监测血钾变化,心电图监护可从 T 波变化中灵敏反映血钾高低,有利于及时调整补钾的浓度和速度。⑤纠正酸碱平衡失调,糖尿病酮症酸中毒的生化基础是酮体生成过多,而非 HCO_3^- 丢失过多,治疗应主要采用胰岛素抑制酮体生成,促进酮体的氧化,酮体氧化后产生 HCO_3^-,酸中毒自行纠正。过早、过多地给予 $NaHCO_3$ 有害无益。

68.　B　A、C、D 和 E 分别为卡介苗、脊髓灰质炎糖丸疫苗、麻疹疫苗及乙肝疫苗的接种方法。百白破三联制剂的接种方法为肌内注射。婴儿于 3 个月以后开始注射第 1 针 0.5 ml,隔 1 个月以后注射第 2 针 0.5 ml,如无高热、抽搐等反应,再隔 1 个月后注射第 3 针 0.5 ml。1.5～2 岁注射第 4 针加强免疫。6 岁加强只注射白破二联制品。因此 B 是正确的。

69.　E　①药物选择原则;②单一药物治疗原则;③换药与合并用药原则;④个体化用药原则;⑤全程、规律治疗原则,注意一般治疗和护理

70.　A　流行性乙型脑炎早期为起病的最初 3～4 天,相当于病毒血症,可见高热,病理表现见脑实质细胞软化坏死、脑实质及脑膜血管充血扩张,有大量浆液性渗出,形成脑水肿,颅内压增高,可见头痛、恶心及呕吐,多有嗜睡或精神倦怠。痰阻后缺氧、低血钠性脑病是极期中枢性呼吸衰竭的原因。

71.　D　流脑临床表现:突起高热、头痛、呕吐、皮肤黏膜瘀点、瘀斑(在病程中增多并迅速扩大)、脑膜刺激征。脑脊液在病程初期仅可压力升高、外观仍清亮,稍后则浑浊似米汤样。细胞数可达 1×10^9/L,以中性粒细胞为主。蛋白显著增高,糖含量常低于 400 mg/L,有时甚或为零。暴发型败血症者脊液往往清亮,细胞数、蛋白、糖量亦无改变。

72.　C　各种细菌感染引起的化脓性脑膜炎临床表现类似,主要如下:①感染症状,发热、寒战或上呼吸道感染表现等。脑膜刺激征,表现为颈项强直,Kernig 征和 Brudzinski 征阳性,但新生儿、老年人或昏迷患者脑膜刺激征常常不明显。②颅内压增高,表现为剧烈头痛、呕吐、意识障碍等。

腰穿时检测颅内压明显升高,有的在临床上甚至形成脑疝。③局灶症状,部分患者可出现局灶性神经功能损害的症状,如偏瘫、失语等。④其他症状,部分患者有比较特殊的临床特征,如脑膜炎双球菌脑膜炎(又称流行性脑脊髓膜炎)菌血症时出现的皮疹,开始为弥散性红色斑丘疹,迅速转变成皮肤瘀点,主要见于躯干、下肢、黏膜以及结膜,偶见于手掌及足底。脑脊液检查:①常规检查可见典型化脓性改变。脑脊液外观混浊或稀米汤样,压力增高。镜检白细胞甚多,可达数亿/L。②生化指标检查,糖定量不但可协助鉴别细菌或病毒感染,还能反映治疗效果。蛋白定性试验多为强阳性,定量每在 1 g/L 以上。③细菌学检查,将脑脊液离心沉淀,作涂片染色,常能查见病原菌,可作为早期选用抗生素治疗的依据。

73. C　A 是传染性红斑的皮疹特点,B 是麻疹的皮疹特点,C 是幼儿急疹的出疹特点,D 是水痘的出疹特点,E 是风疹的出疹特点。

74. C　幼儿急疹的惊厥常具有自限性,不需要特殊治疗,但如有高热惊厥史者,给予苯巴比妥口服。

75. A　A 是幼儿急疹,B 是风疹,C 是麻疹。

76. D　流行性腮腺炎的治疗使用磺胺类药物无效。

77. B　(1)一般处理:①保持呼吸道通畅、防止窒息,必要时做气管切开;②防止意外损伤;③防止缺氧性脑损伤。(2)控制惊厥:①针刺法,针入人中、合谷、十宣、内关、涌泉等穴。2~3 min 不能止惊者可用下列药物。②止惊药物,地西泮常为首选药物,但应注意本药对呼吸、心跳有抑制作用。水合氯醛配成 10% 溶液,保留灌肠。苯巴比妥钠肌内注射。氯丙嗪肌内注射。异戊巴比妥钠用 10% 葡萄糖稀释成 1% 溶液静注,惊止即停注。

78. A　金黄色葡萄球菌肺炎是由金黄色葡萄球菌所致的肺炎。本病大多并发于葡萄球菌败血症,是儿科临床常见的细菌性肺炎之一,病情重易发生并发症。多见于幼婴及新生儿,年长儿也可发生。全年均可发病,以冬春季为多。早期金黄色葡萄球菌肺炎常不易被识别,起病急,肺炎症状迅速发展可考虑本病,如近期有上呼吸道感染,皮肤小疖肿或乳母患乳腺炎的病史,可以协助诊断。金黄色葡萄球菌肺炎常见于 1 岁以下

的幼婴。在出现 1~2 天上呼吸道感染或皮肤小脓疱数日至 1 周以后,突然出现高热。年长儿大多有弛张性高热,但新生儿则可低热或无热。肺炎发展迅速,表现为呼吸和心率增速、呻吟、咳嗽、发绀等。有时可有猩红热样皮疹及消化道症状,如呕吐、腹泻、腹胀(由于中毒性肠麻痹)等。患儿嗜睡或烦躁不安,严重者可惊厥,中毒症状常较明显,甚至呈休克状态。肺部体征出现较早,早期呼吸音减低,有散在湿啰音。在发展过程中迅速出现肺脓肿,常为散在性小脓肿。脓胸及脓气胸是本症的特点。并发脓胸或脓气胸时,叩诊浊音、语颤及呼吸音减弱或消失。

79. B　中毒性菌痢多见于 2~7 岁体质好的儿童。起病急骤,全身中毒症状明显,高热达 40℃ 以上,而肠道炎性反应极轻。这是由于痢疾杆菌内毒素的作用,并且可能与某些儿童的特异性体质有关。中毒型菌痢又可分为休克型、脑型和混合型。临床上起病急骤,表现为高热、意识障碍、抽搐。粪常规在病初可正常,以后出现脓血黏液便,镜检有成堆脓细胞、红细胞和吞噬细胞。大便培养可分理处志贺菌属痢疾杆菌。

80. A　流脑败血症期的患者常无前驱症状,突起畏寒、高热、头痛、呕吐、全身乏力、肌肉酸痛,食欲缺乏及神志淡漠等毒血症症状。幼儿则有哭啼吵闹、烦躁不安、皮肤感觉过敏及惊厥等。少数患者有关节痛或关节炎,脾肿大常见。70% 左右的患者皮肤黏膜可见瘀点或瘀斑。病情严重者瘀点、瘀斑可迅速扩大,且因血栓形成发生大片坏死。故本题选 A。

81. D　流行性脑脊髓膜炎简称流脑,是由脑膜炎双球菌引起的化脓性脑膜炎。致病菌由鼻咽部侵入血循环,形成败血症。最后局限于脑膜及脊髓膜,形成化脓性脑脊髓膜病变。主要临床表现有发热、头痛、呕吐、皮肤瘀点及颈项强直等脑膜刺激征,脑脊液呈化脓性改变。

82. E　脓疱疮流行于夏秋季节,故选 E。

83. C　新生儿脓疱疮是由金黄色葡萄球菌或乙型溶血性链球菌引起的一种急性化脓性皮肤病,易在婴儿室、哺乳室造成流行,好发于夏秋季节。起病急,传染性强,以发生水疱、脓疱,易破溃结脓痂为特征。根据临床表现不同,分为大疱性和非大疱性脓疱疮两种类型。常见并发症为发热、

腹泻、败血症、肺炎、脑膜炎等。重症患者可伴有全身中毒症状。尼氏征阳性。

84. B　小儿急性阑尾炎的临床特点之一是无明显的转移性右下腹痛,主要由于患儿不能准确表述的缘故。

85. D　脐周疼痛伴恶心、呕吐 6 h,右下腹麦氏点局限性压痛、反跳痛,白细胞计数 $18.0×10^9/L$,N 83%,有穿孔征象,应行急诊手术。

86. E　寒战、高热、黄疸在胆管炎症和门静脉炎时均可存在,但在阑尾炎时,由于菌栓脱落易导致门静脉炎。

87. B　小儿急性阑尾炎的病情发展较快且较重,早期即出现高热、呕吐等症状。

88. C　剑突下有橄榄状肿块及上腹部可见胃蠕动波是先天性肥厚性幽门梗阻的典型体征。而肠套叠的发病年龄应稍大,呕吐物为肠内容物,腹部包块常在右下腹。先天性肛门闭锁应出现全腹明显腹胀,无排便。急性胃肠炎虽有呕吐,但腹部无包块。脑积水致颅内压增高后虽可有呕吐,但应有相应的神经症状。

89. D　发病前有不洁饮食史,有发热、神志不清等全身中毒症状,结合实验室检查,考虑诊断为中毒型细菌性痢疾。

90. C　急性细菌性痢疾普通型多起病急,有中等度毒血症表现,见畏寒,发热,体温可高达 39℃。发热的同时或数 h 后,出现腹痛、腹泻等消化道症状,腹痛多为阵发性,位于脐周或左下腹部;腹泻每日 10~20 次或更多,大便初为水样,或黄色糊状,后粪质逐渐减少,待肠内容物排空后,转为黏液脓血便,每次量少,并伴有明显的里急后重,左下腹部有压痛,肠鸣音亢进。严重者发生脱水和代谢性酸中毒。病程 1~2 周。

91. D　乙脑极期体温持续上升,可达 40℃。初期症状逐渐加重,意识明显障碍,由嗜睡、昏睡直至昏迷。昏迷越深,持续时间越长,病情越严重。神志不清最早可发生在病程第 1~2 日,但多见于 3~8 日。重症患者可出现全身抽搐、强直性痉挛或强直性瘫痪,少数也可软瘫。严重患者可因脑实质病变(尤其是脑干)、缺氧、脑水肿、脑疝、颅内高压、低血钠性脑病等病变而出现中枢性呼吸衰竭,表现为呼吸节律不规则、双吸气、叹息样呼吸、呼吸暂停、潮式呼吸和下颌呼吸等,最后

呼吸停止。体检可发现脑膜刺激征,瞳孔对光反应迟钝、消失或瞳孔散大,腹壁及提睾反射消失,深反射亢进,病理性锥体束征,如巴氏征等可呈阳性。

92. B　流脑败血症期:突发或前驱期后突然寒战、高热、伴头痛、肌肉酸痛、食欲减退及精神萎靡等毒血症状。幼儿则哭闹不安,因皮肤感觉过敏而拒抱,以及有惊厥等。少数患者有关节痛、脾肿大。此期的特征性表现是皮疹,通常为瘀点或瘀斑,70%~90%患者有皮肤或黏膜瘀斑点或瘀斑,直径 1 mm~2 cm,开始为鲜红色,后为紫红色,最早见于眼结膜和口腔黏膜,大小不一,多少不等,分布不均,以肩、肘、臀等易受压处多见,色泽鲜红,后变为紫红。严重者瘀斑迅速扩大,其中央因血栓形成而出现紫黑色坏死或形成大疱,如坏死累及皮下组织可留瘢痕。多数患者 12~24 h 发展致脑膜炎期。

93. A　中毒型细菌性痢疾是急性细菌性痢疾的危重型,本型多见于 2~7 岁儿童,病死率高。此患儿应为休克型,皮肤内脏微循环障碍型,主要表现为感染性休克;早期为微循环障碍,可见精神萎靡,面色灰白、四肢厥冷,脉细速、呼吸急促,血压正常或偏低,脉压小,后期微循环瘀血,缺氧,口唇及甲床发绀,皮肤花斑,血压下降或测不出,可伴心、肺、血液、肾脏等多系统功能障碍。

94. A　高热惊厥发病年龄多为 6 个月~4 岁。2 岁小儿发热伴惊厥,故多考虑高热惊厥。

95. A　复发的危险因素有:①起病年龄小;②亲属有高热惊厥或癫痫史;③第一次发作就有复杂型高热惊厥的表现;④初发体温,初次惊厥是体温越低,复发率越高;⑤首次惊厥时持续时间越长,复发率越高;⑥原有神经系统异常。

96. A　同 95 题解析。

97. D

98. A　小儿腹泻常见的酸碱平衡紊乱是代谢性酸中毒,常见电解质紊乱是低钾血症、低钙血症、低镁血症。

99. D　轻型婴儿腹泻起病可缓可急,以胃肠道症状为主,食欲缺乏,偶有溢乳或呕吐,大便次数增多(3~10 次/天)及性状改变;无脱水及全身酸中毒症状,多在数日内痊愈,常因饮食因素及肠道外感染引起。在佝偻病或营养不良患儿,腹泻虽

轻,但常迁延,可继发其他疾病。患儿可表现为无力、苍白、食欲低下。大便镜检可见少量白细胞。

100. E　小儿腹泻,重度等渗性脱水,酸中毒,循环障碍明显,按计划完成第 1 天补液后,第 2 天腹泻仍然明显,应补充继续丢失量与生理需要量。

101. A　患儿头痛、惊厥,突然出现右侧肢体不能活动,多考虑脑血栓形成。

102. E　小儿热性惊厥治疗首选地西泮,静脉滴注,5 min 内生效,但作用短暂,必要时 15 min 内重复,肛门灌肠同样有效,肌肉注射吸收不佳,最好不用。新生儿首选静脉注射苯妥英钠。新生儿破伤风仍应首选地西泮。

103. C　婴儿,高热,有颅高压症状(呕吐、两眼凝视、前囟隆起)。面色青灰提示感染重,血象提示细菌感染,故诊断为化脓性脑膜炎。

104. D　患儿发热并出现脑膜刺激征、白细胞增高,拟诊断为化脓性脑膜炎。治疗用药应力求用药 24 h 内杀灭脑脊液中致病菌,故应选择对病原菌敏感,且能较高浓度透过血脑屏障的药物。急性期要静脉用药,做到用药早、剂量足和疗程够。病原菌明确前的抗生素选择包括诊断初步确立但致病菌尚未明确,或院外不规则治疗者。应选用对肺炎链球菌、脑膜炎球菌和流感嗜血杆菌 3 种常见致病菌皆有效的抗生素。目前主要选择能快速在患者脑脊液中达到有效灭菌浓度的第 3 代头孢菌素,包括头孢噻肟 200 mg/(kg・d),或头孢曲松 100 mg/(kg・d),疗效不理想时可联合使用万古霉素,40 mg/(kg・d)。对 β 内酰胺类药物过敏的患儿,可改用氯霉素 100 mg/(kg・d)。故本题答案选第 3 代头孢菌素头孢曲松钠。两性霉素 B 为治疗真菌感染药物。阿昔洛韦为抗病毒感染药物。

105. B　急性肾小球肾炎是以急性肾炎综合征为主要临床表现的一组原发性肾小球肾炎。其特点为急性起病,血尿、蛋白尿、水肿和高血压,可伴一过性氮质血症,具有自愈倾向。患儿血压偏高,呕吐、头痛、烦躁,可诊断为高血压脑病。

106. D　肾上腺危象指由各种原因导致肾上腺皮质激素分泌不足或缺如而引起的一系列临床症状,可累及多个系统。主要表现为肾上腺皮质激素缺乏所致的症状,如脱水、血压下降、体位性低血压、虚脱、厌食、呕吐、精神不振、嗜睡乃至昏迷。

107. C　患儿有吐泻病史,多考虑低钙低镁血症。

108. D　急性肾小球肾炎是以急性肾炎综合征为主要临床表现的一组原发性肾小球肾炎。其特点为急性起病,血尿、蛋白尿、水肿和高血压,可伴一过性氮质血症,具有自愈倾向。少数患者可出现严重高血压,甚至高血压脑病。

109. D　肠套叠是指一段肠管套入与其相连的肠腔内,并导致肠内容物通过障碍。肠套叠占肠梗阻的 15% ~ 20%。有原发性和继发性两类。原发性肠套叠多发生于婴幼儿,继发性肠套叠则多见于成人。绝大多数肠套叠是近端肠管向远端肠管内套入,逆性套叠较罕见,不及总例数的 10%。临床表现:①多发于婴幼儿,特别是 2 岁以下的儿童。典型表现腹痛、呕吐、便血及腹部包块。②成人肠套叠,临床表现不如幼儿典型,往往表现为慢性反复发作,较少发生血便。成人肠套叠多与器质性疾病有关(尤其是肠息肉和肿瘤)。

110. A　小儿肠套叠多为原发性,可应用空气或钡剂灌肠法复位,但怀疑有肠坏死者禁忌使用。灌肠法不能复位或怀疑有肠坏死,或为继发性肠套叠者,可行手术疗法。具体手术方法应根据探查情况决定。无肠坏死者行手术复位;有困难时切开外鞘颈部使之复位,然后修补肠壁;已有坏死或合并其他器质性疾病者,可行肠切除吻合术或造瘘术。

111. E　婴幼儿肠套叠在临床上有四大表现:腹痛、呕吐、血样便、腹部肿物。有的病儿并不一定完全具备上述 4 种表现,所以往往被忽略。特别是在肠套叠的早期,如果病儿营养状况良好,体温也正常,小儿也不会述说腹痛,最容易被忽略。但是,小儿的面容苍白比较明显,精神不振也比较突出。往往通过肛门指诊检查可及早发现肛门直肠的早期病变。

二、A3/A4 型题

112. C　小儿肺炎支原体肺炎的病原体为肺炎支原体,可散发或有小的流行,全年均可发病。多见于 5～15 岁儿童,婴幼儿患病常表现为毛细支气管炎。预后好。临床表现:①多数为亚急性起病,发热无定型,或体温正常,咳嗽无重,初期为刺激性干咳,常有咽痛、头痛等症状。②可出现多系统多器官的损害,皮肤黏膜表现为麻疹样或猩红热样皮疹;偶见非特异性肌痛和游走性关节痛;也有表现心血管系统、神经系统损害、血尿及溶血性贫血等。③全身症状比胸部体征明显。体检肺部体征不明显,偶有呼吸音稍低及少许干湿啰音者。

113. D 小儿肺炎支原体肺炎行抗生素治疗:首选大环内酯类,疗程一般不少于 2～3 周,停药过早易于复发。①阿奇霉素溶于 5％葡萄糖液中静脉滴注。②红霉素溶于 5％葡萄糖液中静脉滴注。

114. E 直接检测标本中肺炎支原体抗原可临床早期快速诊断。

115. B 需要与细菌性肺炎、肺结核、支气管异物、肺炎衣原体肺炎、病毒性肺炎相鉴别。

116. C 肺炎衣原体肺炎起病多隐袭,早期表现为上呼吸道感染症状。临床上与支原体肺炎颇为相似。通常症状较轻,发热、寒战、肌痛、干咳、非胸膜炎性胸痛,头痛、不适和乏力。少有咯血。

117. D 地方性脑脊髓膜炎也称流行性脑脊髓膜炎(简称流脑),是由脑膜炎双球菌引起的化脓性脑脊髓膜炎。致病菌由鼻咽部侵入血循环,形成败血症,最后局限于脑膜及脊髓膜,形成化脓性脑脊髓膜病变。主要临床表现有发热、头痛、呕吐、皮肤瘀点及颈项强直等脑膜刺激征,脑脊液呈化脓性改变。

118. A 有助于本例患者确诊的病原学检查是脑脊液涂片查找细菌＋培养。

119. C 治疗:①脱水剂的应用,20％甘露醇、25％山梨醇,50％葡萄糖和 30％尿素应交替或反复应用。以上药物按具体情况每隔 4～6 h 静脉快速滴注或静推 1 次,至血压恢复正常,两侧瞳孔大小相等,呼吸平稳。用脱水剂后适当补液,使患者维持轻度脱水状态。肾上腺皮质激素亦可同时应用,以减轻毒血症,降低颅内压。②亚冬眠疗法,主要用于高热、频繁惊厥及有明显脑水肿者,以降低脑含水量和耗氧量,保护中枢神经系统。氯丙嗪和异丙嗪肌注或静推,安静后置冰袋于枕后、颈部、腋下或腹股沟,使体温下降至 36℃左右。以后每 4～6 h 再肌注 1 次,共 3～4 次。③呼吸衰竭的处理,应以预防脑水肿为主。如已发生呼吸衰竭,除脱水外应给予洛贝林、尼可刹米、二甲弗林等中枢神经兴奋剂。亦可用氢溴酸东莨菪碱静注,可改善脑循环,有兴奋呼吸和镇静作用。必要时作气管插管,吸出痰液和分泌物,辅以人工辅助呼吸,直至患者恢复自动呼吸。

120. E 至目前,青霉素对脑膜炎球菌仍为一种高度敏感的杀菌药物,尚未出现明显的耐药。

121. A 亚硝酸盐多存在于腌制的咸菜、肉类,不洁井水和变质腐败蔬菜等。通常中毒的儿童最先出现症状,表现为发绀、胸闷、呼吸困难、呼吸急促、头晕、头痛、心悸等。中毒严重者还可出现恶心、呕吐、心率变慢、心律不齐、烦躁不安、血压降低、肺水肿、休克、惊厥或抽搐、昏迷,最后可因呼吸、循环衰竭而死亡。

122. D 亚硝酸盐能使血液中正常携氧的低铁血红蛋白氧化成高铁血红蛋白,因而失去携氧能力而引起组织缺氧。

123. C 轻症病例无须特殊处理,嘱其休息、大量饮水后一般可自行恢复。对中毒程度重者,应及时送医院,对中毒时间不长的,首先用 1∶5 000 高锰酸钾液洗胃,导泻并灌肠,并予 1％亚甲蓝按 1～2 mg/kg 体质量的剂量稀释至 200 ml 5％葡萄糖液中静脉滴注,如发绀无消退,必要时可重复半量。经上述处理后病情仍不缓解的要同时给予生命支持治疗和对症治疗。

124. C 结核性脑膜炎(tuberculous meningitis, TBM)是由结核杆菌引起的脑膜和脊膜的非化脓性炎症性疾病。多起病隐匿,慢性病程,也可急性或亚急性起病,缺乏结核接触史,症状往往轻重不一。其自然病程发展一般表现为以下几个过程。结核中毒症状:低热、盗汗、食欲缺乏、全身倦怠无力、精神萎靡不振。脑膜刺激症状和颅内压增高:早期表现为发热、头痛、呕吐及脑膜刺激征。颅内压增高在早期由于脑膜、脉络丛和室管膜炎性反应,脑脊液生成增多,蛛网膜颗粒吸收下降,形成交通性脑积水所致。颅内压多为轻、中度增高,通常持续 1～2 周。晚期蛛网膜、脉络丛粘连，呈完全或不完全性梗阻性脑积水，颅内压多明显增高，表现头痛、呕吐和视乳头水肿。严重时出现去脑强直发作或去皮质状态。辅助检查：外周血白细胞计数增高、血沉增快、皮肤结核菌素试验阳性或胸部 X 片可见活动性或陈旧性结核感染证据。CSF 压力增高可达 400 mmH$_2$O 或以上，外观无色透明或微黄，静置后可有薄膜形成；淋巴细胞显著增多，常为 $(50\sim500)\times10^6$/L；蛋白增高，通常为 1～2 g/L，糖及氯化物下降，脑脊液涂片抗酸染色可见结核菌。

125. E　本病的治疗原则是早期给药、合理选药、联合用药及系统治疗，只要患者临床症状、体征及实验室检查高度提示本病，即使抗酸染色阴性亦应立即开始抗结核治疗。异烟肼（isonicotinyl hydrazide，INH）、利福平（rifampicin，RFP）、吡嗪酰胺（pyrazinamide，PZA）或乙胺丁醇（ethambutol，EMB）、链霉素（streptomycin，SM）是治疗 TBM 最有效的联合用药方案，其中儿童因乙胺丁醇的视神经毒性作用、孕妇因链霉素对听神经的影响而尽量不选用。WHO 建议应至少选择 3 种药物联合治疗，常用异烟肼、利福平和吡嗪酰胺，轻症患者治疗 3 个月后可停用吡嗪酰胺，再继续用异烟肼和利福平 7 个月。耐药菌株可加用第 4 种药如链霉素或乙胺丁醇。皮质类固醇可用于脑水肿引起颅内压增高，伴局灶性神经体征和蛛网膜下腔阻塞的重症患者，可减轻中毒症状，抑制炎性反应及减轻脑水肿。常选用泼尼松 60 mg 口服，3～4 周后逐渐减量，2～3 周内停药。

126. C　亚硝酸盐多存在于腌制的咸菜、肉类、不洁井水和变质腐败蔬菜等。通常中毒的儿童最先出现症状，表现为发绀、胸闷、呼吸困难、呼吸急促、头晕、头痛、心悸等。中毒严重者还可出现恶心、呕吐、心率变慢、心律不齐、烦躁不安、血压降低、肺水肿、休克、惊厥或抽搐、昏迷，最后可因呼吸、循环衰竭而死亡。

127. E　血液中高铁血红蛋白的定量检验最有诊断意义。

128. C　急救处理：催吐、洗胃和导泻以清除毒物；应用氧化型亚甲蓝（亚甲蓝）、维生素 C 等解毒剂；临床上将亚甲蓝、维生素 C 和葡萄糖三者合用，效果较好；以及对症治疗。细胞色素 C 临床上用于各种组织缺氧急救的辅助治疗，如一氧化碳中毒、催眠药中毒、氰化物中毒、新生儿窒息、严重休克期缺氧、脑血管意外、脑震荡后遗症、麻醉及肺部疾病引起的呼吸困难和各种心脏疾患引起的心肌缺氧的治疗。

三、X 型题

129. ACE　苯二氮䓬类药物是控制惊厥的首选药物，常用地西泮（diazepam）及咪达唑仑（midazolam）。本类药物的优点是作用快，1～3 min 内生效，较安全，最宜于急症。如苯巴比妥累积负荷量达 30 mg/kg 仍未止惊，改用苯妥英钠。苯妥英钠负荷量 20 mg/kg，分次给予，首次 10 mg/kg 静注，如未止惊，每隔 10～15 min 加注 5 mg/kg，直至惊厥停止，维持量 5 mg/kg。如苯妥英钠累积负荷量达 20 mg/kg 仍未止惊，改用地西泮。地西泮每次 0.3～0.5 mg/kg 静注，从小量开始，如无效可逐渐加量，止惊后可用苯巴比妥维持。血清镁离子正常浓度为 0.8～1.0 mmol/L，不用使用硫酸镁。

130. ABCD　婴幼儿流脑的特点：临床表现常不典型，除高热、拒食、吐奶、烦躁和啼哭不安外，惊厥、腹泻和咳嗽较成人为多见，而脑膜刺激征可缺如。

131. ABDE　轮状病毒肠炎的主要表现为大便次数多，量多，水分多，蛋花汤样，伴有发热和上呼吸道症状，可并发脱水、酸中毒，但大便性状不会是脓血样。

132. CE　尿钾的排出要与血钾水平成比例，原来血钾降低，又经补液后稀释，故尿中不会大量排钾。

133. CD　化脓性脑膜炎（简称化脑）是各种化脓性细菌引起的脑膜炎症，部分患儿病变累及脑实质，是小儿，尤其是婴幼儿时期常见的中枢神经系统感染性疾病。临床以急性发热、惊厥、意识障碍、颅内压增高和脑膜刺激征以及脑脊液脓性改变为特征。年龄小于 3 个月的幼婴和新生儿化脑表现多不典型，主要差异在：①体温可高可低，或不发热，甚至体温不升；②颅压增高表现可不明显,幼婴不会诉头痛,可能仅有吐奶、尖叫或颅缝开裂;③惊厥可不典型,如仅见面部、肢体局灶或多灶性抽动,局部或全身性肌阵挛,或呈眨眼、呼吸不规则、屏气等各种不显性发作;④脑膜刺激征不明显,与婴儿肌肉不发达,肌力弱和反应低下有关。

134. CDE　热性惊厥又称高热惊厥,是小儿最常见的惊厥之一,绝大多数预后良好,发病年龄6个月~3岁较多见,一般到6岁后由于大脑发育完善而惊厥缓解,一般发生在上呼吸道感染或其他感染性疾病初期,体温上升过程中大于38℃出现惊厥,排除颅内感染和其他导致惊厥的器质性或代谢性异常,就可以诊断高热惊厥。简单型高热惊厥多见于出生后6个月至3岁体质较好的小儿,惊厥发作为全身性,持续数秒至数分钟,一般不超过10 min,一日内仅发作一次,发作后清醒快,恢复知觉后昏睡,但神经系统无异常,惊厥发作两周内做脑电图结果正常。复杂型高热惊厥多见于半岁以内或4岁以上小儿,一日内发作多次,持续15 min以上、已有4次以上的高热惊厥,少数人非全身性发作,呈部分性发作(如单侧肢体抽风)。发作后有暂时性麻痹等神经系统异常。发作后两周内做脑电图检查有局灶性癫痫放电改变。此外,多有癫痫家族史。

135. ABDE　新生儿脓疱疹是一种新生儿期常见的化脓性皮肤病,医院临床证明其传染性很强,容易发生自身接触感染和互相传播,常在新生儿室造成流行。由于新生儿皮肤非常细嫩,皮脂腺分泌旺盛,细菌容易堆积在皮肤表面;而且新生儿表皮的防御功能也比较低下,当皮肤有轻度损伤时,就容易致病。新生儿脓疱疹通常发生于出生后第1个星期。一般病好发在头面部、尿布包裹区和皮肤的皱褶处,如颈部、腋下、腹股沟等处,也可波及全身。在气候炎热的夏天或包裹太多以及皮肤出汗多时更容易发生。脓疱表皮薄,大小不等,周围无红晕,较周围皮肤稍隆起,疱液开始呈现黄色,大疱破裂后可见鲜红色湿润的基底面,此后可结一层黄色的薄痂,痂皮脱落后不留痕迹。轻症患儿没有全身症状,重症患儿常伴有发热、吃奶不好、黄疸加重等症状。

136. ABDE　热衰竭(heat exhaustion)是在高温环境劳动时出现的血液循环机能衰竭,表现为血压下降、脉搏呼吸加快、大量出汗、皮肤变凉、血浆和细胞间液量减少、晕眩、虚脱等症状,这时体温正常。在炎热的天气下进行体力劳动或长跑,都可能引致热衰竭,严重的更会中暑。一般起病迅速,先有头晕、头痛、心悸、恶心、呕吐、大汗、皮肤湿冷、体温不高、血压下降、面色苍白、继以晕厥,通常昏厥片刻即清醒,一般不引起循环衰竭。实验室检查见高血钠

137. ACE　重度中毒是由昏迷、针尖样瞳孔、高度呼吸抑制等三大特征。

138. ABDE　过去本病病死率为70%左右,使用磺胺类、青霉素等抗生素治疗以来,病死率降至5%~10%。以下因素与预后有关:①暴发型患者病情凶险,预后较差;②年龄以2岁以下及高龄者预后较差;③流行高峰时预后较差;④反复惊厥,持续昏迷者预后差;⑤治疗较晚或治疗不彻底者预后不良,且易并发症及后遗症发生。

139. BCDE　脑膜炎期:脑膜炎症状多与败血症期症状同时出现。在前驱期症状基础上出现剧烈头痛、频繁呕吐、狂躁以及脑膜刺激症状,血压可升高而脉搏减慢,重者谵妄、神志障碍及抽搐。通常在2~5天后进入恢复期。

140. CE　小儿补钾:低钾患者一般采用10%氯化钾溶液,口服较安全,200~300 mg/(kg·d),最好分6次,每4小时1次,或配成0.15%~0.3%浓度的液体(一般在尚未输入的液体中每100 ml加10%KCl液2 ml)由静脉均匀输入,速度切忌过快,患儿有尿则开始补钾(有低钾血症的确切依据时,无尿亦可补钾)。又有报道,补钾必须待有尿后进行,否则易引起高血钾。短时快速由静脉给钾可致心搏骤停,为绝对禁忌。体内缺钾完全纠正常需数日,待患儿能恢复原来饮食的半量时,即可停止补钾。

141. BCE　婴儿化脓性脑膜炎正确治疗前应了解其特点:①致病菌主要是肺炎链球菌、流感嗜血杆菌。②临床症状重,起病急,感染中毒症状重,脑膜刺激征多不明显。③并发症多,在病程中反复、加重,应考虑合并硬膜下积液、脑室膜炎、脑脓肿、脑积水等。目前,临床常用药物是头孢类(如头孢曲松)等易通过血脑屏障的药

物。疗程较长,2～3周。一般脑脊液正常后再用1～2周。

142. **ABCD** 急性肠套叠多发生在4～10个月儿童,2岁以后随年龄增长发病逐年减少。当遇有幼儿哭闹、呕吐,伴有果酱色大便时,应高度怀疑肠套叠的可能。病因可为饮食性质与规律的改变、肠道炎性病变、肠寄生虫及其毒素的刺激,有神经肌肉运动不协调性疾患或倾向者、腺病毒感染者、年长儿个别与肠息肉、肠重复畸形、梅克尔憩室等有关。

第十一章　中毒和理化损伤

一、A1/A2 型题

1. **E** 解磷定是胆碱酯酶再激活剂。碘解磷定类仅对形成不久的磷酰化胆碱酯酶有作用,但如经过数小时,磷酰化胆碱酯酶已"老化",酶活性即难以恢复,故应用此类药物治疗有机磷中毒时,中毒早期用药效果较好,治疗慢性中毒则无效。对有机磷的解毒作用有一定选择性。如对 1605、1059、焦磷酸四乙酯、乙硫磷的疗效较好;而对敌敌畏、乐果、敌百虫、马拉硫磷的效果较差或无效;对二嗪农、甲氟磷、丙胺氟磷及八甲磷中毒则无效。

2. **E** 这是一道理解、记忆题,主要考核学生对概念的理解,预测错误率较高。常见错误:①选答 A、C,细菌性食物中毒是指由于进食被细菌或细菌毒素污染的食物所致的急性感染中毒性疾病,不包含进食化学毒物或有毒食物等食物中毒,如毒菌、鱼胆、有机磷、砷等;②选答 B,细菌性食物中毒(胃肠型)多发生于夏秋季;③选答 D,本病潜伏期短,起病急,不存在慢性起病。要点:细菌性食物中毒是进食被细菌或细菌毒素污染的食物所致的急性感染中毒性疾病。

3. **B** 这是一道理解、记忆题,主要考核学生对该病致病机制的认识,预测错误率较高。常见错误:①选答 D、E,这两项因素与细菌性食物中毒病情轻重有关系;②选答 C,细菌性食物中毒一般不用抗生素,伴有高热的严重患者可按不同病原选择有效抗生素。要点:细菌在被污染的食物中繁殖并产生大量毒素是发生细菌性食物中毒的基本条件。

4. **B** 这是一道理解、记忆题,主要考核学生对肉毒杆菌的认识,加深对肉毒杆菌中毒流行病学的记忆,预测错误率较高。常见错误:选答 A、C、D、E,肉毒杆菌是严格厌氧的梭状芽孢杆菌,革兰氏染色阳性,产生外毒素。要点:肉毒杆菌严格厌氧。

5. **C** 沙门菌食物中毒表现:临床有 5 种类型,即胃肠炎型、类霍乱型、类伤寒型、类感冒型和败血症型。共同特点如下:①潜伏期一般为 12～36 h,短者 6 h,长者 48～72 h;②中毒初期表现为头痛、恶心、食欲缺乏,以后出现呕吐、腹泻、腹痛、发热,重复者可引起痉挛、脱水、休克等;③腹泻一日数次至 40 余次。取剩余食物分离到致病菌可检查。

6. **D** 志贺菌属经口进入胃肠道,依靠其毒力质粒所编码的一组多肽毒素侵入结肠上皮细胞,并生长繁殖,细菌裂解后产生大量内毒素与少量外毒素。中毒型痢疾的发生机制尚不十分清楚,可能和机体对细菌毒素产生异常强烈的过敏反应(全身炎性反应综合征)有关。志贺菌内毒素从肠壁吸收入血后,引起发热、毒血症及急性微循环障碍。内毒素作用于肾上腺髓质及兴奋交感神经系统,释放肾上腺素、去甲肾上腺素等,使小动脉和小静脉发生痉挛性收缩。内毒素直接作用或通过刺激网状内皮系统,使组氨酸脱羧酶活性增加,或通过溶酶体释放,导致大量血管扩张血,加重微循环障碍。中毒性菌痢的上述病变在脑组织中最为显著。可发生脑水肿甚至脑疝,出现昏迷、抽搐及呼吸衰竭,是中毒性菌痢死亡的主要原因。

7. **A** 临床表现主要有发热、腹痛、腹泻、里急后重、黏液脓血便,同时伴有全身毒血症症状,严重者可引发感染性休克和(或)中毒性脑病。菌痢常年散发,夏秋多见,是我国的常见病、多发病。儿童和青壮年是高发人群。检查:①血常规,急性菌痢患者白细胞总数和中性粒细胞比例呈轻至中度升高。慢性患者可有血红蛋白低等贫血的表现。②粪常规,典型者外观为鲜红黏冻状的稀便。镜检可见大量脓细胞(每高倍镜视野白细胞或脓细胞≥15个)和红细胞,并有巨噬细胞。③细菌培养,粪便培养志贺菌阳性可确诊。④特异性核酸检测,应用聚合酶链反应(PCR)和DNA探针杂交法可直接检查病原菌的特异性基因片段,灵敏度高,特异性强,有助于早期诊断。⑤免疫学检查,用免疫学方法检测细菌或抗原有助于菌痢的早期诊断,但易出现假阳性。⑥肠镜检查,急性菌痢患者肠镜检查可见肠黏膜弥漫性充血、水肿、大量渗出液,有浅表溃疡。慢性患者肠黏膜呈颗粒状,可见溃疡或息肉,并可取病变部位分泌物作细菌培养。⑦X线钡餐检查,适用于慢性菌痢患者,可见肠道痉挛、动力改变、袋形消失、肠道狭窄、黏膜增厚或呈阶段状。

8. E 肠阿米巴病患病男性多于女性,成年多于儿童,起病往往缓慢,以腹痛腹泻开始,大便次数逐渐增加,每日可达10~15次之多。便时有不同程度的腹痛与里急后重,后者表示病变已波及直肠。大便带血和黏液,多呈暗红色或紫红色、糊状,具有腥臭味。病情较重者可为血便,或白色黏液上覆盖有少许鲜红色血液。患者全身症状一般较轻,在早期体温和白细胞计数可有升高,粪便中可查到滋养体。

9. D 中毒型痢疾多发生于2~7岁、体质较好的儿童多见。起病急骤,突起畏寒、高热,体温可达40℃,伴精神萎靡、面色青灰、四肢厥冷、烦躁、反复惊厥、昏迷等,可迅速发生循环衰竭和(或)呼吸衰竭,临床上以严重全身毒血症、休克和(或)中毒性脑病为主要表现,而消化道症状多不明显,患者起初可无腹痛、腹泻,可于发病数小时后方出现痢疾样大便。

10. B 该患者表现为急性起病,畏寒高热、呕吐、腹痛、腹泻,腹泻共4次,开始为稀水样便,继之便中带有黏液和脓血,首先考虑普通型痢疾。轻型一般表现为低热或不发热。腹泻有黏液而无脓血。中毒型一般有休克或神志改变等情况。

11. A 细菌性食物中毒是指患者摄入被细菌和(或)其毒素污染的食物或水所引起的急性中毒性疾病,根据病原体不同可有不同的临床表现。

12. E ①感染型食物中毒,细菌污染食品并在该食品上大量繁殖,达到中毒数量,这时大量活菌随食物进入人体,侵犯肠黏膜,引起胃肠炎症状,称为感染型食物中毒。潜伏期一般为8~24 h。②毒素型食物中毒,毒素型食物中毒是由于细菌污染食品在食品上繁殖并产生有毒的代谢产物(外毒素),达中毒量的外毒素随食物进入人体,经肠道吸收而发病。发病在于食入的细菌毒素量多少,与活菌是否进入人体及进入量多少无关。③神经型食物中毒,特指肉毒中毒,是由于进食含肉毒梭菌外毒素的食物而引起的急性中毒疾病。肉毒杆菌分泌的肉毒素中毒是属于神经型食物中毒,亦称肉毒中毒。临床以恶心、呕吐及中枢神经系统症状如眼肌及咽肌瘫痪为主要表现。如抢救不及时,病死率较高。

13. B 霍乱弧菌存在于水中,最常见的感染原因是食用被患者粪便污染过的水。霍乱弧菌能产生霍乱毒素,造成分泌性腹泻,即使不再进食也会不断腹泻。洗米水状的粪便是霍乱的特征。根据临床表现常可将霍乱患者分为典型病例(中、重型)、非典型病例(轻型)及中毒型病例(干性霍乱),分述如下。①典型病例(中、重型):有典型的腹泻和呕吐症状,其中中型霍乱患者腹泻每日达10~20次,为水样或"米泔水"样便,量多,有明显失水体征。血压下降,收缩压在70~90 mmHg,尿量减少,24 h尿量500 ml以下。重型患者除有典型腹泻(20次/天以上)和呕吐症状外,存在严重失水,因而出现循环衰竭。表现为脉搏细速或不能触及,血压明显下降,收缩压低于70 mmHg或不能测出。24 h尿量50 ml以下。②非典型病例(轻型):起病缓慢,腹泻每日不超过10次,为稀便或稀水样便,一般不伴呕吐,持续腹泻3~5天后恢复。无明显脱水表现。③中毒型病例(干性霍乱):其特点是起病很急,尚未见泻吐即已死于循环衰竭,故又称"干性霍乱"。霍乱病程不长,轻型无并发症者,平均3~7日内恢复,个别病例腹泻可持续1周左右,并发尿毒症者恢复期可延至2周以上。轻型最常见。

14. D 有机磷酸酯类杀虫剂进入机体后,与体内胆碱酯酶结合,形成磷酰化酶而使之失去水解乙酰胆碱的作用,因而体内发生乙酰胆碱的蓄积,出现一系列中毒症状。碘解磷定能与磷酰化胆酯酶的磷酰基结合,使胆碱酯酶游离,恢复水解乙酰胆碱的能力,还能直接与有机磷酸酯类结合,生成无毒的磷酰化碘解磷定排出体外。碘解磷定类仅对形成不久的磷酰化胆脂酶有作用,但如经过数小时,磷酰化胆碱酯酶已"老化",酶活性即难以恢复,故应用此类药物治疗早期有机磷中毒效果较好,而治疗慢性中毒则无效。对有机磷中毒的解毒作用有选择性,如对1605、1059、特普、乙硫磷的疗效较好,而对敌敌畏、乐果、敌百虫、马拉硫磷的效果较差或无效,对二嗪农、甲氟磷、丙胺氟磷及八甲磷中毒则无效。

15. C　药物耐受指机体对药物反应的一种适应性状态和结果。当反复使用某种药物时,机体对该药物的反应性减弱,药学效价降低;为达到与原来相等的反应和药效,就必须逐步增加用药剂量,这种叠加和递增剂量以维持药效作用的现象,称药物耐受性。

16. D　特异性苯二氮䓬类受体拮抗药:氟马西尼(flumazenil),可根据昏迷程度,成人按0.2～1.0 mg/次稀释后静注,每15分钟1次,直到苏醒为止,一般最大用量<2.0 mg/d。

17. D　病毒性肝炎是由多种肝炎病毒引起的以肝脏病变为主的一种传染病。临床上以食欲缺乏、恶心、上腹部不适、肝区痛、乏力为主要表现。部分患者可有黄疸发热和肝大伴有肝功能损害。有些患者可慢性化,甚至发展成肝硬化,少数可发展为肝癌。丙氨酸氨基转移酶(ALT)在肝细胞中的浓度比血清高104倍,只要有1%肝细胞坏死可使血清浓度升高1倍,急性肝炎阳性率为80%～100%。门冬氨酸氨基转移酶(AST)在心肌中浓度最高,故在判定对肝功能的影响时,首先应排除心脏疾病的影响。80%的AST存在肝细胞线粒体内,一般情况下,肝损伤以ALT升高为主,若血清AST明显增高,常表示肝细胞严重坏死。肝脏在胆红素代谢中有摄取转运和结合排泄的功能,肝功损伤致胆红素水平升高,除淤胆型肝炎外,胆红素水平与肝损伤严重程度成正比。

18. C　糖皮质激素是机体内极为重要的一类调节分子,它对机体的发育、生长、代谢以及免疫功能等起着重要调节作用,是机体应激反应最重要的调节激素,也是临床上使用最为广泛而有效的抗炎和免疫抑制剂。在紧急或危重情况下,糖皮质激素往往为首选。急性严重中毒性感染时,糖皮质激素治疗大剂量突击静脉滴注。

19. B　口服中枢抑制药引起中毒宜选用硫酸钠导泻。

20. E　阿托品在临床上常用于抑制腺体分泌,扩大瞳孔,调节睫状肌痉挛,解除肠胃和支气管等平滑肌痉挛。它可以有效地控制有机磷农药中毒时出现的毒蕈碱样症状和中枢神经症状。阿托品对有机磷中毒的骨骼肌震颤无明显作用,不能用于预防有机磷农药中毒。中、重症患者需合用胆碱酯酶复能剂。

21. D　①胃肠道反应:常见,也出现较早;表现为厌食、恶心、呕吐及腹泻;其中食欲缺乏往往是中毒的最早表现。上述表现与强心苷用量不足、心功能不全未能纠正或胃肠瘀血时的表现酷似,应注意鉴别。②神经系统表现:包括中枢神经系统症状如头痛、头晕、疲乏、不适、失眠及谵妄等,以及视觉障碍如色视(黄视症或绿视症)和视力模糊。色视为重要的中毒先兆,可能与强心苷分布在视网膜中或与电解质紊乱有关。反跳性高血压时可给予酚妥拉明或酚苄明。为了拮抗普萘洛尔的β阻滞作用,所需异丙肾上腺素或去甲肾上腺素的量有时相当大;应在监测心率、血压和心电图的前提下逐渐加大剂量,直至中毒症状好转、消失。③心脏毒性:为最危险的中毒症状,可诱发各种类型的心律失常。其中较常见且具特征性的心律失常有室性期前收缩二联、三联律,多源性室性期前收缩,房室交界性心律特别是交界性心动过速,心房纤颤合并房室传导阻滞,室性心动过速及所谓的双向性心动过速等。意外超量中毒时主要发生传导紊乱,以窦房传导阻滞或房室传导阻滞最常见。因此,在用药过程中,如发生心率异常增快或减慢,发生心律改变,无论是整齐转为不齐或由不齐变为整齐,均需警惕强心苷中毒,应立即监测心电图。

22. C　它主要抑制乙酰胆碱酯酶的活性,使乙酰胆碱不能水解,从而引起相应的中毒症状。

23. D　洗胃时间掌握总的原则为越早越好,尽快实施。一般原则服毒后4～6 h内洗胃最有效。但有些患者就诊时已超过6 h,仍可考虑洗胃。以下因素可使毒物较长时间留在胃内:①患者胃肠功能差,使毒物滞留胃内时间长;②毒物吸收后的再吸收;③毒物进入胃内较多;④有的毒物吸收慢,如毒物本身带有胶囊外壳等。

24. E 中毒诊断的主要依据是毒物接触史和临床表现。

25. E 血液灌流(HP)是临床上非常常用的血液净化方法之一,尤其是在药物毒物的中毒等方面,是临床抢救危重中毒患者非常有效的净化治疗手段,可用于各种毒物或药物中毒。血液灌流能有效去除血液内肌酐、尿酸、中分子物质、酚类、胍类、吲哚、有机酸及多种药物,但不能去除尿素、磷酸盐、水分及电解质,因此治疗尿毒症时,一般应与 HD 联用,即组合型人工肾治疗方式(HD+HP,即血液透析+血液灌流器)。

26. E 强碱中毒用药原则:①碱灼伤皮肤后应立即用大量流水冲洗,然后涂以 1%醋酸。②误服者禁止洗胃,可立即予牛奶、食用醋或鸡蛋清 200 ml。③早期应用 1~2 周肾上腺皮质激素,可预防消化道狭窄。

27. D 拟除虫菊酯类杀虫药中毒以神经系统和消化系统症状为主。

28. C 百草枯经消化道、皮肤和呼吸道吸收,毒性累及全身多个脏器,严重时可导致多器官功能不全综合征(MODS)。肺是主要靶器官,可导致"百草枯肺",早期表现为急性肺损伤(ALI)或急性呼吸窘迫综合征(ARDS),后期出现肺泡内和肺间质纤维化,是百草枯中毒致死的主要原因,病死率高达 50%~70%。

29. E 服敌敌畏后应立即彻底洗胃。

30. A 敌敌畏中毒抢救:①服敌敌畏后应立即彻底洗胃,神志清楚者口服清水或 2%小苏打水 400~500 ml,接着用筷子刺激咽喉部,使其呕吐,反复多次,直至洗出来的液体无敌敌畏气味为止。②呼吸困难者吸氧,大量出汗者喝淡盐水,肌肉抽搐可肌肉注射地西泮 10 mg。及时清理口鼻分泌物,保持呼吸道通畅。③阿托品,轻者 0.5~1 mg/次皮下注射,隔 30 min~2 h 一次;中度者皮下注射 1~2 mg/次,隔 15~60 min 一次;重度者即刻静脉注射 2~5 mg,以后每次 1~2 mg,隔 15~30 min 一次,病情好转可逐渐减量和延长用药间隔时间。氯解磷定与阿托品合用,药效有协同作用,可减少阿托品用量。

31. C 一氧化碳中毒:①轻型,中毒时间短,血液中碳氧血红蛋白为 10%~20%。表现为中毒的早期症状,头痛眩晕、心悸、恶心、呕吐、四肢无力,甚至出现短暂的昏厥,一般神志尚清醒。吸入新鲜空气,脱离中毒环境后,症状迅速消失,一般不留后遗症。②中型,中毒时间稍长,血液中碳氧血红蛋白占 30%~40%,在轻型症状的基础上,可出现虚脱或昏迷。皮肤和黏膜呈现煤气中毒特有的樱桃红色。如抢救及时,可迅速清醒,数天内完全恢复,一般无后遗症状。③重型,发现时间过晚,吸入煤气过多,或在短时间内吸入高浓度的一氧化碳,血液碳氧血红蛋白浓度常在 50%以上,患者呈现深度昏迷,各种反射消失,大小便失禁,四肢厥冷,血压下降,呼吸急促,会很快死亡。一般昏迷时间越长,预后越严重,常留有痴呆、记忆力和理解力减退、肢体瘫痪等后遗症。

32. D 本题考点:洋地黄中毒时的治疗。钾离子能降低心肌的兴奋性和传导性,故房室传导阻滞时禁用。

33. E 碱烧伤后期治疗:1%阿托品眼膏散瞳、静脉滴注维生素 C、点用自家血清、应用庆大霉素结膜下注射。

34. E 酸性物质烧伤可用 2%~3%碳酸氢钠溶液;碱性则以 2%~3%硼酸溶液、0.5%~1%乙酸溶液、1%乳酸溶液、2%枸橼酸溶液或 3%氯化铵溶液等弱酸性溶液中和。应立即就地取材,用大量净水反复冲洗。冲洗时应翻转眼睑、转动眼球,暴露穹隆部,将结膜囊内的化学物质彻底洗出。无净水时,用其他水源即可。应至少冲洗 30 min。注意冲洗液压力不要过大,冲洗要及时、有效。

35. C 第 1 个 24 h 补液量=50×73×1.5+2 000=7 475 ml。

36. B 尽管服毒史不明,但结合典型的有机磷中毒临床表现,仍考虑急性有机磷中毒,故选 B。

37. B ①烟碱样症状:乙酰胆碱在横纹肌神经肌肉接头处过度积聚和刺激,使面、眼睑、舌、四肢和全身横纹肌发生肌纤维颤动,甚至全身肌肉强直性痉挛。患者常有全身紧束和压迫感,而发生肌力减退和瘫痪。严重者可有呼吸肌麻痹,造成周围性呼吸衰竭。此外,由于交感神经节受乙酰胆碱刺激,其节后交感神经纤维末梢释放儿茶酚胺使血管收缩,引起血压增高、心跳加快和心律失常。②毒蕈碱样症状:主要是副交感神经末梢兴奋所致的平滑肌痉挛和腺体分泌增加。临床表现为恶心、呕吐、腹痛、多汗、流泪、流涕、流涎、腹泻、尿频、大小便失禁、心跳减慢和瞳孔缩小、支气管痉挛和分泌物增加、咳嗽、气急,严重患者出现肺水肿。

38. D　中毒迟发脑病是急性 CO 中毒患者在意识障碍恢复后经过 2～60 天的"假愈期",再次出现精神意识障碍等症状。

39. D　患者烧煤取暖,有一氧化碳接触史;结合昏迷、口唇黏膜呈樱桃红色等症状,可诊断为一氧化碳中毒。血碳氧血红蛋白浓度升高是一氧化碳中毒诊断最有价值的依据。

40. E　一氧化碳中毒诊断依据包括:一氧化碳接触史;昏迷、口唇黏膜呈樱桃红色等症状;血碳氧血红蛋白浓度升高。其中血碳氧血红蛋白浓度升高是一氧化碳中毒诊断最有价值的依据。

41. E　一氧化碳中毒现场急救应迅速转移到空气新鲜的地方,然后再迅速纠正缺氧状态,包括通畅呼吸道、吸氧。

42. D　患者烧煤取暖,有一氧化碳接触史;结合昏迷、口唇黏膜呈樱桃红色等症状,可诊断为一氧化碳中毒。一氧化碳最重要的治疗就是纠正缺氧,可给予吸氧,高压氧是纠正缺氧最有效的方法。

43. A　嗜盐菌食物中毒临床上以急性起病、腹痛、呕吐、腹泻及水样便为主要症状。起病急骤,常有腹痛、腹泻、呕吐、失水、畏寒及发热。腹痛多呈阵发性绞痛,常位于上腹部、脐周或回盲部。腹泻每日 3～20 次不等,大便性状多样,多数为黄水样或黄糊便。约 2％～16％呈典型的血水或洗肉水样便,部分患者的粪便可为脓血样或黏液血样,但很少有里急后重。由于吐泻,患者常有失水现象,重度失水者可伴声哑和肌痉挛,个别患者血压下降、面色苍白或发绀以至意识不清。发热一般不如菌痢严重,但失水则较菌痢多见。近年来,国内报道的副溶血弧菌食物中毒,临床表现不一,可呈典型、胃肠炎型、菌痢型、中毒性休克型或少见的慢性肠炎型。

44. A　食物中毒是指患者所进食物被细菌或细菌毒素污染,或食物含有毒素而引起的急性中

性疾病。细菌性食物中毒最常见。

45. B　临床上以急性起病、腹痛、呕吐、腹泻及水样便为主要症状。起病急骤,常有腹痛、腹泻、呕吐、失水、畏寒及发热。腹痛多呈阵发性绞痛,常位于上腹部、脐周或回盲部。腹泻每日 3～20 余次不等,大便性状多样,多数为黄水样或黄糊便。约 2％～16％呈典型的血水或洗肉水样便,部分患者的粪便可为脓样或黏液血样,但很少有里急后重。由于吐泻,患者常有失水现象,重度失水者可伴声哑和肌痉挛,个别患者血压下降、面色苍白或发绀以至意识不清。发热一般不如菌痢严重,但失水则较菌痢多见。近年来,国内报道的副溶血弧菌食物中毒,临床表现不一,可呈典型、胃肠炎型、菌痢型、中毒性休克型或少见的慢性肠炎型。

46. D　葡萄球菌寄生人体皮肤、鼻腔、鼻咽部、指甲及各种皮肤化脓灶的金葡菌,可污染淀粉类(剩饭、粥、米面等)、牛乳及乳制品、鱼、肉、蛋类等,被污染食物在室温 20～22℃搁置 5 h,病菌大量繁殖产生肠毒素。

47. E　胆碱酯酶复活剂(cholinesterase reactivator)是一类能使失活的胆碱酯酶恢复活性,从而使胆碱酯酶水解的药物。目前常用的有氯解磷定、碘解磷定,都属于肟类化合物,主要用于中度和重度有机磷酸酯中毒,但解毒效果与有机磷酸酯类的化学结构和胆碱酯酶被抑制的时间长短有关,对内吸磷、马拉硫磷、对硫磷中毒的疗效较好,对敌百虫、敌敌畏疗效较差,对乐果疗效最差。

48. D　肉毒杆菌食物中毒(clostridium botulinum food poisoning),亦称肉毒中毒(botulism),是因进食含有肉毒杆菌外毒素的食物而引起的中毒性疾病。临床上以恶心、呕吐及中枢神经系统症状如眼肌及咽肌瘫痪为主要表现。起病突然,病初可有头痛、头昏、眩晕、乏力、恶心、呕吐(e 型菌恶心呕吐重、a 型菌及 b 型菌较轻);稍后,眼内外肌瘫痪,出现眼部症状,如视力模糊、复视、眼睑下垂、瞳孔散大,对光反射消失。口腔及咽部潮红,伴有咽痛,如咽肌瘫痪,则致呼吸困难。肌力低下主要见于颈部及肢体近端。由于颈肌无力,头向前倾或倾向一侧。腱反射可呈对称性减弱。自主神经末梢先兴奋后抑

制,故泪腺、汗腺及涎腺等先分泌增多而后减少。血压先正常而后升高。脉搏先慢后快。常有顽固性便秘、腹胀、尿潴留。病程中神志清楚,感觉正常,不发热。血、尿与脑脊液常规检查无异常改变。轻者5～9日内逐渐恢复,但全身乏力及眼肌瘫痪持续较久。重症患者抢救不及时多数死亡,病死率30%～60%,死亡原因多为延髓麻痹所致呼吸衰竭,心功能不全及误吸肺炎所致继发性感染。

49. A 过量使用阿托品类药物引起阿托品中毒,主要临床表现有:①口干、咽干、皮肤干燥、夏天体温升高等,由腺体分泌减少所致;②心率加快;③瞳孔扩大、视力模糊,看近物不清;④腹胀、便秘、老年人可有排尿困难;⑤颜面、皮肤潮红由血管扩张所致,严重中毒可因外周血管舒张、血管运动中枢麻痹而出现血压下降乃至休克;⑥烦躁、多语、幻觉、谵妄、惊厥等中枢兴奋症状,最后出现昏迷、呼吸抑制等危重征象,最终因呼吸衰竭死亡。

50. C 有机磷农药中毒患者发生的急性肺水肿是非心源性肺水肿,阿托品是对抗此类肺水肿的主要药物。

51. C 阿托品能对抗 M 样症状,但对 N 样症状无效,而复能剂对 N 样症状可能有效,故此时应重复使用复能剂。

52. D 高压氧是治疗一氧化碳中毒最有效方法,可促进 COHb 释放出 CO,保护脑细胞。

53. E 氟马西尼是地西泮类中毒的拮抗剂,能竞争抑制其受体而阻断中枢抑制作用,是其特效解毒剂。

54. D 泰诺感冒片中主要成分是对乙酰氨基酚,中毒主要表现为肝脏损害,乙酰半胱氨酸为其解毒剂。

55. E 有机磷农药中毒常见:①毒蕈碱样症状,主要是副交感神经末梢兴奋所致的平滑肌痉挛和腺体分泌增加。临床表现为恶心、呕吐、腹痛、多汗、流泪、流涕、流涎、腹泻、尿频、大小便失禁、心跳减慢和瞳孔缩小、支气管痉挛和分泌物增加、咳嗽、气急,严重患者出现肺水肿。②烟碱样症状,乙酰胆碱在横纹肌神经肌肉接头处过度蓄积和刺激,使面、眼睑、舌、四肢和全身横纹肌发生肌纤维颤动,甚至全身肌肉强直性痉挛。患者

常有全身紧束和压迫感,而后发生肌力减退和瘫痪。严重者可有呼吸肌痉痹,造成周围性呼吸衰竭。此外由于交感神经节受乙酰胆碱刺激,其节后交感神经纤维末梢释放儿茶酚胺使血管收缩,引起血压增高、心跳加快和心律失常。

56. A 重金属进入人体后,会和人体的某些酶结合,影响人的正常生理活动。比如重金属汞可与蛋白质及酶系统中的巯基(氢硫基)结合,而氢硫基是蛋白质中的半胱氨酸的侧链。二巯基丙磺酸钠具有两个巯基,其巯基可与金属络合,形成不易离解的无毒性络合物由尿排出。二巯基类化合物与金属的亲和力较大,并能夺取已经与酶结合的金属,而恢复酶的活性。由于二巯基类药物与金属形成的络合物仍有一定程度的离解,如排泄慢,离解出来的二巯基化合物可很快被氧化,则游离的金属仍能产生中毒现象,故本品在金属中毒时,需反复给予足量的药物。

57. D 氰苷本身并没有毒性,但氰苷可以在 β-葡萄糖苷酶的作用下水解生成糖和对应的羟基腈,羟基腈化合物可以自发或经 α-羟基腈裂解酶的作用下生成氢氰酸和醛酮化合物,所以氰苷的毒性主要通过 HCN 和醛酮化合物产生。

58. C 急性中毒(acute intoxication)是指毒物短时间内经皮肤、黏膜、呼吸道、消化道等途径进入人体,使机体受损并发生器官功能障碍。急性中毒起病急骤,症状严重,病情变化迅速,不及时治疗常危及生命,必须尽快做出诊断与急救处理。

59. C 蓄电池主要是铅。铅是广泛存在的工业污染物,能够影响人体神经系统、心血管系统、骨骼系统、生殖系统和免疫系统的功能,引起胃肠道、肝肾和脑的疾病。预防铅中毒的主要方法是切断污染源、远离污染区和改善膳食结构,治疗铅中毒的方法是使用金属螯合剂促进铅的排泄。症状体征:①神经系统,主要表现为神经衰弱、多发性神经病和脑病。神经衰弱是铅中毒早期和较常见的症状之一,表现为头昏、头痛、全身无力、记忆力减退、睡眠障碍、多梦等,其中以头昏、全身无力最为明显,但一般都较轻,属功能性症状。多发性神经病可分为感觉型、运动型和混合型。感觉型的表现为肢端麻木和四肢末端呈手套、袜子型感觉障碍。脑病为最严重铅中毒,表现为头痛、恶心、呕吐、高热、烦躁、抽搐、嗜睡、精

神障碍,昏迷等症状,类似癫痫发作、脑膜炎、脑水肿、精神病或局部脑损害等综合征。②消化系统:轻者表现为一般消化道症状,重者出现腹绞痛。消化道症状包括口内金属味,食欲缺乏,上腹部胀闷、不适,腹隐痛和便秘,大便干结呈算盘珠状。铅绞痛发作前常有顽固性便秘作为先兆。腹绞痛为突然发作,多在脐周,呈持续性痛阵发性加重,每次发作自数分钟至几个时。检查时,腹部平坦柔软,可有轻度压痛,无固定压痛点,肠鸣音减少,常伴有暂时性血压升高和眼底动脉痉挛。③血液系统,主要是铅干扰血红蛋白合成过程而引起其代谢产物变化,最后导致贫血,多为低色素正常红细胞型贫血。

60. C　温度计内主要使用水银,即汞。汞中毒以慢性为多见,主要发生在生产活动中,长期吸入汞蒸气和汞化合物粉尘所致。以精神-神经异常、齿龈炎、震颤为主要症状。大剂量汞蒸气吸入或汞化合物摄入即发生急性汞中毒。对汞过敏者,即使局部涂抹汞油基质制剂,亦可发生中毒。

61. E　三硝基甲苯主要影响肝脏、血液、神经系统、眼晶状体功能,临床上可分为下列4种类型:①中毒性胃炎;②中毒性肝炎;③贫血;④中毒性白内障。

62. B　乌脚病是由于摄入含量较高的砷引起的。水俣病是由于慢性甲基汞中毒引起的,以神经系统病变为特征。

63. D　高频电磁场对人体健康的影响主要表现为轻重不一的类神经征。通常在强场源附近工作的人员主诉有全身无力、易疲劳、头晕、头痛、胸闷、心悸、睡眠不佳、多梦、记忆力减退、多汗、脱发和肢体酸痛等。女工常有月经周期紊乱,以年轻者为主;少数男工性功能减退。客观检查发现部分工人有自主神经系统功能紊乱的征象外,很难有明确、特殊的客观体征。个别接触场强较大的工作人员,心电图检查显示窦性心动过缓或窦性心律不齐。其他检查所发现的阳性体征多无特异性。

64. B　①体温调节:寒冷刺激皮肤冷感受器发放神经冲动,传入到脊髓和下丘脑,反射性引起皮肤血管收缩、寒战、立毛及动员贮存的脂肪和糖。血液由于外周血管收缩而转向流入深部组织,热在此不易散失。超过适应能力,体温调节发生障

碍,则体温降低,甚至出现体温过低,影响机体功能。②中枢神经系统:低温条件下,脑内高能磷酸化合物代谢降低。可出现神经兴奋与传导能力减弱,并与体温有直接的关系:在体温35～32.2℃范围内,可见手脚不灵、运动失调、反应减慢及发声困难。寒冷引起的这些神经效应使低温作业工人易受机械和事故的伤害。③心血管系统:低温作用初期,心率加快,心输出量增加,后期则心率减慢,心输出量减少。体温过低并不降低心肌收缩力而是影响心肌的传导系统。房室结的传导障碍表现为进展性心动过缓,进而出现心收缩不全。传导障碍可在心电图上有明显变化。④体温过低:一般将中心体温35℃或以下称为体温过低(hypothermia)。体温35℃时,寒战达到最大程度,体温再下降,寒战则停止,且逐渐出现系列临床症状和体征。在寒冷环境中,大量血液由外周流向内脏器官,中心和外周之间形成很大的温度梯度,所以中心体温尚未过低时,可出现四肢或面部的局部冻伤。

65. E　一氧化碳中毒是含碳物质燃烧不完全时的产物经呼吸道吸入引起中毒。中毒机制是一氧化碳与血红蛋白的亲和力比氧与血红蛋白的亲和力高200～300倍,所以一氧化碳极易与血红蛋白结合,形成碳氧血红蛋白,使血红蛋白丧失携氧的能力和作用,造成组织窒息。对全身的组织细胞均有毒性作用,尤其是对大脑皮质的影响最为严重。

66. E　有效的抢救措施是迅速纠正缺氧状态。吸入氧气可加速COHb解离。增加CO的排出。吸入新鲜空气时,CO由COHb释放出半量约需4 h;吸入纯氧时可缩短至30～40 min,吸入3个大气压的纯氧可缩短至20 min。高压氧舱治疗能增加血液中溶解氧,提高动脉血氧分压,使毛细血管内的氧容易向细胞内弥散,可迅速纠正组织缺氧。呼吸停止时,应及早进行人工呼吸,或用呼吸机维持呼吸。

67. A　阿托品使用原则是及时、足量、重复给药,直至达到阿托品化。阿托品化瞳孔较前逐渐扩大、不再缩小,但对光反应存在,流涎、流涕停止或明显减少,面颊潮红,皮肤干燥,心率加快而有力,肺部啰音明显减少或消失。达到阿托品化后,应逐渐减少药量或延长用药间隔时间,防止阿托

品中毒或病情反复。如患者出现瞳孔扩大、神志模糊、狂躁不安、抽搐、昏迷和尿潴留等,提示阿托品中毒,应停用阿托品。

68. A 镇静催眠药物中毒的主要途径是口服,误服、有意自杀或投药过量引起中毒。

69. B 酒精中毒俗称醉酒,是指患者一次饮大量酒精后发生的机体机能异常状态,对神经系统和肝脏伤害最严重。医学上将其分为急性中毒和慢性中毒两种,前者可在短时间内给患者带来较大伤害,甚至可以直接或间接导致死亡。后者给患者带来的是累积性伤害,如酒精依赖、精神障碍、酒精性肝硬化及诱发某些癌症(口腔癌、舌癌、食管癌、肝癌)等。

70. E 急性重度酒精中毒的死因是呼吸麻痹、窒息等。

71. D 急性酒精中毒分3期:兴奋期、共济失调期、昏迷期。兴奋期血中酒精浓度为 500 mg/L。

72. D 对深昏迷的患者可以应用纳洛酮促醒治疗。

73. E 迅速将患者转移到空气新鲜的地方,卧床休息,保暖,保持呼吸道通畅。

74. C 有机磷农药中毒患者发生的急性肺水肿是非心源性肺水肿,阿托品是对抗此类肺水肿的主要药物。

75. A 急救处理:催吐、洗胃和导泻以消除毒物;应用氧化型亚甲蓝、维生素 C 等解毒剂;临床上将亚甲蓝、维生素 C 和葡萄糖三者合用,效果较好;以及对症治疗。

76. E 敌敌畏为有机磷农药,其中毒可用阿托品、解磷定解毒。

77. A 洗胃液以温开水最常用且有效安全。2%碳酸氢钠溶液常用于有机磷农药等中毒,但应注意不宜用于敌百虫、水杨酸盐和强酸类中毒;1∶5 000高锰酸钾溶液对生物碱、毒蕈碱类有氧化解毒作用,但禁用于对硫磷中毒者洗胃。故洗胃液的选择应根据不同的毒物考虑,唯有清水最广泛。

78. A 洗胃时间掌握总的原则为越早越好,尽快实施。一般原则服毒后4~6h内洗胃最有效。

79. D 灌肠或导泻旨在清除进入肠道的毒物,一般不用油类泻药,以免促进脂溶性毒物吸收。

80. B 1∶5 000 高锰酸钾溶液对生物碱、毒蕈碱类有氧化解毒作用,但禁用于对硫磷中毒者洗胃。

81. B 杀虫脒中毒时,主要是及时对症治疗。口服者应洗胃。皮肤污染者,应脱去衣服,用肥皂水充分清洗。眼睛接触时,立即提起眼睑,用流动清水冲洗 10 min 或用 2%碳酸氢钠溶液冲洗。有呼吸困难者给予吸氧。静脉滴注 10%葡萄糖 500~1 500 ml 加维生素 C(500~2 000 mg),以加强解毒作用,促使毒物排出体外。严重中毒有发绀时,可用小剂量亚甲蓝静脉注射,给以保肝药物及各种维生素。在治疗中应密切观察患者的肝、肾功能受损情况。代谢和降解:进入机体的杀虫脒较易降解,排泄较快。排泄途径以肾脏为主,其次随粪、胆汁、乳汁排出。用 H^3、C^{14} 标记的杀虫脒给犬口服后,尿中排泄 85%,胆汁排泄 5%,粪中排出 0.6%。在中性和碱性介质中,首先水解成 4-氯-N-甲酰-邻-甲苯胺。不应酸化尿液。

82. A 氨基甲酸酯类农药,是在有机磷酸酯之后发展起来的合成农药,氨基甲酸酯类农药一般无特殊气味,在酸性环境下稳定,遇碱分解。大多数品种毒性较有机磷酸酯类低。中毒处理原则:①彻底清除毒物,阻止毒物继续吸收。脱离现场,脱去被污染衣物,用肥皂水彻底清洗被污染皮肤。眼污染者迅速用生理盐水或 2%碳酸氢钠溶液冲洗,口服中毒者用清水或 2%~5%碳酸氢钠溶液彻底洗胃。洗胃后用硫酸镁、甘露醇等导泻。②特效解毒剂,单纯氨基甲酸酯类中毒不能使用肟类复能剂。因肟类复能剂与大部分氨基甲酸酯类农药结合后的产物会增加氨基甲酸酯类农药的毒性。轻度中毒可用阿托品0.3~0.9 mg 口服或 0.5~1.0 mg 肌内注射。重度中毒应静脉注射阿托品,并尽快阿托品化。也可以使用戊乙奎醚,首剂推荐剂量:轻度中毒,0.6~0.9 mg 口服或 0.5~1.5 mg 肌内注射;重度中毒,3.5~6.0 mg 肌内注射,此后每隔 0.5~12 h 应用首剂量的 1/2~1/4,直到中毒症状消失。③重度中毒对症与支持疗法:重度中毒患者要保持呼吸道顺畅,监护心肺功能,纠正水电解质以及酸碱平衡,预防呼吸衰竭。对脑水肿患者限制进水量,对抽搐着可以给予地西泮。

83. E 立即停药。维生素 K 对香豆素类过量引起的出血有特效。轻者给予维生素 K_4 4~8 mg/次,每日 3 次口服;重者用维生素 K_1 20~40 mg,

稀释后缓慢静脉注射,速度不超过 5 mg/min,或静脉滴注,每日 2～3 次,直至凝血酶原时间恢复。国内报道 2 例口服双香豆素总量分别达 2 450 mg 及 3 000 mg,发生口、鼻出血和血尿,均经维生素 K 治疗后恢复正常。必要时可反复输新鲜血。

84. E 中毒患者呼出气和经口呕吐物中可有苦杏仁气味。皮肤接触后会有皮肤刺激、红斑及溃烂。

85. B 毒鼠强可造成多脏器多系统的损害,首先是神经系统受损的表现,头昏、乏力、头痛,严重者迅速出现神志模糊,四肢抽搐,继而出现阵发性强直性抽搐,甚至表现为癫痫持续状态。癫痫样发作是毒鼠强中毒最具特征性的临床表现。另外,全身肌肉抽搐、痉挛导致呼吸衰竭或窒息是患者死亡的主要原因。其他脏器系统损害表现为腹痛、腹泻、恶心、呕吐、肝功能损害,心电图出现心肌损伤及缺血表现,心肌酶明显增高,严重者可出现中毒性心肌炎、心源性休克等,呼吸系统可出现急性肺水肿、咯血、呼吸衰竭,到晚期肾功能受到损害等。

86. C 河豚毒素是自然界中所发现的毒性最大的神经毒素之一,曾一度被认为是自然界中毒性最强的非蛋白类毒素。

87. A 长期从事颜料工业的工人,其最可能的职业中毒是铅中毒。

88. B 中间型综合征(intermediate syndrome, IMS)指急性有机磷杀虫药中毒所引起的一组以肌无力为突出表现的综合征。因其发生时间介于胆碱能危象与迟发性神经病之间,故被称为中间型综合征。约在急性中毒后 1～4 天突然发生死亡。死亡前可有颈、上肢和呼吸机麻痹,累及脑神经者出现眼睑下垂、眼外展障碍和面瘫。

89. B 双硫仑样反应(disulfiram-like reaction)又称双硫醒样反应或酒醉貌反应,系指双硫仑抑制乙醛脱氢酶,阻挠乙醇的正常代谢,致使饮用少量乙醇也可引起乙醛中毒的反应。双硫仑,又名戒酒硫,用药后再饮酒即出现软弱、眩晕、嗜睡、幻觉、全身潮红、头痛、恶心、呕吐、血压下降,甚至休克等反应,令嗜酒者不再思饮酒,而达到戒酒的目的。对于一般较轻的反应,不需治疗可自

行恢复。若出现剧烈反应,如呼吸抑制、虚脱、惊厥、心功能失常时应采取相应措施救治。

90. B 患者蓄电池厂工人,结合症状体征可判断为慢性铅中毒。

91. B 毒鼠强可造成多脏器多系统的损害,首先是神经系统受损的表现,头昏、乏力、头痛,严重者迅速出现神志模糊,四肢抽搐,继而出现阵发性强直性抽搐,甚至表现为癫痫持续状态。癫痫样发作是毒鼠强中毒最具特征性的临床表现。另外,全身肌肉抽搐、痉挛导致呼吸衰竭或窒息是患者死亡的主要原因。其他脏器系统损害表现为腹痛、腹泻、恶心、呕吐、肝功能损害,心电图出现心肌损伤及缺血表现,心肌酶明显增高;严重者可出现中毒性心肌炎、心源性休克等,呼吸系统可出现急性肺水肿、咯血、呼吸衰竭,到晚期肾功能受到损害等。

92. D 同上题解析。

93. E 杀虫脒中毒临床表现:生产性中毒主要经皮肤和呼吸道吸收,一般接触杀虫脒后 2～4 h 出现症状,口服中毒在 1 h 内发病。①轻度中毒,常有头痛、头晕、精神萎靡、倦息无力、心悸、恶心、嗜睡和轻度发绀。②中度中毒,除上述症状加重外,出现浅昏迷,皮肤黏膜发绀,以及尿频、尿急、尿痛、血尿等出血性膀胱炎症状,有些患者有发热、血压降低或升高、心动过速、心律失常等症状。③严重中毒,出现昏迷、明显发绀、瞳孔扩大、休克、呼吸衰竭和心力衰竭,少数患者出现肺水肿、急性肾衰竭、上消化道出血、溶血性贫血、弥散性血管内凝血、脑水肿和心脏骤停,以及局部皮肤红肿和粟粒样皮疹,可伴有灼痛和瘙痒。

94. A 阿片类药物中毒的临床表现大致可分为 4 期:①前驱期,出现欣快、脉搏增快、头痛、头晕。②中毒期,出现恶心、呕吐、失去时间和空间感觉,肢体无力、呼吸深慢、沉睡、瞳孔缩小、对光反应存在③麻痹期,昏迷、针尖样瞳孔、对光反应消失、呼吸抑制三大征象。患者呼吸浅慢、皮肤湿冷、脉搏细速、腱反射消失等。④恢复期,四肢无力、尿潴留、便秘等。

95. E 亚硝酸盐中毒主要是由于摄入过多或误服工业用亚硝酸盐而致,前者相对来说病情较缓和。如为后者引起的亚硝酸盐中毒,则不但病情重,且起病快。一般来说,亚硝酸盐摄入 0.2～

0.5 g即可引起中毒。亚硝酸盐可作用于血管平滑肌使血管扩张、血压下降,发生休克甚至死亡。亚硝酸盐中毒的潜伏期长短不等,视摄入亚硝酸盐的数量、浓度而定。长者有1～2天,短者仅10 min左右。通常中毒的儿童最先出现症状,表现为发绀、胸闷、呼吸困难、呼吸急促、头晕、头痛、心悸等。中毒严重者还可出现恶心、呕吐、心率变慢、心律不齐、烦躁不安、血压降低、肺水肿、休克、惊厥或抽搐、昏迷,最后可因呼吸、循环衰竭而死亡。对近期有饱食青菜类或吃过短期腌制菜类而出现上述症状,皮肤黏膜呈典型的蓝灰、蓝褐或蓝黑色者,应高度怀疑为亚硝酸盐中毒。

96. B 阿普唑仑主要用于治疗焦虑、紧张、激动,也可用于催眠的辅助用药,也可作为抗惊恐药,并能缓解急性酒精戒断症状。对有精神抑郁的患者应慎用。过量时出现持续的精神错乱、严重嗜睡、抖动、语言不清、蹒跚、心跳异常减慢、呼吸短促或困难、严重乏力。超量或中毒宜早对症处理,包括催吐或洗胃以及呼吸循环方面的支持疗法,中毒出现兴奋异常时,不能用巴比妥类药。苯二氮䓬受体拮抗剂氟马西尼(flumazenil)可用于该类药物过量中毒的解救和诊断。

97. D 氯丙嗪类药物为吩噻嗪的衍生物,目前常用的有氯丙嗪、乙酰普吗嗪、异丙嗪、奋乃静、三氟拉嗪等。氯丙嗪类中毒多由于用药过量或小儿自取多量误服所致。偶因应用治疗剂量发生过敏反应。误用较大剂量时,病者出现头晕、嗜睡、表情淡漠、软弱,有时引起精神失常,乱语乱动;还可发生流涎、恶心、呕吐、腹痛、腹胀、黄疸、肝肿大等。过大剂量所致的急性中毒常发生心悸、四肢发冷、血压下降,甚至休克,患儿呼吸困难、瞳孔缩小、昏迷和反射消失。尿中可出现蛋白、红、白细胞及管型。长期应用大剂量可致粒细胞减少、血小板减少、溶血性贫血等,甚至发生再生障碍性贫血。还可出现面神经麻痹,发音困难和口吃,眼眶周围肌肉痉挛,甚至角弓反张状态。少数引起眼部损害,导致视力减退,甚至失明。尿内氯丙嗪试验阳性。

98. C 在接触电离辐射的工作中,如防护措施不当,违反操作规程,人体受照射的剂量超过一定限度,则能发生有害作用。在电辐射作用下,机体的反应程度取决于电离辐射的种类、剂量、照射条件及机体的敏感性。电离辐射可引起放射病,它是机体的全身性反应,几乎所有器官、系统均发生病理改变,但其中以神经系统、造血器官和消化系统的改变最为明显。电离辐射对机体的损伤可分为急性放射损伤和慢性放射性损伤。短时间内接受一定剂量的照射,可引起机体的急性损伤,平时见于核事故和放射治疗患者。而较长时间内分散接受一定剂量的照射,可引起慢性放射性损伤,如皮肤损伤、造血障碍、白细胞减少、生育力受损等。另外,过量的辐射还可以致癌和引起胎儿的死亡和畸形。

99. A 分析本题的主要临床表现及实验室检查,与细菌性痢疾的临床表现相符。

100. D 帕金森病(PD)又名震颤麻痹,是一种常见的中老年人神经系统变性疾病,主要病变在黑质和纹状体。震颤、肌强直及运动减少是本病的主要临床特征。帕金森病是老年人中第4位最常见的神经变性疾病。临床表现为震颤、肌僵直、运动迟缓、姿势不稳等。

101. C 中毒性巨结肠(toxic giant colon),亦称中毒性结肠扩张,是由多种原因引起的严重或致命性并发症,大多由炎症性肠病和感染性结肠炎引起,常具有全身中毒症状及全结肠或节段性结肠扩张的临床表现。①腹部X线平片显示节段性或全结肠扩张,以横结肠及脾曲最明显。胃、小肠大量积气。如果腹腔出现游离气体,证实有肠穿孔。②血常规检查,白细胞总数及中性粒细胞计数显著增高,核左移并出现中毒颗粒。常有贫血,低蛋白,低血钾及低钙低镁血症、脱水等。

102. D 急性出血坏死型胰腺炎是急性胰腺炎的一种类型,系由急性水肿型胰腺炎病变继续发展所致。胰腺腺泡、脂肪、血管大片坏死,胰腺组织水肿,体积增大,广泛性出血坏死。腹膜后间隙大量血性渗出液。网膜、系膜组织被渗出的胰酶所消化。此型胰腺炎病情笃重,且发展急剧,并发症多,死亡率很高。临床表现:①症状,骤起上腹剧痛或在急性水肿型胰腺炎治疗过程中出现高热、弥漫性腹膜炎、麻痹性肠梗阻、上腹部肿块、消化道出血、神经精神症状、休克。②体征,全腹膨隆、压痛及反跳痛、移动性浊音、肠鸣音消失,少数患者因含有胰酶的血性渗液经腹膜后间隙渗至皮下,出现皮下脂肪坏死,两侧腹壁瘀斑和脐周围褪色。

103. E　血小板减少是指血液中血小板计数$<100\times10^9$/L。常见病因:(1)血小板生成减少。①遗传性,如 Fanconi 贫血、先天性伴畸形无巨核细胞血小板减少症及 May-Hegglin 异常等。②获得性,如再生障碍性贫血、骨髓浸润(恶性肿瘤骨髓转移、白血病、骨髓纤维化、结核)、化疗药物,辐射,巨核细胞再生障碍,病毒感染(麻疹、流行性腮腺炎),影响血小板生成的药物(如酒精),维生素 B_{12}、叶酸缺乏。(2)非免疫因素引起的血小板破坏增加,如血栓性血小板减少性紫癜、妊娠、感染、血管瘤-血小板减少综合征、蛇咬伤、急性呼吸窘迫综合征、严重烧伤等。(3)免疫因素引起的血小板破坏增加,如免疫性血小板减少性紫癜、HIV 感染、周期性血小板减少,以及药物引起的血小板减少(如肝素、奎宁、奎尼丁、解热镇痛药、青霉素、头孢类抗生素、利福平、呋塞米、卡马西平、丙戊酸钠、磺脲类降糖药及苯妥英钠等),输血后血小板减少。(4)血小板分布异常,如脾功能亢进,降温。(5)血小板丢失,如出血、体外灌注、血液透析。(6)其他,假性血小板减少。

104. C　糖尿病高渗性昏迷(HNDC)是糖尿病的一种较少见的严重急性并发症,多见于老年无糖尿病史或 2 型糖尿病轻症患者,但也可见于 1 型糖尿病患者。患者原有胰岛素分泌不足,在诱因作用下血糖急骤上升,促进糖代谢紊乱加重,致细胞外液呈高渗状态,发生低血容量高渗性脱水,常常出现神经系统异常(包括 25%～50% 的患者出现昏迷)。本症以显著高血糖、高尿糖为主要特点。血糖多超过 33 mmol/L,尿糖强阳性。患者如脱水严重或有肾功能损害使肾糖阈升高时,尿糖也可不呈现强阳性,但尿糖阴性者罕见。血酮多正常或轻度升高,定量测定多不超过 50 mg/dl,用稀释法测定时,很少有血浆稀释至 1:4 以上仍呈阳性反应者。尿酮多阴性或弱阳性。血尿素氮和肌酐常显著升高,其程度反映严重脱水和肾功能不全。尿素氮(BUN)可达 21～36 mmol/L,肌酐(Cr)可达 163～600 μmol/L,BUN/Cr 比值可达 30:1 以

上(正常人多在 10:1～20:1)。

105. A　因为强酸的腐蚀力强,立即洗胃和催吐会导致进一步的损伤,且不可立即使用碳酸氢钠,否则两者反应后会产生大量的热量。

二、A3/A4 型题

106. ABCDEF　急性一氧化碳中毒的一般处理:呼吸新鲜空气;保温;吸氧;防治脑水肿;治疗感染和控制高热;促进脑细胞代谢;防治并发症和后发症。

107. ABCD　严重中毒后,脑水肿可在 24～48 h 发展到高峰。脱水疗法很重要。目前最常用的是 20% 甘露醇,静脉快速滴注。待 2～3 天后颅压增高现象好转,可减量。也可注射呋塞米脱水。三磷酸腺苷、肾上腺糖皮质激素如地塞米松也有助于缓解脑水肿。如有频繁抽搐,目前首选药是地西泮,抽搐停止后再静脉滴注苯妥英。

108. ABDEF　促进脑细胞代谢,应用能量合剂,常用药物有三磷酸腺苷、辅酶 A、细胞色素 C 和大量维生素 C 等。

109. BCDEFG　临床可根据 CO 接触史、突然昏迷、皮肤黏膜樱桃红色等做出诊断。①有产生煤气的条件及接触史。职业性中毒常为集体性,生活性中毒常为冬季生火取暖而室内通风不良所致,同室人也有中毒表现,使用热水器也是煤气中毒的重要原因。②轻度中毒者有头晕、头痛、乏力、心悸、恶心、呕吐及视力模糊。③病情严重者皮肤呈樱桃红色,呼吸及脉搏加快,四肢张力增强,意识障碍,处于深昏迷状态。最终因呼吸、心力衰竭而死亡。④严重患者抢救苏醒后,经 2～60 天的假愈期,可出现迟发性脑病症状,表现为痴呆木僵、震颤麻痹、偏瘫、癫痫发作、感觉运动障碍等。⑤血中碳氧血红蛋白(HbCO)呈阳性反应。轻度中毒血液 HbCO 浓度为 10%～30%,中度中毒血液 HbCO 浓度为 30%～40%,重度中毒血液 HbCO 浓度可高达 50%。

110. ABCEF　急性中毒时治疗:①使患者迅速脱离中毒现场,脱去污染的衣物,如属口服中毒应立即用氧化剂溶液(5% 硫代硫酸钠或 0.02% 高锰酸钾)洗胃,皮肤或眼污染时用大量清水冲

洗。呼吸浅慢或停止者,立即给予呼吸兴奋剂或人工呼吸。②立即将亚硝酸异戊酯放在手帕中压碎给患者吸入,直至静脉注射亚硝酸钠。③立即用亚硝酸钠(6~12 mg/kg)入葡萄糖液缓慢静脉注射,不少于 10 min,注意血压,一旦血压下降,应停药。④紧接着以相同速度注入50%硫代硫酸钠,必要时可在 1 h 后重复注射半量或全量。轻度中毒者单用此药即可。⑤4-二甲氨基苯酚(4-DMAP)和对氨基苯丙酮(PAPP)为高铁血红蛋白生成剂。轻度中毒口服 4-DMAP 和 PAPP 各适量,中-重度中毒立即肌注 4-DMAP,必要时 1 h 后重复半量。应用本品者严禁再用亚硝酸类药品,防止高铁血红蛋白生成过度(发绀症)。⑥钴类化合物:钴与 CN⁻ 有很强的亲和力,可以形成稳定而低毒的氰-钴化合物,从尿排除。常用 1.5%依地酸二钴(葡萄糖液配制)20 ml 静脉注射或 40%羟钴胺素 10 ml 缓慢静脉注射(0.5 ml/min)。⑦对症支持治疗。职业性氰化物中毒是通过呼吸道吸入和皮肤吸收引起的,生活性中毒以口服为主,口腔黏膜和胃肠道均能充分吸收。

111. BCDF　氰化物的毒性主要由在体内解离出的 CN⁻ 引起,以中枢神经系统和心血管系统为主的多系统中毒症状。CN⁻ 与呼吸链的终端酶(细胞色素氧化酶 aa3)中的 Fe^{3+} 结合使酶丧失活性,导致细胞内呼吸中断,阻断电子传递和氧化磷酸化,从根本上抑制三磷腺苷的合成,从而抑制了细胞内氧的利用;虽然线粒体的氧供应充足,但由于氧的摄取和利用障碍,使需氧代谢紊乱,无氧代谢增强,糖酵解发生,最终使乳酸生成增多,导致代谢性酸中毒。异氰酸酯类、硫氰酸酯类物在体内不释放 CN⁻,但具有直接抑制中枢和强烈的呼吸道刺激作用以及致敏作用。

112. ABCD　一般急性氰化物中毒的表现可分为 4 期。①前驱期:吸入者有眼和上呼吸道刺激症状,视力模糊;口服中毒者有恶心、呕吐、腹泻等消化道症状。②呼吸困难期:胸部紧缩感、呼吸困难,并有头痛、心悸、心率增快,皮肤黏膜呈樱桃红色。③惊厥期:出现强直性或阵发性痉挛,甚至角弓反张,大小便失禁。④麻痹期:若不及时抢救,患者全身肌肉松弛,反射消失,昏迷、血压骤降、呼吸浅而不规律、很快呼吸先于心跳停止而死亡。

113. ACDF　同上题解析。

114. ADF　立即将亚硝酸异戊酯放在手帕中压碎给患者吸入,直至静脉注射亚硝酸钠。立即用亚硝酸钠(6~12 mg/kg)入葡萄糖液缓慢静脉注射,不少于 10 min,注意血压,一旦血压下降,应停药。紧接着以相同速度注入 50%硫代硫酸钠,必要时可在 1 h 后重复注射半量或全量。轻度中毒者单用此药即可。4-二甲氨基苯酚(4-DMAP)和对氨基苯丙酮(PAPP)为高铁血红蛋白生成剂。轻度中毒口服 4-DMAP 和 PAPP 各适量,中-重度中毒立即肌注 4-DMAP,必要时 1 h 后重复半量。应用本品者严禁再用亚硝酸类药品,防止高铁血红蛋白生成过度(发绀症)。钴类化合物:钴与 CN⁻ 有很强的亲和力,可以形成稳定而低毒的氰-钴化合物从尿排除。常用 1.5%依地酸二钴(葡萄糖液配制)20 ml 静脉注射或 40%羟钴胺素 10 ml 缓慢静脉注射(0.5 ml/min)。

115. ABF　短时间内吸入高浓度的氰化氢气体,可造成"闪电样"中毒;氰化物为剧毒类物质;亚硝酸异戊酯比亚硝酸盐的维持时间短。

116. ABDF　惊厥期出现强直性或阵发性痉挛,甚至角弓反张,大小便失禁。

117. ACEFG　氰离子在体内易与三价铁结合,在硫氰酸酶参与下,再同硫结合成毒性很低的硫氰酸盐,从尿排出。高铁血红蛋白生成剂和供硫剂的联合应用可达到解毒目的。亚硝酸盐能使血红蛋白氧化为高铁血红蛋白,氰离子使细胞色素氧化酶的作用减弱,硫代硫酸钠与氰形成稳定的硫氰酸盐,亚硝酸异戊酯比亚硝酸钠的维持时间短,亚硝酸钠用量过大可导致缺氧。

118. C　硫化氢是具有刺激性和窒息性的无色气体。低浓度接触仅有呼吸道及眼的局部刺激作用,高浓度时全身作用较明显,表现为中枢神经系统症状和窒息症状。

119. ABCDE　硫化氢具有"臭蛋样"气味,但极高浓度很快引起嗅觉疲劳而不觉其味。因空气中含极高硫化氢浓度时常在现场引起多人电击样死亡,如能及时抢救可降低死亡率。应立即使患者脱离现场至空气新鲜处。有条件时立即给予吸氧。高压氧治疗对加速昏迷的复苏和防治脑水肿有重要作用,凡昏迷患者,不论是否已复苏,均应尽快给予高压氧治疗,但需配合综合治疗。对中毒症状明者需早期、足量、短程给予肾上腺糖皮质激素,有利于防治脑水肿、肺水肿和心肌损害。对有眼刺激症状者,立即用清水冲洗,对症处理。从理论上讲,高铁血红蛋白形成剂适用于治疗硫化氢造成的细胞内窒息,而对神经系统反射性抑制呼吸作用则无效。适量应用亚硝酸异戊酯、亚硝酸钠或 4 - 二甲基氨基苯酚(4 - DMAP)等,可使血液中血红蛋白氧化成高铁血红蛋白,后者可与游离的硫氢基结合形成硫高铁血红蛋白而解毒;并可夺取与细胞色素氧化酶结合的硫氢基,使酶复能,以改善缺氧。细胞色素 C、谷胱甘肽、半胱氨酸应用于中毒时解毒。

120. ABCDE　①轻度中毒,主要是刺激症状,表现为流泪、眼刺痛、流涕、咽喉部灼热感,或伴有头痛、头晕、乏力、恶心等症状。检查可见眼结膜充血,肺部可有干啰音,脱离接触后短期内可恢复。②中度中毒,接触高浓度硫化氢后以脑病表现显著,出现头痛、头晕、易激动、步态蹒跚、烦躁、意识模糊、谵妄、癫痫样抽搐可呈全身性强直阵挛发作等;可突然发生昏迷;也可发生呼吸困难或呼吸停止后心跳停止。眼底检查可见个别病例有视乳头水肿。部分病例可同时伴有肺水肿。脑病症状常较呼吸道症状出现为早。X 线胸片显示肺纹理增强或有片状阴影。③重度中毒,接触极高浓度硫化氢后可发生电击样死亡,即在接触后数秒或数分钟内呼吸骤停,数分钟后可发生心跳停止;也可立即或数分钟内昏迷,并呼吸骤停而死亡。死亡可在无警觉的情况下发生,当察觉到硫化氢气味时可立即嗅觉丧失,少数病例在昏迷前瞬间可嗅到令人作呕的甜味。死亡前一般无先兆症状,可先出现呼吸深而快,随之呼吸骤停。高压氧治疗有效,对中毒症状明者需早期、足量、短程给予肾上腺糖皮质激素,有利于防治脑水肿、肺水肿和心肌损害。

121. E　亚硝酸盐多存在于腌制的咸菜、肉类、不洁井水和变质腐败蔬菜等。特别是腐烂的菜叶或煮熟的剩菜或新腌泡的蔬菜及咸菜,在腌后 1 周左右亚硝酸盐含量最高。亚硝酸盐中毒的潜伏期长短不等,视摄入亚硝酸盐的数量、浓度而定。长者有 1～2 天,短者仅 10 min 左右。通常中毒的儿童最先出现症状,表现为发绀、胸闷、呼吸困难、呼吸急促、头晕、头痛、心悸等。中毒严重者还可出现恶心、呕吐、心率变慢、心律不齐、烦躁不安、血压降低、肺水肿、休克、惊厥或抽搐、昏迷,最后可因呼吸、循环衰竭而死亡。对近期有饱食青菜类或吃过短期腌制菜类而出现上述症状,皮肤黏膜呈典型的蓝灰、蓝褐或蓝黑色者,应高度怀疑为亚硝酸盐中毒。

122. B　对中毒程度重者,应及时送医院,对中毒时间不长的,首先用 1∶5 000 高锰酸钾液洗胃,导泻并灌肠,并予以 1% 亚甲蓝按 1～2 kg 每千克体重的剂量稀释,置于 200 ml 5% 葡萄糖液中静脉滴注,如发绀无消退,必要时可重复半量。经上述处理后病情仍不缓解的要同时给予生命支持治疗和对症治疗。

123. A　一般来说,亚硝酸盐摄入 0.2～0.5 g 即可引起中毒,致死量为 3 g。

124. C　服敌敌畏后应立即彻底洗胃,口服清水或 2% 小苏打水 400～500 ml,接着用筷子刺激咽喉部,使其呕吐,反复多次,直至洗出来的液体无敌敌畏气味为止。

125. D　主症头晕、头痛、恶心呕吐、腹痛、腹泻、流口水,瞳孔缩小,看东西模糊,大量出汗,呼吸困难。严重者,全身紧束感,胸前压缩感,肌肉跳动,动作不自主。发音不清,瞳孔缩小如针尖大或不等大,抽搐、口吐白沫、昏迷、大小便失禁,脉搏和呼吸都减慢,最后均停止。

126. D　①服敌敌畏后应立即彻底洗胃,神志清楚者口服清水或 2% 小苏打水 400～500 ml,接着用筷子刺激咽喉部,使其呕吐,反复多次,直至洗出来的液体无敌敌畏气味为止。②呼吸困难者吸氧,大量出汗者喝淡盐水,肌肉抽搐可肌内注射地西泮 10 mg。及时清理口鼻分泌物,保持呼吸道通畅。③阿托品,轻者 0.5～1 mg/次皮下注射,隔 30 min 至 2 h 一次;中度者皮下注射 1～2 mg/次,隔 15～60 min 一次;重度者即刻静脉注射 2～5 mg,以后每次 1～2 mg,隔 15～30 min 一次,病情好转可逐渐减量和延长用药间隔时间。氯解磷定与阿托品合用,药效有协同作用,可减少阿托品用量。考虑维持用药时间不够。

127. E　洗胃液以温开水最常用且有效安全,2%碳酸氢钠常用于有机磷农药等中毒,但应注意不宜用作敌百虫、水杨酸盐和强酸类中毒;1:5 000 高锰酸钾溶液对生物碱、毒蕈碱类有氧化解毒作用,但禁用于对硫磷中毒者洗胃。故洗胃液的选择应根据不同的毒物考虑,唯有清水最广泛。

128. D　阿托品化,即瞳孔较前逐渐扩大、不再缩小,但对光反应存在,流涎、流涕停止或明显减少,面颊潮红,皮肤干燥,心率加快而有力,肺部啰音明显减少或消失。达到阿托品化后,应逐渐减少药量或延长用药间隔时间,防止阿托品中毒或病情反复。如患者出现瞳孔扩大、神志模糊、狂躁不安、抽搐、昏迷和尿潴留等,提示阿托品中毒,应停用阿托品。有机磷毒物进入体内后迅速与体内的胆碱酯酶结合,生成磷酰化胆碱酯酶,使胆碱酯酶丧失了水解乙酰胆碱的功能,导致胆碱能神经递质大量积聚,作用于胆碱受体,产生严重的神经功能紊乱,特别是呼吸功能障碍,从而影响生命活动。

129. C　副交感神经兴奋造成的 M 样作用使患者呼吸道大量腺体分泌,造成严重的肺水肿,加重了缺氧,患者可因呼吸衰竭和缺氧死亡。

130. B　达到阿托品化后,应逐渐减少药量或延长用药间隔时间,防止阿托品中毒或病情反复。如患者出现瞳孔扩大、神志模糊、狂躁不安、抽搐、昏迷和尿潴留等,提示阿托品中毒,应停用阿托品。

131. A　彻底洗胃是切断毒物继续吸收的最有效方法,口服中毒用清水、2%碳酸氢钠溶液(敌百虫忌用)或1:5 000 高锰酸钾溶液(对硫磷忌用)反复洗胃,直至洗清为止。由于毒物不易排净,故应保留胃管,定时反复洗胃。

132. C　发生肺水肿,首要措施是静脉注射阿托品。

133. C　临床可根据 CO 接触史、突然昏迷、皮肤黏膜樱桃红等做出诊断。①有产生煤气的条件及接触史。职业性中毒常为集体性,生活性中毒常为冬季生火取暖而室内通风不良所致,同室人也有中毒表现,使用热水器也是煤气中毒的重要原因。②轻度中毒者有头晕、头痛、乏

力、心悸、恶心、呕吐及视力模糊。③病情严重者皮肤呈樱桃红色,呼吸及脉搏加快,四肢张力增强,意识障碍,处于深昏迷甚至呈尸厥状态。最终因肺衰、心衰而死亡。④严重患者抢救苏醒后,经 2～60 天的假愈期,可出现迟发性脑病症状,表现为痴呆木僵、震颤麻痹、偏瘫、癫痫发作、感觉运动障碍等。⑤血中碳氧血红蛋白(HBCO)呈阳性反应,轻度中毒血液 HBCO浓度为 10%～30%,中度中毒血液 HBCO 浓度为 30%～40%,重度中毒血液 COHB 浓度可高达 50%。

134. E　一氧化碳中毒的一般处理:呼吸新鲜空气;保温;吸氧;呼吸微弱或停止呼吸的患者,必须立即进行人工呼吸;必要时,可用冬眠疗法;病情严重者,可先放血后,再输血。

135. D　本病病程中可并发肺热病、肺水肿、心脏病变等,还应防治脑水肿,上消化道出血,肾衰竭。

136. C　高压氧舱治疗能增加血液中溶解氧,提高动脉血氧分压,使毛细血管内的氧容易向细胞内弥散,可迅速纠正组织缺氧。昏迷期间护理工作非常重要。保持呼吸道通畅,必要时行气管切开。定时翻身以防发生压疮和肺炎。注意营养,必要时鼻饲。

137. D　急性 CO 中毒患者从昏迷中苏醒后,应尽可能休息观察 2 周,以防神经系统和心脏后发症的发生。如有后发症,给予相应治疗。

138. D　血中碳氧血红蛋白(HbCO)呈阳性反应。轻度中毒血液 HbCO 浓度为 10%～30%,中度中毒血液 HbCO 浓度为 30%～40%,重度中毒血液 HbCO 浓度可高达 50%。血 HbCO 的结果为零,则说明脱离现场已久。

139. D　根据职业史和临床表现以及辅助检查诊断氰化物中毒不难。患者的口唇、皮肤和静脉血呈鲜红色,呼出气有苦杏仁味,也有助于临床诊断。

140. E　此类中毒最严重的表现为呼吸麻痹。

141. B　氰化物的毒性主要由在体内解离出的 CN$^-$引起,以中枢神经系统和心血管系统为主的多系统中毒症状。

142. C　硫化氢是具有刺激性和窒息性的无色气体。低浓度接触仅有呼吸道及眼的局部刺激作用,高浓度时全身作用较明显,表现为中枢神经

系统症状和窒息症状。硫化氢具有"臭蛋样"气味,但极高浓度很快引起嗅觉疲劳而不觉其味。

143. E　中毒机制:①硫化氢与体内氧化性细胞色素氧化酶 Fe^{3+} 结合,抑制呼吸酶活力,导致细胞窒息,对神经系统有毒作用;②抑制脑细胞的三磷酸腺苷酶、碱性磷酸酶影响能量代谢及脑功能;③刺激神经末梢、颈动脉窦化学感受器,引起中枢神经系统抑制、昏迷、呼吸麻痹,导致机体休克、死亡。

144. B　治疗:①现场抢救极为重要,因空气中含极高硫化氢浓度时常在现场引起多人电击样死亡,如能及时抢救可降低死亡率。应立即使患者脱离现场至空气新鲜处。有条件时立即给予吸氧。②维持生命体征,对呼吸或心搏骤停者应立即施行心肺脑复苏术。对在事故现场发生呼吸骤停者如能及时施行工呼吸,则可避免随之而发生心脏骤停。在施行口对口人工呼吸时施行者应防止吸入患者的呼出气或衣服内逸出的硫化氢,以免发生二次中毒。③以对症、支持治疗为主,高压氧治疗对加速昏迷的复苏和防治脑水肿有重要作用,凡昏迷患者,不论是否已复苏,均应尽快给予高压氧治疗,但需配合综合治疗。对中毒症状明者需早期、足量、短程给予肾上腺糖皮质激素,有利于防治脑水肿、肺水肿和心肌损害。对有眼刺激症状者,立即用清水冲洗,对症处理。④关于应用高铁血红蛋白形成剂的指征和方法等尚无统一意见,从理论上讲高铁血红蛋白形成剂适用于治疗硫化氢造成的细胞内窒息,而对神经系统反射性抑制呼吸作用则无效。⑤适量应用亚硝酸异戊酯、亚硝酸钠或 4-二甲基氨基苯酚(4-DMAP)等,使血液中血红蛋白氧化成高铁血红蛋白,后者可与游离的硫氢基结合形成硫高铁血红蛋白而解毒;并可夺取与细胞色素氧化酶结合的硫氢基,使酶复能,以改善缺氧。

145. B　硫化氢是具有刺激性和窒息性的无色气体。低浓度接触仅有呼吸道及眼的局部刺激作用,高浓度时全身作用较明显,表现为中枢神经系统症状和窒息症状。硫化氢具有"臭蛋样"气味,但极高浓度很快引起嗅觉疲劳而不觉其味。

146. D　①血液中硫化氢或硫化物含量增高可作为吸收指标,但与中毒严重程度不一致,且其半减期短,故需在停止接触后短时间内采血。②尿硫代硫酸盐含量可增高,但可受测定时间及饮食中含硫量等因素干扰。③血液中硫血红蛋白不能作为诊断指标,因硫化氢不与正常血红蛋白结合形成硫血红蛋白,后者与中毒机制无关;许多研究表明硫化氢致死的人和动物血液中均无显著的硫血红蛋白浓度。

147. E　接触高浓度硫化氢后以脑病表现显著,出现头痛、头晕、易激动、步态蹒跚、烦躁、意识模糊、谵妄,癫痫样抽搐可呈全身性强直阵挛发作等,可突然发生昏迷,也可发生呼吸困难或呼吸停止后心跳停止。眼底检查可见个别病例有视乳头水肿。部分病例可同时伴有肺水肿。脑病症状常较呼吸道症状出现为早。X线胸片显示肺纹理增强或有片状阴影。接触低浓度,仅有呼吸道及眼的局部刺激作用;高浓度时,表现为中枢神经系统症状和窒息症状,吸入极高浓度时,可立即猝死,即闪电式中毒。严重病例经抢救恢复后,部分患者可残留后遗症。

148. A　亚硝酸盐中毒诊断:①皮肤、口唇黏膜、甲床呈明显发绀。②中毒性 MHb 血症可突发或集体发病,有药物或毒物接触史。先天性者自幼发病,持续性发绀多年。③取末梢血一滴于滤纸上,血液呈巧克力样褐红色,空气中 1 min 仍不变为鲜红色。此试验可以排除因呼吸或回流衰竭引起的缺氧性发绀。

149. D　治疗用亚甲蓝、葡萄糖溶液和维生素 C。

三、X 型题

150. ABCDE　胃肠型食物中毒多见于气温较高、细菌易在食物中生长繁殖的夏秋季节,以恶心、呕吐、腹痛、腹泻等急性胃肠炎症状为主要特征。引起胃肠型食物中毒的细菌很多,常见的有:①沙门菌属,以鼠伤寒沙门菌、肠炎沙门菌、鸭沙门菌和猪霍乱沙门菌较为多见。多种家畜、家禽、鱼类、飞鸟、鼠类及野生动物的肠腔及内脏中能查到此类细菌。细菌由粪便排出,污染饮水、食物、餐具,尤以新鲜肉类、蛋品、乳类较易受污染,人进食后造成感染。②副溶血性弧菌,广泛存在于海鱼、海虾、海蟹等海产品,及咸菜、腌肉等含盐较高的腌制品中,生存能力强,但对酸和热极敏感。③大肠埃希菌,俗称大肠杆菌,革兰氏染色阴性。多数菌株有鞭毛,能运动,有菌毛、荚膜。多数菌株能发酵乳糖,产酸、产气。④变形杆菌依生化反应的不同,可分为普通、奇异、产黏和潘氏变形杆菌4种。前3种能引起食物中毒。本菌广泛存在于水、土壤、腐败的有机物及人和家禽的肠道中。此菌在食物中能产生肠毒素,还可产生组胺脱羧酶,使蛋白质中的组氨酸脱羧成组胺,从而引起过敏反应。致病食物以鱼蟹类为多,尤其以赤身青皮鱼最多见。近年来,变形杆菌食物中毒有相对增多趋势。⑤金黄色葡萄球菌仅限能产生肠毒素的菌株可引起食物中毒。金葡菌广泛存在于人体皮肤、上呼吸道、甲沟等部位,污染的鱼、肉、蛋、淀粉等食品在室温搁置5 h以上即可有金葡菌大量繁殖,产生肠毒素。该毒素能耐受煮沸30 min,仍能保持毒性。⑥蜡样芽孢杆菌广泛分布于土壤、尘埃、米、面粉、奶粉、香料等。温度适宜时可大量繁殖和产生肠毒素。胃肠型食物中毒,潜伏期短,常于进食后数小时发病;沙门菌有时可达2～3日,O157:H7多在3日左右。主要表现为不同程度的中、上腹持续性或阵发性绞痛、呕吐、腹泻等。可有畏寒、发热、头痛、乏力、脱水、酸中毒、休克等表现。金葡菌和蜡样芽孢杆菌食物中毒时呕吐尤为剧烈,呕吐物可呈胆汁性,可带有血液或黏液。腹泻每日数次至10余次不等。多为黄色稀便、水样便或黏液便。鼠伤寒沙门菌食物中毒时,粪便具有腥臭味,有时可见脓血便。O157:H7型肠出血型大肠埃希菌(EHEC)食物中毒可呈非出血性腹泻、出血性肠炎、溶血性尿毒症综合征(HUS)等不同表现。副溶血弧菌食物中毒常可出现血性腹泻,病程多在1～3日。金葡菌和蜡样芽孢杆菌食物中毒病程数小时至1～2日。沙门菌食物中毒病程3～5日,偶可达1～2周。EHEC出血性肠炎多在7日内恢复。

151. BE 治疗胃肠型食物中毒一般可不用抗菌药物。伴有高热的严重患者,可按不同的病原菌选用抗菌药物。如沙门菌、副溶血弧菌可选用喹诺酮类抗生素。

152. ABE 神经型食物中毒特指肉毒中毒,是由于进食含肉毒梭菌外毒素的食物而引起的急性中毒疾病。肉毒杆菌分泌的肉毒素中毒是属于神经型食物中毒,亦称肉毒中毒。临床以恶心、呕吐及中枢神经系统症状如眼肌及咽肌瘫痪为主要表现。如抢救不及时,病死率较高。传染源为家畜、家禽及鱼类。病菌由动物肠道排出,芽孢污染食品,在缺氧环境下肉毒杆菌大量繁殖,产生大量外毒素。主要是通过被肉毒杆菌外毒素污染的食物传播,多见于腊肉、罐头等腌制食品或发酵的豆制品、面制品。人群普遍易感,无病后免疫力。

153. ABCDE 神经性食物中毒临床表现:潜伏期为12～36 h,最短为2～6 h,长者可达8～10天,中毒剂量越大则潜伏期越短,病情亦愈重。起病突然,病初可有头痛、头昏、眩晕、乏力、恶心、呕吐(E型菌恶心呕吐重,A型菌及B型较轻);稍后,眼内外肌瘫痪,出现眼部症状,如视力模糊、复视、眼睑下垂、瞳孔散大,对光反射消失,口腔及咽部潮红,伴有咽痛,如咽肌瘫痪,则致呼吸困难,肌力低下主要见于颈部及肢体近端,由于颈肌无力,头向前倾或倾向一侧,腱反射可呈对称性减弱。自主神经末梢先兴奋后抑制,故泪腺、汗腺及涎腺等先分泌增多而后减少,血压先正常而后升高,脉搏先慢后快,常有顽固性便秘,腹胀,尿潴留,病程中患者神志清楚,感觉正常,不发热,轻者5～9日内逐渐恢复,但全身乏力及眼肌瘫痪持续较久。

154. ABDE 神经性食物中毒治疗:①对症治疗,患者应严格卧床休息。患者于食后4 h内可用碳酸氢钠或高锰酸钾溶液洗胃,服泻剂并作清洁灌肠,以破坏胃肠内吸收的毒素。吞咽困难者宜用鼻饲及静脉输液。呼吸困难者吸氧,及早气管切开,人工呼吸。还应根据病情给予强心剂及防治机遇性细菌感染等措施。②抗毒素治疗,及早应用多价抗毒血清(A、B、E型),对本病有特效,必须在起病后24 h内或瘫痪发生前注射最为有效,静脉或肌内注射(或先做皮肤敏感实验,过敏者先行脱敏处理),必要时6 h后重复给予同样剂量1次。在病菌型别已确定者,应注射同型抗毒素。病程已过2天者,抗毒素效果较差,但应继续注射,以中和血中残存毒素。

155. DE　抗毒素治疗,及早应用多价抗毒血清(A、B、E型)对本病有特效,必须在起病后 24 h 内或瘫痪发生前注射最为有效。

156. ABDE　化学性烧伤是严重的眼科急诊,通常由酸或碱造成。其他形式的烧伤如催泪瓦斯(teargas)烧伤,也应按化学性烧伤处理,但一般不会造成眼部的永久性损伤。化学烧伤的分期和分度:为了方便观察病情变化和治疗,对碱烧伤进行了分期和分度。按照 Hughes 方法分为 3 期。急性期:伤后数分钟至 24 小时。修复期:伤后 1 天至 2 周左右。并发症期:伤后 2~3 周。根据其病理变化又可分为接触期、扩散期、溃疡期、瘢痕期。

157. ABCD　**158.** ABCE

159. BCD　抗氧化剂可清除氧自由基,减轻肺损伤。超氧化物歧化酶(SOD)、谷胱甘肽、N-乙酰半胱氨酸(NAC)、金属硫蛋白(MT)、维生素 C、维生素 E、褪黑素等治疗急性百草枯中毒,在动物实验有一定疗效,临床研究未获得预期结果。机制研究提示,依达拉奉可清除自由基,抑制脂质过氧化,从而抑制脑细胞、血管内皮细胞、神经细胞的氧化损伤。

160. ABCD　人体内可还原百草枯的酶有还原型烟酰胺腺嘌呤二核苷酸磷酸(NADPH)-细胞色素 P450 还原酶、还原型烟酰胺腺嘌呤二核苷酸(NADH)-泛醌氧化还原酶、黄嘌呤氧化酶、一氧化氮合酶等。

161. ABCD　百草枯经消化道、皮肤和呼吸道吸收,毒性累及全身多个脏器,严重时可导致多器官功能不全综合征(MODS)。肺是主要靶器官,可导致"百草枯肺",早期表现为急性肺损伤(ALI)或急性呼吸窘迫综合征(ARDS),后期出现肺泡内和肺间质纤维化,是百草枯中毒致死的主要原因,病死率高达 50%~70%。

162. ABDE　主要死因为呼吸衰竭的急性中毒包括有机磷中毒、百草枯中毒、阿片类药物中毒、氮氧化合物中毒。砷化氢中毒严重者可发生急性肾衰竭。

163. ABCE　食物中毒有饮食不洁史,其表现多以消化道症状为主,粪常规多见到有相应的细菌的生长,血清中细菌学检查多为阳性,血常规检查可有白细胞的升高。

164. ABCD　细菌性食物中毒治疗原则:①一般治疗,如卧床休息,必要时禁食。②对症治疗,呕吐、腹痛明显者,可口服丙胺太林或皮下注射阿托品,亦可注射山莨菪碱。能进食者应给予口服补液。剧烈呕吐不能进食或腹泻频繁者,给予糖盐水静脉滴注。出现酸中毒酌情补充 5% 碳酸氢钠注射液或 11.2% 乳酸钠溶液。脱水严重甚至休克者,应积极补液,保持电解质平衡及给予抗休克处理。③抗菌治疗,一般可不用抗菌药物。伴有高热的严重患者,可按不同的病原菌选用抗菌药物。如大肠埃希菌、志贺菌、沙门菌、副溶血弧菌均可选用喹诺酮类抗生素。

165. ABE　电击伤指人体与电源直接接触后电流进入人体,造成机体组织损伤和功能障碍,临床上除表现在电击部位的局部损伤,尚可引起全身性损伤,主要是心血管和中枢神经系统的损伤,严重的可导致心跳呼吸停止。临床表现:①电性昏迷,患者触电后,常有短暂性的昏迷,占 20%~50%,意识多能恢复,若头部有击伤区,除短暂的昏迷外还可出现神志恍惚、兴奋,CT 检查可发现有局部脑水肿,继之脑软化。发生在非功能区时无定位症状出现,经治疗后可恢复,脑部可无后遗表现。②血红蛋白尿及肌红蛋白尿,治疗及时多能恢复,严重时肾脏会出现一定的损害。③呼吸暂停(假死状态)、休克、室颤,在严重患者常有出现。如抢救不及时可立即死亡,呼吸停止后人工呼吸时间要长,直至呼吸恢复稳定为止。④局部表现,有出入口伤区,沿电流经过的区域出现夹花状肌肉坏死,骨周围软组织坏死常见,骨关节损伤外露;严重的可损伤头部,形成洞穿性缺损;腹部洞穿性缺损;肠损伤和肺损伤等。⑤跳跃性损伤口,上肢触电后,常出现腕、肘前以及腋部的损伤,这可能是由于触电时,肌肉受刺激收缩,上肢屈曲状,于手腕、肘前和腋下形成新的短路所致。⑥血管壁损伤,血液是良导体,电流易于通过,引起血管壁损伤,进而发生血管栓塞,血管破裂,引起继发性的局部组织坏死,肢体坏死。⑦伤口特点,出现延迟性局部组织坏死,伤口不断加深扩大。俗称:"口小肚子大,经常有变化,入院是个样,几天又变样"。其原因与电击伤局部继发性的血管栓塞、破裂、间生态组织继发感染坏死有密切关系,同时它还与电流及强电场致使局部组织细胞膜损伤,逐渐出现的组织坏死有关。⑧并发伤,如在高空作业时触电,昏迷后跌下,易发生颅脑外伤及骨折;雷电伤时易出现撕裂伤。

166. **BCDE** 细菌性食物中毒具有以下特点:①与饮食有关;②未吃者不发病;③中毒原因排除后不再有新病例发生;④是爆发性的,没有人传染人的现象。化学性食物中毒也具有上述特点,但潜伏期短,不发热。细菌性食物中毒的潜伏期由数小时到一昼夜,平均十几个小时,以进入人体的菌量多少而定,大部分有发热.细菌性食物中毒全年皆可发生,但在夏秋季节发生较多,主要由于气温较高,微生物容易生长繁殖;而且在此时期内人体防御机能往往有所降低,易感性增高,因此最易发生。引起细菌性食物中毒的食物主要为动物性食物,例如肉、鱼、奶、蛋等及其制品,植物性食品如剩饭、糯米冰糕、豆制品、面类发酵食品也曾引起细菌性食物中毒。细菌性食物中毒的原因,往往是由于食品被致病性微生物污染后,在适宜的温度、水分、pH和营养条件下,微生物急剧大量繁殖,食品在食用前不经加热和加热不彻底;或已熟食品又受到病原菌的严重污染并在较高室温下存放;或生熟食品交叉污染,经过一定时间微生物大量繁殖,从而使食品有含有大量活的致病菌或其产生的毒素,以致食用后引起中毒。

167. **ABC** ①现场急救,立即切断电源,或用不导电的物体拔离电源;呼吸心搏骤停者进行心肺复苏;复苏后还应注意心电监护。②液体复苏,补液量不能根据其表面烧伤面积计算,对深部组织损伤应充分估计。③清创时应注意切开减张,包括筋膜切开减压。④早期全身应用较大剂量的抗生素(可选青霉素),因深部组织坏死供氧障碍,应特别警惕厌氧菌感染,局部应暴露,过氧化氢溶液冲洗、湿敷。注射破伤风抗毒素是绝对指征。

168. **ABCDE** 眼部热烧伤系高温通过直接传导或辐射所引起的眼组织损伤,主要分为两类:一类为火焰灼伤,一类为接触灼伤。眼部热烧伤的轻重取决于热物体的大小、温度和接触时间的长短等。症状体征:沸水、沸油的烧伤一般较轻。眼睑发生红斑、水泡,结膜充血水肿,角

膜轻度浑浊。热烧伤严重时,如铁水溅入眼内,可引起眼睑、结膜、角膜和巩膜的深度烧伤,组织坏死。组织愈合后可出现痕性睑外翻、睑闭合不全、角膜瘢痕、睑球粘连甚至眼球萎缩。

169. **ABCDE** 化学烧伤的损害程度与化学品的性质、剂量、浓度、物理状态(固态、液态、气态)、接触时间和接触面积的大小,以及当时急救措施等有着密切的关系。化学物质对局部的损伤作用主要是细胞脱水和蛋白质变性,有的产热而加重烧伤。化学烧伤不同于一般的热力烧伤,化学烧伤的致伤因子与皮肤接触时间往往较热烧伤的长,因此某些化学烧伤可以是局部很深的进行性损伤,甚至通过创面等途径的吸收,导致全身各脏器的损害。

170. **ABC** 眼部碱损伤的治疗原则是彻底清除眼内碱性物质,可以中和治疗,用弱酸性溶液冲洗,减轻眼部组织的损伤,预防并发症,促进组织愈合。应给与抗生素治疗,预防或者治疗感染。

171. **ABDE**

172. **ABDE** 催吐指使用各种方法,引导促进呕吐的行为;常用的方法是使用手指,按压舌根,并碰触扁桃体,使机体产生反射,并发生呕吐反应,或用双手挤压胃部以下位置,或轻拍背部对应于胃的位置等。呕吐是人类在大自然生存进化中的一种自我保护反应,发生于食用有毒物质、变质食物、脑部损伤等之后,可以帮助身体排出毒素、减低压力等。对于神志清醒且有知觉的人,通过催吐的方法可以使人排除体内有毒的物质,效果往往强于洗胃。选项中C适宜用催吐,其余都不适宜。

173. **ABDE** 洗胃液以温开水最常用且有效安全,清水最广泛。洗胃时每次灌注量不宜过多,一般每次灌入300~500 ml即应进行抽吸。如为强腐蚀性毒物洗胃会造成一定损害,插管时可能引起穿孔,一般不宜进行洗胃,且当大量液体进入时极易造成胃穿孔、撕裂。惊厥患者进行插管时可能诱发惊厥。向胃内置入导管应轻柔敏捷熟练,并确认导管已进入胃内(以抽出胃液最可靠)后开始灌洗,切忌将导管误入呼吸道而进行灌洗。应反复灌洗,直至回收液澄清为止。

第十二章　创伤和灾害事故

一、A1/A2 型题

1. A　应激由危险的或出乎意料的外界情况的变化所引起的一种情绪状态,是决策心理活动中可能产生的一种心理因素。大脑中枢接受外界刺激后,信息传至下丘脑,分泌促肾上腺素释放因子(CRF),然后又激发脑垂体分泌促肾上腺因子皮质激素,使身体处于充分动员的状态,心率、血压、体温、肌肉紧张度、代谢水平等都发生显著变化,从而增加机体活动力量,以应付紧急情况。应激的积极作用在于使有机体具有特殊防御排险功能,能使人精力旺盛,激化活力,使思维特别清晰、准确,动作机敏,推动人化险为夷,及时摆脱困境。这种情况常常产生于随机决策、应变决策、应急决策、风险决策等决策心理活动过程之中。但紧张而又长期的应激,会产生全身兴奋,注意和知觉的范围缩小,言语不规则、不连贯,行为动作紊乱。

2. E　院前急救的主要任务与工作范围包括以下4点:①负责对"呼救"患者的院前急救。一般情况下,呼救救护车的患者可分为3类:一类是短时间内有生命危险的危重或急救患者,对这类患者必须现场抢救,目的在于挽救患者的生命或维持基础生命;一类为病情紧急但短时间内无生命危险的急诊患者,现场急救处理的目的在于稳定病情,减少患者在运送过程中的痛苦和并发症,如骨折、急腹症、高热、哮喘等,大约占60%;一类是慢性病患者,目的是需要救护车提供转运服务,而不需要现场急救,占10%~15%。②灾害或战争时对遇难者的院前急救,灾害包括自然灾害和人为灾害。对遇难者的急救除应做到平时急救的要求外,还需要与现场的其他救灾系统如消防、公安、交通等部门密切配合,并注意救护者的自身安全。③参加特殊任务的救护值班,特殊任务指当地的大型集会、重要会议、国际比赛、外国元首来访等。执行救护值班任务的急救系统处于一级战备状态。④急救知识的宣传普及教育,可提高院前急救医疗服务的成功率。

3. E　脊柱、脊髓损伤常发生于工矿、交通事故,战时和自然灾害时可成批发生。伤情严重复杂,多发伤、复合伤较多,并发症多。合并脊髓伤时预后差,甚至造成终身残疾或危及生命。有严重外伤史,如高空落下、重物打击头颈或肩背部、塌方事故、交通事故等。患者感受损伤局部疼痛,颈部活动障碍,腰背部肌肉痉挛,不能翻身起立。合并脊髓损伤可见在损伤平面以下的运动、感觉、反射及括约肌和自主神经功能受到损害。(1)感觉障碍:损伤平面以下的痛觉、温度觉、触觉及本体觉减弱或消失。(2)运动障碍:脊髓休克期,脊髓损伤节段以下表现为软瘫,反射消失;休克期过后,若是脊髓横断伤则出现上运动神经元性瘫痪,肌张力增高,腱反射亢进,出现髌阵挛和踝阵挛及病理反射。(3)括约肌功能障碍:脊髓休克期表现为尿潴留,系膀胱逼尿肌麻痹形成无张力性膀胱所致;休克期过后,若脊髓损伤在骶髓平面以上,可形成自动反射膀胱,残余尿少于100 ml,但不能随意排尿;若脊髓损伤平面在圆锥部骶髓或骶神经根损伤,则出现尿失禁,膀胱的排空需通过增加腹压(用手挤压腹部)或用导尿管来排空尿液;大便也同样出现便秘和失禁。(4)不完全性脊髓损伤:损伤平面远侧脊髓运动或感觉仍有部分保存时称之为不完全性脊髓损伤,临床上有以下几型:①脊髓前部损伤,表现为损伤平面以下的自主运动和痛觉消失。由于脊髓后柱无损伤,患者的触觉、位置觉、振动觉、运动觉和深压觉完好。②脊髓中央性损伤,在颈髓损伤时多见。表现为上肢运动丧失,但下肢运动功能存在或上肢运动功能丧失明显比下肢严重,并且损伤平面的腱反射消失而损伤平面以下的腱反射亢进。③脊髓半侧损伤综合征,表现损伤平面以下的对侧痛温觉消失,同侧的运动功能、位置觉、运动觉和两点辨觉丧失。④脊髓后部损伤,表现损伤平面以下的深感觉、深压觉、位置觉丧失,而痛温和运动功能完全正常,多见于椎板骨折伤员。

4. B　休克是机体遭受强烈的致病因素侵袭后,由于有效循环血量锐减,机体失去代偿,组织缺血缺氧,神经-体液因子失调的一种临床综合征。其主要特点是重要脏器组织中的微循环灌流不足,代谢紊乱和全身各系统的机能障碍。临床表现:(1)休克早期,在原发症状体征为主的情况下出现轻度兴奋征象,如意识尚清,但烦躁焦虑,精神紧张,面色、皮肤苍白,口唇甲床轻度发绀,心率加快,呼吸频率增加,出冷汗,脉搏细速,血压可骤降,也可略降,甚至正常或稍高,脉压缩小,尿量减少。(2)休克中期,患者烦躁,意识不清,呼吸表浅,四肢温度下降,心音低钝,脉细数而弱,血压进行性降低,可低于 50 mmHg 或测不到,脉压小于 20 mmHg,皮肤湿冷发花,尿少或无尿。(3)休克晚期,表现为 DIC 和多器官功能衰竭。①DIC 表现:顽固性低血压,皮肤发绀或广泛出血,甲床微循环淤血,血管活性药物疗效不佳,常与器官衰竭并存。②急性呼吸功能衰竭表现:吸氧难以纠正的进行性呼吸困难,进行性低氧血症,呼吸促,发绀,肺水肿和肺顺应性降低等表现。③急性心功能衰竭表现:呼吸急促,发绀,心率加快,心音低钝,可有奔马律、心律不齐。如出现心律缓慢、面色灰暗,肢端发凉,也属心衰竭征象,中心静脉压及肺动脉楔压升高,严重者可有肺水肿表现。④急性肾衰竭表现:少尿或无尿、氮质血症、高血钾等水电解质和酸碱平衡紊乱。⑤其他表现:意识障碍程度反映脑供血情况。肝衰竭可出现黄疸,血胆红素增加,由于肝脏具有强大的代偿功能,肝性脑病发病率并不高。胃肠道功能紊乱常表现为腹痛、消化不良、呕血和黑便等。

5. B　休克是重度创伤患者常见的死亡原因。

6. C　目前补充血容量的液体种类很多,休克治疗的早期,输入何种液体当属次要,即使大量失血引起的休克也不一定需要全血补充,只要能维持血细胞比容大于 30%,大量输入晶体液、血浆代用品以维持适当的血液稀释,对改善组织灌注更有利。创伤性休克迅速扩充血容量在扩容治疗中,原则上是先晶体后胶体。失多少补多少,失什么补什么,方能做到有效循环的维持。一般情况下,脉搏、血压、尿量,必要时中心静脉压作为抗休克补液的指标。在等待配血的过程中,可先输入其他胶体液,如中分子左旋糖酐、代血浆、晶体液、平衡液等,使有效循环得到迅速恢复。

7. E　创伤性休克迅速扩充血容量在扩容治疗中,原则上是先晶体后胶体。失多少补多少,失什么补什么,方能做到有效循环的维持。一般可根据脉搏、血压、尿量,必要时根据中心静脉压确定抗休克补液的指标。在等待配血的过程中,可先输入其他胶体液,如中分子左旋糖酐、代血浆、晶体液、平衡液等,使有效循环得到迅速恢复。

8. C　这个患者有 3 个明确的冠状动脉疾病危险因素(吸烟、家族史和年龄),并根据他的体格检查判断,可能有严重的周围血管疾病。根据定义,他有典型的胸痛,所谓的"新发病的心绞痛"。他是一个初期冠状动脉疾病患者,因此我们怀疑是缺血引起了他的疼痛。冠状动脉造影实际上表明解剖关系,作为它的替代检查,平板运动试验能够检测活动时缺血性改变的心电图,从而为这个患者进行心功能分级,并据此考虑需要做的检查,如血管造影,以更好地分析其血管解剖。胸部 X 线检查是适当的,但不是最合适的,因为他没有胸外伤,没有咳嗽,没有令人担心的肺炎或气胸的迹象。可能会做超声心动图,因为他有劳力性呼吸困难,但不是筛选可疑的缺血性胸痛的合适检查。在一些医院,"stressecho(负荷超声)"特别是多巴酚丁胺负荷超声心动图,是用来评估缺血潜在的风险。非紧急冠状动脉造影也是不适当的,因为血管造影术是有创的过程,应在较小创伤的诊断手段有不确切的结果或渐进性心绞痛才使用。这个患者有新发的心绞痛,但它是典型的劳累后心绞痛,显然不建议立即冠状动脉造影,因为这个患者没有持续缺血或心肌梗死而需要灌注。

9. C　急性胰腺炎常见病因是胆石症和胆道疾病,还有大量饮酒、暴饮暴食,此外有药物感染、手术创伤等因素。抑制胰酶活性的药物仅用于重症胰腺炎治疗的早期,不作为预防用药。

10. C　弥散性血管内凝血(DIC)的病因包括:①感染性疾病 31%～43%;②恶性肿瘤 24%～34%;③病理产科 4%～12%;④手术及创伤 1%～5%;⑤医源性疾病 4%～8%;⑥全身各系统疾病。

11. A　骨盆骨折是一种严重外伤,占骨折总数的 1%～3%,多由高能外伤所致,半数以上伴有合并症或多发伤,致残率高达 50%～60%。最严重的是创伤性失血性休克及盆腔脏器合并伤，救治不当有很高的病死率，可达 10.2%。

12. C　Sudeck骨萎缩是一种反射性交感神经营养不良综合征，又称"急性骨萎缩""灼性神经痛""反射性神经血管营养不良""肢体创伤后骨质疏松"等，常常突然发生或突然加重，受累关节可呈水肿，常由骨折后未能主动锻炼所致。临床特征：伤肢剧烈的灼样痛，皮肤光亮、萎缩，易脱皮，皮肤苍白、发绀、浮肿或感觉过敏，皮温升高或降低。患肢关节运动受限，掌腱膜肥厚并可屈曲挛缩。另外有脱发，指甲变脆。X线表现为骨质疏松，甚至出现进行性骨质减少，于近关节区更为明显，活体组织学活检有时发现水肿，滑膜层细胞紊乱或增殖，毛细血管增生水肿，滑膜下纤维化。骨内血管壁增厚，骨小梁非常薄，骨髓呈局灶性破坏。骨内静脉造影也常表现为骨干反流，骨内静脉淤滞。

13. C　骨折软组织损伤较轻，可一期行骨折复位内固定术，早期功能锻炼。

14. D　对于第一型肩锁关节脱位，仅有肩锁关节囊与韧带扭伤，X线检查不能发现锁骨外侧端有脱位。

15. B　肘关节骨化性肌炎的发生率，成年人高于儿童。

16. B　股骨头缺血坏死是髋关节脱位后期并发症，特别是在 24 h 内没有复位的髋关节脱位发生率更高。

17. A　伤口较小的开放骨折，污染不严重，清创可以按照闭合骨折处理，二期行其他治疗，但尽量避免小夹板固定。

18. A　骨折后，邻近的关节经过长期固定，容易造成关节韧带、关节囊等软组织挛缩，关节僵硬，称为骨折病。

19. C　股骨内外髁部骨折，关节面不平，长期摩擦，晚期并发症是创伤性关节炎。

20. C　患者诊断胸外伤，双侧多发肋骨骨折，张力性气胸。张力性气胸需要紧急处理，无条件时可紧急行粗针穿刺排气减压，有条件时可直接行胸腔闭式引流，因此在上述选项中行胸腔闭式引流最为合适。

21. C　急诊处理外伤时需注意伤者的全身情况，首先应检查患者有无颅脑、胸腹等部位严重的合并损伤，只有在确定无其他危及生命的创伤、生命体征平稳的条件下才考虑皮肤软组织损伤的清创缝合。

22. E　小腿局部皮肤缺损，骨外露，可选用局部皮瓣修复、局部筋膜瓣和游离植皮修复、小腿岛状皮瓣修复，或游离皮瓣移植修复。

23. B　胸部挤压伤后两眼结膜充血，颈静脉怒张，前胸皮肤瘀斑为创伤性窒息的表现。

24. E　创伤按受伤部位、组织器官分类，一般按部位分为颅脑伤、颌面颈部伤、脊柱脊髓伤、胸（背）伤、腹（腰）伤、骨盆（会阴、臀部）伤、上肢伤和下肢伤。诊断时更需进一步区分受伤的组织器官，如软组织损伤、骨折、脱位、内脏破裂等。按伤后皮肤是否完整分：①闭合伤，即皮肤完整、无伤口，如挫伤、扭伤、关节脱位和半脱位、闭合性骨折、震荡伤等；②开放伤，即皮肤完整性受破坏，有伤口，如擦伤、撕裂伤、撕脱伤、刺伤、切割伤、火器伤等。

25. B　患者右大腿外侧可见 3 cm 长创口，无出血，肢体无反常活动，可除外骨折。患者有腹胀，休克表现，故应注意有无脏器损伤，并应立即进行生命体征监护，建立静脉输液通道。

26. D　急救首先要保持呼吸道通畅。

27. C　据患者临床表现，诊断为休克中度，失血量应为 20%~40%，因此选择 C。

28. D　急性肾衰竭时会出现代谢产物积聚，尿素氮、肌酐升高，还可出现高钾、高镁、高磷、低钙血症，因此 D 不符合急性肾衰竭。

29. A　脂肪栓塞综合征（FES）是骨折患者伤后或术后最严重的并发症。主要病变在肺，肺部病变是发生 FES 的基础。多见于下肢长管骨骨折，双侧股骨干骨折发病可高达 33%。任何年龄均可发生，成人多见，男多于女，老人发病重。影响发病因素有：骨折后是否早期手术固定或选择石膏、牵引保守治疗，是否合并胸伤等。一般认为是骨干骨折时髓腔被破坏，大量骨髓脂肪溢入血肿内，血肿内压力高于静脉时，脂肪滴随破裂的静脉窦进入血流。在消毒换药时抬高患肢，增加静脉回流，或在搬动时骨折断端又刺破了血肿屏障，增加了脂肪滴进入血流的机会。临床表现上，在损伤后 1~3 天内出现突然发作性的呼吸急促、呼吸困难和心动过速。

30. B 少尿期是病情最危重阶段,内环境严重紊乱,患者可出现少尿($<$400 ml/d)或无尿($<$100 ml/d)、低比重尿(1.010~1.020)、尿钠高、血尿、蛋白尿、管型尿等。严重患者可出现水中毒、高钾血症(常为此期致死原因)、代谢性酸中毒(可促进高钾血症的发生)及氮质血症(进行性加重可出现尿毒症)等,危及患者生命。呋塞米可预防急性肾衰竭,用于各种原因导致的肾脏血流灌注不足。例如,失水、休克、中毒、麻醉意外以及循环功能不全等,及时应用可减少急性肾小管坏死的机会。

31. D 心搏骤停,因脑缺氧可致脑组织损伤,发生脑水肿。

32. D 发生腹部损伤后,可因失血、创伤、感染等各种因素造成生命体征不平稳。因创伤部位及作用力方向等的不同,患者可有直肠、阴道或其周围组织器官的损伤,故必要时应行直肠阴道指诊。反射性刺激或创伤本身均可引起胃肠道反应及不适或消化道出血;腹部损伤后如渗出液、肠道漏出液或出血量少时,腹腔穿刺均有可能抽不到液体。脾破裂将导致血性腹膜炎,而血性腹膜炎对腹膜刺激相对较轻,故不会有严重的腹部压痛及反跳痛;但如为肝破裂合并较大胆管损伤,则可对腹膜有较严重的刺激。

33. B 注射止痛药物易掩盖病情,不利于观察病情的进展情况。但发生创伤后,不宜随意搬动患者以免造成另外的损伤,如脊柱骨折时,随意搬动患者将可能因脊髓损伤导致患者截瘫。患者应禁食、水,以减轻胃肠道负担,防止胃肠道穿孔时加重腹腔污染的可能;并应积极补充血容量,防治休克,并预防应用广谱抗生素。

34. D 本题考点为舌体裂伤处理原则。舌体是血液循环十分丰富的器官,裂伤后出血明显而且容易致口底肿胀或血肿造成上呼吸道梗阻,因此最佳处理是创口缝合止血。其余方法如注射止血针,用纱布块填塞止血,指压患侧颈总动脉、颈外动脉结扎术,均不是最有效方法。

35. C 清理创口时要进一步去除异物。可用刮匙、刀尖或止血钳除去嵌入组织的异物。组织内如有金属异物,表浅者可借助于磁铁吸出;深部者要通过X线摄片或插针X线定位后取出。但如创口有急性炎症,异物位于大血管旁,定位不准确,术前准备不充分或异物与伤情无关者,可暂

不摘除。

36. D 舌是运动器官,其功能是搅拌食物和说话。舌的血运丰富,抗感染力和愈合力强,故清创时一般不作组织的切除,缝合时一定要保持舌的长度,以免术后影响其功能。为了保持舌的长度,舌损伤一般采用纵行缝合,千万不要将舌尖向后转折缝合,否则舌长度缩短,将影响功能。当舌损伤累及相邻组织时,应分别缝合,防止粘连,影响功能运动。另外舌体组织较脆,缝合时应使用较粗缝线,边距要大,缝得要深。

37. B 脊髓节段与椎骨节段不对应,故A是正确的;无骨折脱位型脊髓损伤并不少见,多由一过性脱位造成,外力消失后重又复位;屈曲型骨折脱位较伸直型多见,故造成脊髓损伤者也最多;椎管狭窄患者,由于缓冲空间小,更易出现脊髓损伤,故C、D、E也均正确。胸椎脱位常合并脊髓损伤,故B的描述是错误的,为本题答案。

38. C 股骨颈囊内骨折,早期容易发生骨折不愈合,晚期主要并发症则是股骨头缺血坏死。

39. D 根据患者年龄、病史及临床症状,可诊断为股骨颈骨折,其最易发生的并发症是股骨头缺血性坏死。

40. D 骨折早期并发症包括:①休克;②脂肪栓塞综合征;③重要内脏损伤;④重要周围组织损伤(如重要血管损伤、周围神经损伤、脊髓损伤);⑤骨筋膜室综合征。

41. D 由于创伤的应激作用,血液中乳糜微粒失去乳化稳定性,结合成直径达10~20 μm脂肪球而形成栓子,阻塞肺毛细血管。

42. C 伸直型肱骨髁上骨折多为间接暴力引起。当跌倒时,手掌着地,暴力经前臂向上传递,身体向前倾,由上向下产生剪式应力,使肱骨干与肱骨髁交界处发生骨折。通常是近折端向前下移位,远折端向上移位,骨折线由前下斜向后上。如果在跌倒时,同时遭受侧方暴力,还可发生尺侧或桡侧移位。

43. A 股骨颈头下型骨折的骨折线位于股骨头下,旋股内、外侧动脉发出的营养血管支损伤,中断了股骨头的血液供应,仅有供血量很少的股骨头小凹动脉供血,致使股骨头严重缺血,发生股骨头缺血坏死的机会很大。

44. B 前已述及,头下型股骨颈骨折,使旋股内、外

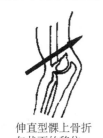

伸直型髁上骨折
矢状面的移位

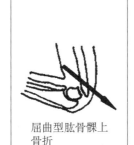

屈曲型肱骨髁上
骨折

侧动脉发出的营养血管支损伤,中断了股骨头的血液供应,仅有供血量很少的股骨头小凹动脉供血,致使股骨头严重缺血,发生股骨头缺血坏死的机会很大。经颈型股骨颈骨折,使由股骨干发出的滋养动脉升支损伤,导致股骨头供血不足,易发生股骨头缺血坏死或骨折不愈合。

45. E　外伤后头皮下出血点根据出血量的大小可采取结扎、电凝和压迫等止血方法;可能污染的头皮创缘组织必须彻底清创,不必全部切除,对严重挫伤组织可尽量切除;外伤后根据伤口大小可采取全层或分层缝合;对于大块的头皮缺损可一期血管吻合,对于不能进行血管吻合的可二期处理。

46. B　据伤后耳漏,可诊断第Ⅶ、Ⅷ对颅神经损伤。

47. C　创伤性窒息由严重胸部挤压伤所致,常见于车辆碾轧、修建工程塌方、房屋倒塌或骚乱中遭踩踏。在胸部挤压瞬息间受伤者声门突然紧闭,气道和肺内空气不能外溢,而胸腔内压力骤升,迫使静脉血流挤回上半身,引起头、肩部、上胸组织毛细血管破裂,血液外溢,造成点状出血。患者多伴有其他胸部损伤,如多发性肋骨骨折、气胸、血胸或心脏挫伤等。

48. C　本题考查考生对各种眼科辅助检查的临床应用的了解。UBM利用高频超声波提供眼前节的断面图像,多用于了解前房角、睫状体的结构。OCT利用光对视网膜组织进行横截面成像,显示视网膜各层的病变。VEP是大脑枕叶视皮质对视觉刺激(闪光或图形刺激)发生反应的一簇电信号,在视路病变的诊断、病情严重程度的估计、预后的评价等方面有重要的应用价值。ERG反映视网膜内不同细胞层次的功能改变。EOG反映视网膜色素上皮和光感觉器复合体的功能。该患者眼部检查提示,伤眼主要阳性

体征是视力下降、瞳孔直接对光反射减弱,结合外伤史,最可能的诊断是视神经挫伤,因此本题的最佳答案是C。

49. E　降低颅内压是临床上常用的治疗脑疝的关键,方法包括过度通气、适当抬高头部、利尿剂和液体限制、糖皮质激素和局部低温。

50. D　在严重创伤、感染等应激状态下可引起胃酸分泌增加,易出现以胃黏膜糜烂、溃疡和出血为特征的急性胃黏膜病变。因此,对危重病患者进行胃液pH监测具有重要意义。目前认为维持胃液pH在4.0以上对预防应激性溃疡有较好的作用。

51. D　保持一定的收缩压主要是为了保证一定高度的平均压,这样在颅内压升高时也能保证脑的灌注。一般要求保持脑灌注压60 mmHg以上,收缩压为110～120 mmHg。

52. B　意外死亡指非人为故意的暴力造成的伤亡事件,如自然灾害、交通事故、医疗事故等引起的死亡。近年来,全国各地中小学校园安全事故中,主要以溺水和交通事故为主,两类事故发生数量占全年各类事故总数的50.89%。

53. E　引发车祸主要原因有:一是疲劳驾驶。据调查显示,疲劳驾车是发生重特大交通事故的三大原因之一;重特大交通事故中,因疲劳驾驶造成的事故所占比例达40%以上。二是酒后驾驶。世界卫生组织调查数据显示,50%～60%的交通事故与酒后开车有关。三是车辆故障。四是违反交通法规。但主导因素是人为错误。

54. B　目前尚无治疗破伤风的特效药物。

55. B　本题考试要点:意外伤害的概念。意外伤害是指无目的性、无意识地伤害,主要包括车祸、跌落、烧烫伤、中毒溺水、切割伤、动物叮咬、医疗事故等。

56. C　由于高压锅炉、化学药品或瓦斯爆炸,烈性炸药或核爆炸,瞬间释放出巨大的能量,使爆心处的压力和温度急剧增高,从而形成一种超声速的高压波,即冲击波。空气冲击波或水下冲击波的连续超压-负压,作用于人体,使胸腹部急剧的压缩和扩张,发生一系列血流动力学变化,造成心、肺和血管损伤;体内气体在超压-负压作用下产生内爆效应,使含气组织(如肺泡)发生损伤。轻者仅有短暂的胸痛、胸闷或憋气感。稍重

者伤后1~3天内出现咳嗽、咯血或血丝痰,少数有呼吸困难,听诊可闻及变化不定的散在性湿啰音或捻发音。严重者可出现明显的呼吸困难、发绀、血性泡沫痰等,常伴休克。查体除肺啰音外可有肺实变体征和血气胸体征。此外,常伴有其他脏器损伤的表现。X线检查肺内可见肺纹理增粗、斑片状阴影、透光度减低,以至大片状密影,亦可有肺不张和血气胸的表现。血气检查可出现轻重不等的异常结果。

57. B

58. D　对于第一型肩锁关节脱位,仅有肩锁关节囊与韧带扭伤,X线检查不能发现锁骨外侧端有脱位。

59. B　肘关节骨化性肌炎的发生率,成年人高于儿童。

60. D　股骨转子间骨折一般很少出现不愈合,但对不稳定型骨折,股骨矩的完整性受到破坏,若未治疗或治疗不当则容易发生髋内翻畸形。

61. D　创伤性急腹症是一种特殊的急腹症,伤情比较紧急、严重、复杂,一般有腹内多脏器伤或伴有腹外闭合伤,平时多为闭合伤,战时多为开放伤。实质性器官损伤和血管损伤多伴有急性大出血,失血性休克发生率达17%~45%,是早期死亡的主要原因。而空腔脏器损伤多伴有弥漫性腹膜炎,引起严重感染、多器官功能障碍,是造成后期死亡的主要原因。总之,其致伤因素多,伤后生命体征变化明显,伤情重,伤型复杂和死亡率高。

62. C　下腔静脉虽位置深在,但锐器伤时极易损伤而发生大出血,应注意探查。剖腹探查切口不依据创伤外口部位。上腹刺伤最可能受伤的脏器是肝胆及横结肠,但胃及小肠均应探查。

63. C　癔症的临床特点:①发病者多为16~40岁的青壮年,多见于年轻女性。②起病急,常有强烈的精神因素或痛苦情感体验等诱因。③可有精神症状、运动障碍、感觉障碍及自主神经功能障碍等临床症状多,体征少特征。④发病者大多受精神因素或暗示起病或使症状消失。⑤体格检查和化验检查常无异常发现。

64. C　不作清创的只有浅而小的切线伤和点状小弹片伤,出入口都很小的软组织贯通伤,以及无开放性气胸或仅有少量血气胸而无严重内脏损

伤的胸部贯通伤这3种情况;伤后清创越早越好;严格无菌原则;切口要够大,清创要彻底。切开深筋膜,去除泥沙、弹片、碎布等异物。切除坏死组织,妥善处理骨片、神经、肌腱、血管;清创后伤口一般不做一期缝合,但头、胸、腹及关节的伤口应缝闭其体腔,同时保持一定的引流。

65. E

66. A　脑干包括中脑、脑桥和延髓,位于脑的中轴底部,背侧与大、小脑相连,腹侧为骨性颅底,恰似蜗牛趴在斜坡上。脑干损伤是一种严重的,甚至是致命的损伤,10%~20%的重型颅脑损伤伴有脑干损伤。脑干损伤常分为两种:原发性脑干损伤,外界暴力直接作用下造成的脑干损伤;继发性脑干损伤继发于其他严重的脑损伤之后,因脑疝或脑水肿而引起脑干损伤。癫痫一般不会引起继发脑干损伤。

67. E　该患者颅骨凹陷虽不超过1cm,但有神经系统阳性体征,为手术适应证。

68. C　硬脑膜外血肿在颅内血肿中发病率最高,位于颅骨与硬脑膜之间,90%伴有颅骨骨折,常为脑膜中动脉破裂所致。半数以上的血肿见于颞叶外侧面,出现典型颅内压升高的三联症状。意识障碍:出现具有中间清醒期的昏迷状态;出现无原发昏迷的继发昏迷;出现在原发性昏迷的基础上,昏迷继续加深加重;出现神经系统定位体征;出现患侧瞳孔散大,光反射消失。昏迷-清醒-再昏迷为典型的硬膜外血肿表现。对侧肢体硬瘫及病理反射阳性。CT、脑血管造影可以做到定位诊断。一般治疗同脑挫裂伤;控制脑水肿,降低颅内压,预防脑疝;尽快手术清除血肿,以利减压。

69. E　筋膜间室综合征指肢体创伤后发生在四肢特定筋膜间室的进行性病变,主要是肌肉和神经干发生进行性缺血坏死,要早诊断,早治疗。一经确诊,保守治疗不见好转,尽快手术切开,宁可过早不可延误。

70. E　半月板全切远期易引起继发性创伤性关节炎,只切除病变部分半月板有助于保护膝关节功能。关节镜下半月板切除是创伤最小的去除病变的最佳方法。

71. A　止血带应缚于上臂上1/3处,以免损伤桡神经。

72. C　骨折治疗不一定非要达到解剖复位,尤其是非手术治疗。

73. A　肌力分级：0 级指肌力完全消失,无活动；1 级指肌肉能收缩,关节不活动；2 级指肌肉能收缩,关节稍有在水平面活动但不能对抗肢体重力；3 级是指能对抗重力但不能对抗阻力；4 级是指能对抗外来阻力使关节活动,但肌力较弱；5 级指肌力正常。

74. C　骨折后,临近的关节经过长期固定,容易造成关节韧带、关节囊等软组织挛缩,关节僵硬,称为骨折病。

75. B　周围神经损伤主要由于各种原因引起,受该神经支配的区域出现感觉障碍、运动障碍和营养障碍。周围神经是指中枢神经(脑和脊髓)以外的神经。它包括 12 对脑神经、31 对脊神经和自主神经(交感神经、副交感神经)。神经干叩击试验(Tinel 征)是当神经损伤后或损伤神经修复后,在损伤平面或神经生长所达到的部位,轻叩神经,即发生该神经分布区放射性痛,称 Tinel 征阳性。Thomas 征可诊断髋关节屈曲挛缩,Hoffmann 征和 Babinski 征诊断脊髓损伤,Dugas 征诊断肩关节脱位。

76. B　抗休克放在第 1 位,毋庸置疑。尿道损伤若不及时处理也将出现尿外渗、感染等情况,后期修复效果差,故先于骨盆骨折的处理。

77. D　外科创口内禁止应用抗生素,避免耐药性。

78. D　脊柱压缩骨折保守治疗的患者一般损伤较轻,采用仰卧过伸位,可避免进一步损伤脊髓,又可利用过伸时的牵张力使骨折处复位。

79. A　中央脊髓损伤综合征多由伸直型损伤造成,其他描述均是其临床表现特点。

80. D　影响骨折愈合的最根本因素是局部的血液供应,切开复位时,势必剥离局部的骨外膜,使骨外膜进入骨内的营养血管损伤,影响断端血运。断端血运不良不但影响骨折端修复组织生长,而且造成骨折端骨坏死,直接影响骨的愈合过程。

81. C　火器伤由于直接损伤及冲击波的作用,受损程度不一,不易鉴别,损伤后反应持续,而且污染重,早期只行清创,神经只做一期修复。

82. C　关节扭伤、脱位或关节附近的骨折,特别是肘关节,骨膜剥离后,形成骨膜下血肿。若处理不当,在关节附近的软组织内可有广泛的骨化,称为损伤性骨化,影响关节活动功能。

83. E　这是一个典型的严重的挤压综合征的病例,有肌肉丰富位置挤压的病史,出现肢体肿胀,肾功能障碍,伴休克。

84. D　休克已在题中叙及,有尿而不能排出证明有尿道损伤,指诊指套有血证明有直肠损伤。根据受伤机制,若无骨盆骨折,不可能出现此二脏器的损伤,故选 D。

85. D　张力性气胸是指较大的肺气泡破裂或较大较深的肺裂伤或支气管破裂,裂口与胸膜腔相通,且形成单向活瓣,又称高压性气胸。吸气时空气从裂口进入胸膜腔内,而呼气时活瓣关闭,腔内空气不能排出,致胸膜腔内压力不断升高,压迫肺使之渐渐萎陷,并将纵隔推向健侧,挤压健侧肺,产生呼吸和循环功能的严重障碍。患者表现为极度呼吸困难,端坐呼吸。缺氧严重者出现发绀、烦躁不安、昏迷,甚至窒息。体格检查可见伤侧胸部饱胀,肋间隙增宽,呼吸幅度减低,可有皮下气肿。叩诊呈鼓音。听诊呼吸音消失。胸部 X 线检查示胸膜腔大量积气,肺可完全萎陷,气管和心影偏移至健侧。胸膜腔穿刺有高压气体向外冲出,排气后,症状好转,不久又可加重。如此表现也有助于诊断。严重胸部损伤,如张力性气胸征象出现迅猛,须疑有支气管断裂,应迅速抢救,乃至剖胸探查。

86. A　肺爆震伤引起肺水肿和肺毛细血管出血,小支气管破裂导致气栓,因此不能耐受麻醉和手术创伤,须采取静养、给氧、保持气道通畅、控制补液量以减少肺水肿等方法,并防治肺部感染,等待肺损伤自愈。

87. C　开放性气胸急救应立即用凡士林纱布、棉垫、毛巾或衣服等,封闭胸壁伤口,有效堵塞的标志是不再听到空气进出的响声,变开放性气胸为闭合性气胸,再穿刺抽气减压,暂时缓解呼吸困难,然后加压包扎,尽快送医院急救。如无内脏损伤,仅行清创缝合和闭式胸腔引流。术后取半卧位,加用抗生素,鼓励患者咳嗽排痰,早期下床活动,以防肺不张和感染。

第十三章 急诊危重症

一、A1/A2 型题

1. C 急性重型肝炎又称暴发型肝炎,发病多有诱因,以急性黄疸型肝炎起病,但病情发展迅猛。2周内出现极度乏力、严重消化道症状,出现神经、精神症状,表现为嗜睡、性格改变、烦躁不安、昏迷等。体检可见扑翼样震颤及病理反射,肝性脑病在Ⅱ度以上(按Ⅳ度划分)。黄疸急剧加深,胆酶分离,肝浊音界进行性缩小,有出血倾向,因子Ⅺ(PTA)小于40%,血氨升高,出现中毒性鼓肠、肝臭、急性肾衰竭(肝肾综合征)。即使黄疸很轻,甚至尚未出现黄疸,但有上述表现者,应考虑本病的诊断。

2. E 流行性出血热最常见的并发症为肠道出血。常见大量呕血、便血而引起继发性休克。

3. D 硫酸阿米卡星是一种氨基糖苷类抗生素,具有耳毒性和肾毒性,患者可发生听力减退、耳鸣或耳部饱满感;听力减退一般于停药后症状不再加重,但个别在停药后可能继续发展至耳聋。此外,患者可出现血尿,排尿次数减少或尿量减少、血尿素氮、血肌酐值增高等。大多系可逆性,停药后即见减轻,但亦有个别报道出现肾衰竭。禁用于肾功能不全患者。

4. D 蛛网膜下腔出血的症状和体征如下。①前驱期症状:少数患者发病前2周内有头痛、头晕、视力改变或颈项强直。②头痛与呕吐:是本病常见而重要的症状。③意识及精神障碍。④颈项强直及脑膜刺激征。⑤神经系统定位体征。⑥眼底改变:蛛网膜下腔出血后可有在视盘周围、视网膜前的玻璃体下出血。⑦癫痫发作。⑧部分患者可有再次出血、继发脑血管痉挛、急性脑积水或正常压力性脑积水等。急性期血常规检查可见白细胞增高,可有尿糖与尿蛋白阳性。均匀一致血性的脑脊液是诊断蛛网膜下腔出血的主要指标,脑CT扫描有出血表现。

5. D 本题属记忆题,覆盖理解内容。考核知识点为临床表现。错误率较高。常见错误:①错选A、B、C,对血容量丢失程度对机体的影响理解不深,误以为有出血即有急性失血症状,或者是记忆不清;②错选E,未能区分急性失血症状和急性周围循环衰竭的表现,或者是记忆不清。当失血量达血容量20%以上时,出现冷汗、四肢厥冷、心悸、脉搏增快等急性失血症状。

6. E 本题属记忆题,覆盖理解内容。考核知识点为不同程度昏迷的临床表现。错误率较高。常见错误:①错选A、B,说明对昏迷的共有特点认识不清,它们是不同程度昏迷均有的特点,故不能作为鉴别指标;②错选D,易出现此种错误,把它误认为是深昏迷的仅有特点,其实为中度昏迷与深昏迷所共有,而浅昏迷对声、光等某些刺激可出现反应;③错选C,说明知识面不够广,它并非意识障碍(包括昏迷)所特有。浅反射(即角膜反射、瞳孔对光反射等)最具鉴别意义。

7. C 部分患者外伤后发生脾包膜下破裂,36~48 h后血肿冲破包膜才表现出典型的症状,称延迟性脾破裂。另外少数患者脾破裂后由于周围组织的包裹形成局限性血肿,以后再度破溃引起大出血。

8. B 粘连带压迫肠管,压迫系膜血管,一旦解除梗阻后,感染性肠液中的毒素经肠道吸收,迅速引起中毒性休克。

9. D 失血性休克的治疗主要集中在补充血容量,积极处理原发病。

10. A 肾前性肾衰竭的常见病因为大出血、休克、脱水等。缺水、血容量减少、心输出量不足均可引起少尿。

11. D 以此体位可增加回心血量,心脑血管不易缺氧。

12. B 休克抑制期也就是微循环扩张期。

13. A 每小时尿量<25 ml,提示肾血容量不足,肾功能趋于衰竭。

14. A 目的是收缩血管,使血压恢复正常。

15. A 严重损伤性休克后,机体抵抗力差,最常发生的并发症是感染,因此预防感染最重要。

16. D 阻断受体兴奋作用,降低外周阻力改善微循环,增强心肌收缩力,增加心输出量,促进糖原异生,使乳酸转化为葡萄糖,有利于酸中毒症状的减轻。

17. C　改善组织灌流,补充血容量,微循环障碍即可缓解,组织的血液灌流量就能改善,因此酸中毒即可消失。

18. D　休克的特点是有效循环血量锐减,有效循环血量依赖于血容量、心输出量及周围血管张力3个因素。有效循环血容量是单位时间内通过心血管系统进行循环的血容量,并不包括储存于肝、脾和淋巴血窦中,或停滞于毛细血管中的血容量。

19. B　治疗原则是抗休克、抗感染同时进行;休克控制后,仍需抗感染。

20. D　诊断是呼吸性酸中毒合并代谢性碱中毒,故钾和氯低。

21. D　呼吸性酸中毒合并代谢性酸中毒的发生机制:由于肺部疾病所致的肺泡通气不足,CO_2 排出减少。此外,也可能存在周围循环衰竭,长期缺氧引起乳酸等体内酸性物质产生,增加固定酸排出障碍。临床上血气检查结果:pH 明显降低,$PaCO_2$ 明显升高,HCO_3 减少、正常或轻度升高,AB＝SB 并小于正常值,BE 负值加大。A、B、C、E 均可在呼吸性酸中毒合并代谢性酸中毒时出现。

22. A　由于肺心病患者长期慢性缺氧及反复感染,对洋地黄类药物耐受性很低,疗效也差,易发生毒性反应,所以在使用方面必须十分谨慎。一般用量为常规量的 1/2～2/3,心率可由于缺氧和感染等干扰而不能作为疗效的指征,临床以选用作用快、排泄快的制剂为主。洋地黄类药物不作为肺心病伴发心功能不全的首选药物。

23. B　根据胸腔积液的特点分析,相对密度大于1.018,蛋白定量大于 30 g/L 则多为渗出液可能;炎症性胸腔积液内葡萄糖定量一般均降低,本例患者结果为 2.4 mmol/L,属偏低,支持渗出液,所以漏出液已可排除(即不支持选项 A)。根据胸腔积液中 LDH、ADA 测定结果分析,LDH 含量大于 200 U/L 者,支持渗出液;结核性胸腔积液 ADA 一般高于 100 U/L,而癌肿性胸腔积液、结缔组织病性胸腔积液的 ADA 一般低于25～45 U/L,本例 ADA 为 110 U/L,支持结核性。丝虫病胸腔积液以乳糜样胸腔积液为最常见。而本例为血性,亦不作首先考虑。

24. C　$PaCO_2$ 增高提示患者出现通气功能障碍,存在 CO_2 潴留。对支气管哮喘发作的患者,由于小气道痉挛所致,造成呼气性呼吸困难。哮喘严重发作时可有低氧血症,如小气道仍能保持一定的通气功能,可出现过度通气而使 $PaCO_2$ 下降。如病情进一步加重,气道严重阻塞,除使缺氧进一步加重外,可出现 CO_2 潴留,$PaCO_2$ 增高。在其他 4 个选项中,选项 A 的"病情好转"与 E 的"无临床意义"肯定是错误的。B 项中出现呼吸性碱中毒时,血气应显示 $PaCO_2$ 降低。D 项中"出现心力衰竭",一般情况下,并发心力衰竭时主要显示 PaO_2 降低,以低氧血症为主。到心衰晚期,也可出现 $PaCO_2$ 增高。本例是支气管哮喘急性发作的患者,所以血气出现 $PaCO_2$ 增高不应首先考虑心力衰竭。

25. D　呼吸衰竭时出现慢性缺氧、CO_2 潴留、$PaCO_2$ 增高,导致慢性呼吸性酸中毒,在血气检查时可表现为 $PaCO_2$ 升高,HCO_3^- 代偿性上升。早期 pH 可正常,此后下降,CO_2 结合力上升,AB＞SB(正常时候相当)。

26. A　COPD 并发症有:慢性肺源性心脏病、慢性呼衰和自发性气胸。其中,最主要的是肺源性心脏病。由于肺气肿病变易引起肺血管床减少及缺氧,使肺动脉痉挛、血管重塑,导致肺动脉高压、右心室肥厚扩大,最终发生右心功能不全。故选项为 A。

27. A　双肺底湿啰音可见于左心衰竭或肺内感染时,除 A 项外其他各项均可见于右心衰。

28. E　广泛性冠状动脉病变是冠心病猝死的主要病理,而冠状动脉内的血栓形成及冠状血管的痉挛,更进一步促进心肌损伤,心电稳定性下降,从而诱发心室颤动,心脏停搏。

29. C　普鲁卡因胺、普罗帕酮、胺碘酮、阿替洛尔这4 种抗心律失常药物对急性心肌梗死所致的室性期前收缩都可有效,而普鲁卡因胺、普罗帕酮和氨酰心胺都伴有较明显的负性肌力作用,而胺碘酮的此种作用明显较弱。因患者为急性心梗伴左心功能不全,宜选用对心肌抑制作用较弱的药物,所以胺碘酮为最合适的选择。

30. A　卧位型心绞痛的特点:常在休息或熟睡时发生,以夜间多见,偶也可在午睡时发生。其发生机制可能是患者存在冠状动脉狭窄病变,在睡眠时可出现血压下降、心率减慢,或患者存在末端心肌供血不足。该型心绞痛不易为硝酸甘油缓解,部分患者可发展为急性心肌梗死或猝死。临床上属不稳定型心绞痛。

31. C 对心肌坏死标记物的测定进行综合评价,如肌红蛋白在 AMI 后出现最早,也十分敏感,但特异性不很强;TnT 和 TnI 出现稍延迟,而特异性很高,在症状出现后 6 h 内测定为阴性则 6 h 后应再复查,其缺点是持续时间可长达 10～14 天,对在此期间出现胸痛,判断是否有新的心梗不利。CK - MB 虽不如 TnI 和 TnT 敏感,但对早期(<4 h)AMI 的诊断有较重要的作用。

32. C 左心衰竭的临床表现因左心功能不全而导致肺循环淤血时,可有咳嗽、咳痰和咯血。痰通常为浆液性,可有血丝。如果毛细血管压力很高,血浆外渗进入肺泡,可有粉红色泡沫痰。

33. D 左心衰的体征中 A、B 项无特异性,诊断价值不大;C 项表示有心肌损坏,可出现于左心衰竭之前;E 表示肺水肿,见于左心衰竭中、晚期;唯有 D 出现较早,又对左心衰竭的诊断最有价值。

34. B 急性肺水肿伴休克患者的抢救因为吗啡兼有扩张周围血管作用,减少回心血量,而不利于休克患者血压的逆转与恢复,故禁用于急性肺水肿伴休克患者。

35. C 扩张型心肌病多引起舒张功能不全且出现较早,故应选用 β 受体阻滞剂。

36. E 最大耗氧量 VO_{2max} 在心功能正常时应该大于 $20 \, ml/(min \cdot kg)$,而心脏指数(CI)及肺小动脉楔压(PCWP)可直接反映心功能,正常时 $CI > 2.5 \, L/(min \cdot m)$,$PCWP < 12 \, mmHg$。

37. E 肝大、水肿、腹腔积液、黄疸在右心衰竭(特别是晚期)和肝硬化患者均可出现,但颈静脉怒张、肝颈静脉回流征阳性是体静脉系统淤血的主要体征,在右心衰竭时出现,而肝硬化属于门脉系统,一般不影响体循环,不出现该体征。

38. D 该患者体征中无颈静脉怒张,肝大压痛,肝颈静脉回流征阳性及下肢水肿等均为右心衰竭表现。

39. D 肥厚型梗阻性心肌病根据左心室流出道有无梗阻又可分为梗阻性肥厚型和非梗阻性肥厚型心肌病。多数患者有心悸、胸痛、劳力性呼吸

困难等。伴有流出道梗阻的患者也可有起立时或运动时的眩晕,甚至晕厥等表现。体检可发现心脏轻度增大,可闻及第四心音,心尖部常有收缩期杂音。流出道有梗阻的患者可在胸骨左缘第 3～4 肋间听到较粗糙的喷射性收缩期杂音。

40. C 病史和查体符合心脏损伤后综合征,也称为 Dressler 综合征或心肌梗死后综合征。这个一般来说是良性自限性综合征,包括自身免疫性胸膜炎、肺炎,或心包炎,特点是发热、胸膜炎性胸痛;一般在心肌损伤,如心脏手术、心脏外伤或心肌梗死后 6 周内发病,并伴随心包腔内积血。因此最有效的疗法是 NSAIDs 或偶尔用糖皮质激素。如细菌性肺炎的感染一般会引起呼吸困难、咳嗽、咳痰和肺部听诊啰音,需要用抗生素治疗。肺动脉栓塞会导致呼吸困难、呼吸急促,往往伴随发热、肿胀、腿疼这些下肢深静脉血栓形成的发现,需要抗凝治疗。心绞痛或心肌梗死复发始终是心梗后所忧虑的(患者通常在这种情况下会担心);但疼痛的性质在这里是胸膜性的而不是压迫性的,还有心电图无变化这些证据都支持诊断,并无须增加抗心绞痛的治疗。患者可能会有焦虑,但不会引起发热。

41. A 血管紧张素转换酶抑制剂已被证明可以防止或延缓心力衰竭患者左心功能不全的进展,且当心梗开始后不久开始服药可减少长期死亡率。这涉及抑制肾素血管紧张素系统,并减轻了前后负荷。其他可防止心肌功能恶化的还包括 β 受体阻滞剂、ARB,伴或不伴醛固酮受体拮抗剂,如螺内酯。一般治疗措施还包括限盐和定期适度运动。地高辛用于那些有明确的收缩功能不全的患者。钙通道阻滞剂不能用于心力衰竭,或常规用于心梗后。噻嗪类利尿剂用于体液积蓄过多的患者。肼屈嗪加硝酸酯类是 ACEI 不耐患者的一个选择。

42. E 该患者在 Charcot 三联征基础上发展成为 Reynolds 五联征,除腹痛、寒战高热、黄疸外,还有休克和神经系统症状。

43. C 上消化道出血首选胃镜检查。

44. A 血尿淀粉酶的高低与病变轻重不一定成正比。严重的坏死胰腺炎,腺泡破坏严重,淀粉酶值反而不高。

45. C 急性肾炎是自限性疾病,不宜应用糖皮质激

素和细胞毒药物,以休息和对症治疗为主。急性肾衰竭病例应予透析,待其自然恢复。

46. E　凡保守疗法无效,出现下列情况者,应进行透析治疗:①急性肺水肿;②高钾血症,血钾在 6.5 mmol/L 以上;③血尿素氮 21.4 mmol/L 以上或血肌酐 442 μmol/L 以上;④高分解代谢状态,血尿素氮每日上升 10.7 mmol/L(30 mg/dL)以上,血钾每日上升 1 mmol/L 以上;⑤无明显高分解代谢,但无尿 2 天以上或少尿 4 天以上;⑥酸中毒,二氧化碳结合力低于 13 mmol/L,pH<7.25;⑦少尿 2 天以上,伴有体液潴留(如眼结膜水肿、心脏奔马律、中心静脉压增高)、尿毒症症状(如持续呕吐、烦躁、嗜睡)、高钾血症(血钾>6.0 mmol/L)、心电图有高钾改变中任何一项者。

47. C　脑出血手术适应证:①颅内压增高伴脑干受压体征,如脉缓、血压升高、呼吸节律变慢、意识水平下降等;②小脑半球血肿量>10 ml 或蚓部>6 ml,血肿破入第四脑室或脑池受压消失,出现脑干受压症状或急性阻塞性脑积水征象者;③重症脑室出血导致梗阻性脑积水;④脑叶出血,特别是动静脉畸形(AVM)所致和占位效应明显者。此患者没有手术适应证。

48. E　进行性血胸是胸部损伤行开胸手术的最常见原因,前 4 条均是进行性血胸的临床表现,但中心静脉压升高通常是由于右心衰或心脏压塞所致,不是进行性血胸的表现。

49. E　患者频繁呕吐、血压低、脉压小,考虑血容量不足,所以应首先纠正低血容量。

50. E　休克患者出现尿量减少时,可能是由于血容量不足造成的。由于血容量不足造成的尿少应补充血容量。

51. D　高血压脑病常发生在疾病早期,血压突然上升之后,年长儿会主诉剧烈头痛、呕吐、复视或一过性失明,严重者突然出现惊厥、昏迷。所以选 D。

52. C　尿量是反映肾血流灌注情况的指标。血压正常,但尿量仍少,比重降低,可能已经发生肾衰竭。

53. C　少尿为急性肾衰的表现,肺水肿、呼吸困难为急性左心衰,消化道出血考虑为应激性溃疡。因此诊断为多器官功能不全综合征。

54. C　肺性脑病的发病机制较为复杂,主要是肺部损害致二氧化碳潴留及缺氧,引起高碳酸血症及低氧血症,加之因肺部循环障碍及肺动脉高压更进一步诱发或加重脑组织的损害,从而引起肺性脑病。早期可表现为头痛、头昏、记忆力减退、精神不振、工作能力降低等症状,继之可出现不同程度的意识障碍,轻者呈嗜睡、昏睡状态,重则昏迷。主要系缺氧和高碳酸血症引起的二氧化碳麻醉所致。此外,还可有颅内压升高、视乳头水肿和扑击性震颤、肌阵挛、全身强直-阵挛样发作等各种运动障碍。精神症状可表现为兴奋、不安、言语增多、幻觉、妄想等。血气分析可见 $PaCO_2$ 增高,二氧化碳结合力增高,血 pH 降低,脑脊液压力升高,红细胞增加等。脑电图呈不同程度弥漫性慢性波性异常,且可有阵发性变化。所以与高血压性脑病主要的鉴别诊断要点体现在呼吸系统引起的临床症状和体征上面。

55. A　上消化道大量出血的病因很多,常见者有消化性溃疡、急性胃黏膜损害、食管胃底静脉曲张和胃癌。最常见者是消化性溃疡。

56. A　肺栓塞的栓子来源主要为周围静脉血栓,以下肢深静脉的血栓脱落最为常见。腹部手术可促进局部静脉血栓形成,术后卧床易形成下肢静脉血栓,且活动后容易造成肺动脉栓塞。

57. D　酮症酸中毒的症状和体征:糖尿病症状加重和胃肠道症状,酸中毒大呼吸和酮臭味,脱水和(或)休克。中、重度 DKA 患者常有脱水症状和体征,意识障碍。检查:尿糖常强阳性;当肾功能正常时,尿酮体常呈强阳性,但肾功能明显受损时,尿酮体减少,甚至消失。血常规:白细胞数常增高,无感染时亦可达(15~30)×10⁹/L,并以中性粒细胞增高较明显。

58. A　血糖将至 13.9 mmol/L 时,使用糖+胰岛素的方法继续治疗,可避免因血糖下降过快而矫枉过正出现低血糖。

二、A3/A4 型题

59. C　心源性哮喘和支气管哮喘均有呼吸困难、阵咳、肺部湿啰音与哮鸣音,须加鉴别。

60. D　临床若分不清时,不用吗啡。因为吗啡直接抑制呼吸中枢和咳嗽反射,严重呼吸抑制可致呼吸停止,偶有支气管痉挛和喉头水肿,所以支气管哮喘禁用吗啡。

61. B 可先用氨茶碱、激素缓解症状。

62. D 心梗起病数小时内心电图可无异常,或有 T 波异常高大、两肢不对称的变化,为超急性期改变。

63. B 心梗死亡多发生在第 1 周内,尤其在数小时内,发生严重的心律失常、休克或心衰者的病死率尤高。

64. D 其中室颤是 AMI 早期的主要死因。

三、X 型题

65. ABCDE 休克按病因分为心源性休克、低血容量性休克、感染性休克、过敏性休克、神经源性休克、创伤性休克。

66. BE 肝硬化门静脉高压导致食管及胃底静脉出血,应设法降低门静脉压力,可口服普萘洛尔,或静脉滴注垂体后叶素、八肽加压素及生长抑素。同时使用止血剂,如维生素 K、卡巴克洛、6-氨基己酸、抗血纤溶芳酸及中药白及粉、紫珠草等。H_2 受体拮抗剂可高度选择性地与组胺 H_2 受体结合,竞争性地拮抗组胺与 H_2 受体结合后引起的胃酸分泌,产生抑酸作用,用于治疗消化性溃疡。

67. ACD ①慢性乙型肝炎是指乙肝病毒检测为阳性,病程超过半年或发病日期不明确而临床有慢性肝炎表现者。慢性乙型肝炎根据病情可分为轻、中、重 3 种。轻度:病情较轻,可反复出现乏力、头晕、食欲缺乏、厌油、尿黄、肝区不适、睡眠欠佳,肝稍大有轻触痛,可有轻度脾大。肝功能指标仅 1 或 2 项轻度异常。中度:症状、体征、实验室检查居于轻度和重度之间。重度:有明显或持续的肝炎症状,如乏力、食欲缺乏、腹胀、尿黄、便溏等,伴肝病面容、肝掌、蜘蛛痣、脾大,ALT 和(或)天冬氨酸氨基转移酶(AST)反复或持续升高,白蛋白降低,丙种球蛋白明显升高。②重型肝炎:极度乏力,严重消化道症状,神经、精神症状(嗜睡、性格改变、烦躁不安、昏迷等)。③肝炎肝硬化根据肝脏炎症情况分为活动性与静止性两型。活动性肝硬化:有慢性肝炎活动的表现,乏力及消化道症状明显,ALT 升

高、黄疸、白蛋白下降。静止性肝硬化:无肝脏炎症活动的表现,症状轻或无特异性,可有上述体征。根据肝组织病理及临床表现分为代偿性肝硬化和失代偿性肝硬化。代偿性肝硬化:ALB≥35 g/L,TB<35 μmol/L,PTA>60%,可有门脉高压症,但无腹水、肝性脑病或上消化道大出血。失代偿性肝硬化指中晚期肝硬化,有明显肝功能异常及失代偿征象,如 ALB<35 g/L,白蛋白/球蛋白(A/G)<1.0,TB>35 μmol/L,PTA<60%,可有腹水、肝性脑病或门静脉高压引起的食管、胃底静脉明显曲张或破裂出血。

68. ABDE 重型肝炎是以大量肝细胞坏死为主要病理特点的一种严重肝脏疾病,可引起肝衰竭,甚至危及生命,是肝病患者病故的主要原因之一。重型肝炎主要并发症有肝性脑病、上消化道出血、肝肾综合征、腹水及自发性腹膜炎。

69. ABCD 咯血伴发热可见于肺结核、肺炎、肺出血型钩端螺旋体病、流行性出血热、支气管肺癌等。咯血伴胸痛可见于大叶性肺炎、肺梗死、肺结核、支气管肺癌等。咯脓血痰可见于肺脓肿、空洞型肺结核、支气管扩张等,支气管扩张也有反复咯血而无咳痰者,此型称为干性支气管扩张。咯血伴呛咳可见于支气管肺癌、支原体肺炎等。咯血伴有皮肤黏膜出血须注意流行性出血热、血液病。咯血伴黄疸须注意肺梗死、钩端螺旋体病。

70. ABCDE 心悸伴心前区疼痛见于冠心病(心绞痛、心梗)、心肌炎和心包炎,也可见于心脏神经症。

71. ABC 感染性休克首先应该是病因治疗,原则是在休克未纠正之前,应着重治疗休克,同时治疗感染;在休克纠正之后,则应着重治疗感染。

72. AB 休克分为低血容量性、感染性、心源性、神经性和过敏性休克五种,而前两种休克在外科中最常见,而且把创伤和失血引起的休克划入低血容量性休克。

73. ABCD 静脉压反映血压变化以及血容量的变化;肺动脉楔压是估计血容量和监护输液速度,防止发生肺水肿;心输出量可用仪器监测,反映血压情况;肺毛细血管楔压能反映呼吸功能障碍。

74. ABC 休克时微循环的改变分为微循环收缩期、

扩张期和衰竭期。

75. AC 治疗休克主要措施应该是补充血容量和积极处理原发病,而测量血压和抗感染属于一般措施。

76. ABCD 消化道大量出血的病因很多,常见者有消化性溃疡、急性胃黏膜损害、食管胃底静脉曲张和胃癌。

77. ABCE ①中心静脉压低,血压低,原因是血容量严重不足,处理原则是充分补液;②中心静脉压低,血压正常,原因是血容量不足,处理原则是适当补液;③中心静脉压高,血压低,原因是心功能不全或血容量相对过多,处理原则是给予强心药物,纠正酸中毒,舒张血管;④中心静脉压高,血压正常,原因是容量血管过度收缩,处理原则是舒张血管;⑤中心静脉压正常,血压低,原因是心功能不全或血容量不足,需补液试验来鉴别。

78. ABCE 消化道急性大出血可致循环血容量迅速减少而导致周围循环衰竭,临床上可出现头昏、乏力、心悸、恶心、口渴、黑矇或晕厥,肢体冷,面色苍白,脉速,血压低;出现休克时,伴有烦躁不安,精神萎靡,四肢湿冷,呼吸急促,意识障碍,

少尿或者无尿。

79. ADE 两者症状比较相似,疼痛部位也基本相同,但是心绞痛是由缺血引起,而急性心肌梗死在缺血基础上已经发生了梗死,所以主要区别在于:前者发作时持续时间为几十秒到几分钟,后者持续时间长,可达半小时以上;前者休息或舌下含服硝酸甘油可缓解症状,后者不能自行缓解。

80. BCD 患者为胸外伤开放性气胸伴休克,应选择B、C、D。

81. ABDE 患者血压低考虑存在创伤性休克,胸壁塌陷、闻及骨擦音考虑 A、B、E。

82. ABC 哮喘持续状态为哮喘发作期的类型之一,是指哮喘急性发作持续 24 h 以上,经一般处理不能缓解者称为哮喘持续状态。支气管哮喘的临床分型有感染型哮喘、混合型哮喘、吸入(过敏)型哮喘、运动型哮喘、药物型哮喘和职业性哮喘。

83. ABCDE 急性心梗的并发症有乳头肌功能失调或断裂、心脏破裂、栓塞、室壁瘤形成和心肌梗死后综合征。

第十四章　基　本　技　能

一、A1/A2 型题

1. E 搬运患者时,如果不能确定骨折类型,则将患者置于硬板上平卧位。切记一人背送或一人抱头一人抱腿,致使脊柱屈曲,加重损伤。

2. A 环甲膜穿刺是临床上对于有呼吸道梗阻、严重呼吸困难的患者采用的急救方法之一。它可为气管切开术赢得时间,是现场急救的重要组成部分。同时它具有简便、快捷、有效的优点,而且稍微接受急救教育的人都可以掌握。

3. D 心包穿刺抽液是降低心包腔压,减轻心包填塞的唯一有效急救措施。

4. E 喉痉挛紧急治疗措施是面罩加压纯氧吸入。轻提下颌可缓解轻度喉痉挛。

5. E 按压频率为 100 次/分。与人工呼吸配合,无

论单人还是双人操作。每吹气 2 次,心挤压 30 次。小儿复苏用单手按压 100 次/分,新生儿只用 2 指按压。胸外心挤压最常见的并发症是肋骨骨折,应注意预防。

6. C 溺水患者一旦从水中救出,立即清除口鼻内水、泥沙、分泌物,保持呼吸道通畅。患者虽神志清楚,但血氧饱和度监测示 SaO_2 83%,BP 90/60 mmHg,P 120 次/分,R 30 次/分,提示缺氧,因此应尽快人工机械通气以改善缺氧。原则是尽可能维持合适氧供及尽可能低的气道压。

7. A 对任何类型的呼吸衰竭,保持呼吸道通畅是最基本、最重要的治疗措施。此时不宜应用强效镇咳药。

8. D 心脏骤停时最常见的心律失常是心室颤动。终止室颤最有效的方法是电除颤,时间是治疗室

颤的关键

9. D 对阻塞性窒息的伤员,应根据具体情况,采取下列措施:①因血块及分泌物等阻塞咽喉部的伤员,应迅速用手掏出或用塑料管吸出阻塞物,同时改变体位,采取侧卧或俯卧位,继续清除分泌物,以解除窒息;②因舌后坠而引起窒息的伤员,应在舌尖后约2 cm处用粗线或别针穿过全层舌组织,将舌牵拉出口外,并将牵拉线固定于绷带或衣服上。可将头偏向一侧或采取俯卧位,便于分泌物外流;③上颌骨骨折段下垂移位的伤员,在迅速清除口内分泌物或异物后,可就地取材采用筷子、小木棒、压舌板等,横放在两侧前磨牙部位,将上颌骨向上提,并将两端固定于头部绷带上。通过这样简单的固定,即可解除窒息,并可达到部分止血的目的;④咽喉肿胀压迫呼吸道的伤员,可以由口腔或鼻腔插入任何形式的通气导管,以解除窒息。如情况紧急,又无适当通气导管,可用15号以上粗针头由环甲筋膜刺入气管内。如仍通气不足,可同时插入2~3根,随后作气管造口术。如遇窒息濒死,可紧急切开环甲筋膜进行抢救,待伤情缓解后,再改作常规气管造口术。对吸入性窒息的伤员,应立即进行气管造口术,通过气管导管,迅速吸出血性分泌物及其他异物,恢复呼吸道通畅。

10. C 患者出现胸壁畸形,反常呼吸,有肋骨骨折,可严重影响正常的呼吸运动,造成严重缺氧,因此应尽快消除反常呼吸,因此选C。

11. E 新生儿心肺复苏的步骤:清理呼吸道;建立呼吸;维持正常循环;药物治疗;评估。以前3项最重要,其中第1项是根本,第2项是关键。故答案选E。

12. B 目前自动体外除颤仪(AEDs)包括单相波和双相波两类除颤波形。不同的波形对能量的需求有所不同,单相波形电除颤:首次电击能量200 J,第2次200~300 J,第3次360 J。

13. B 新的生存链是以早期识别求救、早期心肺复苏、早期电除颤、早期高级生命支持和心脏骤停后的综合治疗5个相互联系的环节组成。

14. E 洗胃是迅速清除胃内毒物的有效方法。洗胃应尽早进行,一般在服毒后6 h内洗胃有效。

15. E 上述症状提示患者有机磷农药中毒,应及时洗胃使毒物排出体外。有机磷中毒主要是因为

急性肺水肿、呼衰、休克等,对症治疗重在维护心、肺、脑等生命器官功能,发生肺水肿时应以阿托品治疗为主。

16. C 多形型室性心动过速的处理方法类似于单形型,但要仔细寻找可能存在的可逆性原因,例如药物不良反应和电解质紊乱,特别是尖端扭转型室性心动过速,多发生在Q-T间期延长时。治疗除针对病因外,可采用异丙肾上腺素、阿托品静注,或快速人工心脏起搏,忌用Ⅲ类抗心律失常药物,如胺碘酮等。

17. B 上肢骨折固定时多保持肘关节屈曲位,下肢骨折固定时多保持伸直位。

18. E 立即停药、平卧、保暖、给氧气吸入。即刻皮下注射0.1%盐酸肾上腺素0.5~1 ml,小儿酌减。如症状不缓解,可每20~30 min皮下或静脉再注射0.5ml。此药是抢救过敏性休克的首选药物。同时给予地塞米松5 mg静脉注射,或用氢化可的松200~300 mg加入5%~10%葡萄糖溶液中静脉滴注。呼吸受抑制可用呼吸兴奋剂,如尼可刹米、洛贝林等。必要时行人工呼吸或行气管切开术。心搏骤停时,心内注射强心剂,并行胸外心脏按压。

19. E 直流电复律的原理是使折返环内所有的细胞均被去极化后,产生了心电的同一性,折返环也就不复存在。大量实践证明,直流电复律是终止室性心动过速十分安全有效的治疗措施,在许多情况下应作为首选措施,方便且效率高。

20. C 因诊断或治疗胸膜疾病行胸膜腔穿刺的过程中患者出现的连续咳嗽、头晕、胸闷、面色苍白、出汗,甚至昏厥等一系列反应。胸膜反应是胸膜穿刺过程中较严重的并发症,通过对患者进行护理干预,胸膜反应可明显减少。正确处理方法为立即停止胸穿,取平卧位,注意保暖,观察脉搏、血压、神志的变化。症状轻者经休息或心理疏导即能自行缓解。对于出汗明显、血压偏低的患者,给予吸氧及补充10%葡萄糖溶液500 ml。必要时皮下注射1∶1 000肾上腺素0.3~0.5 ml,防止休克。同时注意治疗原发病,抗结核治疗。

21. D 气胸的排气疗法包括胸膜腔穿刺抽气法和胸腔闭式引流术。适用于呼吸困难明显、肺压缩程度较重的患者,尤其是张力型气胸需要紧急

排气者。血流动力学不稳定提示张力性气胸可能,需立即锁骨中线第 2 肋间穿刺减压。

22. D　新型隐球菌脑膜炎通常隐匿起病,病程迁延,多有发热、颅内压力增高综合征的临床表现和脑膜刺激征;脑脊液(CSF)检查压力常增高,外观透明或微浑浊。白细胞轻度、中度增多,一般为(10~500)×10⁶/L,以淋巴细胞为主,蛋白含量增高,糖含量降低。CSF 离心沉淀后涂片进行墨汁染色,检出隐球菌可确定诊断。CSF 真菌培养亦是常用的检查方法。也可免疫学检查及影像学检查进行确诊。结核性脑膜炎有结核中毒症状。化脓性脑膜炎脑脊液检查可见典型化脓性改变,脑脊液外观混浊或稀米汤样,压力增高;镜检白细胞甚多,可达数亿个/L;蛋白定性试验多为强阳性,定量每在 1 g/L 以上。将脑脊液离心沉淀,进行涂片染色,常能查见病原菌,可作为早期选用抗生素治疗的依据。

23. D　再生障碍性贫血的诊断:①全血细胞减少,网织红细胞绝对值减少;②一般无脾肿大;③骨髓检查显示至少一部位增生减低或重度减低(如增生活跃,巨核细胞应明显减少,骨髓小粒成分中应见非造血细胞增多。有条件者应作骨髓活检等检查);④能除外其他引起全血细胞减少的疾病,如阵发性睡眠性血红蛋白尿、骨髓增生异常综合征中的难治性贫血、急性造血功能停滞、骨髓纤维化、急性白血病、恶性组织细胞病等;⑤一般抗贫血药物治疗无效。

二、X 型题

24. ABCDE　评估和维护重要器官功能;清除毒物

(催吐,洗胃,导泻,灌肠等;血液净化治疗对镇静催眠药中毒有很好作用);特效解毒药物,如氟马西尼是苯二氮䓬类特异性拮抗剂,竞争抑制苯二氮䓬受体,阻断该类药物对中枢神经系统作用;对症支持,预防和治疗并发症。

25. BDE　口服中毒者用清水、2% 碳酸氢钠或 1∶5 000 高锰酸钾溶液洗胃。注意:敌百虫中毒禁用碳酸氢钠洗胃,对硫磷中毒时禁用高锰酸钾洗胃,因为碳酸氢钠可将敌百虫转化为敌敌畏,高锰酸钾可将对硫磷氧化为对氧磷,使毒性显著增加。

26. ABCDE　呼吸机必须具备 4 个基本功能,即向肺充气、吸气向呼气转换、排出肺泡气以及呼气向吸气转换,依次循环往复。治疗用的呼吸机,常用于病情较复杂较重的患者,要求功能较齐全,可进行各种呼吸模式,以适应病情变化的需要。

27. ABC　呼吸支持(breath support)技术是救治呼吸衰竭的有效手段。临床上常针对呼吸衰竭的不同程度采用不同呼吸支持方法。呼吸支持技术包括开放气道、吸氧、气管插管、气管切开、机械通气、体外膜肺和血管内氧合等技术。

28. ABCD　骨髓穿刺术穿刺部位选择:①髂前上棘,常取髂前上棘后上方 1~2 cm 处作为穿刺点,此处骨面较平,容易固定,操作方便安全;②髂后上棘,位于骶椎两侧、臀部上方骨性突出部位;③胸骨柄,此处骨髓含量丰富,当上述部位穿刺失败时,可作胸骨柄穿刺,但此处骨质较薄,其后有心房及大血管,严防穿透发生危险,较少选用;④腰椎棘突,位于腰椎棘突突出处,极少选用。

第十五章　模 拟 试 卷 一

一、A1/A2 型题

1. D　以上 5 条均为流行性出血热的诊断依据,但只有血清学诊断才能确诊。预测错误率较高。常见错误:①选答 A,鼠类不只是流行性出血热的传染源,还是鼠疫、钩端螺旋体病等传染病的传染

源,因此鼠类接触史不能确诊流行性出血热。②选答 B,多数感染性疾病都可有全身感染中毒症状,因此选 B 也是有缺陷的。③选答 C,流行性出血热的“三痛征”是头痛、腰痛、眼眶痛,其中头痛是由于脑血管扩张充血所致,腰痛与肾周围组织充血水肿以及腹膜后水肿有关,眼眶痛是眼周

围组织水肿所致。"酒醉貌"是皮肤毛细血管损害的表现,这些表现均非流行性出血热所特有,因此"三痛征"和"酒醉貌"也不是确诊的依据。④选答E,异形淋巴细胞增多于一些感染性疾病可以升高,如传染性单核细胞增多症,因此此项不能作为确诊流行性出血热的依据。要点:通过复习流行性出血热流行病学、发病机制、临床表现、实验室检查,掌握血清中检出特异性抗体可确诊流行性出血热。

2. D 这是一道理解、记忆题。考核学生对疟疾临床表现的认识。预测错误率较高。常见错误:①选答A,脑型疟疾脑脊液基本正常,流行性乙型脑炎脑脊液异常;②选B、C,说明对脑膜炎的临床表现不熟悉。两者一般无病理征,前者脑脊液呈化脓性,后者脑脊液呈浆液性。要点脑型疟疾先有疟疾的临床表现后再出现脑部症状,脑脊液检查基本正常,血涂片可检查到疟原虫。

3. A 喹诺酮类为治疗首选用药,如诺氟沙星、环丙沙星、氧氟沙里等,但因对骨骼发育有影响,婴幼儿和孕妇禁用。

4. A 慢性上腹痛最常见的病因是消化性溃疡如胃、十二指肠溃疡。

5. C 肺梗死引起的胸痛多位于患侧的腋前线及腋中线附近。

6. C

7. C 在窦房结冲动尚未抵达心室之前,由心室中的任何一个部位或室间隔的异位节律点提前发出电冲动,引起心室的除极,称为室性期前收缩,简称室早。患者常诉说心悸、胸部有"停跳感"。

8. C 过敏性水肿为变态反应性疾病,多有过敏史,表现为突发于面部、口唇或舌部的水肿,若累及喉头,可危及生命。属于局部水肿。

9. B 呕吐物多且有粪臭味见于低位小肠梗阻。

10. D 呕血是上消化道疾病(指屈氏韧带以上的消化器官,包括食管、胃、十二指肠、肝、胆、胰疾病)或全身性疾病所致的急性上消化道出血,血液经口腔呕出。消化道出血患者有呕血者,其出血部位一般不低于屈氏韧带水平。

11. B Dubin-Johnson综合征又称为慢性特发性黄疸,为遗传性结合胆红素增高Ⅰ型。由于毛细胆管对有机阴离子的转运障碍,结合胆红素从肝细胞向毛细胆管的运转发生障碍,结果使结合胆红素反流入血,血结合胆红素水平增高,患者出现黄疸。

12. E 肺脓肿X线检查:早期呈大片状密度增高的阴影;成脓期可见圆形单个空洞,内有液平面;溃脓期,空洞壁变厚;恢复期可见纵隔向患侧移位,胸膜增厚。

13. C 有效循环血量的下降是休克的根本病理生理改变,所以抗休克的首要根本措施就是补充血容量。

14. D 诊断是呼吸性酸中毒合并代谢性碱中毒,故钾和氯低。

15. A 由于肺心病患者长期慢性缺氧及反复感染,对洋地黄类药物耐受性很低,疗效也差,易发生毒性反应,所以在使用方面必须十分谨慎。一般用量为常规量的$1/2\sim2/3$,心率可由于缺氧和感染等干扰而不能作为疗效的指征,临床以选用作用快、排泄快的制剂为主。洋地黄类药物不作为肺心病伴发心功能不全的首选药物。

16. E 患者最有可能为主动脉瓣关闭不全。其中一个检查出心脏瓣膜病变的标志是继发于心脏舒张期反流进入心室导致的脉差增大。重搏脉见于肥厚性心肌病,触诊颈动脉最容易发现。重搏脉发生是由于初期没有任何阻碍血液从心室流出,后在收缩中期受到阻碍,并最终在收缩末期梗阻又得以减轻而产生的。低幅度脉见于外周动脉粥样硬化。交替脉是一次脉动大些,下一次脉小些,见于严重充血性心力衰竭。奇脉是指在吸气时收缩压明显减小,正常收缩压吸气时减小10 mmHg或以下,但奇脉时可以减少15~20 mmHg。这最常见于缩窄或限制性的心脏和心包疾病。

17. E 骨髓象是诊断急性白血病的主要依据和必做检查。FAB协作组提出原始细胞≥骨髓有核细胞(ANC)的30%为急性白血病的诊断标准。WHO分类将骨髓原始细胞≥20%定为急性白血病的诊断标准。

18. D MDS的FAB分型如下表。RAEB-t型标准:外周血原始细胞比例>5%;骨髓原始细胞比例>20%~30%;原始细胞出现Auer小体。三项中满足一项即归入RAEB-t。

FAB分型	全　　称	外周血	骨　　髓
RA	难治性贫血	原始细胞<1%	原始细胞<5%
RAS	环形铁粒幼细胞性难治性贫血	原始细胞<1%	原始细胞<5%，环形铁粒幼细胞>全髓有核细胞15%
RAEB	难治性贫血伴原始细胞增多	原始细胞<5%	原始细胞5%～20%
RAEB-t	难治性贫血伴原始细胞增多-转变型	原始细胞≥5%	原始细胞>20%而<30%；幼粒细胞可见 Auer 小体
CMML	慢性粒-单核细胞性白血病	原始细胞<5%伴单核细胞>1.0×10⁹/L	原始细胞5%～20%

19. D　突然起病的颅内出血，无外伤史，患者年轻，最可能是脑血管畸形。

20. B　摔倒后膝部着地，加上股四头肌牵拉，容易发生髌骨骨折。髌骨骨折后仍然可以行走，骨折后断面出血，膝关节肿胀，移位骨折时局部触摸有空虚感，所以首先应当考虑髌骨骨折。

21. C　患者有较深伤口，具有厌氧菌生长条件，近一天出现乏力、头痛及张口困难，考虑破伤风的可能性大，故应给予针对破伤风治疗：手背部烧伤部位清创，TAT 2 万 U 静脉注射，白蛋白 20 g 静脉注射，10%水合氯醛 30 ml 保留灌肠。

22. D　子宫内膜癌首选的治疗方法是手术治疗，I期患者子宫次根治手术及双侧附件切除术，II期应行子宫广泛切除术及双侧盆腔淋巴结清扫术。

23. E　蒂扭转是卵巢肿瘤的最常见并发症。

24. D　约60%的足月儿出生后2～3天出现黄疸，黄疸程度较轻，4～5天为高峰，7～10天消退。

25. D　各种病毒和细菌均可引起，但90%以上为病毒引起，主要有鼻病毒、流感病毒、副流感病毒、腺病毒、呼吸道合胞病毒等。

26. B　急性肾炎急性期需卧床2～3周，直到肉眼血尿消失，水肿减退，血压正常，即可下床做轻微活动。血沉正常可上学，但应避免重体力活动，尿沉渣细胞绝对计数正常后方可恢复体力活动，故选 B。

27. B　多数患儿为症状性或隐源性癫痫。

28. B　寻常型银屑病的好发部位是头皮、四肢伸侧，故选 B。

29. A　肌皮瓣能提供丰富的血供和填充组织，具有较强的抗感染能力和愈合能力，是修复压疮常用的方法。

30. E　有机溶剂挥发性强，氰化物有苦杏仁味。

31. B　患者主要临床表现为心脏扩大和心力衰竭，冠状动脉造影3支血管严重病变，应首先考虑缺血性心肌病。入院后查体有高血压，有可能系心力衰竭的表现。其他各项更无证据。

32. D　十二指肠为腹膜后空腔脏器，其穿孔可引起腹膜后积气，其余穿孔均引起腹腔内游离气体。

33. B　阑尾类癌可发生转移。阑尾类癌可直接侵犯邻近组织，如盲肠、输尿管等，晚期可出现腹腔和后腹膜转移。淋巴结转移主要沿阑尾系膜淋巴结、右结肠动脉根部淋巴结、腹主动脉淋巴结途径。血行转移主要是肝脏，其次为肺、脑、骨等，但非常罕见。另外，类癌转移是临床上诊断恶性的标准。一般以肿物直径的大小作为判断是否发生转移和恶性程度的可靠指标，即阑尾类癌直径<0.5 cm 者可视为良性，直径在0.5～1.5 cm 者可视为交界性肿瘤，直径>1.5 cm 有明确转移，或直径>2 cm 者可视为低度恶性。

34. E　残胃排空障碍最常见的原因不是机械梗阻因素，而是术后残胃弛张无力、吻合口局部肠麻痹和运动功能紊乱综合因素造成，属功能性排空障碍。

35. D　原发性和继发性腹膜炎的概念是以腹膜腔内有无原发性感染病灶来定义的。

36. D　盆腔脓肿较小或尚未形成时，可以采用非手术治疗，如应用抗生素，辅以热水坐浴、温热盐水灌肠及物理透热等疗法。有些患者经过上述治疗，脓液可自行完全吸收。脓肿较大者须手术治疗。在骶管或硬膜外麻醉下，取截石位，用肛门镜显露直肠前壁，清洁消毒后，在波动处用长针穿刺，抽出脓液后循穿刺针做一小切口，再用血管钳插入扩大切口，排出脓液，然后放橡皮管引流3～

4 天。已婚女患者可经后穹隆穿刺后切开引流。

37. E　心肌病根据病理生理特征可以分为 5 型,包括扩张型心肌病、限制型心肌病、肥厚型心肌病、致心律失常性右室心肌病和不定型心肌病。

38. E　心电图运动负荷检查的主要适应证是胸痛的鉴别诊断,早期检出无临床症状的冠心病,确定冠心病的诊断。急性心肌梗死急性期(尤以在 5 天以内)、未控制的不稳定性心绞痛、未控制的心力衰竭、严重的高血压病等均为其检查的禁忌证。

39. C　惊厥性全身性癫痫持续状态最常见,出现于强直阵挛性发作中表现为全身性抽搐一次接一次发生,意识始终不清,必须从速控制发作,并保持不再复发的时间至少为 24 h。

40. D　视交叉中部病变(如垂体瘤、颅咽管瘤)导致双颞侧偏盲;视束、外侧膝状体、视辐射或视中枢病变导致病变对侧视野同向性偏盲;视辐射下部受损导致对侧同向性上象限盲,视辐射上部受损导致对侧同向性下象限盲。

41. C　患者有肝硬化病史,出现呼吸困难伴有低氧血症,考虑肝肺综合征。抗感染无效排除肺炎。

42. B　缺铁性贫血表现为小细胞低色素贫血。

43. D　肝素监护最常用者为 APTT,正常值为(40 ±5)s,肝素治疗使其延长 60%~100% 为最佳剂量。肝素过量可用鱼精蛋白中和,鱼精蛋白 1 mg 可中和肝素 100 U。

44. C　糖尿病视网膜病变可以分为 6 期。Ⅰ期:微血管瘤,小出血点。Ⅱ期:出现硬性渗出。Ⅲ期:出现棉絮状软性渗出。Ⅳ期:新生血管形成、玻璃体积血。Ⅴ期:纤维血管增殖、玻璃体机化。Ⅵ期:牵拉性视网膜脱落、失明。

45. C　肺气肿时肺泡结构发生破坏,是不完全可逆性改变。

46. C　预激最主要的心电图表现是 QRS 波群起始部粗钝。

47. B　肾前性急性肾衰竭,肾小管重吸收尿素增加,使 BUN 与 Scr 不成比例增高,钠排泄分数降低。

48. C　感染性发热是由各种病原体如病毒、立克次体、细菌、螺旋体、真菌、寄生虫等引起感染。

49. D　甲状腺Ⅲ度肿大有手术适应证,但患者高代谢症状严重,应先抗甲状腺药物控制症状后手术。

50. B　根据患者的既往史、现病史和血气分析结果,患者的诊断是 COPD、肺源性心脏病、呼吸衰竭、肺性脑病。血气分析:呼吸性酸中毒是原发的,HCO_3^- 应代偿至 42 mmol/L,而实际 HCO_3^- 30 mmol/L,说明合并代谢性酸中毒。因 pH< 7.35,诊断为原发性呼吸性酸中毒,合并代谢性酸中毒,失代偿。

51. A　慢性呼吸衰竭过程中,因低氧和高碳酸血症等因素可引起多种复杂的酸碱平衡失调和电解质紊乱。其发生率如下:呼吸性酸中毒最多见,其次为呼吸性酸中毒伴代谢性碱中毒或呼吸酸中毒伴代谢性酸中毒;单纯呼吸性或代谢性碱中毒较少见。

52. E　双重性混合性酸碱平衡紊乱特点如下表所示。

类　型	pH	HCO_3^-	H_2CO_3
酸碱一致型			
代谢性酸中毒合并呼吸性酸中毒	↓↓	↓	↑
代谢性碱中毒合并呼吸性碱中毒	↑↑	↑	↓
酸碱混合型			
代谢性碱中毒合并呼吸性酸中毒	不定	↑	↑
代谢性酸中毒合并呼吸性碱中毒	不定	↓	↓
代谢性酸中毒合并代谢性碱中毒	不定	不定	不定

该患者有肺心病病史,血 pH 降低,HCO_3^- 增多,$PaCO_2$ 增高,考虑为代谢性碱中毒并呼吸性酸中毒。呼吸性酸中毒对机体的危害性极大。因此,除需尽快治疗原发病外,还须采取积极措施改善患者通气功能。代谢性碱中毒必要时可补充盐酸精氨酸,碱中毒时几乎同时存在低钾血症,须同时给予氯化钾,在患者尿量超过 40 ml/h 才可开始补钾。碱中毒关键是解除病因,碱中毒很

易彻底治愈。

53. D　二尖瓣狭窄呼吸困难为最常见的早期症状。二尖瓣狭窄使左心房压升高,肺静脉压随之增高,肺顺应性减低,从而发生劳力性呼吸困难。

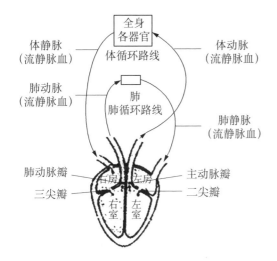

54. B　主动脉瓣关闭不全重度反流者,常在心尖区听到舒张中晚期隆隆样杂音(Austin-Flint 杂音)。慢性主动脉关闭不全时,其周围血管征常见,包括随心脏搏动的点头征(De Musset 征)、颈动脉和桡动脉扪及水冲脉、股动脉枪击音(Traube 征)、听诊器轻压股动脉闻及双期杂音(Duroziez 征)和毛细血管搏动征等。

55. D　下肢深部血管癌术后,存在血栓形成的可能,活动后可造成栓子脱落形成肺动脉栓塞,严重者可引起死亡。

56. E　急性心包炎时典型的心包摩擦音的特点是在胸骨左缘第 3、4 间最为明显的三相性摩擦音,其强度受呼吸体位影响,深吸气或前倾坐位时增强。

57. B　5 ml×Ⅱ度、Ⅲ度烧伤面积(%)×体质量(kg)＋基础水分量 2 000～3 000 ml。该患者为特重度烧伤,补液晶胶比应为 1∶1,计算公式为(27＋46)×50×1.5＝5 475 ml。按晶胶比 1∶1,即应补胶体液 2 700 ml。

58. B　空腔脏器破裂后或多或少有肠内容物进入腹腔,因此有腹膜炎症状。其余症状及体征,当破裂口小,漏出量少时不一定出现。

59. B　头皮冠状切口复位固定法是在帽状筋膜下层翻瓣,暴露骨折断端,采用小型接骨板方法进行骨折内固定。该方法显露充分,便于在直视下复位及固定,且避免了面部切口和术后瘢痕,主要用于面中部诸骨骨折的显露,尤其适合于颧、鼻、眶、颧区多发性复杂性骨折和陈旧性骨折。颧额缝、眶下缘和颧弓骨折可采用局部小切口显露骨折线。

60. A　儿童锁骨青枝骨折可仅用三角巾悬吊 3 周。

61. A　急性肾炎的典型表现:前驱感染后急性起病,根据临床表现如非凹陷性水肿、血尿(肉眼或镜下)、蛋白尿、血压增高、尿量减少。尿常规可见红细胞、白细胞、管型或尿蛋白,可诊断急性肾炎。血压 165/115 mmHg 符合高血压脑病诊断。故选 A。

62. D　产后第 1 日,宫底稍上升,产后初期产妇脉搏减慢,与子宫胎盘循环停止和卧床休息有关;产后宫缩痛多见于经产妇,恶露通常持续 4～6 周。

63. D　梅毒患者接受足量驱梅治疗后,无论是否阴转,均要定期随访 2 年以上,故 D 是错误的。

64. D　食管钡餐 X 线检查,可较好显示食管内是否有异物,异物部位、范围,以及有无并发症。

65. D

66. E　诱发肝性脑病的因素很多,如上消化道出血,高蛋白饮食,大量排钾利尿,放腹水,使用安眠、镇静、麻醉药,便秘,尿毒症,感染或手术创伤等。这些因素大体都是使神经毒质产生增多,或提高神经毒质的毒性效应,提高脑组织对各种毒性物质的敏感性,增加血脑脊液屏障的通透性而诱发脑病。

67. E　流行性腮腺炎的潜伏期 8～30 天,平均为 18 天。腮腺肿胀大多于 1～3 天到达高峰,持续4～5 天逐渐消退而恢复正常。整个病程 10～14 天。隔离患者使之卧床休息,直至腮腺肿胀完全消退。

68. B　结肠溃疡中阿米巴滋养体借其侵袭力进入门静脉系统,到达肝脏;但亦可通过肠壁直接侵入肝脏,或经淋巴系统到达肝内。大多数原虫抵达肝脏后即被消灭,仅少数可存活并在肝内进行繁殖。阿米巴滋养体在肝组织门静脉内因栓塞、溶组织及分裂作用,造成局部液化性坏死而形成脓肿。自原虫侵入至脓肿形成,平均需时 1 个月以上。脓肿所在部位深浅不定,以大的单个为多见,约 80% 位于肝右叶,尤以右叶顶部居多,因右叶接纳的血液来自肠阿米巴主要病变的盲肠和升结肠。因原虫经门静脉血行扩散,故早期以多发性小脓肿较为常见,以后才互相融合而形成单个大脓肿。

69. B 重型肝炎患者,肝脏对于血氨的处理能力下降,导致血氨含量升高。使用弱酸性溶液能够在一定程度上减少血氨。

70. E 痢疾杆菌的致病物质有菌毛和内毒素,致病因素主要是菌毛的侵袭力和内毒素的毒性作用。有些菌株尚能产生外毒素。

71. A 脾脏的血液通过门静脉回液,肝硬化导致门脉的压力增加,导致脾脏血液回流障碍,引起肿大。

72. C 新生儿黄疸药物治疗中应用药物减少胆红素的产生,加速胆红素的清除或抑制胆红素的肠肝循环,包括供应白蛋白、纠正代谢性酸中毒,肝酶诱导剂(如苯巴比妥),静脉使用免疫球蛋白。

73. B 心律失常中,室颤最易导致心脏骤停。

74. A X 线检查是诊断气胸的重要方法。胸片作为气胸诊断的常规手段,若临床高度怀疑气胸而后前位胸片正常时,应该进行侧位胸片或者侧卧位胸片检查。气胸胸片上大多有明确的气胸线,即萎缩肺组织与胸膜腔内的气体交界线,呈外凸线条影,气胸线外为无肺纹理的透光区,线内为压缩的肺组织。大量气胸时可见纵隔、心脏向健侧移位。

75. E X 线造影检查使用得较多的是胃肠钡餐造影和钡剂灌肠造影。这项检查安全、无创伤,无不良反应,但有些患者,如急性呼吸道感染患者,严重心、肝、肾功能不全患者,以及碘试验阳性的患者,一般不适宜做这项检查。禁忌证:胃肠道急性出血期,胃(肠道)穿孔或者怀疑穿孔者,完全性幽门梗阻者,肠梗阻,急性腹膜炎者,重度腹水,全身状态极差,心肺功能衰竭者。

76. B 各种病原体如病毒、细菌、支原体、衣原体、立克次体、螺旋体、真菌、寄生虫等引起的急性、亚急性、慢性、局限性或全身性感染,均可导致发热。

77. A 头痛伴剧烈喷射状呕吐,提示颅内压增高。

78. C 出现呕血症状时,表示胃内积血量大于 250～

300 ml;出血量小于 400～500 ml 时,一般不引起全身症状;出血量大于 500 ml 时,可出现全身症状,如头晕、出汗、乏力、心悸等症状;短时间内出血量大于 1 000 ml 或全血量 20% 时,可出现循环衰竭的表现,如血压下降、心率加快、红细胞数下降、血红蛋白量下降、尿量减少、平卧即感头晕。

79. B 消化道出血,若血液在肠内停留时间较长,红细胞破坏后,血红蛋白在肠道内与硫化物结合形成硫化亚铁,使粪便呈黑色,由于附有黏液而发亮,类似柏油样,称为柏油样便。

80. C 中枢性眩晕是指脑干、小脑、大脑及脊髓病变引起的眩晕。常见于椎-基底动脉供血不足、颅内肿瘤、颅内感染、脑动脉硬化、多发性硬化、眩晕性癫痫及外伤性眩晕等。

81. B 肝硬化、门脉高压侧支循环形成,出现食管及胃底静脉曲张、破裂,出现呕血。

82. D 心脏听诊闻及三尖瓣区舒张期奔马律,提示其来源于右室。

83. C 有效循环血量的下降是休克的根本病理生理改变,所以抗休克的首要根本措施就是补充血容量。

84. C 关于胸腔积液,当积液量少于 300 ml 时症状多不明显;若大于 500 ml,患者可出现胸闷等症状,所以选项 A 正确。有关 X 线诊断,当胸腔积液量达 300～500 ml 时,X 线可见肋膈角变钝;如积液量再增加,则可见明显的积液影。但当患者平卧位、出现液气胸时,X 线胸部 X 线片不表现为典型的弧形向上的积液影,所以选项 B 和 E 所述正确。采用 CT 检查,可根据胸腔积液的密度不同提示判断积液的性质,是属于渗出液、血液、脓液等,所以选项 C 是不正确的。虽然 CT 检查胸膜病变有较高的敏感性与密度分辨力,但目前公认 B 超仍是敏感性最高的检查胸腔积液的无创性诊断方法。所以选项 D 正确。

85. B 吸入性肺脓肿是病原体经口、鼻、咽腔吸入致病。来自口鼻部的病原体多为厌氧菌、放线菌属。有统计,吸入性肺脓肿的厌氧菌感染率达 80% 以上。血行播散者则多为金黄色葡萄球菌。大肠埃希菌性肺脓肿多由膈下或肝脓肿转移而来。克雷伯杆菌、肺炎链球菌等所致的肺脓肿多为原发肺感染并发脓腔形成。

86. B COPD诊断肺功能的标准是依据第一秒用力呼气容积与用力肺活量比（FEV₁/FVC）。FEV₁/FVC<70%。其严重程度分级是依据第一秒用力呼气容积实测值与预计值比（FEV₁/预计值）来划分。VC、RV/TLC是诊断肺气肿有意义的指标，在COPD患者PEF也有变化，PEF变异率主要应用在哮喘患者监测及诊断。

87. B 缺氧明显CO₂潴留的氧疗，其原则为应低浓度（<35%）持续给氧。由于高碳酸血症，人体呼吸中枢化学感受器对CO₂反应性差，主要依靠低氧血症对颈动脉窦、主动脉体化学感受器的驱动作用来维持正常呼吸。如长期给予高浓度氧吸入，使血中PaO₂迅速上升，外周的化学感受器失去对低氧的刺激，患者呼吸会变慢、变浅，导致CO₂排出减少，PaCO₂迅速上升而呈CO₂麻醉状态。

88. D 心绞痛严重度分级（加拿大心血管学会）如下。Ⅰ级：一般体力活动不受限，仅在强、快或长时间劳作时发生心绞痛。Ⅱ级：一般体力活动轻度受限。快步、饭后、寒冷或刮风中、精神应激或醒后数小时内步行或登楼，步行两个街区以上、登楼一层以上和爬山，均可引起心绞痛。Ⅲ级：一般体力活动明显受限，步行1～2个街区，登楼一层即可引起心绞痛。Ⅳ级：一切体力活动都可引起不适，静息时可发生心绞痛。

89. B 双房影心脏后前位片上，左心房增大明显时其右缘可达右房边缘或超过后者形成双重阴影称双房影，常见于风湿性二尖瓣病变。

90. A 负荷试验的禁忌证包括：急性心肌梗死、不稳定型心绞痛、已有明确的心肌缺血性改变或有活动性心肌缺血过程、心力衰竭、重度瓣膜病、严重高血压病、急性心肌炎等。A选项提示已经有明确的心肌缺血性改变。

91. D 本题考点：洋地黄的适应证。洋地黄的主要适应证是各种原因的心脏病所引起的心脏功能不全及室上性心动过速和室率的房颤等。对机械性循环障碍引起的心力衰竭，如心包炎、重度二尖瓣狭窄、肺动脉高压者应慎用，肥厚梗阻型心肌病使用洋地黄类药物可使梗阻加重。

92. D 消化性溃疡并幽门梗阻的处理原则是先纠正体液代谢紊乱，洗胃使胃壁水肿减轻，择期施行胃大部切除术。

93. C 胆汁反流为最常见原因。由于大部分的人胆总管与主胰管均在进入十二指肠乳头前汇合，所以胆石症可使胆汁向胰管逆流并激活胰酶，同时也导致胰管内胰酶引流不畅，胰液逆流而引起胰腺组织损害。

94. B 重症肌无力发病初期患者往往感到眼或肢体酸胀不适，或视物模糊，容易疲劳，天气炎热或月经来潮时疲乏加重。随着病情发展，骨骼肌明显疲乏无力，显著特点是肌无力于下午或傍晚劳累后加重，晨起或休息后减轻，此种现象称之为"晨轻暮重"。

95. D X线检查皮下有气体，触诊有握雪感提示气性坏疽，多是梭状芽孢杆菌伤口感染所致。

96. C 腓总神经紧贴腓骨小头下方，腓骨小头骨折容易造成腓总神经损伤，使踝关节不能主动背伸。

97. E 检查有无脑出血，脑梗，脑萎缩，颅内有无长肿瘤等。一般怀疑颅内有病变的都会常规做一个颅内CT先明确诊。

98. D 血钾超过5.5 mmol/L即可诊断为高钾血症。

99. B 代谢性碱中毒时几乎都伴发低钾血症，但补钾应在尿量超过40 ml/h后进行。

100. D 妊娠期高血压疾病是妊娠期特有的疾病，包括妊娠期高血压、子痫前期、子痫、慢性高血压并发子痫前期以及慢性高血压。子痫应控制抽搐，纠正缺氧和酸中毒，控制血压，抽搐终止后终止妊娠。

101. C 子宫肌瘤是女性生殖器官中最常见的一种良性肿瘤，症状有子宫出血，其中以周期性出血为多，可表现为月经量增多、经期延长或经期缩短。亦可表现为不具有月经周期性的不规则阴道流血，腹部包块及压迫症状，疼痛，白带增多等。癌症出血多无规律。

102. C 急性盆腔炎发病时下腹痛伴发热，若病情严重可有寒战、高热、头痛、食欲缺乏。月经期发病可出现经量增多、经期延长，非月经期发病可有白带增多。若有腹膜炎，则出现消化系统症状如恶心、呕吐、腹胀、腹泻等。若有脓肿形成，可有下腹包块及局部压迫刺激症状，包块位于前方可出现膀胱刺激症状，如排尿困难、尿频,若引起膀胱肌炎还可有尿痛等;包块位于子宫后方可有直肠刺激症状,若在腹膜外可致腹泻、里急后重感和排便困难。

103. B　心电图示 $V_1 \sim V_3$ 有深而宽的 Q 波,ST 段抬高提示心梗,易发生室颤而导致猝死。

104. A　急性心肌梗死并发心源性休克时,梗死相关冠状动脉急性血栓完全阻塞,引起大块左心室心肌梗死(一般>40%)和收缩功能减低,导致血压下降,使冠状动脉灌注压下降,非梗死相关冠状动脉狭窄,远端心肌缺血和收缩功能减退,左心室总体泵血功能下降(射血分数<30%),这些变化又使血压进一步下降,形成心源性休克时的致死性恶性循环。主动脉内球囊反搏(IABP)的原理是心脏舒张期球囊充气、主动脉舒张压升高冠状动脉压升高,使心肌供血供氧增加;心脏收缩前,气囊排气,主动脉压力下降,心脏后负荷下降,心脏射血阻力减小,心肌耗氧量下降。冠心病是目前常见多发的心血管疾病,主要病理改变为冠状动脉不同程度狭窄,心肌缺血,心肌氧供与氧需二者失去平衡,IABP 能有效地增加心肌血供和减少耗氧量,使冠心病患者受益最大。

105. B　上消化道出血最常见的原因是消化性溃疡

106. C　心脏猝死最常见的原因是冠心病

107. E　地高辛中毒轻者可口服氯化钾,每次 1 g,每日 3 次。若病情紧急,发生快速型心律失常,可酌情缓慢静脉滴注钾盐和镁盐。对于强心苷引起房室传导阻滞、窦性心动过缓、窦性停搏时,可静注阿托品 1~5 mg,2~3 h 重复 1 次。对于地高辛引起的室性心律失常,可静注苯妥英钠或利多卡因,症状控制后可改为口服或静脉滴注维持。

108. B　DIC 的特点即为广泛微血栓形成,消耗性血小板减少及凝血因子缺乏。ITP 为血小板破坏过多,白血病是巨核细胞增生受抑导致血小板减少,再障是骨髓造血功能衰竭导致血小板减少,病毒感染并不一定导致血小板减少。

109. E　过敏性紫癜又称出血性毛细血管中毒症,是一种较为常见的微血管变态反应性出血性疾。本病是一种全身性血管性疾病,是由于小动脉和毛细血管对某些物质发生过敏反应。其基本病变是广泛的毛细血管及小动脉无菌性炎症反应,引起血管壁通透性增高及渗出性出血和水肿。

110. D　血浆鱼精蛋白副凝固试验弱阳性、阳性见于 DIC 早中期。

111. D　铁粒幼细胞性贫血诊断依据:①发病缓慢,贫血为主要症状;②可有肝脾肿大;③血象显示低色素性贫血,可见幼红细胞,网织红细胞正常或轻度升高,而白细胞和血小板正常;④骨髓增生明显活跃,红细胞形态有异,并出现环状铁粒幼红细胞>15%,而粒系、巨核系正常;⑤血清铁、铁蛋白饱和度、血浆铁转换率及红细胞游离原卜琳增高,血浆铁结合力,铁利用率降低;⑥中性粒细胞碱性磷酸酶积分减低。

112. E　慢性肾盂肾炎的诊断除反复发作尿路感染病史之外,尚需结合影像学及肾脏功能检查。①肾外形凹凸不平,且双肾大小不等;②静脉肾盂造影可见肾盂肾盏变形、缩窄;③持续性肾小管功能损害。具备上述第①②条的任何一项再加第③条者可诊断慢性肾盂肾炎。

113. D　**114.** A

115. D　伤寒发生肝脾肿大的主要机制是全身单核-巨噬细胞系统增生性反应。

116. C　麻疹的传染期一般为出疹前 5 日至出疹后 5 日,以潜伏期末到出疹后 1、2 日传染性最强,患者若并发肺炎,传染性可延长至出疹后 10 日。

117. B　本例患者年轻人发病,起病急,病程短,以中枢神经系统、脑实质损害为主要临床表现,体检见病理反射,实验室检查见白细胞升高,临床应首先考虑乙脑的诊断。为明确诊断,最重要的检查为乙脑抗体的检测。

118. C　艾滋病的肺部感染并发症较常见,5 个备选答案的疾病在艾滋病时均可发生。能引起间质性肺炎的包括支原体肺炎、病毒性肺炎和肺孢子虫肺炎,以肺孢子虫肺炎最常见。

119. E　本题考查肝炎的诊断及分期。抗 HBc-IgM(+)提示急性乙肝感染早期。

120. C　初期尿酸盐沉积于关节软骨及滑膜面,刺激滑膜引起炎性反应,导致滑膜增厚,肉芽组织形成。

121. A　患者面色晦暗,颈面部及双上肢可见散在蜘蛛痣,肝掌,腹膨隆,脾大肋下 2 cm,移动性浊音阳性,提示:患肝硬化,脾大,腹水。突发呕新鲜血 2 000 ml,则该患者出血原因考虑为食管静脉曲张破裂出血,其突出的症状是呕血,往往是突然发作,血色新鲜涌吐而出,甚至呈喷射状。

122. A　血钾超过 5.5 mmol/L 为高钾血症,禁忌补钾。

123. B　羊水栓塞抢救成功的关键在于早诊断、早处理,以及早用肝素和及早处理妊娠子宫。包括抗过敏、吸氧、解除肺动脉高压、抗休克、防治DIC、预防心力衰竭等。其中供氧只能解决肺泡氧压,而不能解决肺血流低灌注,必须尽早解除肺动脉高压,才能根本改善缺氧,预防急性右心衰竭、末梢循环衰竭和急性呼吸衰竭。

124. C　羊水进入母体血循环后,通过阻塞肺小血管,引起过敏反应和凝血机制异常而导致机体发生一系列病理生理变化,如肺动脉、过敏性休克、DIC、急性肾衰竭。

125. A　猝死最常见的病因是冠心病猝死,见于急性冠脉综合征(包括急性心肌梗死和不稳定心绞痛)。

126. D　引起本病的细菌仅限于血浆凝固酶阳性的金葡菌,且其中仅部分菌株能产生肠毒素,包括A～E 等 5 个血清型,以 A 型肠毒素引起者多见。临床症状由肠毒素所致,毒素耐高温。寄生人体皮肤、鼻腔、鼻咽部、指甲及各种皮肤化脓灶的金葡菌,可污染淀粉类(剩饭、粥、米面等)、牛乳及乳制品、鱼、肉、蛋类等,被污染食物在室温 20～22℃ 搁置 5 h,病菌大量繁殖产生肠毒素。其中牛奶是细菌很好的培养基。

127. E　骨折的特有体征包括:畸形、反常活动、骨擦音和骨擦感。

128. E　弹性固定是脱位关节周围肌痉挛,关节囊与韧带牵拉,使患肢固定在异常位置,被动运动时感到有弹性阻力。坐骨神经损伤症状体征有以下几个方面。①运动:如损伤部位在坐骨大孔处或坐骨结节以上,则股后肌群、小腿前、外、后肌群及足部肌肉全部瘫痪;如在股部中下段损伤,因腘绳肌支已大部发出,只表现膝以下肌肉全部瘫痪;如为其分支损伤,则分别为腓总神经及胫神经支配区的肌肉瘫痪。②感觉:除小腿内侧及内踝处隐神经支配区外,膝以下区域感觉均消失。③营养:往往有严重营养改变,足底常有较深的溃疡。

129. A　(1)仰头举颏法:抢救者将一手掌小鱼际(小拇指侧)置于患者前额,下压使其头部后仰,另一手的示指和中指置于靠近颏部的下颌骨下方,将颏部向前抬起,帮助头部后仰,气道开放。必要时拇指可轻牵下唇,使口微微张开。注意点:①示指和中指尖不要深压颏下软组织,以免阻塞气道;②不能过度上举下颏,以免口腔闭合;③头部后仰的程度是以下颌角与耳垂间连线与地面垂直为正确位置;④口腔内有异物或呕吐物,应立即将其清除,但不可占用过多时间;⑤开放气道要在 3～5 s 内完成,而且在心肺复苏全过程中,自始至终要保持气道通畅。(2)仰头抬颈法:患者仰卧,抢救者一手抬起患者颈部,另一手以小鱼际侧下压患者前额,使其头后仰,气道开放。(3)双手抬颌法:患者平卧,抢救者用双手从两侧抓紧患者的双下颌并托起,使头后仰,下颌骨前移,即可打开气道。此法适用于颈部有外伤者,以下颌上提为主,不能将患者头部后仰及左右转动。注意,颈部有外伤者只能采用双手抬颌法开放气道。不宜采用仰头举颏法和仰头抬颈法,以避免进一步脊髓损伤。

130. C　呼吸心搏骤停诊断依据:①心跳停止;②颈动脉和股动脉搏动消失,血压测不出;③心跳呼吸相继停止,何者先停止,由原发损害决定,其间隔可长可短;④神志突然丧失,出现昏迷抽搐;⑤瞳孔散大,面色苍白或青紫;⑥心电图监护示心搏徐缓、心室纤颤、心室停搏。胸廓起伏,呼吸音,面颊感觉气息,腹部起伏都提示有呼吸。

131. D　高压氧是目前对 CO 中毒效果最好的治疗

132. B　一氧化碳中毒临床表现主要为缺氧,其严重程度与 HbCO 的饱和度呈比例关系。轻者有头痛、无力、眩晕、劳动时呼吸困难,HbCO 饱和度达 10%～20%。症状加重,患者口唇呈樱桃红色,可有恶心、呕吐、意识模糊、虚脱或昏迷,HbCO 饱和度达 30%～40%。重者呈深昏迷,伴有高热、四肢肌张力增强和阵发性或强直性痉挛,HbCO 饱和度 >50%。患者多有脑水肿、肺水肿、心肌损害、心律失常和呼吸抑制,可造成死亡。某些患者的胸部和四肢皮肤可出现水疱和红肿,主要是由于自主神经营养障碍所致。部分急性CO中毒患者于昏迷苏醒后,经2~30天的假愈期,会再度昏迷,并出现痴呆木僵型精神病、震颤麻痹综合征、感觉运动障碍或周围神经病等精神神经后发症,又称急性一氧化碳中毒迟发脑病。长期接触低浓度CO,可有头痛、眩晕、记忆力减退、注意力不集中、心悸。

133. D 轻症中暑者停止活动并在凉爽、通风的环境中休息,脱去多余的或者紧身的衣服。

134. D 癫痫是指由脑部神经元的过度放电引起的一种急性、反复发作、阵发性的大脑功能紊乱,表现为意识、运动、自主神经和精神障碍。低血钙,低血糖,高血糖都有癫痫发作的可能。

135. C 急性冠脉综合征是冠状动脉内不稳定的动脉粥样斑块破裂或糜烂引起血栓形成所导致的心脏急性缺血综合征,包括ST段抬高性急性心肌梗死、非ST段抬高性急性心肌梗死及不稳定型心绞痛,是临床急症。有胸闷、胸痛者均应排除急性冠脉综合征。

136. A 抗凝治疗:肝素疗法(最常用)、维生素K拮抗剂如新抗凝片或双香豆素、溶栓治疗。除非有溶栓禁忌,应争取在发病半小时内应用溶栓治疗,如链激酶、尿激酶、重组组织纤维蛋白溶酶原。

137. A 气胸典型症状为突发性胸痛,继之有胸闷和呼吸困难,并可有刺激性咳嗽。这种胸痛常为针刺样或刀割样,持续时间很短暂。刺激性干咳因气体刺激胸膜所致。大多数起病急骤,气胸量大,或伴肺部原有病变者,则气促明显。部分患者在气胸发生前有剧烈咳嗽、用力屏气大便或提重物等的诱因,不少患者在正常活动或静息时发病。年轻健康人的中等量气胸很少有不适,有时患者仅在体格检查或常规胸部透视时才被发现;而有肺气肿的老年人,即使肺压缩不到10%,亦可产生明显的呼吸困难。

138. A 风湿性二尖瓣狭窄病例中约仅50%有风湿热或游走性多关节炎病史,一般呈现二尖瓣狭窄症状的时间至少距风湿热已有10年以上,多数病例发病年龄在20岁以上。二尖瓣狭窄的临床症状发展缓慢,初期症状为瓣口狭窄肺淤

血引致的呼吸困难,起初在重体力劳动后出现气急,继而中等度和轻度劳动后也出现气急;在体力劳动、呼吸道感染、情绪激动或心房颤动时出现端坐呼吸,阵发性夜间呼吸困难和肺水肿;咳嗽也是常见的症状,劳动后、夜眠时和发作支气管炎时更常发生,痰液呈白色黏液;有的病例呈现类似哮喘的发作,心悸,阵发性心房颤动,乏力,易倦,头昏等症状;患者可有反复咯血,出血的数量多少不等,支气管黏膜出血引致痰液中带血丝,急性肺水肿出血呈粉红色泡沫状黏液,曲张的支气管静脉破裂出血则可发生大量咯血;晚期病例可呈现肝肿大、腹水、皮下水肿等右心衰竭症状。少数患者临床上首先呈现的症状为体循环栓塞。听到相对性肺动脉瓣关闭不全产生的柔和高音调吹风样舒张早中期杂音(Graham-Steell杂音),吸气终了时增强,呼气时减弱,并有三尖瓣关闭不全者胸骨左缘第4、5肋间可听到收缩期杂音,吸气时增强,呼气和做Valsalva动作时减轻。

139. B 哮喘根据其作用机制可分为具有扩张支气管作用和抗炎作用两大类,某些药物兼有扩张支气管和抗炎作用。扩张支气管药物有β_2受体激动剂、茶碱类。抗炎药物有糖皮质激素、抗组胺药物。

140. D 十二指肠破裂若发生在腹腔内部分,破裂后因有胰液和胆汁流入腹腔,可引起明显的腹膜炎。而腹膜后十二指肠破裂则常出现右上腹持续性疼痛,向右肩或右睾丸放射;X线腹部平片有时可见腹膜后呈花斑状改变(积气)。

141. C 当确诊为脾破裂时,在抗休克的同时行脾切除或脾缝合修补术。白细胞计数多升高,手术如无其他脏器损伤,可收集腹腔内的血行自体输血。

142. B **143.** A

144. E 目前冠状动脉造影是诊断冠状动脉粥样硬化性心脏病(冠心病)的一种常用而且有效的方法。

145. A 腰穿的禁忌证:①颅内压明显升高,或已有脑疝迹象,特别是怀疑后颅窝存在占位性病变;②穿刺部位有感染灶、脊柱结核或开放性损伤;③明显出血倾向或病情危重不宜搬动;④脊髓压迫症的脊髓功能处于即将丧失的临界状态。

146. E　疲劳试验、神经重复电刺激检查、抗胆碱酯酶药物试验(新斯的明试验、腾喜龙试验)可协助重症肌无力的诊断。脑脊液检查无意义。

147. E　短暂性脑缺血发作(TCIA)的病理学基础就在于由于特定的原因引起脑血管的相对短暂性狭窄,导致了脑的灌注量随之出现暂时性不足,所供血的脑组织功能也出现了可逆性的功能缺损。短暂性脑缺血发作的重要发病机制是微栓塞学说。

148. B　急性肾衰竭时可出现的电解质紊乱有高钾血症、低钙血症、高磷血症、低钠血症、低氯血症和高镁血症.

149. B　根据肌力的情况,一般均将肌力分为以下0～5级,共6个级别。0级:完全瘫痪,测不到肌肉收缩。1级:仅测到肌肉收缩,但不能产生动作。2级:肢体能在床上平行移动,但不能抵抗自身重力,即不能抬离床面。3级:肢体可以克服地心吸收力,能抬离床面,但不能抵抗阻力。4级:肢体能做对抗外界阻力的运动,但不完全。5级:肌力正常。

150. C　患者诊断为双侧多发肋骨骨折、张力性气胸。张力性气胸需要紧急处理,无条件时可紧急行粗针穿刺排气减压,有条件时可直接行胸腔闭式引流,故应选C。

二、A3/A4型题

151. B　头痛、低热、呕吐、脑膜刺激征阳性等提示脑膜炎,应腰椎穿刺检查脑脊液明确诊断。

152. D　墨汁染色通常用于检查脑脊液或分泌物涂片中的隐球菌,具有方便、快速、节约成本等优点,是涂片中检查隐球菌感染的首选方法。

153. B　两性霉素B是目前公认的首选药,配合氟康唑、5氟胞嘧啶治疗。

154. C　发热,头疼,颈强直明显,凯尔尼格征(+),提示脑膜炎。

155. C　脑脊液检查有助诊断。

156. B　感染先经验型用药,待培养结果出来调整用药。

三、X型题

157. ABCDE　重症肌无力的治疗:①药物治疗,其中胆碱酯酶抑制剂是对症治疗的药物,治标不治本,不能单药长期应用,用药方法应从小剂量渐增;常用的有甲基硫酸新斯的明和溴吡斯的明。②免疫抑制剂,常用的免疫抑制剂为肾上腺皮质类固醇激素(如泼尼松、甲泼尼龙等)、硫唑嘌呤、环孢素、环磷酰胺和他克莫司。③血浆置换,通过将患者血液中乙酰胆碱受体抗体去除的方式,暂时缓解重症肌无力患者的症状,如不辅助其他治疗方式,疗效不超过2个月。④静脉注射免疫球蛋白,人类免疫球蛋白中含有多种抗体,可以中和自身抗体,调节免疫功能;其效果与血浆置换相当。⑤胸腺切除手术,患者90%以上有胸腺异常,胸腺切除是治疗重症肌无力的有效手段之一,适用于在16～60岁之间发病的全身型、无手术禁忌证的重症肌无力患者,大多数患者在胸腺切除术后可获显著改善;合并胸腺瘤的患者占10%～15%,是胸腺切除术的绝对适应证。

158. ABCDE　急性腹泻病因有肠道感染、原虫与寄生虫感染、内分泌代谢疾病、变态反应和食物中毒等,慢性腹泻病因有感染、肿瘤、吸收不良综合征、内分泌代谢疾病、神经功能紊乱性疾病和药物反应等。

159. BCDE　肾病多有低蛋白血症,尿液改变,水肿,可能有肾性高血压。糖尿病肾病会有眼底改变。

160. ABCD　大多数学者的研究表明,化疗对N_0非小细胞肺癌患者手术治疗的预后并无明显作用。

161. ADE　异位妊娠是孕卵在子宫腔外着床发育的异常妊娠过程,也称"宫外孕",以输卵管妊娠最常见。

162. ACDE　张力性气胸指胸膜腔的漏气通道呈单向活瓣状,吸气时胸膜腔内压降低,活瓣开放,气体进入;呼气时胸膜腔内压升高,活瓣关闭,气体不能排出。创伤性气胸的肺、支气管、胸壁损伤创口可呈单通道活瓣膜作用,自发性气胸的胸膜破口也可形成这样的活瓣作用。

163. ACD　心搏骤停的心电图改变有3个方面。①心脏停搏(asystole):心脏大多处于舒张状态,心肌张力低,无任何动作,ECG呈一直线。②心室颤动(ventricular fibrillation, VF):心室呈不规则蠕动而无排血功能。凡张力弱、蠕动幅度小者为"细颤",张力强、幅度大者为"粗颤"。前者 ECG 呈不规则的锯齿状小波,后者波幅高大。③无脉性电活动(PEA):即电机械分离(electro-mechanical dissociation),心电图仍有低幅的心室复合波,而心脏并无有效的搏血功能。

164. ABCDE　瞳孔对光反射,眼球运动,昏迷时间,去大脑强直,脑电图均可判断昏迷预后。

165. ADE　肾脏排酸保碱功能障碍不论肾小管上皮细胞 H^+ 排泌减少和碳酸氢盐生成减少还是肾小球滤过率严重下降,不论急性或慢性肾衰竭,均能引起肾性代谢性酸中毒。碱性物质丢失过多,酸性物质产生过多均可以引起代谢性酸中毒。

166. ABC　抽搐发作前剧烈头痛可见于颅脑外伤、颅内占位和蛛网膜下腔出血。

167. BCE　细菌性痢疾(bacillary dysentery)简称菌痢,亦称为志贺菌病(Shigellosis),是志贺菌属(痢疾杆菌)引起的肠道传染病。志贺菌侵入肠黏膜上皮细胞和固有层后,引起炎性反应和小血管循环障碍,导致肠黏膜炎症、坏死及溃疡。病变主要累及直肠、乙状结肠,严重时可波及整个结肠和回肠末端。宋氏志贺菌感染多呈不典型发作。福氏志贺菌感染易转为慢性。致病力强的志贺菌只要 10～100 个细菌进入人体即可引起发病。某些慢性病、过度疲劳、暴饮暴食等因素可导致人体抵抗力下降,有利于志贺菌侵入。所有志贺菌均能产生内毒素和外毒素。

168. CE　静脉补钾注意 4 点:尿少不补钾,成人尿量每小时不得少于 30 ml,尿量是第一重要的;浓度不过高,不得高于 0.3%;滴速不过快,滴速控制在 60 滴/分以下;总量不过多,每日补钾量不得高于 6～8 g。

169. BCE　化脓性脑膜炎抗生素应早期、足量、联合用药。急性期要静脉给药,应用对病原菌敏感,又能较高浓度透过血脑屏障的药物,在脑脊液中达到有效的血药浓度。目前多主张用三代头孢菌素,根据治疗效果调整药物,保证足够疗程,一般需 2～3 周。切忌缺乏指征即任意更换药物。

170. BCDE　重症急性胰腺炎诊断:①腹肌紧张和腹膜刺激征;②血钙测定;③C 反应蛋白(CRP)。如果血钙<1.75 mmol/L,则提示病情严重、预后不良。近年来研究认为 CRP 浓度与急性胰腺炎的严重程度呈正相关,当 CRP>150 mg/L 提示有胰腺坏死,病情开始加重。

171. ABE　上消化道大出血的临床表现:①呕血与黑便;②失血性周围循环衰竭;③贫血,白细胞计数暂时升高;④发热,多于 24 h 内出现低热,一般不超过 38.5℃;⑤氮质血症。

172. BCE　急性痛风性关节炎期缓解症状的药物包括秋水仙碱、非甾体抗炎药和糖皮质激素,而别嘌呤醇和苯溴马隆是发作间歇期和慢性期用于降低血尿酸水平的药物。

173. ABC　少尿型急性肾功能衰竭是指一类由多种原因引起的肾功能损害而导致血中尿素氮、肌酐升高及水电解质紊乱的急性尿毒症综合征。临床表现:突然发生少尿,每日尿量少于 400 ml,并伴有恶心呕吐、嗜睡、水肿、血压升高及血尿、蛋白尿等,常伴有心衰、休克等严重并发症,生化检查常有高血钾等电解质紊乱及二氧化碳结合力下降,血气分析示代谢性酸中毒。

174. ABCDE　急性冠脉综合征治疗包括吸氧、检测血氧饱和度、建立静脉通道、持续心电监护、卧床休息和药物治疗。

175. CE　慢性呼吸衰竭是在原有肺部疾病基础上发生的,最常见病因为 COPD,早期可表现为 Ⅰ 型呼吸衰竭,随着病情逐渐加重,肺功能越来越差,可表现为 Ⅱ 型呼吸衰竭。慢性呼吸衰竭稳定期,虽 PaO_2 降低和 $PaCO_2$ 升高,但患者通过代偿和治疗,可稳定在一定范围内,患者仍能从事一般的工作或日常生活活动。一旦由于呼吸道感染加重或其他诱因,可表现为 PaO_2 明显下降,$PaCO_2$ 显著升高,此时可称为慢性呼吸衰竭的急性发作,这是我国临床上最常见的慢性呼吸衰竭类型。故 A、B 错误,C、E 正确。慢性呼吸衰竭的临床表现包括原发疾病原有的临床表现和缺氧、二氧化碳潴留所致的各脏器损害。对于呼吸衰竭患者来讲,所显示的临床表现往往是缺氧和二氧化碳潴留共同作用的结果。故 D 错误。

第十六章　模拟试卷二

一、A1/A2 型题

1. A　这是一道理解、记忆题。考学生对抗病毒药拉米夫定作用机制的认识。预测错误率不高。常见错误：选答 C，有研究显示，拉米夫定能促进 HBeAg 转换，即 HBeAg 阴转，抗 HBe 阳转，但这不是拉米夫定的主要作用。要点：拉米夫定的主要作用是抑制 HBV DNA 的复制。

2. E　这是一道理解、记忆题。考学生对霍乱发病机制的认识。预测错误率不高。常见错误：选答 B，霍乱无明显的小肠黏膜坏死和脱落。应复习霍乱的发病机制与病理解剖。要点：霍乱毒素引起的小肠黏膜分泌亢进且黏液增加，机体脱水导致胆汁减少，使水样便变为白色，形成了所谓的"米泔水样"大便。

3. C　患者有发热、三痛，热退后出现低血压，出血点，是典型的流行性出血热。故选 C。

4. C　稽留热：高热持续数天至数周，体温维持在 39～40℃，24 h 内体温波动范围不超过 1℃。见于肺炎球菌肺炎、伤寒等的高热期。

5. A　贫血是指循环血液单位体积中血红蛋白红细胞计数或血细胞比容低于正常水平的病理现象。其中以血红蛋白最为重要，成年男性低于 120 g/L，成年女性低于 110 g/L，一般可认为贫血。贫血是一种全身性疾病，中枢神经系统贫血表现为头晕、头痛、耳鸣、眼花、注意力不集中、嗜睡等症状。

6. B　咳嗽无痰或痰量很少，称干性咳嗽。见于胸膜炎。

7. D　肝胆疾病的疼痛多在右上腹部。

8. B　肾源性水肿早期出现于眼睑及颜面，以后发展为全身水肿，常见于各型肾炎及肾病。主要机制是多种因素使肾排泄水钠减少，导致水钠潴留。

9. C　引起前庭障碍性呕吐的疾病是梅尼埃病、晕动病等。

10. B　血液在肠内停留时间较长，红细胞破坏后，血红蛋白在肠道内与硫化物结合形成硫化亚铁，使粪便呈黑色，由于附有黏液而发亮，类似柏油样，称为柏油样便。

11. D　慢性周期性、节律性上腹部烧灼痛、钝痛常提示消化性溃疡。该患者上腹痛呈慢性过程，周期性发作，近半年疼痛规律性改变，伴恶病质，剑突下压痛，该患者最可能诊断是胃癌。

12. B　该例为大咯血患者，如考虑肺结核伴空洞咯血，其支持点有：低热、既往有痰中带鲜血史、咯血量大，但患者体征在右下肺，而一般肺结核病伴空洞好发在两上肺。如考虑肺梗死所致，其支持点为突发性咯血，但患者无胸痛这一最重要的症状，可基本除外。肺炎球菌性肺炎的咯血多为铁锈色，极少为咯大量鲜血，亦可基本除外。风湿性心脏瓣膜病患者大咯血以二尖瓣狭窄为最常见，本例患者仅在心尖部可闻 Ⅲ/6 级收缩期吹风样杂音，不能诊断为风心病，所以也可排除。支气管扩张症可在感染的基础上发生大咯血，且可在胸部相应部位听到中小水泡音。

13. C　COPD 的主要临床表现是咳嗽、咳痰伴喘息，咳白色泡沫痰或黏液痰，急性发作伴有细菌感染时咳黄色脓性痰，且咳嗽加重，痰量增加。

14. D　口腔有大量厌氧菌，拔牙后出现症状并有臭味痰，均提示为厌氧菌感染。

15. B　淋巴瘤分期分 2 步：第 1 步是根据受累淋巴结区和结外器官个数判断分为 Ⅰ～Ⅳ 期，本病例属 Ⅳ 期；第 2 步是根据有无全身症状分为 A、B 两组，无症状者为 A，有症状者为 B。全身症状包括 3 个方面：①发热 38℃ 以上，连续 3 天以上，且无感染原因；②6 个月内体重减轻 10% 以上；③盗汗。本病例为 B 组。

16. C　慢性再生障碍性贫血患者出现酱油色尿应考虑合并阵发性睡眠性血红蛋白尿(PNH)。确诊首选酸溶血试验(Ham 试验)，特异性高。热溶血试验和蔗糖溶血试验因特异性差，常作为筛选方法。

17. C　根据 1997 年美国风湿病学会(ACR)提出标准，下列 11 项中符合 4 项或以上者可诊断 SLE：①颧部蝶形红斑；②盘状红斑；③光敏感；④口腔溃疡；⑤关节炎；⑥肾脏病变，如蛋白尿>0.5 g/d 或＋＋＋或细胞管型；⑦神经系统异常，如癫痫或精神症状;⑧浆膜炎,如胸膜炎或心包炎;⑨血液学异常,如溶血性贫血或 WBC 减少或淋巴细胞减少或血小板减少;⑩抗 ds-DNA(＋)或抗 Sm(＋)或抗磷脂抗体阳性;⑪荧光 ANA(＋)。

18. C 脑出血手术适应证为:①颅内压增高伴脑干受压体征,如脉缓、血压升高、呼吸节律变慢、意识水平下降等;②小脑半球血肿量＞10 ml 或蚓部＞6 ml,血肿破入第四脑室或脑池受压消失,出现脑干受压症状或急性阻塞性脑积水征象者;③重症脑室出血导致梗阻性脑积水;④脑叶出血,特别是 AVM 所致和占位效应明显者。此患者没有手术适应证。

19. B 正常膝内液体约 5 ml,当膝内液体中等量时浮髌试验呈阳性,积液太多太少时均不能呈阳性。

20. C 机体主要通过肾脏来调节体液平衡,而肾脏又受神经-内分泌的影响,通过肾素-醛固酮系统维持血容量。酸碱平衡主要通过缓冲系统、肺的呼吸和肾的调节来维持。

21. C 休克的 3 个指标:血压、中心静脉压及肺动脉楔压。所以血压下降是休克的一个主要指标。

22. D 双胎妊娠胎盘面积较大,易发生前置胎盘,该病例胎盘位于耻骨联合上方,又有胎膜早破,阴道流血,首先考虑边缘性前置胎盘。

23. B 卵巢膜细胞瘤分泌雌激素可引起子宫内膜增生过度。

24. C HIE 是新生儿惊厥最常见的原因,一般在出生后 12～24 h 发生,应用抗痉挛药物常难以控制该病。

25. C 小儿腹泻重型与轻型的主要区别点有水、电解质紊乱以及全身中毒症状。

26. B 2/3 以上患儿是由脑膜炎双球菌、肺炎双球菌及流感嗜血杆菌 3 种细菌感染引起。

27. A 流行性腮腺炎外周血白细胞计数大多正常或稍高

28. E 鼻部红斑、持久性浅表毛细血管扩张是酒渣鼻的改变,故选 E。

29. B 根据不洁性交史、潜伏期 3 周、无痛性溃疡,基底触之为软骨样硬度,符合硬下疳,选 B。软下疳为多发性痛性溃疡,基底软;生殖器疱疹为先有小水疱,破溃后可呈点状糜烂;白塞病为眼、口腔、生殖器、皮肤受累;患者发病前无服药史。

故 A、C、D、E 可排除。

30. A 相对于细菌性结膜炎中度至大量的分泌物,病毒(滤泡)结膜炎最常表现为少量的分泌物和发ََ热。虽然轻度疼痛和畏光可出现于病毒、细菌、真菌和过敏性结膜炎,耳前淋巴结肿只见于病毒和真菌性结膜炎。过敏性结膜炎表现为少量的分泌物,却很痒。患者的年龄较小和正常视力有助于排除青光眼。

31. B 苯巴比妥、地西泮中毒可有呼吸抑制,血压减低,瞳孔缩小。吗啡兴奋动眼神经,缩瞳核,产生针尖样瞳孔。

32. C Ⅲ导联出现 Q 波并不是心肌梗死的特征性改变,夜间发生心绞痛属于不稳定型心绞痛,晕厥原因很多,心肌梗死表现为持续性缺血性胸痛,表现为晕厥的并不多见,下肢深静脉血栓形成患者突发胸痛,呼吸困难应首先考虑急性肺栓塞的可能。

33. E 某些肺癌患者可出现一些包括内分泌、神经肌肉、结缔组织、血液系统和血管的异常改变:异位内分泌综合征,如 Cushing 综合征、高钙血症等;肥大性肺性骨关节病;神经肌肉综合征等。本题上腔静脉阻塞综合征为肿瘤局部扩展压迫引起的症状。

34. E 在紧急情况下为抢救垂危患者生命而采取紧急医学措施造成不良后果不属于医疗事故。

35. D 肠道损伤出现膈下游离气体者仅占一部分。十二指肠球部破裂时可能出现游离气体(腹腔内),十二指肠降移可出现腹膜后花斑样改变(X线表现)。肠道为有菌环境,术后应常规应用抗生素。肠管破损后肠内容物污染腹腔,术中应彻底冲洗腹腔,并放置引流。

36. D 阑尾周围脓肿发病在 48 h 以上,右下腹可触及包块,有局限性腹膜炎,中毒症状不明显,估计切除阑尾可能性不大,一般采取保守治疗。若症状加重,体温升高,包块增大,须行脓肿切开引流。

37. D 胆总管损伤后,T 形管放置时间至少半年以上,防止术后胆道狭窄。

38. B 慢性溃疡反复发作,直径＞2.0 cm 的胃溃疡应考虑手术治疗,手术以胃大部切除为宜。

39. D 碱性反流性胃炎多在胃切除手术后数月至数年发生。临床主要表现为剑突下烧灼痛、胆汁性呕吐、体重减轻三联征,进食后疼痛加重,抗酸剂可缓解疼痛,呕吐后疼痛减轻。

40. D 急性胰腺炎并发胰腺坏死伴感染时,可出现腰部皮肤水肿、发红和压痛。少数严重患者胰腺的出血可经腹膜后途径渗入皮下。在腰部、季肋部和下腹部皮肤出现大片青紫色瘀斑,称 Grey-Turner 征;若出现在脐周,称 Cullen 征。

41. C 腹膜后感染多由大肠埃希菌所致,其次为葡萄球菌、链球菌、厌氧菌等。查体可发现腹部相当于感染部位疼痛、压痛,背部叩击痛。一旦形成脓肿,即应切开引流,引流后可致窦道形成,常和原发灶相通,治疗须解决原发灶。

42. D 喹诺酮类抗菌活性强,口服吸收好,耐药菌株相对较少,不良反应小,可作为首选药物。如环丙沙星、左氧氟沙星、加替沙星等,但动物实验显示本药可影响骨骺发育,故儿童、孕妇及哺乳期妇女如非必要不宜使用。

43. B 原发性高血压可出现心、脑、肾等靶器官受损的表现,其中以脑卒中最常见,为心肌梗死的5倍。

44. C 此患者无手术治疗指证。

45. B 内囊和基底节为基底节区,是高血压脑出血最易发生的部位。

46. D 肝硬化腹水形成原因:①门静脉高压导致门脉系毛细血管滤过率升高;②肝内淋巴液增多,逆流阻碍造成淋巴液渗入腹腔;③肝功能下降,合成蛋白障碍,导致了血浆胶体渗透压低;④肾上腺皮质醛固酮抗利尿激素增多。

47. D ITP 复发后再用糖皮质激素治疗还可能有效。

48. D 根据患者幼年发病,关节出血而无皮肤出血及紫癜,出血时间正常,凝血时间延长,提示患者可能为Ⅷ因子缺乏的血友病甲,Ⅷ因子缺乏或活性降低影响内源性凝血途径,应为凝血活酶生成障碍。

49. B WHO 对糖尿病足的定义为:与糖尿病性神经损害和下肢远端外周血管病变相关的糖尿病足部感染、溃疡和(或)深层组织破坏。本题患者已经出现糖尿病足,需要严格控制血糖,因此选 B。

50. B 尿路感染以育龄期女性多见,男性极少发生。革兰氏阴性杆菌为尿路感染最常见致病菌,

其中以大肠埃希菌最为常见。根据感染发生部位可分为上尿路感染和下尿路感染,前者系指肾盂肾炎,后者主要指膀胱炎。

51. E 骨髓增殖病疾病可有 JAK2V617F 融合基因阳性。真性红细胞增多症约 60% 可有此基因改变。

52. C 重型肝炎诊断:极度乏力和严重的消化道症状;神经、精神症状(如嗜睡、性格行为改变、烦躁不安、昏迷等);有明显出血倾向,如鼻出血、牙龈出血不易止住;黄疸迅速加深伴有中毒性鼓肠、肝臭等;化验检测时凝血酶原活动度(PTA)<40%。

53. B 流行性腮腺炎的传播途径以直接接触唾液或唾液污染的食具、玩具等,以及空气飞沫传播。

54. B 间接性思维是指思维反映事物的本质属性和规律,具有其独特的明显特征。其表现在思维必须要借助于一定的中间媒介物和相应的知识经验来达到对事物的本质属性和规律的了解与把握。如医师能通过观察患者的舌头、体温、脉搏、血压、脸色等,便可了解患者身体内部脏器的活动状态。

55. C 门脉高压症可分为肝前型、肝内型和肝后型3类,肝内型在中国最常见,占 95% 以上。在肝内型里,按病理形态的不同又可分为窦前阻塞、肝窦和窦后阻塞两种。窦前阻塞的常见病因是血吸虫病性肝硬化。肝窦和窦后阻塞的常见病因是肝炎后肝硬化,主要病变是肝小叶内纤维组织增生和肝细胞再生,由于增生纤维索和再生肝细胞结节(假小叶)的挤压,使肝小叶内肝窦变窄或闭塞,以致门脉血不易流入肝小叶的中央静脉或小叶下静脉,血流淤滞,门脉压就增高。又由于很多肝小叶内肝窦的变窄或闭塞,部分压力高的肝动脉血流经肝小叶间汇管区的动静脉交通支而直接反注入压力低的门脉小分支,使门脉压更加增高。另外,在肝窦和窦后阻塞,肝内淋巴管网同样地被增生纤维索和再生肝细胞结节压迫扭曲,导致肝内淋巴回流受阻,肝内淋巴管网的压力显著增高,这对门脉压的增高也有影响。

56. B 肝性脑病(hepatic encephalopathy, HE)又称肝性昏迷,系严重肝病而引起。本病主要是以意识障碍为主的中枢神经功能紊乱,有急性与慢性

脑病之分,前者多因急性肝功能衰竭后肝脏的解毒功能发生严重障碍所致;而后者多见于慢性肝功能衰竭和门体侧支循环形成或分流术后,来自肠道的有害物质,如氨、硫醇、胺、芳香族氨基酸等直接进入体循环至脑部而发病。肝性脑病的发生机制尚未完全阐明,目前提出的假说主要有:氨毒性学说、假性神经递质学说和 γ-氨基丁酸(GABA)学说等。

57. B 流行性腮腺炎(epidemic parotitis mumps)简称腮腺炎或流腮,是儿童和青少年中常见的呼吸道传染病,由腮腺炎病毒所引起。腮腺的非化脓性肿胀疼痛为突出的病证,病毒可侵犯各种腺组织或神经系统及肝、肾、心、关节等几乎所有的器官。潜伏期8~30天,平均为18天。患者大多无前驱期症状,而以耳下部肿大为首发病象,起病大多较急,有发热、寒意、头痛、咽痛、食欲缺乏、恶心、呕吐、全身疼痛等,数小时至1~2天后,腮腺即显著肿大。通常一侧腮腺肿胀后1~4天(偶尔1周后)累及对侧,双侧肿胀者约占75%。一般以耳垂为中心,向前、后、下发展,状如梨形而具坚韧感,边缘不清。白细胞计数大多正常或稍增加,淋巴细胞相对增多。有并发症时白细胞计数可增高,偶有类白血病反应。血清和尿淀粉酶测定:90%患者的血清淀粉酶有轻至中度增高,尿中淀粉酶也增高,有助诊断。

58. E 急性重型肝炎最有诊断意义的临床表现是肝性脑病。

59. A 磺胺异噁唑用于尿路感染流行性脊髓膜炎、菌痢、慢性胆囊炎、慢性前列腺炎、化脓性扁桃体炎等,不良反应有恶心、呕吐、食欲缺乏、腹泻等胃肠道症状,一般症状轻微,不影响继续用药。偶有致假膜性肠炎的报道。过敏反应较为常见,可表现为药疹,严重者可发生渗出性多形性红斑、剥脱性皮炎、大疱表皮松解症等,也可表现为光敏反应、药物热、关节及肌肉疼痛、发热等血清病样反应。血液系统:缺乏葡萄糖-6-磷酸脱氢酶患者用药后易发生溶血性贫血及血红蛋白尿,在新生儿和小儿中尤为多见。此外,用药后也可见粒细胞减少或缺乏症、血小板减少症及再生障碍性贫血。胆红素脑病:由于磺胺异噁唑与胆红素竞争蛋白结合部位,可致游离胆红素增高,游离胆红素进入中枢神经系统后可导

致胆红素脑病;因新生儿肝功能不完善,对胆红素处理差,尤易发生。肝脏损害:可发生黄疸、肝功能减退,严重者可发生急性重型肝炎。肾脏损害:较少出现结晶尿、血尿、管型尿。

60. A 正常节律后出现一长 PP 间期,长的 PP 间期与基本的窦性 PP 间期之间无倍数关系,提示窦性停搏。

61. B 不稳定性心绞痛诊断:诱发心绞痛的体力活动阈值突然的和持久的降低;心绞痛发生频率、严重程度和持续时间增加;出现静息型或夜间型心绞痛;胸痛放射至附近的或新的部位;发作时伴有新的相关特征如出汗、恶心、呕吐、心悸或呼吸困难。常用的静息方法和舌下含服硝酸甘油的治疗方法原来能控制慢性稳定型心绞痛,而对于不稳定型心绞痛通常只能起暂时或不完全性的缓解作用。

62. D X线检查是诊断气胸的重要方法。胸片作为气胸诊断的常规手段,若临床高度怀疑气胸而后前位胸片正常时,应该进行侧位胸片或者侧卧位胸片检查。气胸胸片上大多有明确的气胸线,即萎缩肺组织与胸膜腔内的气体交界线,呈外凸弧线条影,气胸线外为无肺纹理的透光区,线内为压缩的肺组织。

63. D 早期胃癌多数患者无明显症状,少数人有恶心、呕吐或是类似溃疡病的上消化道症状,难以引起足够的重视。随着肿瘤的生长,影响胃功能时才出现较为明显的症状,但均缺乏特异性。疼痛与体重减轻是进展期胃癌最常见的临床症状。患者常有较为明确的上消化道症状,如上腹不适、进食后饱胀,随着病情进展上腹疼痛加重,食欲缺乏、乏力。根据肿瘤的部位不同,也有其特殊表现。贲门胃底癌可有胸骨后疼痛和进行性吞咽困难;幽门附近的胃癌有幽门梗阻表现。当肿瘤破坏血管后,可有呕血、黑便等消化道出血症状;如肿瘤侵犯胰腺被膜,可出现向腰背部放射的持续性疼痛;如肿瘤溃疡穿孔则可引起剧烈疼痛甚至腹膜刺激征象;肿瘤出现肝门淋巴结转移或压迫胆总管时,可出现黄疸;远处淋巴结转移时,可在左锁骨上触及肿大的淋巴结。晚期胃癌患者常可出现贫血、消瘦、营养不良甚至恶病质等表现。

64. C 肝胆疾病的疼痛多在右上腹部,胆石症常为

阵发性绞痛。

65. E 上消化道出血部位一般是指屈氏韧带以上的消化器官,包括食管、胃、十二指肠的出血。

66. D 周围性眩晕是指内耳迷路或前庭神经的病变导致的眩晕症。常见于梅尼埃病、迷路炎、药物性眩晕(用链霉素或庆大霉素等药后引起的)及前庭神经炎等。

67. B 该患者有结核中毒症状,如低热、全身不适、乏力、盗汗、食欲缺乏、面颊潮红、咯血,胸部 X 线检查见右上肺小尖淡片阴影,最可能的诊断是肺结核。

68. D 主动脉瓣第二听诊区闻叹气样舒张期杂音,向心尖传导,主动脉关闭不全提示。Austin-Flint 杂音是指中重度主动脉瓣关闭不全患者,由于舒张期血流由主动脉反流入左心室,将二尖瓣前叶冲起,造成相对性二尖瓣狭窄的舒张期隆隆样杂音。三尖瓣区可闻及收缩期吹风样杂音,可见三尖瓣关闭不全或右心室肥大等。升主动脉扩张常见于大动脉炎、高血压、动脉粥样硬化、强直性脊柱炎等,严重者可形成主动脉瘤。

69. C 肝浊音界区增大见于肝炎,肝脓肿,肝淤血,肝癌,多囊肝等。

70. A 休克的病理变化主要为微循环收缩期、微循环扩张期、微循环衰竭期,具体表现如下。①微循环收缩期:由于有效循环血量急剧减少,兴奋交感-肾上腺髓质系统,释放大量儿茶酚胺,外周血管包括微动脉和毛细血管前括约肌强烈收缩,血液经动静脉短路和直接通路回流心脏,代偿性增加生命器官的供血,而真毛细血管网血流大大减少,使全身大多数的组织缺氧。②微循环扩张期:由于组织细胞缺氧,乳酸增多,微动脉和毛细血管前括约肌麻痹扩张,而小静脉仍处收缩状态,真毛细血管网瘀血,静脉压增高,血浆外渗、血液浓缩、血流缓慢。③微循环衰竭期:随着血流缓慢和酸中毒加重,毛细血管内血液黏稠度不断增加,血细胞和血小板凝集,微血栓形成,发生弥散性血管内凝血(DIC)。凝血过程消耗了大量凝血因子,激活了纤维蛋白溶解系统,导致广泛出血。

71. A 早期慢性支气管炎肺部 X 线表现无特殊征象。病变反复发作,可引起两肺纹理增粗、紊乱。肺野透亮度增加、膈肌下降、胸廓扩张、肋间增宽

等征象为肺气肿的表现。

72. A 1999 年公布的结核病分类标准中,继发性肺结核包括浸润性、纤维空洞和干酪性肺炎等。继发性肺结核常有空洞形成或干酪样坏死,病灶好发于两肺尖后段或下叶背段,起病多缓慢,但呈干酪性肺炎时,起病可以急剧。胸部 X 线的特点包括病变吸收慢、1 个月以内变化较小。PPD 试验阴性除表明未受感染外,还可见于机体免疫功能低下或受干扰时。

73. E 支气管阻塞是形成阻塞性肺气肿的主要原因之一,最大通气量反映气道阻塞程度,所以为其最早出现的变化。进一步发展为肺容积增大、心界缩小,当合并肺源性心脏病时,早期可有右下肺动脉干增宽,此后可出现心电图顺钟向转位等。当发生呼吸衰竭时可出现动脉血二氧化碳分压增高。

74. D 备选项中的反复咳大量脓痰及反复咯血是支气管扩张常见的临床症状,病变部位固定的湿啰音是支气管扩张常见的肺部体征。支气管扩张在肺 CT 上典型表现为支气管壁增厚,管腔扩大,表现双轨征、印戒征,或呈囊、柱状扩张。胸部 X 线平片常可看到肺纹理增多紊乱,典型表现为支气管壁增厚所致的双轨征,黏液阻塞时可表现为管状致密影。部分病例可以看到扩张的支气管呈囊样变,可伴有液平面。也有少数病例因病变局限,胸部 X 线平片可能无异常发现,但并非其特点。

75. C 室性心动过速的主要特点是 QRS 波群宽大畸形,节律基本整齐,可逆传心房或房室分离。室速时如无逆传而出现房室分离,室上性激动可偶尔下传激动心室,表现为心室夺获或室性融合波;室上速时 P 波与 QRS 波多有固定关系;室上速合并束支传导阻滞或室内差异性传导也会导致 QRS 波大于 0.12 s 及 QRS 波形异常;室速时如房室逆传,P 波与 QRS 波也表现为固定关系。故只有 C 正确。

76. B 二度Ⅰ型传导阻滞又称文氏现象:①PR 间期逐渐延长,直至 P 波受阻与心室脱漏;②RR 间期逐渐缩短,直至 P 波受阻;③包含受阻 P 波的 RR 间期比两个 PP 间期之和为短。二度Ⅱ型房室传导阻滞又称莫氏Ⅱ型:①PR 间期固定,可正常或延长;②QRS 波群有间期性脱漏,阻滞程

度可经常变化,可为1∶1、2∶1、3∶1、3∶2、4∶3等。下传的 QRS 波群多呈束支传导阻滞图形。

77. E 一度房室传导阻滞时 PR 间期固定延长,PP 间期及 RR 间期恒定,故听诊心律正常而整齐,而其他心律失常听诊时均有心律不齐。

78. A 本题考点:呼吸衰竭时的病理生理变化。慢性肺源性心脏病出现呼吸衰竭时,由于有慢性高碳酸血症,中枢对二氧化碳的刺激已不敏感,维持其兴奋性主要依靠缺氧,即氧分压降低对周围化学感受器——颈动脉窦和主动脉窦的刺激。所以正确答案是 A。

79. C 原发性硬化性胆管炎以肝内和肝外胆管进行性纤维化狭窄为特点,主要表现为肝内胆汁淤滞。胆囊一般不受侵犯。约 70% 的患者为男性,患者常伴有溃疡性结肠炎。

80. C 绞窄性肠梗阻的病理生理:肠腔内因气体和液体的积蓄而膨胀,导致肠壁变薄,肠腔压力不断升高,到一定程度时可使肠壁血循障碍。最初表现为静脉回流受阻,肠壁的毛细血管及小静脉淤血,肠壁充血、水肿、增厚、呈暗红色。由于组织缺氧,毛细血管通透性增加,肠壁上有出血点,并有血性渗出液渗入肠腔和腹腔。随着血运障碍的发展,继而出现动脉血运受阻,血栓形成,肠壁失去活力,肠管变成紫色。最后,肠管可缺血坏死而破溃穿孔。

81. A 糖尿病是一组以高血糖为特征的代谢性疾病。高血糖则是由于胰岛素分泌缺陷或其生物作用受损,或两者兼有引起。

82. A 吉兰-巴雷综合征(Guillain-Barrés synd-rome, GBS),又称急性感染性多发性神经根神经炎,是由病毒感染或感染后以及其他原因导致的一种自身免疫性疾病。其主要病理改变为周围神经系统的广泛性炎性脱髓鞘。临床上以四肢对称性弛缓性瘫痪为其主要表现。肢体瘫痪:四肢呈对称性下运动神经元性瘫痪,且常自下肢开始,逐渐波及双上肢,也可从一侧到另一侧。感觉障碍常为首发症状,以主观感觉障碍为主,多从四肢末端的麻木、针刺感开始。检查时牵拉神经根常可使疼痛加剧(如 Kernig 征阳性),肌肉可有明显压痛(双侧腓肠肌尤著)。客观检查可有手套、袜套样和(或)三叉神经支配区的感觉减

退,也可无感觉障碍。感觉障碍远较运动障碍为轻,是本病特点之一。

83. B 低钾血症可导致典型的心电图改变,但不能仅凭心电图改变就诊断低钾血症。

84. E 妊娠高血压(简称妊高征)是妊娠期妇女所特有而又常见的疾病,以高血压、水肿、蛋白尿、抽搐、昏迷、心肾功能衰竭,甚至发生母子死亡为临床特点。妊娠高血压综合征按严重程度分为轻度、中度和重度,重度妊娠高血压综合征又称先兆子痫和子痫,子痫即在高血压基础上有抽搐。家族中有高血压史,尤其是孕妇之母有重度妊高征史者也是妊娠高血压病因。

85. E 婴儿血液中免疫球蛋白(尤其是 IgM、IgA)和胃肠道分泌型 IgA 均较低,免疫功能较差,对感染的防御能力低,因此易受各种病原体感染而发生腹泻,但与血液中 IgG 无明显关系。

86. B 异丙肾上腺素可以治疗心源性或感染性休克和完全性房室传导阻滞、心搏骤停。

87. E 吗啡可抑制呼吸中枢,降低呼吸中枢对二氧化碳的敏感性,对呼吸中枢抑制程度为剂量依赖性,过大剂量可导致呼吸衰竭而死亡。所以禁用于分娩

88. C DIC 的病因包括:①感染性疾病,占 31%~43%;②恶性肿瘤,占 24%~34%;③病理产科,占 4%~12%;④手术及创伤,占 1%~5%;⑤医源性疾病,占 4%~8%;⑥全身各系统疾病。

89. E 特发性血小板减少性紫癜的诊断:急性 ITP 血小板明显减少,通常小于 $20 \times 10^9/L$,血小板寿命明显缩短,约 1~6 h,骨髓检查多数病历巨核细胞增多或正常,其中幼稚巨核细胞明显增多,慢性 ITP 多次化验血小板减少,多为(30~80)$\times 10^9/L$,骨髓巨核细胞大多增加,大小基本正常,颗粒型增多,血小板形成明显减少,血小板表面相关 IgG 增多,血小板相关 C3 增多,血小板寿命缩短,1~3 天,诊断标准如下:多次化验检查血小板计数减少。脾脏不增大或仅轻度增大。骨髓检查巨核细胞数增多或正常,有成熟障碍。以下 5 点应具备任何一点:①泼尼松治疗有效;②切脾治疗有效;③PAIgG 增多;④PAC 增多;⑤血小板寿命缩短,排除继发性血小板减少症。

90. E 同上题解析。

91. A　糖尿病酮症酸中毒补碱过早过快可产生不利影响,主要原因有以下 3 点:①由于二氧化碳透过血脑屏障的弥散能力快于碳酸氢根,快速补碱后脑脊液 pH 呈反常性降低,引起脑细胞酸中毒,加重昏迷;②血 pH 骤然升高,而红细胞低 2,3-二磷酸甘油和高糖化血红蛋白状态改变较慢,使血红蛋白与氧亲和力增加,加重组织缺氧,有诱发和加重脑水肿的危险;③促进钾离子向细胞内转移,加重低血钾和出现反跳性碱中毒。故补碱应十分慎重。

92. C　慢性肾盂肾炎临床表现多不典型,常复杂多变。易复发是慢性肾盂肾炎的特点。检查:(1)尿细胞计数,近年多应用 1 h 尿细胞计数法,其评判标准:白细胞>30 万/小时为阳性,<20 万/小时为阴性,20 万~30 万/小时需结合临床判断。(2)尿细菌学检查,可间歇出现真性细菌尿。急性发作时,与急性肾盂肾炎相同,尿培养多为阳性。(3)血常规,红细胞计数和血红蛋白可轻度降低。急性发作时白细胞计数和中性粒细胞比例可增高。(4)肾功能检查,可出现持续肾功能损害,包括:①肾浓缩功能减退,如夜尿量增多,晨尿渗透压降低;②酸化功能减退,如晨尿 pH 增高,尿 HCO_3 增多,尿 NH_4^+ 减少等;③肾小球滤过功能减退,如内生肌酐清除率降低,血尿素氮、肌酐增高等。

93. E　营养性缺铁性贫血在任何年龄均可发病,以 6 个月~2 岁最多见。其一般表现是皮肤黏膜逐渐苍白,以唇、口腔黏膜及甲床较明显。易疲乏,不爱活动。髓外造血的表现:由于髓外造血,肝、脾可轻度肿大;年龄越小、病程越久、贫血越重,肝脾肿大越明显。非造血系统症状:①消化系统症状,包括食欲缺乏,少数有异食癖(如嗜食泥土、墙皮、煤渣等),可有呕吐、腹泻,可出现口腔炎、舌炎或舌乳头萎缩;②神经系统症状,表现为烦躁不安或萎靡不振,精神不集中、记忆力减退,智力多数低于同龄儿;③心血管系统症状,表现为明显贫血时心率增快,严重者心脏扩大甚至发生心力衰竭;④其他,如因细胞免疫功能降低而常合并感染,可因上皮组织异常而出现反甲。结合选题的答案,故选 E。

94. C

95. D　肾综合征出血热症状:①发热期主要表现为感染性病毒血症和全身毛细血管损害引起的症状。起病急,有发热(38~40℃)、三痛(头痛、腰痛、眼眶痛)以及恶心、呕吐、胸闷、腹痛、腹泻、全身关节痛等症状,皮肤黏膜三红(脸、颈和上胸部发红),眼结膜充血,重者似酒醉貌。口腔黏膜、胸背、腋下出现大小不等的出血点或瘀斑,或呈条索状、抓痕样的出血点。②低血压休克期。③少尿期,24 h 尿量少于 400 ml,少尿期与低血压期常无明显界限。④多尿期。⑤恢复期。血常规:早期白细胞总数正常或偏低,3~4 日后即明显增高,多在(15~30)×10^9/L,异型淋巴细胞在病后 1~2 日即可出现,且逐日增多,一般为 10%~20%,部分达 30% 以上。显著的尿蛋白是本病的重要特点,也是肾损害的最早表现。

96. E　在流行季节,有麻疹的接触史及发热伴上呼吸道卡他症状有助于麻疹的诊断,但不能作为确诊的依据。眼、鼻分泌物测定抗麻疹抗原是麻疹确诊的依据,双份血清抗体效价有 4 倍升高亦是确诊的依据,但单份血清抗麻疹抗体阳性不足以确定麻疹的诊断。

97. D　在急性病毒性肝炎中,因为 HCV 感染后的高慢性化比例,只有急性丙型肝炎需积极抗病毒治疗,急性甲型肝炎和急性戊型肝炎不需抗病毒治疗,急性乙型肝炎有慢性化趋势的可以考虑抗病毒治疗。

98. B　选项 A,抗-HBS 阳性提示可能通过预防接种或过去感染产生对 HBV 的保护性免疫,故急性乙型肝炎可能性不大。选项 B,伤寒的临床特点包括持续发热、表情淡漠、腹胀、便秘、相对缓脉、白细胞减少、嗜酸性粒细胞减少或消失,故最可能的诊断是伤寒。选项 C,钩端螺旋体病也起病急,有畏寒、发热,但一般有眼结膜充血、全身酸痛尤其是腓肠肌痛、尿少或无尿,不似该病。选项 D,急性血吸虫病好发于夏秋季节,有明确的疫水接触史,可有发热和相当缓脉,但热型以间歇热为主,体温曲线呈锯齿样,可有肝、脾大但一般是晚期表现。选项 E,急性细菌性痢疾临床上以发热、腹痛、腹泻、里急后重及排含黏液、脓血的稀便为其主要症状。患者白细胞数及中性粒细胞百分比多增加,故急性细菌性痢疾可能性不大。故选 B。

99. A　PaO_2/FiO_2 正常值为 400~500 mmHg,如果

PaO_2明显下降,加大吸入气中氧浓度无助于进一步提高 PaO_2,氧合指数小于 300 mmHg,则提示肺呼吸功能障碍。代表氧合的各项指标可大致分为 4 类:①氧气压力及相关指数;②氧气含量及相关指数;③氧气饱和度及相关指数;④局部组织氧合指数。急性呼吸窘迫综合征(acute respiratory distress syndrome, ARDS)是指严重感染、创伤、休克等肺内外疾病袭击后出现的以肺泡毛细血管损伤为主要表现的临床综合征,属于急性肺损伤(acute lung injury, ALI)的严重阶段或类型。其临床特征包括呼吸频速和窘迫,进行性低氧血症,X线呈现弥漫性肺泡浸润。

100. E

101. E　ARF 的血液净化治疗指征:①无尿 2 日或少尿 4 日以上;②出现尿毒症症状,且保守治疗无效;③肌酐清除率下降 50% 以上或在原有肾功能不全基础上又下降 15%,血肌酐>442 mmol/L,血尿素氮>21.4 mmol/L;④血钾>6.5 mmol/L;⑤二氧化碳结合率<13 mmol/L,pH<7.25;⑥少尿 2 日并伴有体液潴留,或者早期有充血性心力衰竭表现;⑦高分解代谢状态。紧急透析的指征:①严重的高钾血症:血钾>7.0 mmol/L,或出现严重的心律失常;②急性肺水肿,对利尿剂无效;③严重的代谢性酸中毒,动脉血 pH<7.2。

102. D　只有肌酐是仅依靠肾脏滤过来排出;尿素是由肾脏滤过和再吸收而处理的,尿素氮增加可因再吸收增加所致;其余几项的影响因素更多。

103. E　猝死型冠心病指平时没有心脏病史或仅有轻微心脏病症状的人,病情基本稳定,无明显外因、非创伤亦非自伤,由于心电衰竭或机械性衰竭使心脏失去了有效收缩而突然死亡。

104. C　动脉和股动脉搏消失是诊断心脏骤停的最可靠指标。

105. A　脂肪栓塞是指由于循环血流中出现的脂滴阻塞于小血管所致,常见于长骨骨折,严重脂肪组织挫伤或脂肪肝挤压伤时。脂肪栓塞主要影响肺和神经系统。

106. D　对溺水所致呼吸心搏骤停者,其最主要的紧急处理措施是人工呼吸和胸外按压。

107. A　食物中毒的含义非常广泛,凡是食用了被致病菌及其毒素污染的食物,或被毒物污染的食物,或摄食自身含有毒素的动植物如毒蕈、河豚等引起的急性中毒性疾病。根据食物中毒的病因分为两大类:一是细菌性食物中毒,变质食品、不洁手、餐具和带菌苍蝇是主要传播途径;二是非细菌性食物中毒,见于食物被有毒物污染或食用有毒动植物。引起食物中毒的原因有很多,其中最主要、最常见的原因就是食物被细菌污染。临床上表现为以上吐、下泻、腹痛为主的急性胃肠炎症状,严重者可因脱水、休克、循环衰竭而危及生命。

108. A　中暑先兆的处理:停止活动并在凉爽、通风的环境中休息;脱去多余的或者紧身的衣服。

109. D　窒息(asphyxia):人体的呼吸过程由于某种原因受阻或异常,所产生的全身各器官组织缺氧,二氧化碳潴留而引起的组织细胞代谢障碍、功能紊乱和形态结构损伤的病理状态称为窒息。当人体内严重缺氧时,器官和组织会因为缺氧而广泛损伤、坏死,尤其是大脑。气道完全阻塞造成不能呼吸只要 1 min,心跳就会停止。只要抢救及时,解除气道阻塞,呼吸恢复,心跳随之恢复。窒息是危重症最重要的死亡原因之一。

110. A　阿托品过量可引起口干、吞咽困难、声音嘶哑、面红、皮肤干燥、头痛、心动过速、心悸、发热、瞳孔扩大、视力模糊、排尿困难;对中枢神经系统的作用可致谵妄、狂躁、眩晕、幻觉、摸空动作和共济失调。中毒症状可持续数小时至数日;病情严重者发生昏迷、血压下降,最终出现呼吸衰竭而死亡。

111. D　目前常用的有机氮农药为杀虫脒(chlordimeform),又名氯苯脒。口服中毒应用催吐、洗胃(用 1%～2% 碳酸氢钠溶液)、导泻、补液、利尿等方法促进毒物排出;有发绀者可用亚甲蓝、葡萄糖液及维生素 C 静脉注射;血尿可用肾上腺皮质激素。其他为对症治疗。皮肤接触或吸入中毒,立即脱离接触环境,并用肥皂水清洗污染部位,吸收后的中毒症状参照口服中毒治疗。

112. C　电击可能使人突然受惊而摔倒或引起肌肉强有力收缩。这两种情况都可能引起关节脱位、骨折和钝挫伤。患者也可能丧失意识、呼吸麻痹、心跳停止。皮肤电灼伤明显,也可波及深

部组织。高压电流能使电流入口和出口之间的组织坏死并引起大面积肌肉烧伤。大量的液体和电解质丢失，合并严重烧伤时，会出现危险的低血压。损伤的肌纤维释放肌球蛋白，能引起肾脏损害肾功衰竭。一个身体潮湿的人接触电流，如洗澡时，头发吹风机掉进浴缸或踏入带电的水池，这时皮肤电阻较低，虽然不被烧伤，但能引起心跳暂停，若不能迅速复苏，可能死亡。雷击很少引起入口与出口部位烧伤，也少有引起肌肉损伤和肌球蛋白尿。最初可能出现意识丧失，继而昏迷和短暂的精神障碍，通常在数小时或数天内消失。雷击引起死亡最主要的原因是心跳和呼吸停止。刚学走路的孩子可能因吮吸电话线而嘴唇烧伤，这种烧伤不仅能引起面部畸形，也可导致牙、下腭和面部发育障碍，应由口腔矫形医生、口腔外科医师或烧伤科医师诊治。在嘴唇烧伤后7～10天可能因结痂脱落引起唇动脉大出血而发生危险。

113. A　癫痫持续状态的治疗首选地西泮。因为地西泮、抗惊厥作用强，尽管不能减少惊厥原发灶的放电，但能制止惊厥灶放电的扩散，是抗戊四氮惊厥作用最强的药物，对癫痫大发作的疗效好。临床上用于治疗破伤风、癫痫、药物中毒等原因引起的惊厥，为治疗癫痫持续状态的首选药，常静注给药。

114. E　急性冠脉综合征包括不稳定型心绞痛和急性心梗，急性心梗包括非ST段抬高型及ST段抬高型心肌梗死。

115. D　除颤和复律迅速恢复有效的心律是复苏成功至关重要的一步。一旦心电监测确定为心室颤动或持续快速室性心动过速，应立即用200 J能量进行直流电除颤。同步和非同步直流电除颤主要是依据心律失常时R波是否存在来确定：R波存在选用同步，R消失选用非同步，如室颤、室扑。

116. A　肺动脉栓塞是内源性或外源性栓子堵塞肺动脉或其分支引起肺循环障碍的临床和病理生理综合征。最常见的栓子是来自静脉系统中的血栓。肺动脉栓塞基本有4个临床症候群：①急性肺心病，表现为突然呼吸困难、濒死感、发绀、右心衰竭、低血压、肢端湿冷，见于突然栓塞两个肺叶以上的患者；②肺梗死，表现为突然

呼吸困难，胸痛、咯血及胸膜摩擦音或胸腔积液；③"不能解释的呼吸困难"，栓塞面积相对较小，是提示无效腔增加的唯一症状；④慢性反复性肺血栓栓塞，起病缓慢，发现较晚，主要表现为重症肺动脉高压和右心功能不全，是临床进行性的一个类型。

117. E　单纯肺嗜酸性粒细胞增多性浸润胸部X线的表现常为密度较淡，边界不清的片状阴影，分布于单侧或双侧肺部，呈短暂游走性，多在1～2周消失，又可在其他部位出现。支气管哮喘胸部X线显示"条索状浸润和双肺度充气"征象。

118. E　闭合性损伤的诊断往往较困难，如不能及时确诊，可能贻误手术时机而导致严重后果。临床上，如发现下列情况之一者，应考虑有腹内脏器损伤：①早期出现休克征象者，尤其是出血性休克；②有持续性甚至进行性腹部剧痛伴恶心、呕吐等消化道症状者；③有明显腹膜刺激征者；④有气腹表现者；⑤腹部出现移动性浊音者；⑥有便血、呕血或尿血者；⑦直肠指诊发现前壁有压痛或波动感，或指套染血者。

119. D　异常Q波提示心肌坏死。

120. A　病毒性脑炎起病急，但其临床表现因主要病理改变在脑实质的部位、范围和严重程度而有不同。病毒性脑炎病程大多2～3周。周围白细胞计数正常或轻度升高。脑脊液检查外观无色透明，压力正常或稍高，白细胞轻至中度升高，一般在$(25～250)×10^6/L$。发病后48 h内中性多核白细胞为主，但迅速转为单核细胞占优势。蛋白轻度增加，糖正常，氯化物偶可降低。涂片和培养无细菌发现。病毒学检查时，部分患儿脑脊液病毒培养及特异性抗体测试阳性。恢复期血清特异性抗体滴度高于急性期4倍以上有诊断价值。影像学检查如脑部CT或MRI一般无异常。脑电图以弥漫性或局限性异常慢波背景活动为特征，少数伴有棘波、棘慢综合波。慢波背景活动只能提示异常脑功能，不能证实病毒感染性质。某些患者脑电图也可正常。

121. B　支气管肺炎一般症状：起病急骤或迟缓，骤发的有发热，拒食或呕吐，嗜睡或烦躁，喘憋等症状，发病前可先有轻度的上呼吸道感染数日，

早期体温多在 38～39℃,亦可高达 40℃ 左右,大多为驰型或规则发热。呼吸系统的症状及体征:咳嗽及咽部痰声,一般早期就很明显呼吸增快,严重者呼气时有呻吟声,鼻翼扇动,三凹征,胸部体征早期常不明显,或仅有呼吸音变粗或稍减低,以后可听到中、粗湿啰音,有轻微的叩诊浊音,数天后,可闻细湿啰音或捻发音。双肺可闻及散在的中小水泡音提示支气管肺炎。

122. E　该患婴面色苍黄,首先考虑贫血,而巨幼细胞性贫血除一般贫血表现外,还伴有神经精神症状,如易怒少哭,查体四肢抖动,踝阵挛,巴氏征(＋)等,支持巨幼细胞性贫血。

123. C　慢性肠套叠多发生于儿童,病期较长,多在 10～15 天。主要表现为腹部肿物,偶有部分性肠梗阻症状。除腹痛外偶有呕吐,很少有血便,症状较缓和。多为回结型肠套叠,多继发于肠管器质性病变,如肿瘤、息肉、梅克尔憩室、阑尾内翻、蛔虫症等。腹软不胀,于右上腹触及有弹性的肿物,比较固定。小肠套叠比较少见,多见于儿童,有时也可见于婴幼儿。

124. C　急性脑血管病中,发病最快的是脑栓塞。脑栓塞(cerebral embolism)又称为栓塞性脑梗死(embolic infarction),是指人体血液循环中某些异常的固体、液体或气体等栓子物质,随血流进入脑动脉或供应脑的颈部动脉,使血管腔急性闭塞,引起局部脑血流中断,造成局部脑组织缺血、缺氧甚至软化、坏死,故而出现急性脑功能障碍的临床表现。

125. B　胸腺是位于胸部上方的一个小腺体。为机体的重要淋巴器官之一,是属于内分泌功能的器官。其分泌的胸腺激素,具有人体免疫功能。重症肌无力(MG)是一种由神经-肌肉接头处传递功能障碍所引起的自身免疫性疾病,临床主要表现为部分或全身骨骼肌无力和易疲劳,活动后症状加重,经休息后症状减轻。

126. C　脱髓鞘疾病以神经髓鞘脱失为主要或始发病变,而轴索、胞体和神经胶质受损相对较轻的神经系统疾病,可发生于中枢神经系统或周围神经系统。病理表现:①神经纤维髓鞘破坏;②病损主要分布于中枢神经系统白质区静脉周围,或呈多发、散在小病灶,或融合成多个病灶,或形成多个中心;③神经细胞、轴突和神经

组织保持相对完整;④炎性细胞浸润血管周围;⑤无华勒变性或继发纤维束变性。分为髓鞘形成障碍型和髓鞘破坏型。髓鞘形成障碍型脱髓鞘疾病是遗传代谢缺陷引起的髓鞘形成障碍,主要包括髓鞘磷脂代谢异常引起的脑白质营养不良,如异染性白质脑病、脑白质海绵样变性、肾上腺白质营养不良等。髓鞘破坏型脱髓鞘疾病是后天获得的脱髓鞘疾病。

127. D

128. C　大多数糖尿病患者死于心、脑血管动脉粥样硬化或糖尿病肾病。糖尿病肾病是致死性肾病的第一或第二位原因,是 T1DM 的主要死亡原因,而 T2DM 主要死亡原因为心、脑血管。

129. B　颅脑伤和腹部伤都威胁患者的生命,故开颅开腹手术同时进行。

130. D　单纯肋骨骨折的治疗原则是止痛、鼓励咳嗽排痰、防治肺部并发症。采取多头胸带或弹力束胸带固定是为减少肋骨断端活动和减轻疼痛。而手术复位内固定、肋骨牵引固定主要针对多根多处肋骨骨折所致反常呼吸运动。

二、A3/A4 型题

131. B　呼吸衰竭临床表现:①呼吸功能紊乱,如缺氧和二氧化碳潴留均可影响呼吸功能;②发绀;③神经精神症状,轻度缺氧可有注意力不集中、定向障碍,严重缺氧者特别是伴有二氧化碳潴留时,可出现头痛、兴奋、抑制、嗜睡、抽搐、意识丧失甚至昏迷等;④心血管功能障碍;⑤消化系统症状;⑥肾脏并发症;⑦酸碱失衡和电解质紊乱。

132. C　其诊断还需查血气分析。

133. E　要重视氧疗。

134. C　支气管肺炎一般症状:起病急骤或迟缓,骤发的有发热、拒食或呕吐、嗜睡或烦躁、喘憋等症状,发病前可先有轻度的上呼吸道感染数日,早期体温多在 38～39℃,亦可高达 40℃ 左右,大多为弛张型或规则发热。呼吸系统的症状及体征:咳嗽及咽部痰声,一般早期就很明显呼吸增快,严重者呼气时有呻吟声,鼻翼扇动,三凹征,胸部体征早期常不明显,或仅有呼吸音变粗或稍减低,以后可听到中、粗湿啰音,有轻微

的叩诊浊音,数天后,可闻细湿啰音或捻发音。双肺可闻及散在的中小水泡音提示支气管肺炎。

135. E 冷凝集试验主要用于由肺炎支原体引起的原发性非典型性肺炎的辅助诊断。

136. B 红霉素抗菌谱与青霉素近似,对支原体、放线菌、螺旋体、立克次体、衣原体、奴卡菌、少数分枝杆菌和阿米巴原虫有抑制作用。

137. C 室早、阵发性室速、尖端逆转型室速都可诱发室颤。

138. E 房扑也需电除颤治疗。

139. C 室颤患者经电复律 1 次后又复出现室颤,可再次进行电除颤。

140. A 当恢复窦性心律后,应继续静脉滴注利多卡因。

141. C 心室壁瘤或称心室壁膨胀瘤,是心肌梗死的后遗症之一,心室壁瘤主要见于左心室,发生率5%~20%。较小的室壁瘤常无症状;室壁瘤较大者出现心功能不全、恶性室性心律失常,附壁血栓脱落导致栓塞。体格检查可见左侧心界扩大,心脏搏动范围较广,可有收缩期杂音。瘤内发生附壁血栓时,心音减弱。心电图ST段持续抬高。X线透视、摄影、超声心动图、放射性核素心脏血池显像以及左心室造影可见局部心缘突出,搏动减弱或有反常搏动。

142. E 阵发性室性心动过速易继发室颤出现,导致死亡。

143. C 发生洋地黄中毒后应立即停药,这是治疗的关键。单发性室性期前收缩、一度房室传导阻滞等停药后常自行消失。快速性心律失常者,如血钾浓度低则可用静脉补钾,房室传导阻滞时禁用,如血钾不低可用利多卡因或苯妥英钠。电复律一般禁用,因易致心室颤动。有传导阻滞或缓慢性心律失常者可用阿托品0.5~1.0 mg皮下或静脉注射,如无血流动力学障碍,一般不需安置临时心脏起搏器。

144. B 多巴酚丁胺临床用于治疗器质性心脏病心肌收缩力下降引起的心力衰竭、心肌梗死所致的心源性休克及术后低血压。

145. C 右心衰外周静脉淤血征象:①颈静脉怒张,肝大压痛,肝-颈静脉反流阳性;②Kuss-maul征阳性,吸气时静脉怒张更明显;③急性肝淤血致右上腹胀痛,有时酷似胆绞痛;④发绀,属血液淤滞引起的周围性发绀,肺梗死伴显著低氧血症时呈混合性发绀。急性右心衰是指由于某些原因,使右心室心肌收缩力急剧下降或右室的前后负荷突然加重,从而引起右心输出量急剧减低所致的临床综合征。

146. E

147. E 血清中流行性出血热病毒的IgM抗体可有助于诊断。

148. A 治疗:早发现、早休息、早治疗和就地隔离治疗。发热期可用物理降温或肾上腺皮质激素等。发生低血压休克时应补充血容量,常用的有低分子右旋糖酐、平衡盐液和葡萄糖盐水、血浆、蛋白等。如有少尿可用利尿剂(如呋塞米等)静脉注射。多尿时应补充足够液体和电解质(钾盐),以口服为主。进入恢复期后注意防止并发症,加强营养,逐步恢复活动,进行对症和并发症治疗。

149. B 患肢出现持续性剧烈疼痛,应立即解除石膏外固定。

150. A 骨筋膜室综合征(osteofascial compartment syndrome)即由骨、骨间膜、肌间隔和深筋膜形成的骨筋膜室内肌肉和神经因急性缺血、缺氧而产生的一系列早期的症状和体征。至晚期,当缺血严重,神经功能丧失后,感觉即消失,即无疼痛。

151. C 骨筋膜室综合征一经确诊,应立即切开筋膜减压。

152. D 典型的急性阑尾炎开始有中上腹或脐周疼痛,数小时后腹痛转移并固定于右下腹。

153. B 早期可能由于反射性胃痉挛而有恶心、呕吐。一般只有低热,无寒战,化脓性阑尾炎一般亦不超过38℃。压痛和反跳痛,腹肌紧张,应行手术治疗。

154. C 术后并发症有:出血,切口感染,粘连性肠梗阻,阑尾残株炎,粪瘘。

155. D 阑尾炎并发症有:腹腔脓肿,内外瘘形成,化脓性门静脉炎。

三、X型题

156. ABDE 阿米巴肝脓肿破溃出血的概率小。

157. ABDE　肺腺癌女性多见,发病年龄较轻,周围型多见,容易发生血行转移和恶性胸腔积液,对放化疗不敏感。近年来发病率有升高趋势。

158. ABCDE　电视胸腔镜用于恶性胸腔积液的诊治具有很多的优势,A、B、C、D、E都是其优点。

159. BD　肥厚型心肌病的临床表现:劳力性呼吸困难,心前区闷痛,频发一过性晕厥,猝死,心力衰竭。心前区出现收缩期杂音最为常见。主动脉瓣狭窄临床表现:左心室代偿期时轻、中度主动脉瓣狭窄,可多年无症状。尸解发现约5%主动脉瓣狭窄患者可无明显自觉症状而猝死。左心室失代偿期时严重主动脉瓣狭窄的特征性症状有心绞痛、晕厥、心力衰竭、心性猝死。

160. ABC　咳嗽伴杵状指可见于支气管扩张。咳嗽伴哮鸣音可见于支气管哮喘。

161. ABC　重症肌无力禁用或慎用药物,抗生素无效可慎用氨基糖苷类抗生素,如链霉素、庆大霉素、卡那霉素、妥布霉素、阿米卡星,但必须与新斯的明类药物同用,并相应增加后者的用量。对四环素类更要慎用,具体需要到医院检查处理后决定。

162. ACE　快速床旁检测 NT-前端 B 型钠尿肽对左室射血分数正常心力衰竭的诊断价值。颈静脉怒张诊断心力衰竭的特异性高,但其敏感性低,肺部湿啰音、哮鸣音、胸腔积液和足部水肿的敏感性和特异性都很低。

163. ABCE

164. ABC　急性盆腔炎的手术指征:药物治疗48~72h,体温不降,症状加重,包块增大者,输卵管积脓或输卵管卵巢脓肿,脓肿破裂。手术可选开腹或经腹腔镜手术,手术原则以切除病灶为主。

165. ABCD

166. ABC　呼吸道梗阻、电解质紊乱、肺水肿均可导致淹溺者死亡。

167. ACD　毒蕈碱样中毒症状是有机磷农药中毒的主要表现。具体表现:①体内多种腺体分泌增加和平滑肌收缩所产生的症状和体征,如多汗、流涎、流泪、鼻溢、和肺部干湿啰音、呼吸困难;②恶心呕吐、腹痛腹泻、肠鸣音亢进、尿频尿急、大小便失禁;③瞳孔缩小、视力模糊、抑制血管平滑肌、血压下降。

168. AE　高血压患者在诱发因素的作用下,血液循环中肾素、血管紧张素Ⅱ、去甲基肾上腺素和精氨酸加压素等收缩血管活性物质突然急骤升高,引起肾脏出入球小动脉收缩或扩张,这种情况若持续性存在,除了血压急剧增高外,还可导致压力性多尿,继而发生循环血容量减少,血容量的减少又反射性引起血管紧张素Ⅱ、去甲肾上腺素和精氨酸加压素生成和释放增加,使循环血中血管活性物质和血管毒性物质达到危险水平,从而加重肾小动脉收缩。由于小动脉收缩和扩张区交叉所致,故其呈"腊肠串"样改变。引起小动脉内膜损伤和血小板聚集,导致血栓素等有害物质进一步释放形成血小板血栓,引起组织缺血缺氧,毛细血管通透性增加,并伴有微血管内凝血点状出血及坏死性小动脉炎,以脑和肾脏损害为最明显,有动脉粥样硬化的血管特别易引起痉挛,并加剧小动脉内膜增生,于是形成病理性恶性循环。此外,交感神经兴奋性亢进和血管加压性活性物质过量分泌不仅引起肾小动脉收缩,而且也会引起全身周围小动脉痉挛,导致外周血管阻力骤然增高,使血压进一步升高,此时发生高血压危险。

169. ACDE　张力性气胸是指较大的肺泡破裂或较大较深的肺裂伤或支气管破裂,裂口与胸膜腔相通,且形成单向活瓣,又称高压性气胸。吸气时空气从裂口进入胸膜腔内,而呼气时活瓣关闭,腔内空气不能排出,致胸膜腔内压力不断升高,压迫肺并使之逐渐萎陷,并将纵隔推向健侧,挤压健侧肺,产生呼吸和循环功能的严重障碍。胸膜腔内的高压空气若被挤入纵隔,扩散至皮下组织,形成颈部、面部、胸部等处的皮下气肿。

170. ACDE

171. ABCD　肠套叠(intussusception)是指近端肠段及其肠系膜套入远端肠腔,导致肠梗阻的一种婴幼儿常见急症。在我国发病率较高,占婴儿肠梗阻的首位。多见于肥胖健壮的2岁以内婴幼儿,为突然发病。肠套叠可致腹部绞痛,表现为原先安静的患儿突然出现明显烦躁不适,可有全身强直。双腿向腹部屈曲,表情痛苦,症状突发突止;无法表达的小婴儿则出现阵发性哭吵,发作间隙表现正常或安静入睡。随着病情进展,腹痛间歇可出现淡漠、嗜睡。常见呕吐,开始为不消化食物,继而吐胆汁样物,呕吐后可有全身扭动,屏气表现。肠套叠初期,结肠蠕动增加,肠腔内压升高,患儿排出少量正常粪便,后期粪便中出现血迹,随之因肠缺血坏死而排暗红色血块或果酱样大便。

172. ABC　诊断中枢神经系统感染要依据体征、症状、脑脊液检查。

173. ABCD　男性乳房发育、蜘蛛痣、肝掌、面部皮肤色素沉着都与内分泌紊乱有关。

174. BCD　肝硬化患者容易出现鼻出血和齿龈出血,其主要原因是毛细血管脆性增加,肝脏合成凝血因子减少,脾功能亢进。

175. ACDE　过敏性紫癜的临床类型有单纯型(紫癜型)、腹型(Henoch 型)、关节型(Schonlein 型)、肾型、混合型,少数患者还可因病变累及眼部、脑及脑膜血管而出现相关症状、体征。

176. ABDE　糖尿病加重后渗透性利尿而排钾,胰岛素治疗后钾向细胞内转移,如诱因为胃肠功能紊乱,可因呕吐、腹泻丢钾,酮症后可因进食减少、呕吐致低钾。

177. ABC　根据胸血量和胸片情况分大、中、少量血胸,应当选择 A、B、C。

178. BDE　只要肿瘤无外侵,即使肿瘤长度大于 10 cm 也有切除可能。

179. ABDE　肺腺癌女性多见,发病年龄较轻,周围型多见,容易发生血行转移和恶性胸腔积液,对放化疗不敏感。近年来发病率有升高趋势。

180. BCD　由于肠道内积血数日才能排净,故不能以黑便作为继续出血的指标,咳嗽通常与消化道出血关系不大。不能作为继续出血的指标,BCD 正确。

第十七章　模拟试卷三

一、A1/A2 型题

1. B　这是一道综合、理解、记忆题。考学生对流行性出血热多尿期的认识。预测错误率较高,常见错误:①选答 C,学生一般认为疾病进入多尿期后,因尿量增加尿毒症症状会减轻,但流行性出血热多尿早期血中 BUN 和 Cr 等反而上升,尿毒症症状加重;②选答 D,流行性出血热多尿期每日尿量一般在 4 000~8 000 ml,仅少数患者每人尿量可多达 15 000 ml;③选答 E,说明不了解流行性出血热多尿期可因水和电解质补充不足或继发感染,发生继发性休克。要点:流行性出血热多尿期一般出现在病程的 9~14 天,虽早期尿量增加,但尿毒症症状并未减轻,仍应注意保护肾功能,并预防感染,防止继发性休克的发生。

2. C　这是一道记忆题。考核学生对血吸虫病地理分布的认识。预测错误率不高。常见错误:①选答 A,埃及血吸虫病主要流行于非洲大多数国家;②选答 B,曼氏血吸虫病主要流行于非洲、南美和加勒比海诸岛国;③选答 E,间插血吸虫病主要流行于西非与中非国家。要点:血吸虫流行的地理分布,我国主要流行的是日本血吸虫病。

3. E　弛张热又称败血症热、消耗热。体温高峰在 39℃以上,24 h 内波动范围超过 2℃,体温最低时仍高于正常。常见于败血症、脓毒血症、重症肺结核、感染性心内膜炎、风湿热等。

4. B　心绞痛引起的放射痛主要是通过心脏交感神经传入,经后根进入脊髓,随后沿着与躯体神经相同的路径到达大脑感觉中枢。

5. A　支气管扩张症、肺脓肿、支气管胸膜瘘时,痰量多且多呈脓性,静置后可出现分层现象。

6. E　病态窦房结综合征临床表现轻重不一,部分患者合并短阵室上性快速心律失常发作,又称慢-快综合征。快速心律失常发作时,心率可突然加速达 100 次/分以上,持续时间长短不一,心动过速突然中止后可有心脏暂停伴或不伴晕厥发作。严重心动过缓或心动过速引起的心悸伴晕厥或抽搐。

7. B　心源性水肿的特点:多有心脏病病史。水肿首先发生于身体的下垂部位,从下肢逐渐遍及全身,严重时可出现腹水或胸腔积液。水肿形成的速度较慢,性质坚实,移动性较小,常在午后加重,平卧后或晨起时可减轻。伴有心脏病的征象,如心脏瓣膜杂音等。

8. B 腹泻可分为急性与慢性两种,超过2个月者为慢性腹泻。

9. D 长骨骨折易致脂肪栓塞,长期卧床容易诱发静脉血栓形成。早期血栓松脆,加上纤溶系统的作用,故在血栓形成的最初几天发生肺栓塞的危险性最高。肺栓塞的典型症状为呼吸困难、胸痛和咯血,有人称为肺梗死三联征。

10. D 头痛是脑出血的首发症状,常常位于出血一侧的头部;有颅内压力增高时,疼痛可以发展到整个头部。大约一半的脑出血患者发生呕吐,呈喷射样,可能与脑出血时颅内压增高、眩晕发作、脑膜受到血液刺激有关。

11. C 患者有心力衰竭的其他表现;如心脏增大、杂音、肝脏大、肝颈静脉回流征阳性、静脉压升高等,提示为心源性水肿,出现水肿的部位是从足部开始,向上延及全身。

12. C 非甾体抗炎药如阿司匹林可损伤胃的黏膜屏障,引起胃黏膜糜烂、出血,表现为呕血及黑便。

13. A 本题为应用题。考核知识点为急性心肌梗死的临床表现及胸痛的诊断鉴别。常见错误:①错选B,对两者临床症状掌握不牢,易混淆;②错选E,自发性气胸亦属突发起病,对其临床症状掌握不牢,易混淆。复习要点:掌握几种常见的引起胸痛的疾病的临床特点。

14. C 部分患者外伤后发生脾包膜下破裂,36~48 h后血肿冲破包膜才表现出典型的症状,称延迟性脾破裂。另外少数患者脾破裂后,由于周围组织的包裹形成局限性血肿,以后再度破溃引起大出血。

15. D 心绞痛严重度分级按加拿大心血管学会标准分4级。Ⅰ级:一般体力活动不受限,仅在强、快或长时间劳作时发生心绞痛。Ⅱ级:一般体力活动轻度受限,快步、饭后、寒冷或刮风中、精神应激或醒后数小时内步行或登楼、步行两个街区以上、登楼一层以上和爬山,均可引起心绞痛。Ⅲ级:一般体力活动明显受限,步行1~2个街区,登楼一层即可引起心绞痛。Ⅳ级:一切体力活动都可引起不适,静息时可发生心绞痛。

16. A 对于症状明显、心室率明显缓慢者,应及早安置临时性/永久性心脏起搏器。

17. E 高钾血症可引起心脏骤停,需紧急处理。

18. C 紫癜是皮肤下出血,压之不褪色。而充血性皮疹是小毛细血管扩张,压后褪色或消失。

19. D 中枢神经系统白血病脑脊液压力升高,白细胞计数增加,蛋白质增多,而糖定量减少。正常情况下脑脊液中没有白血病细胞,在白血病患者中如果能从脑脊液中检出白血病细胞即可诊断为中枢神经系统白血病,但脑脊液中的白血病细胞检出率并不高。

20. B 肢体主要血管有断裂或破裂都有大量鲜血涌出,除低血压或休克外,可以你肢体远端动脉搏动减弱或消失。患者可能伤及股动脉,故应检查足背和胫后动脉。

21. D 根据题意,本患者甲沟炎已经化脓,应行手术治疗,切口沿甲沟旁纵行切开引流,避免做鱼口状切开。

22. A 该患者有短期停经史,阴道不规则流血,突发右下腹剧烈疼痛;右下腹压痛、反跳痛。有休克表现;妇科检查:后穹隆饱满,宫颈举痛(＋),宫口闭,子宫正常大小,呈漂浮感。符合输卵管妊娠表现。

23. D 在第一产程期间,孕妇在规律宫缩时频繁出现晚期减速,提示胎儿宫内缺氧,不论是否用缩宫素引产,都应即行剖宫产结束分娩。

24. E 新生儿破伤风是细菌性感染疾病,不能通过预防接种得以预防。

25. D 口服补盐液(ORS)溶液可用于纠正小儿腹泻所致轻、中度脱水,其配方为 NaCl 3.5 g、NaHCO$_3$ 2.5 g、枸橼酸钾 1.5 g、葡萄糖 20 g、加水至 1 000 m,所提供的 HCO$_3^-$ 可纠正轻、中度酸中毒。世界卫生组织推荐使用这种溶液。

26. C 典型麻疹分4期,出疹期多在发热后3~4天出疹,且出疹期发热更高。

27. B 接触性皮炎发病部位与接触部位应基本一致,与本病表现不符,可排除。根据临床特点符合带状疱疹,其余A、D、E均不符合,故选B。

28. B 患者有金属过敏史,脐下皮损发生与牛仔裤中金属纽扣、金属皮带扣接触部位基本一致,人在夏季易出汗,皮肤与金属接触更密切,故多在夏季发病,应选择B。而脐周湿疹尽管临床表现相似,但多伴有其他部位同样损害,且病因复杂不明,这里不作为诊断首选。其他C、D、E与临床表现不符,可排除。

29. C　第 1 个 24 h 补液量＝50×73×1.5＋2 000＝7 475 ml。

30. B　尽管服毒史不明,但结合典型的有机磷中毒临床表现仍考虑急性有机磷中毒,故选 B。

31. C　机体受到严重的损害因子侵袭,发生剧烈的防御性反应,一方面可起稳定自身的作用,另一方面又起损害自身的作用。后一方面是指体液中出现大量细胞因子、炎症介质及其他病理性产物,对细胞组织起各种损害作用,可导致器官功能障碍,启动 MODS。各种急性病证有共同的病理生理变化,即组织缺血-再灌注过程和(或)全身性炎症反应。

32. D　有出血、出血倾向或既往出血史、年龄 75 岁、严重肝肾功能不全、活动性消化性溃疡、血压过高、新近手术创口未愈为溶栓禁忌证。

33. C　对疑似甲类传染病患者,确诊前应在指定场所单独隔离治疗。对医疗机构内的患者、病原携带者、疑似患者的密切接触者,应在指定场所进行医学观察和采取其他必要的预防措施。

34. A　右侧躯干遭受暴力,右上腹痛向右胸及右肩放射,有右下胸肋骨骨折,右横膈抬高,都应高度怀疑肝损伤。

35. B　胆囊腺瘤具有潜在的恶变性。胆囊息肉良性和恶性的鉴别点有以下 4 个方面。①大小:大于 1 cm 的息肉,恶性可能性大。②形状:不规则状多为恶性,良性多为乳头状。③生长速度:良性息肉,如胆固醇性息肉等通常生长缓慢,息肉短期内迅速增大者应警惕恶变。④数目:多发者多为良性肿瘤,单发者常为腺瘤或癌。

36. A　手术治疗是先天性胆道闭锁唯一有效方法。手术宜在出生后两个月内进行,此时尚未发生不可逆肝损害。若手术过晚,患儿已发生胆汁性肝硬化,则预后极差。

37. E　胃溃疡 3 次穿孔,经 3 次手术,其中两次均为胃切除(毕Ⅰ式和毕Ⅱ式)手术,仍有溃疡病发作症状,并且服用抑酸药无效,提示为顽固性溃疡,应首先考虑胃泌素瘤(Zollinger-Ellison 综合征)的诊断。

38. D

39. D　胃溃疡合并完全性幽门梗阻,手术前准备最重要的是持续胃肠减压,温生理盐水洗胃,以减轻胃壁水肿,利于手术。

40. B　胃的胃肠道间质瘤(GIST)包括原来的胃平滑肌瘤与平滑肌肉瘤,组织学特征是 CD117 表达阳性,形态学特征是以梭形细胞为主,首选手术切除,总体疗效比胃癌好。

41. A　迷走神经干切断术的并发症早期主要是胃滞留,而复发性溃疡、腹泻等则出现在术后较晚时间。胃小弯坏死穿孔是高选择性迷走神经切断术后可能发生的并发症,而倾倒综合征则是胃大部切除的术后并发症。

42. E　门静脉高压症多伴有食管下段和胃底黏膜下层的静脉曲张。黏膜因曲张静脉而变薄,易被粗糙食物所损伤,同时门静脉系统内的压力又高,以致曲张静脉破裂,发生难以自止的大出血。临床上可表现为大量呕吐鲜血,易导致失血性休克,病情凶险且预后较差。

43. E　腹痛只是急性胰腺炎的症状之一,并不能作为手术的指征。

44. C　小脑出血的手术指征较明确,昏迷的患者常在数小时内病情恶化,因此越早手术效果越好,多数情况下认为血肿 10 ml 以下症状恶化也应尽早手术。

45. E　疲劳试验、神经重复电刺激检查、抗胆碱酯酶药物试验(新斯的明试验、腾喜龙试验)可协助重症肌无力的诊断。脑脊液检查无意义。

46. E　2 型糖尿病多数起病缓慢,病情相对轻,相当一部分患者无"三多一少"症状,仅因各种并发症或伴发病就诊,一些患者可以以糖尿病酮症酸中毒(DKA)和高渗性非酮症糖尿病昏迷为首发表现。故答案为 E。

47. C　首次发生的急性肾盂肾炎的致病菌 80% 为大肠埃希菌,在留取尿细菌检查标本后应立即开始治疗,首选对革兰氏阴性杆菌有效的药物。72 h 显效者无须换药,否则应按药敏结果更改抗生素。

48. E　糖尿病酮症酸中毒临床表现:原有症状加重或首次出现"三多"伴乏力,食欲缺乏、恶心、呕吐、极度口渴、尿量增多、深大呼吸、呼气有烂苹果味、严重脱水伴循环衰竭。

49. E　蛛网膜下腔出血主要表现为头痛、脑膜刺激征、眼部症状,一般无神经系统定位体征。脑出血根据出血部位不同,出现局灶性定位表现。

50. B　一旦发生强直性子宫收缩,在给予吸氧的同时,应立即给予 25% 硫酸镁缓慢静推,4 h 内不能分娩者可给予哌替啶肌注。

51. A　有机磷农药进入体内后与胆碱酯酶结合形成磷酸化胆碱酯酶,后者比较稳定,失去分解乙酰胆碱的活力,造成乙酰胆碱在体内大量蓄积,作用于胆碱能受体,引起横纹肌、平滑肌和腺体等兴奋性增高而活动增强的中毒症状,最后转入抑制状态。

52. C　调节体温的主要中枢在下丘脑。视交叉后方的下丘脑较靠前侧的区域主要是促进散热,较靠后侧的区域主要是促进产热,这两个区域之间保持着交互抑制的关系,使体温维持相对恒定。

53. B　在火场大部分人员不是被烧死的,而是由于吸入烟气和过高温度的空气,烧坏呼吸道和肺而致死。

54. E　转氨酶升高,不宜抗甲状腺药物治疗;甲亢未控制,不宜甲状腺手术治疗。

55. D　单纯肋骨骨折的治疗原则是止痛,鼓励咳嗽排痰,防治肺部并发症。采取多头胸带或弹力束胸带固定是为减少肋骨断端活动和减轻疼痛。而手术复位内固定、肋骨牵引固定主要针对多根多处肋骨骨折所致反常呼吸运动。

56. C　患者居住于血吸虫病流行区,且有接触疫水的历史,慢性血吸虫病最常见的症状为慢性腹泻及黏液脓血便,病程超过6个月,血嗜酸性粒细胞增高。

57. D　阿米巴病肠内并发症:肠穿孔、肠出血、阑尾炎、阿米巴瘤、肠腔狭窄、肛门周围阿米巴病。肠外并发症:阿米巴滋养体可自肠道经血流-淋巴蔓延远处器官而引起各种肠外并发症,其中以肝脓肿为常见,其次如肺、胸膜、心包、脑、腹膜、胃、胆囊、皮肤、泌尿系统、女性生殖系统等均可侵及。

58. D　肝硬化腹水形成的主要机制:门静脉高压;低蛋白血症;水钠潴留;继发性醛固酮增多和抗利尿激素增多;肝淋巴液生成增多。

59. C　患者有发热应查血常规判断是否有感染,查腹水常规明确腹水成分,有助于诊断、治疗。

60. E　血氨检测升高,提示肝性脑病。肝性脑病(hepatic encephalopathy, HE)又称肝性昏迷,系严重肝病而引起。本病主要是以意识障碍为主的中枢神经功能紊乱,有急性与慢性脑病之分,前者多因急性肝功能衰竭后肝脏的解毒功能发生严重障碍所致;而后者多见于慢性肝功能衰竭和门体侧

支循环形成或分流术后,来自肠道的有害物质,如氨、硫醇、胺、芳香族氨基酸等直接进入体循环至脑部而发病。肝性脑病的发生机制尚未完全阐明,目前提出的假说主要有:氨毒性学说、假性神经递质学说和γ-氨基丁酸(GABA)学说等。

61. C　流行性腮腺炎(epidemic parotitis mumps)简称腮腺炎或流腮,是儿童和青少年中常见的呼吸道传染病,由腮腺炎病毒所引起。腮腺的非化脓性肿胀疼痛为突出的病证,病毒可侵犯各种腺组织或神经系统及肝、肾、心、关节等几乎所有的器官。

62. B　初步病情评估的主要目的是:初步了解患者,指导首先进行什么处理,指导是否要立刻送往医院,发现有生命危险的损伤。

63. C　根据脏层胸膜破口的情况及其发生后对胸腔内压力的影响,将自发性气胸分为3种类型:闭合性气胸(单纯性)、张力性气胸(高压性)、开放性气胸(交通性)。

64. E　稽留热:高热持续数天至数周,体温维持在39～40℃,24 h内体温波动范围不超过1℃,常见于大叶性肺炎、伤寒等的高热期。

65. D　呕血是上消化道疾病(指屈氏韧带以上的消化器官,包括食管、胃、十二指肠、肝、胆、胰疾病)或全身性疾病所致的急性上消化道出血,血液经口腔呕出。消化道出血患者有呕血者,其出血部位一般不低于屈氏韧带水平。

66. D　急性细菌性痢疾起病急,表现为畏寒、发热、腹痛、腹泻、排黏液脓血便伴里急后重,左下腹压痛明显。

67. B　本题属理解题。考核知识点为黄疸的诊断鉴别。错误率约20%。常见错误:①错选A,说明对胆汁淤积性黄疸时胆红素代谢特点理解不深;②错选C、D,说明对胆汁淤积性黄疸引起结合胆红素升高的机制理解不深,胆汁淤积性黄疸时肝细胞对胆红素的摄取和结合基本正常,血清非结合胆红素升高不明显;血清结合胆红素升高导致胆红素从尿中排出,尿胆红素试验阳性。由于胆道阻塞,阻塞上方的压力升高,胆管扩张,最后导致小胆管与毛细胆管破裂,胆汁中的胆红素反流入血,血清结合胆红素升高。

68. E　颈静脉是右心房的压力计,它可以反映右心房压力变化及容量变化。由于右侧颈静脉较左侧颈静脉为短,并且为上腔静脉的直接延续,所以右

侧颈静脉较左侧更能反映右心房的压力变化。当右心房容量增加或压力升高时,静脉淤血,静脉压升高,上腔静脉回流受阻时,可造成颈静脉怒张。

69. E 休克的现代概念是一种由多种病因引起的,最终以有效循环血量减少,全身组织、器官氧合血液灌流不足,细胞缺氧和代谢紊乱为主要病理生理改变的综合征。目前通常将休克分为低血容量性休克、感染性休克、心源性休克、神经源性休克和过敏性休克 5 类。而各类休克的共同点为有效循环血量不足。

70. E 哮鸣音是由于气管、支气管或细支气管狭窄或部分阻塞,空气吸入或呼出时发生湍流所发生的声音。临床上最常见的病因是支气管平滑肌痉挛、管腔内肿瘤、异物或痰液块阻塞、支气管受外压等。5 个选项中支气管哮喘、阻塞性肺气肿是双侧性疾病,常在两侧肺野都能听到哮鸣音;液气胸及肺炎一般不出现哮鸣音;支气管肺癌多是一侧性肺的疾患,它可压迫或阻塞肿瘤局部的细支气管或小支气管,引起气道狭窄而出现局部哮鸣音。

71. B COPD 致呼吸道感染的病原菌以流感嗜血杆菌和肺炎球菌为常见。重症呼吸道和肺部感染常以革兰氏阴性杆菌感染为主。

72. E 杵状指见于慢性肺脓肿,偏心空洞见于肺癌,张力性肺囊肿与支扩无关,肺脓肿体征与部位、大小有关,故 E 正确。

73. B 首次抽液不要超过 700 ml,以后每次抽液量不要超过 1 000 ml。

74. A PR 间期延长为 0.25 s,PP 间期及 RR 间期恒定。诊断一度房室传导阻滞。

75. A 心电图特点:发作时心电图呈 ST 段暂时性提高伴对应导联 ST 段压低,发作缓解后迅速恢复正常;多数病例可见 ST 段抬高的同时 T 波增高变尖,发作缓解后原 ST 段抬高导联可出现 T 波倒置;发作前 ST 段呈压低或 T 波倒置,发作时可使 ST 段回升至等电位线或 T 波直立,即所谓伪改善;发作时 R 波幅度增高或增宽 S 波幅度减小,有时可出现 U 波倒置;发作时伴各种心律失常如频发室早、R on T 窦性心动过缓、房室传导阻滞等;如果以后发生心梗,其部位往往是心绞痛发作时出现 ST 段抬高的导联。

76. E X 线显示胫骨上下端髓腔被硬化骨封闭,需要

切开复位。植骨术是用手术将骨组织移植到患者体内骨骼缺损、需要加强或融合的部位。由于骨骼来源不同,分为自体骨移植及同种骨移植,随着冷藏设备和无菌防腐技术的进步,现在用骨库储存同种骨。常用范围有骨质缺损、骨折不愈合、填充囊性病灶或良性肿瘤刮除后所遗留的空腔、脊椎及关节融合等。自体骨移植可取自胫骨前内侧面中部、腓骨上段、髂翼、肋骨以及离断肢体远端之健康骨。

77. D 在第一产程期间,孕妇在规律宫缩时频繁出现晚期减速,提示胎儿宫内缺氧,不论是否用缩宫素引产,都应立即行剖宫产结束分娩。

78. C 肺炎支原体肺炎的 X 线有多样性,易变性,呈游走性浸润。

79. C 维拉帕米是钙拮抗药,对心脏的抑制作用最强,其次为地尔硫草、硝苯地平,可引起负性频率和负性传导作用,使房室传导减慢,不应期延长,折返激动消失,因此为房室结折返引起的阵发性室上性心动过速的首选药。

80. E X 线表现心影明显增大,呈烧瓶样,提示心包积液。

81. D DIC 在高凝期,各种病因导致凝血系统被激活,凝血酶生成增多,微血栓大量形成,使血液处于高凝状态。抗凝治疗是终止 DIC 病理过程,减轻器官损伤,重建凝血-抗凝平衡的重要措施。一般认为,DIC 的治疗应在处理基础疾病的前提下,与凝血因子补充同步进行,肝素适用于 DIC 早期。

82. B 特发性血小板减少性紫癜(idiopathic thrombocytopenic purpura, ITP),指无明显外源性病因引起的血小板减少,但大多数是由于免疫反应引起血小板破坏增加,故又名自身免疫性血小板减少,是一类较为常见的出血性血液病,其特点为血小板寿命缩短,骨髓巨核细胞增多,80%～90%病例的血清或血小板表面有 IgG 抗体,脾脏无明显肿大。首选治疗是糖皮质激素。

83. C 脾破裂时 X 线可能出现征象:胃向右前方移位,胃大弯有受压现象,胃与横结肠间距离增宽,左膈升高,结肠脾曲下除。气液平面多提示肠梗阻。

84. B 十二指肠为腹膜后空腔脏器,其穿孔可引起腹膜后积气。其余穿孔均引起腹腔内游离气体。

85. B 根据患者右肘部摔伤后出现骨擦感,有骨折专有体征,说明存在骨折,因此首选 X 线摄片检查。

86. C 典型麻疹前驱期 2~4 天,发热、上呼吸道卡他、结膜炎等;此期后期可见于颊黏膜周围有红晕的 0.5~1 mm 灰白色小点,称柯氏斑,是早期诊断麻疹的标志。

87. C 流行性出血热的传播途径包括呼吸道传播、伤口传播、消化道传播、虫媒传播和垂直传播。

88. E 本例最可能的诊断是麻疹,依据是:青年男性,冬春季节发病;发热伴皮疹、咳嗽、咽部疼痛;发热第 4 天出现皮疹;体检结果。

89. B 输卵管间质部被子宫肌层包绕,此处发生妊娠时,在早期不易破裂,常在妊娠 2 个月以后发生破裂,此时出血凶猛,易发生失血性休克,甚至死亡。

90. D 羊水栓塞抢救成功的关键在于早诊断、早处理,以及早用肝素和及早处理妊娠子宫。如抗过敏,吸氧,解除肺动脉高压,抗休克,防治 DIC,预防心力衰竭,防治多器官损伤,及时正确使用抗生素以预防感染。

91. D 胸部按压和电击间隔时间越短,除颤成功的可能性越大;减少按压到电击的时间间隔,即使是 1 s,也能增加除颤成功的可能性。对没有电击的院外心脏骤停,先进行约 5 个循环的 CPR,然后予以 1 次除颤并立即恢复 CPR,5 个循环的 CPR 后(约 2 min),应利用 AED 分析心律,必要时进行另一次除颤。当除颤后心律存在时,胸部按压一般也不会诱发室颤。

92. C 出血量多于 1 000 ml 为消化性大出血。

93. A 当电击伤者脱离电源后,如果呼吸不规则或停止,脉搏摸不到,应立即进行心肺复苏。

94. C 颈椎骨折伤员必须加以颈托固定,是为预防高位截瘫。

95. E 呼吸心脏骤停治疗原则:立即建立通畅的呼吸道(宜用气管插管);立即人工呼吸;心脏按压;应用心肺复苏药物;心电图监护;保护脑、肾功能;低温。

96. C 急性吗啡类中毒用 1:2 000 高锰酸钾液洗胃,或催吐。胃管内注入或喂食硫酸钠 15~30 g 导泻,促进毒物排出。如系皮下注射过量时,应尽速用橡皮带或布带扎紧注射部位的上方,同时冷敷注射部位,以延缓毒物吸收。结扎部位应每 20~30 min 间歇放松 1~2 min,不能连续结扎。呼吸困难、缺氧者,应持续人工呼吸并给氧。及时吸氧,保持呼吸道通畅。用解毒药,需遵医嘱方能使用,如烯丙吗啡、纳洛酮肌注等。

97. D 阿托品中毒可引起口干、吞咽困难、声音嘶哑、面红、皮肤干燥、头痛、心动过速、心悸、发热、瞳孔扩大、视力模糊、排尿困难;对中枢神经系统的作用可致谵妄、狂躁、眩晕、幻觉、摸空动作和共济失调。中毒症状可持续数小时至数日。病情严重者,发生昏迷、血压下降,最终出现呼吸衰竭而死亡。

98. B 煤气取暖器的浴室内密闭,最易出现一氧化碳中毒。

99. D 重症中暑包括热痉挛、热衰竭和热射病。热痉挛是突然发生的活动中或者活动后痛性肌肉痉挛,通常发生在下肢背面的肌肉群(腓肠肌和跟腱),也可以发生在腹部。热痉挛也可为热射病的早期表现。热衰竭是由于大量出汗导致体液和体盐丢失过多,常发生在炎热环境中工作或者运动而没有补充足够水分的人中,也发生于不适应高温潮湿环境的人中,其征象为大汗、极度口渴、乏力、头痛、恶心呕吐、体温高,可有明显脱水征如心动过速、直立性低血压或晕厥,无明显中枢神经系统损伤表现。热衰竭可以是热痉挛和热射病的中介过程,治疗不及时,可发展为热射病。热射病是一种致命性急症,根据发病时患者所处的状态和发病机制,临床上分为两种类型:劳力性和非劳力性热射病。其征象为高热(直肠温度≥41℃)、皮肤干燥(早期可以湿润)、意识模糊、惊厥,甚至无反应,周围循环衰竭或休克。此外,劳力性者更易发生横纹肌溶解、急性肾衰竭、肝衰竭、DIC 或多器官功能衰竭,病死率较高。

100. D **101.** D

102. C 呕吐咖啡样胃内容物提示出血,检查发现一侧肢体瘫痪提示部位在脑部。

103. D 低血糖昏迷是指静脉血浆葡萄糖浓度低于 2.8 mmol/L,由低血糖导致的昏迷。低血糖昏迷是糖尿病治疗过程中最常见,也是最重要的并发症。临床表现是一种低血糖引起的代偿反应,主要包括大汗(约占 1/2 冷汗多见)、颤抖(约占 1/3)、视力模糊、饥饿、软弱无力(约占有 1/4~

1/3),以及紧张、面色苍白、心悸、恶心呕吐、四肢发冷等。中枢神经缺氧、缺糖症群主要表现为:①大脑皮质受抑制,如意识朦胧、定向力及识别力逐渐丧失、头痛头晕、健忘、语言障碍、嗜睡甚至昏迷跌倒,有时出现精神失常,如恐惧、慌乱、幻觉躁狂等;②皮质下中枢受抑制,如神志不清、躁动不安,可有阵挛性舞蹈样或幼稚性动作、心动过速、瞳孔散大、阵发性惊厥、锥体束征阳性等,患者还可出现癫痫症状;③延脑受抑制,如深度昏迷、去大脑性强直、各种反射消失、呼吸浅弱、血压下降、瞳孔缩小。如此种状况历时较久,则患者不易恢复。

104. A 不要以为腹部伤一定是致伤因素作用于腹部的局部损伤。胸部、腰背部及骨盆损伤也可造成腹内脏器的损伤,特别是火器伤中只有 55.9％的贯通伤入口或出口在腹部,44.1％的射入口或射出口位于腰、胸、股部、会阴部,不要因伤口不在腹部而造成误诊、漏诊。因此,对每一位患者不仅要了解清楚腹部受伤史,也要了解清楚全身其他部位受伤史,对一时诊断不明确者,必须严密观察。

105. B 脾脏质地脆弱,是腹内脏器中最易受伤的器官。脾损伤分为中央型破裂、被膜下破裂和真性破裂。前两种因被膜完整,出血量受到限制,可无失血性休克的表现,但仍有潜在的延迟性破裂可能性,如不注意绝对卧床休息,即使在微弱的外力作用下,也可发生严重的内出血。延迟性脾破裂是由脾中央破裂和被膜下破裂发展而形成的真性脾破裂,常因前期症状不典型,病情先轻后重,起病初期很难引起患者和医师的重视而易造成误诊或漏诊。

106. E 闭合性腹部损伤经过各项检查,诊断仍有困难时,行腹腔穿刺吸液,对早期诊断内出血或膈下有无游离气体的胃肠道破裂很有价值;对于伴有颅脑损伤的昏迷患者,更为必要。

107. B 心绞痛多在活动后加重,休息后减轻,故心电图多表现在运动后出现 ST－T 改变。

108. B 变异型心绞痛为自发性心绞痛的一种。1959年,Prinzmetal 等将冠状动脉痉挛引起的缺血性心绞痛命名为"变异性心绞痛",指出此心绞痛的发作与活动无关。

109. A 心源性休克是指心脏泵功能受损或心脏血流排出道受损引起的心输出量快速下降,而代偿性血管快速收缩不足所致的有效循环血量不足、低灌注和低血压状态。心源性休克包括心脏本身病变、心脏压迫或梗阻引起的休克。休克早期会在原发症状体征为主的情况下出现轻度兴奋征象,如意识尚清但烦躁焦虑,精神紧张,面色、皮肤苍白,口唇甲床轻度发绀,心率加快,呼吸频率增加,出冷汗,脉搏细速,血压可骤降,也可略降,甚至正常或稍高,脉压缩小,尿量减少。

110. C 扩张型心肌病(dilated cardiomyopathy, DCM)的特点是以左心室(多数)或右心室有明显扩大,且均伴有不同程度的心肌肥厚,心室收缩功能减退,以心脏扩大、心力衰竭、心律失常、栓塞为基本特征。

111. E 肥厚型心肌病的心电图特征:①ST－T 改变见于 80％以上患者,大多数冠状动脉正常,少数心尖区局限性心肌肥厚的患者由于冠状动脉异常而有巨大倒置的 T 波。②左心室肥大征象见于 60％患者,其存在与心肌肥大的程度与部位有关。③异常 Q 波的存在。V_6、V_5、aVL、I 导联上有深而不宽的 Q 波,反映不对称性室间隔肥厚,不须误认为心肌梗死。有时在 II、III、aVF、V_1、V_2 导联上也可有 Q 波,其发生可能由左室肥厚后心内膜下与室壁内心肌中冲动不规则和延迟传导所致。

112. A 房性期前收缩的心电图特征:提前出现的 P′波(P′波可重叠在前一窦性搏动的 T 波中);P′－R 间期正常或轻度延长。P′波形态与窦性 P 波不同;P′后 QRS 波群可正常或畸形。如有畸形 QRS 波,则称为房性期前收缩伴室内差异性传导。如 P 波无 QRS 波,称为未下传房早。常有不代偿间歇,即包括房早在内的两个正常 P 波之间的时间短于两倍的正常 PP 间距。

113. C 房颤的并发症有脑动脉栓塞、周围动脉栓塞、肺栓塞、心功能不全、心脏性猝死等。

114. A **115.** C

116. A 流行性出血热的典型病例病程中有发热期、低血压休克期、少尿期、多尿期和恢复期的 5 期经过。发热期血管壁受损,血小板减少;休克期发生 DIC,致消耗性凝血障碍、继发性纤溶亢进和内脏微血栓。

117. E 小儿肾病综合征的临床表现:具备大量蛋白

尿、低白蛋白血症、高脂血症和水肿四大特点,以大量蛋白尿和低白蛋白血症为必要条件。

118. E　小儿肠套叠空气灌肠复位成功后的表现:拔出气囊肛管后,小儿排出大量臭气和一些紫红色黏液,病儿很快入睡,不再有阵发性哭闹;腹部扪诊原有肿块不能再触及;炭剂试验,炭末于6～8 h后由肛门排出。

119. A　Hunt-Hess分级法I级:无症状或轻微头痛及轻度颈强直。II级:中-重度头痛、颈强直,除有颅神经麻痹外,无其他神经功能缺失。III级:嗜睡,意识模糊,或轻微的灶性神经功能缺失。IV级:木僵,中或重度偏侧不全麻痹,可能有早期的去脑强直及自主神经系统功能障碍。V级:深昏迷,去大脑强直,濒死状态。若有严重的全身疾患如高血压、糖尿病、严重动脉粥样硬化、慢性肺病及动脉造影上有严重血管痉挛,则要加一级。

120. D　阿司匹林是抑制血小板聚集。

121. D

122. B　肾前性急性肾衰竭,肾小管重吸收尿素增加,使BUN与Scr不成比例增高,钠排泄分数降低。

123. A　鉴别毒性甲状腺瘤和结节性甲状腺肿伴甲亢的主要手段是甲状腺放射性核素扫描和甲状腺B超检查。

124. C　甲亢危象诱因常见的有感染、手术、创伤、精神刺激等。临床表现为高热、大汗、心动过速、烦躁焦虑、恶心呕吐、腹泻、心衰、休克、昏迷等。

125. D　溺水的时间,水温,水的性质,获救时基本生命体征的情况,落水时有无骨折损伤都是采集病史的重点。

二、A3/A4 型题

126. D　慢性呼吸衰竭是在原有肺部疾病基础上发生的,最常见病因为COPD,早期可表现为I型呼吸衰竭。随着病情逐渐加重,肺功能愈来愈差,可表现为II型呼吸衰竭。呼吸困难和呼吸频率增快往往是临床上最早出现的重要症状。严重的二氧化碳潴留和缺氧可引起心悸、球结膜充血水肿、心律失常、肺动脉高压、右心衰竭、低血压等。轻度缺氧可有注意力不集中、定向障碍;严重缺氧者特别是伴有二氧化碳潴留时,可出现头

痛、兴奋、抑制、嗜睡、抽搐、意识丧失甚至昏迷等。慢性胸肺疾患引起的呼吸衰竭急性加剧,低氧血症和二氧化碳潴留发生迅速,因此可出现明显的神经精神症状,此时可称为肺性脑病。

127. D　动脉血气分析有助于诊断。

128. A　治疗过程应保持呼吸道通畅,注意观察血氧浓度。

129. A　如果发生急性呼吸性酸中毒,则有呼吸加深加快、发绀及心跳快等表现。肺脑综合征临床表现为:①头痛、呕吐、视盘水肿(颅内压增高);②精神症状,如兴奋、谵语、嗜睡、昏迷;③运动方面的症状,如震颤、抽搐、面神经瘫痪,或出现短暂的偏瘫。

130. D　应该急查肾功能、电解质、血气,了解患者的病情。

131. C　**132.** E　**133.** B

134. E　运动可以诱发哮喘,但可以适量运动,运动前可以吸入β_2受体阻滞剂。

135. A　哮喘对母亲和胎儿的影响取决于哮喘的严重程度。

136. D　肺栓塞(pulmonary embolism, PE)亦称肺血栓栓塞(pulmonary thromboembolism),是由于内源性或外源性的栓子堵塞肺动脉主干或分支,引起肺循环障碍的临床和病理生理综合征。突然出现呼吸困难、剧烈胸痛、咯血,甚至晕厥等症状。呼吸和心律增快,肺部啰音,肺动脉瓣第二心音亢进,胸片呈现肺部斑片状或楔状阴影,盘状肺不张一侧膈肌抬高,肺动脉增粗和局限性肺纹理减少。

137. E　放射性核素肺通气和灌注扫描都有助于肺栓塞的诊断。

138. A　其病因是血栓,应溶栓治疗。

139. E　急性梗阻性化脓性胆管炎(acute obstru-ctive suppurative cholangitis, AOSC)又名急性化脓性胆管炎(acute purulent cholangitis, APC),泛指由阻塞引起的急性化脓性胆道感染,是胆道外科患者死亡的最重要、最直接的原因,多数继发于胆管结石和胆道蛔虫症。一般起病急骤,突然发作剑突下和(或)右上腹部持续性疼痛,伴恶心及呕吐,继而出现寒战和发热,半数以上的患者有黄疸。典型的患者均有腹痛、寒战及发热、黄疸等charcot三联征,近半数患者出现神志淡漠、烦躁

不安、意识障碍、血压下降等征象。

140. B　结合患者病情,多考虑感染性胆道出血。

141. B　患者有急性前壁心肌梗死病史,故可引起心源性休克,导致血压降低。

142. C　吗啡可使外周血管扩张,产生直立性低血压。鞘内和硬膜外给药可致血压下降。

143. D　缺铁性贫血的骨髓象检查可见骨髓小粒消失,为诊断金标准。

144. A　剑突下隐痛 3 年,与饮食有关,间有黑便,肝脾未扪及。症状提示病变部位有可能是胃,应行胃镜检查。

145. A　结合辅助检查,应考虑为缺铁性贫血。

146. E　缺铁性贫血治疗可以补充铁剂和叶酸治疗。

147. C　网织红细胞计数升高提示治疗有效。

148. A　肝炎一旦明确诊断,应立即治疗控制病情。

149. E　慢性乙型肝炎抗病毒治疗的指征是抗病毒指征:①HBV‐DNA≥拷贝/ml(HBeAg(−)≥10 000);②ALT>2 倍正常上限;③活检;④丙肝 RNA(+)。急性肝炎一般有自限性,抗病毒一般是针对慢性肝炎。

150. B　"发现 HBsAg 阳性 2 年,食欲缺乏、乏力 1个月"查体肝脾不大,B 型超声慢性肝病等症状体质提示诊断为 HBeAg 阳性慢性乙型病毒性肝炎。

三、X 型题

151. BCDE　发热患者应该寻找发热原因,进行相应病原检查,查清病原后再应用抗菌药物,经验性治疗的同时进行病原学的检查。不建议立即考虑应用抗菌药物,容易掩盖病情,不利于诊断。

152. ACDE　中毒型菌痢又可分为休克型、脑型和混合型 3 型。①休克型(周围循环衰竭型):临床上以感染性休克为主要表现,突然发病,开始即为高热,体温迅速上升到 40℃以上(少数体温可不升),意识障碍,紧接着出现抽风。患者面色苍白,四肢冰凉,皮肤出现青紫色花纹,心率增快,心音弱,血压下降。若不及时治疗,病情继续发展,出现休克、昏迷。晚期可出现呕吐,吐出物为咖啡色,这是由于胃黏膜出血所致。也可由于弥散性血管内凝血而致全身皮肤

和各脏器出血。②脑型(脑水肿型、呼吸衰竭型):以脑水肿、脑疝、中枢神经呼吸衰竭为特征,除高热、抽风外,呕吐常为首发症状,典型者呕吐呈喷射状。随之出现意识障碍,早期精神萎靡,烦躁不安或嗜睡,晚期昏迷。患者肌张力增高,肢体发硬,双上肢内旋,下肢内收,双中下垂。如出现脑疝,疝侧瞳孔散大或忽大忽小,对光反应减弱或消失。如不及时抢救,患者很快出现中枢性呼吸衰竭,即呼吸深浅、快慢不匀,可出现双吸气、叹息样呼吸等表现,最后呼吸变慢或突然停止而死亡。③混合型:同时存在或先后发生上述两型的表现,病情更加严重。中毒型菌痢早期多无大便,以后可出现水样便,粪便中多夹有黏液和血丝,随着病情进展,也可出现典型的脓血便。病情一般于发病后 1～2 天内恶化,很少持续 3 天以上,或是经过抢救而转危为安,或是死亡。

153. ABCD　肝性脑病(hepatic encephalopathy,HE)又称肝性昏迷,系严重肝病而引起。本病主要是以意识障碍为主的中枢神经功能紊乱,有急性与慢性脑病之分,前者多因急性肝功能衰竭后肝脏的解毒功能发生严重障碍所致;而后者多见于慢性肝功能衰竭和门体侧支循环形成或分流术后,来自肠道的有害物质,如氨、硫醇、胺、芳香族氨基酸等直接进入体循环至脑部而发病。肝性脑病的发生机制尚未完全阐明,目前提出的假说主要有:氨毒性学说、假性神经递质学说和 γ‐氨基丁酸(GABA)学说等。诱发肝性脑病的因素很多,如上消化道出血、高蛋白饮食、大量排钾利尿、放腹水,使用安眠、镇静、麻醉药,便秘、尿毒症、感染或手术创伤等。这些因素诱发脑病的机制:①使神经毒质产生增多,或提高神经毒质的毒性效应;②提高脑组织对各种毒性物质的敏感性;③增加血脑脊液屏障的通透性。

154. ABCE　心肌梗死时胸痛,服硝酸甘油片不能缓解;心绞痛胸痛可服硝酸甘油片而缓解。

155. ABE　症状性癫痫是中枢神经系统病变影响结构或功能等,如染色体异常、局灶性或弥漫性脑部疾病,以及某些系统性疾病所致。(1)局限性或弥漫性脑部疾病:①先天性异常;②获得性脑损伤;③产伤;④炎症;⑤脑血管疾病;⑥颅内

肿瘤;⑦遗传代谢性疾病;⑧神经系统变性病。(2)系统性疾病:①缺氧性脑病;②代谢性脑病,如低血糖症最常导致癫痫,其他代谢及内分泌障碍以及尿毒症、肝性脑病和甲状腺毒血症等均可导致癫痫发作;③心血管疾病;④热性惊厥;⑤子痫;⑥中毒。

156. AD

157. AE 肺癌合并肺脓肿继发于肿瘤坏死或阻塞性肺炎,多发生在鳞状细胞癌和大细胞癌。

158. ABC 支气管鳞状上皮化生和支气管周围肺炎合并微小脓肿是真正的支气管扩张的特点。

159. ABCDE

160. AD 心脏骤停是指各种原因引起的心脏突然停止跳动,有效泵血功能消失,引起全身严重缺氧、缺血。临床表现为扪不到大动脉搏动和心音消失;继之意识丧失,呼吸停止,瞳孔散大,若不及时抢救可引起死亡。

161. ABCDE

162. ABCE 仰伸:当胎头仰伸时,胎儿双肩径沿左斜径进入骨盆入口。

163. ABCD 功能性子宫出血主要症状是阴道不规则出血,需要与流产、宫外孕、子宫黏膜下肌瘤、子宫体腺癌、血液病或高血压引致月经多相鉴别。

164. ABCDE 骨折固定在复位后起到主导作用和决定性作用,可以防止再移位,减少患者疼痛,减少伤处出血、污染以及防止休克。

165. ABC 中暑分为先兆中暑、轻症中暑、重症中暑。重症中暑包括热痉挛、热衰竭和热射病。

166. ABCD 高血钾症的治疗原则:①立即停止钾盐摄入;②积极防治心律失常和窒息;③迅速降低血清钾;④及时处理原发病和恢复肾功能。

167. BE 肾综合征出血热的基本病理变化是全身小血管毛细血管变形、坏死,以肾脏最为明显,其次为心、肺、肝和脑等。

168. ABCD 重症肝炎的并发症:电解质紊乱和酸碱平衡失调、肝性脑病、肝肾综合征、出血、感染。

169. ADE 胰岛素抵抗和β细胞功能缺陷是2型糖尿病最重要的病理生理改变,胰岛素抵抗早已存在,β细胞功能缺陷不能代偿时便会出现糖尿病。胰岛素抵抗和β细胞功能缺陷哪个是原发的改变,目前尚未完全明了。

170. AD 按照病因分类,将急肾衰分为肾前性、肾实质性和肾后性三大类。肾性 ARF 是由肾实质病变所致,包括肾小球、肾小管间质及肾血管性病变。高血压并发症有急性肾功能不全。

171. ABC 重症肌无力危象包括肌无力性危象(抗胆碱酯酶药量不足)、胆碱能性危象(抗胆碱酯酶药量过量)和反拗性危象(抗胆碱酯酶药量不敏感)。

172. BCE 急性痛风性关节炎期缓解症状的药物包括秋水仙碱、非甾体抗炎药和糖皮质激素,而别嘌呤醇和苯溴马隆是发作间歇期和慢性期用于降低血尿酸水平的药物。

173. ABCD 单纯依靠加大原剂型胰岛素用量已难解决问题,必须更换胰岛素属性或使用纯品胰岛素,必要时给予糖皮质激素治疗方可能减少或消除抗药性。

174. ABCDE 囊状动脉瘤是蛛网膜下腔出血最常见的病因,其他4项也可引起。另外,垂体卒中、脑血管炎、颅内静脉系统血栓等也可引起蛛网膜下腔出血。长段动脉膨胀为动脉硬化性动脉瘤,也是蛛网膜下腔出血的病因之一。

175. ABCE 增加腹压是引起食管裂孔疝的主要原因。

住院医师规范化培训内容与标准
——急诊科培训细则

急诊医学是一门新兴的、多界面的临床医学专业学科,它与临床各学科既密切关联,又有自身独特的理论体系,属特殊的临床医疗范畴。急诊医学的特点之一是高度时效性,即在有限临床资料的情况下,用最短的时间、最快捷有效的方法挽救病人的生命,稳定病情,减轻病人的痛苦。急诊医疗服务于任何急性病症(包括心理急症)和急性创伤等患者,业务范围涉及院前急救、院内急诊(救)、危重症监护等。因此,从事急诊医学专业的医师需要掌握宽泛的医学专业知识,学会应用各种紧急救援医疗技术和方法来挽救病人的生命。

一、培训目标

能够掌握正确的临床工作方法,快速准确采集病史、规范体格检查、正确书写病历,了解各轮转科室诊疗常规(包括诊疗技术)和临床路径,能以病人为中心,掌握急诊医师特殊的"四步(即判断、处理、诊断、治疗)"临床思维模式,掌握急诊患者的病情评估与分级、常见急症的鉴别诊断以及各种常用的急救技术和方法,对常见急症进行基本正确的独立判断和快速诊治,并能够基本具备独立诊治常见危重症患者的能力。培训结束时,住院医师能够具有良好的职业道德和人际沟通能力,具有独立从事急诊科临床工作的能力。

二、培训方法

采用在急危重症出现概率较高的临床科室轮转为主,同时兼顾其他相关科室。轮转的同时采取理论授课、模拟培训和临床带教的培训方法,加深住院医师对医学知识的理解,促进各门类知识的关联和应用。理论课程的设定以及临床科室的轮转着重于学习急诊医学相关知识和理论,规范病历书写,认真填写《住院医师规范化培训登记手册》,低年资住院医师参与见习/实习医生的临床带教,高年资住院医师指导低年资住院医师。

临床科室轮转总体安排为:急诊科[含急诊危重症监护室(EICU)]轮转时间为 15 个月,其他急诊医学相关科室轮转 17 个月,机动 1 个月。详细安排见下表:

轮 转 科 室	时间(月)
内科：呼吸内科/呼吸监护室(RICU)	2
心血管内科/心脏监护室(CCU)	2
神经内科	1
消化内科	1
其他科室(如血液科、内分泌科、肾内科等)	1
感染科	1
麻醉科	1
急诊科(含 EICU 3~4 个月;院前急救 0.5 个月)	15
综合重症监护室(ICU)	2
外科：普通外科	1
骨科或创伤外科	1
神经外科	1
心胸外科	1
妇产科(急诊)	1
医学影像科(以放射为主,可选择超声科)	1
机动(可选择输血科、儿科、皮肤科等)	1
合计	33

三、培训内容与要求

在各科室轮转中,学习和掌握各科室的临床思维、工作方法;学习与急诊医学密切相关的常见病症的诊疗技术;熟悉和了解各专科专用的医学理论和诊疗技术。

(一) 呼吸内科/RICU(2 个月)

1. 轮转目的

掌握：呼吸系统常见病症[包括呼吸困难、咯血、支气管哮喘、急性肺炎、支气管扩张、慢性阻塞性肺病/肺源性心脏病、气胸、胸膜炎/胸腔积液、急性呼吸窘迫综合征(ARDS)、呼吸衰竭、肺血栓栓塞症等]的病因、病理生理、临床表现、诊断与鉴别诊断及治疗;氧疗的方式、方法及各种临床选择;血液气体分析、常见肺部疾病 X 线胸片的诊断;无创呼吸机及有创呼吸机的使用。

熟悉：肺孢子菌肺炎、肺癌、睡眠呼吸暂停综合征等非常见疾病的临床表现、诊断与治疗;肺功能检查常见参数的临床意义。

了解：支气管镜检查、支气管肺泡灌洗和经皮肺穿刺的适应证、禁忌证。

2. 基本要求

(1) 病种及例数要求：

病 种	最低例数	病 种	最低例数
急性气管支气管炎	2	支气管哮喘	2
支气管扩张	2	急性肺炎	2
慢性阻塞性肺病/肺源性心脏病	5	咯血	2
胸膜炎/胸腔积液	1	气胸	1
呼吸衰竭	2	肺血栓栓塞症	1

（2）临床操作技术要求：

操作技术名称	最低例数	操作技术名称	最低例数
动脉采血	5	胸腔穿刺（抽气、抽胸腔积液）	3
机械通气	3		

3. 较高标准

在基本要求的基础上，还应学习以下疾病、临床技能以及外语科研教学的能力训练。

（1）病种和例数、临床知识和技能要求：

病 种	最低例数	操作技术名称	最低例数
肺脓肿	1	肺功能检查（见习）	2
肺部肿瘤	2	支气管肺泡灌洗（见习）	2
睡眠呼吸暂停综合征	1	支气管镜检查（见习）	2
卡氏肺孢子菌肺炎	1		
间质性肺疾病	2		

（2）外语、教学、科研等能力的要求：轮转期间有条件者完成专业外语文献读书报告或笔记1篇；协助临床教学（如理论课、实习课等）2次；参与临床科研活动1次。

（二）心血管内科/CCU（2个月）

1. 轮转目的

掌握：心脏的电活动及心律失常；心肌收缩力的影响因素及心肌血液供应特点；急性冠脉综合征、心力衰竭、原发性高血压、急性心肌炎、急性心包炎等的病因、病理生理、临床表现、诊断与鉴别诊断及治疗；常用心血管药物的适应证和使用方法；心电图检查与诊断、药物抗栓与溶栓术、电除颤与电复律术、急诊经皮冠状动脉介入（PCI）等心血管疾病常用诊疗技术的适应证与应用原则。

熟悉：感染性心内膜炎、心肌病、心脏瓣膜病、缩窄性心包炎、先天性心脏病等的病因、临床表现、诊断及治疗；超声心动图、动态心电图，心包穿刺术、心脏起搏等的适应证及临床应用。

了解：继发性高血压、人工瓣膜和静脉药瘾者等导致心内膜炎、心脏神经官能症等的诊断与治疗；经食管心房调搏术、导管射频消融术的适应证及临床应用。

2. 基本要求

（1）病种及例数要求：

病 种	最低例数	病 种	最低例数
急性心肌炎	1	急性冠脉综合征	10
急性心包炎	1	原发性高血压	5
心律失常	5	心力衰竭	5

(2)临床操作技术要求:

操作技术名称	最低例数	操作技术名称	最低例数
心电图检查	20	急诊静脉溶栓术	2
电除颤及电复律(参与)	2		

3. 较高标准

在基本要求的基础上,还应学习以下疾病、临床技能以及外语科研教学的能力训练。

(1)病种和例数、临床知识和技能要求:

病 种	最低例数	操作技术名称	最低例数
心脏瓣膜病	2	心包穿刺术(助手)	1
心包炎	1	经食管心房调搏术(见习)	1
继发性高血压	2	临时或永久心脏起搏器植入(见习)	1
感染性心内膜炎	1	导管射频消融治疗术(见习)	2
先天性心脏病	1	冠状动脉造影术或心脏介入治疗(见习)	2

(2)外语、教学、科研等能力的要求:轮转期间有条件者完成专业外语文献读书报告或笔记1篇;协助临床教学(如理论课、实习课等)2次;参与临床科研活动1次。

(三)神经内科(1个月)

1. 轮转目的

掌握:神经系统查体及神经定位体征的判断;头痛、昏迷、晕厥、眩晕等神经系统症状的鉴别诊断;急性脑卒中、颅内高压症、癫痫、重症肌无力、中枢神经系统感染等的病因、病理生理、临床表现、诊断与鉴别诊断及治疗;脑脊髓液检查和神经系统影像学(如CT)的诊断;腰椎穿刺术。

熟悉:多发性神经根炎、颅神经异常、脱髓鞘疾病等病因、临床表现、诊断与治疗;急性脑梗死的溶栓适应证和注意事项;MRI、TCD的临床应用及结果分析。

了解:脑部肿瘤的诊断与治疗;脑血管病的介入治疗。

2. 基本要求

(1)病种及例数要求:

病 种	最低例数	病 种	最低例数
急性脑卒中	8	颅内高压症	4
中枢神经系统感染	2	重症肌无力	1
癫痫	1		

(2)临床操作技术要求:

操作技术名称	最低例数	操作技术名称	最低例数
系统的神经学物理检查(神经病变的定位)	10	腰椎穿刺术	2

3. 较高标准

在基本要求的基础上,还应学习以下疾病、临床技能以及外语科研教学的能力训练。

(1) 病种和例数、临床知识和技能要求:

病　种	最低例数	操作技术名称	最低例数
多发性神经根炎	1	介入治疗(见习)	2
脱髓鞘疾病	1	溶栓治疗术	2
颅神经异常	1		

(2) 外语、教学、科研等能力的要求:轮转期间有条件者完成专业外语文献读书报告或笔记1篇;协助临床教学(如理论课、实习课等)1次;参与临床科研活动1次。

(四) 其他内科(2 个月、其中消化内科 1 个月、血液、内分泌、肾脏内科合计 1 个月)

1. 轮转目的

掌握:各相关专科的临床特点;相关专科疾病如消化道出血、肝性脑病、急性胰腺炎、弥散性血管内凝血(DIC)、出血性疾病、糖尿病、甲状腺危象、肾衰竭等的病因、病理生理、临床表现、诊断与鉴别诊断及治疗;腹腔穿刺术、三腔两囊管插管术、骨髓穿刺术等的适应证、禁忌证和操作方法。

熟悉:消化性溃疡、感染性腹泻、肝硬化、贫血、尿路感染、系统性红斑狼疮、内分泌腺瘤、脾功能亢进、血小板减少性紫癜等疾病的临床表现、诊断与治疗;胃镜、肝穿刺活检的适应证、禁忌证和并发症。

了解:白血病、再生障碍性贫血、肾小球肾炎、各种肿瘤、痛风的诊断与治疗原则;血液疾病的骨髓象;各种出凝血功能实验室检查的原理和方法;内分泌试验标本的留取要求。

2. 基本要求

(1) 病种及例数要求:

病　种	最低例数	病　种	最低例数
消化道出血	4	肝硬化与肝性脑病	2
急性胰腺炎	2	贫血	10
出血性疾病	6	肾功能衰竭	5
甲状腺疾病	4	糖尿病(包括酮症酸中毒和高血糖高渗性状态)	4
弥散性血管内凝血(DIC)	1		

(2) 临床操作技术要求:

操作技术名称	最低例数	操作技术名称	最低例数
腹腔穿刺术	2	三腔两囊管插管术	1
骨髓穿刺术	2		

3. 较高标准

在基本要求的基础上,还应学习以下疾病、临床技能以及外语科研教学的能力训练。

(1)病种和例数、临床知识和技能要求：

病　　种	最低例数	病　　种	最低例数
消化性溃疡	2	感染性腹泻	2
肾小球肾炎	1	尿路感染	2
血小板减少性紫癜	1	白血病	1
脾功能亢进	1	内分泌腺瘤	1
胃镜检查术(见习)	2	肝穿刺活检术(见习)	1

(2)外语、教学、科研等能力的要求：轮转期间有条件者完成专业外语文献读书报告或笔记1篇；协助临床教学(如理论课、实习课等)1次；参与临床科研活动1次。

(五)麻醉科(1个月)

1. 轮转目的

掌握：气管插管技术、气管插管术难易程度的判断及快速气管插管的操作方法；各种麻醉的适应证。

熟悉：常用镇静镇痛药、肌肉松弛药的适应证、药物选择和使用方法；麻醉意外的紧急处理。

了解：全身麻醉、椎管内麻醉的适应证和并发症。

2. 基本要求

(1)病种及例数要求：

麻醉实施与管理内容	最低例数	麻醉实施与管理内容	最低例数
局部浸润麻醉的管理	2	椎管内麻醉的管理	6
全身麻醉的管理	6		

(2)临床操作技术要求：

操作技术名称	最低例数	操作技术名称	最低例数
周围神经阻滞术	2	囊-瓣-罩呼吸装置	5
托颌法(开放气道)	10	快速诱导气管内插管术	10
手法人工通气(利用麻醉机)	5		

3. 较高标准

在基本要求的基础上还应学习以下疾病和技能。

(1)病种和例数、临床知识和技能要求：

麻醉实施与管理内容	最低例数	操作技术名称	最低例数
椎管内麻醉的实施	2	机械通气(麻醉呼吸机)	5
全身麻醉的实施	2	控制性低血压	2
臂丛神经阻滞	2	经皮中心静脉穿刺置管	2

(2) 外语、教学、科研等能力的要求：轮转期间有条件者完成专业外语文献读书报告或笔记1篇；协助临床教学(如理论课、实习课等)1次；参与临床科研活动1次。

(六) 综合 ICU(2 个月)

1. 轮转目的

掌握：心脏骤停、呼吸骤停、休克、急性器官功能衰竭、多器官功能障碍综合征、严重体液内环境紊乱等危重病症的病因、病理生理、临床表现、诊断与鉴别诊断及治疗；常见生命支持技术，包括循环监测、呼吸功能监测、液体复苏、人工呼吸支持等；各种监护和生命支持仪器和抢救设备(包括除颤机、呼吸机)的操作和应用；常见监测技术(包括体温、动脉血氧饱和度、呼气末二氧化碳分压、心电、血压、血气分析等)操作和应用。

熟悉：血液净化技术、Swan Ganz 导管的适应证、操作方法和心输出量监测；脉搏指示连续心排量监测(PICCO)技术的应用；危重症超声的应用；人工亚低温的适应证和实施；危重患者营养支持；各种床旁快速检测(POCT)的临床应用。

了解：主动脉内球囊反搏(IABP)、ECMO 的适应证及操作方法。

2. 基本要求

(1) 病种及例数要求：

病　种	最低例数	病　种	最低例数
急性心力衰竭(包括左心衰竭和右心衰竭)	5	急性呼吸窘迫综(ARDS)及急性呼吸衰竭	8
上消化道大出血	3	DIC	2
多器官功能障碍综合征	3	休克	5

(2) 临床操作技术要求：

操作技术名称	最低例数	操作技术名称	最低例数
监护仪使用	30	动脉采血	10
经皮中心静脉置管术	5	呼吸机使用	10
经皮外周动脉穿刺置管术	5		

3. 较高标准

在基本要求的基础上，还应学习以下疾病、临床技能以及外语科研教学的能力训练。

(1) 病种和例数、临床知识和技能要求：

病种或操作技术名称	最低例数	病种或操作技术名称	最低例数
心脏骤停后综合征	3	人工亚低温	1
多器官功能衰竭	2	PICCO 监测技术	1
血液净化技术	2	危重症超声	2

(2) 外语、教学、科研等能力的要求：轮转期间有条件者完成专业外语文献读书报告或笔记1篇；协助临床教学(如理论课、实习课等)1次；参与临床科研活动3次。

(七) 普通外科(1个月,腹部外科为主)

1. 轮转目的

掌握:常见腹部损伤、急腹症(包括急性阑尾炎、胃肠穿孔、肠梗阻、急性重症胰腺炎、急性梗阻型化脓性胆管炎、腹膜炎等)、消化道出血等的病因、临床表现、诊断与鉴别诊断及手术适应证;外科基本操作(包括切开、止血、结扎、清创缝合等);烧伤面积的估算、深度评估和紧急处理;无菌术、伤口换药、导尿术、诊断性腹腔穿刺术等临床操作技术。

熟悉:急性胆囊炎、胆石症、尿石症等疾病的诊断与外科处理原则;腹部影像学(包括 X 线平片、B 超、CT 等)的判读和分析。

了解:腹部肿瘤的诊断与处理原则。

2. 基本要求

(1) 病种及例数要求:

病　种	最低例数	病　种	最低例数
腹部损伤	5	上消化道大出血	2
急性阑尾炎	5	腹股沟疝	1
急性胆囊炎	2	急性肠梗阻	2
胃肠穿孔	1	急性胰腺炎	2
急性梗阻型化脓性胆管炎	2	急性腹膜炎	2

(2) 临床操作技术要求:

操作技术名称	最低例数	操作技术名称	最低例数
阑尾切除术(助手)	5	导尿术	10
腹股沟疝修补术(助手)	2	剖腹探查术(助手)	2
诊断性腹腔穿刺术	5	胃肠穿孔修补术(助手)	5

3. 较高标准

在基本要求的基础上,还应学习以下疾病、临床技能以及外语科研教学的能力训练。

(1) 病种和例数、临床知识和技能要求:

病　种	最低例数	操作技术名称	最低例数
胆石症	2	胆囊切除术(助手)	4
腹部肿瘤	4	胆总管探查术(助手)	2
缺血性肠病	2	肝脾破裂剖腹探查术(助手)	5

(2) 外语、教学、科研等能力的要求:轮转期间有条件者完成专业外语文献读书报告或笔记1篇;协助临床教学(如理论课、实习课等)3次;参与临床科研活动3次。

(八) 骨科、神经外科和心胸外科(各1个月,合计3个月)

1. 轮转目的

掌握:常见闭合性和开放性损伤(包括颅脑、脊柱、四肢、胸部)的病理生理、临床表现、诊断及处理;创伤严重度的评估;现场急救技术;各科检查方法和影像学诊断方法;清创缝合术。

熟悉:严重多发伤、复合伤的诊断与处理;MRI 及 CT 等的影像学资料的诊断。

了解:开胸心脏复苏。

2. 基本要求

(1)病种及例数要求(根据轮转科室确定):

病　种	最低例数	病　种	最低例数
颅脑损伤	4	胸部损伤	4
四肢骨折	5	关节脱位	2
骨盆骨折	2	脊柱损伤	2
泌尿系统损伤	2	颌面部损伤	2

(2)临床操作技术要求:

操作技术名称	最低例数	操作技术名称	最低例数
创伤严重度评估(创伤评分、格拉斯哥评分等)	6	关节脱位的手法复位术	5
清创缝合术	5	颈椎脊柱固定术	4
四肢骨折复位与固定术(助手)	10	胸腔闭式引流术(助手)	5

3. 较高标准

在基本要求的基础上,还应学习以下疾病、临床技能以及外语科研教学的能力训练。

(1)病种和例数、临床知识和技能要求:

病　种	最低例数	病　种	最低例数
严重多发伤	2	钻颅术(助手)	5
创伤性休克	3	开胸术(助手)	5
严重复合伤	2		
脂肪栓塞综合征	1		

(2)外语、教学、科研等能力的要求:轮转期间有条件者完成专业外语文献读书报告或笔记 1～2 篇;协助临床教学(如理论课、实习课等)2 次;参与临床科研活动 1 次。

(九)妇产科急诊(1 个月)

1. 轮转目的

主要学习急腹症的鉴别诊断。

掌握:妊娠相关急、重症(包括异位妊娠、妊娠高血压综合征、产前产后大出血、羊水栓塞等)的病因、病理生理、临床表现、诊断、急诊处理原则及治疗;正常分娩的处理;卵巢肿瘤蒂扭转的判断和急诊处理;常用妇科物理检查术、经阴道后穹隆穿刺术的适应证与操作方法;产科常用器具的使用方法。

熟悉:妊娠生理、妊娠诊断、正常分娩的知识;自然流产、早产、盆腔炎、外阴炎、宫颈炎的临床表现、诊断及治疗;阴道流血的鉴别诊断及处理原则;经腹壁羊膜穿刺术的适应证与操作方法;影像学资料的诊断;妊娠和哺乳期间的用药注意事项。

了解：妇科常见肿瘤的诊断与治疗原则；辅助生殖技术、刮宫术、妇产科内镜检查术等的适应证。

2. 基本要求

(1) 病种及例数要求：

病　种	最低例数	病　种	最低例数
正常分娩	5	异位妊娠	2
产前出血	2	产后大出血	2
妊娠高血压综合征	5	先兆子痫	1

(2) 临床操作技术要求：

操作技术名称	最低例数	操作技术名称	最低例数
四步触诊	5	Apgar 评分	5
骨盆测量	5	双合诊	5
产程观察	5	阴道窥器检查法	5
胎心听诊	10	经阴道后穹隆穿刺术	2
顺产接生	4	新生儿复苏术	2
会阴侧切与缝合术(见习)	2		

3. 较高标准

在基本要求的基础上，还应学习以下疾病、临床技能以及外语科研教学的能力训练。

(1) 病种和例数、临床知识和技能要求：

病　种	最低例数	操作技术名称	最低例数
自然流产、早产	2	宫内节育器放置术(见习)	2
外阴炎	2	负压吸引流产术(见习)	2
妇科常见肿瘤	5	刮宫术(见习)	2
盆腔炎	4	内镜检查术(见习)	1
宫颈炎	4		

(2) 外语、教学、科研等能力的要求：轮转期间有条件者完成专业外语文献读书报告或笔记1篇；协助临床教学(如理论课、实习课等)1次；参与临床科研活动1次。

(十) 儿科(可自选)

1. 轮转目的

掌握：高热惊厥、中毒性细菌性痢疾、急性支气管炎/气管炎、肺炎、肠套叠、小儿腹泻、脑膜炎(细菌性、病毒性)、急性心力衰竭等常见疾病和症状的病因、病理生理、临床表现、诊断与鉴别诊断及治疗；气道异物的判断与处理方法；小儿心肺复苏术；系统性体格检查术。

熟悉：流行性腮腺炎、寄生虫病、急性肾小球肾炎、肾病综合征、新生儿低钙血症、贫血等的临床表现、诊断与治疗；小儿液体疗法、外周静脉穿刺术、腰椎穿刺术、鼻胃管置入术等；常用药物的使用方法。

了解：新生儿黄疸、新生儿呼吸窘迫综合征、新生儿感染性疾病、先天性心脏病、溶血性疾病、性早熟等的诊断与治疗；儿科学最新的医疗技术与方法。

2. 基本要求

(1)病种及例数要求：

病 种	最低例数	病 种	最低例数
惊厥	2	中毒性细菌性痢疾	1
急性支气管炎/气管炎	5	肺炎	2
肠套叠	1	小儿腹泻	5
脑膜炎(细菌性、病毒性)	2	急性心力衰竭	2

(2)临床操作技术要求：

操作技术名称	最低例数	操作技术名称	最低例数
小儿系统性体格检查	5	小儿液体疗法	10
新生儿心肺复苏术	5		

3. 较高标准

在基本要求的基础上，还应学习以下疾病和技能。

(1)病种及例数要求：

病 种	最低例数	病 种	最低例数
流行性腮腺炎	2	寄生虫病	2
急性肾小球肾炎	2	肾病综合征	2
新生儿低钙血症	2	腹股沟疝	2
贫血	2		

(2)临床知识、技能要求：

操作技术名称	最低例数	操作技术名称	最低例数
外周静脉穿刺	5	鼻胃管置入术	2
腰椎穿刺术	2		

(3)外语、教学、科研等能力的要求：轮转期间有条件者完成专业外语文献读书报告或笔记1篇；协助临床教学(如理论课、实习课等)1次；参与临床科研活动1次。

(十一) 皮肤科门诊(可选)

1. 轮转目的

掌握：常见细菌性、病毒性、真菌性、过敏性皮肤病的病因、临床表现、诊断与鉴别诊断及治疗；皮疹的鉴别诊断；重症皮炎(剥脱性皮炎)的急救处理；皮肤划痕试验、皮内试验；常用药物疗法、冷冻疗法、激光疗法、红外线疗法等适应证与应用。

　　熟悉：性病(如梅毒、淋病、尖锐湿疣等)、物理性皮肤病(如痱子、冻疮、鸡眼、日光性皮炎,多形红斑等)的临床表现、诊断与治疗；常用药物的选择和使用方法；免疫疗法、放射疗法的适应证。

　　了解：皮肤炭疽、皮肤肿瘤的临床表现；常见皮肤疾病的诊疗进展。

2. 基本要求

(1)病种及例数要求：

病　种	最低例数	病　种	最低例数
脓疱疮	2	剥脱性皮炎	1
淋病	2	日光性皮炎	4
带状疱疹	5	鸡眼	2
丹毒	2	接触性皮炎	5
单纯疱疹	2	多形性红斑	2
荨麻疹	5	冻疮	2
湿疹	5	各种癣	10

(2)临床操作技术要求：

操作技术名称	最低例数	操作技术名称	最低例数
皮肤划痕试验	5	激光疗法	2
皮内试验	2	红外线疗法	2
冷冻疗法	5		

3. 较高标准

在基本要求的基础上,还应学习以下疾病和技能。

(1)病种及例数要求：

病　种	最低例数	病　种	最低例数
梅毒	2	尖锐湿疣	5
药物性皮炎	1	皮肤肿瘤	2

(2)临床知识、技能要求：

操作技术名称	最低例数	操作技术名称	最低例数
外用药疗法	5	放射疗法	1
免疫疗法	2		

　　(3)外语、教学、科研等能力的要求：轮转期间有条件者完成专业外语文献读书报告或笔记1篇；协助临床教学(如理论课、实习课等)1次；参与临床科研活动1次。

　　(十二)急诊科(15个月,其中含EICU 3~4个月、院前急救0.5个月)

　　1. 轮转目的

　　全面掌握急诊医学临床工作特点,学习"判断、处理、诊断、治疗"的临床思维模式。

掌握：心脏骤停、急性昏迷、各种大出血等危急情况的应急处理；发热、呼吸困难、胸痛、腹痛、晕厥、意识障碍等常见症状的鉴别诊断与急救处理；急性中毒、急性冠脉综合征、高血压急症与亚急症、严重心律失常、心力衰竭、主动脉夹层血肿、脑血管意外、颅内高压症、呼吸衰竭、肺性脑病、ARDS、重症哮喘、急性肺栓塞、消化道大出血、肝性脑病、酮症酸中毒、高血糖高渗性状态、各种内分泌危象、肾衰竭、中暑、溺水、阴道大出血、急产、各种休克、各种创伤、急腹症等常见急症的诊断与急救处理；常见急症辅助检查的选择指征、结果判断及临床意义；常用急救药物的适应证、作用、不良反应及使用方法；常用急救设备与诊疗技术（如心电图、心肺复苏术、气管插管术、呼吸机、电除颤与临时心脏起搏、洗胃术等）的操作、适应证和临床意义。

熟悉：各种感染性疾病的诊断与急救处理；急诊介入治疗。

了解：各种急救的最新技术与治疗方法。

2. 基本要求

（1）病种及例数要求：

病　种	最低例数	病　种	最低例数
急性中毒	10	心脏骤停	5
急性冠脉综合征	10	高血压急症与亚急症	10
严重心律失常	10	心力衰竭	10
主动脉夹层	2	脑血管意外	10
呼吸衰竭	10	肺性脑病	4
ARDS	10	重症哮喘	5
急性肺栓塞	5	消化道大出血	10
肝性脑病	5	酮症酸中毒	5
高血糖高渗性状态	2	肾衰竭	5
各种内分泌危象	5	中暑	3
溺水	2	阴道大出血	2
急产	2	各种休克	10
各种创伤	10	急腹症	10

（2）临床操作技术要求：

操作技术名称	最低例数	操作技术名称	最低例数
心肺复苏	5	外科清创缝合术（助手）	15
洗胃术	5	中心静脉穿刺置管术（包括 PICC）	5
胸腹腔穿刺术	10	骨折复位固定	5
胸腔闭式引流术（助手）	5	止血包扎	10
腰椎穿刺术	2	脊柱固定术	5
三腔两囊管压迫止血术	2	气囊活瓣呼吸器使用	5
电除颤/复律	5	呼吸机应用	20
经皮心脏起搏术	2	急诊静脉溶栓	5
气管插管	5	院外急救出车	5
紧急经皮穿刺气道开放术	2		

3. 较高标准

在基本要求的基础上,还应学习以下疾病和技能。

(1)病种及例数要求:

病 种	最低例数	病 种	最低例数
各种感染性疾病	100	肿瘤急症	10

(2)临床知识、技能要求:

操作技术名称	最低例数	操作技术名称	最低例数
急诊介入治疗术	5	颅内血肿穿刺引流术	2
床旁血液净化治疗	5		

(3)外语、教学、科研等能力的要求:

临床医学相关能力培养内容	最低数量
专业外语文献读书报告或笔记	1篇/3个月
协助临床教学(理论课和实习课)	5次
参与临床科研活动	4次
病例报告或论文综述	1~2篇

(十三)感染科(1个月)

1. 轮转目的

掌握:传染病隔离法及疫情报告制度;常见传染病的传播途径、发病规律;预防疾病传播(包括医务人员自身防护)的理论基础和有效措施;病毒性肝炎、肾病综合征出血热的病原学、临床表现、诊断与鉴别诊断及治疗;伤寒、菌痢和感染性腹泻等肠道传染病传播途径的共同性、诊断依据、鉴别诊断及治疗;原因不明发热的诊断与鉴别诊断。

了解:艾滋病的临床表现、诊断及治疗。

2. 基本要求

(1)病种及例数要求:

病 种	最低例数	病 种	最低例数
急性、慢性、重型肝炎、肝性脑病	10	肾病综合征出血热	2
麻疹	2	疟疾	1
细菌性痢疾及其他感染性腹泻	5	流行性脑脊髓膜炎	1
流行性乙型脑炎	1	其他病毒性脑炎	2

(2)临床操作技术要求:正确穿脱隔离衣。

3. 较高要求

轮转期间有条件者完成专业外语文献读书报告或笔记1篇;协助临床教学(如理论课、实习课等)1次;参与临床科研活动1次。

(十四) 影像(放射或超声)科(1个月)

掌握急诊常见急症或创伤的 X 线片及 CT 的影像学特点;掌握超声检查原理及急诊超声的应用。

急诊科住院医师规范化培训结业理论考核大纲

大纲一级	大纲二级	大纲三级	大纲四级	掌握程度
公共理论	1. 政策法规	1. 卫生法基本理论		了解
		2. 医疗机构管理法律制度		了解
		3. 执业医师法律制度		了解
		4. 医疗事故与损害法律制度		了解
		5. 母婴保健法律制度		了解
		6. 传染病防治法律制度		了解
		7. 药品及处方管理法律制度		了解
		8. 血液管理法律制度		了解
		9. 突发公共卫生事件的应急处理条例		了解
	2. 循证医学与临床科研设计			了解
	3. 医学伦理学	1. 医学伦理学的理论基础和规范体系		了解
		2. 医患关系伦理		了解
		3. 临床诊疗中的伦理问题		了解
		4. 死亡医学伦理		了解
		5. 生命科学发展中的伦理问题		了解
		6. 健康伦理		了解
		7. 医学道德的评价、监督和修养		了解

（续表）

大纲一级	大纲二级	大纲三级	大纲四级	掌握程度
专业理论	1. 与本专业相关的基础理论知识	急性疾病和综合征的病理生理学		了解
	2. 本专业基本理论知识	1. 急诊患者的病情评估与分级		掌握
		2. 常见急性症状的诊断与鉴别诊断	1. 发热	掌握
			2. 胸痛	掌握
			3. 心悸	掌握
			4. 呼吸困难	掌握
			5. 咯血	掌握
			6. 腹痛	掌握
			7. 腹泻	掌握
			8. 呕吐	掌握
			9. 呕血	掌握
			10. 便血	掌握
			11. 黄疸	掌握
			12. 血尿	掌握
			13. 水肿	掌握
			14. 抽搐	掌握
			15. 意识障碍	掌握
			16. 头痛	掌握
			17. 眩晕	掌握
			18. 晕厥	掌握
			19. 关节痛	掌握
			20. 皮疹	掌握
	3. 急诊常见病种的诊疗规范	1. 呼吸系统急症	1. 呼吸骤停	掌握
			2. 支气管哮喘	掌握
			3. 肺炎	掌握
			4. 支气管扩张	掌握
			5. 慢性阻塞性肺病/肺源性心脏病	掌握
			6. 气胸	掌握
			7. 胸腔积液	掌握
			8. 急性呼吸窘迫综合征	掌握

（续表）

大纲一级	大纲二级	大纲三级	大纲四级	掌握程度
专业理论	3. 急诊常见病种的诊疗规范	1. 呼吸系统急症	9. 呼吸衰竭	掌握
			10. 肺栓塞	掌握
			11. 气道异物	了解
			12. 卡式肺孢子菌肺炎	了解
			13. 肺脓肿	了解
			14. 肺部肿瘤	了解
			15. 间质性肺疾病	了解
			16. 睡眠呼吸暂停综合征	了解
		2. 循环系统急症	1. 心脏骤停	掌握
			2. 休克	掌握
			3. 急性冠脉综合征	掌握
			4. 心力衰竭	掌握
			5. 高血压急症	掌握
			6. 心律失常	掌握
			7. 急性心肌炎	掌握
			8. 急性心包炎	掌握
			9. 主动脉夹层	掌握
			10. 感染性心内膜炎	了解
			11. 心脏瓣膜病	了解
			12. 心肌病	了解
			13. 缩窄性心包炎	了解
			14. 先天性心脏病	了解
			15. 继发性高血压	了解
		3. 神经系统急症	1. 急性脑血管意外	掌握
			2. 颅内高压症	掌握
			3. 癫痫	掌握
			4. 重症肌无力	掌握
			5. 中枢神经系统感染	掌握
			6. 多发性神经根炎	了解
			7. 颅神经异常	了解
			8. 脱髓鞘疾病	了解
			9. 脑部肿瘤	了解

（续表）

大纲一级	大纲二级	大纲三级	大纲四级	掌握程度
专业理论	3. 急诊常见病种的诊疗规范	4. 消化系统急症	1. 消化道出血	掌握
			2. 肝性脑病	掌握
			3. 急性胰腺炎	掌握
			4. 感染性腹泻	掌握
			5. 肝脓肿	掌握
			6. 肝硬化	掌握
			7. 食管异物	了解
		5. 血液系统急症	1. 弥散性血管内凝血	掌握
			2. 过敏性紫癜	掌握
			3. 血小板减少性紫癜	掌握
			4. 贫血	掌握
			5. 再生障碍性贫血	了解
			6. 血友病	了解
			7. 脾功能亢进	了解
			8. 白血病	了解
		6. 内分泌代谢急症	1. 糖尿病急症酮症酸中毒	掌握
			2. 高血糖高渗性状态	掌握
			3. 低血糖症	掌握
			4. 内分泌危象（垂体功能减退危象、甲亢危象、甲旁亢危象、肾上腺功能减退危象）	掌握
			5. 内分泌腺瘤	了解
		7. 泌尿系统急症	1. 肾功能衰竭	掌握
			2. 尿路感染	掌握
			3. 尿石症	掌握
			4. 睾丸扭转	了解
			5. 肾小球肾炎	了解
		8. 风湿免疫急症	1. 系统性红斑狼疮	掌握
			2. 痛风	掌握
		9. 传染病急症	1. 病毒性肝炎	掌握
			2. 肾病综合征出血热	掌握
			3. 麻疹	掌握

（续表）

大纲一级	大纲二级	大纲三级	大纲四级	掌握程度
专业理论	3. 急诊常见病种的诊疗规范	9. 传染病急症	4. 伤寒	掌握
			5. 菌痢	掌握
			6. 流行性乙型脑炎	了解
			7. 疟疾	了解
			8. 流行性脑脊髓膜炎	了解
			9. 病毒性脑炎	了解
			10. 艾滋病	了解
		10. 中毒	1. 有机磷农药中毒	掌握
			2. 杀草剂中毒	掌握
			3. 杀鼠剂中毒	掌握
			4. 酒精中毒	掌握
			5. 药物中毒(阿片类药物、巴比妥类药物、苯二氮䓬类药物、抗精神病药物、抗抑郁类药物、解热镇痛药物等)	掌握
			6. 植物中毒(毒蕈、发芽马铃薯、白果、木薯等)	掌握
			7. 气体中毒(一氧化碳、甲烷、硫化氢、二氧化硫、氨气、氯气、光气等)	掌握
			8. 工业毒物中毒(亚硝酸盐、氰化物、苯、甲醇、强酸、强碱、金属)	掌握
			9. 动物毒中毒(毒蛇咬伤、毒虫咬伤、河豚毒素中毒、鱼胆中毒)	掌握
		11. 环境急诊	1. 溺水	掌握
			2. 中暑	掌握
			3. 电击伤	了解
			4. 冻伤	了解
		12. 电解质和酸碱平衡失常	1. 失水(低渗性、高渗性、等渗性)	掌握
			2. 水过多	掌握
			3. 低钠血症和高钠血症	掌握
			4. 低钾血症和高钾血症	掌握
			5. 低钙血症和高钙血症	掌握

大纲 一级	大纲二级	大纲三级	大纲四级	掌握 程度
专业 理论	3. 急诊常见病种的 诊疗规范	12. 电解质和酸碱平衡失常	6. 呼吸性酸中毒、呼吸性碱中毒	掌握
			7. 代谢性酸中毒、代谢性碱中毒	掌握
			8. 混合型酸碱平衡紊乱	了解
		13. 普通外科急症	1. 急性阑尾炎	掌握
			2. 胃肠穿孔	掌握
			3. 肠梗阻	掌握
			4. 嵌顿疝	掌握
			5. 急性胆囊炎	掌握
			6. 急性梗阻型化脓性胆管炎	掌握
			7. 腹膜炎	掌握
			8. 腹腔出血	掌握
			9. 烧伤	掌握
			10. 缺血性肠病	了解
			11. 腹部肿瘤	了解
		14. 创伤急症	1. 颅脑损伤	掌握
			2. 颌面部损伤	掌握
			3. 胸部损伤	掌握
			4. 腹部损伤	掌握
			5. 泌尿系统损伤	掌握
			6. 四肢骨折	掌握
			7. 骨盆骨折	掌握
			8. 脊柱损伤	掌握
			9. 关节脱位	掌握
			10. 多发伤	了解
			11. 复合伤	了解
			12. 脂肪栓塞综合征	了解
		15. 妇产科急症	1. 正常分娩	掌握
			2. 异位妊娠	掌握
			3. 妊娠高血压综合征	掌握
			4. 产前产后大出血	掌握
			5. 羊水栓塞	掌握

(续表)

大纲一级	大纲二级	大纲三级	大纲四级	掌握程度
专业理论	3. 急诊常见病种的诊疗规范	15. 妇产科急症	6. 卵巢肿瘤蒂扭转	掌握
			7. 自然流产	了解
			8. 早产	了解
			9. 盆腔炎	了解
			10. 外阴炎	了解
			11. 宫颈炎	了解
			12. 阴道出血	了解
			13. 妇科肿瘤	了解
		16. 儿科急症	1. 惊厥	了解
			2. 急性支气管炎/气管炎	了解
			3. 肺炎	了解
			4. 中毒性细菌性痢疾	了解
			5. 肠套叠	了解
			6. 小儿腹泻	了解
			7. 脑膜炎	了解
			8. 急性心力衰竭	了解
			9. 流行性腮腺炎	了解
			10. 寄生虫病	了解
			11. 急性肾小球肾炎	了解
			12. 肾病综合征	了解
			13. 新生儿黄疸	了解
			14. 新生儿呼吸窘迫综合征	了解
			15. 新生儿低钙血症	了解
		17. 皮肤科急症	1. 脓疱疮	了解
			2. 丹毒	了解
			3. 淋病	了解
			4. 单纯疱疹	了解
			5. 带状疱疹	了解
			6. 荨麻疹	了解
			7. 湿疹	了解
			8. 接触性皮炎	了解

（续表）

大纲一级	大纲二级	大纲三级	大纲四级	掌握程度
专业理论	3. 急诊常见病种的诊疗规范	17. 皮肤科急症	9. 剥脱性皮炎	了解
			10. 多形性红斑	了解
			11. 日光性皮炎	了解
			12. 冻疮	了解
			13. 鸡眼	了解
			14. 癣	了解
			15. 皮肤肿瘤	了解
基本技能	1. 基本急救技能	1. 心肺复苏		掌握
		2. 球囊面罩通气		掌握
		3. 电除颤		掌握
	2. 本专业基本技能	1. 胸腔穿刺术		掌握
		2. 腹腔穿刺术		掌握
		3. 腰椎穿刺术		掌握
		4. 骨髓穿刺术		掌握
		5. 气管插管术		掌握
		6. 机械通气		掌握
		7. 电复律		掌握
		8. 中心静脉穿刺术		掌握
		9. 动脉穿刺术		掌握
		10. 静脉溶栓术		掌握
		11. 洗胃术		掌握
		12. 三腔两囊管压迫止血		掌握
		13. 止血包扎术		掌握
		14. 骨折固定术		掌握
		15. 搬运术		掌握
		16. 环甲膜穿刺术		掌握
		17. 心包穿刺术		了解
		18. 胸腔闭式引流术		了解
		19. CRRT 技术		了解
		20. PICCO 监测技术		了解
		21. 急诊超声技术		了解
		22. 主动脉内球囊反搏		了解
		23. ECMO		了解

急诊科住院医师规范化培训结业实践技能考核指导标准

考站设计	考核内容	考核形式与方法	时间（min）	分值（分）	合格标准	备　注
第一站：辅助检查及影像学判读	心电图、X光片CT、MRI、血气分析等	读片或人机对话	40	50	35	心电图以常见心电图为主：包括急性心梗、心律失常、电解质紊乱等；X线片：胸片、立位腹平片、骨折等；CT片：头颅、肺部、腹盆以及增强CT如CTA、CTPA、腹盆增强CT对于急腹症的鉴别；MRI片：仅限头颅核磁；血气分析限定为单重或双重酸碱失衡
第二站：接诊患者	病史采集＋重点查体＋病历书写	SP	40	20	50　40	急诊常见病的病史采集、查体和病历书写
第三站：临床思维	病例分析	以病例形式进行口试	20	10		急诊常见病为主：例如，腹痛的鉴别诊断；胸痛的鉴别诊断；头痛的鉴别诊断等，重点考察急诊住院医师的临床思维能力
第四站：基本技能操作	心肺复苏＋电除颤、气管插管、呼吸机设置（均为必考项）	模拟器械	30	15		心肺复苏和电除颤是结合模型人进行操作，要单独完成一个心跳呼吸骤停的室颤患者的复苏和除颤；气管插管也是以病历引入，如一个心跳呼吸骤停患者在复苏过程中需要完成气管插管的操作，分为气管插管前、插管中和插管后的管理；呼吸机只涉及初始设定，也是以病例引入，如心跳呼吸骤停患者气管插管完毕，需要连接呼吸机，既往患者没有基础疾病，如何设定呼吸的初始参数

（续表）

考站设计	考核内容	考核形式与方法	时间（min）	分值（分）		合格标准	备　注
第五站：人文沟通	沟通能力	SP	10	5			根据急诊特点设定沟通场景，如告知坏消息；家属对诊疗存在疑问如何解释；家属情绪比较激动如何处理；也是以病例为先导，安排标准化患者扮演患者或家属，住院医师给予应对
合计	—	—	140	100		75	—

1. 考站设计，考核内容等可根据基地实际情况进行调整。
2. 第一站的及格标准为 35 分，第二站到第五站总分达到 40 分为及格标准，需同时满足以上 2 个条件视为考核通过。